# MÉMOIRES

DE

# L'ACADÉMIE ROYALE

## DE CHIRURGIE

PRÉCÉDÉS

### D'UNE ANALYSE PAR M. LE PROFESSEUR MARJOLIN

ET

### SUIVIS DE TROIS MÉMOIRES INÉDITS

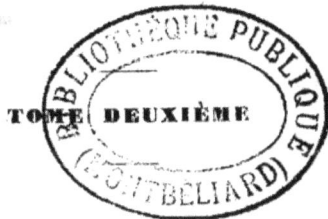

TOME DEUXIÈME

PARIS

ADOLPHE DELAHAYS, LIBRAIRE

4-6, RUE VOLTAIRE, 4-6

—

1855

# MÉMOIRES

## DE

# L'ACADÉMIE ROYALE

## DE CHIRURGIE

II

PARIS. — IMP. SIMON RAÇON ET COMP., RUE D'ERFURTH, 1

# MÉMOIRES

DE

# L'ACADÉMIE ROYALE

## DE CHIRURGIE

PRÉCÉDÉS

D'UNE ANALYSE PAR M. LE PROFESSEUR MARJOLIN

ET

SUIVIS DE TROIS MÉMOIRES INÉDITS

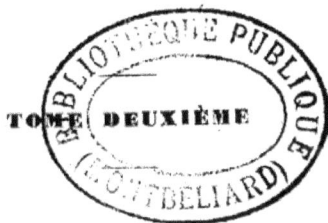

TOME DEUXIÈME

PARIS

ADOLPHE DELAHAYS, LIBRAIRE

4-6, RUE VOLTAIRE, 4-6

—

1855

# MÉMOIRES
# DE L'ACADÉMIE ROYALE
## DE CHIRURGIE.

RECHERCHES SUR L'OPÉRATION CÉSARIENNE,
Par M. SIMON.

### SECONDE PARTIE.

*Examen des cas qui exigent l'opération césarienne.*

J'ai rapporté dans le premier volume des Mémoires de l'Académie un grand nombre d'observations qui prouvent le succès de l'opération césarienne pratiquée sur la femme vivante, et l'Académie a eu depuis de nouveaux exemples de réussite (1). — Tous ces faits constatent seulement qu'on peut faire l'opération césarienne et sauver par ce moyen la vie à la mère et à l'enfant, mais la plupart des observateurs ne nous ont pas assez instruits des raisons qui les ont déterminés à faire cette opération : les uns l'ont pratiquée, et d'autres l'ont conseillée dans des circonstances où l'on pouvait terminer l'accouchement par les voies ordinaires. — Les succès d'une opération ne sont pas des motifs suffisants pour nous engager à la pratiquer, surtout quand nous pouvons employer des moyens plus doux et plus naturels. Il est donc nécessaire de déterminer les cas qui exigent absolument l'opération césarienne, afin que des chirurgiens moins instruits qu'il ne conviendrait des ressources de la nature et des secours de la chirurgie pour terminer l'accouchement par les voies ordinaires, n'entreprennent pas témérairement ou trop précipitamment une opération dont les succès bien prouvés pourraient les induire à la pratiquer dans des circonstances où elle ne serait pas indiquée. — La mauvaise conformation des os du bassin, le rétrécissement du vagin causé par des cicatrices, les tumeurs et les callosités à

(1) M. le Couté, maître en chirurgie à Saint-Lô, a communiqué l'histoire d'une opération césarienne, faite avec succès à une femme de la paroisse d'Hambie, près Coutances. M. Guenin, chirurgien de Crépy en Valois, en a fait deux qui ont réussi ; il en a publié les Observations. M. Cabany, membre de l'Académie, a vu à Givet une femme de cinquante ans à qui on a fait cette opération deux fois. Nous avons vu depuis peu à Paris une femme de Sainte-Menehould, à qui M. Buyrette, chirurgien de cette ville, fut obligé de faire l'incision à la matrice, et qu'il a guéri fort heureusement. Cette femme était rachitique dès sa tendre jeunesse. MM. Verdier, Bordenave et moi, avons reconnu, en examinant le bassin, que les os pubis et sacrum étaient fort enfoncés, et que la matrice, quoique vide, faisait une saillie en dehors. Cette femme nous a dit que cette saillie était si considérable dans le temps de sa grossesse, qu'elle était obligée de soutenir son ventre avec une bande de toile. L'Académie a reçu encore un nouvel exemple de succès, communiqué par M. Caqué, chirurgien en chef de l'Hôtel-Dieu de Reims, et l'un de ses correspondants.

l'orifice de la matrice, le passage de l'enfant dans le ventre par le déchirement de la matrice, les conceptions ventrales, et la hernie de la matrice, sont les cas qui, au sentiment des auteurs, ont paru exiger l'opération césarienne. Nous examinerons ces différents cas, et nous prouverons par des observations qu'ils ne sont pas toujours des causes déterminantes de cette opération.

## Ier CAS. — *La mauvaise conformation des os du bassin de la mère.*

La mauvaise conformation des os du bassin de la mère a toujours paru un des principaux cas qui exigent absolument l'opération césarienne. Les femmes de taille excessivement petite et contrefaites, sont ordinairement dans ce cas. Nous en avons un exemple dans celle qui fait le sujet de l'observation de M. Sommain (1). Ce n'est cependant pas sur les apparences extérieures qu'il faut se déterminer; on doit examiner scrupuleusement la construction du bassin de ces sortes de femmes; car il n'est pas rare d'en voir qui sont très-contrefaites, et dans lesquelles néanmoins le bassin se trouve aussi vaste que dans les personnes les plus grandes et de la taille la plus régulière; ces femmes peuvent par conséquent accoucher avec beaucoup de facilité, toutes choses étant d'ailleurs égales : et au contraire il y a de grandes femmes qui ont le passage du bassin fort resserré. — Mais si le pubis est trop aplati et enfoncé, ou l'os sacrum trop saillant, ou si les tubérosités des os ischion sont trop rapprochées entre elles et du côté du coccyx, il n'y aura alors aucune proportion entre le corps d'un enfant à terme, et l'endroit par où il doit passer. Si on néglige l'opération césarienne dans ce cas, il en coûte ordinairement la vie à la mère et à l'enfant. Saviart (2) rapporte qu'une fille âgée de vingt-sept ans, dont le corps n'avait que trois pieds de hauteur, vint à l'Hôtel-Dieu pour y faire ses couches; on tenta en vain toutes les ressources de l'art, excepté l'incision de la matrice; l'enfant et la mère moururent. On lit dans Mauriceau qu'il fut prié d'accoucher une femme très-petite, dont les os du bassin étaient si serrés et si rapprochés, qu'il lui fut impossible d'introduire sa main et de la faire avancer assez pour conduire un instrument propre à tirer l'enfant; cette femme mourut sans avoir pu accoucher.

Il est certain que si l'opération césarienne avait été pratiquée à temps dans ces cas, on aurait pu sauver la vie à la mère et à l'enfant. Nous pouvons tirer de ces observations des inductions plus étendues, car l'opération césarienne peut être nécessaire dans les cas où le fœtus sera mort, si la disproportion du passage et de l'enfant se trouve telle qu'il soit impossible de le tirer avec le crochet. — M. Heister a établi cette supposition, mais les personnes les plus versées dans l'art des accouchements, ne conviennent pas qu'il puisse se rencontrer des dispositions telles que l'enfant ne puisse être tiré avec le secours du crochet; cependant, en admettant cette supposition, nous croyons qu'il faudrait pratiquer l'opération césarienne, car le fœtus abandonné à la nature, en se corrompant dans la matrice, pourrait occasionner à cet organe une inflammation et une gangrène qui feraient périr infailliblement la mère. On pourrait nous objecter tous les exemples connus d'enfants conservés dans le ventre de leurs mères pendant un grand nombre d'années, et nous rappeler beaucoup de faits sur les ressources de la nature pour l'expulsion des fœtus par des voies extraordinaires; mais outre que les circonstances ont pu être différentes, c'est-à-dire que dans ces différents cas il peut n'y avoir point eu de travail, ni la moindre disposition à l'accouchement, dans quelque état que soient les choses, peut-on mettre en parallèle l'incertitude de ces ressources avec la certitude de l'opération césarienne? Il n'y a qu'à lire les observations qui montrent les succès (certainement fort rares) de l'expulsion du fœtus confiée aux soins de la nature, et réfléchir sur les dangers auxquels les mères ont été exposées dans ces cas, pour juger du peu de solidité de ce précepte : et les exemples les plus notoires, tels que celui de M. Littre, montrent que sans le concours de l'art, le petit nombre de celles qu'on a sauvées, auraient été les victimes de leur situation. Nous pouvons donc répéter que dans le cas supposé, l'opération césarienne est toujours préférable à l'abandon que quelques auteurs ont conseillé avec tant de confiance. — M. Heister (1) convient de la nécessité

---

(1) Voyez le troisième volume des Mémoires de l'Académie, pag. 210.
(2) Obs. 114.

(1) Inst. chir., p. 2, page 716 : « ... Qui-

de pratiquer l'opération césarienne lorsque le fœtus est mort, si de sa présence dans la matrice, il résulte des accidents capables de faire périr la mère, et si en même temps on ne peut pas employer les moyens connus pour le tirer par les voies naturelles; mais nous pensons qu'il faut étendre le précepte à cet égard, et que la mère est toujours en danger plus ou moins prochain de perdre la vie, lorsqu'elle porte dans son sein un fœtus mort qu'on ne peut tirer par les voies ordinaires. Il n'est pas nécessaire d'attendre que l'état de la mère paraisse exiger l'opération, comme le dit M. Heister, par la présence d'accidents urgents qui mettent sa vie en danger; telles seraient des douleurs fort vives, des convulsions, une perte de sang; les secours de l'art pourraient alors devenir inutiles, parce qu'on les aurait employés trop tard.

Dans les cas où le fœtus est vivant, que la mauvaise conformation de la mère est un obstacle à l'accouchement naturel, et que cette mauvaise conformation n'est pas telle qu'on ne puisse tirer l'enfant avec des crochets, M. Heister prétend qu'il faut faire usage de ces instruments préférablement à l'opération césarienne, même avec la certitude de tuer l'enfant. Cette maxime ne nous paraît pas conforme aux principes de l'humanité, ni aux préceptes de l'art salutaire qui a fait pendant quarante ans l'objet de l'étude de ce savant médecin. La comparaison de l'arbre et du fruit, d'où il tire la conséquence qu'il faut sacrifier l'enfant à sa mère, n'a point d'application dans une circonstance où il s'agit de la vie. Pourquoi ne pas pratiquer l'opération césarienne, qui peut sauver à la fois le fruit

et l'arbre qui l'a porté? M. Heister est bien de cet avis, lorsqu'il s'agira d'accoucher une princesse, de laquelle on attend un successeur à une couronne; ce qu'il y a de singulier, c'est qu'en ce cas cet auteur croit conseiller un parti extrême, et qu'il se conduit avec plus de douceur envers les personnes du peuple, en prescrivant le sacrifice de l'enfant (1). Si ce raisonnement est juste, les idées morales que nous avons de l'humanité sont tout-à-fait fausses.

Lorsque l'impossibilité physique de pouvoir terminer l'accouchement par les voies ordinaires est reconnue, on ne peut faire trop promptement l'opération césarienne; il serait inutile et même dangereux de vouloir procurer la dilatation de l'orifice de la matrice; car l'inflammation et la gangrène seraient les suites du retardement, par les violentes compressions que souffre le col de ce viscère. Nous déduisons ce précepte de l'observation suivante. — M. de la Roche fut prié de secourir une femme qui souffrait depuis dix-sept jours des douleurs pour accoucher. Une sage-femme trop peu éclairée pour voir que l'accouchement serait impossible, avait fait indiscrètement plusieurs tentatives inutiles. M. de la Roche reconnut par le toucher la mauvaise conformation des os du bassin, et qu'à l'endroit où la dernière vertèbre des lombes est jointe à l'os sacrum, il y avait une saillie qui empêchait la tête de l'enfant d'avancer. Cette conformation vicieuse fut encore mieux constatée par la difficulté insurmontable que ce chirurgien trouva à introduire la main dans la matrice pour retourner l'enfant. Voyant alors que les ressources de la nature et de l'art n'auraient aucun effet pour terminer l'accouchement par les voies ordinaires, il fit l'opération césarienne,

dam suadent rem potius naturæ esse reliquendam.... quibus quidem et ego assentio, quando et quandiu, ut quandoque fit, gravidæ inde nullum vitæ periculum imminet. » Cet auteur, dans la dernière édition de ses Institutions de chirurgie, se plaint de l'Académie, à l'occasion de mon Mémoire sur l'opération césarienne. Il ne déguise point le sujet de sa plainte, c'est que je ne l'ai point cité dans cette dissertation; mais si l'on fait attention que mon seul et unique but était alors de rassembler des faits pour prouver la possibilité de cette opération, et qu'alors je n'ai touché ni dû toucher à la question des cas où il convenait de la pratiquer, le reproche de M. Heister paraîtra peu fondé en raison.

(1) « Absonum est (dit M. Heister, Instit. chir., tom. ii, edit. ult., p. 725) atque a prudente medico aut chirurgo vix expectandum, ut periculosam sectionem cæsaream in matre viva suadeat aut instituat, si per vaginam fœtus, licet etiam non nisi per frustra, extrahi queat..... lis oritur utrum fœtus servandi gratia mater sectione cæsarea sit incidenda, an potius fœtus ferramentis extrahi debeat: tunc matri potius, tanquam arbori parcendum, fœtumque tanquam ramum, quacumque ratione, licet etiam forte adhuc vivat, quidquid nonnulli contradicant, extrahendum esse censeo.

mais on avait attendu trop long-temps; on sauva néanmoins la vie à l'enfant : la mère vécut cinq jours ; elle eut pendant ce temps des hoquets et des mouvements convulsifs ; il ne sortit point de lochies, et le ventre resta toujours tendu. L'ouverture du cadavre confirma la justesse de l'examen qu'avait fait M. de la Roche, et la preuve de l'impossibilité de faire l'accouchement par les voies ordinaires. On trouva qu'il n'y avait qu'un intervalle de deux doigts entre la dernière vertèbre des lombes et l'os pubis ; la matrice était dure, fort engorgée, gangrenée dans quelques endroits, et son volume était presque aussi grand que lorsqu'elle renfermait un enfant à terme. — Indépendamment de la mauvaise conformation du bassin, il y a quelquefois des exostoses si considérables aux os pubis et ischion, qu'elles peuvent rendre l'opération césarienne nécessaire, parce que ces tumeurs rétrécissent le passage. Les exostoses qui ont peu de volume n'empêchent pas toujours l'accouchement quand le bassin est d'ailleurs bien conformé. Elles contribuent à la lenteur de cette opération, parce qu'elles retardent l'effet de la contraction de la matrice. On a vu des enfants qui avaient été long-temps arrêtés au passage par des éminences peu saillantes, et qui avaient à la peau du crâne des enfoncements produits par ces protubérances. L'opération césarienne n'est donc pas toujours indiquée dans ce cas. Les secours de l'art, employés par des accoucheurs habiles, peuvent remédier à cet obstacle ; mais si ces tumeurs sont très-grosses, elles empêcheront la sortie de l'enfant : si on peut être certain que l'impossibilité de l'accouchement est produit par une telle cause, l'opération est préférable à tous les moyens qu'on pourrait employer. Pineau rapporte qu'une femme mourut sans avoir pu accoucher, et qu'à l'ouverture du cadavre on trouva une éminence osseuse fort grosse au côté droit du pubis (1). L'opération aurait pu sauver la vie à la mère et à l'enfant ; c'est le moyen le plus certain et le mieux indiqué dans une pareille occasion.

IIᵉ CAS. — *Étroitesse du vagin, tumeurs dans cette partie, et callosités de l'orifice de la matrice.*

L'étroitesse du vagin peut mettre obstacle à l'accouchement de différentes manières. Il y a des femmes en qui cette partie a fort peu de diamètre par un vice de conformation, quelquefois par des cicatrices, duretés et callosités à la suite de quelque ulcère ou déchirement, et enfin par la présence des tumeurs contre nature qui en occupent en grande partie la cavité. — Dans la première circonstance, il ne faudrait en venir à l'opération césarienne qu'après être bien assuré que la nature serait impuissante pour surmonter l'obstacle, et on ne peut guère le présumer : quelqu'étroit que soit le vagin, sa grande extensibilité doit presque toujours en faire espérer la dilatation. On lit dans l'histoire de l'Académie royale des sciences, « qu'une femme qui » avait été mariée à seize ans, avait le » vagin si étroit, qu'à peine un tuyau de » plume d'oie y pouvait entrer. Il n'était » fermé par aucune membrane particu- » lière, comme il arrive quelquefois. Elle » sentait une tension douloureuse à la » matrice dans le temps de ses règles, » qui ne pouvaient s'écouler librement ; » enfin au bout d'onze ans elle devint » grosse. Son chirurgien croyait qu'elle » n'accoucherait jamais. Cependant vers » le cinquième mois, le vagin commença » à se dilater, et continua toujours de- » puis, de sorte qu'il prit à la fin une » largeur naturelle, et que la femme ac- » coucha heureusement (1) ».

Les cicatrices et les callosités du vagin ont paru des motifs assez puissants à quelques praticiens pour pratiquer l'opération césarienne. Vaterus (2) dit qu'on la pratiqua avec succès sur une femme dont tout l'intérieur du vagin était si rempli de callosités à la suite d'un ulcère dans cette partie, qu'on n'y introduisait qu'avec peine l'extrémité du doigt. Pour justifier la pratique de l'opération césarienne dans ce cas, il faudrait avoir prouvé que les cicatrices et les callosités n'eussent pu être détruites par le secours de l'art, c'est-à-dire en incisant et en débridant les endroits du vagin dont la résistance empêchait l'accouchement. Guillemeau s'est trouvé dans ce cas, et sa conduite a eu le plus grand succès. « Je fis, dit-il, une incision, puis » soudain le *speculum* dilatatoire fut si » bien appliqué, que toutes les cicatrices

---

(1) Lib. II, De notis virginitatis.

(1) Histoire de l'Académie royale des sciences, année 1712.
(2) Dissert. de partu cæsareo.

» furent élargies; ce qui succéda si heu-
» reusement, que trois heures après, elle
» accoucha facilement (1) ». — M. de la
Motte (2), dans le cas d'une cohérence
du vagin qui s'opposait à l'accouchement,
ayant incisé à diverses reprises les parties qui résistaient, et ne pouvant rien
obtenir de la part du *speculum*, fut contraint d'emporter toute la callosité : un
quart-d'heure après cette opération, qu'il
fit avec toute la prudence dont il était
capable, l'accouchement se termina ; les
suites de cette opération furent heureuses. Cette femme devint grosse trois mois
après, et accoucha très-aisément au terme ordinaire. — On aurait pu, par un
pareil procédé, éviter à une dame dont
parle Harvé, les douleurs longues et
cruelles qu'elle souffrit dans un accouchement, à l'occasion des cicatrices calleuses du vagin. Cette femme avait eu
dans un accouchement fort laborieux une
telle dilacération du vagin et des parties
extérieures, que les grandes lèvres étaient
unies jusqu'aux nymphes, et que le vagin
s'était rétréci jusqu'au col de la matrice :
malgré cet état elle devint grosse. Quand
le temps de l'accouchement fut arrivé,
les douleurs furent si cruelles et si longues, qu'elle perdit l'espérance d'être
délivrée. Enfin la nature procura la dilatation du vagin, et la malade accoucha
d'un enfant fort gros (3).

M. de la Motte a observé et donné
comme précepte que la dureté et la callosité d'une vieille cicatrice ne sont point
un obstacle invincible à l'accouchement
(4) ; mais, comme nous l'avons prouvé,
l'art peut abréger dans beaucoup de cas
le travail de la nature. — Lorsqu'il y a
des tumeurs à l'orifice de la matrice, ou
dans le vagin, l'accouchement est toujours difficile ; il peut même être absolument impossible. Fabrice de Hilden (5),
appelé pour voir une femme qui était depuis six jours en travail, la trouva à
l'extrémité ; elle mourut la nuit suivante.
A l'ouverture du corps on vit la matrice
déchirée, et la tête de l'enfant qui avait
passé par l'ouverture dans la cavité de
l'abdomen. La difficulté de l'accouchement venait d'un squirrhe gros comme

la tête d'un enfant près de l'orifice de la
matrice, à laquelle il était un peu adhérent. Amand a vu un squirrhe si considérable, qu'on crut que c'était ou la tête
ou la fesse de l'enfant. Cet accoucheur ne
put tirer ce fœtus, que parce que toutes
les parties de son corps cédèrent par la
pourriture (1). Bartholin rapporte une
observation semblable (2). La dilatation
de l'orifice de la matrice devant être
proportionnée au volume du corps qui
doit passer, les tumeurs d'une dureté
squirrheuse et fort grosses empêcheront
certainement cette dilatation, et occupe-
ront un espace tel que l'enfant ne pourra
sortir. Dans un pareil cas l'opération césarienne est indiquée, surtout si l'obstacle est si grand qu'on ne puisse introduire la main dans la matrice. Nous
croyons devoir recommander la section
césarienne dans cette circonstance, plutôt que l'extirpation de la tumeur ; car
cette opération, faite dans le temps du
travail, pourrait avoir des suites funestes,
non-seulement par l'irritation des parties, mais encore par l'hémorrhagie qui
pourrait arriver à raison de la communication des vaisseaux de la tumeur avec
ceux de la matrice. D'ailleurs quelle difficulté n'y aurait-il pas à employer alors
les moyens connus pour ôter ces tumeurs !

Si l'opération césarienne est absolument nécessaire dans le cas dont nous
venons de parler, nous ne devons point
la faire lorsque ces tumeurs sont dans le
vagin. Le rétrécissement de cette partie,
causé par une tumeur, n'empêchera point
toujours l'accouchement ; il se fera à la
vérité plus lentement, parce que c'est un
obstacle de plus à vaincre pour l'enfant.
Mais on sait l'extrême différence qu'il y
a entre la dilatation de l'orifice de la matrice et celle du vagin. Si ces tumeurs
ont un gros volume et sont dures, on
pourra les emporter sans aucun accident.
Feu M. Soumain, membre de l'Académie,
nous a donné une observation sur l'extirpation d'une tumeur dans un cas pareil.
— Une femme qui avait déjà eu des enfants, et dont les couches avaient été
fort heureuses, pria ce chirurgien de lui
donner du secours dans un accouchement

---

(1) De l'heureux accouchement, livre
ii, chap. x.
(2) Obs. 339.
(3) Harvæi exercit. de partu, p. 345.
(4) Obs. 357.
(5) Obs. 67, cent. 1.

(1) Obs. 39.
(2) Hist. anat., cent. 1, obs. 94. On
peut voir des cas semblables dans les
Misc. curios. nat., année 1670, obs. 18,
et 1671, obs. 254 et 86.

qui lui causait des douleurs cruelles depuis quatre jours. M. Soumain, en touchant cette femme, sentit une tumeur qui occupait toute la cavité du vagin jusqu'à l'entrée de la vulve ; il crut d'abord que c'était la tête de l'enfant ; mais, ayant appris que les eaux n'étaient point écoulées, il reconnut que c'était une tumeur fort dure. Un chirurgien qui avait accompagné M. Soumain, opina pour l'opération césarienne ; mais dans l'espérance qu'après avoir emporté la tumeur, on pourrait terminer l'accouchement par les voies ordinaires, M. Soumain en fit l'extirpation : elle eut tout le succès possible ; il tira l'enfant vivant : la perte de sang qui suivit l'extirpation fut médiocre, et la mère n'eut aucun accident. — La callosité et le rétrécissement du col de la matrice, après des anciens ulcères, ou des dilacérations arrivées dans le temps d'un accouchement difficile, ont paru à quelques auteurs des causes déterminantes de l'opération césarienne ; mais il ne faudrait s'y déterminer qu'avec beaucoup de circonspection ; car dans ce cas l'accouchement peut être difficile sans être absolument impossible. M. Levret m'a communiqué à ce sujet l'observation suivante.

Une femme âgée de trente-cinq ans, qui était déjà accouchée plusieurs fois assez facilement, avait depuis long-temps un écoulement sanieux causé par un ulcère carcinomateux au col de la matrice. Cette femme devint grosse, et elle accoucha au terme de huit mois ; mais elle fut six jours en travail, parce qu'il ne pouvait y avoir de dilatation de l'orifice de la matrice qui était fort dur ; le septième jour elle accoucha d'un enfant mort, et elle ne survécut pas long-temps à cet accouchement. — Il est des cas où l'on pourrait éviter la longueur et la difficulté du travail en débridant le col de la matrice ; le docteur Simson nous apprend l'avoir fait. Après avoir attendu inutilement la dilatation du col de la matrice dans un accouchement qui durait depuis trois jours, il reconnut une adhérence des parois de ce col ; ce qui le détermina à faire une incision qui avait, dit-il, au moins un demi-pouce de profondeur ; il ne put cependant obtenir par ce moyen une dilatation suffisante : quoique la tête se présentât, il fut obligé de faire plusieurs autres incisions à la circonférence qui formait un anneau cartilagineux ; il assure que dans le temps qu'il fit ces incisions, il ne sortit pas une goutte de

sang, et que la malade ne sentit aucune douleur, sinon celle que lui avait causée la dilatation du vagin faite avec un *speculum*. La malade mourut vingt-quatre heures après l'accouchement ; mais l'auteur assure que la cause de cette mort a été une douleur de côté, et une fièvre aiguë, produite principalement parce que cette femme avait bu une grande quantité de liqueurs de toute espèce (1). — La crainte de l'hémorrhagie ne doit pas empêcher le chirurgien de pratiquer l'incision du col de la matrice lorsque l'indication en sera bien marquée. Cette hémorrhagie doit être médiocre ; car les parties devenues calleuses fournissent très-peu de sang : en tout cas on ne manquerait pas de moyens pour l'arrêter. M. Louis en a parlé dans son Mémoire sur les concrétions calleuses de la matrice, imprimé dans ce volume.

### III<sup>e</sup> CAS. — *Déchirement de la matrice.*

Les efforts que la femme fait pour accoucher peuvent causer le déchirement de la matrice, si l'obstacle qui s'oppose à l'accouchement est insurmontable. Il n'est pas douteux qu'on ne doive faire l'opération césarienne lorsque l'enfant a passé dans le ventre par la crevasse de la matrice ; il y a même peu de cas où l'indication de la pratiquer soit aussi pressante ; car l'enfant ne peut survivre long-temps à cet accident ; la mère est pareillement en danger de perdre la vie par l'hémorrhagie considérable qui se fait ordinairement dans la cavité du bas-ventre. Mauriceau fait mention d'une femme qui mourut pendant les douleurs de l'accouchement : à l'ouverture du corps, on trouva que l'enfant mort était sorti de la matrice par un déchirement qui s'était fait à la partie latérale droite de ce viscère : cet enfant avait tout le corps dans la capacité du ventre, la tête était restée engagée dans l'orifice ; le placenta était détaché et tombé dans le ventre qui était rempli de sang (2). Guillemeau rapporte (3) l'histoire de l'ouverture de deux femmes en qui la matrice se trouva déchirée. Dans l'une l'enfant

_____

(1) Essais d'Edimbourg, page 384, tome III.

(2) Obs. 251.

(3) Livre des accouchements, liv. II, chap. XIII, p. 319.

fut trouvé sur les intestins avec beaucoup de sang épanché ; et dans l'autre cas, l'auteur se contente de dire que l'enfant nageait dans le ventre avec les eaux, la matrice étant rompue dans son fond.

Ces auteurs ne disent point qu'il y ait eu de la part de la mère aucune mauvaise conformation, ni aucun obstacle qui s'opposât à l'accouchement. Guillemeau attribue le déchirement de la matrice aux violents efforts que l'enfant fait pour sortir, et il donne pour précepte d'accoucher promptement la femme lorsqu'elle a des convulsions ; « elles viennent » ordinairement, dit-il, des extensions » que l'enfant mal situé fait à la matrice, » et il est à craindre qu'elles ne causent » dilacération et rupture de cette partie. » Parmi les observations que donne Guillemeau pour prouver qu'on pourrait prévenir cet accident, il y en a une qui nous apprend que la rupture de la matrice n'est pas toujours une raison qui empêche l'accouchement de se terminer par les voies naturelles. Une dame de vingt-cinq ans, prête d'accoucher, se trouva mal vers les quatre ou cinq heures du matin ; elle se leva néanmoins et alla à l'église près de son logis ; elle avait des douleurs par intervalles, et une perte de sang continuelle ; au bout de trois jours elle accoucha fort doucement, l'arrière-faix sortit immédiatement après l'enfant, sans que la sage-femme eût la peine de le tirer. On regarda cet accouchement comme des plus heureux. La femme mourut néanmoins le soir même. On la garda plus de temps qu'on n'a coutume de le faire, parce que les parents ne pouvaient croire qu'elle fût morte ; son corps fut ouvert par le célèbre Pineau, en présence du grand Baillou et d'un de ses confrères nommé Faber ; « on » trouva, dit Guillemeau, la matrice » rompue, éclatée et fendue du côté gauche, avec rupture des artères et des » veines hypogastriques, d'où il était » sorti grande quantité de sang. »

Il est certain que la mauvaise situation du fœtus dans la matrice et l'ignorance des personnes chargées de faire l'accouchement, ont été quelquefois la cause du déchirement de la matrice ; mais, comme nous venons déjà de le remarquer, l'enfant ne passe pas toujours dans la cavité du ventre ; ainsi l'opération césarienne n'est pas toujours nécessaire. M. de la Motte dit qu'étant appelé pour secourir une femme dont l'enfant présentait le bras jusqu'à l'épaule, il fut fort surpris, en allant chercher les pieds, de les trouver passés à travers la matrice. Il tira l'enfant et l'arrière-faix ; la mère mourut au bout de quatre jours ; on trouva à la matrice la plaie que l'enfant y avait faite. Cette plaie était si petite, qu'on ne put y introduire que le bout du doigt, parce que les parois de la matrice s'étaient rapprochées par la contraction qui arrive ordinairement à cet organe quand il est vide (1). — Si donc le fœtus présente du côté de la matrice quelque partie propre à le tirer, on doit préférer cette voie à l'opération césarienne, en supposant même que l'endroit de la matrice qui resserre le fœtus fasse quelque résistance ; car, par l'ouverture du ventre, le danger d'augmenter le déchirement serait toujours le même. — Si l'épanchement de sang n'a pas été considérable, et principalement s'il ne s'est pas fait dans la cavité du ventre, les femmes peuvent guérir avec autant de facilité de la rupture de la matrice que de l'incision qu'on y pratique dans l'opération césarienne. M. Heister (2) cite une observation de Rungius, qui, après avoir accouché une femme par les voies ordinaires, toucha très-distinctement les intestins à travers l'ouverture du fond de la matrice. Ce chirurgien y tint la main et repoussa les intestins jusqu'à ce que la matrice se fût assez contractée pour empêcher qu'ils ne s'y engageassent.

On peut conclure de tous les faits que nous venons de rapporter au sujet du déchirement de la matrice, que l'opération césarienne n'est indiquée que lorsque l'enfant est tout-à-fait passé dans le ventre de la mère, ou que la partie restée dans la matrice ne donne pas une prise suffisante pour pouvoir servir à tirer tout le corps. — La difficulté, dans le cas dont il est question, sera de connaître bien positivement que l'enfant est passé dans le ventre de la mère. Saviard (3) rapporte sur ce sujet une observation qui fait voir que ces signes peuvent se présenter d'une manière non équivoque. Une femme attendait à l'Hôtel-Dieu le temps de son accouchement ; elle eut des douleurs qui firent croire qu'elle accoucherait bientôt ; la sage-femme la toucha, et elle reconnut que l'enfant se disposait à sortir. Les

(1) Liv. IV, obs. 315.
(2) Instit. chirurg., partie II, p. 728. Amst., 1750.
(3) Obs. 25.

douleurs propres de l'accouchement continuèrent pendant deux jours sans succès; elles cessèrent tout-à-coup : la femme ressentit une pesanteur sur l'estomac et de si grandes douleurs dans le ventre, qu'elles l'obligeaient à se coucher le ventre contre terre; le pouls était fort intermittent : enfin après avoir passé deux jours et deux nuits dans cette situation fâcheuse, la malade mourut. Pendant le travail, le placenta s'était détaché et était sorti de la matrice, et ce qui avait surpris le plus les sages-femmes et les chirurgiens, c'est qu'en suivant le cordon, ils ne trouvaient plus l'enfant dans la matrice, ce qui devait leur faire juger que l'enfant était passé dans le ventre. Ces singularités, dont on fit le rapport à Saviard, le portèrent à faire l'ouverture du cadavre; il trouva l'enfant ayant les pieds sur l'estomac de sa mère, les mains et le visage appuyés sur la matrice. Ce viscère n'était point altéré, mais rempli d'une quantité de sang très-considérable. L'ouverture par où l'enfant était entré dans la capacité du ventre, se trouva dans le vagin un travers de doigt au-dessous de l'orifice de la matrice. Cette observation nous paraît fort instructive, et nous ne pouvons pas imaginer par quelles raisons M. Heister (1) prétend que Saviard aurait dû avoir honte de la rapporter. *Facinus atrox profecto et impium, quod vel referre solum pudere ipsum debuisset.* — M. Heister donne l'extrait de cette observation d'une façon peu exacte, et gratuitement injurieuse à la mémoire de Saviard. Ce chirurgien ne paraît pas avoir vu la femme pendant son travail. Et quand il serait bien prouvé que Saviard eût commis une faute essentielle, il ne mériterait point d'en être repris aussi durement. Tous les hommes en font, et l'on doit savoir beaucoup de gré à ceux qui ont le courage de les publier pour le bien de la société. La postérité serait plus redevable à un homme qui aurait pratiqué pendant quarante ans, et qui donnerait l'histoire de toutes les fautes qu'il aurait commises, qu'à un homme qui aurait employé un pareil nombre d'années à compiler indistinctement les ouvrages des autres.

IVᵉ CAS. — *Les conceptions ventrales.*

Quoique la matrice soit le lieu destiné par la nature pour la nourriture et l'accroissement du fœtus, on voit quelquefois des conceptions extraordinaires dans l'ovaire, dans la trompe et même dans le ventre, au lieu où le hasard a porté l'embryon. Cette variété, dans l'endroit où se trouve le fœtus, a été reconnue par un grand nombre d'observateurs. Le sort des femmes qui ont été dans ce cas a été différent. Les unes ont porté leurs enfants pendant un grand nombre d'années, sans souffrir d'autre incommodité que celle du poids que leur occasionnait le corps de ces enfants. Quelquefois la nature a fait des efforts pour en débarrasser les mères; il s'est formé des abcès, desquels on a tiré avec succès les débris des fœtus qui s'étaient corrompus dans le lieu où ils s'étaient formés contre les lois de la nature (1). — Il est évident qu'on ne pouvait délivrer les femmes de ces espèces de grossesses que par l'opération césarienne; mais, avant d'examiner s'il est plus prudent de s'en rapporter à la nature que de pratiquer cette opération dans de pareilles circonstances, il est nécessaire d'exposer les signes qui font connaître que le fœtus n'est pas dans la matrice. — On voit, par quelques observations, que les symptômes généraux de la grossesse naturelle ont presque toujours accompagné les conceptions ventrales; mais combien de doutes sur tous les rapports que ces symptômes ont avec d'autres maladies? La suppression des menstrues et le changement qui arrive aux mamelles semblent être les moins équivoques; mais ces symptômes ne sont pas toujours arrivés dans les grossesses contre-nature dont il s'agit. On pourrait soupçonner avec un peu plus de fondement que l'enfant n'est pas dans la matrice, si, en faisant attention aux signes généraux et ordinaires de la conception, on voyait une élévation

---

(1) Instit. chirurg., pag. 727.

---

(1) Bartholinus, De insol. part. viis. Os d'un fœtus rendus par l'anus, sortis par le nombril, rendus par un ulcère au-dessus du pubis, sortis par un abcès à l'aine. Transact. Phil., an. 1724, n. 585, art. 4; an. 1730, n. 416, art. 1; an. 1697, n. 229, art. 9; an. 1701, n. 275, art. 7; an. 1696, n. 243, art. 8; an. 1705, n. 302, art. Os d'un fœtus tirés par un abcès au ventre au-dessous du nombril. Hist. de l'Académie royale des sciences, an 1709. Enfant tiré par morceaux d'une tumeur gangréneuse près la ligne blanche. Le Dran, obs. 92. Fœtus sortis en plusieurs morceaux par le nombril. Comm. Litter., novemb., 1732.

du ventre qui suivît les mêmes degrés que les grossesses naturelles, sans que cette élévation se remarquât à la région de la matrice, mais plutôt dans une des deux régions iliaques; si en touchant l'orifice de la matrice ou la région de ce viscère, on n'y voit aucun changement notable; si les mouvements que sent la mère sont causés par des transpositions locales d'un corps séparé qui se remue par lui-même, ce dont les femmes s'aperçoivent aisément; s'il y a des douleurs fréquentes dans le ventre qui suivent les gradations de la grossesse; si on distingue aisément par le tact, comme des observations nous l'apprennent (1), l'habitude du corps du fœtus, il n'y aura plus de doute que l'enfant ne soit hors de la matrice. Nous pourrons encore être plus certains que l'enfant n'est pas dans la cavité de cet organe, et que la tumeur est le produit d'une grossesse, si, dans le temps où la nature paraît s'occuper de l'expulsion du fœtus, les douleurs ne se font pas sentir au bas de la région lombaire, et qu'elles ne portent point du côté du fondement; si les membranes ne se présentent pas, et s'il ne sort point d'eau ou de matières glaireuses par le vagin.

Nous ne rapporterons aucun signe pour distinguer si le fœtus, qui n'est pas dans la matrice, se trouve dans l'ovaire ou dans la trompe, parce que la proximité de ces parties, et l'extension de l'une sur l'autre, ne permettent pas de distinguer positivement le lieu où est l'enfant. — Lorsque le fœtus, dans les premiers temps de sa vie, a été dans la capacité du ventre et que le placenta s'est attaché à quelque partie contenue dans cette cavité, il s'y développe et y croît, comme nous le prouvent des observations (2). Cette espèce de conception est marquée par les signes généraux de la grossesse naturelle; mais la mère doit se plaindre d'un poids plus incommode que lorsque le fœtus est dans l'ovaire ou dans la trompe; elle doit être souvent affectée de douleurs dans le ventre, parce que les fonctions

des parties de cette cavité sont gênées par la présence de l'enfant, dont les mouvements, dans un si grand espace, ne sont pas contraints, surtout si le placenta est attaché à quelque partie flottante.; dans ce cas, on voit la tumeur se transporter d'un endroit dans un autre, ce qui ne peut arriver quand la conception se fait dans la trompe ou dans l'ovaire; les différents rapports des parties qui environnent le fœtus peuvent nous faire distinguer plus aisément l'endroit qu'il occupe. La douleur de la mère, quand l'enfant fait des efforts pour sortir, doit se faire sentir dans toute la cavité de l'abdomen, mais plus particulièrement dans l'endroit où est l'enfant, sans que les parties de la génération soient douloureuses, à moins que le fœtus ne soit placé entre le rectum et le col de la matrice, comme on le voit dans une observation de Stalpart-Vanderwiel. — Quoique les signes que nous avons rapportés paraissent indiquer le temps où il faudrait tirer le fœtus vivant, nous croyons cependant que, dans ces cas, l'opération serait très-dangereuse pour la mère; car les adhérences que le placenta doit avoir contractées, soit avec l'ovaire, soit avec la trompe, ou avec quelques-unes des parties du bas-ventre, rendraient son détachement difficile. On risquerait de déchirer ces parties; on causerait des hémorrhagies funestes, et, s'il y avait de l'impossibilité de le détacher, on serait forcé de l'abandonner à une suppuration et à une gangrène dont les suites seraient nécessairement mortelles.

Quel danger n'y aurait-il pas si le placenta était attaché à l'épiploon, au mésentère ou aux intestins? D'ailleurs on n'aura rien à espérer de la contraction des parties auxquelles l'arrière-faix sera adhérent. Ces craintes ne sont pas les mêmes quand un abcès détermine la sortie du fœtus long-temps après sa mort; la cohésion des enveloppes de ce corps étranger aux parties voisines, causée par l'inflammation, empêche l'épanchement de la matière sanieuse que ces abcès fournissent ordinairement; toutes les parties du fœtus et le placenta sortent peu à peu, et le chirurgien n'est occupé alors qu'à faciliter l'expulsion de cette masse; il n'y a plus, dans ce cas, de circulation entre ce corps étranger et le lieu où il était adhérent; il n'y a donc point d'hémorrhagie à craindre. On ne pourrait pratiquer l'opération sans y être déterminé par la formation d'un abcès, qu'autant

(1) Dodonæus, pag. 288. Bibl. italique. Obs. de M. Bianchi, janvier 1728, pag. 279.

(2) Courtial, obs. 10. Santorini, Hist. del feto.Venet.,1727. Bianchi, Bibl. italique. Stalpart-Vanderwiel. Singuerderus discursus de ostento Dolano. Deusingius, Dissert de fœtu extra uterum genito. Gouéy, La vérit. chir., p. 401.

que le fœtus serait vivant et qu'on pourrait être certain du moment que la nature marquerait pour sa sortie.

Nous ne trouvons dans les auteurs qu'un cas où l'on aurait pu faire l'incision pour tirer le fœtus vivant; ce cas est rapporté par Cyprianus (1). — « Une » femme âgée de trente-deux ans, et » grosse pour la troisième fois, arriva jus-» qu'au neuvième mois de sa grossesse, » sans ressentir jusqu'alors rien en elle » de différent que ce qu'elle avait aperçu » dans ses grossesses précédentes; à la » réserve que pendant ce temps elle n'a-» vait point eu de lait dans les mamelles. » Il lui semblait cependant que son far-» deau était plus pesant et plus incom-» mode que de coutume, surtout lorsque » l'enfant se remuait un peu fortement, » et cette incommodité augmenta lors-» qu'elle s'aperçut que le fœtus était si-» tué dans un lieu un peu plus haut qu'à » l'ordinaire; mais, lorsque le temps d'en-» fanter fut venu, ce fut alors qu'elle » ressentit de plus grandes douleurs, et » son fruit se remuer plus violemment, » en sorte qu'il semblait que l'heure de » son accouchement arrivait. Mais tout » cela fut en vain ; car, outre les grands » mouvements du fœtus qui se faisaient » dans un lieu où on n'a pas coutume de » les sentir, il ne paraissait aucun effort » pour pousser le fruit en dehors, et il » ne s'écoulait aucune eau, ce qui fit éva-» nouir toutes les espérances qu'on avait » conçues d'un accouchement naturel : » le fruit cessa alors de se mouvoir, et » la mère recouvra sa santé. Après le » dixième mois, les menstrues, qui avaient » été arrêtées pendant toute la grossesse, » commencèrent à couler, et la mère sen-» tait un poids lourd et incommode; elle » ressentit quelque temps après une » grande douleur autour du nombril, et » cette douleur fut suivie d'un ulcère » fongueux dans le même endroit; je fis » une ouverture assez grande, et je tirai » un fœtus d'une grandeur médiocre. » Cette femme guérit fort aisément de » cette incision. »

Si l'on jugeait de la conduite par l'évé-nement, on conclurait d'après cette observation qu'il a été plus convenable d'abandonner le fœtus à la nature que de faire l'opération césarienne. Cependant il est certain que la femme dont

parle Cyprianus a été exposée au danger de perdre la vie, ainsi que son enfant qui aurait pu être tiré vivant par l'opération césarienne. — M. Sabatier le fils m'a communiqué une observation faite il y a environ vingt-cinq ans par M. son père : elle a du rapport avec celle de Cyprianus, et elle sert de preuve à la conséquence que nous venons de tirer. Une femme qui avait déjà eu plusieurs enfants, ressentit pendant tout le temps de sa dernière grossesse des douleurs de colique extra-ordinaires, et fut tourmentée d'un vo-missement continuel. Il n'y eut aucun changement dans les périodes et dans la quantité de ses règles : parvenue enfin au terme de sa grossesse, les douleurs augmentèrent. On distinguait aisément les membres de l'enfant au travers des téguments, et on sentait qu'il occupait la région hypogastrique et le bas de la région ombilicale. La fièvre survint, et tous les accidents firent des progrès. M. Sabatier fut appelé; informé de ce qui a été dit ci-dessus, il jugea que l'enfant était dans le ventre, et qu'il fallait faire l'opération césarienne. Le mari ne voulut pas y consentir. La femme mourut ; M. Sabatier en fit l'ouverture en présence de M. Doucet son collègue; il trouva les viscères du bas-ventre en très-mauvais état, suite nécessaire de l'inflammation ; l'enfant était dans le ventre ; le placenta était attaché à l'os sacrum, aux deux dernières vertèbres des lombes, et aux parties voisines de l'os sacrum.

La plupart des femmes qui ont conçu hors de la matrice ont ressenti, au terme ordinaire de la grossesse, des douleurs semblables à celles de l'accouchement. Il est certain qu'en pratiquant l'opération césarienne dans ce cas, on eût tiré les enfants vivants du ventre de leurs mères, et qu'en ne faisant point cette opération, la vie de l'enfant est nécessairement sa-crifiée : d'un autre côté, en pratiquant l'opération césarienne, on expose nota-blement la vie de la mère; car l'incerti-tude des adhérences que le placenta au-rait contractées avec diverses parties du bas-ventre de la mère, ne donnent pas les mêmes espérances que l'on a dans les autres cas où cette opération est pratica-ble ; mais en abandonnant l'enfant, c'est-à-dire en faisant le sacrifice certain de sa vie, on n'est pas sûr que la mère ne périsse. Il n'y a donc pas à hésiter, quoi-qu'on n'ait pas des espérances aussi avantageusement fondées que dans d'au-tres cas de sauver la vie à la mère et à

---

(1) Lettre d'Abraham Cyprianus. Amst., 1707.

son enfant. La circonstance devient plus embarrassante, lorsque dans les conceptions ventrales l'enfant ne donne aucun signe de vie ; l'opération césarienne ne pourrait être indiquée que par le danger pressant où la mère serait par la présence du fœtus ; mais les accidents qui l'exigeraient la rendraient presque nécessairement infructueuse, à moins qu'un abcès ou un ulcère ne montrât que la nature a déjà fait des efforts pour l'expulsion de l'enfant devenu corps étranger et à charge à sa mère. Comme cet objet est fort intéressant, et devient un point de pratique de la plus grande importance, nous espérons que des praticiens intelligents et exacts examineront ce cas avec toute l'attention qu'il mérite lorsque l'occasion s'en présentera.

V<sup>e</sup> CAS. — *Hernies de la matrice.*

Tant que la matrice est dans son état ordinaire, sa situation dans la partie inférieure du bassin ne permet pas qu'elle puisse former une hernie au-dessus de los pubis. Il semble même que, dans l'extension considérable que cette partie acquiert dans la grossesse, son volume doit être un obstacle à la hernie, à moins qu'il n'y ait une éventration considérable. Sennert rapporte une observation extrêmement singulière sur un cas de cette nature (1). La femme d'un tonnelier, aidant son mari à courber une perche pour en faire des cerceaux, fut frappée dans l'aine gauche par l'extrémité de cette perche. Quelque temps après il parut une hernie dont l'augmentation fut telle qu'on ne put faire rentrer la tumeur dans le ventre : cette femme était alors enceinte. La tumeur devenait plus grosse de jour en jour. On sentait et on voyait aisément sous la peau les mouvements de l'enfant. La descente était si considérable, que cette femme était obligée de la soutenir avec une bande, et de la porter tantôt sur une cuisse, tantôt sur l'autre. Cet état inquiétant les parents et le mari de la malade, ils eurent recours à Sennert, qui leur dit, que n'y ayant aucune apparence de pouvoir faire rentrer la matrice pour que l'accouchement se fît par les voies naturelles, il faudrait ouvrir la tumeur, et en tirer l'enfant. A la fin du neuvième mois, cette femme

entra en travail ; les douleurs furent vives et longues : on suivit le conseil de Sennert ; la matrice fut ouverte ; on tira l'enfant vivant et le placenta. On ne put, après l'opération, faire la réduction de la matrice. La peau fut rapprochée par quelques points de sutures ; la matrice se contracta peu à peu, et la malade touchait au point de sa guérison, lorsqu'elle tomba inopinément dans une si grande faiblesse, qu'elle perdit la vie. L'ouverture du cadavre ne donna aucune lumière sur la cause de cette mort ; toutes les parties intérieures étaient dans leur état naturel. — Nous ne conclurons pas d'après cette observation qu'il y a une nécessité absolue de pratiquer l'opération césarienne dans les hernies de matrice. Nous lisons dans Ruisch, qu'une femme eut une hernie de cette partie après une suppuration à l'aine, et que dans le temps d'une grossesse cette hernie pendait jusqu'aux genoux : mais dans le temps des douleurs de l'accouchement, la sage-femme fit rentrer la matrice avec le fœtus, et termina l'accouchement par les voies ordinaires (1). — Lorsque la matrice fait une hernie, ou elle a contracté des adhérences avec les parties voisines, ou elle reste libre. Dans le premier cas, si la hernie est fort considérable, et qu'on ne puisse faire rentrer l'enfant, l'opération césarienne est certainement indiquée : d'ailleurs ces adhérences peuvent être des obstacles à la contraction de la matrice, et le corps de l'enfant doit peser sur le fond de cet organe, comme dans l'accouchement naturel il pèse sur son orifice. Dans le second cas, l'opération césarienne n'est pas nécessaire, quoique la hernie soit fort considérable, parce que la matrice peut rentrer dans le bassin, et l'accouchement se terminer avec les secours de l'art, comme le prouve l'observation de Ruisch. — Comme l'augmentation de la hernie de la matrice arrive souvent, parce qu'on a négligé d'y remédier dans les premiers temps que le mal a paru, on doit employer, aussitôt qu'on s'aperçoit de cette incommodité, la compression modérée, et faire tenir la malade dans une situation propre à favoriser l'effet de cette compression ; par ce moyen on contribuerait à remettre peu à peu la matrice à sa place ; on préviendrait les adhérences qu'elle

---

(1) Sennert, lib. IV, Medic. Practicæ, part. II, sect. II, cap. XVII.

(1) Ruischi advers. anat. med. chir., dec. II, p. 25.

pourrait contracter, et qui pourraient devenir des causes déterminantes de l'opération césarienne.

Nous n'avons point parlé dans ce Mémoire de divers obstacles à l'accouchement, qui viennent de la part du fœtus : la mère peut être bien conformée, et l'enfant être d'un volume qui mette beaucoup de disproportion entre son volume et le passage. Un chirurgien prudent ne doit pas se déterminer légèrement à pratiquer l'opération césarienne dans ces sortes de cas. Il y a des accouchements où l'on est obligé de tirer l'enfant en double, parce qu'il présente les fesses, et qu'il n'a pas été possible d'aller chercher les pieds : ces exemples prouvent que l'opération césarienne ne doit pas être pratiquée dans le cas où il y a deux enfants unis entre eux par quelque partie. On a vu des femmes qui en sont accouchées fort heureusement. — L'hydropisie de l'enfant n'oblige pas à faire l'opération césarienne ; on peut porter à la faveur du doigt un trois-quarts assez long pour lui faire la ponction dans le ventre de sa mère. Nous ne parlons pas d'un enfant hydrocéphale ; il n'est pas possible qu'il soit vivant, et que sa tête soit augmentée par l'épanchement lymphatique sans mettre obstacle à l'accouchement : mais on doit procéder dans ce cas à l'extraction du fœtus avec le secours du crochet. Dès que la femme a les os du bassin bien conformés, et que les parties molles ne présentent aucun obstacle par une disposition contre nature, quel que soit le volume de l'enfant, il ne paraît pas qu'on puisse être dans le cas de pratiquer l'opération césarienne. Si nous la croyons utile et très-nécessaire dans bien des circonstances, nous pensons aussi qu'on peut en abuser. L'objet de ce mémoire est rempli, si nous avons fait connaître quels sont les cas où il faut avoir recours à cette opération, et ceux où l'on doit l'éviter.

---

### Description d'un nouveau bandage pour l'exomphale ; par M. Suret.

Les personnes incommodées d'exomphale, et dont les muscles du bas-ventre ont peu de ressort, trouvent dans les bandages ordinaires les secours dont ils ont besoin pour maintenir leur hernie réduite. Il n'en est pas de même pour celles qui ont ces muscles capables d'une puissante contraction ; il s'est trouvé de ces cas où les bandages les plus accrédités n'ont pu réussir. — Un homme de l'art avait une exomphale dont le volume n'excédait pas celui d'une grosse noix, et dont les parties rentraient facilement. Il me fit voir plusieurs bandages construits de différentes manières, desquels il n'avait reçu aucun bénéfice, quoiqu'il les eût vus tous réussir à plusieurs de ses malades. — Cette singularité piqua ma curiosité ; j'examinai en conséquence d'où pouvait venir la cause du peu de succès de toutes ces machines ; je ne pus la découvrir dans les machines mêmes ; mais en examinant le ventre, j'aperçus que, lorsqu'il était assis, son ventre était beaucoup plus gros et plus tendu que lorsqu'il était debout, couché, ou dans toute autre situation. — Je pensai pour lors que, si la pelote qui doit s'opposer à la sortie des parties, était maintenue en place par le moyen d'une ceinture qui pût s'allonger ou se raccourcir d'elle-même, en se prêtant aux différents degrés de tension et d'affaissement dont son ventre était susceptible à chaque instant, je pourrais empêcher que les parties ne ressortissent. — Je travaillai donc à trouver un moyen pour cela, tel que remplissant mon dessein, il n'occasionnât aucune douleur ; et j'eus la satisfaction d'y réussir.

J'imaginai et je fis construire un bandage composé de même que tous ceux à exomphale, de deux parties principales, savoir : d'une pièce solide qui fait l'office de pelote, et d'une ceinture flexible qui la retient en place. La pièce solide est une lame d'acier écroui entre l'enclume et le marteau ; elle a sept pouces de long sur trois de large dans son milieu, lequel après sa rondeur va en diminuant jusqu'à ses extrémités qui ont quinze lignes de largeur ; le milieu, ou ce qui forme le rond de la plaque, est embouti, suivant l'expression des ouvriers, c'est-à-dire qu'une surface est convexe, pendant que son opposée est concave ; celle-ci est en dehors. Les extrémités de la plaque sont faites en gouttières pour loger deux petites courroies dont nous parlerons dans un moment. — Jusque-là on sent que la partie bombée de cette pièce doit servir de pelote herniaire ; mais on ne sait pas ce que la cavité qui lui est opposée, reçoit. J'y ai logé un moteur qui rend la ceinture plus ou moins longue sans qu'elle perde rien de sa puissance dans aucune des situations que puisse prendre le malade. Ce moteur est composé d'un tambour ou barillet au milieu duquel il y a un arbre sur lequel le ressort spiral est accroché par une de ses extrémités, et par l'autre au-dedans du barillet. Ce barillet est entre deux platines, lesquelles sont traversées par l'arbre et soutenues par quatre piliers qui enferment la cage. Quatre rouleaux bordés par leurs extrémités font l'office de poulie, qui dirige les cordelettes. Celles-ci sont attachées par un bout au barillet, et par l'autre aux petites courroies que nous avons dit être logées dans les gouttières de la plaque. Au-dessus d'une des deux platines, il y a un encliquetage engagé dans l'extrémité de l'arbre la plus saillante. Cet encliquetage est composé d'une roue en rochet, d'un cliquet et de son ressort. — C'est par le moyen d'une clé à carlet que l'on bande le ressort spiral en tournant plus ou moins l'arbre du barillet, suivant le degré de force dont on peut avoir besoin, pour contrebalancer les efforts des muscles du bas-ventre, surtout lorsque le malade est assis. Le tout est recouvert de chamois. — La seconde pièce principale de ce bandage est une ceinture de chamois en double, et garnie entre deux, aux bouts de laquelle sont placées à demeure une boucle de chaque côté, destinée à recevoir les deux morceaux de cuir que nous avons dit être logés dans les gouttières des branches de la pelote. Ces courroies sont percées de plusieurs petits trous, à travers lesquels passent les ardillons des boucles pour pouvoir serrer plus ou moins la ceinture. — Moyennant cette construction, ce bandage étant convenablement appliqué sur la dilatation ou rupture de l'anneau ombilical, il suit toutes les situations différentes du ventre, données par les muscles, sans quitter sa place et sans gêner le malade, puisque la ceinture n'incommode pas plus le malade que s'il n'y en avait pas. — L'on voit que le fond de cette mécanique dépend d'une petite machine faite sur les principes de l'horlogerie, et appliquée au bandage. J'ai encore fait l'application de cette mécanique à un autre bandage propre à maintenir le rectum relâché, surtout par des paquets d'hémorrhoïdes ; ce qui a parfaitement réussi.

---

SUR UNE NOUVELLE MÉTHODE DE GUÉRIR LA CATARACTE PAR L'EXTRACTION DU CRYSTALLIN, par M. DAVIEL.

On ne sera pas étonné de ce que les maladies des yeux, et principalement la cataracte, ont été si peu étudiées et traitées avec si peu de succès, si on fait réflexion que, par une sorte de fatalité attachée à la chirurgie des yeux, elle a été, pour ainsi dire, abandonnée aux empiriques. — Des hommes habiles du siècle passé nous ont tirés de l'erreur dans laquelle étaient les anciens sur la nature de la cataracte ; ceux-ci la croyaient formée par une membrane, et cette membrane faite par l'épaississement de l'humeur aqueuse ; mais présentement on sait que la cataracte consiste dans l'opacité du crystallin, et comme c'est une vérité que personne n'ignore ni ne conteste aujourd'hui, je ne m'arrêterai point à en donner de nouvelles preuves. La découverte en est principalement due au célèbre M. Lasnier, membre du collége des chirurgiens de Paris, qui long-temps avant MM. Maître-Jean et Brisseau, en avait eu connaissance, mais elle a été essentiellement confirmée par eux (1). — Quelques savants ont écrit sur cette maladie ; mais très-peu ont pratiqué les opérations qu'elle exige, et il n'y a qu'un fort petit nombre de grands chirurgiens qui s'y soient appliqués. — Si je voulais parler le langage ordinaire des oculistes, je distinguerais plusieurs espèces de cataractes ; mais, comme ces divisions multipliées paraissent inutiles, je n'en admettrai que deux ; une vraie ou de bonne espèce, une fausse ou de mauvaise espèce.

La vraie cataracte est une opacité du crystallin en tout ou en partie, qui n'est accompagnée d'aucune autre maladie de l'œil. — Ce n'est point la couleur du crystallin qui détermine la bonne espèce ; il faut, pour qu'elle soit telle, que l'œil soit sain d'ailleurs, que la prunelle se dilate de la moitié, ou du tiers, ou du quart, et que le malade distingue la lumière des ténèbres. — La fausse cataracte ou de mauvaise espèce est l'opacité du crystallin, jointe à l'immobilité de la prunelle, ou trop dilatée ou trop rétrécie, le malade ne peut distinguer l'ombre d'aucun objet, et ces symptômes annoncent assez souvent la goutte sereine. Il peut y avoir encore de grandes douleurs de tête, une ophthalmie opiniâtre, etc. — Les anciens, qui avaient toujours regardé la cataracte comme une membrane, inven-

---

(1) Voyez les Recherches sur l'origine et les progrès de la chirurgie, p. 204.

tèrent des moyens de l'abattre conformes à leur opinion. Les uns employèrent des aiguilles rondes autour desquelles ils s'imaginaient rouler cette prétendue membrane comme un ruban; les autres en inventèrent d'extrêmement pointues pour faire moins de division à la sclérotique; quelques-uns en employèrent de tranchantes pour couper les filets qui, selon eux, attachaient la cataracte aux procès ciliaires; enfin Freytagius est l'auteur d'une espèce de pincettes à ressort terminées en aiguilles, avec lesquelles il se proposait d'extraire la cataracte membraneuse hors de l'œil (1). — En 1745, étant à Marseille, et croyant que les aiguilles pointues et tranchantes occasionnaient les accidents qui arrivent assez souvent à la suite des opérations ordinaires, j'imaginai une aiguille plate et mousse par le bout en forme de petite spatule, avec laquelle je croyais devoir mieux réussir à abattre la cataracte après la ponction faite avec l'aiguille ordinaire; mais l'expérience m'a persuadé du contraire, et l'opération que je vais détailler n'a pas peu contribué à me faire naître des réflexions auxquelles je dois la méthode que j'emploie aujourd'hui. — Un ermite d'Aiguilles en Provence, ayant été opéré sans succès d'une cataracte à l'œil droit, vint me trouver à Marseille pour me prier de l'opérer du gauche. Je ne fus pas plus heureux que celui qui l'avait opéré d'abord. M'étant servi de l'aiguille ordinaire tranchante sur les côtés, non-seulement je ne pus abattre la cataracte, mais il arriva encore que plusieurs portions du crystallin brisé passèrent dans la chambre antérieure, que je vis se remplir de sang pendant l'opération, de façon que mon aiguille ne paraissant plus, je fus obligé de la retirer sans pouvoir achever l'opération. Cet accident me détermina, à l'exemple de M. Petit (2), à ouvrir la cornée transparente pour évacuer le sang et les fragments de la cataracte qui avaient passé dans la chambre antérieure, ce que je fis en portant une aiguille demi-courbe dans

cette chambre; j'agrandis la première ouverture de la cornée avec de petits ciseaux courbes, et par ce moyen tout ce qui était dans la chambre antérieure s'évacua; la prunelle parut nette, et le malade distingua aussitôt les objets qui lui furent présentés; mais, comme son œil avait été trop fatigué par la première opération que je venais de faire, la deuxième devint infructueuse, et fut suivie en deux jours de la suppuration de cet organe. Ces accidents avaient sans doute pour cause le tiraillement des membranes intérieures et la division de l'humeur vitrée.

Le cas que le hasard venait de me présenter me fit prendre la résolution de ne plus opérer qu'en ouvrant la cornée, comme j'avais fait à l'ermite, et d'aller chercher le crystallin dans son chaton, pour le faire passer par la prunelle dans la chambre antérieure, et le tirer ensuite de l'œil. Je fis pour la première fois cette opération sur une femme : j'ouvris la cornée comme je l'ai expliqué; ensuite, en portant la petite spatule dont j'ai déjà parlé sur la partie supérieure de la cataracte, je la détachai et la tirai en morceaux hors de l'œil avec cet instrument. La prunelle parut nette; la malade n'eut pas le moindre accident, et fut guérie quinze jours après. — Ce succès m'ayant encouragé à pratiquer cette méthode, elle me réussit encore sur quatre malades; mais elle manquait apparemment en plusieurs points nécessaires à sa perfection, puisqu'ayant été mise en usage sur plusieurs autres malades, elle n'eut pas des suites aussi heureuses. Je sentis alors la nécessité de tenter une nouvelle façon d'opérer, au moins pour établir la comparaison de ces différentes méthodes, et tâcher, s'il était possible, d'en trouver une exempte des accidents trop ordinaires. — Je résolus de pratiquer l'opération de la cataracte avec deux instruments, dont le premier fait d'acier, et figuré comme un petit bistouri droit, me servait à ouvrir la sclérotique à l'endroit ordinaire; au moyen de cette ouverture, je portai ensuite la petite spatule vers le haut du crystallin, entre ce corps et la partie postérieure de l'iris, et j'abattais ainsi la cataracte avec beaucoup de facilité et de promptitude. — Une grande quantité d'opérations faites suivant cette méthode, dont plusieurs ont eu pour témoins les maîtres de l'art les plus distingués, ayant été suivie d'un bon succès, je crus devoir en conclure que cette

---

(1) Voyez la figure des différentes aiguilles pour l'opération de la cataracte, dans l'ouvrage de M. Heister. Instit. Chir., t. I, p. 580, 1750.

(2) M. Petit a pratiqué en 1708 la section de la cornée pour extraire le crystallin qui était passé dans la chambre antérieure. Voyez les Mémoires de l'Académie royale des sciences, année 1708.

méthode était préférable aux autres, et je fus en état de comparer, tant pour les instruments que pour le manuel, toutes celles qui avaient été imaginées jusqu'alors.

J'ai mis en usage toutes les différentes espèces d'aiguilles; j'ai aussi pratiqué l'opération de différentes manières, tantôt en portant l'aiguille derrière le crystallin pour rompre la lame postérieure du chaton, et placer ce corps dans l'humeur vitrée; tantôt j'ai essayé d'ouvrir la capsule crystalline dans sa partie inférieure, pour précipiter par cette ouverture la cataracte dans l'humeur vitrée. D'autres fois j'ai tenté de porter la petite spatule sur la partie antérieure de la cataracte, que j'abaissais facilement, mais j'ai observé que l'opération, suivant ce dernier procédé, ne réussit exactement que lorsque la membrane du crystallin est mince et fort fine; pour lors le crystallin précipité sous l'humeur vitrée ne remonte pas aisément, et il n'en résulte que les accidents communs à toutes les espèces d'opérations. Il n'en est pas de même quand on rencontre une membrane ferme, une cataracte molle, et l'humeur vitrée en même temps un peu trop épaisse; alors l'irritation des membranes, causée par l'aiguille, et la division faite nécessairement à l'humeur vitrée, occasionnent souvent des accidents considérables, quelquefois même des suppurations dans l'œil, et l'atrophie de cet organe.

Quoique j'eusse tenté, pour ainsi dire, toutes les façons d'opérer la cataracte, cependant, peu content du succès, je projetai de faire de nouvelles expériences, pour examiner avec précision quel dérangement des parties intérieures de l'œil doit résulter d'une opération faite avec une aiguille quelconque. Le résultat des observations a été fort différent; à la vérité, après quelques expériences heureuses, la prunelle étant nette, le crystallin a été trouvé au bas de l'humeur vitrée sans aucun dérangement des parties intérieures; mais d'autres fois les fragments du crystallin brisé, par l'aiguille, passaient par la prunelle dans la chambre intérieure, et dans ce cas, plus je remuais l'aiguille dans l'œil, moins il devenait clair. Souvent j'ai trouvé une difficulté extrême à faire sortir le crystallin de son chaton, et enfin il m'est arrivé de le rencontrer placé entre la rétine et la choroïde, et ces deux membranes déchirées en plusieurs endroits. —

Je ne doutai plus dès-lors que le dérangement des différentes parties que j'avais aperçu sur les yeux des cadavres, dérangement susceptible de beaucoup de variétés, ne fût la cause des désordres dont les vivants ne ressentent que trop les malheureux effets; et j'ai cru devoir penser qu'ils dépendaient non-seulement de l'introduction d'une aiguille dans l'œil, de quelque espèce qu'elle pût être, mais encore de la résistance des membranes, et surtout du crystallin, selon l'endroit où il peut arriver qu'il soit placé après sa dépression.

En effet, pour peu que l'on réfléchisse sur la forme des différentes aiguilles, on conçoit aisément que celles qui sont pointues et fines ne font que piquer, et que n'ayant point assez de surface, elles ne peuvent souvent appuyer assez sur la cataracte pour la déposer dans le bas de l'humeur vitrée, ou au moins qu'elles doivent occasionner les accidents attachés à la piqûre des parties délicates.—En général, les aiguilles qui sont tranchantes coupent les vaisseaux, et causent souvent des épanchements de sang dans l'œil qui empêchent d'achever l'opération; et celles qui sont plates, mousses et arrondies, peuvent contondre et déchirer les membranes internes de l'œil, et par conséquent produire des accidents fâcheux. Indépendamment de ceux qui peuvent être attribués aux aiguilles, il est tout simple qu'il arrive que le crystallin nuise par sa présence aux différentes parties de l'œil, ce qui dépend, ainsi que je viens de le dire, des diverses situations qu'il peut recevoir après sa dépression; j'omets encore les accidents que l'opérateur le plus exact ne peut éviter, quelques soins qu'il prenne. —Malgré ces différents inconvénients, je crus devoir continuer par préférence ma dernière méthode, qui consistait à employer un instrument tranchant, et ensuite une aiguille aplatie pour abaisser la cataracte, en attendant que l'idée que j'avais conçue de l'opération faite à l'ermite eût acquis dans mon esprit un certain degré de maturité; mais l'événement dont je vais rendre compte acheva de me persuader. — Le 8 avril 1747, je fus appelé chez un particulier dont les cataractes paraissaient fort bonnes, et les yeux favorables pour l'opération. Je commençai à opérer l'œil gauche, dont la cataracte m'avait paru la plus solide, cependant il ne me fut pas possible de pouvoir l'abattre; la prunelle parut louche après l'opération, et le malade ne vit absolument rien. Je passai ensuite à l'œil droit, auquel j'eus autant de peine. N'ayant pu en aucune manière abaisser la cataracte de cet œil, je pris le parti d'ouvrir la cornée comme j'avais fait à l'ermite; je dilatai l'ouverture; je l'élevai ensuite avec une petite pincette, et je portai à travers la prunelle ma petite spatule, avec laquelle je tirai de la chambre postérieure de l'œil tout le crystallin qui s'était partagé et brisé en plusieurs pièces par la première opération que j'avais déjà faite; cette extraction fut suivie de la sortie d'une portion de l'humeur vitrée qui avait été divisée par l'opération précédente; mais, malgré cet inconvénient, le malade distingua bien les objets après l'opération, qui n'eut aucune mauvaise suite, et il fut guéri quelque temps après.

Depuis ce temps-là, et pendant trois années de suite, je pratiquai quelquefois cette opération sur des sujets vivants pour m'y accoutumer peu à peu; mais ce n'est déterminément que dans le cours du voyage que j'ai fait à Manheim pour y traiter S. A. S. madame la princesse palatine de Deux-Ponts d'une ancienne maladie qu'elle avait à l'œil gauche, que je pris la résolution de ne plus désormais opérer la cataracte que par l'extraction du crystallin.

J'eus occasion de passer à Liége et de m'y arrêter pendant quelque temps; j'y fis six opérations par cette méthode avec le plus grand succès, et une que je fis à Cologne sur un religieux eut un succès d'autant plus frappant que la cataracte se trouva molle comme de la gelée; cependant ce religieux fut en état de dire la messe quinze jours après l'opération. — M. de Vermale, associé de l'Académie, et premier chirurgien de l'électeur palatin, a rendu compte des opérations qu'il m'a vu faire à Manheim, dans une lettre imprimée et adressée à M. Chicoyneau, premier médecin du roi. Depuis ce temps j'ai continué de la pratiquer en différents endroits, et je compte jusqu'aujourd'hui, 16 novembre 1752, deux cent six opérations, dont cent quatre vingt-deux ont réussi. C'est, je pense, tirer un fort bon parti d'une opération qui ne fait, pour ainsi dire, que de naître. En voici le détail. — Lorsqu'on a reconnu qu'un œil est attaqué de la cataracte, il importe peu pour cette méthode de quelle nature elle soit, ancien-

ne, molle, dure, de différentes couleurs; l'opération réussira également, pourvu que l'œil soit sain d'ailleurs; parce que le but principal de mon opération est l'extraction du crystallin cataracté hors de son chaton, ce que l'on obtient aisément par les précautions que je vais exposer. — Je prépare le malade suivant la manière ordinaire et connue : le jour déterminé pour l'opération, je dispose l'appareil qui consiste en bandeaux, compresses, petits morceaux de linge, emplâtre de diapalme de figure ovale, petites éponges, morceaux de coton en rames, de l'eau chaude et du vin. — Les instruments que j'emploie sont une aiguille pointue, tranchante et demi-courbée, ayant la forme d'une lancette, destinée pour faire la première ouverture. Une aiguille mousse, tranchante, et aussi demi-courbée, pour agrandir la même ouverture. Deux paires de ciseaux courbes convexes. Une petite spatule d'or, d'argent ou d'acier, légèrement courbée, pour relever la cornée. Une autre petite aiguille pointue et tranchante des deux côtés, pour ouvrir la membrane qui recouvre antérieurement le crystallin. Une petite curette d'or, d'argent ou d'acier, pour faciliter quelquefois l'issue du crystallin, ou tirer les fragments de ce corps, lorsqu'il en est resté dans le trou de la prunelle. Une petite pincette pour emporter les portions de membrane qui pourraient se présenter.

Tous ces instruments seront rangés par ordre sur une assiette, et remis entre les mains d'un élève, qui aura soin de les donner au chirurgien selon qu'il en aura besoin. — Tout étant ainsi disposé, le malade sera placé dans une chambre médiocrement éclairée, afin que le trop grand jour ne fasse pas rétrécir la prunelle et ne pénètre pas dans l'œil avec trop de force après l'opération, ce qui pourrait l'offusquer. — Le malade sera assis sur une chaise un peu basse ou sur un tabouret; celui qui opère s'assoira devant le malade sur une chaise plus élevée que lui, et vis-à-vis, afin qu'en opérant il appuie ses coudes sur ses genoux. Il couvrira l'autre œil avec un bandeau, ensuite de quoi un élève placé derrière le malade posera la main sur le front, en allongeant deux doigts sur la paupière supérieure, et l'autre main sous le menton. — Le chirurgien baisse la paupière inférieure, et prenant la première aiguille, il la plonge dans la chambre antérieure près de la sclérotique, évitant cependant de blesser l'iris, et la porte jusqu'au-dessus de la prunelle ; il la retire ensuite doucement pour prendre l'aiguille mousse, avec laquelle il agrandira l'incision commencée, en portant cette aiguille à droite et à gauche pour ouvrir la cornée en forme de croissant suivant sa rondeur. Mais, comme la cornée se trouve alors un peu lâche, le chirurgien prend des ciseaux courbes convexes, dont il introduira la branche mousse entre cette membrane et l'iris, et achèvera la section tant d'un côté que de l'autre, afin de la porter de chaque côté un peu au-dessus de la prunelle. On observera que la courbure des ciseaux doit regarder le globe, et que, par rapport à leur courbure sur le plat, il en faut deux paires pour s'accommoder à la rondeur de la cornée d'un côté et de l'autre. — Le chirurgien prend ensuite la petite spatule, avec laquelle il relève doucement la partie de la cornée qui a été coupée, et incise avec la petite aiguille pointue et tranchante la membrane du crystallin. Quelquefois il faut couper cette membrane circulairement, et l'emporter en entier si elle était épaisse et ridée, de peur qu'elle ne bouche la prunelle ; et alors cette membrane étant bien coupée, on peut l'emporter avec les petites pincettes. — Après avoir coupé la membrane qui enveloppe le crystallin, on aura soin de porter la petite spatule entre ce corps et l'iris pour détacher absolument la cataracte et faciliter son issue. On laisse ensuite retomber la calotte de la cornée pour achever l'opération. — C'est alors que le chirurgien a besoin de toute sa prudence, puisqu'il s'agit de tirer le voile qui cachait la lumière. Il faut pour cela presser doucement le globe de l'œil sans le fatiguer ; par là on évite la rupture de la membrane postérieure du crystallin, qui sert de guide et qui empêche la sortie de l'humeur vitrée ; on voit avec plaisir la prunelle s'élargir peu à peu, et le crystallin ayant une fois présenté son bizeau, glisse doucement dans la chambre antérieure, et de là sur la joue. Alors la prunelle paraît claire ; le nuage qui couvrait l'œil est dissipé, et le malade, auparavant plongé dans les ténèbres, revoit le jour avec autant d'étonnement que de satisfaction. On rétablit la prunelle, qui se dérange quelquefois par la sortie du crystallin, surtout lorsqu'il est dur et solide et d'un gros volume.

L'opération faite, on fait retourner le malade, pour empêcher l'impression d'un trop grand jour. — S'il arrivait que la cataracte fût molle et glaireuse, et qu'elle se rompît, on pourrait ôter ce qui serait resté, en employant la petite curette, que le chirurgien portera autour de la prunelle autant de fois qu'il sera nécessaire, après quoi on remettra exactement la calotte de la cornée ; ou essuiera doucement l'œil avec une petite éponge fine et souple, trempée dans de l'eau tiède, mêlée de quelques gouttes d'esprit-de-vin ou d'eau ophthalmique. On applique les emplâtres, par-dessus un peu de coton en pelote, et on contient le tout avec un bandeau sans le trop serrer. On couvre la tête d'une serviette, on fait coucher le malade dans une chambre obscure, et, s'il est possible, sur le dos, et dans un lit fermé de rideaux. — L'œil sera fomenté avec une décoction émolliente et résolutive, deux ou trois fois le jour, et autant qu'on le croira nécessaire. On n'oubliera point les saignées, une diète exacte, et le malade sera conduit au surplus selon les règles ordinaires. — Quelque préférence que je croie devoir donner à cette manière d'opérer, je ne puis disconvenir qu'elle a ses accidents particuliers ; mais ils sont de nature à être secourus aisément. Il y en a même que l'on peut prévenir ; par exemple, il peut arriver pendant l'opération un écoulement hors de l'œil d'une portion de l'humeur vitrée ; mais on est presque sûr de l'éviter en ne pressant le globe que légèrement lorsqu'on veut faire sortir le crystallin. — Il se rencontre des cas où il paraît nécessaire d'employer une pression plus forte ; et si la membrane du crystallin est adhérente à l'iris, alors on détruira cette adhérence avec la petite spatule, et la prunelle prête peu à peu à la sortie du crystallin. — S'il arrive, par une blessure faite à l'iris, que du sang s'épanche dans la chambre antérieure, il s'écoule aisément par l'incision, et cela n'empêche en aucune manière l'opération. Cet accident m'est arrivé il n'y a pas long-temps, en faisant l'opération en présence de MM. le Dran, Morand, la Faye et plusieurs autres ; l'œil n'en a pas été plus mal, et le malade en voit aussi parfaitement que de l'autre, qui fut opéré aussitôt. — Que toute l'humeur aqueuse sorte sur-le-champ, c'est un inconvénient nécessaire et qui est sans conséquence ; mais si l'on retire trop vite l'aiguille destinée à ouvrir la cornée, l'iris peut suivre l'humeur aqueuse, et cette membrane se trouve pincée entre les deux lèvres de la petite plaie. Il est fort facile de le dégager, en élevant doucement la cornée avec la petite spatule ; quelquefois même les mouvements naturels de l'œil la font rentrer.

Dans la suite de la cure, l'iris peut encore sortir par l'ouverture, et former un staphylôme ; mais il est aisé d'y remédier en faisant rentrer l'iris ; et on est même presque sûr de l'éviter en observant de panser l'œil sans le serrer avec le bandeau, parce que cet accident n'est ordinairement la suite que d'une trop forte pression. — Je pense que l'on conviendra sans peine que les accidents dont je viens de parler sont bien peu de chose en comparaison de ceux qui peuvent arriver après l'opération ordinaire ; mais ce ne sont pas là les seuls avantages de cette méthode ; un parallèle avec les autres en établit de plus considérables : —1° En opérant par l'ancienne méthode, il faut attendre que la cataracte soit solide, et souvent elle ne le devient pas ; ici on peut extraire la cataracte dans son principe, et sans en attendre la maturité. — 2° En abattant la cataracte, quoique solide, elle peut remonter après l'opération la mieux faite, même long-temps après, et on ne peut nier que cet accident n'arrive quelquefois. Ici, au contraire, on est sûr qu'une cataracte sortie de l'œil ne remontera pas. — 3° Par la méthode ordinaire, la cataracte passe quelquefois en tout ou en partie par le trou de la prunelle dans la chambre antérieure ; cela est arrivé quelquefois dans le temps de l'opération, et l'on sait que cela est arrivé même plusieurs années après. La cornée n'étant point ouverte, le crystallin devient un corps étranger dans la chambre antérieure, dont le séjour peut être fort incommode, et même entraîner la perte de l'œil, ou tout au moins exiger une autre opération. Suivant ma méthode, je tire tout-à-fait hors de l'œil la cataracte, que j'ai fait passer exprès par le trou de la prunelle : — 4° En opérant à l'ordinaire une cataracte molle, l'opération devient souvent imparfaite par les fragments de la membrane déchirée, et encore chargée de quelques portions baveuses du crystallin qui peuvent boucher la prunelle et opposer aux rayons de lumière le même obstacle que la cataracte entière ; par ma méthode, j'ai tiré des cataractes molles ; j'en ai ôté qui ressemblaient à des hydatides, et j'en ai détaché qui étaient adhérentes.—5° Pour abattre la cataracte par l'ancienne méthode, il est nécessaire de traverser l'humeur vitrée et d'en entamer

les cellules qui sont déchirées quelquefois par les mouvements plus ou moins répétés de l'aiguille, ce qui ne se peut pas faire sans de grandes conséquences, et ce qu'on ne pourrait éviter, même en employant une aiguille sans pointe ni tranchant. Il est aisé de voir que cet accident ne peut avoir lieu dans ma méthode. — Je crois en avoir assez dit pour prouver l'excellence de cette méthode, et la préférence qu'elle mérite sur les autres ; elle a eu les suffrages des maîtres de l'art, devant lesquels j'ai opéré, et plusieurs l'ont déjà adoptée. Il ne me reste qu'à prouver que je suis l'inventeur de cette opération, dont on semble (je ne sais par quel motif) vouloir me disputer la découverte. Les anciens avaient tous avancé que la cataracte était une membrane formée dans la chambre antérieure de l'humeur aqueuse ; ce n'est que depuis 1656, ainsi que je l'ai remarqué au commencement de ce Mémoire, que l'on a reconnu que la cataracte consistait dans l'opacité du crystallin ; il est donc inutile de chercher dans ces auteurs la méthode d'extraire le crystallin cataracté. — On m'objectera peut-être que les anciens, admettant la cataracte membraneuse, avaient imaginé l'extraction de la membrane, et que cela est prouvé par les ouvrages de plusieurs auteurs arabes, tels qu'Avicenne et Rhasis. Il n'est pas difficile de répondre à cette difficulté. 1° Quand on supposerait cette opération avoir été pratiquée, ce ne serait que la cataracte membraneuse qui en aurait été l'objet, et cela ne diminuerait en rien le mérite de l'extraction du crystallin, qui présente des idées bien différentes. — 2° En admettant le passage d'Avicenne, que M. Thurant, bachelier en médecine de la Faculté de Paris, cite dans sa thèse sur l'extraction du crystallin, soutenue en 1752, on ne peut rien opposer qui m'ôte le mérite de l'invention. Voici le texte d'Avicenne : *Et homines vias habent diversas in exercendo curam aquæ, quæ fit cum instrumento, ita ut quidam sint qui disrumpant inferiorem partem corneæ, et extrahant aquam per eam ; et hoc est in quo est timor, quoniam cum aqua quando est grossa, eggreditur humor albugineus.* M. Thurant remarque ensuite que : *Aqua apud Avicennam idem est ac suffusio hypochyma. Grossam dicit cataractam duriorem.* Or, en examinant ce texte, on ne trouve point la description de la cataracte telle que nous la connaissons : et quand même j'accorderais qu'Avicenne a entendu parler du crystallin cataracté et de son extraction, nous a-t-il laissé expressément la façon de faire cette opération ? N'aurais-je pas la gloire de l'avoir renouvelée et d'avoir publié les moyens de la pratiquer ?

Il ne faut donc plus avoir égard qu'au témoignage des auteurs qui ont parlé de l'extraction de la cataracte ; je n'en connais que deux, MM. Freytag et Heister. — Le premier n'avait en vue que la cataracte membraneuse, et il a été suffisamment réfuté par M. Heister, qui met en doute son opération. Le second ( M. Heister ) dit dans sa Chirurgie ( partie 2°, section 2°, chap. 55, page 578 ) qu'on lui a rapporté que M. Taylor, oculiste anglais, s'était vanté, *gloriatum esse*, de pouvoir tirer les cataractes adhérentes derrière l'uvée par une plaie faite à la cornée ; mais M. Heister, n'ajoutant rien de plus, ne fait part au public que d'un ouï-dire et d'une possibilité. Il est vrai que M. Thurant ajoute à ce texte de M. Heister, que réellement M. Taylor a fait plusieurs fois cette opération en l'année 1737 ; mais je crains que ce ne soit une allégation gratuite, et je crois pouvoir en donner la preuve. — M. Taylor étant à Vienne en Autriche, en 1750, a opéré en présence du célèbre M. Van-Swieten, membre de cette Académie, et l'on ne soupçonnera pas M. Taylor de négligence à laisser ignorer les opérations singulières qu'il a faites ; M. Van-Swieten en aurait été sûrement informé. Néanmoins, dans une lettre du mois d'avril 1751, en réponse à celle de M. de Vermale lui avait écrite en lui envoyant un exemplaire de sa dissertation, non-seulement il n'y fait aucune mention de M. Taylor, mais encore, après être convenu qu'en suivant ma méthode on évite bien des inconvénients, il ajoute ce qui suit : « L'unique difficulté est de » pouvoir faire sortir le crystallin, sur- » tout lorsqu'il est d'un volume considé- » table, et en même temps assez ferme ; » car il me semble que pour lors on doit » faire quelque violence à l'iris : il est » même des gens qui ont cette ouverture » assez étroite et peu dilatable. Cepen- » dant, la multiplicité des heureux succès » d'une opération fait toujours évanouir » toutes les difficultés qu'on y peut oppo- » ser, et une main habile vient à bout de » bien des choses qui paraîtraient fort » difficiles à d'autres. » Si M. Van-Swieten eût vu pratiquer cette opération à M. Taylor, et même à quelque autre, il n'eût pas fait une réponse aussi précise.

— Ce grand médecin n'est pas le seul qui m'ait fait honneur de cette méthode, je dois y joindre le rapport favorable que M. Walken, médecin de S. A. S. l'électeur palatin, lui en a fait, et le témoignage de M. Mauchard, professeur en médecine à Tubinge, premier médecin de M. le duc de Virtemberg, et sans contredit le plus fameux oculiste de toute l'Allemagne.—J'attends du public même la justice que j'ai lieu d'en espérer, et j'ai cru ne pouvoir mieux faire, pour me la concilier, que de déposer ma découverte dans les fastes de l'Académie. — Je finis en avertissant que ce Mémoire n'est, à proprement parler, que l'extrait de ce que j'espère publier sur cette matière dans un traité complet des maladies des yeux.

---

REMARQUES SUR LE MÉMOIRE DE M. DA-VIEL.

I. Il était naturel que l'Académie fût occupée des succès de la méthode de M. Daviel ; aussi, pour s'en assurer, a-t-elle fait des recherches, dont les premières ont eu pour objet les opérations qu'il avait faites à Reims, au nombre de quarante-trois, en novembre 1751. Elle s'est adressée pour cela à M. Caqué, l'un de ses correspondants, et demeurant à Reims, qui, par une lettre du 15 janvier 1753, a mandé qu'il ne pouvait donner de nouvelles de tous les malades de M. Daviel, plusieurs n'étant pas actuellement dans la ville. — Par l'examen qu'il a fait de trente-quatre de ces opérations, il a trouvé que dix-sept ont parfaitement bien réussi ; il y en a huit dont le succès est médiocre, et neuf qui ont été suivies de la perte de la vue. Sur ce nombre, six des yeux opérés ont la prunelle sans ressort, et il y a eu à deux des staphylômes qui ont disparu peu à peu.

II. M. Garengeot a assuré à l'Académie qu'il avait fait cette opération à un soldat sur un œil, et avec succès. Il s'est servi d'une lancette et de ciseaux à découper pour la section de la cornée, et d'une curette pour dégager la partie supérieure du crystallin.

III. On a cru cette opération trop utile pour négliger tout ce qui peut la perfectionner. On s'est récrié sur la multiplicité des instruments employés par M. Daviel pour couper la cornée transparente ; car il se sert successivement de quatre, ce qui allonge de beaucoup l'opération. —

M. Palucci, chirurgien de leurs majestés impériales, s'était proposé de faire cette incision avec un seul instrument (1). M. la Faye en a présenté un à l'Académie ; c'est un bistouri bien fixé dans son manche, ayant une lame très-mince, fort pointue à son extrémité, tranchante par un côté, mousse par l'autre, et courbe sur le plat. Il prétend qu'à raison de cette courbure, il faut un instrument pour chaque œil.

IV. Depuis ce temps-là, M. Poyet, chirurgien interne de l'Hôtel-Dieu de Paris, en a présenté un autre, qui est composé d'une lame en forme de langue de serpent, longue d'environ deux pouces, tranchante sur les côtés jusqu'à sa partie moyenne, percée dans son épaisseur, et à peu de distance de sa pointe, d'un trou qui reçoit un fil. Cette lame est bien assujettie dans un manche de pareille longueur. Pour s'en servir, voici le procédé de l'auteur : l'on tient avec le pouce de la main droite d'un côté, l'index et celui du milieu de l'autre, l'instrument armé de son fil, que l'on porte horizontalement vers le petit angle de l'œil dans la cornée transparente, à une demi-ligne de la conjonctive, pendant qu'avec le pouce et l'index de l'autre main on fait un léger point d'appui au grand angle. L'on traverse ainsi la cornée de l'un à l'autre, à même distance de l'iris et de la conjonctive. Parvenu du côté du grand angle, l'on dégage le fil de l'instrument avec un petit crochet, très-facile à imaginer. Saisissant ensuite les deux bouts du fil, on forme une anse qui, soutenant le globe de l'œil, empêche qu'il ne suive le mouvement alternatif que l'on est obligé de faire avec l'instrument pour la section de la partie inférieure de la cornée ; d'où l'on conçoit que l'œil ainsi soutenu, et pour ainsi dire fixé, l'opération se termine sûrement et promptement, sans qu'on soit obligé d'employer successivement tant d'instruments. Par cette méthode, on peut également bien opérer les deux yeux avec la main droite, en se plaçant à côté ou derrière la tête du malade.—Si, après la section de la cornée, qui doit être environ des deux tiers, une légère compression du globe ne suffisait pas pour faire sortir le crystallin, ou soulèverait encore la cornée avec le même fil, sans être obligé d'employer l'instrument de M. Daviel pour la maintenir dans cette position pendant que l'on inciserait avec la pointe du même instrument la membrane qui le recouvre. — Cet instrument, essayé sur les cadavres, a paru singulièrement bon. M. Morand a offert de produire des sujets pour l'employer sur le vivant ; on essaiera aussi celui de M. la Faye, et l'on sera plus en état de juger de leur mérite.

---

## SECOND MÉMOIRE SUR L'AMPUTATION DES GRANDES EXTRÉMITÉS, par M. LOUIS.

Les occasions fréquentes de pratiquer l'amputation des membres, et la simplicité de l'objet de cette opération, auraient dû la faire porter depuis long-temps au plus haut point de perfection ; mais il arrive souvent que les choses les plus familières sont celles qui fixent le moins notre attention. Les auteurs modernes regardent l'amputation comme une opération bien plus embarrassante que difficile : c'est peut-être parce que l'objet en est simple, et que les procédés qu'il faut suivre pour le remplir n'exigent pas une grande dextérité, qu'on s'en tient aux méthodes auxquelles on est habitué, sans examiner si elles sont aussi parfaites qu'elles pourraient l'être. La force de l'usage ne m'en a point imposé ; j'ai fait des remarques sur cette opération, et j'espère que ceux qui voudront bien les considérer sans partialité les trouveront utiles. Je ne prétends pas insinuer que la plupart des règles qui ont servi de guide jusqu'à présent soient défectueuses ; mais je pense que les meilleures sont trop vagues, et qu'il serait nécessaire qu'elles fussent plus déterminées. Quelque solides qu'elles paraissent en général, on les trouve respectivement fausses quand on les rapporte aux cas particuliers : l'on peut donc commettre des fautes essentielles dans leur application. Le but de l'amputation est de séparer du reste du corps une partie dont la conservation pourrait causer la perte du sujet : il paraît que les anciens maîtres de l'art ont toujours été plus occupés de la fin qu'on se propose en pratiquant cette opération, que de la perfection des moyens qui pouvaient la rendre moins douloureuse, ou en diminuer les inconvénients. La nature des parties qu'on coupe dans chaque espèce d'amputation, leurs attaches, le changement de dispo-

---

(1) Voy. Méthode d'abattre la cataracte, p. 160.

sition qui leur arrive naturellement ou accidentellement après l'opération, les usages mêmes auxquels les parties doivent servir après la guérison, toutes ces choses me paraissent prescrire différents procédés qu'on peut varier utilement suivant la diversité des circonstances. C'est sous ces points de vues que je me suis proposé d'envisager les préceptes reçus sur la chirurgie des amputations, en donnant une suite de réflexions sur l'opération qui m'a paru convenir à chaque membre en particulier.

§ I<sup>er</sup>. *Remarque sur l'amputation de la cuisse.* — De toutes les amputations, celle de la cuisse est la plus susceptible des inconvénients qui résultent de la méthode d'opérer. J'en ai donné la raison dans mon premier Mémoire; et j'ai indiqué un moyen très-simple de les éviter. Une matière aussi importante mérite un détail plus circonstancié; je vais le donner avec le plus de précision qu'il me sera possible. — Le malade mis dans la situation convenable, et le tourniquet appliqué (1), un aide tire la peau vers le haut de la cuisse, et on l'assujettit avec une bande suffisamment serrée qui entoure le membre un peu au-dessus de l'endroit où se doit faire l'incision. Cette bande tend la peau, affermit les chairs, et sert comme de règle à l'opérateur dans la direction de son instrument. Guy de Chauliac faisait une seconde ligature au-dessous de l'endroit où il devait faire l'amputation. L'expérience démontre l'utilité de cette méthode, et plusieurs praticiens la suivent, quoique nos auteurs modernes n'aient pas jugé à propos d'en faire mention. La peau et les chairs ne peuvent être affermies avec trop de soin; l'incision en devient plus facile et plus régulière. — Il est inutile de répéter ici ce que j'ai dit dans mon premier Mémoire contre ce qu'on appelle l'opération en deux temps. C'est à la cuisse où l'incision préliminaire de la peau et de la graisse est le plus recommandée : M. Heister (2) dit qu'il a souvent vu l'os débor-

der les chairs de deux ou trois travers de doigts, comme un bâton, parce qu'on avait négligé de faire l'incision en deux temps. J'ose avancer, malgré cette autorité, que c'est à la cuisse où l'incision préliminaire des téguments convient le moins. L'utilité de cette méthode serait de conserver assez de peau pour recouvrir les muscles; mais la rétraction des muscles ne serait pas moindre, parce que la peau serait plus longue. La précaution qu'on prend de la relever et de l'assujettir avec une bande, suffit d'autant plus, dans l'amputation de la cuisse, que la rétraction des muscles y est plus grande. L'inconvénient est que le bout de l'os déborde le niveau de la plaie, et qu'il soit dégarni des parties charnues qui l'environnent dans l'état naturel : or il est certain que la conservation d'une plus grande étendue de peau ne suppléera point au défaut des muscles dont on souhaiterait que l'os fût toujours couvert. Cette première section tant recommandée est donc absolument inutile; elle allonge l'opération, et multiplie les douleurs sans la moindre nécessité : ainsi nous croyons pouvoir donner comme un précepte fondé sur la raison et sur l'expérience, qu'il faut commencer l'opération par une incision profonde, qui coupe les muscles et la peau d'un même trait. La seule chose à observer pour la perfection de cette première incision, c'est de prendre des mesures pour la faire d'un seul tour de couteau courbe : et cela est facile. Le chirurgien placé extérieurement, un genou en terre, le bras droit sous la cuisse qu'il doit amputer, prendra le manche du couteau qui lui est présenté perpendiculairement entre les cuisses du malade. Dans cette position la pointe de l'instrument est tournée du côté de la poitrine de l'opérateur. Alors, s'il élève beaucoup la main droite, il pourra, en tournant le poignet par une grande pronation, commencer l'incision extérieurement de haut en bas; il coupera, dans cette première direction de l'instrument, les muscles qui couvrent la partie extérieure du fémur. Puis, en faisant glisser dans une direction contraire le couteau

---

(1) Entre les différents auteurs qu'il faut consulter sur l'application du tourniquet, il est essentiel de ne pas oublier M. Monro, (Essais d'Edimbourg, t. IV, édition française.)

(2) *Si musculi una cum cute una eademque sectione discindantur, musculi hic dissecti fortissimi tantopere sursum retrahuntur, quemadmodum sæpius vidi, ut os fe-*

*moris post alteram tertiamve deligationem, ad duorum, imo trium transversorum digitorum longitudinem, super carnem, instar baculi cujusdam eminuerit.* (Heist., Instit. chirurg. de amput. femoris.)

de bas en haut, et circulairement sur la partie antérieure de cet os, on coupera les muscles extenseurs : l'instrument sera ensuite dirigé de haut en bas, pour la section des muscles qui occupent la face interne de la cuisse ; et le chirurgien, en se relevant, achèvera l'incision circulaire, par la coupe des parties qui sont à la face postérieure du fémur. Avec cette attention, les chairs seront coupées uniformément et d'un seul trait ; et le chirurgien n'étant pas obligé de revenir plusieurs fois avec le couteau, il ne sera pas exposé à faire une section irrégulière. — Dès que l'incision est faite, on aperçoit un espace assez grand entre les parties divisées. J'ai remarqué que cet espace était bien plus considérable dans les amputations où l'on n'avait appliqué qu'une seule ligature : alors l'écartement des lèvres de la division vient principalement de la rétraction des muscles vers leurs attaches inférieures. La ligature qui assujettit la peau, et qui serre toute la circonférence de la partie au-dessus de l'incision, est donc un obstacle au raccourcissement des muscles ; il faudra donc l'ôter dès que l'incision sera faite. L'utilité de cette méthode est sensible ; les muscles dont l'action ne sera plus gênée, surtout si l'on s'est servi du tourniquet de M. Petit, se retireront et changeront de situation, suivant la différence de leurs directions. On se servira alors d'un petit bistouri, et l'on aura la liberté de couper, au-dessus du niveau des chairs retirées, le muscle crural qui est fixement attaché sur le fémur. On détachera sur la même ligne les autres portions musculeuses qui ont des adhérences à la crête postérieure de l'os, et l'on incisera le périoste. — La compresse fendue fournira un moyen facile de faire l'incision des chairs adhérentes à l'os. Quelques auteurs disent qu'on peut s'en passer : il faut observer qu'ils n'en ont prescrit l'usage que pour retirer en haut les parties molles, afin de les garantir de l'action des dents de la scie ; et il est vrai de dire, que dans la méthode reçue d'opérer, cette compresse n'est pas absolument nécessaire, parce qu'on scie l'os au niveau des chairs affermies par la ligature. Mais comme nous recommandons expressément d'ôter cette ligature, afin de couper le périoste, et de scier l'os plus haut que le niveau des chairs, l'usage de la compresse fendue nous devient extrêmement utile. Nous observerons simplement de ne pas en appliquer les

chefs trop près de l'os, puisqu'elle doit relever et trousser, pour ainsi dire, les chairs libres, afin de faciliter la section de celles qui sont immédiatement sur l'os, et qui y ont des attaches fixes. Je ne parle pas de la manière de scier l'os, n'ayant rien à dire de particulier sur ce point. — L'opération pratiquée suivant la méthode que je viens de décrire, aura les avantages qu'on a toujours désirés, et pour lesquels on a cru pouvoir suivre des voies moins simples, et susceptibles de beaucoup d'inconvénients : j'entends parler ici des amputations à deux lambeaux. Il ne faut que lire les descriptions qu'on en a données (1), pour voir combien ces opérations augmentent les douleurs ; et l'idée qu'on s'en formera sera encore beaucoup au-dessous de ce que démontreront les essais qu'on en fera sur les cadavres. On propose d'abord de faire une incision circulaire à trois ou quatre travers de doigts plus bas que l'endroit où l'on projette de scier l'os. L'aide qui tient la partie supérieure du membre doit relever la peau, au niveau de laquelle on conseille de couper les chairs jusqu'à l'os. Il faut porter ensuite à travers leur épaisseur la pointe du bistouri jusque sur l'os, précisément à l'endroit où il doit être scié ; et on fait à la peau et aux chairs une plaie longitudinale qui se termine à l'incision circulaire. L'on en fait autant à la partie opposée : ces deux incisions doivent être disposées de façon que le cordon des gros vaisseaux soit au milieu d'un des lambeaux. On dissèque l'un et l'autre pour mettre l'os à découvert. On les relève et on les fait soutenir avec une compresse fendue. Cela permet l'incision circulaire des chairs qui sont restées sur l'os, et celle du périoste au niveau de la base des lambeaux. Il faut enfin scier l'os avec une scie dont le feuillet doit être très-étroit.

Par cet exposé succinct de la façon de faire l'opération à lambeaux, on peut juger qu'elle est fort cruelle. Sans parler de la première incision des téguments, qui n'a aucun motif raisonnable, et dont on pourrait se dispenser, l'on voit que le malade doit souffrir, de plus que dans l'autre opération, deux plaies perpendiculaires, et la dissection des deux lambeaux qui en résultent. Il n'est pas douteux que l'engorgement du moignon,

_____

(1) M. le Dran, Traité des opérations.

l'inflammation, la douleur, la fièvre et tous les symptômes consécutifs, déjà si redoutables, indépendamment de toute autre cause dans l'opération faite de la manière la plus simple ; il n'est pas, dis-je, douteux qu'ils ne doivent être plus considérables à proportion du nombre des parties divisées, et de la plus grande surface de la division. Et quel est le but de tout cet appareil d'accidents et de dangers ? On se propose uniquement de prévenir la saillie de l'os, d'avoir des chairs qui en débordent le niveau, et d'éviter l'exfoliation dont l'attente rend quelquefois la cure fort longue. Cette dernière considération est assez futile, puisque la cure prolongée par cette cause n'emporte aucun danger pour la vie du malade. Quoi qu'il en soit, l'opération que j'ai décrite a tous ces avantages ; le bout de l'os y est recouvert de chairs, et l'on remplit d'une manière facile, moins douloureuse, et autant exempte d'inconvénients qu'il est possible, toutes les intentions qu'on se propose dans l'opération à deux lambeaux. — Les raisons de préférence de la méthode d'amputer la cuisse, telle que je l'ai proposée, sont susceptibles d'être démontrées intuitivement. Je l'ai fait en présence de plusieurs personnes capables d'en juger. Le renouvellement de cette façon de pratiquer l'amputation sera aussi utile aux blessés, qu'honorable à la chirurgie. Je dis le renouvellement ; car cette méthode est très-ancienne, et la première description qui ait été donnée du manuel de l'amputation des membres est faite sur ce principe, que nous n'avons fait qu'exposer avec plus d'étendue, pour lui donner plus de clarté. Voici comment CELSE s'exprime à cette occasion. *Inter sanam vitiatamque partem incidenda scapello caro usque ad os.... reducenda ab eo sana caro, et circa os subsecanda est, ut ea quoque parte aliquid ossis nudetur : dein id serrula præcidendum est, quam proxime sanæ carni etiam inhærenti : .... Cutis sub ejusmodi curatione laxa esse debet, ut quam maxime undique os contegat* (1). — Feu M. Petit le médecin, dans une dissertation historique sur l'amputation des membres, insérée dans les Mémoires de l'Académie royale des sciences, année 1732, rapporte ce passage de Celse ; il y trouve *bien des obscurités* : les opérations les plus faciles en apparence ont des délicatesses qui ne peuvent être aperçues que de ceux qui sont dans l'habitude de les voir et d'y réfléchir. Un chirurgien versé dans la pratique des amputations, et qui aura médité sur les inconvénients qui en sont les suites, doit être frappé du trait de lumière que jettent les paroles de Celse ; M. Sharp, célèbre chirurgien de Londres, est dans ce cas : mais préoccupé de la pratique journalière, il n'a vu dans *Celse* qu'une lueur qui l'a étonné : elle lui a montré la route qu'il fallait tenir ; il en a connu la sûreté, et il ne l'a point suivie : on peut juger de ce que j'avance par le passage du livre de M. Sharp que je vais rapporter (1).

« Le premier inconvénient dont j'ai » parlé, dit-il, comme étant une suite » de l'ancienne méthode d'amputer, était » le débordement de l'os ; car en faisant » l'incision tout droit jusqu'à l'os, et » d'une seule fois, les muscles et la peau » se retiraient ensuite, et laissaient à nu » une portion considérable de l'os, ou si » peu couverte, qu'elle périssait toujours, » et rendait l'exfoliation nécessaire : cette » exfoliation était souvent un ouvrage » long et douloureux, et qui en empê- » chant la guérison de la plaie, rédui- » sait fréquemment celle-ci en ulcère » habituel : ou si la plaie guérissait, la » cicatrice était si grande, et le moignon » si pointu, qu'il se rouvrait facilement. » — Ces malheurs venaient uniquement » du défaut de peau lâche dans le voisi- » nage de la plaie ; car la cicatrice ne se » forme pas par la simple génération » d'une nouvelle peau, mais par l'allon- » gement des fibres de la peau voisine, » lesquelles se portent vers le centre de » la plaie ; et la cicatrice ne commence » à se former que lorsque la peau ne peut » plus s'étendre. D'où il suit clairement » que plus la peau est lâche, plus aussi » la plaie guérira promptement, et plus » petite sera la cicatrice. — Mais, quoi- » que les anciens chirurgiens n'appli- » quassent pas cette maxime à la prati- » que aussi utilement que font présente- » ment les modernes, ils ne laissaient » pas de faire quelques efforts pour cela : » car, avant que de couper un membre, » ils retiraient de toute leur force la peau » en arrière, afin qu'après l'amputation,

---

(1) *Corn. Cels.*, lib. VII, *cap. ultimo.*

(1) Recherches critiques sur l'état présent de la chirurgie, p. 333 et suiv.

» ils pussent en amener une plus grande
» quantité sur l'extrémité de l'os, et ob-
» vier en quelque sorte aux inconvé-
» nients dont j'ai parlé. — Il semble que
» ce sont là tous les moyens qu'ils con-
» naissaient pour parvenir à une fin si
» importante ; à moins qu'on n'admette
» que Celse avait quelque idée de la dou-
» ble incision ; et pour dire là-dessus
» mon sentiment, je crois qu'on ne sau-
» rait en douter. Dans son chapitre de la
» gangrène, il est par malheur encore
» plus concis qu'à l'ordinaire (1) : j'es-
» time toutefois qu'il dit expressément,
» qu'après que l'on a coupé jusqu'à l'os,
» il faut tirer en arrière les muscles, et
» couper ensuite profondément autour
» de l'os, de façon qu'on en mette une
» portion à découvert ; après quoi on le
» sciera le plus près de la chair qu'il
» sera possible. Celse ajoute que par
» cette méthode la peau sera assez lâche
» pour couvrir presque l'os. — J'ai peut-
» être mal pris le sens de cet auteur ;
» mais si je l'ai bien pris, ç'a été un
» grand malheur pour le genre humain,
» qu'une instruction si utile ait été né-
» gligée ou mal entendue. Il est certain
» néanmoins qu'aucun auteur n'a copié
» en cela Celse ; et la double incision,
» telle qu'on la pratique aujourd'hui, est
» de l'invention d'un autre grand homme
» (Cheselden) à qui la postérité sera à ja-
» mais redevable pour les services signa-
» lés qu'il a rendus à la chirurgie. — Il
» faut cependant avouer que, nonobstant
» les grands avantages de la double in-
» cision, les muscles, et peut-être même
» la peau, ont une telle disposition à se
» contracter, que, malgré tous les banda-
» ges, ils se retirent de l'os, surtout à la
» cuisse, et rendent quelquefois le trai-
» tement fort long. — Pour remédier à

---

(1) On pourrait répondre au reproche
que M. Sharp a fait à Celse, en rapportant ce qu'un grand homme de notre
temps dit des grands hommes de l'antiquité... *Ils avaient l'esprit élevé, des connaissances variées, approfondies, et des vues
générales ; et s'il nous paraît au premier
coup d'œil qu'il leur manquât un peu d'exactitude dans certains détails, il est aisé de reconnaître, en les lisant avec réflexion, qu'ils
ne pensaient pas que les petites choses mé-
ritassent une attention aussi grande que
celle qu'on leur a donnée dans ces derniers
temps.* M. de Buffon, Histoire naturelle,
premier discours, t. I.

» cet inconvénient, continue M. Sharp ;
» j'ai employé depuis peu, en quelques
» occasions, la suture en croix.... etc. »
— Le meilleur moyen de remédier à cet
inconvénient, c'était de suivre la méthode que Celse a décrite. M. Sharp
semblait d'autant plus dans le cas de l'a-
dopter, qu'il regarde, et avec raison,
comme *un malheur pour le genre humain qu'une instruction si utile ait été
ou négligée ou mal entendue.* Cependant, entraîné par la prévention générale,
il loue les prétendus grands avantages
de la double incision pour conserver le
plus de peau qu'il est possible ; il reconnaît tout de suite l'insuffisance de cette
méthode, et il finit par proposer, comme
un secours très-utile, une pratique ancienne, absolument inutile, et même
meurtrière : c'est l'idée qu'en avait Vanhorne (1), et j'ai donné dans mon premier Mémoire sur les amputations] des
faits qui justifient le sentiment de cet
auteur. Ceux qui voudront lire attentivement les raisons que M. Sharp allègue
pour faire valoir cette méthode, verront
qu'il n'est pas bien affermi dans le parti
qu'il a pris. Il y a tout lieu d'espérer
qu'après avoir consulté l'expérience, il
changera de sentiment, et qu'il sera assez
généreux pour le condamner : M. Sharp
a déjà mérité des louanges par cette conduite dans des occasions non moins importantes ; de pareils exemples ne sont
jamais donnés que par des grands hommes.

(*Cas où il convient de faire l'amputation à lambeaux.*) Les règles générales,
quelle qu'en soit la solidité, sont presque toujours susceptibles de quelques
modifications, suivant la diversité des
cas où elles doivent être appliquées. L'amputation à lambeaux nous en fournira la
preuve. Je crois avoir donné des raisons
assez fortes contre cette opération ; cependant on en conclurait mal à propos
qu'il faut la proscrire dans tous les cas.
Il y en a où elle me paraîtrait mériter
la préférence sur l'autre méthode. Dans

---

(1) *Cum Hildano rejicimus Paræi methodum descriptam*, cap. XXI, *cum quatuor locis cutis fimbrias acu et filo traducto,
ad se invicem adducit, et denudatum os ob-
tegere satagit, ne ab aere lædatur. Quorsum
enim opus est ægrum non profuturis carni-
ficinis excruciare ?* Microtechne, p. 485.
Voy. aussi Hildanus, lib. De gangrena
et sphacelo.

un fracas d'os avec déchirement des parties molles où l'amputation serait indiquée, si l'accident avait disposé les choses de façon qu'il y eût moins des parties à diviser, et par conséquent moins de douleur à faire ressentir au blessé par la formation des lambeaux, qu'en amputant plus haut suivant l'autre méthode, dans cette circonstance, toutes choses égales d'ailleurs, je ne balancerais point à faire l'opération à lambeaux. Il est impossible de fixer précisément les cas qui exigeraient cette opération par préférence : il faut du discernement pour apprécier les avantages et les inconvénients de l'une et de l'autre méthode respectivement aux circonstances particulières ; et beaucoup de sagacité pour prendre avec connaissance de cause le parti le plus convenable dans les occurrences délicates, où il ne va de rien moins que de la vie d'un homme.

§ II. *Remarques sur l'amputation du bras.* — Les auteurs n'ont mis aucune différence entre la méthode de faire l'amputation du bras, et celle qu'ils ont prescrite pour l'amputation de la cuisse. Quand on ne s'arrête qu'à l'extérieur et à l'apparence des choses, on juge que ces membres ne sont dissemblables que par leur volume ; et cette différence n'en doit apporter aucune dans la manière d'opérer. Mais si on les regarde d'une vue moins superficielle, et qu'on étudie sérieusement la disposition relative et l'action des parties qui composent le bras, on découvrira une source de réflexions utiles sur la conduite qu'il faut tenir pour faire avec succès l'amputation de ce membre. — L'os du bras, depuis sa partie moyenne jusqu'à l'inférieure, est recouvert de muscles qui y sont adhérents ; et l'action de ces muscles est directe et parallèle à l'axe de l'os. Il n'en est pas de même à la cuisse : la plupart des muscles qui en forment le volume, ou ne sont point adhérents à l'os, ou ne le sont que par de très-petites surfaces : leur direction d'ailleurs n'est point parallèle à l'axe du fémur ; ainsi, dès que ces muscles seront coupés, ils doivent s'en éloigner beaucoup, moins à cause de leur rétraction, que par leur changement de situation par rapport à l'os ; parce qu'en se retirant, ils tendent au parallélisme. Au bras, il n'y a que le muscle biceps, le long de sa partie antérieure, qui se retire sous la peau ; et quelque mal que l'amputation soit faite, on ne craint point la dénudation de

l'os (1) : le moignon peut seulement rester pointu, ce qui rend la cure plus longue qu'elle ne devrait être. J'ai observé plusieurs fois d'où venait cet inconvénient dans l'amputation du bras, et je l'ai vu dans les opérations faites par des personnes qui avaient la réputation de très-bien opérer, c'est-à-dire qui opéraient promptement et avec toute la dextérité possible. Les chairs étaient bien affermies par deux ligatures entre lesquelles on faisait une incision jusqu'à l'os. Le périoste incisé et ratissé vers la partie inférieure, on sciait l'humérus exactement au niveau des chairs, suivant la règle reçue, qu'il faut tâcher que la section de l'os et celle des chairs soient uniformes, et qu'elles paraissent une coupe faite également d'un seul trait. Il arrivait alors ce que j'ai toujours vu arriver en pareil cas : dès que la ligature circulaire est ôtée, le biceps se retire ; mais le brachial interne et les muscles long et court extenseurs et le brachial externe n'abandonnent point l'os, parce qu'ils y sont adhérents par une de leurs surfaces. Le reste des fibres qui forment l'épaisseur de ces muscles et qui n'ont aucune adhérence à l'os, se retirent, et elles forment un moignon allongé. L'opérateur occupé à se rendre maître du sang, et à faire l'application de l'appareil, ne s'aperçoit pas de cette réaction ; il n'en est frappé que dans les premiers pansements, et il croit que la saillie de l'os est causée par la rétraction consécutive des parties, tandis que cette rétraction s'est faite sous ses yeux, et qu'elle est un effet immédiat de la méthode d'opérer.

Je n'ai point aperçu la raison de cet effet dans les cas où j'avais opéré, parce que j'avais suivi avec soin les préceptes donnés sur cette matière, mon exactitude me faisait illusion : je ne l'ai connue que comme spectateur, lorsque j'ai été assez instruit pour profiter des fautes de mes maîtres. — Il est facile de prévenir la saillie du moignon dans

_____

(1) La dénudation de l'os est même rare à la cuisse, à moins que la pourriture n'y ait contribué. Le changement de situation des muscles fait faire au fémur une saillie considérable, mais il reste ordinairement recouvert du muscle crural et de quelques fibres des autres muscles qui ont des attaches fixes à la crête postérieure de cet os.

l'amputation du bras. Si après la première incision faite profondément jusqu'à l'os, on ôte la ligature qui affermissait les chairs supérieurement, elles se retireront : l'on pourra couper alors avec un bistouri les portions charnues adhérentes à l'os, et le périoste, au niveau des fibres que la rétraction aura le plus rapprochées de leur attache supérieure. Cette attention, toute simple qu'elle paraisse, donnera le moyen de scier l'os un pouce plus haut qu'on ne l'aurait fait sans cette précaution. J'ai obtenu par cette méthode de promptes guérisons, et toujours sans exfoliation.

Ce qui vient d'être dit n'est applicable qu'à l'amputation du bras, dans l'étendue de ce membre où les muscles ont leurs fibres parallèles à l'axe de l'os. Il faudra suivre d'autres procédés pour l'opération à la partie supérieure : car l'espèce dans ce dernier cas est tout-à-fait différente : c'est une considération importante qu'on ne paraît pas avoir eue jusqu'ici. Les attaches et la direction des différents muscles qu'on doit couper, et les changements qui doivent leur arriver suivant l'attitude où le membre aura été mis, méritent d'être examinés avec soin. Le muscle deltoïde couvre, comme on sait, l'articulation du bras, et s'étend extérieurement presque jusqu'à la partie moyenne de l'humérus. Ses fibres sont convergentes à l'axe de cet os, et son action est directe. Pour amputer le bras vers sa partie supérieure, il faut que ce membre fasse un angle droit avec le corps : dans cette attitude, le deltoïde est raccourci par une forte contraction : ce raccourcissement qui précède la section, fait que les fibres de ce muscle ne sont pas capables de rétraction lorsqu'elles sont divisées. D'ailleurs ce muscle n'étant point adhérent à l'os, on pourrait le relever avec une compresse fendue, et scier l'os au-dessus du niveau de l'extrémité de ses fibres coupées : ce ne sera donc pas de la part de ce muscle que viendront les inconvénients. On doit en prévoir de la section imparfaite des tendons des muscles grand pectoral et grand dorsal : de plus, leur action est oblique, eu égard à l'axe de l'os, leurs fibres font angle avec lui ; il suit de cette observation, faite sur la structure et sur l'action des parties, qu'après l'incision circulaire, il se fera une rétraction des fibres de ces muscles, et qu'il en résultera une plaie béante, parce que le rac-

courcissement des fibres se fera obliquement de chaque côté en sens contraire. La fonte des graisses et l'affaissement des parties molles, qui dans les autres amputations produisent le rapprochement de la peau vers le centre de la division, et qui sont les principaux moyens par lesquels la nature procure la réunion des plaies avec perte de substance, ne produiront pas ce bon effet dans la plaie que nous supposons. Elle est sujette à dégénérer en ulcère habituel ; j'en ai vu des exemples ; la raison en est sensible. La cicatrice ne commence jamais à se former que lorsque la peau ne peut plus s'étendre ; c'est une réflexion de M. Sharp. Plus on approchera de la partie supérieure du bras, plus on trouvera de causes de cet inconvénient, c'est-à-dire de la difficulté qu'aura la peau à se rapprocher du centre de la division. Le long extenseur et le coracobrachial viennent tous les deux obliquement, celui-ci de l'apophyse coracoïde, l'autre de la partie inférieure du col de l'omoplate, s'attacher à l'humérus, l'un antérieurement et l'autre postérieurement. Lorsqu'ils seront coupés au-dessus de leurs adhérences à cet os, rien n'empêchera leur rétraction, et elle se fera obliquement en sens contraire ; on voit que cette disposition n'est point du tout favorable au rapprochement de la peau.

La connaissance des causes de cet inconvénient doit nous éclairer sur les moyens de le prévenir ; et je ne les crois pas difficiles à trouver. Il faut faire par choix l'opération à lambeaux, comme on le pratiquerait si on avait l'intention de couper le bras dans son articulation avec l'omoplate. Je réserve pour un autre mémoire quelques observations sur la manière de faire cette amputation. Il suffit de faire connaître ici l'avantage des lambeaux, lorsqu'il faut amputer le bras dans la continuité de l'os, à sa partie supérieure. Pour peu qu'on réfléchisse à ce que j'ai dit sur la direction des muscles et sur leur action, on sentira qu'ils ne peuvent être retenus de façon à procurer facilement la guérison, qu'en les conservant avec la peau au-delà du niveau de l'os ; on préviendra même, par la formation des lambeaux, les accidents que peut causer la section imparfaite des tendons du grand dorsal et du grand pectoral. Tout concourt à faire adopter cette méthode. L'expérience fait voir les inconvénients de l'opération ordinaire appliquée à la partie supérieure du bras ;

la raison démontre l'utilité de la pratique que je propose, et son succès est prouvé par plusieurs observations. M. Trecour, chirurgien-major du régiment de Piémont Infanterie, et correspondant de l'Académie, nous a communiqué un fait intéressant sur ce point : je vais le rapporter.

( *Observation, par M. Trécour, chirurgien-major du régiment de Piémont.* ) Pendant le siége de Mastricht, trois jours avant la suspension d'armes, M. de Moyon, lieutenant au régiment de Piémont, reçut un coup de boulet de canon au bras gauche. L'humérus fut fracassé depuis sa partie inférieure jusqu'à la partie moyenne supérieure, à un travers de doigt de son col. Il restait une portion de la partie postérieure de l'os, en forme de bec de flûte, de la longueur d'un pouce. M. Trecour, mandé de la part du blessé, se rendit au dépôt de la tranchée, et pria ceux de ses confrères qu'il y trouva de l'aider de leurs conseils. A la vue du fracas considérable dont cette plaie était accompagnée, ils jugèrent qu'on devait amputer le bras dans l'article. Ils ne manquaient pas de motifs pour justifier leur avis. Lorsqu'on est obligé de couper un membre fracassé par quelque cause extérieure que ce puisse être, il est de règle de faire l'amputation au-dessus de la plaie : mais, si le corps contondant a été poussé par la violence de la poudre à canon, l'on donne plus d'étendue à ce précepte ; on conseille de couper le membre au-dessus de l'articulation qui est supérieure à la plaie. Les raisons qu'on donne en faveur de cette doctrine se tirent principalement des inégalités de l'os, qui n'est jamais cassé net, et dont les éclats peuvent s'étendre beaucoup plus haut que l'endroit frappé. Quand même l'os ne serait ni fendu ni éclaté, jusqu'à l'articulation supérieure à la plaie, il est d'usage de faire l'amputation du membre au-dessus de cette articulation, si la plaie en est près ; dans la crainte que la capsule ligamenteuse n'ait souffert des extensions forcées, et ne soit meurtrie, contuse, et même déchirée en quelque point par la secousse que le membre aura reçue. Ce serait une cause de gonflements, d'inflammations et d'abcès dans l'articulation ; accidents qui font ordinairement périr les blessés. — M. Trecour sentait toute la valeur de ces raisons : on en conclut naturellement que, quand la plaie est près de l'articulation supérieure de l'extrémité, c'est dans cette articulation même qu'il faut faire l'amputation du membre. Le cas dans lequel on était, inspira néanmoins quelques doutes. Le blessé, âgé de dix-huit à vingt ans, était de la complexion la plus délicate qu'on puisse imaginer ; il paraissait peu propre à soutenir une opération aussi laborieuse, et dont les suites sont quelquefois fâcheuses par les accidents qui surviennent ; tels que sont les fusées qui se font le long des tendons, et qui s'étendent jusqu'au corps des muscles. On se rendit alors à l'avis de M. Trecour, qui était de faire les deux incisions latérales, de lever le lambeau du deltoïde, et que, si l'on reconnaissait que la tête et le col de l'humérus fussent sans fracture, on n'amputerait point dans l'article. Les choses se trouvèrent ainsi ; l'os fut scié à la hauteur du col de l'os, et à la base de l'éclat prolongé en forme de bec de flûte. Les lambeaux conservés débordaient l'extrémité de l'os de plus de deux travers de doigts.

Quoique l'opération eût été faite en très-peu de temps, le malade tomba dans des faiblesses qui firent craindre pour sa vie. On fut obligé de le fortifier et de lui ranimer les esprits avec des cordiaux pendant deux fois vingt-quatre heures ; ces secours eurent tout l'effet qu'on en attendait ; la cure ne fut troublée par aucun accident, et le malade guérit parfaitement. — M. Trécour nous a assurés que le même jour que cette opération avait été faite, ses confrères avaient eu occasion d'en pratiquer deux de la même manière pour des blessures à peu près semblables, et qu'elles réussirent très-bien. De ces observations il tire la conséquence qui suit : « Parmi les motifs » qu'on rapporte pour autoriser la pratique » que d'amputer les membres au-dessus » des articulations supérieures à la plaie, » il ne faudrait pas adopter si générale- » ment celui qui se tire de la commotion » des ligaments qui retiennent les têtes » des os dans leurs cavités. Il semble » même que plus le fracas est grand, et » moins la secousse et l'ébranlement ont » dû l'être ; comme on le remarque aux » plaies de tête, dans lesquelles la com- » motion est plus ou moins forte, à rai- » sou de la résistance qu'ont apportée les » os du crâne. »

Il y a peu d'observations qui ne présentent quelque circonstance qui n'a pas été l'objet d'une considération particulière, et qui échapperait toujours à l'attention, si l'on n'était pas occupé à éclaircir quelque point de doctrine avec lequel elle a du rapport. M. Trécour dit qu'il a scié l'os du bras, à la base de l'éclat : cette circonstance ne paraît pas, à la simple lecture, devoir beaucoup servir au progrès de notre art ; cependant elle nous a été utile, en ce qu'elle nous a portés à faire l'examen des difficultés qui se présentent dans cette opération. Il n'y a point de chirurgien un peu versé dans la pratique, qui n'ait éprouvé la peine qu'on a de contenir la partie pendant l'action de la scie, dans les opérations mêmes où le membre est entier, et où l'on a par conséquent la facilité de le soutenir avec fermeté. La raison s'en présente d'elle-même : les aides n'offrent que des points d'appui mobiles ; et quel que soit leur soin à assujettir l'extrémité sur laquelle on opère, ils ne peuvent empêcher les mouvements qui se font involontairement dans l'articulation du membre avec le tronc. Il doit à plus forte raison y avoir de la difficulté à contenir la partie, lorsqu'on doit scier un bout d'os qui ne donne que peu ou point de prise.

(*Observation par M. Bertrandi, chirurgien de Turin*). M. Bertrandi, membre du collége royal de chirurgie en l'université de Turin, et pensionnaire de S. M. le roi de Sardaigne, m'a dit avoir vu cet inconvénient. Un officier piémontais ne guérissait point de l'amputation d'une cuisse, parce que l'os était saillant : on se détermina à le rescier. On essaya en vain de faire cette opération ; l'on ne pouvait contenir le membre. M. Bertrandi proposa un moyen fort simple qui réussit, et dont on s'est servi depuis avec succès. C'est une machine composée d'un morceau de bois perpendiculaire, fixé solidement sur un pied. Cette pièce est échancrée à sa partie supérieure et forme une espèce de fourche. Cette échancrure fournit au bout de l'os un point d'appui invariable, qui dispense d'un aide. Celui qui aurait soutenu le membre, doit au contraire appuyer dessus jusqu'à ce que l'os soit à moitié scié. Il ne faut plus ensuite que contenir la partie latéralement. Avec cette machine l'os ne peut vaciller, et on le scie avec autant de facilité qu'on scierait un bâton sur un chevalet. Ce moyen m'a paru recommandable par sa simplicité, et je crois qu'il y a beaucoup d'occasions où l'on pourrait s'en servir utilement. Dans les amputations ordinaires, une machine construite sur l'idée de l'ambi d'Hippocrate, pour soutenir le membre, avec une pièce qui remplirait les vues de M. Bertrandi, pourrait être employée au défaut d'aides, ou à la place de ceux dont le peu d'attention et d'intelligence est souvent cause que l'os s'éclate sous la scie.

§ III. *Remarques sur l'amputation de la jambe.* — Les auteurs qui ont parlé le plus exactement de la méthode d'amputer la jambe, ont eu quelque égard à la disposition particulière des parties qui la composent : ils ont conseillé de faire l'opération au-dessous de la tubérosité du tibia, afin de ne pas couper les tendons des muscles ; ils ont déterminé que l'opérateur se placerait entre les jambes du malade, pour la facilité de scier les os ; et ils ont donné des préceptes sur la manière la plus avantageuse de conduire la scie : voilà à peu près les objets particuliers auxquels ils se sont arrêtés. Un examen réfléchi de la disposition relative des parties qui entrent dans la composition de la jambe, doit fournir des remarques plus étendues sur cette opération. — La fonte des graisses, la dépression des parties charnues, et l'affaissement du tissu cellulaire, font que la peau s'avance beaucoup sur le moignon dans les amputations du bras et de la cuisse ; et nous avons fait voir que la peau ne pouvait jamais contribuer aux inconvénients qui sont la suite de ces opérations. Il n'en est pas de même à la jambe : la peau y recouvre immédiatement une grande surface de l'os principal ; il n'y a point de parties molles interposées, dont la rétraction primitive et la dépression puissent procurer l'allongement de la peau sur le moignon : le précepte d'en conserver le plus qu'il est possible mérite donc essentiellement l'attention du chirurgien dans l'amputation de cette partie. Les précautions qu'on a prescrites à cet égard consistent à tirer fortement la peau vers le genou, et à faire l'amputation en deux temps. Les anciens pratiquaient la première de ces règles ; ils n'ont pas connu la seconde, mais ils procuraient tous les avantages de la double incision par la situation du malade, et par l'attitude où ils mettaient la partie pendant l'opération. Nous sommes dans l'usage de faire tenir la cuisse et la jambe étendues horizontalement : cette situation a des inconvénients sensibles ; car, après l'opération, l'on fait fléchir la cuisse et le moignon ; or, par ces mouvements la peau se retire en haut, et elle laisse nécessairement le bout du tibia à découvert.

Ambroise Paré voulait que « la jambe » fût un peu ployée pendant l'opération, » et qu'on l'étendît ensuite, afin que les » vaisseaux fussent plus saillants. » Cette précaution lui paraissait nécessaire, parce qu'il tirait les vaisseaux avec une piucette pour pouvoir en faire la ligature. Guillemeau porta ses vues plus loin ; il connut l'avantage de la flexion de la jambe pendant l'amputation de cette partie, pour le prolongement de la peau sur l'extrémité de l'os après l'opération. Pour l'exécuter, le chirurgien se mettra, « dit- » il, entre les jambes du malade, et com- » mandera à un serviteur de rehausser » contremont, le plus qu'il pourra, le cuir » et les muscles situés en la partie qu'il » conviendra extirper, ayant auparavant » fait *plier et fléchir* ledit membre, » tant *afin de faire prolonger la peau*, » que les veines et les artères. » — Les raisons pour lesquelles on a abandonné une situation aussi utile se présentent assez naturellement à l'esprit. Pour amputer un membre, il faut qu'il soit contenu avec fermeté : or, il est assez difficile que des aides fixent l'extrémité inférieure lorsque la cuisse et la jambe seront fléchies. Il est très-étonnant que, parmi les successeurs des Paré et des Guillemau, il n'y en ait point eu d'assez attentifs aux avantages de la position que ces grands hommes avaient recommandée, pour donner le moyen de surmonter les inconvéniens qu'ils y trouvaient. Il semble qu'on pourrait assujettir le membre et l'affermir avec un glossocôme particulier, propre au cas dont il s'agit. Fabrice de Hilden attachait la cuisse à un banc, et en faisait mettre un autre d'égale hauteur sous l'extrémité de la jambe qui devait être amputée ; des liens l'y fixaient, de façon que le membre n'était susceptible d'aucun mouvement. L'auteur regardait cette précaution comme une des principales qu'on pût prendre pour opérer avec sûreté. Avec un instrument construit d'après l'ambi d'Hippocrate, on remplirait des vues essentielles dans l'amputation de la jambe: mais la difficulté d'en avoir autant qu'il en faudrait dans certaines occasions, comme le jour d'une bataille, et l'exemple de plusieurs machines très-utiles et dont on néglige l'usage (1), nous doit

faire présumer qu'on s'en tiendra toujours à la situation horizontale. Dans ce cas il est impossible que la précaution de tirer la peau vers le genou suffise pour en conserver une assez grande étendue : c'est pourquoi on a eu recours à la double incision ; c'est-à-dire, que l'on coupe d'abord la peau circulairement un pouce au-dessous de l'endroit où l'on se propose de scier les os, afin de pouvoir la tirer vers le haut, et la tenir assujettie avec un lien, pendant qu'on fera l'incision des chairs à son niveau. J'ai examiné avec attention ces procédés ; je crois qu'on pourrait les abréger, et rendre par conséquent l'opération moins douloureuse. Les muscles gémeaux et solaire, qui forment la plus grande partie du volume de la jambe, et les seuls qui ne soient point adhérents aux os, se retirent après leur section. La peau, qui n'est pas susceptible d'une pareille rétraction, et qui est plus réductible, avancera toujours plus que ces muscles, quand même on les aurait coupés d'un même trait avec les téguments. Il suit de cette considération, que l'incision en deux temps ne pourrait être recommandable qu'afin d'avoir assez de peau pour recouvrir cette portion du tibia qui est immédiatement sous elle : et ainsi le fruit qu'on espère de la double incision est borné à une partie de la circonférence du membre. Or, pour avoir cet avantage, il suffit de faire à la peau, sur la partie antérieure de la jambe, une incision demi-circulaire qui s'étende depuis l'angle interne du tibia jusqu'au-dessus du péroné. Par cette façon d'inciser, on épargnera au malade la douleur qu'il aurait ressentie par la section de la peau qui reste à couper pour achever l'incision circulaire. Cette première incision peut être faite avec plus ou moins d'avantages. Il m'a paru que le moyen le plus convenable était de tirer la peau en haut et d'assez bas, et de l'assujettir par une ligature appliquée de façon que l'incision qui se fera au-dessus soit à un pouce plus bas que l'endroit où l'on se propose de scier les os. Cette ligature

---

(1) Ce n'est point avoir une trop mauvaise opinion des hommes en général,

que de dire que l'habitude est plus forte en eux que la raison. La machine de M. Petit pour les fractures compliquées de la jambe est aussi commode qu'elle est utile ; cependant on ne voit pas que personne la mette en usage, quoique les occasions s'en présentent journellement. Je cite cet exemple parce qu'il me vient le premier en pensée.

bien serrée empêchera la peau de se retirer vers la partie inférieure, et elle se
trouvera toute placée pour affermir les
chairs au-dessous du lieu où elles seront
coupées. L'incision demi-circulaire des
téguments étant faite avec un bistouri ordinaire, l'on tirera la peau vers le haut;
elle y sera assujettie avec une autre ligature, on achèvera ensuite la section
des parties molles, au niveau de la peau
ainsi relevée à la partie antérieure du
membre.

On pourra tirer une grande utilité de
cette seconde incision, si l'on prend la
précaution de porter le couteau obliquement en inclinant son tranchant vers la
partie supérieure du membre. Par ce
moyen, la peau se trouvera plus longue
que les muscles, d'une façon qui abré-
gera considérablement la cure : car, pour
la consolidation de la plaie, on compte
beaucoup sur l'amaigrissement de la partie, sur l'affaissement des muscles, et sur
la dépression du tissu graisseux : or, la
façon d'opérer que je propose rend cet
affaissement plus prompt, parce qu'elle
fait une plaie en talut; l'art opère en
un instant ce que la nature ne ferait pas
si bien avec beaucoup de temps. Cette
méthode d'inciser procure une partie des
avantages de l'amputation à lambeau
sans en avoir les inconvénients. Après
cette incision, l'on fera celle des chairs
qui sont entre les deux os, et celle du périoste, suivant l'usage. — Il reste à scier
les os. Les auteurs ont donné à ce sujet
des préceptes différents : les uns disent
qu'il faut commencer par le péroné et
finir par le tibia; parce que si l'on coupait
le tibia le premier, le péroné restant seul,
il aurait de la peine à supporter l'effort
de la scie, sans faire de grands ébranlements dans les chairs. Les autres, et
ceux-ci sont le plus suivis, recommandent
d'incliner la scie sur les deux os, de façon,
cependant, que l'on commence à faire la
voie sur le tibia ; et quand on est parvenu
au niveau du péroné, on scie les deux os
conjointement: ainsi le tibia sert d'appui pour scier le péroné, et l'on finit par
le tibia. Cette pratique est très-bien raisonnée ; mais elle ne remédie pas entièrement à la mobilité du péroné, lequel,
si l'on n'y prend garde, vacillera sous la
scie, et pourra causer des dilacérations
entre les muscles. Pour éviter cet inconvénient, j'ai toujours eu le soin de recommander aux aides qui soutiennent le
membre, de comprimer fortement le péroné contre le tibia ; mais cette précau-

tion ne peut avoir lieu dans les grands
fracas d'os, ni dans les caries avec ver-
moulure; et elle sera toujours moins sûre
et plus incommode qu'un moyen dont
M. Bertrandi se sert dans ce cas. Quand
il a coupé les chairs qui sont entre les os,
avant de les scier il les embrasse avec
un ruban de fil étroit et assez fort, qu'il
noue ou fait nouer par un aide. Ce lien
approche le péroné du tibia, et le fixe
d'une façon qui facilite beaucoup l'action
de la scie. C'est de la réunion de plusieurs petites pratiques qui ont une utilité marquée, que nous devons attendre
la perfection de nos opérations.

(*Remarques sur l'amputation à lambeau.*)Dans les dernières années du siècle
précédent, P. Adriaansz Verduin, célèbre chirurgien hollandais, se déclara
l'inventeur d'une nouvelle méthode d'amputer la jambe : il conservait un grand
lambeau de la peau et des muscles gémeaux et solaire, coupé de façon qu'é-
tant renversé sur le bout du moignon,
il en couvrait exactement la surface. Cette
opération est beaucoup plus douloureuse que celle qui se pratique ordinairement : l'auteur en convenait, et il est juste de
l'en croire plutôt que les panégyristes
modernes de son opération. Verduin dit
positivement qu'elle est cruelle et embarrassante: mais emporté, comme il l'é-
tait, par le désir d'être loué comme l'inventeur d'une chose extraordinaire, son
imagination séduite lui faisait voir dans
cette méthode des avantages qu'elle n'a
point, et lui en cachait les défauts. En
parlant d'un jeune homme sur qui cette
opération avait été faite avec succès,
Verduin dit qu'il marche et plie si librement le genou, qu'il est difficile de dire
quelle jambe lui est plus commode. Une
pareille exagération ne tire point à conséquence de la part d'un auteur dont le
faible est d'insister sur le mérite de son
invention. Mais ce qu'il y a de singulier,
c'est qu'un auteur moderne, le seul qui
ait loué cette méthode sans réserve, dit
par surabondance de prédilection qu'on
a vu des officiers à qui on avait fait cette
opération, danser et sauter comme s'ils
avaient eu de véritables jambes. Il faut
se défier de ces allégations gratuites; elles sont l'effet d'une admiration mal réglée, et ne doivent imposer à personne.

Cette opération a beaucoup d'inconvénients dont il est inutile de faire une
exacte énumération. Verduin se proposait
de guérir par apposition de substance et
sans suppuration. Ce projet ne me paraît

pas réfléchi : car l'engorgement qui résulte nécessairement de l'amputation d'une extrémité ne peut se dissiper que par une suppuration plus ou moins abondante, relativement à l'embonpoint et aux forces du sujet. Par une lettre de Guillaume Van-Vlooten, célèbre chirurgien à Utrecht, il nous apprend que sa méthode a été pratiquée avec succès sur trois personnes : mais une particularité que je crois digne d'être observée, c'est que ces personnes avaient les jambes fort maigres, et les muscles fort desséchés : ce sont les termes de l'auteur. C'est peut-être à cette disposition que sont dus les succès qui ont suivi ces opérations. Dans les sujets exténués, l'inflammation n'est pas si à craindre ; il n'y a pas de matière à une grande suppuration, et le pli des chairs à la base du lambeau n'a pas les inconvénients qu'il doit avoir dans un sujet gras et charnu. — On prétendait aussi que ceux sur qui cette méthode serait pratiquée ne souffriraient point des douleurs sympathiques dans le membre retranché. Verduin a cru le prouver par l'exemple d'un homme à qui l'on avait coupé la jambe sur mer. Il sentait des grandes et fâcheuses douleurs, comme si elles eussent été dans le pied amputé. Comme on lui avait laissé la jambe trop longue, il se la fit recouper à la nouvelle méthode (1), et depuis il ne souffrit plus les élancements et les douleurs qu'il sentait auparavant. Si l'auteur avait eu à porter son jugement sur l'invention d'un autre, il aurait trouvé des raisons pour expliquer ce phénomène ; et sans doute il aurait dit, au défaut de raisons, qu'un fait unique n'était pas suffisant pour tirer une conséquence générale. Et en effet, cinq ans ou environ après que la dissertation de Verduin a été publique, le célèbre Ruisch assista à une opération faite suivant cette nouvelle méthode ; elle a réussi, mais le malade n'a pas été exempt des douleurs sympathiques. Il n'y a d'ailleurs aucune raison qui autorise à penser qu'un tel avantage puisse résulter de cette manière d'opérer. — Il y en a un qui nous paraît digne d'attention, et sans lequel nous nous serions peut-être dispensé de discuter les autres : c'est la mobilité du moignon. Les panégyristes de cette méthode ont regardé la conservation du mouvement du genou comme un avantage qui lui était propre. Mais Verduin dit positivement que le mouvement du genou reste libre, si l'on observe de le mouvoir de temps en temps durant la guérison. N'en sera-t-il pas de même dans l'opération ordinaire, pourvu qu'on prenne la même précaution ? La conservation du lambeau ne peut servir en aucune façon au mouvement du moignon, puisque l'usage des muscles dont est formé ce lambeau était de mouvoir le pied. Le mouvement du moignon dépend de l'action des muscles qui composent la cuisse, et qui ont leurs attaches mobiles à la jambe, au-dessus du lieu où se fait l'amputation. On peut donc conserver le mouvement du genou dans l'opération ordinaire ; et ce n'est point un avantage qui résulte de l'opération à lambeau, comme on l'a avancé faute d'attention à la disposition mécanique et à l'usage des parties. — J'ai déjà parlé de ce qu'on devait penser de l'avantage de guérir sans exfoliation ; je ne dirai qu'un mot d'une autre utilité attribuée à la méthode de Verduin. On dit que le lambeau sert de coussinet aux os, et que par ce moyen le sujet peut s'appuyer commodément et sans douleur sur le bout du moignon. Je ne sais si le morceau de chair qui y est enté est de nature à supporter sans accident le poids du corps sous des surfaces étroites et d'une substance aussi dure que le sont les extrémités des os, mais je crois que pour la facilité de la progression avec une jambe artificielle qui imite la naturelle, il n'est pas nécessaire que le poids du corps porte sur l'extrémité du moignon. Le volume de la partie supérieure du tibia permet d'ajuster la machine de façon qu'elle donne sous l'apophyse de cet os un point d'appui circulaire, sur lequel le poids du corps pourra être soutenu.

J'ajouterai aux remarques que je viens de faire que tous les modernes qui se sont déclarés partisans de l'opération de Verduin, n'ont parlé des avantages qui en résultent que par spéculation. Je ne connais que M. de Garengeot, qui dise l'avoir pratiquée. Ce qui me paraît autoriser le plus la défiance où je suis à l'égard de cette méthode d'amputer, c'est qu'elle a été entièrement abandonnée dans le pays même où elle passait pour une découverte importante, où elle avait été pratiquée d'abord avec succès par des

---

(1) Celse n'aurait point approuvé cette seconde opération, il l'aurait regardée comme une extravagance. « Stultum est « decoris causa rursum et dolorem et « medicinam sustinere, lib. v, cap. XXVI. »

chirurgiens de réputation et fort versés dans l'exercice des grandes opérations. Les choses excellentes adoptées par plusieurs personnes à la fois et en différents lieux ne tombent pas ordinairement dans un tel discrédit, surtout si l'on continue de cultiver l'art et qu'il ne souffre point de décadence. Il n'est pas vraisemblable qu'on eût négligé et abandonné en si peu de temps une pratique qui aurait eu tous les avantages qu'on attribue à l'amputation à lambeau : il a même fallu des inconvénients qui résultassent visiblement de la méthode d'opérer, pour porter à cet abandon. En supposant la facilité de l'adhésion du lambeau dans tous les sujets, cette adhésion me paraît une source d'accidents. Il est impossible que le lambeau se colle exactement à toutes les chairs, de façon que le contact soit parfait dans tous les points de la surface de la division. Nous observons qu'il se forme des abcès dans les plaies les plus simples par l'épanchement des liqueurs, lorsque la réunion n'est pas exacte dans le fond, quoique les lèvres se soient solidement cicatrisées ; il doit s'en former souvent par la même raison après l'amputation à lambeau. Si la rétraction des chairs qui forment ce lambeau empêche d'en recouvrir les os, on perd tout le fruit de cette méthode : cela arrivera d'autant plus aisément à la jambe, que les os sont à la circonférence de la plaie ; et la plus grande surface qu'ils présentent se trouve précisément dans le point de la circonférence opposée à la base du lambeau, vers laquelle se fait la rétraction. En rapportant les difficultés et les inconvénients que je conçois, je ne nie pas les faits qui attestent la réussite de cette opération ; l'objet de la discussion est de savoir si cette méthode est préférable à l'autre.

§ IV. *Remarques sur l'amputation de l'avant-bras.* — De toutes les amputations, celle que j'ai vue le moins réussir, toutes choses égales d'ailleurs, c'est celle de l'avant-bras. Depuis sa partie moyenne jusqu'à l'inférieure, il est composé d'une grande quantité de tendons ; l'amputation faite dans ce lieu laisse les os à découvert ; ce qui rend la cure longue et pénible. Il y a de plus beaucoup de difficulté à établir dans ce cas une suppuration convenable et nécessaire pour la guérison. Vers la partie supérieure de l'avant-bras, les deux os qui le composent sont suffisamment garnis de muscles ; et ces muscles ne laissent jamais les os à nu, parce qu'ils y sont adhérents,

et qu'ils sont en outre contenus par de fortes aponévroses. Elles se glissent même dans l'interstice des muscles, et leur fournissent des gaines particulières qui les assujettissent dans leur direction. Cette structure des parties, bien connue, nous prescrira des règles de conduite pour la perfection de la méthode d'opérer, et pour le succès des opérations. — La section préliminaire de la peau, que nous avons rejetée comme inutile dans quelques amputations, convient essentiellement à celle de l'avant-bras. L'adhérence des muscles, et la manière dont ils sont assujettis dans leur direction, exige qu'on conserve le plus de peau qu'il est possible, afin qu'elle puisse s'étendre jusqu'au bord des muscles coupés. Pour faire utilement la première incision, on placera d'abord la ligature inférieure avec les précautions que nous avons indiquées pour la jambe. Pendant qu'un aide tirera la peau vers le haut, le plus qu'il pourra, en embrassant avec ses deux mains toute la circonférence du membre, l'opérateur appliquera la ligature, au moins à un pouce plus bas que l'endroit où il a résolu de scier les os. Il fera au-dessus de cette ligature une incision circulaire, pendant laquelle l'aide sera toujours occupé à tirer la peau vers le coude. On appliquera ensuite la ligature supérieure pour assujettir les chairs et la peau ainsi relevée, afin de couper les muscles à son niveau suivant les règles ordinaires. — Pour faire ces incisions, le couteau courbe ne me paraît pas si commode qu'un bistouri dont le tranchant serait un peu convexe : car l'avant-bras n'est pas rond ; sa figure est un ovale fort aplati du côté interne. Lorsqu'on a coupé exactement les chairs autour des os, et le périoste, il faut se servir de la scie. Le membre est ordinairement en pronation et le chirurgien placé en dedans. Il doit porter la scie horizontalement de façon qu'il puisse scier les deux os à la fois, après avoir néanmoins commencé la voie sur le cubitus. On connaît la grande mobilité du rayon ; il est bien plus difficile de le contenir que le péroné à la jambe. Nous pouvons donc recommander, comme une précaution très-utile, de lier les deux os de l'avant-bras avec un ruban, comme nous avons dit que M. Bertrandi l'avait fait à la jambe. — Dans toutes les opérations, c'est un objet important de prévenir les accidents qui peuvent en résulter ; et, sans chercher des exemples hors de notre sujet, on peut dire qu'une amputation par elle-même, indépendamment des causes qui l'ont exigée, est une maladie fort grave et qui mérite beaucoup d'attention. Le gonflement de la partie et l'inflammation sont des symptômes inséparables d'une plaie de cette nature. A l'avant-bras, ces symptômes peuvent avoir des suites fâcheuses : les aponévroses y contiennent, comme nous l'avons déjà dit, les muscles, de façon que pour peu que le gonflement soit considérable, elles produisent sur chaque muscle, en particulier, l'effet d'un bandage trop serré ; elles étranglent les parties : de là des inflammations et des abcès le long des muscles ; et si l'étranglement augmente par le progrès de l'inflammation, la gangrène survient par la suffocation du principe vital. Il y a un moyen facile de prévenir ces accidents : c'est de débrider les aponévroses en les scarifiant suivant la longueur des muscles, sans toucher à la peau qui revêt le membre. Alors le tissu graisseux qui est entre les muscles aura la liberté de se gonfler sans inconvénient, et les suites de ces amputations seront bien moins orageuses. Ce que je dis sur les accidents ordinaires de cette opération est fondé sur l'expérience ; j'en appelle aux praticiens qui y auront été attentifs. M. le Dran a communiqué à ce sujet, qu'une amputation qu'il a faite à l'avant-bras avait été suivie d'abcès entre les muscles, et que, pour en évacuer la matière, il fut obligé de faire plusieurs incisions sur la circonférence du membre. On pourra éviter les dépôts et les fusées le long des muscles, en prévenant l'étranglement des aponévroses, duquel ces accidents sont la suite. — La méthode de Verduin a été pratiquée à l'avant-bras. Ruisch en rapporte, dans sa quatorzième lettre problématique, un cas dont il a été le témoin oculaire. L'avant-bras situé horizontalement, l'opérateur plongea un couteau droit dans les muscles de la face interne, fort près des deux os : dès qu'il eut fait le lambeau, un autre chirurgien coupa la peau et les muscles de la partie externe au niveau de la base de ce lambeau : on fit ensuite l'incision des chairs qui sont entre les os, et on les scia à l'ordinaire. Quelque précaution qu'on ait prise pour donner assez de longueur au lambeau, la rétraction des muscles, qui se fit sur-le-champ, permit à peine d'en recouvrir la plaie. Cette circonstance paraît avoir fait une impression assez vive sur l'esprit de Ruisch. Il ne porta point

son jugement contre l'opération en général ; mais il la croyait peu convenable pour l'avant-bras. En effet, un principe adopté de tout le monde dans la chirurgie des amputations, c'est de conserver de la partie le plus qu'il est possible : il n'y a que la jambe qui fournisse une exception à cette règle. Or, suivant M. Ruisch, on ne la suit point, cette règle, en faisant l'amputation à lambeaux, puisque l'on perd nécessairement du membre toute la longueur dont on a fait le lambeau. C'est dans cette observation que Ruisch dit avoir vu, que les malades, opérés suivant la méthode de Verduin, n'étaient pas affranchis des douleurs sympathiques. Pour la faire valoir à l'avant-bras, on ne peut pas se servir du prétexte de fournir un coussinet aux os : l'on ne marche pas sur cette partie, dit Ruisch ; cette opération n'a donc à l'avant-bras aucun des avantages qui pourraient engager à la mettre en pratique.

(*Cas où il faut que le chirurgien laisse l'os saillant*). Un chirurgien qui, par des études suivies, aura acquis la connaissance la plus précise des règles de son art, et que l'expérience aura instruit à faire une juste application de ces règles dans le cas que la pratique présente journellement, semble être arrivé à la perfection ; cependant, avec tous ces avantages, son habileté pourra se trouver en défaut dans des cas extraordinaires qu'il n'aura pu prévoir. — Il y a dans la pratique des circonstances singulières dans lesquelles il faut se mettre au-dessus des règles les plus positives, et savoir y déroger. On a vu jusqu'ici que l'attention constante des maîtres de l'art a été de prévenir la saillie de l'os. Ne paraîtra-t-il pas bien étrange que je dise qu'il y a des cas où le chirurgien, en faisant l'opération, doit, de dessein délibéré, se conduire de façon que l'os excède le niveau des chairs, et se proposer la saillie de l'os, comme un moyen avantageux, capable d'abréger la cure, et de la rendre moins difficile. Cette proposition n'est point un paradoxe : la raison et l'expérience en mettront la vérité en évidence. J'ai déjà fait usage dans mon premier mémoire d'une observation de Fabrice de Hilden, d'après laquelle on peut décider cette question. Une gangrène, qui paraissait bornée au genou, avait fait du progrès jusqu'à la partie moyenne de la cuisse le long du fémur. On fit l'amputation. La dénudation de l'os se trouva beaucoup plus haute que l'endroit où il avait été scié : nous avons vu quelles ont été les suites de cette opération. Ce fait doit nous apprendre qu'après l'incision des chairs, il ne faut pas scier l'os sans avoir examiné dans quel état il est. Un chirurgien éclairé, qui se trouverait dans un cas pareil, apercevant les progrès cachés du mal, chercherait sans doute à connaître jusqu'où il s'étend. Si les bornes de la dénudation de l'os étaient près de l'endroit de l'incision, je pense qu'il serait convenable d'en faire une nouvelle un peu au-dessus de la partie où le périoste serait adhérent, afin de scier l'os dans sa partie saine ; il vaudrait bien mieux se fier dans ce cas à l'art qu'à la nature. Mais, si l'on ne pouvait connaître l'étendue de la dénudation, il faudrait commettre la séparation de l'os aux soins de la nature : je crois de plus qu'il serait prudent de s'en rapporter à elle, quand même on connaîtrait jusqu'où va la dénudation, si la première incision avait été faite si haut, qu'il y eût à prévoir un plus grand danger en amputant le membre au-dessus de la partie viciée de l'os. Dans ces cas, il serait certainement avantageux que l'os excédât le niveau des chairs ; car on pourrait alors faire aisément l'application de quelques médicaments capables d'en accélérer la chute. Cette saillie servira au moins à ébranler doucement, et à tirer la portion de l'os, lorsque la nature en aura fait la séparation. Si cette portion dénudée, au lieu d'être saillante, se trouvait enfoncée dans les chairs, la cicatrice serait fort avancée avant que la nature eût fait la séparation de l'os : ce serait un corps étranger dont l'extraction deviendrait difficile et douloureuse : la suppuration que ce corps entretiendrait à sa circonférence, dans le centre des chairs, pourrait être résorbée dans le sang, et causer par son reflux une fièvre colliquative, dont les suites sont ordinairement funestes. La conséquence qui suit naturellement de ces vérités, c'est qu'il y a des cas où le chirurgien doit opérer de façon que l'os fasse saillie. Cette proposition est choquante par l'absurdité qu'elle présente d'abord ; cependant un examen attentif et judicieux fera voir que la conduite que je propose est conforme aux notions ordinaires et généralement adoptées. Elle paraît opposée aux règles reçues ; mais elle n'est pas contraire à l'esprit de ces règles. Quand on conseille de scier l'os le plus près des

chairs qu'il est possible, il s'agit d'un os sain, dont la conservation est importante ; et au contraire, dans le cas où je dis qu'il faut laisser l'os plus long que le niveau des chairs, il s'agit d'un os dont la conservation serait nuisible, et dont la séparation est absolument nécessaire. L'espèce est donc tout-à-fait différente. Ainsi nous avons pu proposer cette maxime comme un précepte utile, et qui manquait à la chirurgie des amputations. — Les raisons que nous avons données sur la nécessité de varier la méthode d'opérer, dans les différentes amputations, paraissent solidement établies sur la connaissance de la structure et du mécanisme des parties ; mais il y a des cas qui n'exigent pas qu'on y procède avec tant d'appareil et de soins. Lorsqu'il s'agit de couper un membre gangrené, la partie morte est quelquefois séparée de la partie saine par un ulcère qui est en pleine et louable suppuration. Ces cas même ne sont pas rares. Il faut alors suivre exactement la ligne que la nature a tracée, si d'ailleurs rien ne s'y oppose : il ne peut y avoir aucun doute sur ce point. J'ai à cette occasion un exemple singulier à citer.

(*Observation sur une amputation singulière, par l'auteur.*) Une fille, âgée de trente-sept ans, fut attaquée, à l'hôpital de la Salpêtrière, d'un érysipèle flegmoneux à la main gauche, le dix-huitième février 1744. L'inflammation fit des progrès malgré les secours que je donnai : la fièvre devint violente ; elle était continue avec redoublements et délire : quinze saignées, dont huit du pied ; les apozèmes rafraîchissants qu'on aiguisait quelquefois de quelques grains de tartre stibié à la fin des redoublements, et l'application des cataplasmes émollients et résolutifs sur la partie, calmèrent les accidents. L'érysipèle se termina, mais le bras devint extrêmement gros et œdémateux ; il parut une tache gangréneuse au pouce et à l'extrémité du petit doigt. Je scarifiai profondément les endroits noirs ; la malade y fut insensible. Pour faire dégorger les cellules du tissu adipeux, je fissur le bras et sur l'avant-bras beaucoup de mouchetures très-superficielles ; je couvris ces parties d'un cataplasme aromatique ; je faisais fomenter par-dessus l'appareil, dans l'intervalle des pansements, avec l'eau-de-vie camphrée et ammoniacée. La malade prenait des tisanes de plantes diurétiques avec le sel de Glauber. Tous ces secours eurent du succès. L'œdème se dissipa, mais les taches noires s'étendaient peu à peu : tous les doigts, et une partie de la main se gangrenèrent. L'usage du quinquina, et la continuation des autres remèdes internes et externes que je crus convenables, parurent efficaces contre les progrès de la gangrène. La malade sentit enfin des élancements à l'endroit sphacélé ; il se fit une ligne de séparation entre le mort et le vif. Je continuai les cataplasmes ; j'appliquai des plumasseaux chargés d'un digestif animé sur l'ulcère, et j'enveloppai les doigts de linges imbibés de baume de Fioraventi. Les chairs ulcérées étant devenues d'une couleur vermeille et de bonne consistance, je me déterminai le 7 avril à faire l'amputation sur la ligne que la nature avait marquée. Cette ligne était plus haute au dos que dans la paume de la main : je fis en conséquence au-dedans de la main une incision parallèle à la plaie de la partie extérieure ; je coupai le périoste de la première phalange du pouce au niveau des chairs qui la recouvraient, et je la sciai à son milieu (1). Je sciai successivement le premier os du métacarpe à sa partie moyenne, celui qui soutient le doigt du milieu, à sa partie moyenne inférieure ; je coupai le doigt annulaire dans l'articulation, et le petit doigt au milieu de la première phalange, après avoir fait la section du périoste où elle fut nécessaire. Je pansai la plaie avec soin. Il ne se fit point d'exfoliation, et la cicatrice fut parfaite vers la fin du mois de mai. MM. Hevin, Levret et Martinet ont vu la plaie dans le cours du traitement ; M. Amy, qui était alors un de mes élèves, a pansé plusieurs fois cette fille. Elle conserva tous les mouvements du poignet ; elle fléchissait et étendait librement le moignon, et faisait les mouvements de pronation et de supination. Dans sa disgrâce cela lui était de quelque utilité pour les besoins de la vie.

Si j'avais coupé l'avant-bras, au lieu de suivre la ligne de séparation, j'aurais privé mal à propos la malade d'une portion de son membre, et l'opération aurait été beaucoup plus douloureuse. Dans le lieu où je la fis, la suppuration était tout établie, la plaie avait bien moins de surface qu'elle n'en aurait eue si j'eusse coupé l'avant-bras ; enfin toutes les circonstances faisaient espérer une guérison prochaine, et rien n'était moins certain que le succès d'une opération pratiquée plus haut.

§ V. *Remarques sur les moyens d'arrêter le sang, et sur les appareils et bandages de l'amputation.* — Du temps de Celse, les malades auxquels on amputait les membres mouraient souvent entre les mains du chirurgien, parce qu'on n'avait pas encore imaginé des moyens pour suspendre le cours du sang pendant l'opération (1). La cause du danger étant manifeste, on dut bientôt trouver une ressource contre un accident aussi formidable. On appliqua au-dessus du lieu où devait se faire l'amputation une ligature qui serrait fortement toute la circonférence du membre. Ce moyen était efficace, mais il avait bien des inconvénients dont on fut long-temps à s'apercevoir : le lien ne pouvait être serré au point nécessaire pour arrêter le sang, sans meurtrir toutes les parties qui en supportaient l'action ; on sentit enfin qu'il ne s'agissait pas d'étrangler le membre, et qu'il suffisait de comprimer les vaisseaux principaux. La découverte de la circulation du sang devait amener naturellement celle du tourniquet. Morel, chirurgien français, l'imagina, et s'en servit le premier en 1674, au siége de Besançon, de la façon dont Dionis le décrit. Les praticiens ont depuis perfectionné ce moyen par la disposition des différentes compresses, pour que le lien ne pinçât point la peau et que la compression portât plus particulièrement sur le cordon des gros vaisseaux. Enfin, M. Petit a mis par son tourniquet les chirurgiens en état de procéder à l'opération avec l'avantage de ne courir aucun risque au sujet de l'hémorrhagie. — Lorsque l'amputation est faite, il faut mettre un obstacle à la sortie du sang par l'extrémité des vaisseaux coupés. Les premiers maîtres de l'art trouvaient dans l'usage du feu un secours très-prompt contre cet accident. Ambroise Paré démontra l'incertitude et le

_____

(1) Je ne me suis pas servi de la plaque de plomb que M. le Dran recommande de mettre entre les os, afin de ne pas blesser avec la scie les parties qui n'en doivent point être touchées. Cette précaution sera inutile lorsqu'on opérera avec quelque dextérité. Voy. les Observations de M. le Dran, t. ii, p. 569, et le Traité des opérations par cet auteur, p. dernière.

_____

(1) Sed id (membri præcisio) quoque cum summo periculo fit. Nam sæpe in ipso opere, vel profusione sanguinis, vel animæ defectione moriuntur. Cels.

danger de cette pratique ; il proposa la ligature des vaisseaux. Les succès de cette
méthode, comparés aux dangers de l'ancienne, ne firent aucune impression sur
la plupart des esprits, toujours esclaves
de l'habitude et livrés à la routine ; la
jalousie suscita à l'auteur un adversaire
qui attaqua sa personne et sa pratique
avec les qualifications les plus injurieuses ; c'était Gourmelen, médecin de la
Faculté de Paris. Paré répliqua par une
apologie ; il ne se contenta pas de combattre son ennemi par des arguments tirés de la raison et de l'expérience, il crut,
suivant l'esprit de son siècle, qu'il justi-
fierait plus parfaitement sa pratique en
citant Hippocrate, Celse, Galien, Avicenne, Vesale, Jean de Vigo et quelques
autres auteurs. Mais ils parlent tous trop
légèrement de la ligature des vaisseaux
pour ôter à Paré la gloire de sa découverte, ou du moins de l'application qu'il a
faite le premier de ce moyen à l'amputation des membres.

Dans toutes les disputes un peu vives,
il s'élève des conciliateurs qui, suivant
la remarque d'un savant (1), sont également désavoués des deux partis, parce
qu'ils ne veulent jamais être conciliés.
Tel dut être le sort de Guillemeau dans
la contestation dont il s'agissait : élève
de Paré, il avait pratiqué sous ses yeux
et avec succès la ligature des vaisseaux ;
devenu son émule, il entreprit de concilier le différend. Il prétend qu'il faut se
servir du feu si l'on coupe un membre
attaqué de corruption et de gangrène, et
s'il y a soupçon qu'il reste quelque viru-
lence et malignité aux parties après l'amputation. La ligature est préférable, selon Guillemeau, si l'amputation a été
faite sur un membre fracassé et brisé
sans gangrène ni pourriture ; « ce qui
» peut accorder facilement, dit-il, deux
» grands personnages de notre temps,
» l'un médecin, l'autre chirurgien,
» pour une dispute qu'ils ont touchant
» ce fait, du moyen qu'il faut tenir
» pour étancher et arrêter le flux de
» sang, ayant agité cette dispute assez
» invectivement l'un contre l'autre pour
» ne s'entendre tous deux l'un l'autre. »
— Paré avait prévu cette difficulté dans
ses réponses à Gourmelen. On n'est jamais, dit-il, dans le cas d'appliquer le feu
après les amputations des membres pour

consommer et tarir la putréfaction, parce
que la pratique est d'amputer toujours
la partie au-dessus de ce qui est mortifié
et corrompu. Il indique un endroit de
Celse qui donne expressément ce précepte : *Incidenda caro sic..... ut potius
ex sana parte aliquid excidatur, quam
ex œgra relinquatur* (1).—Les exemples
circonstanciés que Paré donna des succès
de sa méthode, pratiquée sous les yeux
de témoins irréprochables, auraient dû
la faire adopter de tout le monde. Dionis
nous apprend néanmoins que de son
temps les chirurgiens de l'Hôtel-Dieu de
Paris ne s'étaient pas encore servis de la
ligature pour arrêter les hémorrhagies.
Les déclamations de Gourmelen préva-
lurent aussi sur les raisons de Paré dans
l'esprit des étrangers. Elles ont porté Van-
Horne à blâmer la ligature des vaisseaux,
comme un moyen douloureux et cruel.
Nous réussissons bien mieux, dit-il, en
nous servant d'une espèce de champignon, commun dans notre pays, qu'on
appelle *vesse-de-loup*, et vulgairement
*bovist. Optimo jure hunc modum im-
probat Gourmelenus.... lònge felicius
absolvitur curatio, si fungum illum
nostræ regioni familiarem, quem* cre-
*pitum lupi vulgo bovist appellant in
usum ducamus* (2). Ce remède est extrêmement recommandé par plusieurs auteurs, tels que Jean Bauhin, Nuck, etc.
Verduin, dans la description de sa méthode d'amputer, dit « que parmi les cho-
» ses nécessaires pour l'opération, il faut
» avoir de la vesse-de-loup, qui est une
» espèce de champignon, coupée par
» tranches de l'épaisseur d'un travers de
» doigt. » Il donne dans la seconde planche de son ouvrage la figure de ces morceaux de champignon. Verduc (3), en
louant la ligature des vaisseaux, nous
fait connaître que les étrangers ne s'en
servaient point. « Les praticiens, dit-il,
» ont usé de différents moyens pour ar-
» rêter le sang : les uns se sont servis
» du feu, d'autres des astringents, et les
» autres de la ligature. Cette dernière mé-
» thode est suivie aujourd'hui par tous les
» meilleurs praticiens. Il y en a pourtant
» encore qui arrêtent le sang avec un bou-
» ton de vitriol ou avec plusieurs mor-
» ceaux de vesse-de-loup, et un autre

_____

(1) M. Senac, premier médecin du roi,
Traité du cœur, t. i, p. 582.

(1) Corn. Cels., lib. vii, cap. xxxiii.
(2) Van-Hornii Microthecne, cum Notis
Pauli. Lips. 1707, p. 485.
(3) Traité des opérations, p. 325.

» grand morceau par-dessus, qui sert
» d'étoupade. Ce fungus est un fort bon
» astringent, et cette pratique est fort en
» usage en Allemagne et en Hollande. »

Pierre Borel, médecin du roi à Castres, au milieu du dernier siècle, parle d'un moyen qu'il dit être un secret admirable pour arrêter le sang après l'amputation d'un membre. J'ai connu, dit-il, un chirurgien qui ne se servait point du cautère actuel, et qui arrêtait le sang comme par enchantement, au point qu'il passait dans l'esprit de quelques-uns pour magicien. Il faisait des petites chevilles d'alun, et les noircissait d'encre pour qu'on ne devinât point son secret; il mettait ces espèces de tentes dans l'orifice des vaisseaux, et appliquait par-dessus un appareil convenable. Borel assure que le succès a constamment répondu à cette pratique. On a cru ces chevilles d'alun d'une invention plus nouvelle. Enfin, il n'y a point de moyen dont on n'ait fait l'essai pour se dispenser de la ligature. Muys, dans ses Commentaires sur la chirurgie de Barbette, recommande l'application de l'opium sur l'embouchure de l'artère, et Horstius dit que c'est un remède assuré. Il avait vu le succès de l'application de ce médicament, faite par son collègue Stromajerus sur une artère ouverte par une blessure (1).

Malgré toutes les tentatives qu'on a faites pour arrêter efficacement les hémorrhagies, la ligature des vaisseaux est enfin devenue le moyen le plus usité et celui sur lequel on comptait le plus. Mais, pendant que nous en faisions tous usage, nos idées sur ces inconvénients nous rapprochaient de l'opinion de ceux qui l'ont combattue avec le plus d'opiniâtreté. On peut juger de la disposition générale des esprits à cet égard par l'accueil qu'on a fait à celui qui est venu proposer l'usage de l'agaric de chêne pour arrêter l'hémorrhagie après l'amputation (2). Des épreuves non suspectes ont

confirmé l'efficacité de ce topique. M. Morand en a rendu compte à l'Académie dans un mémoire particulier. Il est certain que la ligature est une opération douloureuse qui peut causer des accidents fâcheux, surtout lorsqu'elle n'est pas faite avec assez d'attention et avec les précautions convenables. C'est une réflexion que l'Académie avait déjà adoptée lorsque nous parlions de la compression comme de la méthode la plus sûre et la plus douce pour arrêter le sang après les amputations, en faisant dans l'éloge de M. Petit l'histoire d'une cure très-remarquable en ce genre, et qui peut-être est une de celles qui ait fait le plus d'honneur à la chirurgie française (1).—Les accidents qui pouvaient résulter de la ligature des vaisseaux avaient été prévus par Gourmelen: il n'est pas possible, disait-il, que des parties tendineuses et aponévrotiques, liées et étranglées par une ligature, n'excitent des inflammations, des convulsions, et ne causent promptement la mort. Cette imputation, quelque grave qu'elle soit, n'est que trop véritable; mais Paré n'a pas encouru les reproches que méritait la pratique d'une méthode aussi dangereuse; sa doctrine ne s'est altérée que dans ces derniers temps, et il ne doit pas être chargé du mal qu'on a fait en ne suivant pas exactement les règles qu'il avait données avec autant de discernement que de précautions. L'histoire des variations de la méthode de lier les vaisseaux la justifiera pleinement; et cette histoire m'a paru d'autant plus nécessaire, que la ligature ne peut jamais être entièrement proscrite de la chirurgie; du moins, je pense qu'elle sera toujours au nombre des moyens les plus utiles dont on puisse se servir pour arrêter les hémorrhagies. On employa, il y a quelques mois, l'agaric de chêne après l'amputation de la jambe à un homme fort et vigoureux qui

---

(1) Greg. Horstius, obs. 12, lib. ix. Voy. Maugeti, Bibl. med. pract., t. ii, p. 707.

(2) Suivant Chrystophe Encelius, il n'y a point de moyen qui opère plus promptement, pour arrêter toute espèce d'hémorrhagie, que la poudre d'*uva quercina*: c'est, dit cet auteur, une espèce de champignon qui se trouve au pied du chêne. Recueil d'observations de chirurgie de divers auteurs, traduites du latin, Ge-

nève, 1670, cent. 8, obs. 7, p. 364. Ce remède ne paraît pas agir par une vertu particulière, mais par la disposition des filaments qui le composent, et par sa souplesse qui fait qu'il se moule exactement aux parties sur lesquelles on l'applique. Les Indiens se servent pour arrêter les hémorrhagies d'une espèce de mousse qui est d'une nature lanugineuse, et dont les filaments, vus au microscope, semblent des petites lames entrecoupées de nœuds comme les roseaux.

(1) Voy. l'Hist. de l'Acad.

avait eu le pied fracassé une heure ou deux auparavant. Ce topique ne put résister à l'impétuosité du sang; il fallut relever l'appareil une demi-heure après qu'on l'eut appliqué, et faire la ligature. La compression, les styptiques et les astringents seront toujours moins sûrs dans ce cas que lorsqu'on s'en servira sur des sujets préparés à l'opération par le régime et les remèdes généraux, ou, ce qui arrive souvent, sur des personnes déjà affaiblies par la maladie qui exige l'amputation.

( *Histoire des variations de la méthode de lier les vaisseaux.* ) Lorsque Paré avait amputé un membre, il faisait la ligature des vaisseaux; mais communément il ne se servait pas d'aiguilles: ainsi il ne risquait pas alors de lier et d'étrangler des parties nerveuses et tendineuses. Il saisissait l'extrémité des vaisseaux avec de petites pincettes, et, quand il les avait amenés hors des chairs, il en faisait la ligature avec un fil double, de la même façon que nous lions le cordon ombilical. On ne doit pas craindre, dit Paré, de tirer avec les vaisseaux quelque portion de la chair des muscles; il ne peut en arriver aucun accident, et l'union des vaisseaux se fera mieux et plus sûrement que s'il n'y avait que le corps desdits vaisseaux compris en la ligature. — Aucune des circonstances qui pouvaient se présenter dans la pratique de la ligature n'était échappée aux lumières et à la pénétration de ce grand homme. Si l'hémorrhagie survenait, il fallait relier les vaisseaux; alors le bec-de-corbin ne pouvait pas être employé, il fallait nécessairement avoir recours à l'aiguille; et, pendant qu'on disposait les choses nécessaires pour une seconde ligature, au lieu de serrer toute la circonférence du membre avec un lien, pour suspendre le cours du sang, notre auteur veut qu'un aide prenne le membre à deux mains, et qu'il presse fortement sur la route des vaisseaux. Il sentait les avantages de la compression faite seulement sur le trajet des gros vaisseaux, tels que les a procurés, depuis, l'application du tourniquet de M. Petit. L'aiguille dont Paré recommande l'usage avait quatre pouces de longueur ou environ; elle était bien tranchante et enfilée d'un fil en trois ou quatre doubles. Ayant bien considéré le trajet du vaisseau, il piquait sur la peau un pouce plus haut que la plaie; il enfonçait l'aiguille à-travers les chairs, un demi-doigt à côté du vaisseau, et la

faisait sortir un peu plus bas que son orifice; il repassait sous le vaisseau par le dedans de la plaie, afin de le comprendre avec quelque peu de chairs dans l'anse du fil, et faisait sortir l'aiguille à un travers de doigt de la première ponction faite sur les téguments. Il mettait entre ces deux points une compresse assez épaisse, sur laquelle il liait les deux extrémités du fil, dont l'anse passait dessous le vaisseau. Paré assure positivement que jamais on n'a manqué d'arrêter le sang en pratiquant cette opération. Guillemeau ne s'est pas contenté de la louer comme fort sûre et d'en donner la description, il a fait graver une figure qui représente la disposition des deux points d'aiguilles; mais il ne conseille de les faire que dans le cas où le vaisseau s'est tellement retiré dans les chairs, qu'on n'a pu le prendre avec le bec-de-corbin, ou bien lorsque la première ligature a manqué. Dionis fait mention de cette méthode de lier les vaisseaux; il la pratiquait avec un fil, enfilé de deux aiguilles; et de toutes les manières de faire la ligature, c'était celle qu'il démontrait par préférence dans ses leçons de chirurgie au Jardin-du-Roi (1). Il paraît que cette méthode est fort bonne à quelques égards : par son moyen, on pouvait serrer et desserrer le vaisseau à volonté, suivant les circonstances; avantage que nous n'avons point dans notre façon de lier, parce que nous faisons un nœud double qui est caché dans les chairs aux environs du vaisseau; au contraire, dans la méthode dont nous parlons, le nœud est hors de la plaie et fait avec une rosette qui permet de le relâcher ou de le resserrer, suivant qu'on le juge à propos. Ainsi on ne risquait pas l'étranglement des parties, comme dans la façon de lier des modernes. La pratique dont nous venons de voir les avantages, et que Dionis regardait comme méritant toute préférence, n'était cependant pas généralement en usage. Cet auteur dit qu'on pourrait aussi se rendre maître du sang en prenant une grande aiguille courbe enfilée, qu'il faut fourrer (ce sont ses termes) d'un côté du vaisseau, et la retirer de l'autre en prenant un peu de chairs et liant les deux bouts du fil sur une compresse, comme il l'a fait et vu faire plusieurs fois dans les hôpitaux des armées (2).

_____

(1) Operat. de Dionis, dernière édit., p. 745.

(2) Ibid., p. 751.

M. Heister, dans ses Institutions de chirurgie, loue encore l'usage des pincettes, et il ne veut pas que l'on comprenne beaucoup de chairs avec le vaisseau. C'est aussi le sentiment du célèbre M. Monro, professeur à Edimbourg, et qu'on peut regarder à juste titre comme un des plus grands chirurgiens de l'Europe, « En poussant l'aiguille, il ne faut, » dit-il, comprendre dans le nœud que » le moins qu'il se pourra des fibres mus- » culeuses, des tendons et des ligaments ; » et le chirurgien doit faire son possible » pour passer l'aiguille seulement dans » le tissu cellulaire qui environne les » artères des extrémités, parce que la li- » gature a plus d'effet pour rapprocher » les parois des artères lorsque les par- » ties comprises dans le nœud sont mol- » les et flexibles, que lorsqu'elles sont » fermes et épaisses. La douleur est moin- » dre quand on évite les parties nerveu- » ses ; il se fait une déperdition de sub- » stance moins considérable. Lorsque ce » qui est compris dans la ligature vient à » se séparer, il faut moins de temps » pour que cette séparation se fasse, et » par conséquent les chairs ne croîtront » pas assez pour couvrir les ligatures de » manière qu'on ne puisse pas atteindre » pour les couper, sans se mettre en dan- » ger d'ouvrir encore l'artère ; ou bien » on ne sera pas dans la nécessité d'a- » bandonner les ligatures, qui laissent à » la partie amputée des sinus qui empê- » chent la guérison. — J'ai vu plus d'une » fois arriver tous ces accidents pour » avoir compris, dans le fil qui servait à » faire la ligature de l'artère, plus de par- » ties qu'il ne fallait. Cette méthode, que » je regarde comme très-mauvaise, est » fondée sur quelques raisons qui ont » porté les chirurgiens à la mettre en » usage. Telle est, par exemple, la crainte » qu'ils ont que le fil ne coupe les tuni- » ques des artères lorsqu'on en a fait la » ligature, à moins qu'il n'y ait quel- » qu'autre substance solide qui soit com- » prise avec l'artère dans le fil. Mais cet » accident n'arrivera jamais à quiconque » se servira de fils aplatis, et tant soit » peu accoutumé à faire ces sortes de li- » gatures. Il ne serait pas même facile » de couper les tuniques des artères avec » de semblables fils par la seule force de » la ligature. Il est vrai que si le chirur- » gien tirait en dehors dans le même temps » qu'il fait la ligature, il pourrait déchi- » rer l'artère ; mais c'est ce qui n'arrive » à personne. — On peut ajouter, pour

» défendre la méthode d'embrasser dans » le fil qui lie l'artère quelques-unes des » parties qui l'environnent, que sans cette » précaution, la force du sang pourrait » pousser la ligature au-delà de l'extré- » mité de l'artère. Mais cette crainte est » aussi sans fondement, parce que, dès » que la ligature est faite, la substance » cellulaire, qui est au-delà du fil, ayant » encore communication avec les cellu- » les des environs, se gonfle et devient » plus dure et plus solide, de manière » qu'elle empêche le fil de glisser. » (*Es-sais de la Société d'Edimbourg*, t. 4.)

Il nous reste fort peu de choses à dire pour achever l'histoire des variations qui se sont introduites dans l'opération de la ligature des vaisseaux. M. le Dran dit, dans son Traité des opérations, qu'il prend une aiguille courbe enfilée de deux ou trois brins de fil, unis ensemble et cirés ; qu'il fait passer l'aiguille autour du vaisseau, embrassant même assez de chairs avec lui pour que le fil ne le coupe pas. S'il y a plusieurs vaisseaux qui donnent du sang, il les lie les uns après les autres, supposé qu'ils ne puissent pas être compris dans la même ligature.

M. Monro vient de nous démontrer les inconvénients de cette méthode ; on a vu que tous les auteurs sans exception, ou rejetaient la ligature comme un moyen nuisible, ou qu'ils avaient pris des mesures pour n'embrasser que fort peu de chairs dans l'anse du fil. Il est certain qu'il y a de grandes précautions à observer, pour éviter les parties tendineuses et aponévrotiques, par les raisons que nous avons déduites, et que cela est impossible si l'on donne pour maxime de prendre beaucoup de chairs. Cette méthode est donc mal concertée ; mais on ne doit pas accuser M. le Dran d'avoir introduit de nouvelles règles. Je trouve que c'est M. de Garengeot qui le premier a écrit qu'il fallait comprendre beaucoup de chairs dans la ligature. On se servira, dit-il, d'une aiguille qui soit très-courbe ; on la poussera fort avant, en l'éloignant beaucoup des vaisseaux, si l'endroit le permet. Cette restriction fait honneur au discernement de M. de Garengeot ; mais elle ne sert qu'à confirmer le précepte qu'il donne. Il est probable qu'on ne doit pas lui imputer la variation dont il s'agit. Toujours attentif à enseigner ce qu'il a appris des habiles gens dont il a eu l'avantage de suivre les leçons, s'il avait donné cette pratique comme nouvelle, il aurait eu le soin de le faire remarquer d'une manière à ne nous pas laisser prendre le change. C'est un abus qui s'était glissé insensiblement dans la pratique, et qui s'est fortifié par l'usage : M. Monro a suffisamment démontré la faiblesse des raisons qui paraissent favoriser cette méthode. La conséquence qu'on doit tirer de tout ce que nous venons de dire, c'est qu'après les amputations on peut arrêter le sang par d'autres moyens que par la ligature des vaisseaux, et que, dans le cas où l'on croira nécessaire de les lier, il sera plus avantageux de ne prendre qu'une très-petite quantité de chairs, et qu'il est absolument nécessaire de donner la plus grande attention à ne comprendre dans l'anse du fil aucune partie tendineuse, ligamenteuse, ou aponévrotique, ce qui serait une source d'accidents fâcheux.

(*De l'appareil et du bandage de l'amputation.*) Lorsqu'on a employé le moyen dont on a fait le choix pour arrêter l'hémorrhagie, il faut appliquer l'appareil. On doit d'abord garnir la plaie avec de la charpie fine, mollette et brute, et remplir exactement les vides et les inégalités que les différentes parties laissent entre elles, afin de faire une compression douce et égale. La méthode reçue est de recouvrir immédiatement cette charpie d'une compresse ronde du même diamètre que la plaie, et de la soutenir par une autre compresse en croix de Malte : l'on prescrit ensuite l'application de deux compresses longues et étroites qui se croisent sur l'extrémité du moignon; elles doivent être maintenues par une compresse semblable nommée longuette, ainsi que les deux précédentes; celle-ci sert à entourer circulairement le bas du moignon. On fait ensuite le bandage appelé capeline, en conduisant la bande par des tours circulaires, puis par des tours longitudinaux qui passent en différents sens sur le milieu du moignon pour le couvrir entièrement. M. Monro a déjà improuvé l'application de ces différentes compresses et de ce bandage. Nous nous dispensons de répéter les raisons qu'il en a données. La plus légère attention doit faire apercevoir que toutes ces compresses et ces tours de bandes en capeline repoussent les chairs vers le haut : cette façon de procéder au pansement de l'amputation est très-mal entendue, puisqu'elle est tout-à-fait contraire aux intentions du chirurgien, et qu'elle ne compatit absolument point avec les précautions tant recommandées pour que la peau et les chairs soient ramenées en bas, afin qu'elles recouvrent le bout de l'os le plus qu'il est possible. On pourrait, je pense, simplifier l'appareil, et le rendre aussi utile qu'il est défectueux.

Après avoir garni la plaie de charpie mollette, je mets une compresse longuette sur le trajet des vaisseaux, et j'applique une bande circulairement du haut en bas pour ramener les chairs et la peau vers l'extrémité du moignon : cette façon n'est pas nouvelle; il y a plus de quinze ans que j'ai vu mon père la pratiquer avec succès. Les dernières circonvolutions de cette bande doivent finir à un pouce au-dessus du niveau de la plaie : elle ne doit pas être trop serrée pour les raisons qu'en a données M. Monro. J'applique ensuite des bandes unissantes : ce sont six bouts de bandes plus ou moins larges suivant la grosseur du moignon. Trois de ces bandes ont une fente en forme de boutonnière dans leur milieu, et elles y reçoivent chacune une autre bande. Je prends une de ces deux bandes passées l'une dans l'autre; je fais tenir par un aide un chef de l'une d'un côté du membre, et un chef de l'autre à la partie opposée, le milieu de ces deux bandes se trouvant au milieu du moignon : puis en tirant les deux chefs libres, un de chaque main, comme deux chefs d'un bandage unissant, je rapproche la peau en conduisant chaque chef parallèlement sous les doigts de l'aide. L'application des autres bandelettes, engagées deux à deux l'une dans l'autre, se fait de même, et je les dispose en étoile sur le moignon. C'est un moyen dont le bandage unissant m'a fourni l'idée, et qui rapproche à merveille les parties molles vers le centre du moignon. J'ai observé que ce bandage faisait un point d'appui circulaire qui doit singulièrement coopérer à l'effet des topiques qu'on peut employer pour arrêter le sang; cependant je ne m'en suis encore servi que dans les cas où j'avais pratiqué la ligature. Une bande doit affermir tout l'appareil par quelques tours circulaires; et l'on coiffera le moignon d'un bonnet de laine, comme MM. Monro et le Dran le recommandent.

DESCRIPTION D'UNE MACHINE PROPRE A FACILITER LE TRANSPORT DE CEUX QUI ONT LA JAMBE OU LA CUISSE FRACTURÉE, ET TRÈS-UTILE POUR LEUR PANSEMENT, par M. LA FAYE.

De tous les hommes qui ont besoin des

secours de la chirurgie, il n'en est point qui méritent plus notre attention et nos soins que ceux qui exposent continuellement leur vie pour la défense de l'état. — C'est un spectacle touchant que celui d'une multitude d'officiers et de soldats dangereusement blessés, qu'on transporte de la tranchée ou du champ de bataille au lieu où l'on doit les panser ; j'ai toujours été touché, dans de telles conjonctures, des douleurs affreuses, et des accidents que le mouvement des personnes qui mettent les blessés dans les chariots, et celui de ces voitures mêmes occasionnent à ceux qui ont la jambe ou la cuisse fracassée. — Il est difficile de porter et de mettre dans une voiture un malade qui sera dans ce cas, sans mouvoir la partie blessée ; mais quand on le porterait et qu'on le mettrait dans la voiture sans causer aucune secousse au membre, il est impossible que la voiture qui transporte le malade à quelques lieues, même à une demi-lieue, ne lui cause des douleurs très-aiguës par des secousses qui, malgré tout l'appareil mis sur la fracture, déplacent à chaque instant les pièces osseuses, et les font frotter les unes contre les autres, en irritant des parties extrêmement délicates et sensibles. Si les douleurs causées par le transport sont vives, les suites en sont tout aussi fâcheuses.

Les pièces osseuses brisées, en piquant et en déchirant les muscles, les tendons, les nerfs, les parties aponévrotiques, déjà blessées, augmentent le gonflement, l'inflammation et les dépôts, et par conséquent occasionnent souvent la mortification et la gangrène, qui peut-être ne seraient pas survenues. Ces accidents sont ordinairement suivis de fièvre, de délire, de mouvements convulsifs, en un mot d'un désordre général dans toute l'économie animale : de plus, les pièces osseuses peuvent, en se déplaçant, ouvrir quelque vaisseau considérable, et causer une hémorrhagie à laquelle on ne puisse remédier que par une prompte amputation du membre, ou une hémorrhagie mortelle, parce qu'on s'en sera aperçu trop tard. — Les personnes blessées à la guerre, après avoir souffert les douleurs et essuyé les dangers d'un premier transport, sont presque toujours exposées à de nouvelles douleurs et à de nouveaux dangers plus grands que les premiers, par la nécessité de les changer de lieu, soit à cause de leur multitude, soit pour d'autres raisons dont le détail n'est pas nécessaire. Je dis que ces dangers, auxquels un second transport les expose, sont plus grands que les premiers, parce que les malades, ayant déjà beaucoup souffert, sont moins en état de supporter une nouvelle fatigue, et que d'ailleurs le mouvement de la voiture peut, malgré toutes les précautions qu'on prend en ces cas, leur causer non-seulement les accidents dont nous avons donné le détail au sujet du premier transport, mais encore troubler, par le dérangement des pièces et par l'irritation des parties aponévrotiques, la suppuration déjà établie, ou qui commence à s'établir, et occasionner le reflux de matière purulente ; reflux qu'on sait être ordinairement mortel.

L'intérêt qu'on doit prendre au soulagement et à la conservation d'un grand nombre de personnes blessées, en prodiguant généreusement leur vie pour l'état, m'a engagé à m'appliquer d'une manière particulière aux moyens de prévenir tous ces inconvénients. Je me suis porté à cette recherche avec d'autant plus d'ardeur, que mon travail ne pouvait être utile aux gens de guerre, sans l'être aussi aux personnes qu'une profession périlleuse, telle que celle de maçon, de couvreur, de plombier, que certains exercices comme, par exemple, la chasse, ou qu'un malheureux hasard peuvent mettre dans le cas d'avoir besoin des mêmes secours. — Je me flatte de n'avoir pas perdu mes soins. La machine que j'ai imaginée est simple et aisée à transporter ; les frais en sont très-modiques en comparaison de son utilité ; on pourra, par son moyen, prévenir les suites fâcheuses du transport des personnes qui auront la jambe ou la cuisse fracassée. — Elle est composée de quatre différentes pièces de fer-blanc, dont la première convient au pied, la seconde à la jambe, la troisième au genou, et la quatrième à la cuisse. La première n'est qu'un seul morceau dont la figure est semblable à celle de la plante du pied. Les trois autres pièces sont composées de plusieurs morceaux coupés en long, joints les uns aux autres par des charnières de même matière, et courbés dans leur largeur. Ces morceaux sont couverts intérieurement de petits coussins de laine attachés avec des fils qui passent par des trous percés de distance en distance. Ces coussins n'empêchent point la flexibilité des charnières. Chacune des trois pièces est couverte d'un matelas posé sur les coussins, et attaché au bord de la pièce et à chaque morceau qui la compose, par des rubans passés dans des petits trous. Ces matelas sont plus épais en certains endroits qu'en d'autres, afin de remplir les vides que les inégalités de la figure extérieure des parties laisseraient sans cela entre les parties et la machine : on les couvre si l'on veut d'une toile fine et cirée, pour empêcher que le sang ou quelqu'autre liqueur ne les gâte. — Au lieu des coussins et du matelas faits exprès, on peut se servir d'un simple oreiller de plume que l'on choisit de la grandeur convenable à la partie, et que l'on ajuste à la pièce de la jambe, et même à celle de la jambe et du genou. C'est souvent de cette dernière manière que j'emploie la machine. — La pièce qui convient à la jambe est composée de neuf morceaux, larges de deux pouces ; les cinq du milieu sont de la longueur d'un pied trois pouces ; les autres, dont deux sont à un côté de la machine, et deux à l'autre, sont environ de la longueur d'un pied ; ils sont au niveau les uns des autres vers la partie supérieure de la pièce ; ils laissent par conséquent aux deux côtés inférieurs de la machine une échancrure, de sorte que la machine fermée couvre tout le derrière de la jambe et le talon, et tout le devant jusqu'au pied.

La pièce qui convient au genou est composée de neuf morceaux, dont les cinq du milieu, qui répondent aux cinq longs morceaux de la première pièce, sont larges de deux pouces et longs de dix ; les quatre autres, dont deux sont placés à un côté et deux à l'autre, sont de la longueur de deux pouces huit lignes, et de la largeur de deux pouces deux lignes. Ils sont au niveau vers leur partie supérieure, et laissent par conséquent des deux côtés une échancrure, de sorte que les pièces étant rapprochées, le genou reste découvert ; les coussins et le matelas ne couvrent pas la pièce tout entière, parce qu'elle entre en partie dans la première. — La pièce qui convient à la cuisse est composée de onze morceaux d'inégale grandeur, mais d'égale largeur, excepté le plus court qui, à peu près, est de trois pouces par en haut, et d'un demi-pouce par en bas, et par conséquent presque triangulaire. — Tous ces morceaux forment ensemble une figure irrégulière, dont le côté inférieur et un des deux qui doivent se réunir sur la cuisse sont terminés par une ligne droite. L'autre côté, qui doit se joindre à celui-ci,

est terminé par le morceau presque triangulaire ; enfin la partie supérieure de cette pièce est terminée par une portion de cercle et par une échancrure circulaire, sans laquelle on ne pourrait pas joindre les deux côtés de la pièce qui serait trop longue pour la cuisse ; car les plus longs morceaux ont deux pieds, et doivent couvrir non-seulement le derrière de la cuisse et sa partie latérale externe, mais encore le derrière de la fesse et la hanche, au lieu que les plus petits morceaux, qui doivent couvrir tout le devant et la partie latérale interne de la cuisse, n'ont environ qu'un pied. — Toutes ces trois pièces s'ajustent ensemble, parce qu'on fait passer une partie de la première dessous la seconde, et une partie de celle-ci sous la troisième, plus ou moins, à proportion de la longueur des membres blessés. Quand elles sont entrées l'une dans l'autre, on les tient fixes par des charnons et des goupilles. — La pièce du genou a quatre charnons à sa partie inférieure ; on en fait entrer deux dans autant de petites charnières soudées sur deux petites coulisses qui sont placées à la partie supérieure de la pièce de la jambe, et dans lesquelles on fait entrer la partie inférieure de celle du genou. On choisit dans les quatre charnons ceux qui conviennent à la longueur des membres du blessé. On peut aussi, de ces deux pièces, c'est-à-dire de celle de la jambe et de celle du genou, n'en former, si l'on veut, qu'une seule.

La pièce du genou a deux autres charnons à sa partie supérieure, et la partie inférieure de la pièce de la cuisse a quatre ouvertures, dans deux desquelles on fait passer ces deux charnons. On choisit entre ces ouvertures celles qui conviennent à la longueur des membres. Quand on a passé ces charnons dans les charnières ou dans les ouvertures, on les tient fixes par de petites goupilles. — Quant à la pièce du pied, elle est couverte d'un petit coussin, et on l'ajuste à la partie inférieure de la pièce de la jambe par une charnière et une goupille. — Comme toute la machine s'accommode à la différente longueur des membres, parce qu'elle est composée de plusieurs pièces qu'on peut faire entrer l'une dans l'autre plus ou moins à proportion de cette longueur ; de même elle s'ajuste à la différente grosseur des membres, parce qu'on peut aisément faire passer un des deux côtés sur l'autre, et plus ou moins à proportion de cette grosseur.

C'est pour procurer cette facilité qu'on a fait chaque pièce de plusieurs morceaux assez étroits, un peu courbés dans leur largeur, et unis les uns aux autres par des charnières. — Quand on a ajusté la machine, en faisant passer un côté dessus l'autre autant qu'on le juge à propos, on la tient en cet état par des cordons qu'on noue, après les avoir fait entrer dans des espèces de crampons, ou tenons qui les soutiennent toujours à la même hauteur. — Il y a sept cordons pour assujettir toute la machine, deux à chaque grande pièce, dont chacun passe par deux crampons ou tenons situés au niveau l'un de l'autre, et un seul pour la pièce du pied. — La pièce de la cuisse est serrée non-seulement par deux cordons, mais encore par une ceinture de bufle, large de trois pouces, soutenue vers sa partie supérieure par deux crampons ou tenons; cette ceinture environne tout le corps à la hauteur des hanches; on ne la noue pas comme les cordons; on la serre avec une boucle.

La seule description de cette machine en fait apercevoir tous les avantages. — La matière dont elle est faite, le nombre de ses pièces et celui des morceaux qui les composent, enfin les coussins et les matelas dont elle est couverte intérieurement, toutes ces choses contribuent chacune en particulier à son utilité. — Elle est faite de fer-blanc; elle est par conséquent légère, flexible, et néanmoins, quand elle est ajustée à la partie, elle est assez solide pour la soutenir et pour la préserver de tous les accidents extérieurs. J'appelle accidents extérieurs ceux qui peuvent venir des personnes qui mettent les blessés dans les voitures et qui les en tirent, et les coups que les blessés peuvent recevoir par hasard. — Ce qui lui procure la solidité, malgré la flexibilité du métal dont elle est composée, c'est la figure ronde qu'on lui donne en l'ajustant à la partie. Il faut ajouter à toutes ces qualités du fer-blanc la modicité de son prix qui ne fait pas un des moindres avantages de la machine. — Elle est composée de trois pièces que l'on fait entrer les unes dans les autres, plus ou moins, à proportion de la différente longueur des parties, comme on l'a dit plus haut. Sans cet avantage, une seule machine n'aurait pu convenir à des personnes d'une grandeur différente. Outre cela, le nombre de ces pièces fait qu'on peut ajuster une partie de la machine sans l'autre, lorsque les blessures n'exigent pas qu'on se serve du tout. Si la jambe seule est fracassée, la pièce qui convient à ce membre, et celle du pied suffisent; si la blessure est au genou ou près du genou, on peut ne se servir que des pièces du pied, de la jambe et du genou : ainsi toute la machine ensemble n'est nécessaire que lorsque la cuisse est blessée.

Si les différentes pièces dont la machine est composée contribuent beaucoup à sa commodité, en ce qu'elle peut servir dans trois cas différents sans causer d'embarras, les différents morceaux dont chaque pièce est faite, et qui sont réunis par des charnières, n'y concourent pas moins; car si chacune des pièces n'était formée que d'un seul morceau, on ne pourrait sans de grands efforts en rapprocher les côtés pour renfermer la partie qu'on doit couvrir, et y faire une compression suffisante pour tenir en état les pièces osseuses fracassées. Si elle n'était composée que de deux morceaux, il faudrait avoir autant de machines qu'il y a de différences dans la grosseur des parties blessées, pour que la compression se fît exactement.

Il était donc important que chaque pièce fût composée de plusieurs morceaux unis par des charnières. Par ce moyen on l'ouvre et on l'étend, de sorte qu'elle ne présente d'abord qu'une superficie plane. On pose sans difficulté la partie dessus ; on rapproche sans effort les côtés de la machine ; on les fait passer l'un sur l'autre autant que la grosseur de la partie l'exige : on fait sur toute la partie une compression telle qu'on la juge à propos ; enfin l'on panse facilement les plaies d'une fracture compliquée dans quelque partie du membre blessé qu'elles soient, au moyen de la disposition des lames qui sont unies par charnière. La machine, qui forme, quand on veut, une boîte, en entourant le membre sur lequel on l'applique, peut aussi s'ouvrir de façon à permettre les pansements de la partie blessée. — Ce ne sont pas là les seuls avantages que l'on retire de cette machine ; on peut encore glisser, plus commodément et plus sûrement pour la partie blessée, le bassin sous un malade pour les besoins auxquels la nature assujettit tous les hommes, et placer les oreillers derrière le dos du malade afin de le soulager. On sait d'ailleurs la peine qu'éprouve un malade d'être vingt ou trente jours sans qu'on lui fasse son lit; avec cette machine, on ne court aucun risque d'en changer tous les deux ou trois jours. Une personne adroite tient la jambe du malade, tandis que deux hommes forts le portent dans un lit fait exprès pour le recevoir. Enfin à la campagne où il manque beaucoup de commodités, ainsi que chez les gens qui ne sont pas à leur aise, cette machine supplée à bien des choses, comme je l'ai éprouvé nombre de fois. — Les coussins et les matelas, dont l'épaisseur est plus ou moins grande à proportion des vides formés par les inégalités de la figure des parties, rendent cette compression douce, mollette, et égale dans toute la longueur des parties, de sorte qu'elle n'empêche pas la circulation, comme le font quelquefois les bandes plus serrées dans certains endroits que dans d'autres : inconvénients dont l'inflammation, les dépôts, et la gangrène, sont ordinairement les suites funestes. Cette compression douce est en même temps assez forte et assez considérable pour empêcher les pièces osseuses fracassées de se déranger, lorsqu'on est obligé de transporter une personne qui aura une jambe ou une cuisse cassée.

En comparant les avantages de cette machine avec ceux que l'on espère retirer des machines employées ordinairement pour contenir les membres des extrémités inférieures cassés, et faciliter le transport des blessés, l'on verra que celle-ci est bien supérieure. Des attelles, plus serrées pour le transport que lorsque le malade est fixé, peuvent faire une compression dangereuse ; les fanons ont le même inconvénient, et laissent des intervalles où les parties peuvent être heurtées ; la boîte de M. Petit pour la jambe est pour ainsi dire isolée, par rapport à la partie malade. — Avec toutes ces utilités, cette machine en a encore une autre qui n'est pas moins considérable ; c'est, qu'en servant aux pansements, elle peut tenir lieu d'attelles, de longuettes, de cartons, de gouttières de fer-blanc, de boîtes, de fanons, et des oreillers dont quelques-uns se servaient en place de fanons ; car on ne se sert de toutes ces choses que pour tenir les parties fracassées en état, et les empêcher de se déranger ; or, nous avons fait voir que la machine produit cet effet, et qu'elle le produit sans aucun inconvénient. Il n'en est pas de même de toutes les choses dont je viens de faire l'énumération. Les attelles et les longuettes sont très-difficiles à ajuster, de manière

à faire sur les os fracturés une compression convenable, et elles ne maintiennent pas la partie dans toute sa longueur. Le carton perd sa fermeté dès qu'il est mouillé. On ne peut ôter les gouttières de fer-blanc sans ébranler la partie fracturée ; d'ailleurs elles ne l'embrassent pas dans toute sa longueur. Les fanons ne soutiennent les os que dans les parties latérales ; les oreillers seuls sont trop mous pour maintenir solidement les parties. Au contraire, la machine que je propose est très-aisée à ajuster ; on peut faire par son moyen, sur toute la partie, telle compression qu'on juge à propos ; elle est toujours solide : on l'ouvre aisément sans lever, ni remuer la partie, et cette facilité vient du nombre des morceaux dont elle est composée, et qui sont unis par des charnières ; elle entoure exactement la partie dans toute sa longueur : on l'ouvre facilement pour panser, et on la referme de même sans déranger la partie. Elle a toute la solidité des fanons ordinaires ; les coussins et les matelas dont elle est intérieurement revêtue, la rendent mollette ; en s'en servant on n'a besoin que de compresses, et d'un bandage à douze ou dix-huit chefs ; enfin elle a un avantage particulier pour les fractures de la cuisse, et surtout pour celles du col du fémur : appliquée aux os des îles par une ceinture de buffle qui entoure le corps, elle procure à la cuisse une immobilité que les autres moyens ne lui donnent pas. Je ne crois pas devoir omettre ici un avantage qui mérite d'être considéré par rapport aux hôpitaux et aux pauvres. En se servant de cette machine, on emploiera pour panser les blessés beaucoup moins de linge qu'il n'en faut en se servant des moyens ordinaires ; et si l'on compare ce que l'on épargnera de ce côté-là avec le prix de la machine, on trouvera peut-être que son usage diminuera la dépense qu'il faut faire pour les blessés de cette espèce.

Les machines nouvellement inventées n'ont pas ordinairement toute la perfection dont elles sont susceptibles ; souvent même elles ont beaucoup de défauts que l'amour des auteurs pour leur production leur cache, et qui n'échappent pas à des yeux désintéressés. J'ai tâché de me présenter toutes les difficultés qu'on pourrait me faire : il ne m'en est venu que deux à l'esprit, savoir, qu'elle est faite d'un métal trop flexible, et qu'elle ne s'applique pas exactement sur toute la partie. — Il est aisé de lever ces difficultés. Premièrement, si le fer-blanc était trop flexible, on pourrait faire la machine de quelqu'autre métal, par exemple, de cuivre ou de tôle ; mais la figure ronde qu'on fait prendre à la machine en l'ajustant aux parties, donne à la matière dont elle est faite autant de solidité qu'il en faut pour les maintenir en état, et résister, comme on l'a dit, aux accidents extérieurs. Une plaque de fer-blanc a peu de consistance ; mais un cylindre de fer-blanc en a beaucoup ; il me paraît donc que le fer-blanc est préférable à tous les autres métaux, parce qu'il est d'un prix plus modique, qu'il est plus léger, et qu'ayant la solidité nécessaire, il a en même temps une flexibilité qui facilite l'application de la machine. Quant à la seconde difficulté, j'ai déjà fait remarquer que les coussins et les matelas étaient plus épais dans certains endroits que dans d'autres, et que par leurs inégalités ils remplissaient les vides que celles de la partie laissaient entre elles et la machine ; mais, supposé qu'ils ne les remplissent pas exactement, il est aisé de remédier à cet inconvénient par quelques compresses épaisses, ou par quelques autres petits coussins.

Au reste, la pratique ne dément point les avantages que j'ai donnés à cette machine ; depuis que je l'ai imaginée, je l'ai employée à toutes sortes de fractures sans y avoir reconnu de défauts. Plusieurs de mes confrères, sous les yeux desquels j'en ai fait usage, y ont reconnu, de même que moi, beaucoup d'avantages. M. Andouillé s'en est servi plusieurs fois avec tout le succès possible, et a trouvé, ainsi que tous ceux qui ont eu occasion de l'employer, qu'elle était d'une très-grande utilité dans tous les cas proposés. — Un officier de S. A. M. le prince Charles, qui se cassa, près de Petit-Bourg, en tombant de cheval, les deux os de la jambe gauche, en a éprouvé de grands avantages. On transporta ce blessé, avec toutes les précautions possibles, à Ris, distant du lieu où l'accident était arrivé, d'une demi-lieue. Pour être plus à portée de M. Lamy, qui en devait prendre soin, il voulut, dès le lendemain, être transporté à Versailles, qui est à six lieues de Ris. M. Lamy prit les mêmes précautions dans ce second transport, que celles qu'on avait prises dans le premier, avec cette différence qu'il employa ma machine qu'il appliqua à la jambe fracturée. Le blessé sentit parfaitement la différence des deux transports. Dans le premier, il souffrit considérablement ; dans le second, il ne sentit aucun mal. M. Lamy eut soin du blessé pendant le reste de la cure sous les yeux de feu M. de la Peyronie et de M. de la Martinière, qui approuvèrent fort la machine, et qui en ayant reconnu toute l'utilité pour les pansements de cette fracture qui était aussi compliquée de plaie, et les commodités que le malade en retirait, recommandèrent que l'on s'en servît jusqu'à parfaite guérison.

---

OBSERVATION SUR LA GUÉRISON D'UNE FRACTURE DE LA JAMBE DROITE, AVEC DÉPERDITION CONSIDÉRABLE DU TIBIA ; par M. COUTAVOZ.

Le 23 octobre 1752, un homme travaillant aux carrières à plâtre, près de Ville-Juif, eut le malheur de tomber au fond, de la hauteur de quarante pieds ou environ, le câble qui le faisait remonter ayant cassé. Retiré le plus promptement qu'on le put, il fut emporté chez lui. — Monsieur Varnier, habile chirurgien de Ville-Juif, fut mandé. Il trouva la jambe droite fracturée, de façon que le tibia avait percé non-seulement la peau, mais encore la guêtre de l'ouvrier. — Dès que la jambe fut découverte, il vit que c'était une fracture composée, et compliquée de fracas des os : et le mal lui parut si considérable, qu'après de mûres réflexions, il crut que le plus sûr moyen de sauver la vie au malade était de lui faire l'amputation de la jambe ; mais le malade ne voulut point y consentir. — Ayant préparé un appareil convenable, il procéda à la réduction des os ; mais auparavant il fut obligé de faire une incision à la partie antérieure de la jambe, pour faire rentrer plus aisément l'extrémité de l'os qui avait percé la peau. Après la réduction faite, l'appareil appliqué, et la partie située selon les règles, on saigna le malade, et la saignée fut réitérée quatre fois ce jour-là. Les trois jours suivants on fit encore six saignées, tant du bras que du pied, dans l'intention de calmer le délire, qui dura néanmoins dix jours. — Pendant cet espace de temps, il fut impossible de tenir la partie en situation : il survint un gonflement considérable à la jambe et au pied, avec des phlyctènes : M. Varnier fit différentes incisions pour s'opposer au progrès de la gangrène.

Les accidents diminués, M. Varnier voulut tenter de nouveau la réduction ; mais les chairs s'étant trouvées trop gonflées, il fut impossible de remettre les pièces en situation.

Je fus prié de voir le malade le onzième novembre, qui était le vingtième jour depuis la chute. Je trouvai la jambe considérablement enflée ; la portion du tibia découverte, séparée du tout ; excédant le niveau de la peau dans toute sa longueur, et ne tenant plus qu'au ligament inter-osseux, et à une portion du périoste. — Je me mis en devoir d'enlever cette pièce d'os : en la détachant, j'observai de conserver le périoste autant qu'il me fut possible ; la moelle de cette partie osseuse était déjà fétide ; nous trouvâmes encore du côté de la partie inférieure de la fracture une petite portion du tibia, séparée de son tout, longue de neuf lignes sur trois de large. La première et principale pièce que j'ôtai était longue de cinq pouces trois lignes, et de tout le cylindre du tibia. Après l'extraction de ces portions d'os, nous fîmes sortir une quantité de liquide sanguinolent, en pressant légèrement les parties latérales de la jambe.

Nous examinâmes ensuite la partie postérieure, que nous trouvâmes gangrenée depuis le talon jusqu'à trois travers de doigts au-dessous du jarret. La peau , le tissu cellulaire et la membrane commune des muscles, étaient tombés en mortification ; de sorte que la jambe étant élevée, toutes ces parties pendaient en lambeaux. Après les avoir emportées, nous vîmes la fracture du péroné qui était située à sa partie moyenne, répondant vers le milieu de la partie du tibia, séparée de son tout ; il était dénué du périoste de plus de six travers de doigts , et l'extrémité inférieure montait par-dessus la supérieure d'environ quatre pouces. Je crus ne devoir point penser à faire la réduction de ces os, sans auparavant avoir trouvé une machine qui pût me donner la facilité d'élever cette masse de chair presque dénuée des parties dures, et de panser la partie postérieure sans déranger le péroné après en avoir fait la réduction. Il y a long-temps que M. la Faye avait présenté à l'Académie une machine de fer-blanc à l'usage des hôpitaux d'armée, pour faciliter le transport de ceux qui ont les jambes et les cuisses fracturées. Ce fut cette machine qui me servit de modèle pour celle que j'ai fait construire, avec les changements convenables au cas présent ; une

chose essentielle était de trouver un moyen de panser la partie postérieure de la jambe sans rien déranger. Je fis donc couper transversalement les trois feuillets postérieurs en trois parties égales de deux pouces chacune ; je me procurai par là trois portes ou fenêtres, dont chacune était attachée par une charnière au feuillet entier, situé à la partie interne de la jambe ; et par la partie extérieure chacune de ces portes était fermée ou arrêtée en place par un tenon et une goupille. — L'on comprend qu'après avoir pansé les plaies antérieures , on ferme la machine, et on la tient en situation avec deux cordons serrés modérément, et placés , l'un à la partie supérieure , et l'autre à la partie inférieure ; on peut ensuite faire élever la jambe par deux aides sans rien craindre. La jambe étant élevée , et les appareils de la grandeur de chaque porte tout préparés , on ouvre successivement les portes pour les refermer après les pansements ; ce qui fait que la jambe est toujours soutenue également. — Tout étant ainsi disposé, nous fîmes la réduction du péroné : la jambe fut posée sur la machine , et le pansement fut fait , comme on vient de le dire. — Avant cette opération le malade souffrait beaucoup, et, malgré la diète exacte qu'on lui faisait observer, il avait de l'insomnie ; la fièvre était continue, et les accidents le mettaient en danger, quoiqu'il fût d'un tempérament fort et vigoureux, âgé seulement de vingt-neuf ans ou environ ; mais après la réduction, l'état du malade devint plus paisible , et il dormit la première nuit quatre à cinq heures , la suppuration diminua chaque jour ; les pansements furent faits à sec ; l'on trempait seulement dans l'esprit de térébenthine les plumasseaux qui devaient être placés sur le péroné découvert, et sur les extrémités du tibia qui se couvrirent de bonnes chairs en peu de temps. Il faut observer qu'il ne s'est point fait d'exfoliation sensible de ces extrémités.

Tout alla au mieux jusqu'au 8 décembre que la portion du péroné, qui nous avait paru perdre sa couleur naturelle quelques jours auparavant, se sépara en plusieurs pièces dont la plus grande est d'environ un pouce de long, et les autres moindres. M. Varnier me fit avertir de cet incident ; je trouvai que les muscles s'étaient contractés à un tel point, que la jambe était raccourcie de près de quatre pouces, et par une suite nécessaire considérablement augmentée en volume. — Ayant examiné les extrémités de cet os, je trouvai qu'il n'y restait pas assez de surface pour former un point d'appui capable de les maintenir l'une contre l'autre. Nous ne fîmes donc point de nouvelle réduction; mais je cherchai un moyen pour allonger la jambe et la tenir allongée, le malade ne pouvant rester dans cet état à cause des grandes douleurs produites par le picotement des extrémités irrégulières du péroné qui s'enfonçaient dans les chairs. — Pour parvenir à l'exécution de mon dessein, je fis planter dans la terre ( car le malade était dans un cellier ); je fis, dis-je, planter une planche longue de quatre pieds sur un pied de largeur et deux pouces d'épaisseur, assujettie par des clous à la barre du pied du lit : au haut de cette planche, je fis faire une échancrure large de quatre pouces, sur un pied et demi de longueur ; ce qui me donna deux jumelles que je fis percer dans différents endroits de leur longueur, à un pouce de distance les uns des autres, pour l'usage que je dirai ci-après. — J'avais fait faire une roue d'environ quatre pouces de diamètre, percée dans sa circonférence de plusieurs trous, à un demi pouce de distance les uns des autres : elle était encore percée par son milieu pour recevoir un axe cylindrique, long d'un pied, d'un pouce de diamètre, carré par l'extrémité opposée à la roue, pour recevoir une manivelle qui fît tourner la roue dans le besoin.

Après tous ces préparatifs, je cherchai à retenir le malade en situation, par le moyen de plusieurs liens passés les uns par-dessous les aisselles, et fixés au chevet du lit, d'autres dans l'aine du côté de la fracture, et d'autres aux genoux ; le tout bien matelassé, pour ne point blesser le malade ; je posai ensuite une compresse très-épaisse circulairement au-dessus des malléoles, et par-dessus, un lacs de ruban de fil, dont les deux extrémités furent clouées sur l'axe de la roue décrite ci-dessus. L'on voit qu'en tournant l'axe par le moyen de la manivelle, les bouts du ruban qui forment le lacs doivent se rouler dessus, et faire une extension que l'on peut graduer à volonté. On arrête ensuite la roue par une cheville passée par un trou de sa circonférence, et on soutient l'axe par d'autres chevilles passées dans les trous des jumelles. — Dès la première opération que nous fîmes par le moyen de cette machine, la jambe fut allongée de deux pouces sans

que le malade en fût incommodé ; au contraire, les douleurs diminuèrent. Le pansement se fit à l'ordinaire, si ce n'est que, pour panser les plaies postérieures, un aide élevait l'axe qui tenait le lacs tendu, pendant qu'un autre aide soutenait la jambe du côté du jarret. — Pendant plusieurs jours, l'on eut soin de tourner la roue plusieurs fois chaque jour, pour avancer de quelques trous seulement. On parvint par là à redonner à la jambe sa longueur naturelle. — Pour soulager le malade, que les cordons passés sous les aisselles incommodaient, je fis ajuster une autre planche au pied du lit avec une espèce d'appui contre lequel il pouvait s'arcbouter aisément avec le pied qui n'était pas malade, ce qui le soulageait beaucoup. — Le malade resta quinze jours dans cette situation gênante, qui fut néanmoins très-adoucie par les soins de M. Varnier, qui le visitait plusieurs fois par jour, et faisait de petits changements qui peuvent soulager beaucoup les malades en pareil cas. Mais l'accident auquel il ne fut pas possible de remédier, fut le gonflement du pied et des malléoles, occasionné par la pression du lacs qui faisait l'extension ; nous relâchâmes un peu la roue, la jambe se raccourcit d'environ un pouce ; nous mîmes en usage la compression latérale pour la contraction des muscles.

Pendant toutes ces opérations, le pansement des plaies se faisait à l'ordinaire ; la cicatrice avançait visiblement, surtout l'antérieure, et la plaie fut entièrement fermée le 20 janvier de cette année 1753. Il se fit encore différentes exfoliations du péroné ; nous eûmes la satisfaction de le voir totalement couvert de bonnes chairs le premier février, et la plaie postérieure tout-à-fait cicatrisée le premier mars. J'observai alors qu'au toucher on sentait une substance d'une moyenne solidité entre les deux extrémités du tibia, dans le vide qu'avait laissé la portion d'os séparée du tout, et principalement dans la partie interne ; c'était l'endroit qui avait été le moins dépouillé du périoste. — N'ayant plus de pansements à faire, et par conséquent n'étant plus dans la nécessité de remuer la jambe, nous nous servîmes du bandage à dix-huit chefs, dans l'intention de comprimer plus exactement et plus également la jambe. Le bandage roulé aurait encore mieux convenu ; mais un suintement séreux, qui nous forçait de panser la jambe souvent, empêcha qu'on ne s'en servît : au reste, pour soutenir le bandage et affermir le tout, on applique encore la machine de fer-blanc par-dessus. Cette substance dont je viens de parler, observée dès le commencement de mars, est augmentée à un tel point, qu'elle est devenue tout-à-fait solide, et que le malade porte actuellement sa jambe à droite et à gauche. Je ne lui permets cependant pas encore de s'appuyer dessus sans le secours des béquilles. J'ai pour témoins de cette cure MM. Chapillon et Bertrand.

---

### Sur une espèce de cataracte nouvellement observée. Par M. Hoin.

En 1722, MM. de la Peyronie et Morand reconnurent, avec la cataracte ordinaire, et qui consiste dans l'opacité du crystallin, une autre espèce de cataracte membraneuse occasionnée par l'opacité de la membrane crystalline, suivant l'observation de M. Morand, ou de la membrane qui tapisse le chaton de l'humeur vitrée, suivant l'observation de M. de la Peyronie. (Voyez *l'Histoire de l'Académie royale des sciences.*) — La cataracte qui consiste dans l'opacité du crystallin est celle que l'on rencontre le plus ordinairement; elle est aussi la moins difficile à guérir. La cataracte faite par l'opacité de l'une ou de l'autre des deux membranes ci-dessus nommées est fort rare, et la cure n'en est pas facile. Quelquefois ces deux cataractes se trouvent ensemble dans le même œil; alors la capsule, naturellement séparée du crystallin par l'humeur de Morgagni, y est presque toujours adhérente, et l'opération tentée sur un œil ainsi affecté doit communément être infructueuse.—Quoique la cataracte abattue par la méthode ordinaire remonte souvent, cela n'arrive pourtant pas toutes les fois qu'on le croit; on se laisse tromper par les apparences, on ne distingue pas une nouvelle cataracte qui a succédé à la première, une cataracte membraneuse que je nommerai secondaire, et dont je donnerai le caractère après avoir détaillé l'observation qui me l'a fait voir pour la première fois.

Le sieur Hilmer, oculiste prussien, fit, au mois de juillet 1747, plusieurs opérations de la cataracte à Dijon. Entre les malades qu'il traita, il s'en trouva un dont l'iris avait un mouvement suffisant pour faire espérer un bon succès de l'o-

pération; le malade distinguait le jour d'avec la nuit sans reconnaître les objets ni les couleurs; la cataracte était formée par l'opacité du crystallin, et de couleur de perle; elle fut promptement abattue, et le malade distingua sur-le-champ les couleurs et les objets. Se livrant inconsidérément au plaisir de voir, dont il était privé depuis quelques années, il leva plusieurs fois, le jour de son opération, le bandeau dont on lui avait couvert l'œil, pour reconnaître ses parents et ses amis, et se conduisit mal pour le régime. Dès le soir même, la fièvre lui survint avec un vomissement et une douleur considérable à l'œil; le lendemain il cessa de voir; on n'aperçut qu'une petite rougeur auprès de la piqûre de l'aiguille, et la pupille un peu terne. Les saignées fréquentes, les collyres et autres remèdes appropriés ne purent calmer la douleur de l'œil, ni le mal de tête, ni la fièvre. Pour peu qu'il pût apercevoir de lumière, elle le fatiguait beaucoup. Le malade était d'un tempérament sec; il avait été opéré sans aucune préparation, et c'est assez la méthode des oculistes non-sédentaires. Je crois qu'on entendra aisément par là ce que je veux dire. — Je ne doutai point que le malade ne fût attaqué d'une ophthalmie interne, et que la cataracte ne fût remontée peut-être par les secousses du vomissement, quoique cela n'arrive pas toujours à la suite de cet accident. Cependant la fièvre devint si violente malgré tous les secours qui furent apportés, que le malade ne put tenir contre les accidents, et il mourut environ trois semaines après l'opération. — Je n'ai jamais négligé d'ouvrir des yeux cataractés lorsque l'occasion s'en est rencontrée. On s'imagine bien que je fus attentif à celle-ci. J'ouvris cet œil avec précaution, et je fus fort surpris d'y trouver une cataracte membraneuse; je n'en avais pas encore rencontré. Je fus bien plus d'observer le crystallin à la partie inférieure de l'œil, dans l'endroit où M. Hilmer l'avait placé en opérant. Il était opaque, jaunâtre, un peu plus petit et beaucoup plus dur que dans l'état naturel. La cataracte membraneuse ou capsulaire était de la largeur d'une bonne lentille; elle couvrait l'endroit du corps vitré qui avait servi de chaton au crystallin, et qui était de niveau avec le reste de la membrane vitrée; elle n'était point adhérente à l'uvée. Je ne doutai pas alors que cette cataracte membraneuse ne fût la capsule même du crystallin. Avant de la détacher du corps vitré, j'essayai par différents moyens de soulever la partie antérieure de cette capsule, et d'en découvrir la cavité; mais ce fut inutilement. Je la séparai sans beaucoup de difficulté du corps vitré sur lequel elle était posée. J'examinai si l'opacité n'était qu'à l'extérieur de la membrane, et je fus convaincu qu'elle en occupait toute l'épaisseur. Le corps vitré n'avait rien perdu de sa transparence, même à l'endroit par lequel il touchait à la capsule. La rétine me parut plus blanche qu'elle n'a coutume de l'être.

Cette observation me présenta deux cataractes dans le même œil : l'une membraneuse ou capsulaire en place, l'autre crystalline abattue. Quelques réflexions me firent penser que ces deux cataractes n'existaient point ensemble avant l'opération. Si on le supposait, il faudrait supposer aussi que la capsulaire aurait été abattue avec la crystalline, puisque le malade distingua très-bien les objets l'instant d'après cette opération; et comment imaginer alors que celle-ci fût restée seule au bas de l'œil, tandis que l'autre serait remontée le lendemain de l'opération? Si la capsulaire s'en était détachée, comment se serait-elle unie exactement au chaton du corps vitré où je la trouvai adhérente dans le cadavre? Je sentis toutes ces difficultés, et je considérai l'objet sous une autre face. J'avais examiné l'œil de cet homme avant que M. Hilmer l'opérât; sa cataracte avait tous les signes de l'opacité du crystallin; elle fut abattue dans la minute, ce qui n'arrive pas lorsqu'on travaille sur la capsule cataractée, parce qu'il faudrait beaucoup de temps pour la détacher de toutes ses adhérences. Le crystallin fut abattu seul, la capsule restant en place; la prunelle du malade parut noire; il connut les objets qu'on lui présenta; il distingua les couleurs; la cataracte était donc transparente alors. — Etant bien convaincu de la réalité de cette transparence dans le temps de l'opération, je ne pus considérer la cataracte membraneuse que j'avais trouvée, que comme un effet de l'inflammation interne de l'œil. Peut-être la rétine, devenue plus blanche que dans l'état naturel, en était-elle un signe; mais elle était d'ailleurs suffisamment constatée par les accidents terribles que le malade avait éprouvés. Y aurait-il de la témérité à dire que l'aiguille de M. Hilmer étant fort petite et tout-à-fait ronde, n'a pas peu contribué au mauvais

succès de plusieurs de ses opérations, malgré sa dextérité à les faire? On en conviendra aisément si l'on se rappelle qu'une piqûre au globe de l'œil, et si l'on fait attention aux fâcheux effets des piqûres sur les nerfs. Le caractère de l'inflammation qui attaque nos parties transparentes est de leur faire perdre leur transparence, probablement en épaississant les sucs albumineux qui circulent dans leurs vaisseaux lymphatiques. Que l'ophthalmie externe se communique à la cornée, celle-ci devient trouble ou blanchie. La capsule du crystallin a donc pu devenir opaque par l'inflammation interne qui s'est formée à la suite de l'opération.

Voilà donc une cataracte produite par le moyen qui guérissait d'une autre; cataracte que je nomme secondaire, parce qu'elle doit son origine à l'opération que l'on fait pour en guérir une primitive. La cataracte de Charles Pagliano, dont M. Palucci nous a donné l'histoire (1), et qu'il a prise pour une capsulaire compliquée d'abord avec une glaucomatique, n'était-elle pas une cataracte secondaire à peu près de la nature de celle que j'ai observée? N'en était-il pas de même de celle que M. Didier (2) trouva dans les yeux du sieur Manse, environ quatre ans après que M. Dubois lui en eut abattu de glaucomatiques? — Il ne faut pas confondre, avec la cataracte secondaire, celle que Valsalva a observée (3), et dont il est fait mention dans ses œuvres données par M. Morgagni. C'était certainement une cataracte membraneuse compliquée d'abord avec une glaucomatique. On ne put les abaisser; on déchira la capsule; on brisa le crystallin; il se fit une dissolution de l'un, et l'autre contracta des adhérences avec la membrane hyaloïde. Sur quoi il faut remarquer que les expansions rayonnées et opaques, observées par cet auteur sur les parties latérales du corps vitré, étaient l'effet des adhérences formées à la suite d'une inflammation qui occupa ces deux membranes; ce qui confirme mon opinion sur la cause des cataractes secondaires membraneuses. — Pour distinguer cette cataracte secondaire d'avec la primitive,

---

(1) Histoire de l'opération de la cataracte, etc., p. 35.

(2) A la suite de son Traité des tumeurs, p. 324.

(3) Valsavæ opera, t. II, p. 145.

l'oculiste a besoin de toute son attention, chacune ayant des signes particuliers.— Il faut, avant d'abattre la cataracte primitive, se graver dans l'esprit sa couleur et tout ce qu'elle présente à l'inspection, afin de comparer cet état de l'œil avec celui où il se trouve, quand, après l'opération, une autre cataracte à succédé à la première. Les couleurs des deux ne seront certainement pas les mêmes ; elles doivent se montrer différemment : ainsi j'établirai pour signe principal que lorsqu'à un œil opéré il reparaîtra une cataracte dont la couleur et les caractères visibles la rendront différente de celle qu'on avait remarquée avant l'opération, cet œil sera vraisemblablement affecté d'une cataracte secondaire. — Cette recherche sur la cataracte secondaire ne doit point être de pure curiosité ; il faut tâcher de la prévenir, s'il est possible, par les précautions suivantes : 1° en préparant le malade à l'opération de la cataracte primitive par les remèdes généraux, les bains, les boissons délayantes et antiphlogistiques ; celui qui fait le sujet de mon observation n'avait point été préparé ; 2° en préférant l'aiguille tranchante, de quelque espèce qu'elle soit, à l'aiguille ronde et pointue, parce que l'incision des membranes du globe occasionnera plus rarement l'ophthalmie interne que leur piqûre ; 3° en n'épargnant pas les saignées après l'opération ; 4° en joignant à une diète exacte l'usage des délayants et des antiphlogistiques. — Il n'est pas impossible d'en obtenir la cure par celle de l'ophthalmie interne. En effet, quand les remèdes appropriés parviendront à résoudre cette inflammation, la capsule du crystallin pourra perdre son opacité, ou au moins lui en restera-t-il si peu qu'elle n'empêchera pas le malade de distinguer les gros objets. L'observation de M. Didier nous en fournit une preuve ; nous voyons tous les jours la blancheur de la cornée, produite par son inflammation, se réduire à rien ou à une petite tache sur l'œil qui gêne fort peu la vision.

L'on sait qu'il est arrivé plusieurs fois que des cataractes par l'opacité du crystallin, remontées après l'opération, se sont précipitées d'elles-mêmes quelque temps après ; alors, à mesure qu'elles s'abaissent, elles laissent toujours apercevoir un segment du crystallin qui conserve sa rondeur naturelle dans sa partie supérieure visible, au lieu qu'une cataracte membraneuse secondaire, que la

résolution ferait évanouir, paraîtrait se dissiper indifféremment par tous les points de la surface de la capsule.— Il est d'une très-grande utilité pour la pratique d'examiner si la cataracte membraneuse secondaire diminue avec l'ophthalmie interne ; car si l'on reconnaît que l'état de la cataracte est le même, quoique celui de l'ophthalmie change, il n'y a pas lieu d'espérer que la capsule reprenne sa transparence par la résolution de l'ophthalmie ; en ce cas il y aurait lieu de craindre adhérence avec l'uvée par les suites de l'inflammation communiquée aux deux parties, ce qui empêcherait le succès d'une opération, s'il y en avait une à faire ; j'espère pouvoir un jour en donner la méthode.

---

## I.

*Hydropisie enkystée, attaquée par une opération dont il resta fistule* ; par M. LE DRAN.

On connaît deux sortes d'hydropisies au bas-ventre, savoir : l'ascite, et l'hydropisie enkystée. Nous trouvons dans le cas de l'ascite la liqueur épanchée dans la cavité de l'abdomen ; mais dans l'hydropisie enkystée, elle n'y est pas épanchée, quoiqu'elle soit sous les muscles. Elle est dans un kyste ou enveloppe particulière, formée, selon quelques-uns, par quelques feuillets du péritoine ; ce qui fait une tumeur circonscrite.—Cette dernière espèce peut varier relativement à l'endroit du bas-ventre où elle se forme, et à la liqueur qui y est contenue ; ce qui dépend des différentes causes qui la produisent. Ainsi il y a plusieurs espèces d'hydropisies enkystées ; il est inutile de rapporter ici tout ce que les auteurs en ont écrit, il ne s'agira dans ce Mémoire que d'une seule espèce. Le rapport exact de l'ouverture d'une femme morte d'une pareille hydropisie va donner une idée claire de cette maladie et de ses progrès. — En l'année 1736, je fis la ponction à une femme hydropique, et je lui tirai dix-huit pintes, faisant trente-six livres, d'une liqueur bourbeuse et de mauvaise odeur. Le lendemain, je vis qu'il s'était déposé au fond du vase quinze à seize onces de sang en petits caillots, avec une espèce de limon de couleur grise. Trois mois après, je fis une seconde ponction à la malade, et je tirai une quantité d'eau à peu près pareille à la première. — Il est bon d'observer que cette femme avait eu pendant toute sa maladie une fièvre presque continue ; qu'elle avait eu dans le ventre des douleurs qui avaient augmenté à proportion de ce que le kyste s'était rempli ; que ses urines avaient été briquetées, et qu'il y avait eu bien d'autres accidents qui, pour l'ordinaire, n'accompagnent pas l'hydropisie qu'on nomme ascite. Observons encore que tous ces accidents avaient cessé presque entièrement après chaque ponction. Malgré cela, la malade mourut douze jours après la dernière, et j'en fis l'ouverture. — Je vis alors que l'eau que j'avais tirée par les deux ponctions n'avait pas été épanchée dans la cavité de l'abdomen, mais renfermée dans un kyste particulier. Ce kyste était épais de deux à quatre lignes dans toute son étendue, plus dans quelques endroits que dans d'autres. Il était collé par-devant et aux deux côtés aux muscles du bas-ventre, sans qu'on pût y reconnaître le péritoine, et, par derrière, à tous les viscères, borné par en bas à la cloison qui enferme la vessie dans le bassin, auquel il était également adhérent, et par le haut à la partie intérieure du diaphragme : ainsi il s'étendait par tout le ventre, de manière qu'ayant coupé ensemble les téguments et le kyste par une incision cruciale, il semblait que la cavité de l'abdomen fût ouverte, et que tous les viscères en fussent ôtés. Ayant détaché ce kyste d'avec tous les viscères, je trouvai le canal intestinal affaissé et comme flétri par la compression. De plus, je trouvai, ce qu'il est bien essentiel de remarquer, dans les deux régions iliaques, quantité de tumeurs squirrheuses et inégales dans la forme et le volume.

On lit dans les observations de Wandervliet le détail de l'ouverture d'un cadavre faite par Nuck, où il a trouvé un kyste presque pareil à celui-ci. Cette espèce d'hydropisie et ce kyste étaient donc déjà connus. On pourra voir un grand rapport entre la maladie de cette femme et celle dont je vais détailler le traitement et la guérison ; elle a toujours passé pour incurable : on se contentait d'évacuer de temps en temps, par une ponction faite avec le trois-quarts, la liqueur qui remplissait le kyste, et les malades succombaient enfin aux accidents inséparables

de la compression que tous les viscères souffraient de la part du kyste lorsqu'il était plein à un certain degré ; mais la chirurgie, qui avance tous les jours vers sa perfection, a trouvé d'autres ressources que la ponction. — Réfléchissant sur le soulagement passager que les hydropiques dont je parle ressentent lorsque le kyste a été vidé par la ponction, j'ai cru qu'en empêchant qu'il ne pût se remplir, on pourrait obtenir la guérison, ou du moins prolonger les jours du malade ; sur ce principe, j'ai osé tenter une nouvelle route, et le succès a répondu à mon espérance. — Au commencement de septembre 1736, une dame âgée de soixante ans vint de Vernon à Paris pour me consulter sur une tumeur qu'elle avait dans le ventre. L'ayant interrogée pour découvrir quelle pouvait être la cause de cette maladie, elle me dit qu'elle avait été bien réglée jusqu'à quarante-huit ans ; qu'alors ses règles s'étant dérangées, elle avait eu en différents temps des pertes de sang, et qu'elles avaient fini par l'écoulement d'une humeur très-âcre et de mauvaise odeur, qui, pendant un temps, s'était évacuée par le vagin ; que depuis un an ou dix-huit mois que cet écoulement avait cessé, son ventre avait grossi peu à peu jusqu'au point où j'allais le voir ; qu'elle y sentait des douleurs considérables, et qu'elle était obligée d'uriner à tous moments, quoiqu'elle ne rendît à chaque fois que très-peu d'urine.— Je vis son urine, qui était fort rouge, mais non encore briquetée ; j'examinai le ventre, et j'y trouvai une tumeur qui, fixée dans la région hypogastrique moyenne, anticipait sur les régions iliaques, principalement sur la gauche, et s'élevait presque jusqu'à l'ombilic ; tumeur arrondie par en haut comme une vessie soufflée, et dans laquelle je sentais une fluctuation telle qu'elle pouvait être donnée par trois à quatre livres de liqueur. La dureté de la tumeur et son étendue ne me permirent point de distinguer s'il y avait à la circonférence quelque autre tumeur séparée de celle où je sentais une fluctuation.

Quoique deux maladies qui paraissent être de la même nature ne se ressemblent pas exactement, il peut cependant y avoir entre elles une telle analogie, que l'une serve de règle pour le traitement de l'autre. Ainsi, je me rappelai l'idée du kyste dont j'ai parlé précédemment, et comparant ces deux maladies, mon avis fut qu'il fallait ouvrir la tumeur dans une bonne partie de son étendue, le long de la ligne blanche, parce que le kyste, si l'on ne le vidait pas, s'étendrait de plus en plus comme celui dont je viens de parler, et que, si l'on se contentait de le vider par une simple ponction, il se remplirait bien vite. M. de la Peyronie, avec qui je vis la malade peu de jours après, fut d'avis d'ouvrir la tumeur, pour cette première fois, par une simple ponction avec le trois-quarts, afin de reconnaître plus facilement, lorsque les parois du kyste seraient affaissées, s'il n'y avait pas sur les côtés quelque tumeur squirrheuse, et prendre ensuite tel parti qu'il conviendrait le mieux. Je me rendis à son avis; mais la malade ne se rendit point aux nôtres, et elle retourna à Vernon. — Le kyste s'emplit et s'étendit de plus en plus, de manière que quatre mois après, c'est-à-dire en janvier 1737, la tumeur s'étendait jusqu'au diaphragme, et soulevait même le cartilage xiphoïde, gênant beaucoup la respiration, fatiguant la malade par son poids et par des douleurs les plus vives. Ces accidents étaient accompagnés de beaucoup de fièvre, d'insomnies, d'un dégoût affreux, et d'une envie continuelle d'uriner ; d'ailleurs, la malade avait le ventre très-resserré, et ne rendait rien qu'à force de lavements. — Le triste état où elle était la fit enfin résoudre à tout ce qu'on jugerait à propos de faire pour la soulager; et M. Aubé, chirurgien du lieu, lui fit la ponction avec le trois-quarts au côté droit, regardant cette hydropisie comme une ascite. On ne peut l'en blâmer, car il est très-difficile, pour ne pas dire impossible, de connaître au toucher une hydropisie enkystée, lorsque le kyste s'étend par tout le ventre, et l'on ne peut, sous le doigt, la distinguer de l'ascite, que quand le kyste peu étendu permet de sentir quelles sont ses bornes. M. Aubé tira quinze pintes d'une liqueur sanguinolente, et la malade fut soulagée ; tous les accidents même diminuèrent considérablement; mais le kyste se remplit bientôt, et, à la fin de février, ce qui faisait sept semaines après la ponction, la malade se trouva dans le même état et attaquée d'accidents pareils à ceux qui l'avaient déterminée à la première ponction ; c'était au commencement de février 1737.

Alors on me manda ce qui s'était passé, et l'on me pria d'aller à Vernon. La malade souffrait de si vives douleurs, que, pour la soulager, on lui fit une deuxième ponction au côté droit, la sur-veille de mon arrivée, et M. Aubé jugea à propos de laisser dans la plaie la canule du trois-quarts. — Il ne tira cette fois que douze pintes d'eau sanguinolente, et à mon arrivée, je vis le sang en petits caillots au fond du vase. — J'examinai le ventre de la malade, et je vis couler par la canule près d'une cuillerée de liqueur purulente et teinte de sang. Il me fut facile de distinguer sous le doigt, à travers les téguments, tout le kyste, qui, moins étendu par en haut qu'il ne l'avait été avant la ponction, montait encore jusqu'à quatre travers de doigts au-dessus de l'ombilic. — La région iliaque gauche, paraissait remplie d'une tumeur squirrheuse qui avait environ six pouces de longueur sur quatre de large, et qui tenait à la partie inférieure du kyste ; elle faisait faire aux téguments un pouce de saillie. Sa figure presque ronde et sa situation donnaient lieu de penser que c'était l'ovaire qui s'était gonflé, et était devenu squirrheux, comme on le voit souvent. Tout le reste de l'hypogastre était un peu tuméfié, et la cause de ce gonflement paraissait être au-dedans, les téguments étant dans leur état naturel. — A la circonférence de la canule que le chirurgien avait laissée dans la plaie, il y avait aux téguments un gonflement inflammatoire de quatre à cinq travers de doigts d'étendue. La première fois que j'avais vu la malade, c'est-à-dire six mois auparavant, la tumeur de l'hypogastre n'avait encore que la huitième partie du volume qu'elle a acquis dans la suite. Ainsi j'avais osé espérer parvenir à une cure radicale en faisant suppurer le kyste ; c'est pour cela que j'en avais proposé l'ouverture. Mais les choses étaient changées, et le kyste ayant souffert une extension forcée jusqu'à soulever le cartilage xiphoïde, je ne pouvais espérer la même réussite. Je crus cependant devoir l'ouvrir beaucoup plus qu'il ne l'était, afin qu'il ne pût se remplir, et que ses parois pussent être peu à peu rapprochées vers le point où il avait commencé à se former ; ce qui me paraissait être près de la cloison qui enferme la vessie dans le bassin ( on sait que quand l'état naturel est changé, on ne peut rien affirmer de positif et qu'il faut juger sur les apparences ). J'aurais bien voulu pouvoir ouvrir le kyste à peu près dans son milieu ; mais l'affaissement de ses parois ne me le permit pas, et je fus obligé de me servir de la plaie, où la canule du trois-quarts était encore assujettie avec une ceinture.

Pour ne pas perdre la route de la canule, j'y introduisis jusque dans le kyste, avant de la retirer, une grosse corde à boyau, en forme de bougie, n'ayant pas alors de stylet assez long; j'ôtai ensuite la canule; puis ayant introduit, à la faveur de la bougie, une sonde crénelée ouverte par le bout, j'ôtai la bougie, je portai le bistouri le long de la crénelure, et j'agrandis la petite ouverture, fendant par en bas, c'est-à-dire du côté du pubis, les téguments et le kyste par une incision longue de quatre pouces. Je portai le doigt dans le kyste tout autour de l'incision, et d'aucun côté je ne pus sentir ses parois les plus éloignées. Je pansai la plaie simplement avec des bourdonnets liés, trempés dans le jaune d'œuf, tenant les lèvres médiocrement écartées. — Le kyste et l'hydropisie ne s'étaient formés, comme on l'a dit, que depuis qu'une évacuation, qui se faisait par le vagin, avait cessé de se faire; ainsi il n'était pas certain de pouvoir tarir la source de la liqueur qui avait rempli le kyste deux fois en fort peu de temps; c'était une raison qui devait engager à tenir long-temps le kyste ouvert. De plus, la suppuration détache des kystes que l'on fait suppurer beaucoup de lambeaux ou d'exfoliations membraneuses plus ou moins considérables, ainsi qu'on le voit dans la pratique; et, pour faciliter leur issue, il était bon que la plaie ne pût se resserrer trop. Ces deux raisons me firent pressentir la nécessité d'y mettre, au bout de quelque temps, une canule; mais, comme je devais laisser le soin des pansements à un autre chirurgien qui ne seconderait peut-être pas mes intentions, je crus devoir et pouvoir mettre la canule avant mon départ. — Avec du plomb battu, j'en fis une plate, et d'un diamètre proportionné à la plaie; et, au premier pansement, je la mis de manière que le bout se perdait obliquement dans le kyste. A mesure que la plaie s'est resserrée, on a fait de temps en temps des canules plus étroites. — Pendant plus de quatre semaines, il est sorti par la canule beaucoup de membranes exfoliées; et le pus qui sortait, même dans l'intervalle des pansements, était toujours un peu rouge. Soir et matin le chirurgien y a fait des injections par la canule. D'abord, il s'est servi de détersives, et ensuite il a employé des lotions vulnéraires et dessicatives. Enfin, le pus a perdu sa couleur rouge, et au bout de cinq mois, c'est-à-dire au commencement d'août, on a cessé de se ser-

vir de canule. Il y est resté un petit trou fistuleux, par lequel il a toujours suinté quelques gouttes de pus sanieux. En vain les parois du kyste se sont rapprochées: il ne s'est point fait d'union de l'une à l'autre; mais si l'on fait attention que la maladie n'est survenue qu'en conséquence de la suppression d'une évacuation devenue habituelle, loin de regarder comme un mal le suintement qui s'est fait par le trou fistuleux, on le regardera, au contraire, comme une ressource que la nature a su se ménager. Ainsi s'est terminée cette espèce d'hydropisie, qui le plus souvent emporte les malades après deux ou trois ponctions faites avec le trois-quarts. — L'art a, dans ce traitement, la plus grande part à la guérison, comme on a pu le remarquer; mais il n'eût pas été pleinement satisfait si la tumeur squirrheuse de la région iliaque eût subsisté. A mesure que le kyste s'est resserré, le léger gonflement qui était à l'hypogastre a augmenté peu à peu; les téguments y sont devenus œdémateux et pâteux; enfin, il s'est fait du pus, et sa formation, qui a été lente, a été accompagnée de bien des accidents.

Sur la fin de septembre, ce qui fait huit mois après l'ouverture du kyste, le chirurgien, sentant une fluctuation qui lui paraissait être dans toute l'étendue de l'hypogastre, me demanda, et j'allai à Vernon. — La fluctuation n'était pas équivoque, et je jugeai au toucher que le pus était sous les muscles même dans le tissu cellulaire qui entoure la vessie, quoiqu'il se fît sentir depuis deux travers de doigts au-dessous de l'ombilic jusqu'auprès de l'os pubis. Entre l'ombilic, le trou fistuleux, et l'endroit où se terminait le pus, ce qui faisait un espace de deux à trois pouces d'étendue, je sentis sous les téguments quelque chose de plus épais qu'au reste du ventre, et je jugeai que c'était le kyste dont nous avons parlé; j'y portai obliquement, par le trou fistuleux, une sonde très-mousse; elle ne put entrer plus avant que de trois travers de doigts, et je ne pus la faire promener dans le kyste; d'où je conclus qu'il s'était très-rétréci. — Il s'agissait principalement d'évacuer le pus; je fis, à quatre travers de doigts au-dessus du pubis, une incision transversale, en suivant la direction de la tumeur, et par cette incision, qui était longue de six à sept pouces, je coupai une partie du muscle droit du côté droit, tout le muscle droit du côté gauche, et partie des

muscles obliques et transverses de ce
côté. Coupant totalement l'un des muscles droits; je ne pus me dispenser de
couper en même temps l'artère épigastrique qui passe dessous : aussitôt je pris
entre deux doigts l'extrémité de l'artère,
et j'arrêtai ainsi le sang jusqu'à ce que
le pus fût évacué, après quoi je fis la ligature de l'artère.

Il sortit au moins deux pintes, faisant
environ quatre livres, de pus un peu sanieux; et après cela, il en vint du fond
de la région iliaque gauche environ
une pinte, qui était de différente nature;
ce dernier était blanc, épais, glaireux,
grumeleux et de mauvaise odeur. — Je
portai ma main dans le fond de la plaie,
surtout au côté gauche, et je n'y sentis
plus aucun vestige de la tumeur qui y
était six mois auparavant. Elle s'était
fondue en pus, et c'était probablement
sa suppuration qui avait occasionné celle
de tout le tissu cellulaire qui entoure la
vessie. — A peine le pus fut-il évacué,
que les parties du bas-ventre poussèrent
en bas, et rapprochèrent du pubis la
cloison qui avait servi à borner le pus :
cela fit disparaître presque entièrement
cette grande cavité d'où il était sorti. Je
repoussai doucement la cloison, et je
remplis le vide de charpie très-mol-
lette.

Tous les accidents diminuèrent dès le
même jour, et ils ont disparu peu à peu.
Deux jours après je laissai la malade entre les mains de M. Aubé, qui continua
de la panser méthodiquement suivant les
différents états de la maladie, et cette
grande plaie fut guérie en sept semaines.
La malade a joui pendant quatre ans
d'une assez bonne santé, cependant elle
est morte au bout de ce temps, de la
cause même qui avait occasionné son
hydropisie, ainsi qu'on peut le juger par
l'ouverture qui a été faite de son corps.
— Le kyste était comme chiffonné, ne
faisant qu'une espèce de bourse fermée
au-dessous du trou fistuleux qui était
resté depuis l'ouverture du kyste. — Le
jejunum et l'ileum, qui s'y étaient attachés lors de son extension, étaient ra-
massés autour de cette bourse, par différents points d'adhérence. — Au milieu
de ce paquet intestinal étaient quantité
de petites tumeurs squirrheuses, qui
n'étaient autre chose que les glandes du
mésentère. — Les deux régions hypogastriques, droite et gauche, étaient remplies de tumeurs squirrheuses de différentes grosseurs, adhérentes les unes

aux autres, et placées aux deux côtés de
la vessie.

Cette observation peut conduire à
quelques réflexions utiles pour la cure
de cette espèce d'hydropisie, et peut-être
même de quelques autres. — Premièrement, l'hydropisie enkystée dans l'abdomen naît presque toujours sur une tumeur squirrheuse, et ainsi elle n'en est
que l'accident. Le kyste où la liqueur
s'amasse est toujours plein, si petit qu'il
soit, et plus il s'y amasse de liqueur,
plus il s'étend dans tous les sens. — Secondement, son volume comprime toutes
les parties qu'il touche, et plus il s'étend,
plus il comprime de parties, ce qui in-
terrompt ou dérange leurs fonctions. —
Troisièmement, le kyste, en s'étendant, se rend adhérent à tous les viscères sur lesquels il s'appuie. — Quatrièmement, si on a vidé le kyste par
une opération, et que l'ouverture le
ferme promptement, il se remplit de
nouveau, et en bien moins de temps
qu'il n'avait été à s'étendre la première
fois; et la troisième, il s'emplira encore
plus vîte, c'est-à-dire en moins de temps
que la seconde fois. — Cinquièmement,
si on fait en sorte que l'ouverture qu'on
a faite au kyste ne se referme pas, les parois se rapprochent à proportion de ce
qui leur reste d'élasticité, et de plus,
elles sont rapprochées l'une de l'autre
par la compression qu'elles reçoivent de
toutes les parties qui sont à la circonférence, de même que la matrice, qui a été
dilatée par le volume de l'enfant dans
la grossesse, se resserre quand l'enfant
en est sorti. — Sixièmement, à mesure
que les parois du kyste sont approchées,
les vaisseaux ou les pores qui versaient
les liqueurs dans la cavité sont comprimés; ainsi il y coule moins de liqueur,
de même qu'après l'accouchement les
évacuations diminuent à proportion de
ce que la matrice se resserre. — Septiè-
mement, l'ouverture faite avec le trois-
quarts se ferme en vingt-quatre heures,
et comme le kyste se remplit assez promptement, ses parois ne se rapprochent
que très-peu d'une ponction à l'autre.
Mais, s'il est ouvert par une incision assez grande, les parois ont le temps de se
rapprocher beaucoup. — Huitièmement,
les parois du kyste ont beau se rapprocher, elles ne s'attachent pas l'une à
l'autre, et la plaie reste fistuleuse. —
Neuvièmement, si le kyste a été étendu
et dilaté de manière qu'il soit adhérent à
toutes les parties de l'abdomen, il est

difficile et presque impossible qu'il se resserre entièrement, vu ces adhérences, au lieu qu'on pourra l'espérer quand son extension aura été médiocre.

De tout ce que dessus on peut conclure, premièrement, que l'hydropisie enkystée ne peut être guérie que par une ouverture du kyste assez grande. Secondement, qu'il faut l'ouvrir de bonne heure, pour prévenir sa très-grande extension. Troisièmement, qu'il ne suffit pas d'y faire une simple ponction avec le trois-quarts; mais qu'il faut y faire une ouverture assez grande pour que son intérieur puisse suppurer et se mondifier avant que l'ouverture se rétrécisse. — Quoique cette cure, telle que je la propose, ne soit que palliative, puisque la plaie reste fistuleuse, je la crois cependant nécessaire, puisqu'elle allonge les jours du malade, qui n'a plus à craindre que l'accroissement des obstructions ou tumeurs squirrheuses pour lesquelles la pathologie médicale peut trouver des ressources; au surplus, il n'est pas impossible qu'il en résulte une cure radicale. Voici une observation qui le prouve.

---

## II.

### D'une hydropisie enkystée, attaquée par incision, et guérie sans fistule; par M. LE DRAN.

Une fille, âgée de quarante-deux ans, était depuis deux ou trois années malade d'obstructions dans le ventre, pour lesquelles elle avait vu plusieurs médecins. Pendant cette maladie, ses règles s'étaient dérangées, puis entièrement arrêtées; enfin son ventre commença à grossir; ses urines devinrent briquetées et en petite quantité; la fièvre s'alluma, il lui prit des vomissements très-fréquents: le ventre devint très-douloureux; elle était tourmentée de vents et d'une constipation pénible; enfin elle fut déclarée hydropique, et je fus mandé pour faire la ponction; c'était en 1746. — Je tirai environ quinze pintes d'une eau bourbeuse, mêlée de sang, et si puante, que toute la maison en fut infectée. Le ventre étant vidé, il me fut facile de distinguer à travers des téguments, dans la région iliaque gauche, une tumeur squirrheuse inégale, fixe en sa place, et qui paraissait grosse comme un petit melon. — Les accidents dimi-

nuèrent après la ponction; les urines revinrent assez belles, et en quantité raisonnable. — La qualité de la liqueur que j'avais tirée par la ponction m'avait fait conjecturer que c'était une hydropisie enkystée; mais je n'en avais pas la preuve, et je ne l'eus qu'au bout de huit à dix jours, que le kyste s'étant rempli à demi, j'en distinguai facilement les bornes dans une partie de sa circonférence, il semblait tenir à la tumeur squirrheuse. — En trois semaines, le kyste se remplit presque autant que la première fois. Alors, connaissant la nature de la maladie, que je n'avais pu connaître la première fois, parce que le kyste s'étendait par tout le ventre, je crus que la simple ponction avec le trois-quarts ne convenait pas, et qu'en vidant le kyste, il fallait empêcher qu'il ne pût se remplir. Je fis donc une incision assez grande pour qu'elle ne pût se resserrer promptement, et je la fis à l'endroit de la ligne blanche, un peu au-dessous de l'ombilic, afin que le fond du kyste, se rapprochant peu à peu de la tumeur squirrheuse sur laquelle il s'était formé, la plaie répondît toujours à sa cavité. — Il sortit par l'incision presque autant que la première fois d'une liqueur pareille, et aussi puante que la première que j'avais tirée trois semaines auparavant. Je mis dans la plaie une canule, pour l'empêcher de se trop resserrer, et pouvoir y faire les injections convenables. Cependant il survint de nouveaux accidents; la fièvre augmenta, accompagnée d'une espèce de délire qui ne laissait que quelques heures d'intervalle. Il survint un dégoût affreux et des nausées presque continuelles; la malade vomissait sur-le-champ tout ce qu'elle avalait, et comme le vin d'Espagne était la seule chose qu'elle ne vomît pas, on la soutint avec cette liqueur seule, dont elle prit six à sept onces par jour pendant trois semaines que tous ces accidents subsistèrent dans leur violence. — Pendant ce temps, il sortait tous les jours par la canule huit ou dix onces de liqueur rouge, bourbeuse, et aussi puante que le jour de l'opération, et j'y faisais soir et matin des injections d'eau d'orge et de miel rosat. Enfin, au bout de trois semaines, la liqueur qui sortait du kyste perdit un peu de sa couleur, et on y distinguait du pus.

Un matin, en la pansant, je vis sortir tout d'un coup douze à quinze onces de pus bien plus blanc que le reste. Je pensai que la tumeur s'était mise en suppuration, et qu'elle vidait sa matière dans le kyste, car au toucher elle parut considérablement diminuée de volume. Deux jours après, la violence des accidents commença à diminuer, et ils cessèrent peu à peu. L'intérieur du kyste se mit en bonne suppuration, et de jour en jour le pus perdait sa couleur rouge et sa puanteur. Sa quantité diminua de même insensiblement, de manière qu'au bout de six mois, il n'en sortait tous les jours qu'une cuillerée au plus par la canule, qui y était toujours, et qu'on ôtait de temps en temps pour la nettoyer. Sans doute que les parois du kyste se rapprochaient peu à peu. — Cela a subsisté dans ce même état pendant plus de deux ans; et enfin la malade ayant ôté un jour sa canule pour la nettoyer, elle ne put la remettre, et la plaie s'est fermée entièrement; avec le temps les règles sont revenues, et se sont arrangées suivant l'ordre naturel. — De toutes les hydropisies enkystées que j'ai traitées en ouvrant ainsi le kyste par une incision, celle-ci est la seule où j'ai vu le kyste se fermer entièrement.

---

### III.

*Hydropisie enkystée entre le péritoine et les muscles du bas-ventre*; par M. MOUTON.

Une fille âgée de trente-sept ans, d'un tempérament fort et robuste, fut attaquée tout-à-coup, le 18 juin 1729, d'un engourdissement avec douleur à la cuisse et à la jambe gauche qui la mit hors d'état de marcher; les chirurgiens traitèrent cette maladie de rhumatisme, et lui firent les remèdes convenables pendant deux mois, sans donner aucun soulagement à la malade; au contraire, à l'engourdissement et à la douleur se joignit une enflure de la cuisse et de la jambe, qui augmentait de jour en jour; cependant la malade fut réglée comme à son ordinaire pendant les huit premiers mois de sa maladie, et sans fièvre. Vers le 20 novembre de la même année, on s'aperçut que son ventre grossissait, elle eut des douleurs plus aiguës, des frissons, et de la fièvre, qui la mirent en danger pendant huit mois. Les grandes douleurs étant un peu diminuées, elle se fit transporter à Paris, vers la fin du mois

de mars 1730, pour consulter plusieurs chirurgiens, entre autres M. Boudou, et tous furent d'avis qu'il y avait hydropisie et squirrhe; on lui conseilla la ponction, et elle ne voulut jamais s'y soumettre; elle fut attaquée d'une vive douleur avec pulsation depuis les dernières des fausses côtes jusqu'à la crête de l'os des îles du côté gauche, et n'avait du soulagement qu'en faisant appuyer la tête de sa garde de toutes ses forces sur le côté.

Vers la fin de février 1731, je lui trouvai le ventre extrêmement gros, la peau tendue comme un ballon, et quelques duretés en différents endroits de l'intérieur. La liqueur contenue ne répondait presque pas en frappant sur les côtés du ventre. Pendant les deux dernières semaines de sa vie, elle ne pouvait se tenir dans son lit qu'à genoux; elle avait de grandes nausées sans vomir, et il semblait qu'elle allait étouffer à tout instant; enfin, après avoir souffert pendant près de trois ans, elle mourut. Je fis l'ouverture du cadavre en présence de M. Manteville, mais auparavant je pris la grosseur du ventre en mesurant par le dos circulairement sur le nombril; il avait de circonférence six pieds sept pouces; et depuis le cartilage xiphoïde jusqu'en bas, trois pieds quatre pouces; je plongeai d'abord un trois-quarts dans le ventre pour tirer les eaux, mais il ne sortit par la canule qu'une matière glaireuse de couleur brune; je retirai la canule, et je fis une incision au côté gauche du ventre; je tirai par cette incision soixante pintes de matière de couleur et de consistance de lie de vin, sans aucune odeur; le kyste vidé était devenu par le rapprochement de ses parois de l'épaisseur de quatre pouces, et parsemé d'hydatides: tous les muscles du bas-ventre étaient presque effacés; je ne trouvai point d'eau dans la capacité; les viscères étaient sains.

---

### IV.

*Hydropisie enkystée du péritoine*; par M. DE LA CHAUD.

Une fluctuation bien décidée dans le ventre d'une femme reconnue hydropique, détermina à lui faire la ponction, à la faveur de laquelle on évacua vingt pintes d'eau assez louable pour la première fois. Un mois après, on fut obligé de réitérer l'opération ; la matière était toute bourbeuse ; on en tira quinze pintes ; cinq semaines après, on eut par une troisième opération environ dix pintes d'une matière toute purulente, néanmoins sans odeur désagréable : on n'en put avoir davantage à cause des flocons d'une matière grossière qui bouchait la canule ; après cette troisième opération la fièvre augmenta ; elle dura l'espace de trois semaines, au bout duquel temps la malade mourut. — J'en fis l'ouverture ; je trouvai dans un sac environ douze pintes d'une matière suifeuse ; je remarquai de plus que le sac était adhérent au péritoine, et que l'amas était entre les deux lames du péritoine. La malade avait été dans le premier temps, l'espace d'une année, sans se faire aucun remède, craignant d'être enceinte.

————

## V.

*Hydropisie de l'ovaire;* par (feu) M. MONTAULIEU le fils.

Une femme, âgée de quarante-cinq ans, après une perte de sang qui la réduisit dans un état d'épuisement considérable, fut attaquée d'hydropisie au bas-ventre, pour laquelle je répétai la ponction jusqu'à dix-neuf fois dans l'espace d'onze mois ; les eaux sur la fin avaient un peu la consistance de gelée. J'en tirai à chaque fois régulièrement dix-huit à vingt pintes : la malade n'en paraissait pas plus affaiblie, et ne gardait même le lit que le jour de la ponction ; cependant elle prit du chagrin dans les derniers temps, et tomba dans une fièvre lente ; elle mourut le 13 mars 1732. — Je fis l'ouverture du cadavre ; j'évacuai d'abord les eaux que je trouvai assez semblables à celles que j'avais vidées par la dernière ponction, et à peu près en même quantité : après les avoir fait toutes écouler, j'aperçus un kyste qui couvrait tout le ventre ; ce kyste était attaché par les parties antérieures et internes aux muscles transverses, et formait par sa partie postérieure une espèce de plancher qui cachait absolument tous les viscères du bas-ventre, sans y être adhérent ; il se confondait en haut avec l'épiploon, et était attaché en bas, mais du côté gauche seulement, au ligament large de la matrice et à la trompe. La matrice était plus élevée qu'à l'ordinaire, et s'inclinait du même côté ; la trompe, qui avait

été obligée de se prêter à l'extension du kyste, avait acquis en conséquence plus de longueur qu'à l'ordinaire, et elle était grossie à proportion : le morceau frangé se faisait reconnaître aisément à son extrémité, et une partie de l'ovaire à la surface externe du kyste : il était épais de quelques lignes : il était garni d'un grand nombre de vaisseaux, et donnait naissance intérieurement à plusieurs masses ou tumeurs squirrheuses et ulcérées ; on en remarquait trois plus grosses que le poing, qui étaient épanouies en forme de choux-fleurs ; les autres étaient moins grosses, mais en plus grand nombre, de sorte qu'on ne voyait dans presque toute la surface interne du kyste que de semblables tumeurs, plusieurs petits abcès, et quelques hydatides de différente grosseur. Après avoir détaché le kyste, je découvris les viscères que je trouvai sains. L'on ne remarquait dans la capacité aucun épanchement ; les eaux étaient toutes renfermées dans le kyste. — Cette hydropisie s'était formée lentement. La tumeur du ventre, qui avait paru d'abord circonscrite, s'était accrue sans douleur, comme dans les grossesses, et n'avait causé dans ses progrès d'autres incommodités à la malade que celles qui provenaient naturellement du volume et de la pesanteur des eaux : les téguments et les muscles avaient conservé leur épaisseur ordinaire, et les extrémités inférieures ne s'enflaient que lorsque le ventre était extrêmement plein. Ces signes me firent présumer que l'hydropisie était enkystée ; mais ce qui servit le plus à m'en assurer, fut l'examen que je fis du ventre dès la seconde ponction : je sentis, après l'entière évacuation des eaux, plusieurs paquets de tumeurs squirrheuses qui étaient flottantes, et qui, par là, semblaient désigner assez cette espèce d'hydropisie : quelques-unes de ces tumeurs paraissaient occuper le centre de la capacité, d'autres s'étendaient sur les côtés, mais aucunes n'étaient sensibles, lorsque le ventre était plein d'eau. — Ces dernières circonstances me firent connaître qu'il eût été dangereux de s'éloigner dans l'opération du lieu où je l'avais faite d'abord, et cela à cause du voisinage de ces tumeurs qu'on aurait pu rencontrer avec le trois-quarts, ce qui aurait au moins rendu l'opération infructueuse. Le seul accident qui survint dans l'opération, fut une légère hémorrhagie qui parut vers la fin de l'écoulement des eaux, et qui était occasionnée vraisemblablement par l'af faissement du kyste, lequel, en rapprochant ces tumeurs, les exposait à être blessées par l'extrémité de la canule, mais surtout pendant la forte contraction des muscles du bas-ventre, lorsque la malade était travaillée de la toux, ce qui m'obligeait quelquefois à finir l'opération avant l'entière évacuation des eaux.

------

## VI.

*Hydropisie compliquée de squirrhes énormes aux deux ovaires;* par M. MA-LAVAL.

Une dame de condition, d'une complexion excellente, ayant eu plusieurs enfants, se trouva incommodée, environ à la quarantième année de son âge, de quelques dérangements prématurés qui l'obligèrent à faire plusieurs remèdes. Après un an ou environ d'usage de ces différents remèdes employés sans succès, on s'aperçut de deux tumeurs situées dans les régions latérales de l'hypogastre, l'une à droite, l'autre à gauche, que je jugeai être les deux ovaires grossis et endurcis : les fondants et les apéritifs les plus accrédités ne purent empêcher ces tumeurs de grossir au point qu'on les voyait faire bosse en dehors : elles étaient fort mobiles, de sorte que quand la malade se couchait sur le côté droit, la tumeur gauche tombait sur l'autre, et quand elle se couchait sur le gauche, la droite tombait à son tour sur celle-là. Ce fut alors que, désespérant de guérir une telle maladie, les médecins de la malade et moi lui conseillâmes de cesser tous remèdes, les croyant plutôt nuisibles qu'utiles : mais séduite par les promesses magnifiques des personnes qui n'étaient ni médecins ni chirurgiens, elle fit usage de leurs remèdes pendant fort long-temps, et enfin elle tomba dans une hydropisie qui la conduisit à la mort.

Je fis l'ouverture de son corps en présence de M. Sidobre, son médecin, et cette ouverture nous prouva que nous avions connu exactement la maladie dès son commencement; car les deux tumeurs dont j'ai parlé étaient en effet les deux ovaires; je les détachai très-facilement, ne tenant qu'aux ligaments larges de la matrice. Ces ovaires, ayant été pesés en notre présence, furent trouvés, l'un du poids de quinze livres, et l'autre de douze; je les ouvris; leur substance était comme glanduleuse, avec plusieurs hydatides de grosseur différente, depuis celle d'un pois jusqu'à celle d'une noix. — La matrice était fort petite et dure; le foie était aussi un peu dur et plus pâle que dans l'état naturel : l'épiploon était presque tout fondu, n'ayant aucune substance graisseuse, mais il était parsemé de grains ressemblant en grosseur, figure et couleur, à des grains de grenade : le mésentère participait un peu au vice de l'épiploon, et ses glandes étaient obstruées.

------

## VII.

*Hydropisie enkystée de l'ovaire attaquée par incision;* par M. DELA-PORTE.

Une femme, âgée de cinquante-sept ans, fut attaquée d'une hydropisie du bas-ventre, dont le volume devint énorme. La peau, vers la région hypogastrique, était couverte de phlyctènes, et partout ailleurs fort œdémateuse. —Appelé au secours de la malade, je portai mes deux mains pour m'assurer de la fluctuation ; mais je n'aperçus qu'une ondulation sourde : je fus d'avis de porter un coup de trois-quarts à l'endroit ordinaire ; il ne sortit rien par la canute. J'introduisis un stylet pour faciliter la sortie du liquide ; je ne vis rien sortir, mais je m'aperçus que le bout du stylet était chargé d'une humeur gélatineuse, dont il sortit environ plein une coquille d'œuf. Le lendemain matin, m'étant muni d'un trois-quarts crénelé pour guider l'incision que j'avais préméditée, je plongeai cet instrument à quelques travers de doigts au-dessus de la lèvre antérieure de l'os des îles du côté gauche, pour faire une incision dirigée le long des muscles du bas-ventre latéralement de bas en haut et obliquement. Je fendis les muscles du bas-ventre et le péritoine d'environ cinq travers de doigts. Il sortit du bas-ventre, gros comme la tête d'un enfant, d'une matière pareille à de la gelée. J'en tirai d'abord environ dix livres, et, dans l'espace de deux heures et un quart, près de trente-cinq livres pesant. Je fis rapprocher les lèvres de la plaie ; j'appliquai des compresses graduées, les médicaments convenables et l'appareil ordinaire. — A la levée du premier appareil, l'évacuation de la même matière fut évaluée à quinze livres :

le lendemain les urines furent très-abondantes. Le soir je trouvai que l'incision que j'avais faite s'était fort rétrécie, et ne permettait pas la sortie de la gelée, ni l'introduction de mes doigts. Je la dilatai de trois travers de doigts du côté de l'angle supérieur. La dilatation faite, je retirai environ cinq à six livres de gelée; c'était le troisième jour de l'opération.

Dans la nuit du trois au quatre, il survint un dévoiement à la malade; le quatrième jour de l'opération, il sortit dans les deux pansements environ quatre livres de gelée. La nuit du quatre au cinq, il sortit une abondance considérable de sérosités par la plaie; l'appareil et le lit en étaient baignés. — La nuit du cinq au six de l'opération, les sérosités continuèrent à couler en abondance; il sortit au pansement du matin une livre de gelée. Je trouvai la plaie blanche et couverte d'eschares, qui annonçaient une disposition gangreneuse. Le dévoiement persistait; la fièvre survint; ce qui me fit penser que la malade succomberait bientôt. — La nuit du sept au huit, la malade fut moins faible, et l'abondance des sérosités ne fut pas si grande. Du huit au neuf, je m'aperçus qu'il y avait un peu de délire, que le pouls était fort faible, et que l'humeur qui sortait par la plaie était putride. — Le lendemain, dixième jour de l'opération, il sortit par la plaie une livre de gelée, en comprimant légèrement la circonférence du ventre, qui pour lors était mollet, mais fort flasque. La malade mourut de faiblesse et d'épuisement le treizième jour de l'opération, après avoir fourni soixante-sept livres de l'humeur gélatineuse, à différentes reprises. — Je procédai à l'ouverture du cadavre en présence de plusieurs de mes confrères; l'on trouva une tumeur enkystée d'un volume considérable, qui occupait toute la capacité du ventre jusqu'à l'hypochondre droit, s'avançait sur le gauche, et repoussait une partie des intestins vers le diaphragme. — Nous suivîmes cette tumeur en séparant les adhérences qu'elle avait contractées par une espèce de tissu cellulaire au péritoine, au mésentère, et très-étroitement à la vessie et au rectum. Cette tumeur, ramassée à la grosseur d'un œuf de poule vers sa racine, prenait naissance à l'ovaire du côté droit, qui formait toute cette masse. La trompe du même côté et le ligament large étaient entièrement confondus avec la tumeur, et ne formaient

qu'un même corps, et l'extrémité de la trompe ou le corps frangé s'épanouissait sur la tumeur. — Cette tumeur n'était pas égale partout; elle était plus grosse vers le bassin; elle formait différentes bosses d'inégale grandeur. Sa surface extérieure était unie dans la plus grande partie de son étendue; mais de plusieurs points de cette surface se détachaient de petites portions membraneuses qui l'attachaient aux parties que j'ai dénommées.

La matrice était dans son état naturel, portée seulement un peu du côté droit, suivant la direction de la tumeur formée par l'ovaire du même côté, et l'ovaire du côté gauche était parfaitement sain. — Cette tumeur avait été entamée de près de quatre doigts par l'incision que j'avais faite lors de l'opération. Il y avait en outre deux ouvertures ou crevasses dans le corps de la tumeur, qui s'étaient faites par pourriture, et qui avaient laissé échapper la matière gélatineuse dans toute la capacité du ventre. — Nous trouvâmes l'intérieur de la tumeur plein de cellules et de kystes particuliers, remplis de la même humeur gélatineuse. — Cette maladie avait commencé il y avait dix mois à la suite d'une perte de sang que la malade eut pendant quelques jours; elle sentit alors de la douleur au bas-ventre, et peu à peu il grossit au point que j'ai dit. — Si on eût fait plus tôt l'incision, n'aurait-on pas empêché le progrès de la tumeur, et par conséquent l'accumulation d'une aussi grande quantité d'humeurs? Mais en supposant que cette opération, faite un peu plus tôt ou un peu plus tard, ne peut avoir de succès, ne serait-il pas possible d'entreprendre d'emporter le foyer de la maladie, je veux dire la tumeur formée par l'ovaire; quand la cause ne dépend que d'un vice idiopatique, et que l'on a pu reconnaître dès les commencements, que c'est l'ovaire même et l'ovaire seul qui est malade.

———

## VIII.

*Remarques sur les observations précédentes, avec un précis de quelques autres, sur le même sujet; par M. Mo-RAND.*

L'Académie a reçu sur ce sujet quelques autres observations, desquelles, jointes à celles que l'on vient de lire, il résulte plusieurs remarques utiles.

*Première remarque.* On regarde en général l'hydropisie enkystée comme une maladie rare, et il faut convenir que l'ascite simple est bien plus commune. Cependant l'hydropisie enkystée est moins rare qu'on ne le pense, et l'on peut même en établir de plusieurs espèces. — On lit dans l'Histoire de l'Académie royale des sciences, année 1718, un exemple peut-être unique d'un kyste fort mince, assez semblable à une baudruche très-fine, égal partout, flottant dans le ventre avec les eaux mêmes, et formé probablement par l'épaississement des parties branchues de l'eau, comme celui d'une grosse hydatide. Ce kyste fut tiré en partie par la canule du trois-quarts que l'on avait introduit pour l'opération de la paracenthèse faite à l'ordinaire. A l'ouverture que je fis du cadavre, on trouva le reste du kyste isolé de toutes parts. — L'observation de M. Mouton est un exemple à joindre à ceux qui sont déjà connus de l'hydropisie enkystée entre le péritoine et les muscles du bas-ventre. Celle de M. Lachaud est à peu près semblable, avec cette différence qu'il prétend que l'hydropisie était entre les deux lames du péritoine, et ce n'est pas la première fois qu'on a tenu ce langage; mais les anatomistes ne l'admettent point, et je crois que cette hydropisie prétendue entre les deux lames du péritoine n'est autre que celle de l'espèce rapportée par M. Mouton. — Il est une troisième espèce d'hydropisie enkystée beaucoup plus commune; c'est celle de l'ovaire. M. Montaulieu le fils et M. Delaporte en ont donné des exemples. J'ai soigné à peu d'intervalle de temps les unes des autres cinq femmes attaquées de cette maladie, et elles m'ont fourni matière à différentes observations. En général, ce sont les tuniques membraneuses de l'ovaire même qui font le kyste. J'en ai vu un exactement détaché de toute part, hors à l'endroit de son pédicule très-étroit qui prenait naissance de l'ovaire. Ces tuniques sont susceptibles d'une dilatation prodigieuse. J'ai dans mon cabinet le kyste d'une hydropisie de l'ovaire qui m'a été donné par M. Vacher, et qui contenait dix pintes de liqueur. M. Duret le fils, chirurgien à Vitry-le-Français, envoya à l'Académie, en 1740, l'histoire d'une hydropisie de cette espèce, dont le kyste contenait cinquante pintes d'eau; il avait distendu le bas-ventre à un tel point, que la malade était obligée de porter ses jupes à quatre doigts des aisselles. Quelquefois le kyste est garni en dedans de masses squirrheuses qui naissent de sa surface interne, et qui sont susceptibles d'un accroissement d'autant plus considérable qu'elles sont moins bornées dans la cavité du kyste. J'ai trouvé deux ovaires de cette espèce qui furent pesés vides de leurs eaux ; l'un pesait quatorze livres et l'autre vingt-sept. ( Il arrive quelquefois que l'ascite simple se trouve compliquée du squirrhe des ovaires, sans eaux contenues dans leurs membranes. On vient de lire une observation de M. Malaval à ce sujet. ) Si l'on joint à cela les hydropisies particulières de chaque viscère, dont les tuniques naturelles servent de kyste aux eaux, on conclura qu'il y a bien des espèces particulières d'hydropisies enkystées, assez légèrement envisagées par les auteurs, peut-être même peu connues.

*Seconde remarque.* Il n'est pas possible ( l'hydropisie de l'ovaire étant une maladie constatée) qu'elle n'ait présenté des signes diagnostics capables de la faire connaître. M. Montaulieu en a établi quelques-uns dans son observation. Il m'est arrivé plusieurs fois d'annoncer des hydropisies de cette espèce qui ont été trouvées telles après la mort. On pourra porter le même jugement en pareil cas , en profitant des remarques suivantes. — 1° Si l'on est à portée d'observer le mal dans sa naissance, le siége de la tumeur doit fixer l'attention ; il est simple qu'une tumeur de l'ovaire qui commence à se former n'occupe qu'un côté de l'hypogastre, ce n'est que lorsqu'elle est devenue considérable qu'elle peut simuler l'ascite. M. Durand , chirurgien - major du régiment de Lorraine, a donné à l'Académie, en 1751, l'histoire d'une hydropisie de l'ovaire qui avait commencé par une douleur sourde et pesante, vers la partie latérale de la région iliaque, et, tant que vécut la malade, cet endroit était toujours resté affecté plus que toutes les autres parties du ventre. — 2° Les femmes qui ont cette maladie sont fort peu incommodées, ou même ne le sont point du tout dans les commencements. Celle qui fait le sujet de l'observation précédente s'en était ressentie pour la première fois au commencement d'une grossesse qui n'en fut pas moins heureuse; son ventre augmentant toujours par l'accroissement de l'hydropisie , elle eut encore trois grossesses, et ce ne fut qu'à la dernière que l'enfant ne vint point à terme ; cependant la maladie ne fut pas fort longue, puisque, commencée en août 1745, elle se termina par la mort de la malade, en décembre 1749, et néanmoins le kyste était agrandi au point de contenir environ vingt-cinq pintes de liquide. Dans l'observation de M. Duret, qui donne l'exemple du kyste le plus considérable pour la capacité, il est rapporté que le cours des urines avait toujours été régulier; ce qui est bien opposé à ce qui se passe dans une hydropisie ascite. Les femmes à qui l'on a fait la ponction dans ce cas ne sont incommodées que du seul poids de la tumeur dans les intervalles de l'opération. Il m'est arrivé plus d'une fois d'attendre chez elle une dame de condition, pour me trouver au rendez-vous pris avec elle, pour lui faire la ponction; elle partait souvent pour la campagne le lendemain après avoir rendu communément dix-huit pintes d'eau, et elle y mourut des suites d'une indigestion. Enfin cette maladie peut être portée très-long-temps. M. Tacheron, chirurgien à Villers-Cotterêts, a trouvé une hydropisie de l'ovaire dans le cadavre d'une fille morte à quatre-vingt-huit ans, dont la maladie avait commencé à l'âge de trente: le kyste occupait toute la capacité de l'abdomen, excepté le bassin. — 3º La liqueur de ces hydropisies n'est pas toujours pareille à celle de l'ascite; elle est quelquefois fort épaisse, lourde, assez souvent semblable, sans être pourtant grasse, à ce que l'on nomme *amurca*, qui est la partie la plus épaisse de l'huile réservée dans les tonneaux: elle est quelquefois gélatineuse, et dans l'observation de M. Delaporte, elle avait une consistance presque couenneuse. — 4º Cette différence dans la consistance de la liqueur fait que la fluctuation n'est pas toujours aussi sensible que dans l'ascite. De plus, les eaux sont quelquefois très-éloignées des doigts, parce qu'à l'épaisseur des téguments il faut encore ajouter celle du kyste plus ou moins considérable, et quelquefois celle des masses squirrheuses qui en garnissent la paroi interne. La femme de Vitry-le-Français avait cinquante pintes d'eau dans son kyste; l'on ne s'en doutait point, et sa grosseur fut prise pour un squirrhe. — 5º Les masses squirrheuses, dont j'ai parlé, se font sentir quelquefois au tact; on les compte, on en prendrait, pour ainsi dire, la mesure, et il n'y a point de viscère qui puisse fournir des squirrhes pareils pour la forme, la circonscription, etc. Il m'est arrivé plusieurs fois

de porter le trois-quarts dans ces masses, il en sortait du sang; je reportais le trois-quarts en d'autres points, l'eau sortait, et il ne résultait de la fausse ponction d'autre accident que la douleur passagère d'une piqûre.

*Troisième remarque.* On peut fort bien mettre en question s'il ne conviendrait pas d'attaquer les hydropisies enkystées par incision. M. le Dran a donné deux observations sur cela, bien capables de nous encourager, et il a raison de conseiller l'opération avant que la tumeur soit portée à un volume trop considérable. La tentative faite par M. Delaporte était courageuse, mais elle a été faite trop tard, et plutôt pour soulager la malade que pour la guérir. Il est à souhaiter pour le succès que l'on tire de l'eau; si la matière est épaisse à un certain point, ou même gélatineuse, elle sera plus susceptible de putréfaction. Il y a un cas où il faudrait toujours tenter l'incision; celui par exemple qui fait le sujet de l'observation de M. Lachaud: tout amas de liqueur qui tourne à suppuration rentre dans la classe des apostèmes, et l'opération est d'un grand secours pour le malade. — Elle ne peut pas être aussi utile pour l'hydropisie de l'ovaire, compliquée de masses squirrheuses en dedans, et l'on en sent aisément la raison. J'ai tâché d'établir des signes capables de faire connaître ces maladies dans leur commencement, et je crois qu'on doit louer M. Delaporte d'avoir osé le premier faire la question, si on ne pouvait point alors extirper l'ovaire avec la maladie. On châtre les femelles non-seulement des volatiles, mais même des quadrupèdes, sans danger. Cette opération appliquée aux femmes n'a point paru une chimère à Félix Platerus et à Diemerbroeck; c'était, au rapport d'Hesychius, une opération commune chez les Lydiens, pour des raisons qui ne sont point de l'art. De Frankenau en avait vu une faite par hasard à la suite d'une plaie au ventre, réussir (1). Je conviens qu'en supposant des adhérences du kyste avec les parties ambiantes, cela n'est pas faisable; mais ce serait dans les commencements qu'il faudrait le faire, et alors il n'y a point d'adhérence. La chirurgie moderne est capable de grandes entreprises; on ne saurait lui ouvrir trop de vues pour guérir.

_____

(1) Satiræ medicæ, p. 41.

OBSERVATIONS SUR DES PLAIES D'ARMES A FEU COMPLIQUÉES SURTOUT DE FRACAS DES OS ; par M. BOUCHER.

### SECONDE PARTIE,

*Où l'on examine en général si, dans les cas de la nécessité absolue de recourir à l'amputation, il est plus avantageux de la faire d'abord que de la retarder.*

Quelque décidé que je paraisse contre l'amputation dans les plaies d'armes à feu, même celles qui sont compliquées de fracas des os, et quelque confiance que je témoigne avoir dans les ressources de la nature, je ne prétends pas que l'on doive s'abandonner aveuglément à ses efforts, et en attendre toujours des miracles. J'ai dit au contraire qu'on ne peut en certains cas raisonnablement espérer d'obtenir le rétablissement du sujet, qu'en le privant pour toujours du membre blessé, et j'ai ajouté que pour lors c'est prudence au chirurgien de ne pas trop différer ; décision qui est conforme à la doctrine et à la pratique de tous les grands maîtres de l'art, comme il paraît par les divers traités que nous avons sur cette matière. — Peu de jours après que l'on eut lu mon Mémoire à l'Académie, M. Faure, ancien chirurgien aide-major des armées du roi, en est venu lire un dans lequel il prétend prouver que dans les plaies d'armes à feu, compliquées au point d'exiger l'amputation, il faut attendre la cessation des accidents pour pouvoir en espérer un heureux succès. — Cette proposition se trouvant opposée à celle que je viens d'énoncer, et l'Académie ayant souhaité que ce point de discussion fût approfondi, elle m'a communiqué le Mémoire de M. Faure, pour me mettre à portée de produire mes réflexions. Voici l'extrait de ce mémoire. — Les amputations promptes ne servent, selon M. Faure, qu'à faire naître des accidents plus fâcheux que ceux qu'on avait à craindre auparavant : ces accidents sont « la fièvre aiguë, la tension » et l'inflammation du moignon, qui » pour lors, dit-il, ne fournit qu'une » sanie rougeâtre, des douleurs vives, » suivies de mouvements convulsifs qui » s'emparent bientôt de tout le corps. » M. Faure ajoute qu'il a été le témoin des tristes effets de ces amputations précipitées après la journée de Fontenoy, assu-

rant qu'il n'est pas réchappé dans les hôpitaux de Lille et de Douai plus de trente à quarante blessés, de près de trois cents qui ont subi cette opération. Il suppose que ces mauvais succès proviennent de ce qu'on l'a pratiquée dans un temps de trouble et de désordre, et qu'on n'a pas laissé le temps aux blessés de se remettre de l'ébranlement que le coup à excité dans tout le corps. Plein de cette idée, l'auteur prit la résolution de remettre les amputations qui lui restaient à faire au temps où les accidents seraient cessés ou calmés : en conséquence, il fit mettre en réserve, dans les hôpitaux de Douai, où il était employé, dix blessés, chez lesquels cette opération était absolument indiquée, au jugement de tous ses confrères : « Je m'en tins, » dit-il, en attendant le temps désiré, » aux pansements que leurs blessures » exigeaient, ouvrant les dépôts qui sur-» venaient ; enfin, observant toutes les » règles de l'art, je conduisis ces blessés » à un mois de distance de leurs blessu-» res ; ce ne fut point sans qu'ils essuyas-» sent tous les accidents que les coups » de feu sont capables de faire ressentir » lorsqu'il y a fracture.....; ils tombèrent » dans un affaissement considérable ; ils » étaient d'une maigreur étonnante. » — De ces dix sujets, il n'y en a qu'un dont M. Faure ait fait une observation détaillée ; elle mérite bien que j'en donne un extrait circonstancié. — Un volontaire anglais, âgé d'environ vingt-cinq ans, fut assailli à Fontenoy d'un coup de canon qui lui brisa la tête de l'humérus, endommagea l'acromion, et détruisit en partie le muscle deltoïde. Dans le même moment un coup de fusil lui fit une fracture complète à la partie moyenne inférieure de la jambe. On ne fit les premiers jours qu'appliquer des topiques sur les deux blessures. Il survint cependant un gonflement considérable et des dépôts au bras, à l'avant-bras et à l'épaule ; la jambe n'était pas dans un meilleur état que le bras, et il y avait une tension étonnante dans toute sa circonférence, avec grande inflammation, les environs de la plaie étant arides et menacés de mortification. On débrida les plaies dans l'hôpital de Douai, où le sujet fut transporté ; on tira les corps étrangers et les pointes d'os qui causaient de l'irritation, etc. Le blessé passa ainsi plus d'un mois à combattre contre les accidents les plus fâcheux, au grand étonnement des assistants qui étaient persua-

dés qu'il n'en reviendrait pas ; il demandait cependant avec instance qu'on lui
fît l'amputation du bras ; mais les chirurgiens consultants étaient tous d'avis
qu'elle n'était plus praticable pour lors,
à cause de l'appauvrissement du sang
et de l'épuisement du sujet ; que, pour
en espérer quelque chose, il aurait fallu la
faire d'abord ou peu de temps après le coup
porté ; que d'ailleurs l'état de la jambe
exigeait une seconde amputation. Malgré
ces raisons, M. Faure, sur les grandes
instances du blessé, entreprit l'amputation dans l'article, espérant tirer parti
de la jambe sans ce fâcheux secours.
Après avoir dégagé la tête de l'humérus
qui était en pièces, il scia le bout de l'a-
cromion, et appliqua sur la plaie le lambeau inférieur qu'il avait conservé assez
grand pour suppléer au supérieur, la
partie qui devait former celui-ci se
trouvant presque détruite par le coup.
Le sujet soutint très-bien cette opération.
On eut au bout de deux fois vingt-quatre
heures un commencement de suppuration louable, sans apparence d'accident,
« et elle fut bien établie après les trois
» ou quatre premiers pansements dans
» l'endroit où le lambeau n'avait pu re-
» couvrir la plaie de l'amputation ; car,
» dans tous les points où il put s'éten-
» dre, la réunion se fit très-bien. On
» s'aperçut au bout de quelques jours que
» la plaie de la jambe se ranimait, qu'il
» en coulait de bon pus, et que les bords
» tendaient à se cicatriser. » Il ne fallut
que deux mois pour obtenir la guérison
parfaite des plaies, l'exfoliation s'étant
faite au bout de l'acromion et à la cavité
glénoïde de l'omoplate. — M. Faure, en-
hardi par les espérances que lui donnait
l'état favorable de ce sujet, ayant trouvé
que les plaies des neuf autres mis en
réserve étaient dans un état pitoyable
et pleines de mauvaises chairs, qu'il en
découlait une sanie rougeâtre au lieu de
pus, et qu'il n'y avait pas d'apparence de
réunion dans les os cassés, les sujets d'ailleurs se trouvant réduits par l'impression
des accidents (qu'ils avaient essuyés pendant six semaines), à un état d'épuisement et de maigreur considérable, se
détermina à les amputer tous, quinze
jours après l'amputation faite au premier sujet, ce qu'il exécuta en présence
de M. Majaut, chirurgien-major de l'hôpital militaire de Douai. Il commença
par un blessé qui avait une fracture à la
cuisse, attendu qu'il lui parut le plus en
danger : celui-ci soutint très-bien l'opé-

ration, « et jamais je ne fus plus surpris,
» dit M. Faure, de voir au bout de quel-
» ques jours la suppuration bien établie
» sans aucun accident, le malade même
» prendre de l'embonpoint à mesure que
» le temps avançait. » — M. Faure ne
fait qu'indiquer les plaies des autres sujets, dont voici la liste. — Une fracture
dans l'articulation du genou, la balle
ayant traversé cette articulation ; pourquoi on fit l'amputation de la cuisse. —
Une fracture complète à la partie supérieure de l'avant-bras, qui s'étendait
jusqu'à l'articulation avec l'humérus. —
Une plaie à la partie inférieure de l'avant-
bras, avec fracas des os du carpe. — Une
plaie à la partie moyenne supérieure de
l'humérus, qui avait brisé l'os de plus
de la largeur d'un pouce. — Une fracture
aux premiers os du métacarpe, qui se
communiquait aux os du carpe. — Le
calcanéum fracassé et le tendon d'Achille
déchiré. — Une blessure à la partie
moyenne de la jambe avec grand fracas
des deux os. — Une fracture complète à
la partie inférieure de la jambe, qui se
communiquait aux os du tarse. — Ces dix
sujets, ajoute M. Faure, soutinrent
très-bien leurs opérations ; il ne leur survint pas le moindre accident fâcheux, et
ils guérirent tous fort promptement. Il
conclut de là qu'il faut toujours retarder
l'amputation jusqu'à la cessation des accidents (c'est-à-dire à un mois ou six semaines au-delà du jour que le coup est
porté), si ce n'est dans certains cas où
elle ne peut être visiblement remise,
comme dans le cas d'une artère solitaire
ouverte, et lorsqu'un boulet de canon
a emporté un membre (1). — Si ce système était fondé, on ne se trouverait pas embarrassé à établir les justes bornes de la
confiance que l'on doit avoir dans la
nature, dans les plaies compliquées dont
il est question ; bornes qu'il est si difficile de fixer. Il importe donc beaucoup
d'approfondir ce point de pratique. Je
n'ai eu pour objet dans mon Mémoire
que les plaies compliquées de fracture,
qui sont faites par le mousquet ou armes
semblables. Celui de M. Faure comprend
aussi les blessures faites par le boulet,
la bombe, la grenade, etc. ; il est d'autant plus essentiel de savoir à quoi s'en

--------

(1) M. Ravaton est à peu près du sentiment de M. Faure ; mais il admet des
exceptions dont M. Faure ne fait pas mention.

tenir sur le point proposé, dans les plaies faites par ces armes terribles , que leurs accidents sont plus graves et plus pressants. — Pour procéder avec ordre dans la discussion de cet objet important , il faut distinguer avant tout les temps ou les divers périodes dans lesquels l'amputation peut être pratiquée ; j'en distingue trois. — Premièrement , le temps qui suit immédiatement le coup porté, et qui précède le développement des accidents. L'on sait que dans les plaies faites par armes à feu , la tension , le gonflement inflammatoire , les battements, les douleurs vives, la fièvre, etc., qui en sont les suites ordinaires , n'ont pas lieu tout d'abord , et que ces symptômes tardent plus ou moins à se montrer selon la grandeur et la complication de la plaie ; à quoi contribue aussi le tempérament ou la constitution du blessé. — Secondement, le temps où les accidents plus ou moins développés sont plus ou moins propres à affecter l'économie animale. — Troisièmement, le temps où les grands accidents ont relâché de leur violence, ou sont absolument calmés ; temps requis par M. Faure pour pouvoir opérer avec avantage (1).

Le corps, dans le premier temps, et encore mieux dans le moment du coup porté, doit être censé en général se trouver dans l'état le plus sain, et l'économie animale dans l'assiette la plus régulière qu'ils puissent être : or, cette disposition est sans contredit la plus favorable pour le succès de quelque opération que ce soit. L'amputation faite hors de ce temps doit occasionner plus ou moins de dérangement dans l'économie animale,

selon le degré d'ébranlement que le développement des accidents aura produit dans le genre nerveux. C'est en conséquence de ce principe que l'on croit ne pouvoir faire trop tôt les incisions et les dilatations requises dans toutes les plaies d'armes à feu. — En retardant l'amputation, lorsqu'elle est reconnue indispensable, les efforts de la nature tendant à la guérison sont en pure perte jusqu'au moment où l'on s'y détermine. C'est en vain que jusqu'alors elle s'est épuisée en suppurations continuées pendant le long espace du retardement supposé ; il faut qu'elle fasse de nouveaux efforts, qui doivent être portés bien au-delà de ce qu'elle a fait précédemment. On sait que les grandes plaies sont toujours fâcheuses, et souvent funestes, non-seulement par l'épuisement qui suit les longues et copieuses suppurations, mais encore par la fièvre qui accompagne nécessairement la suppuration , et qui la produit. Des plaies d'armes à feu aussi considérables que celles dont il est question supposent donc une fièvre proportionnée capable de porter le trouble dans l'économie animale , et de renverser les mesures de l'art les mieux concertées. Nous avons vu dans nos hôpitaux, lorsqu'ils ont servi d'asile aux blessés de Fontenoy, nombre de sujets être la victime de cette fièvre dans des plaies qui n'intéressaient guère que des parties charnues. Comment veut-on qu'un corps qui en a été tourmenté pendant un mois ou six semaines, soutienne mieux les assauts de celle qui doit avoir lieu pour la suppuration de la plaie qui suit l'amputation , que s'il n'avait pas essuyé la première.

Mais le danger du retardement ne se borne pas là ; l'on a encore à combattre les effets de la meurtrissure ou du déchirement des parties tendineuses et aponévrotiques , l'irritation des parties nerveuses par la présence des pointes des os cassés, l'inflammation de ces parties, le gonflement excessif du membre, les douleurs vives qui suivent les convulsions, les fusées d'abcès, la gangrène, et en conséquence les redoublements de fièvre, le délire, le cours de ventre, en un mot, le renversement de l'économie animale. Les inconvénients de l'amputation faite d'abord sont-ils comparables aux funestes effets qui doivent s'ensuivre de cette chaîne d'accidents. Combien de sujets seront assez heureux pour résister à leur violence, et pourront parvenir au

_____

(1) M. Faure , après s'être écrié sur le peu de succès des amputations faites aux blessés de Fontenoy, ajoute : « On aurait même dit que plus tôt on les opérait , et plus vite ils étaient condamnés à la mort. » Ces expressions font présumer d'abord qu'il est également décidé pour le retardement, dans le premier comme dans le second temps , dont il ne donne pas la distinction. Son système cependant paraît spécialement fondé sur les suites funestes qu'il a observé résulter de l'amputation faite dans le temps du développement des accidents , puisque la raison qu'il donne du peu de réussite du grand nombre d'amputations qu'il a vu faire, c'est qu'elles ont été faites dans un temps de trouble et de désordre , où toute la machine ( animale ) se trouvait en combustion.

temps marqué par M. Faure, pour entreprendre l'amputation avec plus d'avantage? Puisqu'on la suppose indispensable, d'un commun accord, c'est que l'on a tout lieu de craindre que les accidents à naître du désordre de la partie ne fassent sur l'économie animale des impressions assez fâcheuses pour que les sujets succombent. Si l'on peut réussir a en amener quelques-uns à ce temps désiré, ce ne peut être que par des incisions répétées, des dilatations douloureuses, des débridements très-sensibles, qui ajouteront autant de surcroîts d'irritation au genre nerveux; trop heureux d'y parvenir à ce prix : ainsi ces sujets auront du moins à essuyer plusieurs opérations pour une. Nous avons eu chez quelques-uns, réfugiés dans les hôpitaux, des preuves malheureuses du peu de fruit à espérer du retardement en pareil cas : l'accroissement non interrompu des accidents jusqu'à la mort, du côté de l'amputation (1).

On ne doit donc pas s'attendre à voir, dans le cas posé, les blessés lutter avec assez d'avantage contre les accidents du second période, pour qu'ils parviennent au troisième. Ce ne sera que par un effet du hasard que quelques-uns, dans un certain nombre, y parviendront; et il s'en faut bien que l'on soit fondé d'espérer qu'un tiers des sujets atteigne ce temps désiré, comme on l'est de pouvoir réchapper le tiers de ceux à qui l'amputation sera faite dans le premier temps. Ainsi l'on sent la différence qui doit résulter de ce dernier parti, d'avec celui du retardement, en supposant même que les amputations faites dans le troisième temps fussent toutes suivies de la réussite. — La liste suivante prouve que je n'avance rien de trop, lorsque je dis que l'on peut espérer avec fondement de sauver le tiers des sujets auxquels l'amputation est faite dans le premier temps: c'est un exposé du succès des amputations que j'ai vu faire dans notre hô-

---

(1) C'est ce qui a été spécialement observé par M. Vandergracht, à l'hôpital de Comtesse, à l'égard de quelques blessés de Fontenoy, auxquels l'amputation a été retardée, non pas dans la vue de prendre mieux son temps, mais dans l'espérance de pouvoir, sans son secours, tirer parti de leurs plaies ; d'autant plus qu'il était question de faire l'amputation de la cuisse et celle du bras dans l'article, l'une et l'autre réussissant plus rarement.

Chez deux de ces sujets (dont l'un était lieutenant de cavalerie dans le régiment de Vienne, et l'autre capitaine au régiment de la Couronne), la balle, après avoir fracassé la rotule, s'était nichée entre les condyles du fémur. Quoiqu'on en eût fait l'extraction, les saignées répétées coup sur coup, et les autres secours de l'art les mieux administrés, ne purent prévenir le gonflement inflammatoire, qui fut bientôt suivi de convulsions, et puis du délire. La section en travers de l'expansion tendineuse des muscles extenseurs de la jambe ne remédia point à ces fâcheux accidents. Ces deux blessés moururent dans les convulsions et le délire : le premier au douzième jour, le second au dix-septième. On avait proposé inutilement au dernier de consentir à l'amputation de la cuisse ; selon toute apparence elle n'eût pas eu l'effet désiré.

Un troisième (capitaine de cavalerie) avait le fémur cassé d'un coup de mousquet à six travers de doigts du genou;

la fracture était assez nette, mais fort oblique. On fit la réduction, qui ne put être maintenue : le bout inférieur de l'os s'engagea dans les chairs du côté interne, pendant que le bout supérieur sortait par la plaie du côté externe ; les lacs que l'on appliqua pour fixer les pièces dans l'état de réduction, ne servirent à rien. Le blessé tomba en convulsions, qui gagnèrent jusqu'à la mâchoire, de manière qu'il fut douze jours sans pouvoir ouvrir la bouche. L'amputation proposée fut rejetée, comme un secours trop tardif dans ces fâcheuses circonstances. Le sujet mourut le vingt-unième jour, dans les convulsions les plus violentes.

De ce nombre fut aussi un garde-du-corps, blessé à l'épaule d'un coup de fusil. La balle était restée enclavée dans la tête de l'humérus ; on la tira avec peine au cinquième jour, parce qu'elle était enfoncée dans la tête de l'os, qui se trouvait fracassée ; la cavité de l'omoplate était même endommagée. M. Andouillé, qui en fit l'extraction, proposa l'amputation dans l'article ; mais on ne put y déterminer le sujet, qui mourut le dix-septième de la gangrène au bras et à l'épaule.

Un cadet du régiment de la Couronne, dont il sera parlé ci-après, blessé à la jambe d'un éclat de bombe, eut le même sort; il périt le huitième jour.

Après ces exemples, ne doit-on pas regarder comme une sorte de miracle, que le sujet de la première observation de M. Faure ait pu subsister jusqu'au temps

pital de Saint-Sauveur, précisément dans le même temps ; savoir, immédiatement après la bataille de Fontenoy (1).

1. Un gendarme de la reine, le bras coupé quatre jours après la bataille, est sorti de l'hôpital parfaitement guéri le onze de septembre (2).

2. Un capitaine du régiment de Dillon, guéri de l'amputation d'un bras, faite sur le champ de bataille, pour une fracture de l'humérus.

3. Un capitaine du régiment de Hainaut, à qui l'on avait fait l'amputation de la jambe sur le champ de bataille, sortit de l'hôpital le 26 octobre, guéri.

4. Un lieutenant du régiment de Clare, guéri d'une amputation de jambe, faite six jours après la bataille : il n'était pas encore arrivé d'accident grave lorsqu'on la fit.

5. Un mousquetaire-noir, la cuisse amputée au quatrième jour, à cause de la fracture de la rotule, la balle étant restée engagée dans l'articulation. Il est mort le 25 mai.

6. Un maréchal-des-logis des gendarmes de Flandre, mort le 16 mai, quatre jours après l'amputation de la jambe, faite à raison du tibia brisé.

7. Un capitaine du régiment de la Couronne, ayant la partie inférieure de la jambe fracassée, on en avait fait l'amputation sur le champ de bataille; il mourut le 20 mai.

8. Un capitaine du régiment de Clare, mort le 19 mai, ayant eu le bras amputé le quatrième jour, pour une fracture complète de l'avant-bras.

9. Un capitaine du régiment de Dillon, mort d'hémorrhagie onze jours après

l'amputation de la jambe, faite sur le champ de bataille pour fracture complète.

— Ainsi de neuf sujets réunis dans le même endroit, qui ont subi l'amputation dans le premier temps, en voilà quatre guéris. — Cette opération remise au troisième temps, selon l'opinion de M. Faure, en supposant que les sujets soient assez heureux pour y parvenir, ne pourra avoir de succès qu'autant que la nature victorieuse du trouble causé dans l'économie animale par les accidents, se trouvera à portée d'en pouvoir dissiper les fâcheuses impressions ; sans quoi il est visible qu'on n'aurait rien gagné au retardement. Mais pour lors n'est-ce pas bien le cas de tout attendre des ressources de la nature dûment secondée par l'art, sans être réellement obligé d'en venir au remède extrême de l'amputation? Puisqu'on la suppose sur le point de se mettre au-dessus des obstacles qui contre-balançaient ses efforts salutaires, le relâchement, qui doit dès lors s'ensuivre, donne au chirurgien la facilité de les seconder avec fruit. C'est sur ce fondement que M. Théri, chirurgien en chef de l'hôpital de Comtesse, qui était de la seconde consultation faite pour le sujet de la première observation de mon Mémoire, s'opposa à l'amputation proposée environ un mois après le coup porté, quoique la jambe fût gonflée et abreuvée. C'est par la même raison que l'on a été autorisé d'espérer un heureux succès des plaies, qui font l'objet de mes autres observations, dès qu'on a vu les sujets se soutenir au-delà du terme, où l'on voit communément les autres succomber dans de pareilles plaies.

En effet, dans le nombre d'environ cent cinquante blessés réunis dans nos deux hôpitaux de Comtesse et de Saint-Sauveur, dont les plaies étaient aux extrémités, ceux à qui l'on n'a pas jugé l'amputation nécessaire dans le premier temps, ou sont guéris sans qu'on n'y ait été obligé dans la suite, ou ont succombé dans le second temps à la violence des accidents, sans avoir pu atteindre le troisième. — C'est sans succès que l'on a tenté à deux de ces sujets de prévenir les suites funestes dont on paraissait menacé par l'accroissement des accidents, en faisant l'amputation dans le temps même de cet accroissement, à l'un au huitième jour pour une mortification qui s'étendait, à l'autre au trentième : il était question dans celui-ci d'une plaie à la

où il lui fit l'amputation ; d'autant plus que les plaies dont je viens de parler, ne l'indiquaient pas aussi décidément que celle-là, si l'on en excepte celle du garde-du-corps. On ne peut porter aucun jugement des autres observations de M. Faure, puisqu'il n'en a point donné de détail.

(1) Les sujets de cette liste, auxquels l'amputation avait été faite sur le champ de bataille, ont été transportés immédiatement après audit hôpital. Je n'y comprend pas un lieutenant du régiment de Berwic, guéri d'une amputation du bras, faite d'abord, parce que ce sujet n'est venu à l'hôpital qu'environ six semaines après.

(2) Il ne sera pas inutile de se rappeler que la bataille de Fontenoy s'est donnée le 11 de mai 1745.

partie moyenne et inférieure du bras avec fracture de l'humérus. On n'était pas moins fondé à espérer de pouvoir guérir ce blessé en lui conservant le bras, que le sujet de la seconde observation de mon Mémoire : cependant, après avoir eu à combattre divers accidents, la plaie se trouvant en mauvais état, et l'avant-bras étant abreuvé, de manière qu'on avait à craindre une gangrène prochaine, on le détermina à l'amputation le trentième jour : le sujet périt deux jours après.

Il paraît donc incontestable que toute plaie d'armes à feu, compliquée au point qu'il n'y ait pas lieu d'espérer de pouvoir conserver la partie, indique nécessairement l'amputation prompte, parce qu'en la différant, il est de toute vraisemblance que la foule des accidents qui doivent se développer fera périr le sujet ; que s'il est assez heureux pour ne pas succomber à la violence des grands accidents, on aura encore à craindre que l'opération ne soit infructueuse, à cause de l'ébranlement qui subsistera dans le genre nerveux et de l'altération des liquides, qui doivent naturellement suivre l'état de gêne et de souffrance continué pendant le long espace du second période ; au lieu qu'en la faisant d'abord avec les précautions requises, l'on est fondé d'espérer que l'on sauvera au moins le tiers des sujets. — Le succès de M. Faure, à l'égard de ses dix amputés, tout étonnant qu'il est, n'ôte rien à la force de cette conclusion ; il prouve seulement que l'état d'affaiblissement, qui n'est pas la suite de l'énervation des solides et de l'altération des liquides, comme il l'est très-souvent dans les cas dont il est question, est plus favorable à l'amputation que le trop de vigueur des sujets, parce que, dans ce dernier état, les solides étant plus susceptibles de contractilité et d'irritation, et les liquides ayant trop de consistance ou de densité, on a plus à craindre de la part de la tension et de l'inflammation. Pour prouver que le retardement est absolument préférable, il faudrait faire voir que, dans un nombre compétent de sujets ayant des plaies qui exigent nécessairement l'amputation, on en a plus sauvé en la remettant au temps désigné par M. Faure, qu'on en guérit ordinairement en la faisant d'abord, ou dans le premier temps : ce qui est contraire à la raison et à l'expérience (1).

Mais, s'il est vrai que le parti le plus sûr soit de procéder promptement à l'amputation, lorsqu'on la prévoit indispensable, il est donc d'une nécessité absolue de fixer les cas où l'on n'a rien à espérer que de ce remède extrême. — J'en ai désigné quelques-uns pour les plaies faites par le mousquet ; celles faites par le boulet, la bombe, la grenade, indiquent bien plus souvent et plus évidemment l'amputation, par les raisons suivantes : — 1° La contusion que fait le boulet, quoiqu'à la fin de son impulsion, est si terrible, qu'elle laisse rarement lieu d'espérer de conserver la partie frappée ; à plus forte raison si le boulet a fait fracas à un os principal, la fracture faite par un tel corps ayant toujours une grande étendue, il en est de même de celle qui est faite par un éclat de bombe. Un soldat du régiment de la Couronne fut atteint à la jambe, au siége de Tournai, d'un éclat de bombe qui lui écrasa le péroné dans l'étendue de six à sept travers de doigts, depuis sa partie moyenne jusqu'à la malléole, et mit le tendon d'Achille à découvert. Des chirurgiens du premier ordre jugèrent que la jeunesse et le bon tempérament du sujet pouvaient faire espérer de tirer parti de

_____

(1) Si la moitié des sujets, auxquels M. Faure a fait l'amputation dans le temps énoncé, avait succombé, on admirerait encore ses succès, puisqu'en général l'on sauve à peine le tiers des amputés ; mais faire choix de dix sujets et les guérir tous dix, y compris deux amputations de la cuisse et une dans l'articulation de l'épaule, c'est un événement tout-à-fait surprenant, et bien glorieux pour celui qui a dirigé ces cures. Cette espèce de prodige méritait bien que M. Faure eût nommé des témoins vivants, et qu'il eût donné un détail circonstancié des blessures, en exposant les accidents qu'il a eu à combattre avant le temps où il s'est déterminé à l'amputation, faisant mention de l'état actuel de la plaie au temps de l'opération, et des raisons qui l'y ont déterminé. Ce détail était d'autant plus désirable, que l'on pourrait opposer à plusieurs de ces faits nombre d'exemples de plaies non moins graves, dont on a tiré parti sans en venir à l'amputation : entre autres les observations de mon Mémoire, qui sont appuyées de l'exemple même du premier sujet de M. Faure, auquel, contre l'attente de M. Majaut et des chirurgiens consultants, il trouva moyen de conserver la jambe, quoique, selon ses expressions, elle ne fût pas dans un meilleur état que le bras.

cette plaie sans en venir à l'amputation ; mais les saignées et les autres secours administrés selon les règles de l'art, ne purent empêcher qu'il ne pérît le huitième jour dans le délire et les convulsions. — 2° Il est visible que l'amputation est indispensable, lorsqu'un boulet ou un éclat de bombe a porté sur une articulation au point d'avoir écrasé ou réduit en esquilles les os qui la composent. Outre qu'il n'est pas possible d'obtenir en pareil cas la réunion des pièces fracturées, on ne peut pas se flatter de prévenir les suites funestes de la meurtrissure des parties tendineuses et ligamenteuses. Telle était la plaie de l'épaule dans le sujet de la première observation de M. Faure. — 3° Enfin l'amputation n'est pas moins nécessaire dans le cas d'une main écartelée par une grenade ou autre arme capable de faire un effet semblable. On verra ci-après deux exemples d'amputation faite promptement en pareil cas avec succès. — Si l'on a donné le temps aux grands accidents de se développer, il n'est pas douteux que leur présence, ayant fait plus ou moins d'impression sur l'économie animale, n'ajoute au danger ou aux inconvénients de l'amputation : le genre nerveux se trouvant pour lors dans un état d'érétisme ou d'ébranlement violent, l'opération vient ajouter un surcroît d'irritation qui achève de porter le trouble dans l'intérieur du corps, et ne permet guère à la nature de se prêter à la réussite. C'est dans ce temps qu'elle ne sert souvent, comme l'avance M. Faure, qu'à faire développer des accidents plus fâcheux que ceux pour lesquels on s'y est déterminé, et qu'on réchappe si peu de sujets par son moyen (1). Cependant, dans la supposition que l'on ait tout à craindre de l'état actuel du blessé, la considération des suites fâcheuses qui doivent naturellement résulter de cet état, doit l'emporter sur la crainte des inconvénients que l'on a à essuyer de la part de l'opération. Ce n'est que par une balance la plus exacte

qu'il est possible, de ce qu'on a à craindre d'un côté du parti du retardement, et de l'autre de l'amputation promptement faite dans ces circonstances, que l'on peut se déterminer.

Il s'ensuit donc qu'il est des cas où, les accidents n'étant pas poussés au point de n'avoir plus rien à espérer que de l'amputation promptement exécutée, la prudence exige de temporiser. — Dans le cas d'une fièvre violente, l'irritation ou l'ébranlement qu'excite toujours l'opération plus ou moins, dans le genre nerveux, serait bien plus considérable, et l'on aurait bien plus à redouter les effets du refoulement dans l'intérieur, qui doit s'ensuivre de l'interruption subite de la distribution du sang dans l'organe amputé. Le refoulement du sang est d'autant plus à craindre, que l'endroit où l'on fait l'amputation approche le plus du cœur, et est plus garni de vaisseaux ; il est souvent funeste par les dépôts internes qu'il produit, et que les saignées, non plus que les autres secours de la médecine ne sont pas toujours à portée de prévenir. Il paraît donc nécessaire d'attendre que cette irritation soit calmée ou considérablement diminuée, pour procéder à l'amputation avec quelque espérance de succès. — L'état inflammatoire d'un viscère principal, quelle qu'en soit la cause, est encore un obstacle actuel à l'amputation : tel est l'engorgement inflammatoire du poumon, l'inflammation du cerveau ou des méninges, etc.; en pareil cas l'opération ne ferait qu'ajouter un surcroît funeste à la cause de la maladie. — Les accidents, quoique presque bornés à la partie blessée, peuvent obliger par eux-mêmes au retardement, dans le cas d'une grande tension inflammatoire qui s'étendrait jusqu'à l'endroit où se doit faire l'amputation ; l'irritation très-vive qui s'ensuivrait entraînerait la gangrène dans le moignon, comme nous l'avons vu plusieurs fois arriver, ou causerait des convulsions qui se communiqueraient bientôt à tout le corps ; ou du

---

(1) C'est sans doute des amputations faites dans ce temps que M. Faure veut parler, lorsqu'il dit : « que toutes les précautions n'empêchaient pas que les amputés ne périssent au bout de cinq à six jours de l'opération. » Il est certain qu'entre les blessés de Fontenoy, dont les plaies exigeaient l'amputation, beaucoup n'ont été amputés que dans le second temps : bien des soldats ont été dans ce cas, parce que le nombre des chirur-

giens n'étant pas proportionné à la quantité des blessés, il n'a pas été possible de procurer à tous d'abord les secours nécessaires ; et l'on peut assurer que, de ceux qui ont été opérés dans le premier temps dans les hôpitaux de Lille et de Douai, il en est réchappé plus que ne le porte l'assertion générale de M. Faure, qui n'en compte que trente à quarante sur près de trois cents, qui ont subi l'amputation.

moins elle porterait dans l'intérieur du corps le trouble et l'agitation au point d'occasionner dans les viscères des stases mortelles.

Il nous semble aussi qu'un état de mortification non bornée doit être un sujet de retardement, surtout lorsqu'il y a une tuméfaction phlogistique au-dessus de la partie gangrenée, qui s'étend au-delà de l'endroit où doit se faire la section des chairs; l'expérience fait voir ( et c'est ce qui a été observé par M. Sharp) (1), que cette tuméfaction est elle-même une source de gangrène qui doit faire juger qu'elle s'établira dans le moignon immédiatement après l'amputation. D'ailleurs le sang, dans cette conjoncture, se trouvant appauvri et dissous, on a bien plus lieu d'en attendre des hémorrhagies funestes, ou des écoulements sanieux de la plaie résultante de l'opération, qu'une suppuration favorable. — On fit, à l'hôpital de Comtesse l'amputation de la cuisse à un cadet hollandais, qui avait eu la jambe écrasée d'un éclat de bombe au siége de Tournai. Le sujet n'ayant point été pansé pendant les premiers jours, sa jambe était tombée en mortification. On jugea qu'il n'y avait pas d'autre parti à prendre que celui de l'amputation, pour en arrêter le progrès; elle fut faite le huitième. Le sujet mourut deux jours après avec la gangrène au moignon et à la cuisse (2). — Si la mor-

tification était prête à gagner l'endroit au-delà duquel on ne peut reculer la section des chairs, il est visible qu'il ne reste plus alors d'autre parti que celui de l'amputation prompte, quoique très-équivoque. — Il est des cas où l'alternative paraît également fâcheuse, par exemple dans le cas des convulsions occasionnées par quelque tendon intéressé qui, de la partie malade, se sont communiquées au reste du corps, etc. — L'état d'incertitude et de perplexité où de pareilles situations jettent le chirurgien, fait sentir la nécessité d'employer d'abord, dans les plaies de l'espèce proposée, tous les moyens possibles pour les prévenir: elles font voir de quelle conséquence il est de bien apprécier l'éten-

(1) Recherches critiques sur l'état présent de la chirurgie, p. 324 de la traduction française.

(2) Il est absolument nécessaire, dans les gangrènes de cause interne critiques, d'attendre qu'elles soient bornées, pour avoir lieu d'espérer que l'amputation soit suivie d'un heureux succès. L'expérience fait voir que cette précaution n'est pas moins requise dans les gangrènes dont le vice est local, et dans lesquelles on ne peut s'en prendre à la perversion de la masse des liquides. Il a régné, il y a environ trois ans, dans les endroits marécageux de la campagne des environs de Lille, un mal épidémique que les paysans appelaient le feu Saint-Antoine: c'était une inflammation gangréneuse sourde, qui prenait aux pieds et gagnait plus ou moins la jambe, attaquant ceux qui habitaient les marais ou qui y travaillaient: le membre se trouvant sphacélé en très-peu de temps, l'amputation prompte paraissait être la seule ressource indiquée; elle fut cependant infructueuse dans plusieurs sujets, aux-

quels on se pressa de la faire, avant que la mortification fût bornée. M. Pyaloux, chirurgien d'un bourg voisin des marais (homme digne d'une meilleure fortune que celle que lui procurait son établissement), instruit par de bons ouvrages, et appuyé des conseils de quelques chirurgiens de notre ville, ayant vu d'ailleurs que la nature, abandonnée à elle-même en pareil cas, avait quelquefois séparé en entier le membre sphacélé, et que cette séparation avait été suivie de la guérison, ce chirurgien, dis-je, prit le parti de ne plus faire d'amputation, que la mortification ne parût absolument bornée par une ligne circulaire de séparation bien profonde: il en fit plusieurs dans ces circonstances, et toutes lui réussirent, même deux amputations de la cuisse.

Un nègre d'une bonne constitution, ayant été enfermé dans une maison de force dans un souterrain humide, la gangrène lui vint aux deux pieds: le chirurgien de la maison ne reconnut pas d'abord la maladie, trompé par la couleur naturelle de la peau. Un des pieds étant tombé en pourriture, et la pourriture se trouvant bornée par une ligne de séparation, M. Théri fit à l'hôpital de Comtesse l'amputation de la jambe au bout de trois mois, à compter du commencement de l'accident; deux mois après, l'autre pied étant dans le même cas, ce chirurgien fit l'amputation de l'autre jambe: j'ai vu depuis, plusieurs fois, ce sujet parfaitement guéri. Je pourrais rapporter plusieurs autres exemples d'amputations réussies dans ces circonstances, et je n'en connais point d'infructueuses. En effet, lorsque la séparation souhaitée est portée à un certain point, on doit être presque sûr de réussir dans l'amputation.

due et la force des accidents à naître de pareilles plaies, en les comparant avec les inconvénients qui doivent naturellement résulter de l'amputation, pour se déterminer à temps au parti le plus sûr ou le plus prudent. — Mais en prenant le parti de procéder d'abord ou dans le premier temps à l'amputation, n'a-t-on rien à craindre des effets de la commotion ou de l'ébranlement violent que cause toujours le corps frappant; commotion qui ne se borne pas, dit on, à la partie frappée, mais qui s'étend plus ou moins dans le reste du corps, selon le degré de vitesse avec laquelle il a été lancé, joint à son plus ou moins de solidité.

On ne peut disconvenir que toute arme à feu cause un ébranlement plus ou moins considérable dans la partie sur laquelle le coup porte. S'il arrive que la commotion soit communiquée à tout le corps, elle doit se manifester immédiatement après le coup porté, par des symptômes particuliers qui désignent que le principe des nerfs est affecté; tels sont l'engourdissement général, pesanteur universelle, frissons, vagues, mouvements convulsifs, syncope, délire, etc., et dans ce cas, il est extrêmement difficile de se déterminer, puisque l'expérience nous apprend que le blessé succombe ordinairement, quelque parti que l'on prenne (1); mais les accidents ou les symptômes ordinaires des plaies qui font notre objet n'ayant rien qui ne paraisse être l'effet de la grande contusion ou du déchirement des fibres nerveuses, il s'ensuit que le moyen le plus apparent de les prévenir ou de les dissiper, est d'emporter la partie (2).—Une grenade creva dans la main d'un de nos grenadiers, au siége de Lille en 1708 : on fit sur-le-champ l'amputation de l'avant-bras. Le sujet guérit en peu de temps et sans essuyer d'accidents, quoique au rapport de M. Pollet, alors chirurgien aide-major de l'hôpital militaire, très-peu d'amputations eussent dans cet hôpital un

(1) Ces symptômes de commotion générale devraient surtout avoir lieu dans des blessures faites par le boulet et la bombe : ainsi on aurait dû les apercevoir chez le sujet de la première observation de M. Faure, où l'on n'en trouve pas le moindre vestige.

(2) Voy. les lettres d'un chirurgien aide-major de l'armée, etc., où cette matière est traitée à fond.

heureux succès. — Un canonnier de la compagnie bourgeoise de cette ville eut le malheur, il y a deux ans, d'avoir la main écartelée jusqu'au poignet par un gros fusil en forme de biscaïen, qui creva. Le peu d'apparence de pouvoir conserver cette main détermina à en faire sur-le-champ l'amputation dans l'articulation du poignet. Le malade, pansé sous mes yeux dans mon hôpital, guérit sans qu'il survînt d'accident.—La commotion a dû être bien violente dans ces deux sujets; cependant il n'est résulté, comme l'on voit, aucune suite fâcheuse de l'amputation faite très-promptement. — A cela, l'on objecte encore que le blessé, immédiatement ou peu de temps après le coup porté, est dans toute sa force; d'où s'ensuivent un redoublement d'action dans le genre vasculeux, et une impulsion trop vive des liquides dans les vaisseaux tronqués du moignon : les anastomoses des vaisseaux collatéraux ne pouvant pour lors prêter suffisamment pour recevoir la quantité de sang qui se présente, il doit s'ensuivre tension, tiraillement, gonflement considérable dans la circonférence du moignon; et de là des convulsions funestes, si la ligature des vaisseaux résiste, ou une hémorrhagie très-difficile à réprimer, si elle vient à être forcée; au lieu, ajoute-t-on, qu'en remettant l'amputation au temps où les blessés seront dépourvus d'une partie de leurs forces, et réduits à un état d'affaissement, les fluides poussés doucement et uniformément dans leurs canaux, en conséquence de l'action affaiblie de leurs parois, enfileront avec bien plus d'aisance les vaisseaux collatéraux qui doivent suppléer aux principaux vaisseaux tronqués; et de là résultera une suppuration louable, uniforme, de bonne consistance, et pas plus abondante qu'elle ne doit être. — Voilà le précis des principales raisons que M. Faure allègue en faveur de son opinion; raisons qui paraissent plus fondées que l'objection précédente.

La circulation nouvelle qui doit s'établir dans le moignon, souffre à la vérité plus ou moins de difficulté, selon les obstacles que trouvent les liquides à traverser les anastomoses des vaisseaux collatéraux; et ces obstacles sont en raison relative du trop de volume ou du trop de consistance de la masse des liquides, et de l'état d'érétisme ou de raideur spastique du genre nerveux. Or il paraît que cet état, tant des solides que des liquides, doit être à son plus haut point, lorsque les forces du blessé sont encore dans leur intégrité : il s'ensuivrait donc que dans l'amputation pratiquée immédiatement, ou peu de temps après le coup porté, il y a réellement plus de disposition à la tension du moignon, à l'inflammation, aux hémorrhagies, etc., comme l'avance M. Faure. — Mais premièrement, l'on peut remédier à cet inconvénient par la diète, par les boissons délayantes, diapnoïques et rafraîchissantes, par diverses évacuations médicinales et surtout par la saignée. Dans quel temps peut-on être plus à portée de mettre les sujets dans l'état que l'on juge être le plus propre à faire réussir l'amputation, soit d'affaiblissement, soit autre, que dans le temps où l'économie animale ne se ressent presque pas encore du désordre de la partie intéressée ? On n'a pour lors que des indications simples et faciles à remplir. — Secondement, il faut faire attention que le malade est prêt à passer dans le temps du développement des accidents, où sa situation sera bien plus désavantageuse à tous égards. Il s'en faut bien que l'on soit sûr de le voir parvenir au temps du relâchement souhaité : au contraire, on a tout lieu de craindre qu'il ne succombe à la violence des accidents. — Troisièmement enfin, cet état de faiblesse ou d'affaissement, auquel les sujets auront le bonheur de parvenir, après avoir lutté long-temps contre les accidents, n'est pas toujours l'état le plus favorable pour la réussite de l'amputation, supposé qu'elle se trouve encore pour lors indiquée.

Il faut distinguer la faiblesse simple, qui n'est que l'effet du relâchement des solides, sans que les liquides soient viciés, d'avec cette espèce de faiblesse qui consiste dans l'énervation des solides, jointe à l'altération de la masse des liquides ; la première peut être favorable à l'amputation, pourvu qu'elle ne soit pas excessive ; il faut, comme on sait, un peu de phlogose dans les bords d'une plaie, pour que la suppuration soit louable ; le relâchement trop considérable doit produire un pus sans consistance et peu propre à la régénération de bonnes chairs. — Le marasme, la fièvre lente, etc., qui accompagnent la seconde espèce de faiblesse, étant entretenus par l'appauvrissement du sang, doivent encore plus sûrement s'opposer à la formation d'un bon pus et à la régénération des chairs. Or, que cet état de faiblesse soit le plus souvent, dans les plaies de l'espèce proposée, la suite des fâcheuses impressions faites sur l'économie animale pendant la durée des accidents ; c'est une chose bien vérifiée par l'expérience. Si M. Faure a réussi chez ses dix blessés, c'est que son choix, aussi heureux qu'intelligent, est tombé sur des sujets qui n'étaient pas dans cet état de faiblesse pernicieuse dans lequel le genre nerveux n'est plus susceptible que d'une irritation sourde, et qui, par cette raison, en est plus à craindre ; en pareil cas, le corps énervé succombe plus vite, quoique les accidents soient moindres en apparence. On lit dans le Traité des plaies d'armes à feu, par M. Ravaton (1), que l'auteur ayant fait l'amputation de la cuisse pour une grande carie des os composant l'articulation du jarret, à la suite d'un coup de feu, le sujet périt la nuit même de l'opération dans un redoublement de fièvre, quoiqu'il n'eût pas perdu deux onces de sang dans l'opération.

Quant aux inconvénients attribués à la ligature des vaisseaux par rapport au nerf qui y est compris, ils ne sont pas vraisemblablement aussi réels et aussi considérables qu'on se l'imagine communément : la ligature faite dans l'opération de l'anévrysme, quoique comprenant le nerf, ne cause pas ordinairement de convulsions. Celles qui ne se manifestent que quelques jours après l'amputation doivent être censées provenir d'une autre cause : la plupart de ceux qui succombent à la suite des plaies d'armes à feu meurent dans des convulsions ; les exemples que nous avons rapportés ci-dessus, en fournissent la preuve. Il faut convenir cependant que la ligature est en elle-même une sorte d'inconvénient plus ou moins considérable, dans quelque temps que se fasse l'amputation, selon le degré de constriction, et l'épaisseur des chairs prises par la ligature pour matelasser le nerf ; et il est fort à souhaiter que l'agaric astringent puisse lui être substitué. — Ainsi nous croyons très-fermement à l'aphorisme suivant d'un célèbre auteur : *Lorsqu'à l'occasion d'une plaie d'arme à feu, le chirurgien prévoit la nécessité indispensable de faire l'amputation d'un membre, il ne doit pas tarder à la faire* (1). Mais cette nécessité indispensable est bien moins fréquente qu'on ne le

_____

(1) Obs. 87, p. 398.
(2) M. le Dran, Traité des plaies d'armes à feu, aphor. 9.

croit communément, surtout dans les plaies faites par le mousquet.

Si l'on a laissé le temps aux grands accidents de se développer, l'opération pour lors est plus ou moins hasardeuse, selon l'impression qu'en a reçu l'économie animale. C'est au chirurgien à faire une balance judicieuse de ce qu'il a à craindre ou à espérer du retardement et de l'exécution prompte. Mais si le blessé a lutté pendant un temps considérable contre les accidents, et que l'on voie la nature reprendre le dessus, il est rare que l'on se trouve dans le cas de recourir à l'amputation. — Cette matière a paru si importante à l'Académie, qu'elle en a fait le sujet de la question pour le prix de l'année 1754. Il s'en faut bien que je croie avoir satisfait à cette question ; ce n'était pas même mon intention. Entre les divers points qu'elle présente, il y en a que je n'ai fait qu'effleurer ; par exemple, ce qui concerne spécialement les cas où je crois que l'amputation doit être retardée. Je ne doute pas que toutes les parties de cet important objet ne soient discutées à fond dans les Mémoires qui seront présentés à l'Académie.

---

## OBSERVATIONS SUR LES PLAIES D'ARMES A FEU.

### I.

*Sur un coup de fusil, avec fracas des deux mâchoires ; par feu M. CANNAC.*

Un officier du régiment de Touraine fut commandé au siége de Douai pour une sortie, dans laquelle il reçut un coup de fusil : la balle avait son entrée à la partie antérieure et presque inférieure de l'os de la pommette du côté droit, avec fracas à la mâchoire supérieure, et son issue à l'angle de la mâchoire inférieure du côté gauche, avec fracas moins considérable que celui de l'entrée, et cependant plus étendu. — Quelques artérioles, ouvertes dans le trajet de la balle, fournirent pendant quelques moments une assez grande quantité de sang par la bouche, plus inquiétante que dangereuse pour le blessé qui croyait suffoquer à chaque moment, et s'imaginait avoir reçu dans la gorge ce coup, qui probablement avait été tiré de haut en bas. — Le blessé fut porté dans la ville, et pansé en premier appareil, par M. Félix, chirurgien-

major du régiment de Charost. — La petite hémorrhagie dont j'ai parlé s'étant renouvelée quelques heures après le pansement, le blessé fort alarmé me demanda, et dès ce moment je fus chargé d'en avoir soin. — Les saignées, qui jusqu'alors avaient été négligées et que je croyais très-nécessaires, furent mises en usage, dans la vue de dompter l'hémorrhagie, et de diminuer le gonflement qui était considérable, principalement à la plaie inférieure, bien différente de la supérieure, où la balle s'était vraisemblablement un peu aplatie. Le blessé fut saigné cinq fois dans l'espace de deux jours. L'hémorrhagie cessa, mais le gonflement qui était à la plaie inférieure, subsistait toujours. La glande maxillaire, qui était très-gonflée et enflammée, gênait beaucoup l'angle de la mâchoire inférieure ; cet état de contrainte inquiétait le blessé, qui assurait sentir dans le corps de cette glande quelques corps étrangers, quoique cependant il n'y en eût aucun. — Le fracas à la sortie de la balle était plus étendu que celui de l'entrée, parce que l'os maxillaire était éclaté ; je me contentai cependant de rapprocher les pièces écartées de cet os, et de les maintenir par de petites compresses graduées ; ce qui réussit parfaitement, et la guérison succéda à ce traitement simple.

---

### II.

*Sur une plaie d'arme à feu, traversant la poitrine d'un côté à l'autre ; par feu M. GERARD.*

Un capitaine de grenadier, âgé d'environ quarante ans, reçut au siége de Barcelone, en 1706, un coup d'arme à feu traversant la poitrine. Je n'eus pas de peine à connaître que l'arme était chargée à balle, ayant trouvé trois plaies rondes du côté gauche, et deux du côté droit. La première du côté gauche était placée à la partie moyenne et latérale de l'espace entre la quatrième et la cinquième des vraies côtes comptant de haut en bas, et avait son issue à peu près au même endroit du côté opposé. La seconde, située au dessous, entre la sixième et la septième des vraies côtes, avait sa sortie à peu près au même endroit de l'autre côté. La troisième enfin était entre la première et la deuxième des fausses côtes, et n'avait point d'issue ; les côtes n'étaient point endommagées. — Ma première attention fut de changer la figure de ces plaies par des incisions convenables. Je les pansai simplement avec une tente de linge, plate, mollette, assez courte pour ne pas blesser le poumon, et enduite d'un digestif simple. J'appliquai ensuite l'appareil, et je soutins le tout avec le bandage de corps. — Pendant ces différentes opérations, le blessé ne parla point ; le grincement des dents qu'il faisait, à chaque coup de bistouri, faisait seulement apercevoir qu'il était sensible aux douleurs, et malgré cela il ne revint point de l'espèce de léthargie dans laquelle il était. — Une heure après, je le trouvai dans le même état, c'est-à-dire sans parole et sans mouvement ; je résolus de le saigner pour diminuer la difficulté de sa respiration. Je n'eus pas plutôt tiré environ douze onces de sang, que le malade se réveilla après plusieurs bâillements, revint à lui-même, ouvrit les yeux, et recouvra la raison qu'il a toujours conservée depuis. Cette opération fut réitérée de manière que dans l'espace de quatre jours il fut saigné douze fois. On lui prescrivit d'ailleurs un régime et les remèdes convenables. — MM. Martinon, Dionis et Duvernai virent peu de jours après ce blessé. La suppuration étant établie, j'employai des injections détersives. — Le onzième jour de la blessure, les eschares étant sur le point de se séparer, tant intérieurement qu'extérieurement, le malade cracha beaucoup de sang, ce qui me fit avoir encore recours aux saignées qui furent pratiquées au nombre de sept en trois jours. Le treizième, le crachement de sang parut se dissiper ; les crachats n'étaient que très-peu teints, et la difficulté de respirer était beaucoup diminuée. — Le dix-huitième jour, j'aperçus à l'entrée de la plaie une eschare qui paraissait détachée. Je portai alors mon doigt dans la poitrine ; je la tirai, et l'ayant mise dans l'eau, je trouvai que c'était des portions de membranes. Pendant les dix jours suivants, je tirai de l'un et l'autre côté, presqu'à chaque pansement, de pareils eschares membraneuses, et comme vésiculaires ; ce qui me donna lieu de croire que toute la partie inférieure des lobes du poumon avait été frappée et avait fourni ces eschares. Pendant que la nature opérait leur séparation, les matières étaient très-fétides, abondantes, et sortaient en grande quantité de l'un et l'autre côté. Après la parfaite séparation des eschares, le pus devint louable, et peu à peu diminua en

quantité. Comme les plaies supérieures étaient presque consolidées, je crus le malade guéri, à une fistule près qui resterait à chacun des côtés. — Mais le quarante-deuxième jour, l'état du blessé changea ; il n'avait point dormi, et se plaignait d'une douleur à la partie latérale inférieure et postérieure du côté droit de la poitrine, environ vers la deuxième et la troisième des fausses côtes. La partie était gonflée et enflammée ; j'y mis un cataplasme maturatif ; la tumeur étant suppurée, je l'ouvris, il en sortit environ une pinte de matière très-noire et fétide. Je soupçonnai alors que cette matière venait de plus loin, et ayant porté mon doigt dans la plaie que je venais de faire, je pénétrai dans une cavité que je crus être le bas-ventre ; cependant je sentis le péritoine, et portant mon doigt vers le haut, je touchai le diaphragme qui me parut sensiblement ouvert.

En retirant mon doigt, je touchai la balle qui n'avait point eu d'issue ; elle était placée entre le péritoine et le muscle transverse, d'où je la tirai avec facilité. — Je portai une seconde fois le doigt dans cet endroit pour m'assurer s'il n'y avait pas d'autres corps étrangers ; je le dirigeai du côté du diaphragme, et par son moyen je portai une sonde jusque dans la plaie de la poitrine qui était au dessus. — Alors n'ayant aucune indication particulière à remplir, je pansai très-simplement les plaies supérieures, qui furent promptement guéries. La dernière se détergea peu à peu, et fut guérie radicalement en peu de temps, sans que le blessé ressentît aucun mal. La cure de cette grande blessure fut terminée en soixante et onze jours.

---

### III.

*Sur une plaie d'arme à feu, pénétrante depuis la partie antérieure du pubis jusqu'à l'os sacrum ; par M. An-douillé.*

Un soldat fut blessé à la bataille de Raucou par un coup de fusil. La balle entra à la jonction du pubis avec l'os des îles, traversa obliquement la partie inférieure du bassin, et sortit à l'extrémité de l'os sacrum. — Dans ce trajet, la branche du pubis fut fracassée, le rectum fut percé de part en part, l'extrémité de l'os sacrum et partie du coccyx furent détruites. La vessie, qui est située entre le rectum et le pubis ne fut point intéressée, sans doute parce qu'elle était vide, ou qu'elle contenait très-peu d'urine. — Comme ce soldat était hanovrien, il resta sur le champ de bataille, et ne fut pansé que le lendemain de sa blessure, lorsqu'on ramassa les blessés ennemis. On se contenta pour lors de lui appliquer un premier appareil fort simple; on mit seulement sur ses plaies de la charpie trempée dans de l'eau-de-vie, et quelques compresses soutenues par un bandage convenable. — Quoique la pratique indique de dilater les plaies d'armes à feu, celle-ci devait être exceptée de la règle générale; car la dilatation est dangereuse aux plaies pénétrantes dans la capacité du ventre, et on doit les éviter, si ce n'est lorsqu'il faut réduire les parties qui se sont échappées et qui sont étranglées, ou quand les parties blessées sont aponévrotiques; et les incisions que l'on fait alors doivent toujours être ménagées avec beaucoup de prudence.

Le blessé ne fut pas à portée de recevoir tous les secours convenables, il fut transféré à Bruxelles, où était le dépôt général; les circonstances ne permettent pas toujours, les premiers jours d'une bataille, de procurer aux blessés tous les soulagements qui leur seraient nécessaires. — Cependant la nature s'était montrée favorable à cette plaie, et son ouvrage ne fut pas interrompu. Tout ce qui avait été contus et meurtri dans le trajet de la balle tomba en mortification, et la pourriture s'étendit sur tous les environs de l'anus d'autant plus vite que le tissu cellulaire, qui est fort chargé de graisse dans cet endroit, en est plus susceptible, en sorte qu'une partie du rectum, son sphincter et tout l'extérieur de l'anus furent attaqués de gangrène. — Toutes ces parties gangrenées doivent se séparer par la suppuration; c'est ce qu'on appelle communément, dans les plaies d'armes à feu, la chute de l'eschare, lorsque la nature travaille à séparer tout ce qui n'a plus de commerce avec elle : mais ce travail ne se fait pas sans quelque violence dans l'économie animale; la fièvre est presque toujours le symptôme qui l'accompagne, et pendant ce temps les plaies ne rendent qu'une sérosité putride; une diarrhée considérable se joignit à la fièvre, et comme du côté de la plaie antérieure le

rectum était percé plus haut, une grande partie des matières fécales passaient par cette plaie.

Le malade n'eut que ces accidents, et l'on devait en craindre beaucoup d'autres, tels que la tension et l'inflammation du ventre, surtout de la vessie, la rétention d'urine et le progrès de la gangrène, laquelle heureusement se borna; il pouvait se rencontrer des vaisseaux considérables dans le trajet de la balle, qui auraient fourni beaucoup de sang à la chute de l'eschare; il n'y eut point d'hémorrhagie. Ce fut dans cet état que je vis le blessé pour la première fois, le chirurgien-major de son régiment, qui avait été envoyé pour avoir soin des blessés ennemis, m'ayant prié de lui donner mon avis. — Nous convînmes que l'on devait commencer par calmer la fièvre et arrêter la diarrhée; pour cet effet, le blessé fut saigné deux fois, et comme nous fûmes informés que le soldat, dans son transport à Bruxelles, n'avait rien épargné pour satisfaire son appétit, on avait lieu de croire que la diarrhée était une suite de la mauvaise disposition de l'estomac et des intestins; c'est pourquoi je conseillai de vider les premières voies par l'ipécacuanha, et les secondes le lendemain par un minoratif. — La cause étant détruite, le ressort de l'estomac et des intestins se rétablit en peu de temps par les remèdes ordinaires; et quoique la fièvre fût presque éteinte, je fis mettre le blessé à l'usage d'une teinture de quinquina avec les amers, ce qui en général produit des effets admirables dans les plaies; car il semble que le quinquina ait une vertu qui rende la suppuration meilleure; c'est pour ainsi dire un digestif intérieur, et j'ai appris de M. de la Martinière, dans les campagnes que j'ai faites sous lui en Bohème, à l'employer avec succès dans les plaies d'armes à feu, quoiqu'il n'y eût point de fièvre. — Cette blessure était assez grave et assez curieuse pour m'intéresser; je continuai de voir le malade avec son chirurgien-major, et je fus très-satisfait de voir, vers le quinzième jour, toutes les eschares détachées, une suppuration louable, les esquilles se présenter, le coccyx se séparer, et le blessé dans la situation la plus avantageuse que l'on pût désirer par rapport à son état. — Il ne suffisait pas d'avoir corrigé les accidents; la nature s'était prêtée autant qu'elle l'avait pu, mais ce qui restait à faire dépendait autant de l'art que d'elle,

Or, il y avait deux indications à remplir pour la cure de cette plaie. Première-ment, on avait lieu de craindre du côté du pubis une fistule, par laquelle les ma-tières stercorales se seraient écoulées. En second lieu, on devait appréhender que le coccyx et la plus grande partie du sphincter étant détruits, le malade n'eût pas la liberté de retenir ou d'expulser les matières fécales à son gré. — Je conseil-lai un moyen qui pouvait remédier en même temps à ces deux accidents. J'ima-ginai de faire faire une canule de plomb qui eût assez de longueur pour atteindre un pouce au-delà de l'ouverture du rec-tum qui communiquait avec l'anus, et assez de volume pour retenir l'intestin dilaté. J'avais observé de faire donner à cette canule une courbure presque in-sensible pour mieux s'accommoder à la concavité de l'os sacrum. On introduisit cette canule dans l'aine enduite de di-gestif; elle remplissait le vide de l'in-testin, et ne débordait point la plaie pour laisser la facilité de la panser; et comme la constipation avait succédé à la diarrhée, et qu'on avait soin d'entretenir le malade dans cet état par un régime convenable, on n'était obligé de retirer la canule que de loin en loin; on la laissa huit jours de suite pour la première fois. Quelques matières pouvaient s'é-chapper par l'ouverture; les plus solides étaient retenues, mais il ne passait rien par la plaie antérieure.

Dès que la communication fut inter-rompue, cette plaie changea bientôt de face, elle se nettoya en peu de temps, la suppuration devint plus belle, l'exfolia-tion de l'os fut prompte, les chairs fu-rent vermeilles et solides, et trouvant un plancher pour poser les premiers fonde-ments d'une cicatrice, elles poussèrent de toute la circonférence; le rectum, qui est très-charnu, en fournit sa bonne part, et il se fit une cicatrice ferme, en sorte que cette plaie a été guérie la première. Le progrès de celle de l'anus ne fut pas si rapide; le délabrement considérable exigeait plus de temps pour la guérison. Le coccyx était emporté, la plus grande partie du sphincter était détruite, il ne restait que la portion qui se joint aux muscles accélérateurs, le muscle rele-veur de ce côté avait été vraisemblable-ment endommagé dans le trajet de la balle; on devait donc craindre que ce qui restait du rectum n'eût pas le res-sort nécessaire pour l'expulsion ou la ré-tention des excréments.

Cette canule, en servant de moule à l'intestin, a entretenu l'ouverture suffi-sante, et on l'a laissée encore quelque temps après que la plaie antérieure fut guérie; mais lorsque la cicatrice eut commencé à gagner les environs de l'a-nus, on substitua à la canule une tente ordinaire jusqu'à la parfaite guérison. Par ce moyen, le rectum a été assez di-laté pour laisser passer librement les ma-tières stercorales, et ses fibres charnues, qui sont multipliées dans cet endroit, ont fait l'office de sphincter. — Le blessé a été parfaitement guéri dans l'es-pace de deux mois et demi, jouissant de la liberté de retenir les matières stercor-rales même fluides, et de les expulser suivant le besoin. — J'ai préféré dans la cure de cette maladie la canule aux tentes ordinaires dont on se sert dans les fis-tules, pour les raisons suivantes.—Pre-mièrement, la tente n'aurait pas eu assez de solidité pour faire un point d'appui. —Secondement, elle se serait imbibée des matières fécales et purulentes, et l'on aurait été obligé de la changer à chaque pansement, ce qui ne peut se faire sans tirailler, allonger ou froncer l'intestin, et par conséquent déranger les premières traces que la nature avait sui-vies pour la cohésion. — En troisième lieu, l'ouverture de la canule permettait aux matières liquides de s'échapper. Peut-être même la substance du plomb n'a-t-elle pas nui à la régénération des chairs. — Mais sur la fin de la guérison, la tente était nécessaire; la canule aurait été préjudiciable alors en tenant l'extré-mité de l'intestin trop dilatée, et faisant une pression sur les bords de la plaie, qui seraient devenus calleux; c'est pour-quoi l'on se servit d'une tente mousse très-courte et très-molle, que l'on di-minuait à proportion que la cicatrice s'avançait. — La cicatrice entièrement faite était froncée comme l'anus dans son état naturel; elle avait conservé de la souplesse, condition très-nécessaire pour l'expulsion des excréments; car l'on con-çoit que la cicatrice formait, avec les dernières fibres du rectum, le bourrelet qui ferme l'anus et retient les excré-ments, et lorsque le rectum se contrac-tait pour les jeter au-dehors, ils devaient vaincre aisément cette résistance pour passer; dans cet état, l'extrémité du rec-tum s'allonge; ensuite les fibres longitu-dinales, en se raccourcissant, aidées des muscles releveurs, resserrent la cica-trice, ce qui fait l'office du sphincter.

— On peut tirer de cette observation des conséquences dont on doit faire l'application à certaines fistules à l'anus, dans lesquelles on a été obligé de faire une grande déperdition de substance par rapport à la callosité; il résulte aussi de ce fait la preuve d'une vérité reconnue par les meilleurs praticiens, qui est que l'incontinence ou la rétention des excréments ne sont pas toujours une suite de la section du sphincter intestinal. — Le chirurgien doit prévoir à tout dans la cure d'une maladie; il en est qui ne guérissent qu'aux dépens d'une autre qui survient; c'est au chirurgien à la prévenir. Quoique le blessé fût parfaitement guéri, et que la cicatrice de la plaie antérieure fût solide, je fis porter au malade un bandage de ce côté, moins pour affermir la cicatrice que pour éviter une descente.

------

## IV.

*Sur une jambe écrasée par un obus, ou petite bombe ; par feu M. Cannac.*

Pendant le siége de Douai, en 1710, un officier fut renversé par un obus qui lui écrasa la jambe droite et le pied ; la plaie avait environ quatre pouces de long sur deux de large ; elle était située à la partie moyenne et externe de la jambe ; le blessé, qui était fort et vigoureux, tenta imprudemment de se relever, mais inutilement; le fracas était si considérable, qu'il dérangea par sa tentative plusieurs pièces du corps du tibia en entier, en sorte que la jambe était un peu courbée, et se jetait en dedans ; le pied, qui avait aussi été écrasé, se renversait au contraire de la partie interne de la jambe vers la partie externe. On enleva le blessé, qui fut porté dans l'arsenal, où je fus mandé ; à l'aspect du fracas total des os de cette jambe, et de la situation fâcheuse où je vis le pied, comme j'en ai fait succinctement le récit, je fus effrayé. Quoique dans tous les accidents les vaisseaux se fussent soutenus, je n'en présumai pas moins que le blessé était en très-grand danger de perdre, non-seulement la jambe, si l'amputation en était différée, mais même la vie. Une des principales pièces fracassées du corps du tibia se présentait à la partie supérieure de la plaie; cette pièce, piquante par une de ses extrémités, faisait extrêmement souf-

frir le blessé, qui marquait beaucoup d'empressement d'être débarrassé de cet os ; je crus qu'il n'était pas prudent de l'extraire sans me précautionner d'un tourniquet ; il est nécessaire d'observer qu'il était près de minuit lorsque j'arrivai chez le blessé, raison pour laquelle je différai jusqu'au jour à attendre le secours dont j'avais besoin pour amputer la jambe. On sent bien que c'était le seul parti à prendre ; cependant, pour contenter le blessé, il fallut extraire la pièce d'os dont j'ai parlé, ce que je fis après avoir placé le tourniquet, craignant toujours une hémorrhagie prochaine ; j'allongeai la plaie d'abord par sa partie supérieure pour tirer plus aisément la pièce d'os ; j'y réussis, mais je fus bien étonné d'en apercevoir de nouvelles, moins grosses à la vérité, détachées du corps du tibia ; j'en tirai jusqu'à six avec facilité, par le moyen de la dilatation que j'avais pratiquée.

Quoique le blessé se trouvât soulagé après l'extraction de ces différentes pièces d'os, la jambe et le pied se gonflèrent si subitement, que je pris le parti d'allonger la plaie en sa partie inférieure, et de faire de profondes taillades, sans respecter les parties d'une jambe et d'un pied que je regardais comme devant être promptement amputés. Le premier pansement ne se fit qu'avec de l'eau-de-vie animée d'eau thériacale, et des compresses trempées dans la même liqueur. Je saignai le blessé deux fois du bras depuis minuit jusqu'à six heures du matin, temps auquel je le fis transporter dans sa chambre. J'assemblai les chirurgiens de la place, qui, après avoir examiné la jambe et le pied, défigurés en quelque sorte, conclurent unanimement pour l'amputation. Le blessé était trop courageux pour s'épouvanter du résultat de notre consultation, auquel il s'attendait bien. Je jugeai qu'il convenait d'informer son frère du parti que nous avions pris ; il me demanda en grâce de différer l'opération jusqu'à midi qu'il devait être relevé de son poste ; elle fut non-seulement différée pour ce temps, mais elle ne fut point faite, par les circonstances dont je vais rendre compte.

Le blessé et son frère, prévoyant que la place ne pouvait plus tenir que quelques jours, et qu'il ne serait pas en état d'être transporté, craignant d'ailleurs de rester entre les mains des ennemis, ils s'opposèrent à l'amputation, malgré les avis des consultants qui pressaient pour la faire, et malgré la mortification qui commençait à se manifester à la partie ; le blessé se flattait encore et endurci aux incisions, il ne les craignait plus. Il fallut donc temporiser, dépouiller la jambe et le pied de leurs enveloppes communes, et mettre les membranes à découvert pour s'opposer à la gangrène qui nous menaçait de toutes parts ; j'emportai beaucoup de lambeaux, et je me servis, avec un succès peu attendu d'une lotion faite avec un gros de sublimé corrosif, dissous dans une chopine de vin rouge un peu chaud. Je trempai des plumasseaux dans cette lotion. L'expérience a dissipé les craintes que j'avais d'un tel escarrotique ; je puis assurer avec vérité qu'il ne fait aucun désordre, qu'il n'excite aucune inflammation, et que son application ne cause que de légères douleurs ; il cerne en peu de temps les eschares gangréneuses, et la séparation s'en fait en deux jours au plus tard ; c'est ce qui arriva au blessé. Deux nouvelles saignées furent faites ; des potions cordiales animées furent aussi mises en usage, et continuées tant que dura la crainte de la gangrène ; mais les eschares gangréneuses étant séparées environ quarante-huit heures après les applications de la lotion, et les plaies étant humectées, je la supprimai, et me servis d'un digestif fait avec le baume d'arceus, l'huile d'œuf, l'onguent de styrax, et l'eau thériacale. Le cinquième jour de la blessure, il s'établit une suppuration très-abondante et de bonne qualité. — Telle était la situation du blessé lorsque sa place capitula le 26 de juin, c'est-à-dire, six jours après la blessure. Il fut stipulé par un des articles de la capitulation que les blessés seraient escortés et conduits à Cambrai. Le nôtre prit le parti de suivre le sort des autres et de sortir de la place. — Quelques heures après notre arrivée à Cambrai, je levai l'appareil, et je trouvai la jambe en mauvais état, sans pour cela que la suppuration fût supprimée, mais les chairs étaient blafardes, ce qui me fit prendre le parti de doucher les plaies pendant plusieurs jours avec la lotion des racines d'aristoloche ronde et longue et un peu de myrrhe, le tout bouilli dans suffisante quantité de vin blanc ; ces douches produisirent un dégorgement salutaire. Je me servis toujours du digestif ; j'avais retranché l'onguent de styrax pour lui substituer l'huile de millepertuis ; ce digestif était un peu fluide, et il le fallait tel pour des pansements de la na-

ture de ceux que je faisais, me contentant de le couler dans les plaies et de les panser ensuite avec quelques bourdonets aplatis et mollement faits. — Il y avait peu de pansements pendant lesquels il ne sortît de petites esquilles, et en très-grand nombre, que j'ai toujours regardées comme des portions du péroné qui avait été réduit en pièces par l'obus ; pour le tibia, il est certain que les deux tiers en ont été tirés. — On comprend aisément que n'y ayant qu'une portion du tibia supérieurement et une autre inférieurement, il était mal-aisé d'assujettir la jambe par aucune sorte de bandage, aussi je me contentai pour tout appareil d'appliquer des grandes compresses, et pardessus des draps roulés. Le pied était artistement soutenu par une semelle de carton fort, dans les premiers jours, et ensuite de bois.

Je m'attendais à de grandes exfoliations des os du pied sur lesquels la suppuration avait séjourné long-temps : il n'en arriva cependant qu'une de toute la face externe du calcaneum : un dépôt qui se forma sur cette partie y avait donné occasion. Il en survint d'autres tant à la jambe qu'au pied ; d'un pansement à l'autre on découvrait quelque fusée : ce qui a duré près de deux ans que j'ai pansé le blessé, et pendant quatre autres années qu'il a été pansé par d'autres chirurgiens, et qu'il a été obligé d'aller dans plusieurs saisons recevoir les boues et les douches de différentes eaux, il sortait toujours quelques esquilles : les eaux de Barèges et d'Aix-la-Chapelle terminèrent enfin la guérison, qui ne fut obtenue qu'après huit années de pansements et beaucoup d'opérations. — La masse informe qui a remplacé le corps du tibia, a formé un volume bien plus considérable que n'était cet os : la jambe est droite et égale sans aucune apparence de mollet : elle est de deux pouces plus courte que l'autre, mais un talon du soulier plus haut que l'autre répare ce défaut. — Le public, injustement prévenu contre les chirurgiens d'armée, ne manquera pas de penser qu'il leur arrive souvent d'amputer des membres qu'ils auraient pu conserver en temporisant, et que la guérison de cet officier en est une preuve. Mais à quel prix a-t-elle été obtenue ? N'eût-il pas été plus avantageux pour le blessé de lui couper la jambe que de la lui conserver ? D'ailleurs si on faisait attention que la plupart des plaies dans les siéges sont faites par des coups de canon, des éclats de bombe, ou de gros quartiers de pierres jetés par des mortiers et autres instruments de cette espèce, on penserait autrement et on conviendrait que les chirurgiens instruits ne font alors que des opérations indispensables, quoiqu'elles paraissent extrêmes et dangereuses.

## V.

*Sur une plaie à la partie inférieure et interne de la jambe, faite par un éclat de grenade, sans fracas d'os; par feu M.* CANNAC.

Un capitaine au régiment de Saintonge reçut un coup d'éclat de grenade, trois jours avant la réduction de Douai; la plaie était à la partie inférieure et interne de la jambe gauche, de figure ronde, du diamètre d'environ deux pouces et demi. Cette plaie, qui n'était point accompagnée de fracas, fut regardée comme de petite conséquence par le blessé, qui pensait qu'ordinairement les grenades font plus de peur que de mal.—Le blessé, qui sentait sa jambe s'engourdir quelque temps après le coup reçu, voulut marcher pour sortir de l'ouvrage où il commandait; mais la jambe lui ayant refusé le service, il fut obligé de se faire porter sur un brancard à son logement. Je n'arrivai auprès du blessé qu'environ deux heures après; j'examinai le membre, qui était prodigieusement gros et extrêmement tendu: l'endroit de la plaie et les environs étaient contus et déchirés; j'eus bientôt changé cette plaie de figure, et j'emportai les chairs nuisibles. Je scarifiai assez profondément toute l'étendue du gonflement; je saignai le malade après avoir couvert toute la jambe d'une fomentation convenable. Je resaignai le malade, et le soir, au lieu d'arroser les compresses, je levai tout l'appareil: je fus très-étonné de trouver la jambe dans un état effrayant, plus tendue qu'avant les scarifications, et le pied extrêmement engorgé. Ce gonflement formait une espèce de bourrelet qui pressait extrêmement la partie inférieure du tendon d'Achille.—A l'aspect de ces accidents, venus en foule et subitement, je me repentis de n'avoir pas fait des taillades profondes, au lieu des scarifications, quelques expériences m'ayant convaincu que les secousses des éclats déterminés par la

poudre sont très-redoutables. = J'eus recours aux taillades, qui produisirent l'effet que j'en espérais, c'est-à-dire le dégorgement en partie, et non total, de la jambe et du pied: il sortit une liqueur sanieuse qui portait au nez une odeur de gangrène. Je prévins le blessé sur la nécessité d'en venir à l'amputation, à moins qu'il n'arrivât un changement favorable, dont je n'osais le flatter. Plusieurs chirurgiens consultés furent aussi de mon avis. — Ce blessé, qui avait vu panser, la veille, celui dont il est question dans l'observation précédente, et qui ne s'imaginait pas avoir la quatrième partie de son mal, prévenu d'ailleurs de l'amputation qu'on avait différée, crut devoir à plus juste raison s'opposer à l'opération proposée, et assura qu'il ne se laisserait pas couper la jambe. L'exemple auquel il avait confiance lui coûta la vie.—La gangrène survint pendant tous les délais du blessé; les digestifs pourrissants et consomptifs furent inutiles. La lotion avec le sublimé corrosif fut employée, elle cerna les escharres gangréneuses de la jambe, sans procurer leur suppuration: la gangrène gagna les gros vaisseaux, et conséquemment toute la partie. — La veille de notre départ, qui était le quatrième jour de la blessure, nous proposâmes de nouveau au blessé, non l'amputation de la jambe, mais celle de la cuisse, qui vraisemblablement eût été infructueuse. La même résistance de la part du blessé fut insurmontable, et, après avoir souffert sept jours depuis l'instant de la blessure, j'appris par M. la Roche, chirurgien aide-major des hôpitaux du siége, que j'avais chargé du blessé, qu'il était mort trois jours après notre départ. — Cette observation, différente de la première par son succès, prouve combien on doit se précautionner contre les coups de feu. Il faut cependant convenir que les plaies qui arrivent à la fin des siéges exigent toute autre attention que celles du commencement, et demandent un traitement différent. Les grandes fatigues, les veilles, les contentions d'esprit dans les postes où la vie est exposée à chaque instant, peuvent ou sont du moins capables d'irriter les solides et d'appauvrir les fluides. — Les insomnies et la mauvaise nourriture ne contribuent pas peu à les altérer, et il s'en suit un désordre dans toutes les liqueurs, dont la perversion prévient toutes les ressources.

## VI.

*Précis de plusieurs observations sur les plaies d'armes à feu en différentes parties ; par M. BORDENAVE.*

§ I<sup>er</sup>. *Des plaies d'armes à feu à la tête.* — Les corps poussés par les armes à feu sont mus avec tant de force, qu'il est rare que leur action se borne aux parties molles et extérieures, quoique ces corps aient perdu assez de leur mouvement pour ne pas faire de solution de continuité apparente. Leur effet s'étend ordinairement plus loin que la partie frappée, et il devient souvent d'autant plus dangereux, que la partie offre une plus grande résistance ; aussi, est-ce par cette raison que l'on voit des contusions assez fortes sur la région du ventre, même avec plaies pénétrantes dans cette capacité, guérir sans causer d'accidents notables, tandis que les contusions des parties solides, quoique médiocres en apparence, produisent des accidents mortels, par l'ébranlement et la commotion qu'elles communiquent à toute la machine.— Les contusions du crâne, causées par les coups d'armes à feu, exigent donc, par cette raison, une attention particulière pour leur traitement, et l'on peut dire avec raison qu'elles arrivent rarement sans que la substance molle et pulpeuse du cerveau, ou les membranes renfermées dans cette boîte osseuse n'en souffrent un dérangement sensible. Un chirurgien doit être fort réservé sur son pronostic dans des cas semblables, et régler sa conduite en faisant exactement attention aux moindres changements qui pourraient arriver. On voit souvent, après les huit ou dix premiers jours de ces blessures, passés sans des accidents remarquables, paraître peu à peu les signes d'un épanchement, causé par la lésion des parties intérieures. — Les contusions du crâne et des parties solides, produites par toute autre cause que les armes à feu, cèdent pour l'ordinaire assez aisément à certains moyens, tels que l'application des spiritueux, etc. ; mais il n'en est pas de même de celles qui sont l'effet des corps poussés par la poudre à canon ; elles cèdent rarement aux moyens connus : alors il faudrait souvent passer les bornes de la règle ordinaire, et prévenir par une incision, prouvée nécessaire par des cas fâcheux où elle a été négligée, des accidents qui deviennent très-menaçants, s'ils ne sont même mortels. L'incision, dût-

elle être inutile, ne présente aucun inconvénient ; il n'en est pas de même si elle est négligée ou omise. Par son moyen, on reconnaît l'état de l'os et du péricrâne, et elle fournit souvent des indications pour le trépan, auquel on n'aurait point pensé. Ceux qui ont suivi les armées ont souvent éprouvé l'efficacité de cette méthode, et ont été témoins des accidents irréparables qui sont survenus lorsqu'elle n'a point été mise en pratique. — Outre les avantages que peut procurer une incision, par l'issue qu'elle forme aux liqueurs épanchées et le dégorgement des vaisseaux de la partie (ce qui souvent suffit pour une parfaite guérison, si la contusion de l'os est légère), elle sert encore à découvrir des fentes ou des fractures superficielles, qui n'auraient pu être reconnues à travers les téguments contus, et qui n'auraient été manifestées que tard par des accidents funestes. L'observation suivante prouve les utilités de l'incision faite d'abord.

(I<sup>re</sup> *Observation. Sur une légère fente du crâne, reconnue par l'incision des téguments, laquelle a indiqué le trépan ; par M. ANDOUILLÉ.*) Un officier fut frappé au siége de Maëstricht, en 1748, par une balle assez grosse, sur la partie latérale et presque postérieure du pariétal droit. La balle, en contondant les téguments, les avait un peu déchirés, ce qui détermina à faire une incision cruciale et à découvrir l'os. Sa substance était presque dans l'état naturel ; une fente capillaire et très-peu étendue la traversait seulement ; le blessé n'avait encore éprouvé aucun accident. Les praticiens, dans des cas semblables, sont sur leurs gardes, et l'expérience a souvent fait voir que ces sortes de fentes sont accompagnées d'une fracture de la table interne. — M. Andouillé, qui vit ce malade, craignant la fracture de cette table, crut devoir prévenir les accidents par l'opération du trépan : il la fit ; et une couronne ne fut pas plutôt appliquée et parvenue jusqu'au diploé, qu'en se détachant elle laissa apercevoir une portion de la table interne, séparée et si considérable, qu'il fallut appliquer une seconde couronne pour lui pratiquer une issue. Après cette opération, le blessé n'eut presque aucun accident, et fut guéri assez promptement. — On peut conclure, d'après cette observation et beaucoup d'autres semblables, 1° que dans presque toutes les contusions à la tête, par armes à feu, à moins qu'elles ne soient très-légères, les incisions sont né-

cessaires pour reconnaître l'état du crâne;
2° que souvent la table interne, étant plus
mince, est fracturée et séparée, quoique
la table externe ait résisté, ou ne soit que
simplement fendue; 3° que dans ces cas,
le trépan est presque toujours indiqué;
et qu'il faut le pratiquer sans attendre la
présence des accidents. — Les observateurs
nous fournissent des exemples de cas
semblables qui ont été suivis d'accidents
fâcheux parce qu'on a trop négligé les
moyens que je viens de proposer, ou
parce qu'on les a employés trop tard, et
après que les accidents avaient fait des
progrès irréparables. — Les balles poussées par les armes à feu, quoiqu'elles ne
fassent aucune solution apparente, changent quelquefois l'état naturel des téguments du crâne, au point qu'il est bien difficile de reconnaître les dérangements qui
arrivent à cette boîte osseuse.

(II^e *Observation. Sur une forte contusion au front, avec enfoncement au
coronal;* par feu M. CANNAC.) M. Cannac a donné à l'Académie une observation sur une forte contusion accompagnée
de fracture à la partie supérieure et
moyenne du coronal qui en fournit une
preuve. L'attrition des parties avait été
si forte, qu'il y avait une espèce de croûte
dans l'endroit que la balle avait frappé,
ce qui empêcha de reconnaître d'abord
une dépression considérable du coronal,
qui était un peu enfoncé sur la dure-mère.
Des accidents ayant déterminé à faire une
incision sur cet endroit, onze jours après,
on reconnut la fracture de l'os; le blessé
fut trépané, les accidents cessèrent, et la
guérison suivit. — D'autres fois, au contraire, les téguments, devenus épais et
œdémateux, forment une tumeur qui ne
permet pas de reconnaître le dérangement
des parties solides. Dans ces cas et dans
le précédent, l'incision des téguments est
toujours indiquée. — Si la contusion des
os du crâne n'était pas suivie d'accidents
presque mortels de leur nature, on pourrait tenir une conduite différente; mais
n'est-il pas dangereux de les attendre, et
peut-on concevoir qu'une cause aussi violente que les armes à feu puisse agir sans
causer des fentes, des fractures, ou tout
au moins des ébranlements qui occasionnent des épanchements qui ne se font
remarquer ensuite que par des mouvements convulsifs, le dérangement des
fonctions, et un sommeil léthargique qui
se trouve quelquefois interrompu par un
délire violent; accidents que l'on aurait
évités dans le cas rapporté par M. Can-

nac, si l'on eût fait dès le premier temps
une incision qui aurait déterminé au trépan? D'où je crois devoir établir, avec
M. Quesnay (1), que les plaies de tête
faites par armes à feu exigent toujours
des incisions et souvent le trépan, quoique le crâne ne soit pas fracturé, puisque l'expérience de presque tous les
grands maîtres semble confirmer cette
pratique. — Les contusions de la tête
présentent des considérations bien différentes, à raison de la partie frappée. On
sait quels sont les accidents que produit
la contusion des parties membraneuses et
aponévrotiques, et de quelle conséquence
peuvent être les épanchements qui se forment sous ces membranes; par conséquent,
que ne doit-on pas craindre de leur déchirement? Les plaies qui arrivent à la
région des muscles crotaphites sont de ce
nombre, et demandent un traitement
d'autant plus circonspect, que les os tem-
poraux, qu'ils recouvrent en partie, sont
fort minces, et, par cette raison, très-sus-
ceptibles de fracture. — Si les incisions
sont presque toujours nécessaires dans le
traitement des plaies d'armes à feu, elles
le sont encore davantage dans le traitement
de celles des parties aponévrotiques; c'est
dans ce cas qu'il y a souvent une prudence
infinie à les multiplier, et ce n'est que par
ces précautions qu'on peut prévenir les
accidents ou les dissiper.

(III^e *Observation. Sur un coup de
feu dont la balle était fixée dans l'os
temporal;* par M. PLANQUE, *chirurgien-
major de l'hôpital militaire de Lille
en Flandre.*) Un soldat du régiment
Royal-Comtois, âgé de vingt-deux ans,
fut blessé au siége d'Ypres par une balle
qui, quoiqu'au bout du coup, eut encore
assez de force pour faire une plaie sur le
muscle crotaphite et se fixer dans l'os
temporal du côté droit, à l'endroit où il
se joint avec l'apophyse plate de l'os sphé-
noïde. La plaie fut d'abord débridée, et la
balle tirée. Le malade, après avoir été saigné six fois en quatre jours, fut ensuite
transporté à Lille. — M. Planque trouva
la plaie sans suppuration, et le muscle
crotaphite gonflé. Le malade ne se plaignait cependant point de la tête, et avait

_____

(1) Voy. son Mémoire sur le trépan,
dans les cas douteux. Premier volume
des Mémoires de l'Académie de chirurgie.
Voyez aussi les raisons qui autorisent
cette pratique, dans le Traité des plaies
d'armes à feu, de M. le Dran, p. 144.

l'esprit présent. Comme il avait un peu de fièvre, il fut encore saigné deux fois, et on lui fit observer une diète exacte. Malgré ces moyens, la fièvre subsistait; on crut devoir en accuser un défaut de régime; on tenta les évacuations, et les accidents semblèrent disparaître. — Ce calme trompeur ne dura pas long-temps: le vingt-troisième jour de la blessure, le malade tomba dans l'assoupissement, et la fièvre devint très-violente. M. Planque crut alors devoir dilater la plaie, débrider le péricrâne et découvrir l'os temporal. Il reconnut toute l'étendue de la fracture, accompagnée de l'enfoncement d'une pièce de cet os, qui avait dix lignes de largeur, et était de figure triangulaire. Cette pièce fut à peine ébranlée pour en faire l'extraction, qu'aussitôt on vit sortir une grande quantité de pus de mauvaise odeur; la place qu'elle occupait tint lieu de trépan. Après avoir détruit les inégalités des os, les pansements ordinaires en pareil cas, et les injections qu'il crut nécessaires, achevèrent la cure. L'assoupissement et les autres accidents furent bientôt dissipés par ce moyen. — Il est donc nécessaire, dans des cas semblables, d'être extrêmement attentif aux accidents qui suivent la lésion des parties membraneuses; si, dans les premiers temps, les incisions eussent été faites avec plus de soin, elles auraient prévenu les accidents qui sont arrivés, et que M. Planque n'a pu dissiper qu'en débridant les parties, et en procurant l'issue des corps devenus étrangers, ainsi que celle des fluides épanchés. Les moindres accidents, en pareil cas, donnent toujours lieu de soupçonner une fracture; et c'est avec raison que l'on ne peut trop recommander les recherches et les incisions convenables pour reconnaître l'état des os du crâne après les coups d'armes à feu, puisque, pour peu que les balles aient été poussées avec force, elles peuvent blesser les membranes intérieures et extérieures, les faire suppurer, fendre les os, procurer une fracture de la table interne, ou même s'y fixer, ainsi que dans le cas que je viens de rapporter, et il paraît étonnant que l'on ait différé l'incision jusqu'au vingt-troisième jour, le trépan étant indiqué dès le premier moment.

Je ne crois pas devoir détailler dans ce Mémoire la conduite que l'on doit tenir dans les grands fracas du crâne; l'importance de ces maladies a fixé toujours l'attention des praticiens; elles indiquent elles-mêmes les moyens de curation ou emportent promptement les blessés.

§ II. *Des plaies d'armes à feu à la face.* Les plaies qui arrivent à la face ne sont pas pour l'ordinaire accompagnées d'accidents aussi formidables que celles qui arrivent au crâne; elles sont plus simples, et exigent un traitement différent de celles qui arrivent aux autres parties du corps. Il y a cependant des cas où elles exigent une attention très-sérieuse, et dans lesquels elles sont accompagnées d'accidents si menaçants, qu'on pourrait les regarder souvent comme ayant quelque analogie avec les plaies de la tête. La commotion qui se transmet au crâne et au cerveau, l'irritation du périoste qui se communique aux membranes intérieures, l'inflammation de toute la face, le délire, quelquefois un assoupissement léthargique, rendent ces plaies très-compliquées, et ne permettent que difficilement leur guérison. Dans ces cas on règle sa conduite selon les complications, et ce sont elles qu'il faut dissiper, pour obtenir une cure heureuse. — Le traitement et le pansement des plaies d'armes à feu à la face ne doivent pas être les mêmes que ceux des plaies des autres parties. Ces plaies exigent beaucoup d'attention et de ménagement dans les dilatations que l'on est obligé de faire, soit par rapport à la conformation particulière des parties et au voisinage des os qui ne permettent pas de les étendre, soit pour éviter la difformité, soit pour ménager certains organes qui en souffriraient des dérangements notables. Différentes observations vont en fournir des exemples. — Leur pansement ne doit pas non plus être le même; dans les plaies ordinaires, on emploie utilement les digestifs et autres remèdes suppurants qui relâchent le tissu des parties, et procurent la chute des eschares; mais dans celles-ci, ces remèdes ne sont pas aussi utiles, et s'ils le sont, c'est par les précautions que l'on prend pour les employer, et les temps où on les applique. Ces remèdes, qui conviennent dans les premiers temps pour exciter une légère suppuration, seraient nuisibles si on les continuait, et la suppuration une fois établie, l'huile de térébenthine, l'huile d'œuf, les lotions et les légers dessicatifs tiennent lieu de digestifs: ce que l'on doit scrupuleusement observer, surtout si ces sortes de plaies pénètrent dans l'intérieur de la bouche, de l'œsophage, et dans les cavités du nez ou autres, dans lesquelles se fait une filtration continuelle d'humidités qui, seules, suffisent pour la séparation des eschares, et qui deviendraient nuisibles si on y joignait l'application des substances grasses et onctueuses; en sorte que l'on doit regarder comme un point essentiel dans la pratique, de ne point panser les plaies de la face avec les digestifs, mais seulement avec des remèdes vulnéraires et légèrement détersifs. — La première observation de M. Cannac confirme cette doctrine, et en établit avec raison les avantages.

( IV<sup>e</sup> *Observation. Sur un coup de feu qui a écrasé les sinus sourciliers; par M. Poneyés, maître ès-arts, et chirurgien aide-major de l'armée de Flandre.*) Un soldat du régiment de Diesbach, Suisse, reçut au siége de Mons, sur les sinus sourciliers, au-dessus de la racine du nez, un coup de fusil qui fracassa la partie antérieure de ces cavités, la partie supérieure des os du nez, et même une portion de l'orbite du côté droit, à l'endroit du grand angle. Le blessé tomba du coup, vomit peu de temps après, perdit connaissance et saigna du nez. M. Poneyés ayant fait une incision cruciale, et ayant débridé le péricrâne, enleva sans beaucoup de peine la portion d'os qui forme la paroi antérieure des sinus sourciliers, il ne laissa que les os qui forment la partie supérieure du nez et la portion de l'orbite qui était chancelante; la partie postérieure des sinus n'était pas fracturée. La plaie fut d'abord pansée à sec; le délire étant survenu accompagné d'assoupissement, le malade fut saigné huit fois du pied, et les accidents cessèrent. Les pansements furent faits avec le baume de Fioraventi, et des plumasseaux légèrement enduits de baume d'Arcéus. Les portions d'os branlantes se raffermirent, et la cure fut achevée dans l'espace de deux mois et demi.

( V<sup>e</sup> *Observation. Sur un éclat de bombe qui fractura la partie supérieure des os du nez.*) Un officier fut frappé au siége de Maëstricht par un éclat d'une petite bombe qui, tombant presque perpendiculairement, fractura la voûte du nez, particulièrement du côté droit. Après une légère dilatation, on tira les fragments d'os, ce qui fit une ouverture pénétrante dans la narine. Ce blessé que je traitais sous les yeux de M. Andouillé, fut pansé simplement, et la guérison se termina dans un espace de temps assez court. La première de ces observations présente les mêmes accidents que

ceux de la commotion après les plaies de tête, et elles confirment en même temps toutes deux les avantages de la simplicité des pansements en pareils cas.

( VI<sup>e</sup> *Observation. Sur un coup de feu à la face; par M. Planque.*) Un soldat hongrois reçut un coup de feu à la partie supérieure de la joue gauche. La balle ayant passé entre l'arcade zygomatique et la partie supérieure des dents molaires, traversa l'os maxillaire, l'os du palais, et s'arrêta du côté opposé (un peu plus bas que son entrée) sous le muscle masseter. La balle fut tirée par le moyen d'une incision, et après avoir dilaté l'entrée de la plaie, on tira des fragments d'os engagés dans les chairs. Deux saignées du bras et huit du pied, avec un régime exact, dissipèrent la fièvre et un assoupissement qui faisait craindre pour la vie du blessé.—M. Planque, qui vit ce malade le troisième jour de sa blessure, fut témoin des accidents qui accompagnaient cette plaie. Il sortit plusieurs esquilles de la partie postérieure des os du palais et du nez, du sang mêlé de pus, et quelques autres fragments d'os. Un mélange d'eau d'orge, de miel rosat et d'eau vulnéraire, tiré par le nez, qui entraînait par la bouche beaucoup de pus, des eschares et des fragments d'os, fut le principal topique dont on fit usage, et cette grande maladie fut heureusement terminée en quarante-six jours.

( VII<sup>e</sup> *Observation. Sur un coup de feu à la mâchoire inférieure; par M. Poneyés.*) Un soldat du régiment de Champagne fut blessé au siége de Namur par un coup de fusil à la partie supérieure de la symphyse du menton. La balle, après avoir déchiré la lèvre inférieure, et brisé la mâchoire et les dents, sortit auprès de l'angle de la mâchoire du côté gauche. Il y avait encore trois dents molaires adhérentes à une partie de leurs alvéoles. Après avoir tiré les principales pièces d'os, et dilaté la sortie de la balle, M. Poneyés rapprocha les lambeaux de la lèvre inférieure, réduisit les pièces d'os, les maintint par une double mentonnière, et employa les saignées et les moyens convenables pour prévenir la fièvre et autres accidents. Après la chute des eschares, il procura la réunion de la lèvre par le moyen de quelques points de suture, à laquelle il réussit très-bien, ayant eu soin de mettre entre la lèvre et les gencives une petite plaque de plomb qui fournissait un point d'appui à ces deux parties. Il fit l'extraction de plusieurs esquilles; la salive mêlée avec la suppuration détergea peu à peu cette plaie qui, pansée fort simplement, et à l'extérieur seulement, fut guérie au bout d'un mois et demi; les dents ne se sont point raffermies par le défaut des alvéoles, et la mâchoire a été réunie, avec cette différence seulement, qu'elle était un peu plus basse du côté gauche que du côté droit. — On peut conclure de ces faits, que les plaies de la face se guérissent aisément lorsqu'elles ne sont pas compliquées de la commotion du cerveau, quoiqu'elles soient accompagnées de fracas. La nature semble y fournir des ressources particulières, et favorise les moindres secours que l'art lui procure. J'ai déjà observé que les remèdes gras conviennent peu à ces sortes de plaies, surtout si elles pénètrent dans l'intérieur de la bouche. Ce point mérite d'autant plus d'attention, que, si on emploie les suppurants, il arrive une fonte dans la partie qui peut être suivie d'une fistule. On est beaucoup plus sûr d'éviter cet inconvénient, en réunissant ces sortes de plaies le plus promptement qu'il est possible, en les pansant avec de légers détersifs ou les sarcotiques, et en y joignant l'usage des gargarismes. — La variété des coups de feu présente des cas dans lesquels on ne doit pas tenter la dilatation des plaies; ce qui doit être observé lorsque les balles passent dans l'épaisseur des parties de la face et des joues, sans pénétrer dans l'intérieur de la bouche ou des autres cavités, et sans intéresser aucune partie. Alors le séton devient très-utile, facilite la suppuration, l'issue des eschares, et procure, si on a soin de le supprimer à temps, une très-prompte guérison.

(VIIIe *Observation. Sur une balle qui a passé depuis la commissure des lèvres jusqu'au masseter, sans intéresser les parties intérieures de la bouche; par M. Rey, chirurgien-major du régiment de Picardie.*) Un capitaine du régiment de Picardie fut blessé à la bataille de Parme par une balle qui, ayant son entrée à un pouce de la commissure des lèvres du côté gauche, glissa sur le muscle buccinateur, passa sous le masseter, et sortit à côté de la mâchoire inférieure du même côté. M. Rey fit d'abord les dilatations convenables; mais comme, malgré les saignées et autres précautions, il survint un gonflement douloureux et considérable dans toute l'é-

tendue de la joue, malgré cela il crut devoir passer une mèche dans le trajet de la plaie, qui facilita la suppuration, et procura une prompte guérison. Il n'était pas possible de dilater cette plaie dans tout son trajet, ou si on l'eût fait, ce n'aurait pas été sans danger. La mèche y a heureusement suppléé, et a fait éviter dans ce cas une opération aussi délicate que dangereuse.

§. III. *Des plaies d'armes à feu à la poitrine.*—Quoique la poitrine contienne les principaux organes de la circulation et de la respiration, les plaies d'armes à feu, qui la pénètrent ou qui la percent de part en part, ne sont cependant pas toujours mortelles; ce qui doit même paraître surprenant, c'est que ces plaies se guérissent souvent sans être accompagnées de presque aucun accident. Il n'en est pas de même dans tous les cas; il y en a dans lesquels le succès est pour ainsi dire impossible selon les lois naturelles, et cela arrive lorsque les vaisseaux principaux du poumon, ou la substance du cœur et les gros vaisseaux ont été blessés. Pour lors la maladie est désespérée, et la mort la termine promptement.

(IXe *Observation. Sur un coup de feu qui perçait la poitrine de part en part; par M. Géraud, chirurgien-aide-major.*) La pratique fournit différentes observations qui prouvent que les plaies qui percent la poitrine de part en part guérissent quelquefois aisément. Entre plusieurs que je pourrais citer, il me suffira de dire qu'un cavalier fut blessé à la bataille de Fontenoy par un coup de feu à la poitrine, dont l'entrée était entre la quatrième et cinquième des vraies côtes du côté droit, et la sortie à la base de l'omoplate du même côté; après les dilatations et l'issue de quelques fragments d'os, il fut guéri en vingt-neuf jours sans aucun accident. Il y a tout lieu de croire que la substance même du poumon avait été blessée; cependant la guérison a été prompte, les parties principales de cet organe n'ayant pas été lésées. — On convient assez-unanimement que les plaies pénétrantes dans l'intérieur de la poitrine, avec lésion du poumon, ne doivent point être traitées avec les injections; mais cette règle, quoiqu'établie et fondée sur l'irritation qu'en souffrirait cet organe, doit avoir des exceptions. Les plaies d'armes à feu fournissent des cas particuliers, où elles semblent nécessaires et même indiquées; par exemple, s'il y avait quelques indices de pourriture dans ces parties, les injections pourraient être employées utilement pour procurer la séparation des eschares, et aider par ce moyen l'ouvrage de la nature. Il n'en serait pas de même après la chute des eschares ; les injections deviendraient nuisibles, irriteraient le poumon, et, passant en partie par les bronches, causeraient une toux dangereuse. Elles ne conviennent donc que dans les premiers temps, et encore elles exigent des précautions. Le cas proposé dans l'observation de M. Gérard semble prouver qu'elles peuvent être employées sans danger ; mais il est essentiel de remarquer que ce n'est que dans le premier temps, et qu'alors il les faut très-peu animées : il faut même avoir soin de les diminuer et de les adoucir, quand la suppuration s'établit et que les eschares commencent à se détacher, et les supprimer dès que la suppuration est parfaite, surtout lorsque les matières s'écoulent aisément au dehors. Cette remarque peut servir à prouver combien on peut dans certains cas s'éloigner de la pratique ordinaire, sans déroger aux principes reçus. — Les plaies qui, sans blesser les parties intérieures de la poitrine, ont borné leur ravage aux parties contenantes, ne sont pas exemptes d'accidents. Outre la déperdition de substance qu'elles causent, elles peuvent être accompagnées de fracas aux côtes, ou du déchirement de l'artère intercostale. Il peut même arriver que les fragments des côtes et autres corps étrangers les rendent très-fâcheuses et produisent des symptômes funestes, que l'on tenterait en vain de dissiper par les remèdes généraux, si, ne cherchant point la cause, on ne l'attaquait, et si on ne procurait par les opérations convenables l'issue de ces corps. L'observation de M. Guérin en est une preuve.

§ IV. *Des plaies d'armes à feu au bas-ventre.* — En considérant les plaies d'armes à feu au bas-ventre, l'on peut dire que la mollesse des parties qui en forment les parois, excepté celles qui sont postérieures, semble défendre moins puissamment celles qu'elles renferment ; et la délicatesse de celles-ci, ainsi que leur usage essentiel pour remplir les fonctions naturelles, sembleraient annoncer que chacune de ces plaies sont absolument mortelles. Elles sont à la vérité dangereuses, et elles ont leurs inconvénients ; mais la nature dans ces cas, très féconde en ressources, s'épuise, pour ainsi dire,

pour seconder l'art, et produit en ce genre des cures que l'on aurait à peine osé espérer. — Les plaies d'armes à feu qui n'intéressent que les parties contenantes et molles du bas-ventre ne présentent point toujours des indications particulières ; il y a cependant des cas dans lesquels elles exigent beaucoup d'attention, à raison de leur situation et des parties offensées. En effet, quelle différence ne doit pas faire un praticien d'une plaie qui n'intéresse que les parties charnues, d'avec celle qui intéresse les parties tendineuses et aponévrotiques ? Celleci exige des dilatations plus étendues, et un traitement plus circonspect que les autres ; et si on manque à ces précautions, on voit paraître des accidents qui sont la suite d'un étranglement que l'on n'a pas eu assez d'attention à prévenir, et qui pourraient en imposer à des gens peu attentifs, pour des suites de la lésion des parties intérieures. Les contusions des parois du bas-ventre ne sont souvent pas moins dangereuses que les plaies, et leur effet, qui s'étend quelquefois jusqu'aux parties intérieures, est d'autant plus à craindre, qu'il les jette dans un état d'affaissement, duquel les remèdes ne peuvent les tirer ; d'où suivent leur dilacération, la gangrène et la mort. — Les plaies du bas-ventre, quoique non pénétrantes, sont très-dangereuses quand elles sont compliquées du fracas des vertèbres, ce que l'on peut dire en général de toute l'épine ; et si ce fracas est considérable, elles produisent bientôt la mort. La substance spongieuse du corps des vertèbres, la multiplicité de leurs apophyses et des ligaments qui attachent ces os, le grand nombre de tendons que fournissent les petits muscles qui recouvrent l'épine, les aponévroses qui s'attachent aux épines des vertèbres, font assez sentir le danger de ces sortes de plaies ; mais malgré ces raisons on ne doit pas toujours les regarder comme nécessairement mortelles, on peut combattre les accidents qui en résulteraient, en débridant ces parties si susceptibles d'irritation, en ôtant les corps étrangers, et en appliquant des topiques relâchants. Un succès heureux a souvent suivi cette pratique.

(X<sup>e</sup> *Observation. Sur un coup de feu à l'épine; par M. Géraud.*) Un soldat irlandais du régiment de Dilon reçut à la bataille de Fontenoy un coup de feu, dont la balle, après avoir cassé l'apophyse épineuse de la troisième vertèbre des lombes, resta enchâssée dans le corps de cette vertèbre un peu latéralement. Le blessé tomba du coup, et devint paralytique des extrémités inférieures et de la vessie. M. Géraud dilata cette plaie en haut et en bas, et par ce moyen il tira quelques esquilles de l'apophyse épineuse de la vertèbre. L'extraction de la balle qui était logée dans son corps, étant d'abord impossible, la plaie fut pansée simplement. Malgré cinq saignées et les dilatations, il survint une inflammation considérable que les cataplasmes émollients terminèrent par une abondante suppuration. Il tira encore quelques fragments d'os ; et la balle qui avait auparavant résisté à l'action du tire-fond, fut ébranlée et tirée par son moyen. Après cette opération, la paralysie des extrémités inférieures disparut peu à peu, et la maladie fut heureusement terminée. — Le fracas des vertèbres ne détermine pas pour l'ordinaire le danger de ces sortes de blessures, celles qui sont sans aucune fracture des vertèbres, ou du moins presqu'aucune, sont souvent plus dangereuses que celles dans lesquelles il y a un grand dérangement des parties solides. — Il n'est pas difficile de sentir la raison de ces différents événements ; la moelle de l'épine continue avec la moelle allongée, le cerveau et le cervelet, ne peut à la vérité être blessée sans causer des accidents mortels ; mais il arrive souvent, surtout quand il y a fracas aux vertèbres, que la moelle renfermée dans le canal de l'épine n'a souffert aucun dérangement, parce qu'alors, plus le dérangement est considérable dans les parties dures, moins la commotion est grande, par conséquent la guérison plus facile, ou la mort moins prochaine ; au lieu que, dans l'autre cas, les vertèbres ayant résisté, il arrive une commotion dont l'effet communiqué à toute la machine en produit promptement la destruction. Une observation communiquée à l'Académie par M. Jaladon, chirurgien en chef de l'Hôtel-Dieu de Clermont en Auvergne, prouve qu'un blessé a pu survivre pendant dix-neuf jours à la fracture des six dernières vertèbres du col, accompagnée de la rupture des ligaments, et à la luxation imparfaite de la première vertèbre avec la seconde, quoique, à cause de ce dernier accident, il y eût paralysie de toutes les parties qui étaient au dessous. C'est à raison du défaut de commotion que l'on peut concevoir comment ce blessé a survécu aussi long-temps à un

si fâcheux accident ; elle a été d'autant moindre, que les fractures étaient plus multipliées, et que la luxation était incomplète ; ce qui a fait que ce malade a pu survivre à ce fracas au moins pendant quelque temps, tandis que d'autres meurent subitement après une simple chute sur ces parties, ou après une luxation.

Le fracas des vertèbres est en général moins fâcheux que la commotion de la moelle épinière ; il guérit plus aisément, lorsque les apophyses des vertèbres sont blessées que lorsque leur corps est intéressé ; ce qui dépend dans ce dernier cas de la difficulté que les pièces fracturées ont à sortir, et en même temps de l'infiltration purulente qui peut se former intérieurement, et causer des accidents redoutables, même la mort.

(XIe *Observation. Sur une plaie d'armes à feu au bas-ventre, avec fracas au corps des vertèbres; par M. Rey.*) Un officier du régiment de Picardie fut blessé à la bataille de Parme par une grosse balle dont l'entrée était à deux travers de doigts au-dessus de l'ombilic du côté gauche, sans sortie. M. Rey, pensant que la balle était perdue dans le ventre, dilata seulement la plaie. Le blessé se plaignit le lendemain de quelques envies de vomir, le ventre devint tendu, ce qui le détermina à multiplier les saignées et à faire usage des fomentations émollientes et des lavements. Ces précautions n'empêchèrent pas les progrès du gonflement du ventre ; la fièvre, qui augmentait, ne céda point à de nouvelles saignées, ni à un régime très-austère ; la plaie devint pâle, la suppuration fut médiocre, et le malade, qui ne pouvait se tenir sur son séant, mourut au bout de six semaines. L'ouverture du cadavre fit découvrir une fracture à deux des vertèbres des lombes, dans la substance desquelles la balle était enclavée ; le muscle psoas, qui avait été percé par la balle, était détruit ainsi que le muscle iliaque, par la suppuration. Les intestins étaient enflammés, et les graisses qui entourent l'intestin rectum étaient attaquées de pourriture. La difficulté qu'éprouvait le blessé de mouvoir les lombes, et de se tenir sur son séant, paraissait dépendre de la fracture des vertèbres et de la lésion du muscle psoas. — Les plaies d'armes à feu qui pénètrent dans l'intérieur du bas-ventre sont avec raison regardées comme mortelles, si elles intéressent gravement quelques-uns des principaux viscères contenus dans cette capacité. On ne doit cependant jamais en désespérer, ni les abandonner entièrement, et quoiqu'elles soient susceptibles de beaucoup d'accidents, on les voit se terminer quelquefois heureusement. Les balles qui pénètrent intérieurement sont quelquefois poussées avec assez de force pour détruire le tissu des parties ; d'autres fois ces parties molles et souples cèdent à leur force, et ne sont que simplement contuses. Les premières lésions se font assez connaître par la nature des excrétions, et par différents accidents particuliers ; les autres, beaucoup plus lentes à manifester leur caractère, n'ont d'abord presque aucuns symptômes fâcheux, semblent promettre une guérison prochaine, et sont accompagnées d'un calme qui est bientôt interrompu par de nouveaux accidents qui surviennent à la chute des eschares.

(XIIe *Observation. Sur un coup de feu à l'hypochondre gauche; par M. Rey.*) Un capitaine du régiment de Picardie fut blessé à la bataille de Parme par une balle qui, traversant de haut en bas les cartilages des fausses côtes du côté gauche, sortit vers la dernière des fausses côtes postérieurement. Dans son trajet elle meurtrit l'intestin colon. Le ventre devint fort tendu, et le malade eut des envies de vomir. Les accidents parurent se calmer, et la guérison semblait être prochaine. Vingt jours étant passés dans cet état, le blessé sentit pendant la nuit, à la plaie de la dernière des fausses côtes, un gargouillement semblable à des vents. M. Rey examina la plaie, et la trouva remplie d'excréments liquides. La portion du colon contuse, étant séparée, avait donné issue à ces matières. La plaie fut dilatée pour faciliter la sortie des excréments, les accidents disparurent, et la guérison fut parfaite au bout de six semaines.

(XIIIe *Observation. Sur un coup de feu à l'hypochondre gauche; par M. Géraud.*) Un soldat suisse reçut à la bataille de Fontenoy un coup de feu dans l'hypochondre gauche. La balle, dont l'entrée était à quatre travers de doigts de la ligne blanche, et la sortie à pareille distance de l'épine, avait percé l'arc du colon. Les matières stercorales sortaient par l'une et l'autre plaie. M. Géraud fit des dilatations pour faciliter leur issue, pansa simplement, et remédia aux accidents. L'intestin ayant contracté des adhérences aux parties voisines, la plaie se cicatrisa en trente-cinq jours, et les ma-

tières reprirent leur cours ordinaire. — Dans ce dernier cas, les accidents ne laissent aucun lieu de douter de la conduite que l'on doit tenir, et la nature, suivant la même route que dans la gangrène des intestins, produit une guérison parfaite, ou y supplée par un anus artificiel. La seule observation à faire, c'est que, pour éviter les accidents que pourrait produire la présence des matières, on doit panser souvent. Les différents cas exigent une conduite différente, et un chirurgien exact saura la varier.

(XIVe *Observation. Sur un coup de feu avec lésion de l'intestin ileum ; par M. Poneyés.*) Un soldat hollandais reçut, à la bataille de Raucoux, un coup de fusil dont la balle entra au côté droit du ventre dans l'espace moyen entre l'ombilic et l'épine antérieure et supérieure de l'os des îles, et sortit postérieurement au milieu de la partie supérieure de cet os qui se trouva percé. Ce blessé, qui avait passé la nuit sur le champ de bataille, étant dans un état presque désespéré, M. Poneyés pansa simplement chaque plaie avec un plumasseau, et fit des embrocations sur le ventre. Le blessé étant ranimé le lendemain, et ayant senti une douleur vive à la plaie antérieure, et une violente colique, on lui fit prendre quatre onces d'huile d'amandes douces. Peu après le ventre devint légèrement tendu ; la fièvre s'alluma, et l'huile sortit par la plaie, ayant l'odeur des matières fécales. M. Poneyés, ne doutant pas alors de l'ouverture de quelque intestin, se détermina à dilater la plaie antérieure, débrida le péritoine, et deux jours après il aperçut au dehors des portions d'épiploon et d'intestin ; ce dernier étant ouvert, il eut soin de ne pas le réintroduire dans le ventre, pour éviter un épanchement d'huile et des matières fécales dans cette capacité. Il employa pendant dix jours un pansement régulier et fréquent ; après ce temps, la portion d'épiploon qui était au dehors tomba en pourriture, la plaie se rétrécit ; l'intestin, presque rentré de lui-même, fournit un suintement léger qui cessa peu de jours après ; quelques esquilles sortirent, et la guérison fut parfaite. Cet exemple sert encore à prouver combien on peut espérer de la part de la nature, en l'aidant néanmoins un peu, pour la guérison des hernies avec gangrène.—Les plaies d'armes à feu qui pénètrent dans le bassin doivent être regardées comme d'autant plus fâcheuses, qu'il renferme des parties dont l'usage est essentiel à la vie, et qui ne peuvent être blessées sans causer pour l'ordinaire des accidents mortels. Il arrive souvent que les balles ou autres corps étrangers pénètrent dans cette cavité sans intéresser les viscères ; mais ces blessures ne sont guère moins dangereuses par l'inflammation du tissu cellulaire, qui est bientôt communiquée à toute la capacité, par la suppuration putride qui en est la suite, par les hémorrhagies qui peuvent arriver, par l'irritation et autres accidents que peut causer la présence des corps étrangers dans ces endroits. La difficulté que les matières suppurées ont à se porter au dehors augmente considérablement le danger de ces plaies. Alors le mal ne se borne pas dans le bassin hypogastrique, il s'étend plus loin, et les parties voisines sont bientôt affectées.—Les fractures des os des îles ne sont pas dangereuses ; la plus grande attention que l'on doit avoir est de ne point ménager les dilatations, qui doivent être grandes et profondes, ces parties étant recouvertes de muscles très-forts. Elles exigent des précautions, par rapport aux vaisseaux et à l'hémorrhagie ; mais dans ces cas, un chirurgien attentif saura les éviter en variant le manuel de ses opérations selon ces circonstances épineuses. L'observation suivante en fournit un exemple.

(XV⁰ *Observation. Sur un coup de feu au-travers de l'os des îles ; par M. Planque.*) Un soldat du régiment de Penthièvre reçut une balle qui, après avoir traversé le centre de l'os des îles, sortit à un travers de doigt de l'épine antérieure et supérieure du même os. Le malade eut bientôt une fièvre violente, avec tension à toute la fesse et au ventre, accompagnée d'une difficulté de respirer considérable. M. Planque crut les dilatations d'autant plus convenables, qu'elles procureraient le dégorgement des vaisseaux : par leur moyen, il tira une portion de drap qui était restée dans le trajet de la balle, et passa un séton. Le sang qui sortit de cette plaie exhalait une odeur gangréneuse. Malgré les embrocations, un régime sévère, et les saignées fréquemment répétées jusqu'au nombre de dix-huit, le ventre devint plus tendu et la fièvre plus considérable. Le malade avait des douleurs de reins, et n'avait point uriné depuis sa blessure. On remédia à cet inconvénient par le moyen de la sonde. Les accidents n'ont disparu que lorsque la suppuration a commencé à s'établir ; les urines n'ont repris leur cours que le quinzième jour,

après l'usage d'une injection d'eau d'orge et de graine de lin dans la vessie. Le vingt-deuxième jour, la suppuration parut louable, et M. Planque fut obligé de faire une incision vers la partie inférieure, pour procurer l'issue de deux portions d'os. Peu de jours après, survint une tension œdémateuse qui s'étendait depuis la partie inférieure de la cuisse jusqu'au pied, et qui se dissipa par l'usage des cataplasmes émollients et résolutifs. Cette grande plaie fut guérie après trois mois de traitement. — Si les plaies de la vessie, faites par des instruments tranchants, sont avec raison regardées comme dangereuses, à plus forte raison celles qui sont produites par des causes contondantes, telles que les armes à feu. Quoique les anciens les aient regardées en général comme mortelles, on ne doit cependant pas les considérer toujours comme telles, puisque souvent on est assez heureux pour pouvoir les guérir. Les plaies qui arrivent quand la vessie est pleine sont d'autant moins fâcheuses, que cette poche membraneuse une fois vidée se contracte sur elle-même, s'affaisse, et par conséquent, diminuant de volume, diminue la grandeur de la plaie. A la vérité, dans ce cas, l'urine peut s'épancher dans le ventre ; mais comme on est obligé de dilater ces plaies, ce fluide se porte au dehors, et il ne produit alors aucune impression fâcheuse sur les parties. On peut même prévenir son épanchement pendant le traitement, en mettant une sonde dans la vessie. Cette précaution est d'autant plus nécessaire, surtout dans les premiers temps, que toute la vessie étant irritée, son col et l'urètre participent à cette irritation, et dès lors n'étant plus propres à remplir leurs fonctions, l'urine se porterait du côté du ventre. Il n'en est pas de même dans la suite : lorsque les parties relâchées se rétablissent, l'urine se porte au dehors, et, par ce moyen, les plaies intérieures peuvent se consolider. Ce point mérite beaucoup d'attention dans toutes les plaies de la vessie, et dans tous les cas où l'urine éprouve quelque difficulté pour s'évacuer par les voies naturelles.

La vessie peut être percée de part en part, ou percée dans une de ses parties seulement, et dans ce dernier cas, les corps étrangers peuvent y être retenus ou dans les parties voisines. Différentes observations font voir la conduite qu'il faut tenir dans ces cas. Mais si la vessie était blessée dans sa partie postérieure, si

l'intestin rectum ou d'autres parties du
ventre étaient intéressées, on serait très-
bien fondé à regarder comme dangereuse
une blessure aussi compliquée. On doit
néanmoins employer les secours de l'art,
et éprouver si la nature n'y sera pas favorable.

(XVIe *Observation. Sur une plaie
d'arme à feu à la vessie ; par M. Duvergé, maître en chirurgie à Saumur.*)
Un jeune homme reçut un coup de pistolet, à bout portant, dans l'extrémité
des muscles droits, à l'endroit où ils s'attachent à l'os pubis ; la ligne blanche et
la vessie furent percées. M. Duvergé
trouva une plaie exactement ronde, le
ventre fort tendu, et une tumeur au périnée. Les urines étaient retenues, les
selles supprimées, la fièvre très-vive, et
il y avait disposition au délire. Le blessé
n'avait été saigné qu'une fois. Ce chirurgien dilata la plaie autant que les parties le pouvaient permettre, la pansa
avec un mélange d'huile de térébenthine
et de suppuratif, et fit des embrocations
sur le ventre. Il trouva de la fluctuation
à la tumeur du périnée, et pensant que
la vessie percée du coup avait permis à
l'urine épanchée de former la tumeur, il
en fit la ponction avec le trois-quarts que
M. Foubert emploie pour l'opération de
la taille ; il en tira une très-grande quantité d'urine sanguinolente, et, sur la canule du trois-quarts, il incisa jusqu'à la
vessie, ce qui procura l'issue de plusieurs
caillots de sang, de la balle, d'un morceau
de la chemise, et de l'urine fort épaisse.
Le malade fut saigné neuf fois ; il fut mis
au régime, et les accidents se calmèrent.
Peu après, les urines reprirent leur route
naturelle, et la guérison fut parfaite après
un temps médiocre.

(XVIIe *Observation. Sur un coup
d'arme à feu dont la balle a percé la
vessie; par M. Poneyés.*) Un soldat fut
blessé, au siége de Charleroi, par une
balle qui entra au côté gauche de la partie inférieure du ventre, immédiatement
au-dessus de la crête de l'os des îles, et
sortit à une distance assez éloignée, à
peu près vers l'anneau du muscle oblique externe du côté droit. M. Poneyés
n'ayant vu ce blessé que le quatrième
jour, le trouva avec délire, fièvre ardente, tension dans toute l'étendue du
ventre, et l'appareil imbu d'urine. Les
plaies avaient été dilatées, et permettaient l'issue de ce fluide. L'état du blessé
paraissait d'autant plus fâcheux qu'il était
convalescent d'une grande maladie. Le

pansement fut fait avec une simple languette de linge, imbue de digestif. Les
accidents ne cédèrent point aux saignées
et aux fomentations. M. Poneyés, voyant
que les urines ne sortaient point par la
voie ordinaire, eut recours à la sonde,
qui devint très-utile pour débarrasser la
vessie des urines, et procurer l'issue de
petit caillots et de portions membraneuses. L'urine, qui se portait par regorge-
ment du côté des plaies, sortit par cette
voie ; l'inflammation de la vessie diminua, et les plaies, pansées simplement,
furent parfaitement guéries en six semaines. — Ces cures heureuses ne diminuent point la sévérité du pronostic
des plaies de la vessie, et il y a lieu de
croire que, si l'urine eût été épanchée
dans le ventre, et la vessie blessée postérieurement, les accidents eussent été
plus graves, et peut-être absolument mortels, par l'irritation que l'urine aurait pu
produire sur les intestins et autres parties contenues dans cette capacité.

§ V. *Des plaies d'armes à feu aux
extrémités.* — Quoique les plaies qui arrivent aux extrémités du corps soient,
toutes choses égales, moins dangereuses
que celles qui arrivent aux différentes capacités, elles ont cependant leurs dangers, et deviennent souvent mortelles,
si on n'a pas soin de les traiter d'une façon méthodique, et de prévenir par là
des accidents qui causeraient la ruine de
tout le corps. Ces plaies sont plus ou
moins dangereuses, à raison des parties
où elles arrivent : telle plaie qui serait
simple vers le milieu d'un membre est
très-fâcheuse lorsqu'elle arrive à l'endroit
de l'articulation. La texture spongieuse
des os dans leurs extrémités, les aponévroses qui les recouvrent, les gros vaisseaux qui les avoisinent, les capsules ligamenteuses, les ligaments particuliers,
les glandes synoviales qui sont dans l'intérieur des articulations, font assez sentir le danger de ces sortes de plaies, parce
que ces parties, susceptibles d'irritation,
s'enflamment, sont attaquées de suppuration putride, d'où suit la fonte des graisses qui avoisinent l'articulation et entretiennent la souplesse ; et si le malade est
assez heureux pour guérir, la contraction
des ligaments, la raideur du membre, la
difficulté du mouvement, même l'enky-
lose, peuvent suivre la guérison. — Les
plaies qui arrivent aux articulations ne
sortent pas de la règle générale lorsqu'elles n'en blessent point l'intérieur ; elles
doivent être traitées comme les autres

plaies d'armes à feu, et exigent seulement un peu plus d'attention, à raison des accidents qui pourraient survenir. Si elles intéressent légèrement l'intérieur de l'articulation, après avoir débridé les parties, on applique des remèdes relâchants, et souvent on obtient la guérison, à cela près d'un peu de difficulté dans le mouvement. Les choses ne se passent pas aussi paisiblement lorsqu'il y a fracas dans l'articulation, rupture des ligaments, contusion aux extrémités des os, destruction des épiphyses; alors, on a tout à craindre de la lésion de ces parties; et les accidents, qui commencent souvent avec beaucoup de violence, ne présentent d'autre parti à prendre que l'amputation.

Je sais que quelques observateurs fournissent des exemples de fracas aux articulations et aux extrémités, guéris sans l'amputation; mais ces exemples, séduisants pour des personnes peu versées dans la pratique, peuvent-ils établir une règle sûre et invariable? Non, sans doute; les praticiens éclairés seront toujours sur leurs gardes en pareil cas, et, tenant une conduite différente de ceux qui proscrivent l'amputation et de ceux qui la prodiguent sans nécessité, ils distingueront les cas où cette opération convient et ceux où elle ne convient pas. Il est difficile de donner des préceptes capables de régler la conduite d'un jeune chirurgien en pareil cas; il peut cependant diriger ses vues, et se décider selon les accidents présents et l'état du blessé: par exemple, si un fracas à l'articulation arrive à un sujet fort et vigoureux; si les accidents sont violents, s'ils excitent des convulsions, des spasmes qui se transmettent à toute la machine; s'ils se présentent ou se soutiennent malgré les incisions, l'extraction des corps étrangers, la dilatation des parties aponévrotiques, il n'y a point de doute qu'alors l'amputation, qui semble l'unique ressource, ne soit un moyen incertain; d'où on doit conclure en pareil cas pour sa nécessité dans les premiers temps, et avant que les accidents paraissent. Il n'en est pas de même si le sujet n'est pas vigoureux et si les accidents semblent un peu céder aux premières opérations; les parties moins susceptibles de tension et d'irritation ne produiront pas des accidents aussi graves, et donnent alors lieu d'espérer quelque succès. — M. Boucher, dans ses Mémoires sur l'abus de l'amputation après les plaies d'armes à feu, présente aux jeunes chirurgiens quelques règles capables de les assurer dans les cas épineux, et d'apprécier la conduite qu'il faut tenir dans les plaies compliquées, par rapport à l'amputation; mais, malgré ces recherches, la chose paraît encore problématique, et l'on ne peut être assez sur ses gardes pour éviter l'excès ou de ne jamais amputer, ou d'amputer trop souvent; parce que si le succès de l'amputation n'est pas toujours heureux, celui des plaies compliquées ne l'est pas davantage, et que les blessés succombent souvent aux tentatives que l'on fait pour leur conserver un membre. — Pour guérir un fracas à une articulation ou à une extrémité, il faut que le blessé puisse garder le repos, et avoir une situation avantageuse pour sa guérison; or, souvent on ne peut procurer ces avantages après les plaies d'armes à feu, parce qu'on est obligé de transporter les blessés d'un endroit à un autre, ce qui empêche d'obtenir une guérison qui dépend essentiellement du repos et de la situation, et rend les tentatives que l'on avait faites non-seulement inutiles, mais même désavantageuses. Ce motif seul doit souvent déterminer les chirurgiens d'armée à l'amputation, et elle est d'autant mieux indiquée, que le délabrement des parties ne peut permettre que des espérances incertaines, et qu'en supposant même qu'on pût réussir, le transport des blessés après les batailles et pendant les siéges y devient un obstacle presque insurmontable. Il faut observer que j'entends parler ici particulièrement des fracas aux articulations et de ceux aux extrémités, dans lesquels les os détruits ne laissent plus aucun point d'appui aux parties molles.

Le peu de succès des amputations est sans doute une raison qui prévient contre cette opération; mais ce motif n'est pas fondé, et il faut convenir que souvent le défaut du régime des blessés, leur constitution mauvaise ou viciée, l'air des hôpitaux, contribuent à leur perte. D'ailleurs, on doit établir des différences selon les diverses espèces d'amputations: on sait que celles des membres considérables, telles que la cuisse ou le bras, surtout si on fait l'opération dans l'articulation de l'épaule, sont beaucoup plus fâcheuses que celles de la jambe, du bras et de l'avant-bras, parce que, dans le premier cas, la portion du corps que l'on retranche étant considérable, la nature ne peut résister que difficilement. Il n'en est pas de même dans les autres cas. — Il faut cependant convenir qu'on ne doit pas toujours précipiter l'amputation dans les plaies compliquées lorsqu'on peut procurer au malade le repos et la situation convenables ; il faut, dans ce cas, tenter les incisions, mettre les parties à l'aise, tirer les fragments d'os ou autres corps étrangers, réduire la partie autant qu'il est possible, et tâcher de prévenir les accidents ; alors, si l'on voit qu'ils aient disposition à se développer, il sera assez temps d'en venir à l'amputation, qui sera alors d'autant plus heureuse, que les parties auront été auparavant dégorgées. Ces précautions réussissent souvent, et dispensent de l'opération.

(XVIII<sup>e</sup> *Observation. Sur un coup de feu dans l'articulation du genou, guéri sans amputation par M. Belmas, chirurgien aide-major de l'hôpital de Collioure.*) Un capitaine d'un vaisseau algérien, étant retiré dans sa chaloupe après un combat violent, fut blessé à la partie supérieure de la jambe par un petit boulet. La plaie était à la partie supérieure de la jambe, et anticipait sur le genou. Les téguments, une partie de l'aponévrose des extenseurs de la jambe, la portion antérieure du ligament capsulaire, étaient intéressés ; environ trois pouces de la partie supérieure du tibia, une petite portion de la partie inférieure de la rotule, la tête du péroné et une petite portion des condyles du fémur, étaient emportés. Les douleurs vives, l'inflammation, la fièvre, le gonflement, l'engourdissement du membre, les convulsions firent tout craindre pour la vie du malade. M. Belmas, pour prévenir la gangrène et ranimer le membre, qui était déjà froid, eut recours aux résolutifs spiritueux, sépara les esquilles, et fit un pansement convenable. La fièvre fut opiniâtre pendant cinq semaines, malgré les saignées réitérées, la diète et autres secours, et elle ne cessa qu'après la formation d'un abcès à la partie inférieure et externe de la cuisse. Les accidents étant dissipés, l'exfoliation des os se fit, et fut suivie d'une prompte cicatrice avec ankylose à cette articulation.

(XIX<sup>e</sup> *Observation. Sur un fracas de la partie supérieure du tibia, guéri sans l'amputation ; par M. Tursan le jeune.*) Feu M. Tursan le jeune nous a communiqué l'observation d'une plaie à la partie supérieure de la jambe, avec enfoncement des faces interne et externe du tibia, et destruction de la moelle, causée par un boulet de canon. Ce chirurgien a évité l'amputation, et a guéri le blessé

en le traitant comme l'état de sa plaie l'exigeait. — Ces deux observations font sentir quelle peut être la suite du traitement des fractures compliquées ; mais il est essentiel de remarquer que souvent, ainsi que dans le premier cas, on ne s'est pas déterminé à l'amputation, parce que les accidents étaient trop considérables ; en sorte que si on a eu du succès, cela n'a été que parce que la nature a surmonté les accidents et a comblé les ressources de l'art. Mais il y a des cas, ainsi que je l'ai dit plus haut, dans lesquels un chirurgien qui sait se déterminer peut conserver un membre, quoique l'amputation paraisse indiquée. Outre les précautions générales, il faut alors ne point négliger les dilatations profondes et les incisions des membranes ; par leur moyen, s'opère un dégorgement salutaire, et la guérison devient plus assurée.

(XX<sup>e</sup> *Observation. Sur un coup de feu dans l'articulation de l'avant-bras ; par M. Planque.*) Un soldat irlandais fut blessé au siège d'Ypres par un coup de feu qui emporta l'aponévrose des muscles extenseurs de l'avant-bras, l'olécrâne, et une portion du condyle externe de l'humérus. M. Planque, dans le dessein de prévenir l'irritation des parties et les dépôts qui auraient pu survenir, fit des incisions profondes aux muscles et à l'aponévrose, étendues jusqu'à la partie supérieure du bras : les accidents furent d'abord violents ; mais ils cessèrent lorsque la suppuration s'établit ; la plaie se détergea, une portion de l'aponévrose se détacha par suppuration, les extrémités des os s'exfolièrent, et le malade fut guéri au bout de trois mois. — Les plaies d'armes à feu qui arrivent avec fractures au milieu des membres ne sont pas aussi dangereuses que celles qui arrivent aux articulations, parce que la substance des os y est plus solide, et que les parties qui les environnent sont ordinairement moins susceptibles d'irritations. Si la fracture n'est pas considérable, il suffit de dilater ces sortes de plaies, de réduire les extrémités des os, de tirer les corps étrangers, et de faciliter l'écoulement des suppurations. Dans cette vue, on est quelquefois obligé de mettre en usage le séton, qui présente plusieurs avantages ; car, outre la facilité qu'il procure pour l'écoulement des suppurations, il entretient une voie libre pour l'issue des esquilles qui se détachent quelquefois pendant le cours du traitement, et dont la présence causerait des accidents ou esigerait d'autres opérations. Cependant, il doit être employé avec précautions; car, s'il touchait trop immédiatement les pointes des os, il causerait des ébranlements et ferait naître divers accidents.

(XXIᵉ *Observation. Sur un coup de feu à la partie inférieure de l'avant-bras; par M. Planque.*) M. Planque a envoyé à l'Académie l'observation d'une plaie faite par un éclat de grenade à la partie inférieure de l'avant-bras, avec fracture du cubitus et du radius. Le fracas et la tension du membre étaient considérables. Après les dilatations et l'extraction de beaucoup de fragments osseux, il mit en usage le séton, qu'il fut obligé de supprimer après huit ou neuf jours, à raison de l'irritation et des divulsions qu'il causait à chaque pansement par l'ébranlement des extrémités des os. Ces accidents furent suivis de plusieurs dépôts le long de l'avant-bras, qui rendirent cette cure longue et laborieuse; d'où on peut conclure de quelle conséquence il est de ne pas employer le séton dans les fracas d'os, sans précaution, et de le supprimer dès qu'on aperçoit qu'il cause quelque accident. Si M. Planque n'eût pas observé ce point essentiel, le blessé aurait succombé à la maladie.

(XXIIᵉ *Observation. Sur un coup de feu à la partie inférieure de l'avant-bras; par le même*). Ce même chirurgien, voyant le peu de succès du séton dans ces cas, tint une conduite différente dans une blessure à peu près semblable. Un soldat reçut au siège d'Ypres un coup de feu à la partie inférieure de l'avant-bras droit. Le bras et l'avant-bras étaient considérablement gonflés et ecchymosés dans toute leur étendue, les tendons et les muscles étaient mâchés et déchirés, le cubitus et le radius étaient fracassés, la partie paraissait disposée à la mortification, et le malade avait une fièvre violente. Ce dernier accident empêcha M. Planque de faire l'amputation du membre; il se contenta de faire des incisions profondes pour donner issue au sang épanché, dissiper le gonflement, ôter plusieurs portions d'os, et il mit en usage les topiques convenables. La suppuration s'établit, les os s'exfolièrent, et la cure fut parfaite au bout de trois mois. Le séton n'était pas indiqué dans ce cas, et si on en eût fait usage, le blessé aurait pu éprouver beaucoup d'accidents. — Il résulte de ces faits que le séton peut être nuisible lorsqu'il y a un fracas aux os, tel qu'il ne puisse être employé sans en froisser les extrémités; lorsque cette circonstance ne se trouve point, pour lors il devient un moyen nécessaire et utile, qui non-seulement entretient la suppuration, mais aide les exfoliations par la facilité qu'il fournit pour porter les médicaments convenables. Je l'ai vu réussir dans une plaie à la jambe par un éclat de boîte, compliquée de la fracture des deux os, et on pourra toujours en faire usage sans les inconvénients dans les cas que je viens d'énoncer. — Les plaies d'armes à feu qui blessent les parties molles, en les perçant de part en part, ne peuvent pas être traitées comme celles qui ne font que les entamer seulement : il suffit de dilater celles-ci selon que les circonstances le permettent, et d'extraire les corps étrangers; la guérison, pour l'ordinaire, est assurée. Mais dans l'autre cas, ce traitement ne peut être employé, par la difficulté d'inciser tout le trajet de la balle. A la vérité, si son trajet était peu considérable, et que la structure de la partie le permît, on pourrait ne faire qu'une seule plaie des deux ouvertures; mais lorsqu'une partie d'une certaine épaisseur, telle que la cuisse, est percée, M. le Dran (1) conseille d'agrandir par des incisions convenables l'entrée et la sortie de la balle, pour qu'il y ait communication d'une plaie à l'autre; et, dans le cas où le trajet serait long, il propose des contre-ouvertures sur ce trajet. Un séton passé dans la plaie me paraîtrait plus propre à remplir toutes les indications curatives. — Le séton exige des règles dans son usage; s'il est avantageux en l'employant sagement, on peut le rendre nuisible quand on en use sans précaution. Le séton deviendra véritablement un corps étranger et fort nuisible, si on l'emploie dans les premiers temps assez gros pour qu'il remplisse par sa présence le trajet de la balle, parce que, lorsque le gonflement de la partie arrive, le trajet de la plaie se rétrécit, et se trouve comprimé par le volume du séton; mais si on emploie d'abord un séton fort petit, et qui ne remplisse pas le trajet, le séton n'aura plus d'inconvénients, même pendant le gonflement de la partie, l'intérieur de la plaie ne sera pas comprimé, les parties ne seront pas fatiguées; et ce corps, légèrement mû à chaque pansement, aidera par un frottement utile l'ouvrage de la nature, servira à ébranler l'eschare, à porter des médicaments capables de la ra-

(1) Voy. le Traité des plaies d'armes à feu de M. le Dran, p. 42.

mollir, et à procurer sa chute après sa séparation parfaite. Tous les praticiens conviennent trop de ces avantages du séton, pour qu'il soit nécessaire de les appuyer par des observations.

Les balles poussées par les armes à feu, en pénétrant dans un membre, rencontrent souvent les os. Lorsqu'ils sont frappés dans leur partie moyenne, il arrive fracture si la balle conserve une certaine quantité de mouvement; et, lorsqu'ils le sont dans leurs extrémités, la balle, trouvant moins de résistance de la part de l'os, peut se fixer dans sa propre substance.—Dans ce dernier cas, si la balle n'a pas pénétré avant, on la fait aisément sortir au moyen d'un élévatoire; si elle pénètre, on emploie le tire-fond ou le trépan sur la partie voisine. Mais ce qui arrive quelquefois, c'est que la balle ne produit aucun éclat au-delà de son trou. La structure cellulaire des os rend raison de cet effet. M. Planque a fourni deux observations sur deux balles (1), dont l'une était enclavée dans la partie supérieure de l'humérus, et l'autre dans la partie inférieure du tibia; ces deux trous ont été aisément guéris après une légère exfoliation. — Les boulets ou autres corps considérables poussés par les armes à feu, les balles mêmes chassées avec violence, en agissant sur les parties solides, ne bornent pas, ainsi que je l'ai dit au commencement de ce Mémoire, leur action à la partie frappée; ils l'étendent au delà, surtout quand la partie a résisté; en sorte qu'on doit souvent regarder comme plus avantageux les cas où les os sont fracturés, et même ceux dans lesquels ils sont brisés. — Il arrive quelquefois des coups heureux qui emportent entièrement une partie sans que les parties voisines s'en ressentent, et en aient presque souffert aucun ébranlement.

(XXIIIᵉ Observation. Sur une plaie par un boulet de canon qui a emporté une grande partie de l'omoplate; par M. Despelette, chirurgien-major de l'hôpital militaire de Bayonne.) Un soldat anglais, étant tourné de côté sur un vaisseau, fut blessé à l'épaule par un boulet qui frappa l'omoplate, brisa cet os, et l'emporta même, à la réserve de l'angle antérieur qui s'articule avec l'os du bras. Cette plaie, qui était des plus considérables, eu égard à son étendue, intéressait une très-grande partie des muscles du dos. La suppuration fut très-abondante après la chute des escharres, et M. Despelette conduisit cette grande maladie à une parfaite guérison. — Pour que le succès soit aussi assuré, il est nécessaire que le boulet ou autres corps aient frappé dans une articulation large; car, sans cela, l'ébranlement, porté plus loin, rendrait le mal plus étendu, et, par cela même, incurable. C'est par cette raison que l'on voit quelquefois guérir des extirpations dans les articulations, telles que celle de l'humérus, à l'occasion des plaies faites par le boulet; tandis qu'un os long, frappé dans sa partie moyenne par une balle seulement, cause souvent un tel ébranlement, que le mal est communiqué à l'articulation, et même au-delà; d'où les praticiens ont sagement conclu qu'il était avantageux, et même nécessaire, de faire l'amputation dans la partie au-dessus du membre frappé, lorsqu'elle est indiquée après des coups violents. — C'est à raison de cet ébranlement que l'on peut concevoir comment arrive la stupeur; pourquoi un membre simplement contus par un boulet produit souvent des accidents mortels, pourquoi il jette les parties dans l'affaissement, suffoque et anéantit le principe vital au point de détruire les fonctions. Tel était le cas du chevau-léger dont parle M. Quesnay (1), qui, frappé à la jambe par l'éclat d'une boîte, devint aussitôt insensible à son état, supporta l'amputation d'une façon indifférente, et resta également tranquille jusqu'à la mort. — Je crois devoir finir en faisant remarquer que certaines plaies des extrémités, légères en apparence, sont souvent très-dangereuses, quoique des plaies plus considérables par le fracas guérissent aisément; ce qui doit rendre très-circonspect sur le pronostic, et exiger de la part du chirurgien des attentions pour prévenir ou dissiper les accidents qui pourraient résulter quelquefois d'une simple contusion, ou de toute autre blessure qui paraîtrait mériter un peu de considération.

## MÉMOIRE SUR DIFFÉRENTES ESPÈCES D'ANÉVRYSME FAUX, par M. FOUBERT.

La division de l'anévrysme en vrai et en faux est établie et admise par tous les auteurs qui ont traité cette matière; mais ils n'ont pas distingué deux espèces d'anévrysme faux qui peuvent arriver, sur-

---

(1) Balles restées dans la propre substance de l'os.

(1) Traité de la gangrène, p. 42.

tout au bras à l'occasion de la saignée ; l'un primitif, et l'autre consécutif. — J'appelle anévrysme faux primitif, celui qui, à l'instant de la saignée, forme une extravasation de sang, le long du cordon des vaisseaux dans le tissu cellulaire, qui s'étend quelquefois depuis l'ouverture de l'artère, en montant le long du bras, jusque sous l'aisselle, et qui demande un prompt secours. — On sait que les cellules graisseuses distendues par le sang épanché causent souvent à la partie un gonflement considérable accompagné d'œdème, par la gêne que le sang trouve à son retour, en conséquence de la compression des vaisseaux; quelquefois ces cellules distendues séparément forment des tumeurs particulières. Le gonflement œdémateux donne de la difficulté à étendre l'avant-bras, et rend pour ainsi dire l'artère plus profonde; enfin il arrive quelquefois une inflammation à la peau qui menace de gangrène, suite d'un bandage mal fait et d'une compression peu méthodique. — J'appelle anévrysme faux consécutif, celui qui ne se forme que quelques jours après la saignée, parce que la compression ayant été bien faite lors de l'accident, faute de l'avoir continuée suffisamment, ou d'avoir pris les précautions nécessaires pour en soutenir l'effet, le caillot qui s'était formé dans la plaie de l'artère est sorti et le sang s'est épanché dans la capsule qui enveloppe le cordon des vaisseaux, en soulevant l'aponévrose du muscle biceps, et les parties qui l'avoisinent. — Cet anévrysme faux peut présenter les signes de l'anévrysme vrai ou par dilatation, quoiqu'il soit formé par la sortie du sang hors de l'artère; il forme d'abord une petite tumeur qui augmente peu à peu, et qui acquiert plus ou moins de volume selon l'ancienneté de sa formation, et la quantité du sang qui s'extravase. Cette tumeur est ronde et circonscrite sans changement de couleur à la peau ; elle est susceptible d'une diminution presque totale lorsqu'on la comprime.

Cet anévrysme est ordinairement la suite d'une saignée au bras, et voici comme je conçois qu'il se forme. Lorsqu'on a arrêté le sang de l'artère, la plaie sur laquelle on a fait une compression suffisante se réunit, la peau, la graisse, l'aponévrose du muscle biceps et la capsule de l'artère se cicatrisent; mais l'incision du corps de l'artère ne se réunit pas immédiatement, et laisse une ouverture ronde dans laquelle il se forme un caillot. Si l'on continue assez long-temps la compression pour procurer une induration parfaite au caillot, on guérira radicalement le malade; mais si l'on permet le mouvement du bras avant que le caillot ait acquis assez de solidité pour cimenter l'adhérence de la capsule et de l'aponévrose, le caillot s'échappera de l'ouverture, le sang s'insinuera autour et l'éloignera de la place qu'il occupait, les impulsions réitérées de l'artère décolleront les parties qui avoisinent l'ouverture de l'artère, et ce décollement donnera lieu à la tumeur anévrysmale qui semble se dissiper lorsqu'on la comprime, parce que le sang fluide repasse dans l'artère. Cette tumeur, en grossissant et devenant plus ancienne, forme des couches sanguines ou polypeuses, qui se durcissent considérablement, surtout celles qui touchent à la voûte de la tumeur. — Cette théorie est prouvée par un grand nombre de faits que m'ont fournis les opérations que j'ai eu l'occasion de pratiquer dans les anévrysmes de cette espèce, et la dissection de ceux qui avaient été guéris de semblables accidents par le moyen de la compression. Dans les dissections, en ouvrant l'artère postérieurement à l'endroit malade, j'ai trouvé un trou rond bouché exactement par un caillot de sang fort solide, et, disséquant avec attention la face extérieure de l'artère, j'ai trouvé, à l'endroit du trou, un bouchon formé par le caillot, en sorte que l'artère, la capsule et l'aponévrose tenaient ensemble par une cicatrice commune. Dans les opérations que j'ai faites, j'ai trouvé une poche plus ou moins solide, suivant l'ancienneté de la maladie; cette poche a paru formée extérieurement par l'aponévrose, et en dedans par un amas de plusieurs couches sanguines, dont les extérieures avaient plus de consistance que les intérieures, sans doute parce que leur substance était soumise depuis un plus long temps à l'action impulsive du sang, et à la résistance des parties circonvoisines. Après avoir évacué tout le fluide qui s'était trouvé dans ces sortes de poches, j'ai vu que le tube artériel était isolé dans toute l'étendue de la tumeur, et qu'il y avait un trou rond par lequel le sang était sorti; ce que je reconnaissais aisément en lâchant le tourniquet pour en laisser sortir un jet de sang.

Il y a plusieurs années que je communiquai à l'Académie quelques faits qui font le fondement de la doctrine que je viens d'exposer; de nouvelles observations n'ont fait que la confirmer. Voici la méthode curative que j'emploie, et qui est relative aux différents temps de la maladie. — Lorsque la tumeur est petite et nouvelle, je la guéris par une compression méthodique ; mais si la tumeur est ancienne et que l'on veuille employer la compression, la peau s'ulcère, la poche peut s'ouvrir, et le malade périt sans être à portée d'être secouru. L'opération est donc absolument nécessaire ; elle n'est pas urgente comme dans l'anévrysme faux primitif, on peut attendre que celui-ci ait acquis un certain volume, l'opération en deviendra plus aisée. — Il n'est pas facile de savoir si c'est le tronc qui est ouvert ou une branche ; ce n'est qu'à l'inspection de l'artère lorsqu'on a ouvert la tumeur et ôté les caillots. Si elle est fort grosse, il est à présumer que c'est le tronc, et il est à souhaiter qu'on n'en fasse point la ligature ; le malade peut guérir par une compression exacte et bien étendue, dont le principal point d'appui soit sur l'ouverture de l'artère, j'en ai des preuves. J'ai réussi avec du papier mâché et avec de la charpie : aujourd'hui que l'on connaît la vertu de l'agaric, soit de chêne ou de hêtre (1), on fera bien de lui donner la préférence sur le papier mâché et la charpie. — A l'égard de l'opération, le malade étant assis sur une chaise de hauteur convenable, et ayant donné son bras, que des aides doivent soutenir, j'applique le tourniquet comme pour l'amputation, j'ouvre les téguments selon l'usage ordinaire, et, après avoir ouvert la tumeur, je l'incise dans toute son étendue, en pénétrant jusqu'au sang fluide, comme si j'ouvrais un abcès, j'ôte autant qu'il m'est possible le sang et les couches sanguines qui forment une espèce de kyste, et par là ayant découvert l'artère et aperçu son ouverture, si c'est une branche, je passe sous l'artère une aiguille courbe, bien pointue et tranchante, de manière que l'aiguille pénètre en entrant par le côté de ce vaisseau qui regarde le condyle interne de l'humérus, et en observant encore que

le fil embrasse une certaine épaisseur de parties avec l'artère, pour rendre la ligature plus solide; j'ai remarqué que par cette méthode on évite plus sûrement le nerf qu'on pourrait lier sans cela. Une seule ligature, posée supérieurement à quelques lignes de l'ouverture faite à l'artère, peut suffire, et m'a souvent réussi; cependant je conseille d'en faire une seconde au dessous; on arrête les fils selon l'usage ordinaire. — Je remplis la plaie de charpie sèche, que je soutiens avec des compresses longuettes et un bandage contentif, observant de ne pas trop serrer, de crainte de porter obstacle à la distribution des liqueurs; j'observe avec soin ce qui se passe à l'avant-bras, qui doit être couvert de compresses trempées dans l'eau-de-vie chaude, et renouvelées souvent pour conserver la chaleur. — On ne doit toucher à cet appareil que quarante-huit heures après l'opération; on attend la chute de la charpie qui vient ordinairement dix à douze jours après l'opération, et celle des fils qui est un peu plus tardive. Lorsque les ligatures sont tombées, on remplit la plaie de bourdonnets mollets, roulés dans de la colophane en poudre, et la cure s'obtient ordinairement en très-peu de temps. La théorie de cette espèce d'anévrysme faux, que j'ai pour objet dans ce Mémoire, se trouve confirmée par les observations suivantes.

### OBSERVATIONS.

I. En 1740, je fis une opération de cette espèce à un jeune homme, dont le bras était si œdématié et si gonflé par le sang extravasé, que je ne pouvais étendre l'avant-bras suffisamment pour opérer. Les caillots occupaient plusieurs cavités dans les cellules graisseuses, et l'artère était difficile à découvrir. Je fus obligé de faire lâcher plusieurs fois le tourniquet pour voir sortir du sang, et reconnaître le lieu de la maladie; en dilatant, j'observai de ne point couper de branches collatérales de l'artère et de ne point la piquer dans un autre lieu. Le sang fut arrêté par les ligatures. Sept à huit jours après, en pansant le malade, une toux survint qui fit sauter la ligature supérieure, et le sang sortit en grande abondance : comme j'avais conservé le tourniquet en place, je fus moins embarrassé, je disposai une aiguille, et j'arrêtai le sang heureusement. Il guérit en six semaines parfaitement.

II. En 1732, je fus mandé pour voir un homme qui avait été saigné du bras

---

(1) NOTA. J'ai la preuve que l'agaric de hêtre est aussi bon que celui de chêne, et que l'auteur de ce remède s'en servait dans ses expériences. Il est important de savoir cela, parce que celui de chêne est très-rare, et que celui de hêtre est très-commun ; c'est le même dont on fait de l'amadou.

droit, il y avait environ deux mois. Le chirurgien s'était aperçu qu'il lui avait ouvert l'artère, il avait arrêté le sang et pris toutes les précautions possibles pour que cet accident n'eût pas de suites fâcheuses. Le quatrième jour il fut obligé de lever l'appareil, parce que le bandage s'était relâché ; il trouva dans le lieu de la saignée une petite tumeur anévrysmale, grosse et ronde comme une aveline, il appliqua de nouveau un bandage qu'il laissa dix jours ; ayant examiné le bras, il n'y trouva plus de tumeur et il crut le malade entièrement guéri ; c'est pourquoi il lui permit ses exercices ordinaires. Il ne fut pas long-temps à s'en repentir, car le malade fit un effort qui fit reparaître la tumeur, d'abord grosse comme une petite noix, et successivement grosse comme un œuf de poule. La maladie était dans cet état lorsque je fus consulté. Cette tumeur disparaissait presque entièrement par la compression, on y sentait une pulsation semblable à celle de l'anévrysme vrai sans changement de couleur à la peau. Je fis l'opération en présence de MM. Malaval et Bagieu. L'artère ayant été découverte, je fis lâcher le tourniquet pour leur faire voir la plaie de l'artère, et sans dilatation ; je fis deux ligatures, comme je l'ai expliqué, après avoir couvert l'ouverture d'une petite compresse qui fut engagée dans les ligatures ; je remplis la plaie de charpie sèche, et j'appliquai l'appareil convenable. J'avais eu la précaution de laisser le tourniquet au bras sans être serré. Deux jours après, je changeai de compresses seulement, et avec précaution ; le pouls ne se faisait pas encore sentir ; le quatrième et le cinquième jour la chaleur naturelle s'établit, et le pouls se fit sentir. Enfin, le quatorzième jour, les ligatures tombèrent avec la charpie, je trouvai la plaie incarnée. Le malade guérit en trente jours, sans qu'il lui soit resté aucune difficulté dans les mouvements du bras.

III. En 1733, un homme âgé de vingt-cinq à trente ans, vint me consulter sur une tumeur anévrysmale au bras droit, grosse comme un œuf de poule, qui s'était formée en quatre ou cinq mois à la suite d'une saignée. Cette tumeur avait le même caractère que celle du malade précédent ; je lui conseillai l'opération, et il guérit de même.

IV. En 1737, un jeune homme fut saigné au bras ; il lui vint une tumeur anévrysmale fausse, de la même espèce que

les précédentes. Je lui fis l'opération, dont les suites furent comme dans les observations précédentes, et il en guérit en vingt-trois ou vingt-quatre jours. — A l'hôpital de la Charité, j'ai fait plusieurs fois cette opération pour des anévrysmes de cette espèce, et je les ai tous guéris en un mois ou cinq semaines au plus. — Voici deux autres observations très-intéressantes : l'une sur un anévrysme consécutif, et l'autre sur un anévrysme primitif, tous deux guéris sans opération.

V. En 1732, je fus mandé à six lieues de Paris, pour y voir un homme de plus de soixante-dix ans, qui avait été saigné la veille par un chirurgien de campagne qui lui avait ouvert l'artère. Ce chirurgien lui arrêta le sang avec des compresses, une plaque de plomb, et un bandage fort serré. Je ne fis pour le moment que desserrer le bandage, car l'avant-bras serait tombé en mortification. Je conduisis le malade à Paris, et je levai l'appareil. Comme le bras avait beaucoup souffert par le premier bandage, je me contentai de faire un autre bandage qui fit une compression moins forte. Sept à huit jours après, j'examinai la plaie de la saignée, j'y trouvai un petit anévrysme, formant une tumeur grosse comme une aveline ; alors je fis une compression plus exacte avec le papier mâché, les compresses graduées, une bande, et une machine différente de celle nommée pouton, en ce qu'elle ne comprime que sur la tumeur et sur le coude, laissant en liberté les vaisseaux de retour. Il ne survint aucun gonflement, et le pouls se fit bientôt sentir. Huit jours après, je levai l'appareil, je ne trouvai plus de tumeur, je répétai la même application. Au bout de quarante jours, le malade me parut guéri, et je lui permis un exercice modéré. — Quelques mois après, il tomba en apoplexie et mourut. En ayant été informé, je demandai la permission d'examiner le bras ; elle me fut accordée. J'enlevai le cordon des vaisseaux, quatre doigts au-dessus et au-dessous du lieu où avait été la maladie. Je portai cette pièce à l'Académie, dans une séance à laquelle M. de la Peyronie présidait. Il nomma MM. Petit père et fils, pour en faire avec moi l'examen, qui fut fait de la manière suivante : on dégagea l'artère des autres vaisseaux, on ménagea un petit durillon qu'on sentait dans le lieu de la cicatrice ; il parut formé par une cohésion très-intime de l'aponévrose du muscle biceps, de la capsule des vaisseaux, et de la plaie de l'artère, car tout tenait ensemble. L'artère ayant été ouverte postérieurement, nous trouvâmes à l'endroit de la piqûre un trou rond qui répondait au durillon, et qui était bouché par un caillot de sang fort solide. A l'extérieur de cette ouverture, il formait un petit chaperon, comme une tête de clou, qui faisait l'union et la cicatrice des parties. Il est vraisemblable que la guérison de ces maladies se fait toujours de cette manière, et que la compression continuée long-temps peut guérir ces plaies.

VI. En 1748, je vis un homme âgé de plus de soixante et quinze ans qui avait été saigné à l'occasion d'une rétention d'urine pour laquelle je fus mandé; il me dit que son chirurgien était déjà venu deux fois pour arrêter le sang de sa saignée, que depuis il sentait une très-grande douleur dans le bras, et qu'il croyait que c'était le bandage qui était trop serré, il me pria de le relâcher; ayant examiné ce bras, je le trouvai très-gonflé depuis le lieu de la saignée jusque sous l'aisselle; l'avant-bras était livide, tant la ligature était serrée. Il ne me fut pas difficile de comprendre que l'artère avait été piquée; j'envoyai chercher le chirurgien qui en convint avec moi; je défis la ligature, et j'ôtai tout ce qu'il avait mis sur la saignée; j'appuyai ferme le pouce sur la plaie pour écarter les caillots qui étaient interposés entre l'ouverture de l'artère et celle de la peau, et dans l'enfoncement que je formai, je mis un tampon de papier mâché, exprimé et assez solide; il fut appuyé par de petites compresses graduées et quelques tours de bandes médiocrement serrées; je fis soutenir cet appareil par les doigts du chirurgien, et j'allai chez moi chercher la machine appropriée à cette compression, dont je donnerai la description à la fin de ce mémoire. — Mais il restait une extravasation de sang très-considérable depuis la plaie jusque sous l'aisselle, cela faisait une protubérance longue le long du cordon des vaisseaux, qui tendait la peau considérablement; j'enveloppai le bras, et même l'avant-bras, de compresses trempées dans de l'eau-de-vie, dans laquelle j'avais fait dissoudre du camphre et du sel ammoniac; je fis mouiller souvent ces linges; le pouls fut long-temps sans se faire sentir; huit ou neuf jours après je défis l'appareil pour le renouveler entièrement, et je fus fort content de l'état où je trouvai les choses; il ne s'était point formé

de tumeur entre la plaie de l'artère et celle de la peau; il y avait seulement une espèce de contusion à la circonférence de la saignée; j'observai dans mon appareil de faire un point d'appui un peu plus mollet, qui fût suffisant pour continuer la cure; mais le bras restait toujours gonflé, et, quoique la peau fût moins tendue, le sang extravasé le long du cordon des vaisseaux s'était liquéfié, avait rougi la peau, et préparait un dépôt qu'il faudrait ouvrir. En effet, environ trois semaines après l'accident, j'y fis une incision, j'en tirai un sang noir, et qui avait de l'odeur, mais tout était en bon état du côté de la saignée; la plaie se détergeait et était disposée à cicatrice, lorsque de nouveaux accidents par rapport à la rétention d'urine survinrent, et le malade mourut, la cicatrice n'étant pas encore parfaite.

Je fis enlever le cordon des vaisseaux par le chirurgien qui restait auprès de lui; j'examinai ce qui s'était passé à l'ouverture de l'artère, et je trouvai que le tronc avait été ouvert quelques lignes au-dessus de ses divisions, que la plaie était ronde et remplie d'un caillot qui avait formé un durillon assez solide pour faire espérer une guérison s'il n'y avait eu une autre maladie. — Il me reste à donner la description de la machine de fer que j'emploie pour la compression, et dont il est fait mention dans ce Mémoire. Elle est faite d'un cercle de fer un peu ovale; d'un côté il y a une plaque garnie d'un coussinet, et de l'autre il y a un trou percé dans son épaisseur, par où passe une pyramide à vis, qui porte à son extrémité un autre coussinet plus ou moins gros et large, selon la grandeur de la plaie et le volume de la partie, destiné à comprimer l'endroit de l'ouverture de l'artère. On conçoit que le fond de ce bandage réunit les utilités de la machine compressive de Scultet et du ponton de l'abbé Bourdelot. Le plus grand diamètre de cet ovale vers les côtés du membre, qui ne doivent point être comprimés, est bien utile pour la liberté de la circulation. J'ai fait faire trois de ces bandages de différentes grandeurs, l'un pour le bras, l'autre pour la jambe, et le troisième pour la cuisse; celui-ci est brisé, et les pièces sont jointes par deux écrous dans l'endroit de la brisure, pour les arrêter plus commodément, et donner plus ou moins d'ouverture suivant le besoin et la grosseur de la cuisse.

SUR UNE HYDROPISIE DE POITRINE, GUÉRIE
PAR OPÉRATION ; par M. MORAND.

Un ecclésiastique âgé de vingt-deux
ans, d'un bon tempérament, ayant eu
de la fièvre pendant quelques jours, fut
attaqué, le 16 mars 1751, de la rougeole
avec les symptômes les plus simples, et
la circonstance heureuse d'une sueur
abondante, qui semblait promettre une
guérison prompte. Du 18 au 19 du mois
la sueur s'arrêta, et la rougeole disparut
entièrement. — Alors la fièvre augmenta,
le malade perdit tout-à-fait le sommeil,
il se plaignit de douleurs à la tête, au
cou, à toute la région épigastrique, principalement à l'hypochondre gauche et à
la poitrine du même côté. La médecine
opposa tous les secours convenables à
ces accidents ; mais ce fut en vain, car
ils devinrent plus considérables : il s'y
joignit une enflure œdémateuse dans tout
le côté gauche du corps, les douleurs de
poitrine augmentèrent avec difficulté de
respirer, et l'étouffement fut porté peu
à peu au point que le malade avait de la
peine à se remuer, même à cracher et à
parler ; il ne pouvait rester que couché
sur le dos un peu incliné en devant ; il
avait les yeux retirés, il tombait fréquemment en faiblesse, et l'on désespérait de
sa vie, lorsque je fus mandé le 7 mai pour
le voir. — Après avoir entendu le détail
que je viens de faire, j'examinai toutes
les circonstances de la maladie, et je ne
fus pas long-temps à me décider. Je pro-
nonçai qu'il y avait de l'eau dans la poitrine du côté gauche, et qu'il ne restait
d'autre ressource que de l'ouvrir. Je dois
à M. Munier, médecin ordinaire du malade, et à M. Vernage, qui avait été consulté la veille, la justice de déclarer qu'en
ayant porté le même jugement, ils avaient
dit que la chirurgie seule pouvait secourir le malade.

On prit un rendez-vous pour l'après-
midi ; M. Moreau, qui avait vu le malade
séparément, et M. Louis, s'y trouvèrent. Il n'est pas hors de propos de dire
ici que j'éprouvai encore ce qui m'était
déjà arrivé plusieurs fois dans des cas à
peu près semblables. Si le chirurgien
n'avait à prononcer que sur des abcès
superficiels avec fluctuation sensible,
élévation en pointe au milieu de la tumeur, ou toute autre symptôme aussi
apparent, il lui serait bien inutile de passer
ses premières années à se faire une théorie qui lui apprenne le prix des signes
rationnels ; c'est à la lumière de ces signes

que j'ai attaqué en plusieurs occasions
des dépôts dont la matière était fort éloignée de mes doigts, et j'y ai été heureux.
Cependant les opinions se partagent quelquefois, et il a pu arriver que le chirurgien n'ait pas secouru des malades dans
des circonstances pareilles, dans la crainte
de se tromper et de compromettre sa réputation ; crainte qu'il faut, dans ces moments critiques, sacrifier généreusement
à l'envie de sauver celui qui est confié à
nos soins. — Dans le cas dont je fais
l'histoire, quelques incertitudes, jetées
dans l'assemblée de ceux qui étaient venus au secours du malade, m'engagèrent
à proposer de lui faire la ponction dans
le lieu de l'élection, déterminé par les
règles de l'art pour l'opération de l'empyème ; et je demandai avec confiance
plusieurs vaisseaux pour recevoir l'eau.
— Le malade étant donc assis dans son
lit, le corps penché en devant, et soutenu par plusieurs assistants, je lui fis la
ponction avec un trois-quarts ordinaire,
au travers d'une bouffissure de plus d'un
grand pouce d'épaisseur, que j'avais aplatie par une forte compression du bout
du doigt, pour décider précisément l'espace intercostal, et plonger l'instrument
entre deux côtes, dans une distance à
peu près égale de l'une à l'autre. Le poin-
çon étant tiré, l'eau sortit par la canule
à plein jet, et par secousses qui répondaient aux mouvements de la respiration ;
on en mesura cinq pintes, sans celle qui
ne put être reçue dans les vaisseaux ; ce
qui faisait près de six en tout. Celle qui
vint la dernière était purulente, et à la
quantité d'un petit verre. — Ce n'est
point une exagération de dire que le malade parut revenir de la vie à la mort,
lorsqu'il entendit le bruit de la cascade,
et qu'il sentit la respiration lui être rendue à mesure que l'eau sortait ; il ex-
prima sa reconnaissance et sa joie avec
l'éloquence de la nature. L'eau coulait
encore, lorsque je retirai la canule pour
laisser au poumon le temps de se développer, et au diaphragme celui de se
voûter vers la poitrine sans causer de
révolution trop subite. — Le malade fut
alors en état de se coucher à son aise, son
pouls se ranima, il eut du sommeil et
des moiteurs douces ; mais l'oppression
revenue insensiblement, et portée en
sept jours à un point qui n'était plus supportable, m'engagea à faire le 14 mai
l'opération de l'empyème dans l'endroit
où j'avais fait la ponction, et je tirai encore cinq pintes d'eau, mêlée, sur la fin

de l'évacuation, d'une plus grande quantité de pus que la première fois.

Le malade fut pansé en premier appareil avec une bandelette de linge, qui à quelques pouces près fut insinuée dans la poitrine avec la sonde destinée à cet usage; j'y substituai par la suite une tente plate et mollette, chargée d'un digestif que je faisais faire sur-le-champ et simplement avec la moitié d'un jaune d'œuf, et douze gouttes de baume de soufre térébenthiné. — Au moyen de cette opération, le calme se rétablit; il survint au malade de petites sueurs, à peu près semblables à celles dont il avait été tout-à-coup privé lors de son accident; la fièvre diminua, les urines devinrent abondantes, et leur quantité surpassait la boisson; le malade désenfla en assez peu de temps, mais il passa insensiblement à un état bien contraire, et il tomba dans un état de marasme si affreux, qu'on désespéra une seconde fois de sa vie. — Cependant on soutenait le peu de force qui lui restait, on le nourrissait pour réparer sa maigreur et les pertes qu'il faisait journellement par sa plaie; on essaya dans ce temps (c'était à la fin de mai) de le mettre au lait pour toute nourriture, et il soutint assez bien ce régime jusqu'à la fin de juillet. — Dès le 10 du mois de juin, tous les accidents qui tenaient purement à la maladie de poitrine avaient disparu, les forces étaient ranimées, la maigreur était moindre, les chairs de la plaie extérieure, jusqu'alors molles et peu vives, avaient pris une bonne consistance et une couleur vermeille. Enfin la plaie diminua peu à peu de grandeur, et l'introduction de la tente devint plus difficile.

Je me souviens volontiers de la satisfaction que j'eus pour lors de croire le malade sauvé; mais le dépérissement dans lequel je l'avais vu, la grandeur du dépôt, la crainte d'une rechute, me firent juger que je devais m'opposer à l'entière cicatrisation de la plaie, et qu'au risque d'une fistule que je favoriserais peut-être, il fallait insinuer une canule d'argent dans la poitrine. Cette canule, aplatie conformément à l'interstice des côtes, laissait un échappement libre à la matière, et permettait de faire des injections détersives dans la poitrine. Cette conduite fut soutenue jusqu'au 3 du mois d'août.

Pendant ce temps-là on avait peine à retenir le malade sur son appétit, tant le besoin naturel de la réparation était vif;

il reprenait chair, et la canule le gênait dans les mouvements de la respiration. Alors je le pansai avec une tente plate et fort mince d'emplâtre de Nuremberg; chaque fois qu'on en changeait, on portait la sonde creuse dans la poitrine pour vider le peu de matière qui pouvait y séjourner, et il en sortait toujours, mais en diminuant peu à peu de quantité, une eau jaunâtre, assez claire, mêlée sur la fin d'un peu de pus et de quantité de bulles d'air; ce qu'il faut avoir soin de remarquer pour ce que j'ai à dire dans un moment. — Depuis le 7 septembre, le malade ne fut plus pansé qu'une fois par jour; la plaie ne fournissait chaque fois qu'environ une demi-cuillerée de matière qui continua d'être séreuse jusqu'au 15 novembre, et ensuite tout-à-fait purulente jusqu'au 25 décembre que la plaie fut exactement fermée. Au commencement de l'année 1752, cet ecclésiastique jouissait de la plus parfaite santé, et suivait les exercices de son état. — Il faut observer que l'eau tirée de la poitrine s'étant trouvée mêlée de pus, non-seulement il y a eu hydropisie de poitrine, mais encore vraisemblablement érysipèle à la surface externe du poumon ou à la plèvre, peut-être aux deux; ce qui, en rendant le cas bien plus grave, devait rendre le succès plus difficile. — J'espère qu'on aura aperçu, dans le détail de cette cure, l'attention que j'ai eue dans le choix des moyens employés et variés, suivant les circonstances, pour suivre ou pour aider la nature. Je ne dois pas omettre que tout a concouru à la guérison du malade, et qu'il y a eu à cette fin un concert édifiant de la médecine interne avec la médecine vulnéraire. Lorsqu'on voudra rendre justice à celle-ci, il faudra convenir qu'elle a de beaux moments. Quelles seraient donc les raisons de préséance entre deux arts qui guérissent? — Mais cette réflexion est purement à l'avantage de la chirurgie. En voici de plus intéressantes pour le public.

Il y a fort peu d'exemples d'hydropisie de poitrine guérie par opération. — Serait-elle donc dangereuse cette opération? Point du tout, c'est qu'on ne la pratique pas. Dans les hôpitaux même, où l'on nous soupçonne assez légèrement d'avoir plus de courage pour les grandes entreprises, et moins d'égard pour les malades, on ne fait point cette opération; et je suis convaincu qu'il meurt quantité de gens dont un grand nombre aurait été soulagé , et plusieurs guéris par ce secours employé à propos. — Dans les grands hôpitaux où j'ai fait la chirurgie, et où je m'occupais de la dissection en même temps , j'ai vu très-souvent l'Ecole anatomique inondée des eaux qui sortaient de la poitrine des cadavres ; si on eût évacué ces eaux par l'empyème , avant que les sujets fussent devenus l'objet de nos recherches , il est fort vraisemblable qu'on en aurait sauvé plus d'un, puisque dans le grand nombre de ceux qui étaient dans ce cas , plusieurs ne présentaient point d'autre cause de mort. Il est donc essentiel de publier le succès des opérations rares pour encourager à les faire. — Une seconde réflexion par laquelle je termine ce Mémoire , roule sur une circonstance qui m'a paru mériter attention. Pour en faire sentir la conséquence , imaginons-nous voir au travers du corps d'un homme hydropique de poitrine. Il est sûr que l'eau épanchée occupe exactement les parois de la cavité, et diminue d'autant la place que le poumon doit naturellement remplir. Si l'on suppose l'eau à la quantité de celle qui suffoquait le malade qui fait le sujet de cette observation, le poumon, fort écarté des parois de la poitrine , doit être comme pelotonné vers le centre, réduit à un fort petit volume, et ses vésicules très-rétrécies. Il y en a plus qu'il n'en faut pour expliquer la difficulté de la respiration, et il serait naturel de l'attribuer autant à cette cause, qu'au poids de l'eau sur le diaphragme. — Si l'on considère ensuite ce que devient le poumon débarrassé de cette grande quantité d'eau ambiante, j'ai de la peine à croire qu'il se développe et qu'il s'étende sur-le-champ, au point de toucher toute la surface de la plèvre qui était humectée par l'eau. — Si cet intervalle n'est pas rempli par le poumon, il faut qu'il le soit par l'air, et je conviens que cela répugne aux notions établies sur le danger de l'introduction de l'air dans les capacités intérieures. Cependant, jusqu'au temps auquel j'ai retiré la canule de la plaie, pour n'y mettre qu'une petite tente d'emplâtre , parce que la canule incommodait le malade, j'ai observé que toutes les fois qu'on insinuait la sonde de poitrine dans la capacité, on l'introduisait à la longueur de quatre à cinq pouces, sans toucher ni rencontrer aucune partie antérieure ; et c'est une chose qui m'étonnait toujours. Je conclus de cette remarque qu'il est nécessaire de ne point évacuer à la fois toute l'eau épanchée, et qu'il serait peut-être plus prudent de ne faire l'ouverture de la poitrine en forme, qu'après une ou deux ponctions, pour permettre au poumon une expansion douce et graduée.

MÉMOIRE HISTORIQUE SUR L'INOCULATION DE LA PETITE VÉROLE , PRATIQUÉE A GE-NÈVE, DEPUIS LE MOIS D'OCTOBRE 1750 , JUSQU'AU MOIS DE NOVEMBRE 1752 , IN-CLUSIVEMENT ; par M. GUIOT.

Tout le monde sait ce que c'est que l'insertion ou inoculation de la petite vérole. On sait aussi que cette pratique est établie depuis long-temps dans le Levant et à la Chine, que les Anglais l'ont adoptée depuis environ trente ans, et que les succès heureux qu'ils en ont éprouvés l'ont tellement accréditée parmi eux, qu'elle est actuellement fort en usage dans tous les états de la Grande-Bretagne. Mais, quoique les Anglais aient publié et prouvé par une infinité d'observations les avantages de cette méthode , elle a cependant été rejetée jusqu'à présent par toutes les autres nations de l'Europe , qui ont pensé qu'il y avait de la cruauté et de l'inhumanité à donner une maladie grave et dangereuse à une personne qui jouit d'une bonne santé. — Cette prévention , ou plutôt cette aversion contre l'insertion de la petite vérole, n'était pas moins forte dans ce pays que chez la plupart des autres peuples ; mais cette maladie ayant régné pendant long-temps dans cette ville il y a peu d'années, emporté un grand nombre de personnes de tout ordre, et alarmé ceux qui avaient échappé à l'épidémie , on pensa sérieusement à chercher quelque moyen de se mettre pour toujours à l'abri, et des funestes effets de cette cruelle maladie, et de la crainte perpétuelle où l'on est quand on ne l'a pas essuyée. L'insertion se présenta comme le moyen le plus sûr, et, malgré les objections que la timidité ou le préjugé fournissait, on commença à faire l'essai de cette méthode.

Un conseiller d'état de cette ville (1) en fit le premier essai sur sa fille unique, âgée de quinze à seize ans, au mois de septembre 1750 ; l'insertion eut le succès le plus heureux. Cet exemple remarqua-

(1) M. Gallatin , du conseil des Vingt-cinq.

7.

ble frappa les esprits ; MM. les directeurs du grand hôpital, autorisés par le magistrat, prirent la résolution de faire inoculer les enfants trouvés ; mais la saison étant avancée, on attendit le printemps. — Au printemps de 1751, l'épidémie régnait encore. Le 16 mars, un autre conseiller d'état (1), sans attendre l'événement des insertions qui devaient se faire à l'hôpital, fit insérer la maladie à sa fille âgée d'environ seize ans ; j'inoculai cette demoiselle quelques heures après avoir fait la même opération, dans l'hôpital, à un garçon âgé de douze ans. Ces deux inoculations réussirent parfaitement. — Dès lors on a continué l'insertion de la petite vérole, tant en ville qu'à l'hôpital, et toujours avec succès : mais comme la ville est petite, et qu'il reste encore beaucoup de préjugés contre cette méthode, il n'y a que trente-trois personnes sur qui l'inoculation ait été pratiquée dans cette ville jusqu'à ce jour (2). Ces trente-trois personnes sont de tout sexe et de toute condition, âgées depuis cinq jusqu'à trente ans, et dans ce nombre, il y a deux dames qui avaient eu plusieurs enfants. Le plus grand nombre de ces inoculés a eu la maladie très-légère ; aucun n'a été en danger et n'a eu de mauvaise suite de la maladie ; j'en ai inoculé vingt et un ; je connais les douze autres, et j'ai leur histoire. — L'insertion de la petite vérole s'est pratiquée avec un égal succès par deux méthodes différentes. La première, en enlevant l'épiderme aux deux bras au moyen d'un petit emplâtre vésicatoire, et en appliquant sur la plaie un plumasseau imbibé de matière varioleuse. Cette méthode n'a été pratiquée que sur trois sujets, et on l'a abandonnée, parce qu'il en résulte de trop grands ulcères. — La seconde méthode consiste à faire une très-légère incision à la partie moyenne externe de chaque bras, et à appliquer sur la plaie un bout de gros fil, long d'un pouce, et imbu de pus de petite vérole. J'ai toujours suivi cette dernière méthode ; instruit sur cette matière par un Mémoire latin de M. Ranby, chirurgien du roi de la Grande-Bretagne, qui m'avait été communiqué.

Il y a cinq choses essentielles à ob-server dans l'insertion de la petite vérole. Premièrement, le choix de la saison et du sujet qui doit être inoculé. Secondement, la préparation du sujet. Troisièmement, le choix de la matière, varioleuse, et la manière de la prendre et de l'insérer. Quatrièmement, le régime et le traitement depuis l'insertion jusqu'à la fin de la maladie. Cinquièmement, ce qu'il faut faire après l'exsiccation des pustules. Je renvoie aux ouvrages qui ont donné des préceptes sur tous ces articles, et je me bornerai à rapporter la route que nous avons suivie dans cette ville, et qui nous a heureusement conduits à notre but ; j'y ajouterai les principales observations que j'ai faites sur les malades que j'ai inoculés. — Nous avons choisi pour l'inoculation une saison tempérée, c'est-à-dire le printemps et l'automne ; les inoculations ont également réussi dans l'une et dans l'autre saison ; cependant il m'a paru que le printemps était plus favorable, parce que les convalescents ne sont pas obligés de garder aussi long-temps la chambre dans une saison où le froid diminue de jour en jour, que dans celle où il augmente, et que les maladies sont en général moins fâcheuses au printemps qu'en automne. — A l'égard des sujets qu'on a voulu inoculer, nous avons rejeté ceux qui étaient valétudinaires ou d'une mauvaise constitution bien marquée. Nous n'avons point inoculé d'enfants au-dessous de quatre ans et demi ou cinq ans, à cause de la faiblesse d'un âge trop tendre et exposé à diverses maladies, soit par la sortie des dents ou autrement. Parmi ceux que nous avons inoculés depuis l'âge de cinq ans jusqu'à celui de trente, quoique tous aient eu la maladie fort heureusement, j'ai cependant observé que quelques-uns, et en particulier les deux dames, mères de famille, ont été plus malades que les enfants ; ce qui me fait croire que l'âge le plus propre à l'insertion de la petite vérole est depuis cinq jusqu'à dix ou douze ans. — Comme les enfants, surtout ceux qui sont à la charge des hôpitaux, sont nourris d'une manière simple et frugale, leur préparation avant l'inoculation a été aussi fort simple ; on s'est contenté de leur retrancher, huit ou quinze jours avant l'insertion, tous aliments crus et indigestes, et on leur a donné un ou deux purgatifs vermifuges quelques jours avant l'opération ; on a saigné ceux qu'on a trouvés pléthoriques et sanguins, et l'on a usé de la même

---

(1) M. Calandrini, du conseil des Vingt-cinq, et ci-devant célèbre professeur en philosophie.

(2) 3 novembre 1752.

préparation pour les enfants de famille, en leur interdisant les friandises et les aliments de haut goût; on a donné à quelques-uns pendant environ quinze jours du lait coupé avec de l'eau, le matin. Les adultes et ceux qui avaient passé l'âge de dix ans ont été préparés avec plus de soin. Pendant trois semaines avant l'opération, on ne leur a permis que des aliments doux, de facile digestion, et en petite quantité; on a fait user de bains de pied à quelques-uns, et on les a saignés et purgés quelques jours avant l'opération.

Nous avons été scrupuleux sur le choix de la matière dont nous voulions nous servir, observant de ne la tirer que de sujets sains, exempts de maladie habituelle, héréditaire ou autre, et dont la petite vérole, soit naturelle, soit inoculée, fût belle, discrète, et sans complication ni accidents. — On nous avait dit que par des expériences faites en Angleterre, on avait observé que la matière de petite vérole, prise d'un sujet qui avait quelqu'autre maladie, ne communiquait que la petite vérole à celui à qui on l'insérait: mais j'ai une expérience si décisive du contraire, que je suis convaincu que le choix de la matière purulente est très-important, et que j'ai résolu d'être fort scrupuleux sur cet article. — Rien n'est plus simple et plus aisé que de prendre et transmettre d'un sujet à un autre la matière contagieuse de la petite vérole; lorsque j'ai voulu en prendre, j'ai attendu qu'elle commençât à sécher au visage, alors j'ai choisi un ou plusieurs boutons, aux bras, aux jambes ou ailleurs, des plus élevés et des plus mûrs, ayant peu ou point de rougeur autour de leur base; je les ai percés avec une aiguille; j'ai bien imbibé de la matière qui en sortait une espèce de gros fil formé de plusieurs fils de charpie tordus ensemble; j'ai mis ce fil ainsi imbibé dans une petite boîte qui ferme bien, et je l'ai gardé pour l'usage. — Les premières fois que j'ai inséré la petite vérole, j'ai suivi à la lettre le mémoire de M. Ranby, qui dit qu'il ne reste pas plus de dix heures à insérer la matière après l'avoir prise; mais la petite vérole ayant totalement cessé dans ce pays, et ayant des inoculations à faire, j'essayai d'inoculer, le 20 septembre de l'année passée, une fille à l'hôpital, avec de la matière que je conservais depuis quatre mois; l'expérience réussit, et je me procurai de la matière nouvelle pour inoculer deux

autres personnes en ville, l'une quinze jours, et l'autre trois semaines après, ce qui réussit également. J'ai conservé de la matière pendant l'hiver; elle a servi à inoculer avec succès huit personnes au printemps dernier, et je conserve de celle de la dernière saison pour la saison suivante.

La conservation de la propriété contagieuse de la matière varioleuse est très-importante, car on peut, par ce moyen, choisir la saison et les circonstances les plus favorables pour l'insertion, et outre cela on peut s'en procurer et en envoyer nonobstant la distance des lieux. — L'insertion de la petite vérole est une opération très-légère. Le sujet ayant été préparé et saigné un ou deux jours auparavant, on fait avec un bistouri une légère incision à la partie externe et moyenne de chaque bras au-dessous de l'insertion du muscle deltoïde; l'incision doit être longitudinale, longue d'environ un pouce; elle doit être superficielle, et n'ouvrir que la peau sans pénétrer jusqu'aux corps adipeux; on prend ensuite un bout du fil imbibé, proportionné à la longueur de la plaie, on l'applique exactement dessus, on le couvre d'un petit plumasseau garni de digestif ordinaire, on met un emplâtre de diapalme par-dessus, et on assujettit le tout avec une compresse et une bande; on laisse ce premier appareil quarante heures au moins, ensuite on le lève et l'on panse les plaies de la même manière et avec les mêmes remèdes. Ce pansement se continue une fois chaque jour jusqu'à la fin de la maladie, en retranchant simplement le digestif, et n'employant qu'un plumasseau sec lorsque les chairs de l'ulcère s'élèvent trop.

Depuis l'insertion jusqu'à ce que les symptômes avant-coureurs de la maladie paraissent, on laisse le malade en liberté de se tenir debout, de se promener dans la chambre et d'y avoir compagnie; on lui permet un peu de volaille à son dîner, et quelque peu de fruit cuit ou d'herbes potagères douces, mais on ne lui donne qu'une soupe le soir. On a fait continuer les bains de pied à quelques-uns, dans la vue d'empêcher que la matière morbifique ne portât trop à la tête et au visage, mais j'ai remarqué que cette précaution était inutile; on a soin pendant ce temps de tenir le ventre libre, soit avec des lavements ou en donnant des pommes cuites. — Dès que les premiers symptômes paraissent (ce qui arrive ordinairement le sixième ou le septième jour), on met le malade à la diète rigide, comme dans les maladies aiguës, et on lui fait observer le même régime pendant toute la durée de la maladie; on n'a donné pour tous remèdes que quelques prises de confection d'hyacinthe dans le temps de l'éruption, une tisane légère de chiendent et de réglisse durant la maladie; et lorsqu'il y a eu beaucoup de chaleur et d'agitation, on a donné de légères émulsions nitrées. Quand les pustules commençaient à sécher, on donnait chaque jour deux ou trois tasses de thé avec un tiers de lait. — Lorsque les pustules sont sèches (ce qui arrive ordinairement le dix-huitième, ou au plus tard le vingtième jour après l'insertion), on accorde par degrés de la nourriture plus solide au malade, et l'on a soin de lui faire éviter le froid. On purge une ou deux fois à la fin de la maladie. Si le sujet est sanguin, on le saigne de nouveau quelques jours après la purgation. Enfin, après la saignée, on purge encore cinq ou six fois, en mettant quelque intervalle entre les purgations.

Telle est la méthode qu'on a suivie ici dans l'insertion de la petite vérole. Il ne me reste qu'à parler des principales observations que j'ai faites sur ceux à qui j'ai inoculé cette maladie.—Il est arrivé à quelques-uns que leurs plaies ont paru fermées le troisième et le quatrième jour, mais le cinquième la plaie formait une ligne blanchâtre environnée d'une petite rougeur; à tous dès le sixième jour les plaies s'ouvraient, leurs bords devenaient blancs, durs et élevés, avec une rougeur inflammatoire ou érysipélateuse plus ou moins étendue dans la circonférence. A mesure que la maladie augmentait, les lèvres de la plaie s'écartaient davantage, l'inflammation et la suppuration des plaies avançaient d'un pas égal avec l'inflammation et la suppuration des pustules, de sorte que ces petites plaies, qui n'étaient dans leur origine qu'une ligne sur la peau, semblable à une égratignure, formaient ensuite des ulcères pénétrant dans le corps graisseux, et quelquefois larges d'un demi-pouce.

La suppuration des plaies a varié dans les différents sujets; chez quelques-uns elle a été fort abondante dès la levée du premier appareil, et a continué de même jusqu'après la guérison de la petite vérole; chez d'autres elle a été peu abondante, n'a commencé qu'avec la suppu-ration des pustules, et a cessé avec la maladie. J'ai aussi observé que les pustules se sont moins élevées en général, et ont moins suppuré chez ceux dont les plaies ont fourni une suppuration abondante, soit que les pustules aient été en grand ou en petit nombre. Les plaies ont aussi tardé plus ou moins à se cicatriser dans les différents sujets; aux uns elles ont été fermées au bout de trois semaines, aux autres plus tard. J'en ai vu dont les plaies n'ont pu se cicatriser qu'au bout de deux mois; j'ai toujours pansé très-simplement les unes et les autres, et les ai laissé suppurer sans me hâter de les cicatriser, persuadé que c'était un égoût et une décharge salutaire pour le malade. — Les approches de la maladie se manifestent par le changement qu'on aperçoit aux plaies dans tous les sujets, par des douleurs aux bras et aux aisselles dans quelques-uns, dans d'autres par des nausées et des vomissements, ou par une hémorrhagie des narines, une pesanteur de tête avec rougeur au visage, et souvent par un dégoût pour tous les aliments. — Ces symptômes arrivent le cinquième, le sixième, ou au plus tard le septième jour après l'opération. La fièvre les suit de près, et se fait sentir accompagnée quelquefois de frissons, de douleurs aux reins et aux lombes, ou d'assoupissement. Elle commence le sixième ou le septième jour, et l'éruption commence le huitième ou le neuvième; à mesure que l'éruption augmente, la fièvre diminue, la maladie suivant alors la marche ordinaire de la petite vérole naturelle et bénigne; mais j'ai observé plusieurs fois que, lorsque l'inoculation se faisait avec de la vieille matière, la maladie se manifestait trois ou quatre jours plus tard.

La petite vérole inoculée n'est pas ordinairement sujette à la fièvre secondaire ou de suppuration, comme la petite vérole spontanée. De vingt sujets que j'ai inoculés, je n'en ai eu qu'un seul qui ait eu la fièvre de suppuration, quoique quelques-uns aient eu beaucoup de pustules (1). La personne qui a eu cette fièvre de suppuration est une jeune dame que j'avais accouchée de son cinquième enfant quatre mois auparavant; elle eut une petite vérole fort abondante, les

(1) Cela est contraire à ce que M. Butini annonce peut-être trop généralement dans son ouvrage. (Voy. Traité de la petite vérole, communiquée par l'inoculation, p. 14, 42 et 43.)

pustules grossirent et s'élevèrent prodigieusement, et les plaies ne suppurèrent presque point; cependant elle s'est bien rétablie; elle est devenue enceinte depuis, et jouit d'une bonne santé. — Il arrive quelquefois, après l'éruption et pendant la maladie, une hémorrhagie des narines; j'en ai vu une fort abondante, et qui obligea de saigner le malade pour l'arrêter; mais ce symptôme, loin d'être funeste aux malades, leur a été salutaire, en ce qu'il a prévenu l'engorgement des vaisseaux des méninges, si formidable dans la petite vérole. — Parmi nos malades inoculés, il y en a eu deux qui ont eu quelques légers mouvements convulsifs et un faible délire. Le hasard a voulu que ces accidents n'aient point paru dans aucun de ceux que j'ai inoculés.

Lorsqu'il s'agit d'inoculer des personnes du sexe, on s'éloigne autant qu'il est possible du temps périodique; cependant malgré cette précaution, j'ai vu dans quelques-unes de celles à qui j'ai inséré la maladie, leurs menstrues revenir pendant la petite vérole et long-temps avant le terme ordinaire, mais il n'en est résulté aucun inconvénient. — Il y a des sujets sur qui l'insertion de la matière varioleuse ne produit aucun effet, soit qu'ils aient eu quelque pustule de petite vérole auparavant, soit qu'ils n'aient pas chez eux le germe de la maladie; c'est de quoi nous avons des exemples ici. J'inoculai, l'année passée 1751, une fille âgée de huit ans qui, un an auparavant, avait eu une seule pustule de petite vérole, précédée des symptômes ordinaires; ses parents, doutant qu'elle eût véritablement eu la petite vérole, malgré l'affirmation du médecin, voulurent la lui faire insérer; l'inoculation ne produisit rien; il ne survint aucun mal à cette fille, et ses plaies furent fermées le troisième jour; cependant six autres personnes inoculées avec la même matière et le même jour ou le lendemain, prirent toutes la maladie. Nous avons vu aussi à l'hôpital une fille de cinq ans qui a été inoculée suivant la règle, et qui n'a point eu de mal quoiqu'elle n'eût point eu la petite vérole; enfin nous en avons inoculé trois ou quatre autres dans l'hôpital qui n'ont eu que trois, quatre ou cinq pustules; mais celles-ci ont eu la fièvre et quelques-uns des autres symptômes dont j'ai parlé, et leurs plaies ont suppuré pendant trois semaines ou un mois.

J'ai aussi une preuve bien marquée que ceux qui ont eu la petite vérole, par inoculation, ne reprennent pas la maladie en fréquentant ceux qui en sont attaqués. Une demoiselle que j'avais inoculée, et qui n'avait eu que huit ou dix pustules, a fait après sa guérison plusieurs visites à la dame que j'ai dit avoir eu la fièvre de suppuration; elle a fréquenté cette dame depuis le commencement de la maladie jusqu'à la fin sans la contracter; cependant la contagion fut très-efficace sur les enfants de la malade : on les avait tenus dans un appartement séparé de celui de la mère; mais la petite vérole étant sèche, et les enfants ayant été admis auprès de leur mère, ils furent attaqués de la maladie quelques jours après. — Un si petit nombre de faits n'autoriserait pas suffisamment la pratique de l'inoculation de la petite vérole, si un nombre infini de pareilles expériences faites en Asie, en Angleterre et dans l'Amérique anglaise, ne prouvaient pas la bonté de cette méthode; mais le succès qu'elle a eu dans cette ville prouve au moins qu'elle réussit également en différents pays. — L'insertion de la petite vérole a excité et excite encore aujourd'hui bien des disputes; malgré ces succès constants, on a écrit pour et contre; mais n'est-ce pas le préjugé qui engage encore la plupart des nations à la rejeter, et plusieurs écrivains à la combattre? Les raisonnements les plus séduisants et les plus spécieux peuvent-ils détruire ou seulement infirmer ce qui est établi et constaté depuis si long-temps et par un si grand nombre d'expériences? J'avoue que j'ai été du nombre de ceux qui désapprouvaient cette pratique; mais après l'avoir examinée de plus près, et après avoir expérimenté ses succès, j'en suis devenu partisan, persuadé que c'est une découverte très-utile et très-avantageuse au genre humain.

---

MÉMOIRE POUR SERVIR A PERFECTIONNER LA NOUVELLE MÉTHODE DE FAIRE L'OPÉRATION DE LA CATARACTE; par M. LA FAYE.

Lorsque je vis faire l'opération de la cataracte par l'extraction du crystallin, je conçus, ainsi que tous les maîtres de l'art, que cette méthode avait des avantages au-dessus de l'ancienne; mais je remarquai en même temps que la multiplicité des instruments que M. Daviel emploie, rendait son manuel très-compliqué; manuel que l'on peut simplifier et abréger, en ne se servant que d'un seul instrument pour la section de la cornée, et d'un autre pour celle de la membrane crystalline.—En effet, M. Daviel, qui se sert alternativement de quatre instruments pour ouvrir la cornée, et de deux autres, l'un pour lever la cornée, et l'autre pour entamer la capsule, emploie un temps un peu long dans son manuel, et doit fatiguer d'autant plus l'œil par l'introduction réitérée de ses instruments, qu'il se sert de ciseaux qui ne divisent pas, comme l'on sait, aussi nettement que font les instruments qui n'ont qu'un tranchant; de là résultent deux inconvénients très-considérables, quand il s'agit d'opérer sur une partie aussi délicate et aussi mobile que l'œil. — Mon intention n'est pas de diminuer le mérite de cette nouvelle opération, ni des instruments imaginés par M. Daviel. Un grand nombre de maîtres de l'art approuvent cette méthode; plusieurs expériences parlent en sa faveur, et il y a plus de quarante-six ans que M. Méry, cet excellent anatomiste-chirurgien, dont on respecte encore de nos jours les décisions, l'avait proposée. Quant aux instruments, je les trouve très-ingénieusement imaginés. Leur multiplicité est le seul défaut que j'y aperçois. Ainsi je suis persuadé que M. Daviel, qui n'a d'autres vues que les progrès de son art, sera charmé des efforts que l'on fait pour perfectionner une méthode qu'il a mise le premier en usage. — Je me contenterai donc de décrire les instruments que j'ai imaginés; je ferai connaître leurs avantages, et je rendrai compte des expériences que j'ai faites par leur moyen. — Lorsque l'on veut faire l'extraction du crystallin (1), on sait qu'il faut d'abord ouvrir la cornée, et que l'on a différents moyens pour cela. —Dans le cas d'un crystallin passé dans la chambre antérieure de l'œil, M. Saint-Yves s'était servi d'une lancette pour faire une ouverture à la cornée; mais il eut de la difficulté à l'en faire sortir, parce qu'il n'avait pas fait ou pu faire l'ouverture assez grande. Il est en effet très-difficile de la faire d'une certaine étendue avec cet instrument, et je l'ai éprouvé en faisant une pareille incision pour un hypopion. On pourrait penser qu'une lancette très-large et un peu convexe sur son plat, ferait une incision plus grande à la cornée; mais comme il faut une certaine longueur à une lancette de cette espèce, il pourrait arriver que la pointe passée dans la chambre antérieure, d'où l'humeur aqueuse s'échappe dès que la cornée est ouverte, piquât l'iris ou la cornée dans un autre endroit, l'une et l'autre parties n'étant plus soutenues par l'humeur aqueuse. — M. Petit (1) voulant éviter sans doute l'inconvénient où tomba M. Saint-Yves, se servit l'année suivante d'une petite aiguille droite qu'il passa au travers de la cornée, et sur une crénelure qui y était pratiquée; il l'incisa au-dessous de la prunelle avec la pointe d'une lancette, et tira aisément un crystallin passé dans la chambre antérieure de l'œil. — Afin d'éviter les inconvénients et la difformité que laisserait la cicatrice qui doit résulter d'une plaie faite vis-à-vis la prunelle, j'ai parlé dans mes notes (2) sur les opérations de Dionis, d'une aiguille crénelée, mais courbe et propre à s'ajuster à la convexité intérieure de la cornée. Par le moyen de cette aiguille, on y fait avec la pointe d'une lancette une ouverture suffisamment grande. Mais alors on tomberait dans l'inconvénient de la multiplicité des instruments que l'on doit éviter autant qu'il est possible, comme je l'ai déjà fait remarquer. — C'est ce qui m'a déterminé à en imaginer un qui, seul, pût tenir lieu de tous les autres; et c'est l'avantage que je trouve dans celui que j'ai eu l'honneur de présenter cet hiver à l'Académie. — Cet instrument est une espèce de petit bistouri fixe dans son manche; sa lame est fort mince, un peu convexe sur son plat, longue de vingt à vingt-une lignes, et elle a deux lignes dans sa plus grande largeur; il est tranchant d'un seul côté, excepté par sa pointe où le dos l'est aussi, mais seulement d'environ deux lignes. Cette pointe et tout le tranchant ont la finesse de la pointe et du tranchant d'une lancette, pour percer plus facilement la cornée, et la lame est en tout très-mince pour passer avec moins de résistance. — Le tranchant est très-fin pour couper la cornée nettement; la lame est légèrement courbe sur son plat, pour éloigner la pointe de

---

(1) Mémoires de l'Académie royale des sciences, année 1707.

(1) Mémoires de l'Académie royale des sciences, année 1708.
(2) Page 543, édit. 1740.

l'iris, en traversant la chambre antérieure. Enfin ce bistouri a un dos, parce que, s'il était tranchant des deux côtés
dans toute son étendue, il pourrait blesser la paupière supérieure pendant l'o-
pération. Je n'ai point besoin de l'accompagner de fil pour soutenir la cornée,
comme on l'avait imaginé, parce qu'il
est inutile. D'ailleurs, il est bon d'éviter la multiplicité des moyens. — Le
manche de cet instrument est d'ivoire, à
pans, long de trois pouces neuf lignes,
sur trois lignes de diamètre. Comme on
doit tenir cet instrument à peu près
comme on tient une plume à écrire, le
manche en doit être un peu long, parce
qu'il doit être appuyé le long de la seconde et première phalange du doigt indicateur, afin qu'il soit tenu plus sûrement. — Je ne présume pas que l'on reconnaisse dans cet instrument celui dont
M. Palucci donne une idée très-obscure
dans un de ses ouvrages, où il paraît ré-
prouver tout bistouri ou autres instruments tranchants qui, selon lui, ébranlent plus le globe que les ciseaux (1). —
Le mien est, comme je viens de dire, un
petit bistouri très-pointu, bien tranchant
et un peu courbe sur son plat. Le sien
est, à ce qu'il décrit, *une aiguille d'une
espèce singulière...... dans le même
temps que je pousse cette aiguille*, continue-t-il, *un tranchant qui se rencontre
à quelque distance de la pointe, dont
la largeur augmente insensiblement
en approchant du manche, coupe la
portion de la cornée, etc.* — Dans cette
description qui ne donne aucune idée
claire et précise de son instrument, qu'il
n'accompagne d'aucune figure, et qu'il
n'a peut-être pas fait exécuter, on n'y
trouvera aucun rapport avec mon bistouri. — J'ai encore présenté à l'Académie un autre instrument, qui seul en réunit deux, puisqu'il sert à relever la portion de la cornée divisée, et à faire tout
de suite une petite division à la membrane crystalline, lorsqu'elle est nécessaire. Cet instrument, que j'appelle kystitome, ressemble à un pharyngotome;
il est seulement beaucoup plus petit dans
ses proportions que n'est le pharyngotome. La gaîne qui cache la lancette est
un peu courbe sur son plat; elle a environ une ligne de largeur sur sept de
longueur. La canonnière qui renferme
le ressort a trois lignes de diamètre et

deux pouces de longueur; la lancette est
très-petite, comme l'on en peut juger
par la gaîne, et ne la déborde que d'un
quart de ligne, lorsque l'on en pousse
le ressort.

Cette description suffit pour faire connaître ce petit instrument et en montrer
les avantages. On lève la portion de la
cornée divisée avec l'extrémité de la gaîne que l'on introduit tout de suite par le
trou de l'iris, jusque sur la membrane
crystalline à laquelle l'on fait une petite
division avec la pointe de la lancette. On
fait sortir cette lancette en poussant le
ressort, et elle se cache lorsqu'on cesse
de le presser. — La petite lancette ne
peut blesser l'iris, ni en introduisant
l'instrument, ni en le retirant, et l'on n'a
besoin que d'une main pour s'en servir,
tandis que l'autre est libre pour abaisser
la paupière inférieure. Il convient donc
mieux de s'en servir que d'employer deux
instruments, comme le fait M. Daviel,
l'un pour relever la portion de la cornée
divisée, tandis que l'on introduit l'autre
pour faire l'ouverture à la membrane
crystalline.—Je trouve encore, dans les
deux instruments que je propose, un
avantage qui n'est point à négliger, pour
guérir une maladie très-commune et
dans les villes et dans les campagnes;
c'est la médiocrité de leur prix, avantage
que n'ont pas ceux de M. Daviel, et cela
peut mériter quelque attention. Les chirurgiens qui habitent les provinces se
les procureront facilement, et s'en serviront aisément. — Comme la saison ne
permettait pas que je pusse pratiquer
l'opération de la cataracte, et que cependant l'on ne doit laisser ignorer aux élèves rien de ce qui peut contribuer à la
perfection de l'art, je démontrai au mois
de novembre 1752, dans nos écoles, et
au mois de mars 1753, pendant le cours
d'opérations que j'ai coutume de faire
dans l'amphithéâtre, les deux instruments dont il est question, et j'en fis avec
succès l'expérience sur le cadavre, en
attendant que M. Morand, toujours attentif au bien public, me procurât, sous
le bon plaisir du ministre, l'occasion de
pratiquer, à l'Hôtel-Royal-des-Invalides,
l'opération de la cataracte avec mes instruments.

Ce fut le 11 juin 1753 que j'y fis cette
opération sur six personnes, en présence
de M. de Senac, premier médecin de sa
Majesté, de M. de la Martinière, son premier chirurgien, de M. Munier, médecin de l'Hôtel, de M. Morand, chirur-

(1) Méthode d'abattre la cataracte, p.
160.

gien-major, de M. Bouquot, aide-major, et de MM. Foubert, Verdier, Houstet, Moreau, Vacher, Sue, etc., maîtres en chirurgie. Les malades avaient été préparés suivant l'usage. — M. Morand commença par opérer à la méthode ordinaire sur six malades attaqués de la cataracte, sur quelques-uns desquels je pratiquai, seulement à l'œil gauche, la nouvelle méthode de la manière suivante: — Je fais asseoir le malade au jour, sur une chaise dont le dos est bas, sa tête est appuyée sur la poitrine d'un aide qui la soutient et qui élève en même temps la paupière supérieure; j'approche les cuisses du malade et je m'assieds dessus, de façon qu'elles sont passées entre mes jambes, comme beaucoup d'oculistes le font; j'abaisse la paupière inférieure avec l'indicateur de la main gauche, si c'est sur l'œil gauche que j'opère; en même temps j'applique dans le grand angle le bout du doigt du milieu, en sorte qu'il appuie légèrement sur le globe, afin d'assujettir un peu l'œil. Je prends le bistouri, que je tiens à peu près comme une plume à écrire, j'en porte la pointe sur la cornée du côté du petit angle, à la distance d'une demi-ligne ou environ de la sclérotique, et vis-à-vis la pupille; je traverse la chambre antérieure, et je perce ensuite la cornée une seconde fois du côté opposé, à une égale distance de la sclérotique; j'incline un peu en devant le tranchant du bistouri que je glisse doucement en long; j'achève ainsi de faire à la partie inférieure de la cornée une incision en forme de croissant, en biseau, et suffisamment grande pour laisser sortir le crystallin. — En pressant un peu sur le globe de l'œil, le crystallin sort de son chaton et tombe sur la joue. Quelquefois la membrane crystalline résiste à cette sortie, alors il faut l'ouvrir avec le kystitome dont j'ai parlé il y a un instant, et le crystallin ne tarde pas à se présenter. Je n'eus besoin d'ouvrir cette membrane qu'à deux malades sur lesquels j'opérais; aux quatre autres le crystallin tomba de lui-même, et presque au même temps que je finissais l'incision.

Je puis dire, sans trop avancer, que cette opération s'exécute bien promptement avec mes instruments; je n'ai pas été quelquefois une minute à la faire. La mobilité de l'œil, qui arrive toujours à l'approche d'un instrument quelconque, est la seule difficulté que j'aie rencontrée; mais on la surmonte avec un

peu de patience. Enfin cette méthode est moins susceptible d'accidents que l'ancienne; et c'est d'ailleurs un avantage très-grand que la cataracte ne puisse pas remonter. Il est vrai que l'on pourrait blesser l'iris avec le bistouri, mais il est aisé d'éviter cet écueil. Il suffit d'incliner un peu en devant le tranchant du bistouri qui, pour cette nouvelle raison, doit avoir un dos; car, s'il était tranchant des deux côtés, on pourrait courir risque de blesser l'iris d'une autre façon, en voulant l'éviter. — Le bistouri, en traversant la chambre antérieure de l'œil, ne touchera pas non plus cette partie par sa pointe, parce que la légère courbure de cet instrument l'éloignera de l'uvée qui est plane, comme M. Petit le médecin le démontre dans les Mémoires de l'Académie royale des sciences, année 1728. — Je vais présentement détailler les suites de ces six opérations. — On appliqua sur l'œil de chacun de ces malades opérés une compresse trempée dans une égale partie d'eau et d'eau-de-vie tiède que l'on avait soin de renouveler de deux heures en deux heures, et quelque temps après l'opération, on les saigna tous du bras. — Ils passèrent fort tranquillement la nuit qui suivit l'opération. Le lendemain matin je les trouvai presque tous sans fièvre, sans douleur et sans gonflement à l'œil. Quelques-uns, à qui il survint quelques accidents, furent saignés du pied. — Pierre Marteau, âgé de soixante-six ans, en eut un imprévu et un singulier dans le cas dont il est question. Je ne m'étais point aperçu, pendant ni après l'opération, d'aucun écoulement de sang; cependant le deuxième jour, je trouvai en le pensant, entre l'œil et les paupières, un caillot de sang que je retirai sans peine, et qui formait, sur le globe une espèce de calotte. Malgré cela, la cornée et la plaie me parurent en bon état. Je ne remarquai qu'un peu de rougeur à la conjonctive, et le malade ne sentait qu'une douleur médiocre. — Vers le dixième jour de l'opération, il survint une fluxion considérable à son œil. L'on pourrait attribuer ce nouvel accident à une humeur de rhumatisme qui causait à ce malade, depuis long-temps, un mal de tête habituel, et qui avait peut-être été la cause de la cataracte qu'il avait. Quoi qu'il en soit, l'œil n'est pas mieux, il s'est même vidé, et le malade n'en voit rien.

François Rivière, soldat, âgé de cinquante-six ans, avait le crystallin presque fondu. L'humeur qui sortit au moment de l'incision était en trop grande quantité pour provenir de l'humeur crystalline ou de l'humeur aqueuse ; aussi ceux qui étaient présents jugèrent que c'était une portion de l'humeur vitrée qui était fondue, et par conséquent viciée. — Dès les premiers jours de l'opération, il survint à l'œil de ce malade des douleurs et de l'inflammation ; ce qui fut cause qu'on le saigna du pied. L'un et l'autre accident se calmèrent insensiblement ; mais l'œil a diminué un peu de son volume, et la cicatrice ou la coupe paraît unie à la partie inférieure de la prunelle ; cependant il aperçoit le jour, mais sans distinguer les objets. — Jean Roussel, soldat, âgé de trente-deux ans, souffrit l'opération pendant laquelle il n'y eut rien de particulier. Le surlendemain de l'opération, on le saigna du pied, pour calmer l'inflammation et quelques douleurs qui étaient survenues à son œil. Tous ces accidents sont actuellement dissipés ; il voit le mouvement des objets et distingue les couleurs. — Pierre Mercier, soldat, âgé de soixante-quatre ans, sur l'œil gauche duquel j'ai opéré, assure qu'avant l'opération il ne voyait ni ciel ni terre, et qu'il a ressenti très-peu de mal à son œil pendant et après l'opération. Son œil est présentement en bon état, mais il n'en voit que passablement. — Jean du Tartre, soldat, âgé de soixante-sept ans, a senti très-peu de douleur pendant l'opération, et presque point après. Il n'a point eu d'accidents, l'œil est aujourd'hui fort bien, à cela près d'une petite plaie qu'il y a eu à l'iris, et le malade distingue les objets et les couleurs. — Nicolas Philippe, soldat, âgé de soixante-dix-sept ans, n'a pas plus souffert ni eu plus d'accidents que le précédent. Son œil est présentement en bon état et sans rougeur à la conjonctive. Ce qu'il y a de plus singulier par rapport à son âge, c'est que ce malade distingue bien les objets et même les couleurs. — J'ai enfin observé, en examinant à la loupe les trois derniers malades dont il est question, que la prunelle n'avait pas conservé parfaitement sa figure ronde. Serait-ce que le crystallin, en passant par la pupille, en aurait altéré quelques fibres ? — Il résulte de ce détail que de six malades opérés, pris indifféremment parmi les autres qui étaient dans le même cas, et examinés le quarante-sixième jour de l'opération, il y en a deux qui voient bien, deux moins

bien, et deux qui ne voient pas. — Dès que l'opération est faite, la paupière supérieure, que l'on abaisse, rapproche le lambeau de la cornée ; et, comme le malade tient alors l'œil toujours fermé, la plaie se réunit d'autant mieux, que l'instrument qui l'a faite a divisé cette partie bien nettement et obliquement. Une preuve de cette exacte réunion, c'est que dès le lendemain la cornée n'était point flétrie, et par conséquent l'humeur aqueuse, qui se régénère très-promptement, comme l'on sait, ne pouvait plus s'écouler. On distingue difficilement, dans ceux qui sont guéris, la trace extérieure de la cicatrice, parce que la plaie a été faite par un instrument bien tranchant et d'un seul coup. Enfin la cicatrice n'intercepte point non plus les rayons de lumière, parce qu'elle se trouve à la partie inférieure de la cornée.

Si on demande présentement quelle est la plus douloureuse des deux opérations, de la piqûre faite à la sclérotique pour abaisser le crystallin, ou de l'incision à la cornée pour son extraction, c'est une question difficile à résoudre. Nous avons fait, M. Morand et moi, l'un après l'autre sur les mêmes sujets, lui à un œil l'abaissement du crystallin, suivant la méthode ancienne, et moi, à l'autre œil, l'extraction selon la nouvelle méthode. — Les malades sur qui les expériences ont été faites, et qui sont les seuls en état de résoudre la question, nous ont dit, les uns, que la piqûre leur avait fait moins de mal que l'incision, et d'autres, au contraire, que l'incision leur avait été moins douloureuse que la piqûre ; ce qui fait conjecturer que ces deux méthodes, par rapport à la douleur, n'ont point de supériorité l'une sur l'autre. Supposons même que la dernière méthode occasionnât plus de douleur que l'ancienne ; outre les autres avantages qu'elle a, c'est que l'opération se fait très-promptement. — L'idée de l'extraction de la cataracte a dans tous les temps paru avoir tant d'avantages, que les maîtres de l'art en ont souvent été occupés ; car, quoi qu'on en dise, l'on n'a pas cessé de cultiver cette partie de l'art de guérir, mais toujours relativement aux différentes opinions que l'on s'était formées de la cataracte. Dans le temps où l'on pensait que la cataracte était une pellicule, on a proposé, comme on sait, et peut-être tenté différents moyens pour en faire l'extraction.

Les uns ont imaginé une aiguille en

forme de pincette (1), d'autres une aiguille percée en forme de canule (2),
quelques-uns un crochet (3). Il y en a
enfin qui ont inventé un pinceau de fil
d'or (4). — Dès que la vérité a triomphé
de l'erreur où l'on a été pendant plusieurs siècles, on s'est non-seulement appliqué à perfectionner l'opération de la
cataracte, d'après l'idée que c'était le
crystallin que l'on abattait, et non pas
une pellicule; mais M. Méry, qui avait
été un des plus attachés à l'ancien préjugé, et qui n'a commencé à en être
désabusé qu'en 1707, proposa dès lors
l'extraction du crystallin pour guérir de
la cataracte. Les mêmes expériences qui

lui avaient ouvert les yeux, le conduisirent aussi à imaginer, en homme habile, que la meilleure manière de guérir cette maladie, serait de faire l'extraction du crystallin. La justice que nous
devons à ce grand maître, nous engage
à rapporter les remarques importantes
qui se trouvent dans son Mémoire présenté à l'Académie royale des sciences.
« J'ai fait voir, dans la première ob-
» servation, un *glaucoma* flottant dans
» la partie de l'humeur aqueuse conte-
» nue entre l'iris et la cornée transpa-
» rente. Ce crystallin obscurci a été tiré
» en dehors par une ouverture faite à la
» cornée, sans qu'il soit arrivé à l'œil
» aucun accident .... On pourrait aussi
» tenter la même opération lorsque le
» *glaucoma* est placé derrière l'iris sans
» y être adhérent, quand même son
» diamètre serait plus grand que celui
» de la prunelle, parce que ce trou de
» l'iris s'élargit aisément.... Si la cata-
» racte ne lui est point unie ( à l'iris ),
» on peut l'abattre comme à l'ordinaire,
» ou la tirer en dehors par une ouver-
» ture faite au bas de la cornée transpa-
» rente pour éviter que la cicatrice ne
» se trouve vis-à-vis la prunelle. — Ce
» dernier moyen, quoique inusité, mais
» que j'ai vu réussir en tirant hors de
» l'œil un *glaucoma* avec l'effusion de
» toute l'humeur aqueuse, me paraît du
» moins aussi sûr que le premier dont
» on se sert pour abattre la cataracte,
» puisqu'on risque moins à tirer la cata-
» racte en dehors, qu'à l'abattre en de-
» dans de l'œil, où on ne peut la retenir
» sûrement qu'en la poussant par bas au-
» delà de l'attache des fibres ciliaires avec
» le crystallin, ce qui cause ordinaire-
» ment des accidents fort fâcheux, au lieu
» qu'il ne paraît pas que l'incision de la
» cornée, ni la perte de l'humeur aqueuse
» en puissent produire, parce que cette
» liqueur se répare aisément, et que la
» membrane que l'on coupe n'ayant point
» de vaisseaux, elle n'est pas sujette à
» l'inflammation comme les autres qui
» en sont remplies. Aussi ne voit-on point
» de la cornée transparente, sortir au-
» cune goutte de sang. » — L'illustre auteur de l'histoire de l'Académie des sciences présente cette opération dans un jour
si clair, qu'il paraît assez à propos de
rapporter encore ce qu'il en dit. — « Sur
» ce que la cornée ayant été coupée se
» reprend aisément, et sur ce que la perte
» de l'humeur aqueuse se répare avec la
» même facilité, M. Méry croit qu'on

---

(1) Exhibetur acus, ad Volsellæ instar,
quam Albinus ad cataractam ex oculo ex-
trahendam proposuit. (Heister, Institut.
chirurg., p. DLXXX, tab. XVIII, fig. 4.) Pote-
rat in suprema corneæ parte exiguum
fieri vulnusculum, et mediantibus dua-
bus acubus forsiculæ in modum conjunc-
tis cataractam extrahere, etc. (Blancardi
opera medic. et chirurg.) Blancardus exis-
timat in parte oculi superiori infligi posse
vulnusculum, et mediante acu forcipis
in modum fabrefacta, cataractam dejec-
tam extrahi posse ad præcavendum, si
in oculo remaneret, ejus ascensum. (Hoffmann. Dissertat. de cataracta, 1729. Sup-
plementum secundum.)
(2) Sunt nonnulli, ut Albucasis, qui,
ut subtiliores viderentur, excogitaverunt
acum perforatam, per cujus foramen,
postquam jam ingressa esset suctu cataracta extraheretur. (V. Vanhorne, Barbette, Fienus, Sennert.)
(3) Alii voluere quidem, talem cana-
liculum immitti, sed non suctu cataractam extrahi, sed per foramen citharæ
cordam imponi uncato cuspide, quæ,
cum usque ad cataractam permota esset,
illam apprehenderet, et foras educeret.
(J. Vanhorne, Barbette, Fienus.)
Freytagius vult, ut ejusmodi casu acus
hamata in oculum immittatur, eaque cataracta, quæ ut plurimum pellicula esset,
educatur. (Heister, Institut. chirurg., p.
571. Volhouse, dans une lettre écrite à
M. Morand, Mémoire de l'Acad. royale
des sciences, 1725, p. 12.)
(4) Rocho Mathioli, imagina un pinceau de fil d'or, qu'il prétendait passer
à travers une canule qu'il portait dans
l'œil, et se promettait d'embarrasser la
cataracte dans son pinceau, puis de la tirer
avec facilité hors de l'œil. M. Petit, méd.
(Mémoires de l'Acad. royale des sciences,
année 1725, p. 12.)

» pourrait tirer les cataractes hors de
» l'œil par une incision faite à la cornée,
» et que cette manière, dont il ne paraît
» pas qu'il y ait rien à appréhender, pré-
» viendrait tous les périls et les incon-
» véniens de l'opération ordinaire. Il est
» bien sûr que la cataracte ne remonte-
» rait point et ne causerait point les in-
» flammations qu'elle peut causer lors-
» qu'on la loge par force dans le bas de
» l'œil. On pourrait, pour une moindre
» difformité, faire l'incision au bas de
» la cornée, et non pas vis-à-vis de la
» prunelle. » — On peut voir aussi le
volume de l'année 1708, indiqué par M.
Daviel, où l'on renvoie au volume 1707,
à l'occasion de la nouvelle méthode proposée pour tirer les cataractes hors de
l'œil plutôt que de les abattre. — Con-
cluons de là que M. Méry donne une
idée très-juste de la nouvelle méthode.
Il paraît être le premier qui l'ait clairement proposée, depuis qu'on est convaincu que la cataracte consiste dans l'o-
pacité du crystallin (1). Mais M. Daviel,
suivant la route que M. Méry avait déjà

ouverte, ou guidé peut-être par ses propres lumières, a au moins la gloire d'être
le premier qui ait pratiqué heureusement
cette opération. — Au surplus, nous nous
flattons de l'avoir perfectionnée, non-
seulement en imaginant deux instruments
très-simples pour la faire, mais encore
en abrégeant considérablement le temps
que l'on emploie en suivant le manuel
détaillé par M. Daviel.

---

RAPPORT DES OPÉRATIONS DE LA CATARACTE
PAR L'EXTRACTION DU CRYSTALLIN, FAI-
TES DEVANT LES COMMISSAIRES DE L'ACA-
DÉMIE, PAR M. POYET, CHIRURGIEN, PRE-
MIER ÉLÈVE DE L'HÔPITAL DE LA CHARITÉ;
par MM. MORAND ET VERDIER.

L'Académie a vu avec plaisir l'empressement que l'on a témoigné pour
simplifier et perfectionner l'opération de
la cataracte par l'extraction du crystallin, pratiquée avec succès par M. Daviel,
qui a rendu lui-même compte de sa méthode. — Plusieurs personnes ont ima-

---

(1) Si l'on consulte quelques autres auteurs qui ont encore parlé de l'extraction
de la cataracte, en perçant la cornée, on
verra qu'ils n'avaient d'autre dessein que
de tirer une membrane, ou une concrétion membraneuse formée dans l'humeur
aqueuse, en quoi ils faisaient consister
la cataracte, et non pas d'ôter le crystallin devenu opaque, comme le proposait
M. Méry. Avicenne, qui vivait en 1145,
rapporte ce qui suit, après avoir exposé
la manière d'abaisser la cataracte, que
quelques oculistes ont renouvelée de nos
jours, c'est-à-dire par le moyen de deux
aiguilles, une pointue pour faire une ouverture aux tuniques de l'œil, et une
mousse pour l'abaisser (lib. III, fen. 3,
tract. 4, p. 566.) « Et homines quidem habent vias diversas in exercendo curam
aquæ, quæ fit cum instrumento : ita ut
quidam siut, qui disrumpunt interiorem
partem corneæ, et extrahunt aquam per
eam ; et hoc est, in quo est timor : quoniam cum aqua, quando est grossa, egre-
ditur albugineus. »
Arculanus, qui florissait en 1460, éclair-
cit le texte d'Avicenne, et fait bien voir
qu'on regardait alors la cataracte comme
une membrane. « Incisione quam faciunt
quidam perforando corneam in parte in-
feriori, et extrahendo cataractam : et ali-
qui tamen ex Græcis antiquis, ut reci-
tat Albucasis et Avic., faciebant foramen
subtus, scilicet corneam, quod forte me-

lius est facere in conjunctiva cum acu
cannulata, ut sugendo extrahant cataractam. » (Morgagni Epistola anatomica
XIX.)
Savonarola, contemporain d'Arculanus,
et l'un et l'autre postérieurs à Albucasis,
qui vivait en 1085, s'exprime encore ainsi : « Extractio autem aquæ ab aliis Græcis
illo modo fiebat; nam in foramine po-
nebant acum, cannulam, et sugendo ex-
trahebant. » (Epistola citata.)
Arculanus, au sujet de Jésus Hali que
M. Morgagni rapporte dans la même lettre, confirme encore que ce que l'on entendait dans ces temps-là par la cataracte était une membrane; il ajoute qu'il
faisait peu de cas de l'opération que Jésus Hali proposait pour en faire l'extraction. « Jesus Hali dicit, quod per foramen
uveæ contorquendum acum, intromitti-
tur cuspis acus, et cataracta existens intra uveam, potest trahi extra uveam, et
poni sub corneam. Et dicit quod in ex-
tractione dilatabitur foramen uveæ, deinde ex se claudetur, sicut in exitu fœtus
aperitur collum matricis, deinde post
exitum clauditur. Sed (ita judicat Arculanus) facilius est dicere quam facere,
opponitque operationem omnium moder-
norum, qui, deponendo cataractas, per-
forant (ut nunc) oculum ultra corneam,
et eligunt hunc modum tanquam aptio-
rem et faciliorem, ad quem minor dolor,
et remissiora sequuntur accidentia; secuti

giné presque à la fois, un instrument avec lequel on pût faire la section de la cornée transparente, de façon qu'on n'eût besoin que d'un seul pour cela. On vient de lire la description de celui que M. la Faye a inventé, et les expériences qu'il en a faites à l'Hôtel royal des Invalides.

M. Poyet, ci-devant chirurgien interne de l'Hôtel-Dieu, nommé depuis peu par le roi premier élève de la Charité, en avait présenté un aussi. Peu de temps après, M. Sharp, fameux chirurgien de Londres, avait envoyé à M. Morand le dessin d'un autre, qu'il avait communiqué à la Société royale. — M. Poyet avait déjà fait sur les cadavres, devant des commissaires nommés par l'Académie, des expériences avec son instrument, et il est dit dans un premier rapport, qu'il leur avait paru *singulièrement bon sur les cadavres*. M. Morand prit dès lors avec l'Académie un engagement qu'il vient de tenir. Il promit, comme chirurgien-major de l'Hôtel royal des Invalides, de demander à M. le marquis de Paulmy, secrétaire d'état de la guerre, et administrateur-général de cet Hôtel, la permission de laisser opérer sur des invalides, MM. la Faye et Poyet, ce qui lui fut gracieusement accordé en faveur du zèle que les chirurgiens de Paris montrent pour leur art. — M. Morand rassembla dix-neuf personnes, ayant des cataractes non équivoques, et comme l'on dit communément, mûres. Il les prépara à l'opération par les remèdes généraux, et le 11 juin de la présente année 1753, ils furent opérés tous de suite, savoir : six par M. Morand, à la manière ordinaire, six par M. la Faye et sept par

M. Poyet. Ce sont celles-ci dont nous allons rendre compte. — M. Morand essaya d'abattre la cataracte à M. Vallot, officier, âgé de soixante-cinq ans. Mais par une bizarrerie dont il serait difficile de donner la raison, le crystallin totalement détaché de son chaton, bien opaque, bien solide, aux moindres atteintes de l'aiguille, et dans quelque endroit de son disque qu'elle touchât, se présentait toujours et tout entier, pour passer dans la chambre antérieure. Il retira son aiguille. Il dit à M. Poyet que le cas lui paraissait bien favorable pour son opération, et lui conseilla de la faire tout de suite. Dès que la cornée transparente fut traversée, M. Poyet s'aperçut d'une espèce de tension dans tout le globe de l'œil, qui lui rendait inutile le secours qu'il espérait tirer du fil ; cela le détermina à finir la section de la cornée. A peine fut-elle faite, que le crystallin, sans être sollicité par aucune pression, suivit la lame de l'instrument avec une promptitude qui surprit les assistants. Il ne lui survint aucun accident, la cicatrice de la cornée parut faite dès le huitième jour. Le malade fut visité par les commissaires, le 11 et le 25 juillet, et déclara ne pouvoir distinguer les objets ; sur quoi, l'œil ayant été bien examiné, on lui trouva les signes d'une goutte sereine ou *amaurosis* parfaite ; et de plus, une preuve bien précise de la cataracte secondaire, sur laquelle l'Académie a une dissertation de M. Hoin, et dont M. Benomont avait donné le premier un exemple en 1732, dans des yeux disséqués à l'Académie même.

On voit très-sensiblement dans l'œil

---

enim fuissent primam operationem, inquit, si fuisset conveniens. » (Morgagni Épistola citata.)

Arculanus était si éloigné de soupçonner que la cataracte consistait dans l'opacité du crystallin, qu'il définit ainsi la cataracte... « Definitive est oppilatio ex aqua inter corneam et crystaloïdem situata, visum impediens... Alii, continue-t-il, aliter definiunt... est macula pannicularis intra oculum coram pupilla », et que relativement à l'idée qu'il en avait, il indique la manière de faire l'opération ; il veut que l'on prenne bien garde de toucher de quelque façon que ce soit le crystallin. « Intromittat, inquit, acum... vertat acum versus foramen pupillæ, ne aliquo modo tangat crystalinam. » (Ibid.)

Cependant M. Morgagni veut donner à entendre dans la même lettre, n° 2, que

la méthode de M. Méry n'est point nouvelle ; il ajoute même qu'elle avait été indiquée dix-huit ans auparavant par Wepfer, qui voulait qu'en introduisant une aiguille dans la chambre antérieure, on tirât par sa pointe la cataracte de la chambre postérieure de la pupille. Il convient néanmoins tout de suite que M. Méry proposait l'incision, et non pas la perforation, comme Wepfer et les anciens ; et n'est-ce pas là détruire ce qu'il avance plus haut ? Car 1° quelle différence n'y a-t-il pas entre la perforation et l'incision ? 2° La perforation faite avec une aiguille, comme l'enseignaient les anciens, n'est pas capable de faire sortir hors de l'œil le crystallin. Aussi Arculanus disait-il, par rapport à ce que proposait Jésus Hali, qu'il était plus aisé de le dire que de le faire.

de M. Vallot, à la place du crystallin, un corps opaque de la couleur d'une cataracte mûre, et il y a lieu de croire que c'est la membrane qui tapisse le chaton de l'humeur vitrée devenue opaque depuis l'opération. L'on ne peut pas dire que ce soit quelque portion des couches superficielles du crystallin qui soit restée, car on n'en tirera jamais de plus ferme et de plus entier. — Nous croyons inutile de dire qu'après l'opération, on employa les moyens nécessaires pour prévenir ou corriger les accidents, comme saignées, régime, boissons délayantes, topiques rafraîchissants, etc. Cela est dit une fois pour toutes, et pour tous les malades opérés à la suite de celui-ci. — Jean-Baptiste Roux, soldat, âgé de soixante-cinq ans, a été opéré ensuite, et M. Poyet voulut encore se servir du fil; cette manœuvre fut difficile et longue. Après la section de la cornée, le crystallin sortit assez aisément, sollicité par une pression douce, alternative et répétée, tant à la partie supérieure qu'à l'inférieure du globe de l'œil. Le malade n'a eu pour tout accident, qu'une légère inflammation à la conjonctive. Visité le 11 juillet par les commissaires, il parut distinguer les objets. Visité le 25, il ne voyait plus que le grand jour. Il lui était survenu une inflammation qu'il attribuait à ce qu'il s'était frotté l'œil trop durement pour ôter la chassie. Il y a un point dans l'iris qui paraît avoir été entamé, et en tout il voit peu. — Les commissaires à qui l'instrument, armé de son fil, avait paru *singulièrement bon sur les cadavres*, s'aperçurent, ainsi que M. Poyet, qu'il ne servait sur les vivants qu'à allonger l'opération, et que d'ailleurs il était inutile. L'on sait que sur le cadavre la section de la cornée est plus difficile, attendu le peu de tension qu'elle a pour lors occasionnée par l'évaporation de l'humeur aqueuse. Sur le vivant, la cornée transparente est suffisamment tendue, et le globe de l'œil se rend fixe à la première ponction de la lancette, par l'action simultanée de tous ses muscles. Tout bien considéré, M. Poyet se proposa de ne plus se servir du fil sur les cinq autres. — Pierre Mercier, soldat, âgé de soixante-quatre ans, a été opéré avec l'instrument seul, et a souffert un peu pendant l'opération; cependant il n'a point eu d'accident, il voit et distingue bien les objets. La prunelle a un peu changé de figure, et n'est plus régulièrement ronde. — François Rivière, soldat, âgé de cin-

quante-six ans, a été opéré de l'œil droit par M. Poyet, et du gauche par M. la Faye. Il n'a pas eu d'accident du droit, il a beaucoup souffert du gauche, et on a été obligé de lui faire trois saignées, dont deux du bras et une du pied. Il aperçoit le jour, mais sans distinguer les objets. — Julien le Gendre, soldat, âgé de soixante-dix ans, n'a point eu d'accident. La pupille a changé de figure, il distingue pourtant les couleurs. — Claude Boucher, soldat, âgé de soixante-douze ans, avait les deux yeux fort enfoncés, et les paupières peu fendues : la section de la cornée à l'œil droit fut un peu trop petite, au moyen de quoi M. Poyet fut obligé de presser l'œil un peu plus pour faire sortir le crystallin. Une inflammation considérable, survenue après l'opération, a été suivie de la suppuration de tout le globe de l'œil qui s'est vidé, et le malade n'en voit point. Il n'y a point eu d'accident au gauche, et il en voit passablement bien.

Tel était l'état des malades opérés par M. Poyet, lorsque nous les examinâmes en sa présence et celle de M. la Faye, le 25 juillet, c'est-à-dire six semaines après leurs opérations. Il nous reste à exposer son sentiment sur quelques points et à comparer ses opérations avec les autres. — M. Poyet croit que l'instrument destiné à faire la section de la cornée transparente doit être droit comme le sien; il prétend que par là, l'iris est moins exposé à être blessé, et que la section faite avec un instrument un peu convexe doit être plus difficile, lorsque, en le contournant, on veut le faire sortir par le point du côté du grand angle parallèle à l'ouverture faite du côté du petit; l'instrument de M. Sharp est droit aussi; celui de M. la Faye en peu courbe à la face antérieure de ce qu'il nomme le plat. Cependant nous n'avons point vu qu'il ait opéré plus difficilement avec son instrument, que M. Poyet avec le sien. Il y a eu chez un malade de chacun d'eux une petite plaie faite à l'iris. — M. Poyet attribue l'inflammation arrivée à l'un des siens, à ce que la conjonctive a été blessée par l'instrument tranchant; il croit en trouver la preuve dans le boursouflement de cette membrane, qui est resté à l'endroit de sa jonction avec la cornée transparente, et que l'on aperçoit dans ceux qui ont eu de l'inflammation. Nous ne croyons pas cette preuve bien sûre, et nous pensons qu'en général, pour prévenir l'inflammation, il faut, comme le conseille M. Poyet, que la section de la cornée transparente soit des deux tiers de son disque, pour faciliter la sortie du crystallin s'il se présente librement, ou entamer aisément la membrane crystalline s'il tient trop dans son chaton. — Nous ne croyons pas que la fonte de l'œil par suppuration arrivée à l'œil de Pierre Marteau, qui a été opéré par M. la Faye, et à l'œil de Claude Boucher, opéré par M. Poyet, soit un accident qui doive être attribué à leurs instruments ; il est arrivé à des malades opérés par M. Daviel. Nous ne croyons pas non plus qu'il soit particulier à l'opération de la cataracte par l'extraction du crystallin, nous l'avons vu survenir plus d'une fois à la suite de l'abaissement ordinaire de la cataracte.

Quoique M. Poyet ait opéré ses malades dans la situation où M. la Faye avait mis les siens, il croit qu'il y aurait de l'avantage à les faire coucher à la renverse, la tête appuyée sur une table ou sur leur lit, tant parce que l'humeur vitrée ne trouverait pas la même facilité à sortir dans le cas où son enveloppe serait déchirée, que parce que l'opérateur aurait la main appuyée pendant l'opération. — Enfin, quant aux différents succès de ces dix-neuf opérations faites de suite, nous nous contenterons de les rapporter par une espèce de récapitulation, sans vouloir en tirer aucune conséquence. — Des six cataractes abattues par M. Morand, à la méthode ordinaire, trois ont réussi, et les malades voient bien ; trois sont remontées. — Des six malades de M. la Faye, opérés par l'extraction du crystallin, il y en a deux qui voient bien, deux voient moins bien, deux n'y voient point. — Des sept opérés par M. Poyet, deux voient bien, deux moins bien, un voit le jour seulement, et deux n'y voient point du tout. — Quelques recherches que l'on fasse après nous sur ces malades, on trouvera que notre rapport est fidèle et impartial. Nous ne répondons point des accidents qui pourraient arriver depuis notre dernier examen, et qui seraient étrangers à l'opération.

---

OBSERVATION SUR UNE CONCRÉTION CALCULEUSE DE LA MATRICE.

M. Winslow a donné cette observation à M. Bertrandi, membre du collége royal de chirurgie en l'université de Turin, et lui a fait présent de la concrétion calculeuse gravée. M. Pecquet, célèbre par la découverte du réservoir du chyle, en est l'auteur. Si l'on avait eu plus tôt connaissance de ce fait, M. Louis en aurait fait usage dans son Mémoire sur les concrétions calculeuses de la matrice. Voici l'observation copiée d'après l'original écrit et signé de la main de M. Pecquet, que M. Bertrandi a communiqué à l'Académie.

« Squirrhe que j'ai trouvé en l'année » 1645, dans la matrice de feu madame » la marquise de ***, en l'ouvrant pour » l'embaumer à Paris, où elle mourut. » —Ce squirrhe pesait dix onces au commencement ; mais dans la suite des » temps, il a perdu de sa pesanteur trois » onces cinq gros ; de sorte qu'il pèse » encore à présent six onces trois gros (1). » Il s'était formé dans l'épaisseur de la » matrice, entre la corne droite et l'orifice interne, et s'était endurci de telle » manière, que mon scalpel ne put y » mordre. — J'en trouvai un autre à » l'opposite de celui-ci, dans la même » épaisseur de la matrice, entre la corne » gauche et l'orifice interne. Mais celui-ci, quoiqu'il fût de la grosseur d'une » grosse noix, n'était pas dur, et il me » parut seulement en ses parties, comme » une glande conglomérée.—Cette dame, » au service de laquelle j'ai eu l'honneur » d'être attaché durant près de cinq ans, » était âgée de soixante-huit ans. Elle » ne se plaignait d'aucune pesanteur dans » la matrice, ni n'en ressentait aucune » incommodité. Elle était sujette à une » diarrhée bilieuse qu'elle avait régulièrement tous les mois durant huit jours ; » étant venue à Paris pour affaires en » 1645, elle se mit en chemin ayant » cette diarrhée, laquelle lui continua » avec fièvre durant vingt jours, et se » mettant souvent sur le bassin, elle se » fit une contusion à l'extrémité de l'os » sacrum, où, par la négligence de ses » femmes, l'inflammation se mit, qui fut » suivie de la gangrène, quelque soin » que M. Pimpernelle (2) pût prendre » pour l'empêcher, et de la mort ensuite. » — M. Morisset était son médecin, et » fut présent à l'ouverture que j'en fis » avec M. Emmerez, chirurgien de

---

(1) Si M. Pecquet ne s'est pas trompé, le poids de cette concrétion a augmenté depuis ; car M. Louis l'a trouvé de six onces sept gros et demi.

(2) Chirurgien fort employé, mort en 1658.

» Saint-Côme (1). Outre ce squirrhe, je
» trouvai son fiel pétrifié dans la vessie
» du fiel. Ce fiel pétrifié est doux et sans
» aucune amertume, comme sont d'or-
» dinaire les pierres qui se forment dans
» la vessie du fiel.

» *Signé* PECQUET ».

DIVERSES OBSERVATIONS.

I.

*Sur l'agaric astringent.*

Depuis que le second tome des Mémoires a été publié, les succès de l'agaric de chêne préparé pour les hémorrhagies se sont multipliés. MM. de la Faye,
Hoin et Moreau s'en sont servis très-utilement dans l'opération de l'anévrysme
au bras, sans avoir lié l'artère. M. Andouillé l'a employé de même dans deux
cas pareils, et a réussi dans plusieurs
amputations de la jambe. M. Robin,
maître en chirurgie, et chirurgien de
l'hôpital à Angoulême, a mandé qu'il
avait réussi dans trois amputations de la
jambe et une du bras. M. Rochard le fils,
pour lors maître en chirurgie à Meaux,
actuellement chirurgien-major de l'hôpital militaire de Belle-Isle en mer, et
correspondant de l'Académie, a écrit
qu'il s'en était servi avec le même succès
dans une amputation du bras. — On a
rapporté à l'Académie, de différents
endroits, plusieurs exemples pareils;
mais l'on pourrait dire que l'agaric appliqué à la jambe, à l'avant-bras, même
au bras, n'a rien de si merveilleux pour
arrêter les hémorrhagies, parce que le
topique ayant besoin d'une compression
sûre pour avoir son effet, et la jambe,
l'avant-bras, le bras fournissant, au
voisinage des artères coupées, des points
d'appui pour la compression, cette compression nécessaire pour l'application
utile de l'agaric peut contribuer à arrê-

ter l'hémorrhagie presque autant que
l'agaric même.

Il n'en est pas ainsi de l'artère de la
cuisse, qui est un tronc considérable,
environné de beaucoup de muscles, et
situé de manière que si l'on voulait employer la compression seule pour arrêter
le sang, surtout par les moyens ordinaires, il serait à craindre qu'elle n'inter-
ceptât bien vite la circulation dans le
moignon. Il fallait donc, pour augmenter la réputation de l'agaric, qu'après
avoir été employé avec succès dans le
cas de l'anévrysme au bras, il l'eût été
dans l'amputation de la cuisse; et c'est
ce qui a été fait deux fois par M. Andouillé dans l'hôpital de la Charité à Paris, M. le Riche, chirurgien-major de
l'hôpital de Strasbourg, et M. Robin,
déjà cité dans cet article. — M. Andouillé, en communiquant le fait qui le
concerne, a dit avoir observé que l'agaric n'a point son effet, s'il est tout d'un
coup mouillé par le sang qui coule du
vaisseau coupé; que, lorsqu'on s'en sert
dans les amputations, il faut, à l'instant
de l'application, que le tourniquet soit
serré, et que l'endroit sur lequel on se
propose d'appliquer l'agaric, vienne
d'être essuyé avec de la charpie mollette,
propre à s'imbiber des humidités; enfin
que l'agaric étant appliqué, le tourniquet ne soit lâché que par degrés presque insensibles. Plusieurs de ces attentions sont exigées dans les cas où l'on
n'employerait que la charpie seule. — A
cette occasion, M. Morand a rapporté que
dans les grandes opérations qu'il avait
vu faire à Londres par feu M. Cheselden,
notamment l'amputation, cet habile chirurgien avait grand soin de se faire présenter des éponges mouillées et un peu
exprimées, avec lesquelles il pompait le
sang des artères coupées avant que d'employer aucun moyen d'arrêter l'hémorrhagie; ce qui revient assez bien à l'explication que M. Morand a donnée de
l'effet de l'agaric dans son Mémoire imprimé.

Enfin M. Morand a donné à l'Académie l'observation suivante, qui est fort
essentielle par rapport à la conservation
de ce topique. Il avait de beaux morceaux d'agaric préparés depuis long-
temps pour l'hémorrhagie, et simplement conservés dans du papier; l'ayant
recherché parce qu'il en avait besoin, il
le trouva tombant en morceaux sans consistance, et le papier garni d'une grande
quantité de poudre noire. M. Bernard

_____

(1) Mort en 1690, il avait acquis une
grande réputation en démontrant publiquement l'anatomie dans les écoles de médecine et dans celles de chirurgie. Il parlait
avec une facilité singulière, qui lui attirait l'applaudissement de tous les élèves.
Son nom fut célèbre dans les pays étrangers, par les expériences qu'il fit avec
Pecquet, sur la transfusion du sang.

de Jussieu ayant examiné le fait, jugea que l'agaric avait été mangé par une espèce de scarabée, nommé par les naturalistes *dermestes*, et que la poudre noire est l'excrément de l'animal. C'est pourquoi il paraît essentiel, pour conserver l'agaric, de ne point le laisser à l'air; et comme cet insecte est le même qui ronge le bois, il ne suffirait peut-être pas de mettre l'agaric dans une boîte; il faut, pour le conserver, le mettre dans un bocal de verre. — Nous finirons cet article par une observation qui a trait à l'histoire de ce remède. En 1754, M. Mason, chirurgien de Londres, publia en anglais un petit ouvrage intitulé : *Extrait d'un ancien Traité de Chirurgie, pour faire voir que l'application heureuse des substances fongueuses pour arrêter les grandes hémorrhagies, date de plus de 160 ans, avec l'ingénieuse conjecture de M. Morand sur la manière dont ces substances agissent*. Dans le Mémoire donné à ce sujet par M. Morand, celui-ci n'avait point prétendu que l'agaric astringent fût un remède nouveau. *Il n'est pas impossible*, dit-il, *qu'il ait été indiqué dans quelques ouvrages, et qu'on l'ait négligé*. M. Mason a fait de cette phrase du Mémoire de M. Morand l'épigraphe du sien; et, pour prouver ce qu'il avance dans son titre, il cite la traduction anglaise faite en 1657 d'un livre allemand, intitulé : *Pratique de chirurgie de Félix Wurtzen, chirurgien très-célèbre à Bâle, imprimée à Bâle en 1612*.

Le traducteur anglais, au chapitre IV de la quatrième partie de l'ouvrage de Wurtz, qui traite des médicaments pour arrêter l'hémorrhagie, dit qu'un remède facile se fait avec des champignons qu'il faut tailler par morceaux plus ou moins grands, et environ de la longueur du doigt, les envelopper avec du papier, les lier avec une ficelle, de sorte qu'une pièce de champignon grosse comme un œuf devienne petite comme une noix étant liée, qu'il faut les mettre à la presse, et les garder pour l'usage. — Si M. Mason avait consulté l'auteur allemand, il y aurait vu le mot *Bubenfist*, qui veut dire vesse de loup. Il est vrai qu'au chap. VIII de la seconde partie, Wurtz, donnant une observation sur une grande blessure de tête, dit s'être servi du *Dfanwisch*, ou espèce de champignon. Mais il faut observer que ces deux mots signifient absolument la même chose, et Wurtz a soin lui-même d'en avertir à

la page 101, en marge. *Bowist*, qui en est une espèce d'abréviation, veut dire encore la même chose; de sorte que Wurtz n'a absolument indiqué que le *fungus orbicularis*, autrement *lycoperdon* ou *bovista*; en français, vesse de loup; en anglais, *mullipuff*, ainsi que le traducteur anglais l'a rendu lui-même, en expliquant l'espèce de champignon dont Wurtz veut parler. Mais on n'a point contesté, et M. Morand l'a dit dans son Mémoire, que la vertu astringente du lycoperdon ne fût reconnue depuis long-temps. Il s'agit ici du *fungus igniarius, pedis equini facie*, etc. Wurtz n'en parle point du tout, et il faut chercher ailleurs des preuves que l'agaric de chêne préparé en amadou ait été anciennement connu pour avoir la propriété d'arrêter le sang. Dillenius en fait mention dans les *Éphémérides des curieux de la nature*, cent. VII, observation 57, et M. Duverney le jeune, dans les Mémoires de l'Académie royale des sciences, année 1702, p. 212, propose de porter sur l'orifice de l'artère blessée au bras de la mèche d'Allemagne ou de la vesse de loup; il y a bien de l'apparence que par la mèche d'Allemagne il a entendu l'agaric préparé. — Au surplus, l'on pourrait croire que ces deux remèdes sont également bons, et l'on doit observer qu'ils peuvent tous deux être employés sous la même forme. Effectivement, outre la partie pulvérulente du lycoperdon, il y a au-dessous une substance fongueuse que Wurtz et Sennert enseignent à préparer par morceaux liés comme les éponges qui servent à dilater les plaies. Le lycoperdon étant considéré sous ce point de vue, et confondu avec l'agaric de chêne, quoique ce soient deux champignons différents, M. Mason aurait eu raison de dire que l'application heureuse des substances fongueuses pour arrêter les grandes hémorrhagies date au moins de 1612. Wurtz en cite un exemple favorable, part. II, chapitre VIII de son ouvrage, en donnant l'histoire de deux blessures des plus considérables à la tête chez le même sujet, où plusieurs portions du crâne étaient emportées, et le sang jaillissait avec une telle violence, qu'on ne le pouvait arrêter d'une manière quelconque, etc. Je finis cet article en disant que, quelque utilité qu'on reconnaisse dans l'agaric pour arrêter l'hémorrhagie des artères coupées, un chirurgien prudent doit toujours être muni des moyens pour faire la ligature;

car il y a eu des cas où, par l'impétuosité du sang et la force des vibrations de l'artère, l'agaric n'a pas même réussi dans l'amputation de la jambe ; M. Morand en a rapporté un exemple, et M. Andouillé deux. Cela n'empêche pas que l'agaric n'ait très-souvent réussi, et c'est un secours de plus.

## II.

### Sur les bons effets des boues artificielles.

Dans un Mémoire que M. Morand donna à l'Académie royale des sciences en 1743, sur les eaux minérales et les boues de Saint-Amand en Flandre, il a traité des vertus de ces boues dans le cas de faiblesses dans les membres, gonflements dans les jointures, rétractions des tendons et des nerfs, à la suite des grandes blessures, et il prétend que ces vertus leur viennent essentiellement du bitume et du soufre fournis par le charbon de terre dont le pays abonde. Il imagina de faire des boues artificielles avec du charbon de terre et de l'eau mêlés ensemble à la consistance des boues minérales ; il en donna la recette à plusieurs chirurgiens, en les priant de les substituer aux boues de St.-Amand ; il a eu la satisfaction d'en voir le succès à Lille et à Paris, dans plusieurs cas assez difficiles, où les boues étaient indiquées. — Cette idée le conduisit à une autre qui est fondée sur une analogie raisonnable : « Les boues sulfureuses, dit-» il, sont bonnes pour résoudre et amol-» lir ; dans les cas où il en faudrait de fer-» rugineuses pour resserrer et fortifier, » je suis convaincu que nous en avons » d'excellentes à Paris ; on n'a qu'à lever » les pavés des rues aux bords des ruis-» seaux, l'on trouvera abondamment sous » ces pavés des boues noires, chargées » d'un fer très-affiné, que les pieds des » chevaux et les roues des voitures lais-» sent dans les rues ; les taches que ces » boues font au drap d'écarlate le prou-» vent assez. » Cette conjecture s'est trouvée confirmée par une observation de M. Malaval, qui nous a donné l'histoire d'une tumeur au genou que portait la malade depuis un an et demi, et dont le volume était tel que le genou était une fois aussi gros que dans l'état naturel. Après avoir essayé sur le mal tout ce que l'art peut indiquer de meilleur en topiques émollients et résolutifs, cataplasmes,

douches, etc., aidés des remèdes internes convenables, il conseilla d'y appliquer de la terre noire que les paveurs tirent de dessous les pavés près des ruisseaux des rues, et en assez peu de temps la malade fut guérie. M. Malaval ajouta qu'il s'était servi de ce même remède avec grand succès sur les entorses.

## III.

### Des cornes à la peau.

L'Académie a vu une femme de soixante-dix ans, du village de Lihu en Picardie, à quatre lieues de Beauvais, qui portait au milieu de la cuisse gauche et en dedans une corne qui ne lui faisait aucun mal, mais qui lui déplaisait. Les chirurgiens de Paris lui ayant dit qu'elle pouvait, à son choix, la porter ou la faire ôter sans aucun danger, elle n'eut rien de plus pressé, lorsqu'elle fut de retour chez elle, que de prier son chirurgien de la lui ôter ; ce qu'il fit avec une traînée d'une liqueur caustique appliquée sur la peau, tout autour de la racine de la corne. A cette occasion, M. Morand dit que feu M. Rochefort, qui était alors chirurgien-major de la citadelle de Valenciennes, lui envoya, il y a plusieurs années, une corne à peu près semblable, qu'une femme de soixante-quinze ans portait à la partie interne de la cuisse droite, simplement attachée à la peau, et assez longue pour gêner la femme en marchant, parce qu'elle incommodait l'autre cuisse. Il en avait déjà paru deux dans le même endroit, mais plus petites, que M. Rochefort avait emportées avec le bistouri. Celle-ci, la plus grande, étant tombée par l'application d'un caustique, il n'en revint plus. Comme ces sortes d'excroissances ne sont qu'un vice de la peau, on voit l'avantage que le moyen employé dans ces deux cas a eu, et qu'il devait avoir. Ce qui prouve encore le vice de la peau en ce cas, c'est la quantité de cornes qui peuvent s'élever à sa surface dans le même sujet. Il y a sur cela deux exemples célèbres, l'un rapporté par Schenckius, l'autre dans les Transactions philosophiques de 1685, n° 176, p. 1282. Anne Jackson naquit à Waterford en Irlande, de parents pauvres, mais fort sains. Peu après sa naissance, il lui poussa des cornes semblables à celles des béliers, non-seulement à toutes les jointures du corps, mais même dans les parties charnues, telles que les fesses.

8.

Enfin, il en sortit un grand nombre de ses mamelles lorsqu'elle eut atteint l'âge de neuf ans, auquel temps elle fut examinée par des gens de l'art qui en transmirent l'histoire à la Société royale de Londres.

## IV.

### Condamnation de la méthode de guérir les hernies en faisant la castration.

La chirurgie moderne a tellement perfectionné le traitement des hernies, qu'on ne voit presque plus d'abus sur cela, même dans les provinces où l'on a pendant si long-temps abandonné cette partie de l'art à des coureurs de campagne (1). Pratiquée présentement et cultivée dans tous les points par de savants maîtres, M. Heister n'aurait plus à se récrier sur l'abus de la kélotomie. — Nous avons de cet auteur un ouvrage intéressant sous le titre : *Dissertatio medico-politica inauguralis de kelotomiæ abusu tollendo, præside Laurentio Heistero, exposita ab Antonio Monber; Helmstadii,* 1728.

Après avoir établi des notions générales sur les différentes espèces de hernies, et donné les différents procédés pour la cure, l'auteur employant les paragraphes 28, 29 et 30 à faire voir l'abus de la section du testicule pour guérir la hernie, à établir la nécessité de s'y opposer, et même de l'interdire sous des peines graves, comme cela est établi en Hollande, où il est défendu aux opérateurs ambulants de faire l'opération de la hernie sans le conseil des gens de l'art, et de priver du testicule sans nécessité ceux qu'ils opèrent, sous peine du fouet. — Peu de temps après le premier établissement de l'Académie, elle fut consultée par M. Dorigny, lieutenant-général criminel au bailliage de Vermandois, siége royal et présidial de Reims, à l'occasion de la nommée Marie-Anne Presse, qui venait d'être arrêtée, accusée de

s'ingérer sans brevet ni permission, de faire dans la campagne l'opération de la hernie, et de l'avoir faite réellement à cinq jeunes gens avec amputation d'un ou deux testicules, deux desquels opérés n'avaient survécu que peu de jours après lesdites opérations.

M. Morand, secrétaire de l'Académie, fut chargé de répondre à M. Dorigny qu'elle croyait punissables des opérations si contraires au bien de la société; appuyé sur l'autorité d'Heister, dont l'ouvrage fut représenté, M. Dorigny informa l'Académie en 1735, que ladite Presse avait été condamnée à être fustigée dans les places publiques de Reims, et à être enfermée dans l'Hôpital-général de cette ville pendant cinq ans; il rappela le jugement prononcé en 1710 contre le nommé Hubert de Housse, natif de Vuarmesel proche d'Ypres, se disant opérateur, atteint et convaincu d'avoir fait deux incisions à Nicolas Godais, aux deux côtés du scrotum, occupant toute la hauteur des bourses, de lui avoir lié avec un fil ciré les productions du péritoine, en sorte que les testicules sont tombés en pourriture et entièrement sortis des bourses. *Pour réparation de quoi ledit Hubert de Housse fut condamné à trois ans de galères par M. le Boucher, lieutenant-criminel de robe courte en la maréchaussée de Reims.* — De pareils exemples rendus publics, et consignés dans les fastes de l'Académie, sont propres à éclairer les magistrats bien intentionnés, et les autorisent à proscrire des *opérateurs si dangereux* (1).

## V

### L'urine rendue par le nombril.

Il n'est pas extrèmement rare de voir des gens qui urinent par le nombril; on en trouve des exemples dans les auteurs. M. Littre a donné, dans les Mémoires de l'Académie des sciences (2), des observations qui font voir : 1° que l'ouraque peut, après la naissance, se main-

---

(1) Dionis parle d'un qui escamotait les testicules coupées et les jetait à son chien qui se tenait près de lui, en attendant, dit l'auteur, ce morceau friand, dont son maître le régalait aussitôt après qu'il en avait fait l'extirpation, à l'insu des assistants, qui auraient juré que le patient avait toujours ses parties. (Cours d'opérations de chirurgie, 4e démonstration, p. 337.)

(1) Adeoque serio optandum, quia justum est, ut et alii principes vel reipublicæ, ubi salutares hæ leges nondum institutæ sunt, in salutem reipublicæ generisque humani instituantur, et a magistratibus in urbibus ubique probe observentur, etc. Heisteri, Dissert., p. 24.
(2) Année 1701, p. 23.

tenir ouverte en forme de canal ; 2° qu'en la supposant fermée et dégénérée comme en ligament, il est des occasions où elle peut se rouvrir en tout ou en partie. Les observations de M. Littre sont d'autant plus intéressantes, que deux sont accompagnées de l'ouverture des cadavres. — Le fait dont M. Raussin l'aîné, pour lors (en 1732) chirurgien à Châlons-sur-Marne, a envoyé l'histoire à l'Académie, prouve positivement la possibilité du second cas, dont vraisemblablement les exemples doivent être plus rares que du premier. Un homme de trente-deux ans se sentit tout-à-coup la respiration gênée ; il fut saigné ; peu après il eut des vomissements et des convulsions ; dans une de ces convulsions, il sentit que quelque chose se détachait de ses reins avec violence, et à cela succéda une forte envie d'uriner. Tous ces symptômes déclaraient une attaque de néphrétique très-décidée ; et le domestique, prenant grand intérêt à l'état de son maître, espérant être témoin du moment auquel une petite pierre serait chassée du canal, présenta le vaisseau destiné à recevoir l'urine. Mais sa surprise fut grande, lorsqu'il aperçut l'urine sortir en même temps par la verge et par le nombril. Le jet par le nombril était si bien fourni, que l'urine faisait arcade par-dessus l'épaule du domestique, qui pour lors était à genoux. M. Raussin, ayant été mandé, trouva que le nombril du malade faisait une petite tumeur de la grosseur d'une moyenne noix, entamée au milieu par une ouverture qui avait donné un peu de sang. M. Raussin ayant posé le doigt sur la tumeur, elle sembla disparaître. Les agitations convulsives du malade se soutenant, on lui fit les remèdes convenables, et elles cessèrent. Mais il continua d'uriner par le nombril plus que par la verge, et il prétendait même être le maître d'uriner à sa volonté par l'une ou l'autre de ces deux voies, suivant les différents efforts qu'il faisait. Les choses ont duré dans cet état pendant quelque temps, après quoi il n'a uriné que par la verge, évitant de faire les efforts qui auraient pu rouvrir la route du nombril.

Si cette incommodité eût continué, on aurait pu dévoyer l'urine qui sortait par le nombril, et la rappeler au canal de l'urètre, en faisant porter au malade l'algalie dans la vessie pendant quelque temps. Nous avons sur cela une observation de Cabrol qui mérite d'être rap-

porté (1). Une fille d'environ vingt ans rendait ses urines par l'ombilic, qui était allongé de quatre doigts, et avait la figure d'une crête de coq. Les parties naturelles étaient bien conformées, à l'urètre près, dont l'orifice était bouché d'une membrane assez forte. Cabrol en fit l'ouverture, plaça une canule de plomb dans la vessie, et, ayant établi par une légère opération le cours des urines par en bas, il fit, le lendemain, la ligature de l'ouraque au nombril. La guérison fut parfaite en douze jours.

## VI.

### Sur la bronchotomie.

On lit dans les Mémoires (2) une observation communiquée par M. Verdier, sur une plaie de la gorge, qui lui a donné lieu de rapporter d'autres faits à ce sujet, et d'en conclure en faveur de la bronchotomie. Cette opération, il est vrai, ne se présente pas souvent à faire. La façon vive dont on attaque l'esquinancie en délivre communément le malade assez vite, et s'il succombe malgré les soins méthodiques du chirurgien, c'est plutôt la gangrène qui l'enlève, que la suffocation proprement dite. Or, dans le cas de gangrène sans suffocation, à quoi peut servir la bronchotomie ? Il est donc vrai que les cas de la pratiquer sont rares ; mais, pour peu qu'ils se présentent, il n'y a point d'opération qui inspire aux chirurgiens plus de timidité que celle-là, et par conséquent, on ne saurait trop accumuler les faits capables de les encourager. — En 1748, M. Bauchot, maître en chirurgie à Vannes, et chirurgien-major en survivance de l'hôpital militaire du Port-Louis, a fait avec succès une opération à un jeune homme de vingt-trois ans et à une femme de soixante-douze ans. M. Bourgelat, écuyer du roi, chef de son Académie à Lyon, correspondant de l'Académie royale des sciences et membre de la Société royale de Londres, l'a fait avec succès sur un cheval. Ces opérations seront détaillées dans un Mémoire destiné pour le quatrième tome. — M. Bourge-

_____

(1) Alphabet anatom., etc., avec l'ostéologie, et plusieurs observations particulières, par Barthélemi Cabrol, 1624, observ. xx, p. 25.
(2) Voyez ci-après le Mémoire de M. Verdier.

lat termine celui qu'il a envoyé à l'Académie, en disant que si la médecine du corps humain présente à l'hippiatrique une abondante moisson de découvertes et de richesses, l'hippiatrique, à son tour, cultivée comme il convient, peut fournir des trésors à la médecine du corps humain. Les hommes célèbres dans ces deux médecines n'ont point dédaigné de se communiquer leurs lumières, et M. de Garsault, dans la préface de son ouvrage (1), dit qu'il avait profité de l'amitié de M. Chirac, qui lui avait fait part des grands principes de son art. M. Bourgelat a puisé dans le nôtre les connaissances qui le rendent aujourd'hui le premier de son état ; il en a fait l'aveu dans toutes les occasions, et l'Académie lui doit des remercîments du tour ingénieux et poli qu'il a pris pour donner aux chirurgiens de Paris en particulier des marques publiques de sa reconnaissance : il a donné sur l'hippiatrique l'ouvrage le plus excellent qui ait paru jusqu'à présent ; ouvrage d'une grande entreprise, qui doit former six volumes, dont les trois premiers ont paru. Le second, qui contient la première partie de l'anatomie, est orné d'un frontispice élégant qui représente l'amphithéâtre de notre collège. M. Bourgelat examine les viscères d'un cheval soumis à son scalpel, et il est éclairé dans son travail par des rayons de lumière qui partent de l'amphithéâtre ; on lit au-dessous de l'estampe ces mots latins : *Lumen a lumine.*

## VII.

### *Sur l'œsophagotomie.*

Nous ne pouvons mieux annoncer qu'à la suite de cet article l'essai de M. Guattani sur l'œsophagotomie (2). Après avoir décrit dans son Mémoire, aussi exactement qu'il est possible, la manière d'ouvrir l'œsophage pour en tirer des corps étrangers avalés, qui, restant au passage, menaceraient d'une mort prochaine ceux qui sont dans ce malheureux cas, M. Guattani détaille les expériences heureuses qu'il en a faites sur des chiens ; et il ajoute qu'étant à Paris, il a fait à l'hôpital de la Charité, devant M. Faget, sur des cadavres humains, des épreuves dont il résulte que cette opération est facile.

_____

(1) Le Nouveau parfait Maréchal, 1741.
(2) Voyez les Mémoires.

Malgré cette assertion de M. Guattani, on ne peut disconvenir que cette opération ne paraisse dangereuse sur le vivant, les parties soumises à l'instrument tranchant étant environnées de vaisseaux, et notamment des artères thyroïdiennes dont l'ouverture pourrait être funeste. Il y a cependant un cas favorable à cette opération, et M. Goursauld en a produit un exemple fourni par M. son père. — Au mois de mai 1738, M. Goursauld, chirurgien à Coussat-Bonneval en Limousin, fut appelé pour secourir un homme qui avait avalé un os d'un pouce de long sur six lignes de large. M. Goursauld fit différentes tentatives pour faire descendre ce corps étranger dans l'estomac ; mais n'ayant pu y réussir, et l'os se faisant sentir du côté gauche, il se détermina à faire une incision sur l'endroit où était le corps étranger pour en faire l'extraction. L'incision étant faite, l'os fut tiré facilement ; il n'y eut aucun accident ; un simple bandage unissant procura une prompte guérison. On observa de ne donner au malade aucun aliment pendant six jours, et l'on tâcha d'y suppléer par des lavements nourrissants. Pareille opération a été faite avec le même succès par M. Roland, chirurgien-major du régiment de Mailly.

## VIII.

### *Sur les pierres stercorales.*

Il y a beaucoup d'observations sur des pierres biliaires rendues par les selles, et telles que l'on en trouve dans la vésicule du fiel ; elles en étaient réellement sorties, après avoir causé les accidents que l'on sait ; mais il y a une espèce de concrétions formées dans les gros intestins, et que l'on pourrait nommer pierres stercorales. Celles-ci sont faites précisément de la matière des gros excréments, laquelle ne faisant que se pelotonner au-dessus du sphincter, fait quelquefois bien du mal. Le séjour de ces matières retenues dans les intestins peut donner lieu à la formation de deux sortes de pierres : les unes ont pour noyau une portion d'excrément durcie, et celle-ci est environnée d'une matière savonneuse, fournie par la bile, et formée par couches autour du noyau stercoral. Feu M. Maréchal en a donné un exemple dans son Mémoire. Les autres ont un noyau et des couches uniformes, et composées de la même matière : telle est celle qui a été communiquée par M. Moreau dans son Mémoire.—M. Morand ayant engagé M. Cadet, très-habile chimiste, et apothicaire de l'Hôtel royal des Invalides, à examiner la pierre communiquée par M. Moreau, voici l'analyse qu'il en a donnée : 1° Cette concrétion est d'un poids fort léger, et laisse sous le doigt une impression savonneuse comme la craie de Briançon ; 2° les couches dont elle est composée sont, les unes de couleur cendrée, les autres blanchâtres ; 3° cette matière, mise sur les charbons ardents, se boursoufle, et répand l'odeur animale ; 4° par la distillation d'une demi-once de cette matière dans une cornue de verre au fourneau de réverbère, la première liqueur qui en a été retirée était un phlegme empyreumatique qui pesait douze grains ; la seconde avait une odeur d'alcali volatil très-pénétrante, et pesait dix grains. En poussant la distillation, la matière a fourni trois gros d'une huile rouge, claire et fétide, qui, étant refroidie, a pris une consistance butireuse. Après l'opération, il est resté dans la cornue une matière charboneuse qui, après avoir été calcinée à feu ouvert, n'a produit qu'un principe terreux.—L'analyse de cette pierre stercorale, faite par M. Cadet, l'a engagé dans un parallèle avec l'analyse de la pierre de vessie humaine. Moyennant celle que fit Boulduc père en 1698 (1), il tira du calcul humain, par la cornue, au bain de vapeur, une liqueur aqueuse, de saveur et d'odeur de sel volatil ; il distilla ensuite le même calcul dans une cornue au feu de réverbère, et en tira une grande quantité de sel volatil concret. L'expérience de M. Boulduc sur le calcul humain diffère de l'analyse de la pierre stercorale, en ce que l'un produit beaucoup de sel volatil, et l'autre beaucoup d'huile. M. Lemery le cadet a fait voir (2) que presque toutes les parties animales, et même végétales, étant mêlées avec l'alun, pouvaient fournir du phosphore ou pyrophore, tel que celui qui a été trouvé par M. Homberg en travaillant sur la matière fécale (3). Cela a donné lieu à M. Cadet de tenter la même opération sur la pierre stercorale, à raison de la grande quantité d'huile qu'elle fournit par la distillation ; il en a obtenu, par le mélange de cinq gros d'alun avec quatre gros de

la concrétion, en suivant le procédé de M. Homberg, un phosphore qui prend feu très-facilement, qui enflamme même les matières combustibles sur lesquelles on le jette, et qui répand, en brûlant, une odeur de soufre très-pénétrante.

## IX.

*Sur un obstacle à l'action de téter, peu connu.*

M. Lapie, maître en chirurgie à Saint-Severin-sur-Lisle, près Coutras en Guyenne, a envoyé à l'Académie deux observations desquelles il résulte qu'il vient au monde des enfants qui, sans avoir le filet ni la langue trop courte, ne peuvent point téter, et sont en danger de périr faute de nourriture ; qu'il faut alors examiner s'ils n'ont point la langue trop fortement appliquée et comme collée au palais ; qu'en ce cas, il faut l'en détacher, et l'abaisser avec une spatule ou le manche d'une cuillère, ou choses semblables ; et que, par ce moyen, M. Lapie avait donné la vie à deux enfants qui, jusqu'à ce moment, n'avaient pu prendre le téton, sans qu'il eût été possible de reconnaître la cause de cet empêchement. — Cette remarque, toute simple qu'elle paraisse, peut cependant échapper aux sages-femmes, et même aux maîtres de l'art. M. Busnel est convenu que ce n'est que depuis l'avis donné par M. Lapie, qu'il y a pris garde. En 1755, il trouva un enfant dans ce cas ; il abaissa la langue avec l'instrument appelé feuille de myrte, il fit mettre le bout du téton dans la bouche de l'enfant, il abandonna la langue, et l'enfant suça. Il y avait plusieurs jours qu'il ne tétait point.

## X.

*Dent à racine exactement courbe.*

Un homme de trente ans souffrait depuis long-temps de fortes douleurs, qu'il croyait provenir de la petite dent incisive gauche de la mâchoire supérieure ; la couleur naturelle de cette dent était un peu altérée, mais elle ne paraissait point gâtée d'ailleurs. Ces douleurs avaient en différents temps donné lieu à des fluxions et à de petits abcès à la gencive ; et, comme le malade éprouvait souvent de violents maux de tête, accompagnés même quelquefois de convulsions, il crut qu'il serait délivré de ces maux en faisant ar-

_____

(1) Tome II des premiers Mémoires de l'Académie royale des sciences, p. 336.
(2) *Ibidem.* Années 1714 et 1715.
(3) *Ibidem.* Année 1711.

râcher sa dent. M. Capperon, dentiste du roi, auquel il eut recours, sentit, au moment de l'extraction, une très-grande résistance, et présuma qu'elle pouvait venir d'une racine crochue et recourbée, comme il l'avait observé à d'autres dents. Il crut donc, ayant saisi celle-ci avec une pince , devoir prendre des précautions pour l'arracher dans le sens de sa courbure et ne point la casser, et la tira habilement. M. Capperon avoue n'avoir jamais tiré de dent dont le crochet courbe se soit trouvé aussi long, et il a fait observer que ce crochet avait assez d'épaisseur pour ne pouvoir se cacher sous les efforts de la pince. Le malade fut assez heureux pour ne plus éprouver aucun des accidents que cette dent occasionnait par sa présence.

## XI.

### Sur le terme de la fécondation des femmes.

L'Académie a été plusieurs fois consultée par des magistrats sur des faits contentieux qu'ils l'ont cru capable d'apprécier. En septembre 1754, François Fajot s'étant porté pour héritier d'une succession, on lui contesta son droit et son état, en lui opposant qu'il était impossible que la bisaïeule de Fajot fût accouchée de sa mère à l'âge de cinquante-huit ans, ainsi qu'il était énoncé dans l'extrait baptistaire de celle-ci. Il demanda, et il lui fut permis par le juge d'Aubervilliers, de se retirer devant l'Académie pour avoir son avis sur la possibilité ou l'impossibilité du fait. — Les commissaires nommés par l'Académie rapportèrent plusieurs exemples de la possibilité. Pline le naturaliste nous apprend que Coraélie, de la famille des Scipions, accoucha, à soixante-deux ans passés, d'un fils qui fut nommé *Volusius Saturnius* (1). Massa, médecin de Venise, dit s'être trompé au sujet d'une femme de soixante ans, qu'il croyait hydropique, et qu'il traitait en conséquence, ne soupçonnant pas qu'à cet âge elle pût être enceinte (2). Valescus de Tarente dit avoir connu une femme d'une bonne constitution, qui, ayant ses règles au-delà de soixante ans, eut trois fils, du dernier desquels elle accoucha à soixante-sept

ans (1). Il passe pour certain , à Paris, qu'en 1734, une femme qui y demeurait rue de la Harpe, âgée pour lors de soixante-trois ans, accoucha d'une fille qu'elle a nourrie. — Zacchias, et quantité d'autres auteurs qui regardent le commencement et la fin des règles comme les deux termes extrêmes de la fécondation des femmes, établissent la faculté prolifique sur la nécessité absolue du flux menstruel ; mais ce principe , quoique vrai en général, a souvent trouvé des exceptions ; car, non-seulement une femme peut être réglée bien au-delà de cinquante ans, et par conséquent, selon ces auteurs mêmes, avoir des enfants; mais il est possible que , dans un âge plus avancé, des femmes qui ont cessé d'être réglées le redeviennent, et que d'autres deviennent grosses sans avoir jamais eu leurs règles. Nous avons donné des exemples du premier cas; en voici du second et du troisième. Les Mémoires de l'Académie des curieux de la nature rapportent qu'une femme âgée de soixante-cinq ans vit reparaître ses règles, qui l'avaient quittée au temps ordinaire , qu'elle devint grosse alors, et fit au bout de trois mois une fausse couche d'un enfant bien conformé pour son âge (2). M. de la Motte rapporte qu'une fille, âgée de cinquante-un ans, n'avait jamais voulu se marier avant ce temps-là, par la seule crainte d'avoir des enfants , que s'y étant trompée , elle devint grosse, et qu'elle attribuait les incommodités de son état à autre chose (3). Brassavolus dit avoir connu des paysannes qui n'avaient jamais eu leurs règles, très-saines d'ailleurs, et qui ont eu des enfants (4). Laurent Joubert parle d'une femme de Toulouse, qui n'avait jamais été réglée, et ne laissa pas d'être mère de dix-huit enfants (5). Trincavellius avait connu une femme d'une forte constitution, qui, sans avoir jamais eu ses règles, eut une couche très-heureuse (6). Marcellus Donatus rapporte

---

(1) Plinii Hist. nat., lib. VII, cap. XIV.
(2) Epist. 29 . t. II.

---

(1) Valescus. Philon. Pharmac., lib. VI, cap. XII.
(2) Miscelan. Nat., 1722 , cent. x, obs. 24.
(3) Traité des accouchements, obs. XCVIII, lib. II.
(4) Comment. aphor. 26 , lib. v.
(5) Traité des erreurs populaires, etc., lib. I, ch. I.
(6) De cur. part. affect., lib. x , cap. III.

que, dans la ville qu'il habitait, il y avait une femme qui, sans jamais avoir eu ses menstrues, eut deux enfants (1). Stalpart Vanderviel dit avoir vu à la Haye la femme d'un tailleur dans le même cas, laquelle accouchait toutes les années, et jouissait d'une santé parfaite (2).—Il résulte de tous ces exemples que, quoiqu'il soit vrai, suivant les lois ordinaires de la nature, que les femmes qui ont leurs règles soient censées être les plus propres à la fécondation, elles peuvent l'être sans avoir eu cette évacuation, et qu'un âge bien au-delà de cinquante ans n'est pas une raison pour refuser la faculté prolifique à quelques femmes. D'après ces observations, l'Académie concluait que la bisaïeule de François Fajot a pu accoucher à l'âge de cinquante-huit ans, et, en conséquence, Fajot gagna son procès.

## XII.

*Main d'un cadavre déterrée, et trouvée verte.*

En 1753, on présenta à l'Académie, de la part de M. l'abbé le Bœuf, de l'Académie royale des belles-lettres, si connu par des remarques topographiques intéressantes, une main humaine desséchée dont voici l'histoire. Cette main fut trouvée vers l'an 1650, telle qu'elle est actuellement, dans l'église de Méry-sur-Yonne, diocèse d'Auxerre, à un pied et demi ou environ, dans la terre, par un fossoyeur, et remise en terre au même endroit. Six ou sept ans après, la même main fut retrouvée dans le même état, et remise à sa place. Au mois de juillet 1664, elle fut trouvée pour la troisième fois conservée au même point. Alors le curé de la paroisse en avertit M. Fenier, grand-vicaire du diocèse, qui consulta M. Petit, médecin de Clamecy, sur les singularités qu'on observait dans cette main, et qui consistent en ce que, exactement desséchée avec la peau, elle est verte en plusieurs endroits, notamment dans la substance intime des os. Le médecin consulté crut y reconnaître du surnaturel; néanmoins, le vicaire-général ordonna que la main serait enterrée de nouveau dans le même endroit; cela fut exécuté, et l'on y mit de plus un cachet. En 1665, ce grand-vi-

caire, visitant l'église en qualité d'archidiacre, demanda à voir cette main; on la déterra : elle fut toujours trouvée comme elle avait paru dans les visites précédentes, et l'Académie a vu tous les procès-verbaux faits à cette occasion. Il paraît que, depuis ce temps-là, cette main fut conservée dans la sacristie comme une curiosité, et qu'ensuite un secrétaire de M. l'évêque d'Auxerre s'en empara. C'est un des amis de ce secrétaire qui la donna, au mois d'octobre 1752, à M. l'abbé le Bœuf, lequel fut engagé à la déposer parmi les curiosités naturelles du Cabinet du roi ; ce qu'il ne voulut faire qu'après avoir consulté l'Académie, pour avoir son avis sur la *viridité* (1) de cette main. L'Académie crut pouvoir expliquer le fait en supposant, ou que la main avait été imprégnée de vert-de-gris, ayant été gardée pour quelque expérience anatomique ; ou qu'elle avait pu acquérir cette couleur dans la terre même, ayant été pénétrée de quelque humidité cuivreuse sortie d'une tourbière ou d'une glaise, ou d'une ardoisière dont les pyrites sont cuivreuses. Au moyen de cette explication, dont l'on se sert pour expliquer la conversion connue de quelques os en turquoises, le surnaturel qu'on avait cru apercevoir dans la main verte disparut.

---

### AVERTISSEMENT.

En même temps que l'Académie se déclare honorée de la confiance de ceux qui la consultent sur des faits vrais dont on lui propose l'examen, elle ne peut s'empêcher de se plaindre de la supercherie de quelques personnes qui ont osé lui présenter des observations fausses, et de blâmer l'inepte crédulité des gens de l'art qui en ont adopté de cette espèce. Tels sont les sables de rivière de toutes sortes de formes et de couleurs, et en quantité, produits pour avoir été rendus par la voie des urines ; des morceaux de plâtre, sans être même déguisés dans leur surface unie, qui ont été tirés du vagin, et choses semblables. L'Académie veut bien par ménagement ne nommer que les lieux d'où pareils faits lui ont été envoyés : Gaujac, Auxerre, Clamecy.

---

(1) De hist. medica mirab., lib. IV, cap. XXIII.
(2) Observ. rat., t. II, observ. XXXI.

(1) On s'est permis ce mot qui exprime si bien la chose.

INSTRUMENTS OU MACHINES APPROUVÉS PAR
L'ACADÉMIE.

## I.

### Algalies particulières.

Il y a des cas où les algalies ordinaires pénètrent difficilement dans la vessie, parce qu'y ayant dans le canal de l'urètre et vers le col de la vessie des excroissances fongueuses et mollasses, elles peuvent s'engager dans les ouvertures qui sont aux deux côtés de la seconde et à peu de distance de son extrémité mousse, ce qui l'empêche d'être portée plus avant ; ou bien la même sonde étant arrivée dans la capacité de la vessie, le sang qui s'y écoule quelquefois, venant à se coaguler dans la sonde, y laisse un caillot moulé dans sa cavité, que l'on est obligé de délayer avec peine et avec beaucoup de temps, en injectant des liqueurs dans la cavité de la seconde ; et jusqu'à ce qu'elle ait été débarrassée du caillot, l'on a quelquefois de la peine à reconnaître si la sonde est entrée ou non dans la vessie. — L'on voit dans Franco et Delechamps une algalie imaginée pour corriger le défaut des algalies ordinaires dans les cas qui viennent d'être expliqués, et cette algalie particulière a été perfectionnée par feu M. Petit. L'ouverture faite pour la sortie de l'urine est pratiquée tout-à-fait au bout ; et, pour que cette ouverture n'ait pas l'inconvénient de se laisser remplir de sang, cette seconde est armée d'un stylet, qui, après avoir parcouru toute la longueur de la sonde depuis le pavillon, se termine au-delà de l'autre extrémité de la sonde toute ouverte, par un petit bouton rond, fort mousse, et un peu plus gros que le reste de la sonde ; de sorte que, pour faire sortir l'urine, on est obligé de pousser le stylet en avant, depuis l'anneau du stylet jusqu'au pavillon de la sonde ; alors l'urine trouvant un intervalle libre dans l'ouverture de la sonde, et autour de la partie mince du stylet, sort par le pavillon à l'ordinaire; mais, pour retirer la sonde, il faut commencer par retirer le stylet dans la sonde même, jusqu'à l'endroit où le bouton du stylet s'arrête, sans quoi l'on courrait les risques de voir la sonde retenue entre son extrémité et le bouton du stylet, par quelque partie du col de la vessie ou du canal de l'urètre. — Il est vrai que la sonde de M. Petit remédie à ces inconvénients, mais feu M. de la Chaud en

avait reconnu d'autres ; savoir, celui de pincer, entre le stylet et la sonde, quelques portions d'une excroissance fongueuse supposée dans la vessie même, auprès du col, et celui d'être portée difficilement dans un urètre étroit, à cause de la grosseur qu'il faut nécessairement donner au bouton du stylet. — M. de la Chaud ayant un malade dans le cas qui vient d'être décrit, et ayant assez de peine à le sonder (il avait besoin de l'être habituellement) avec toutes les algalies connues, même celui de M. Petit, sondait toujours son malade avec la plus grande facilité en se servant de l'algalie qu'il a inventée. Le bout du stylet est fait de façon à permettre qu'on le tire entièrement de la sonde, et il est adapté à la sonde avec la plus grande précision, moyennant le collet qui l'assujettit au pavillon de la sonde.

## II.

### Lit mécanique.

Le sieur Guérin, de Montpellier, a présenté à l'Académie, en 1742, un lit mécanique dont les utilités sont de mettre un malade, supposé ne pouvoir se remuer, dans toutes les attitudes nécessaires à ses besoins ; de donner la facilité de faire son lit, d'en changer les garnitures quand elles sont gâtées, sans faire essuyer au patient les peines dont les lits ordinaires ne peuvent le garantir, en l'enlevant séparé du drap sur lequel il était couché, pour le porter sur une espèce de lit nouvellement fait ; de rendre plus facile l'application des bandages nécessaires à une fracture compliquée de la cuisse et de la jambe ; enfin de soutenir avec facilité et sans fatiguer les assistants, les femmes en travail, lorsque l'accouchement demande des soins extraordinaires. L'Académie n'a pu refuser son approbation à l'ingénieuse construction du lit de M. Guérin.

## III.

### Différentes machines pour le bain, la douche, etc.

Le même M. Guérin a fait voir, en 1752, différentes machines qu'il a imaginées pour administrer, sous la direction des gens de l'art, les bains, demi-bains, étuves, douches, et fumigations de toute nature — Au moyen d'un lit qui descend et qui monte par une machine, un paralytique, sans presque le sentir et sans s'en apercevoir, est transporté de la chambre basse où il a été baigné et douché, dans une autre au premier étage pour se reposer. Un malade peut recevoir chez M. Guérin des douches d'eaux minérales, soit naturelles, soit artificielles, avec d'autant plus de succès, qu'une pompe faisant remonter l'eau que le malade a reçue sur la partie douchée, d'un bassin qui est sous lui, dans le réservoir qui est au dessus, la douche continue sans interruption. — Dans une machine où l'on est assis commodément, on peut recevoir le bain de vapeur simple ou médicamenteux, des fumigations, l'étuve, et même ces différents secours successivement, sans être remué en aucune façon. — Dans le bain de M. Guérin, au moyen de la pompe qui recueille l'eau du bassin qui est sous la baignoire, pour la porter dans le réservoir supérieur, un malade peut être baigné et lavé par soixante cuves d'eau qui circulent sans discontinuation autour de son corps. — Toutes ces inventions ont paru à l'Académie avantageuses pour le service des malades, elles sont d'autant plus estimables, qu'elles sont d'un usage plus étendu. On ne peut trop louer ceux qui cherchent à multiplier les secours dont les hommes peuvent tirer de l'utilité dans un grand nombre de maladies.

## IV.

### Colliers pour les enfants.

En 1743, la demoiselle Gonichon, et ensuite le sieur Priou, pour lors jurésyndic de la communauté des maîtres de danse, ont présenté des colliers pour les enfants, auxquels l'Académie a reconnu les avantages suivants. 1° La tête, maintenue droite par ces colliers, peut empêcher l'épine de se courber si elle y est disposée, et même la redresser dans le commencement de cette dépravation. 2° Ces colliers, en soutenant la tête, font prononcer en devant la partie antérieure de la poitrine, ce qui peut empêcher les cartilages qui joignent les fausses côtes de se courber en dedans. 3° Plaçant et soutenant la tête de l'enfant, ils empêchent que son front ne porte sur le carreau s'il vient à tomber en devant. — Il faut observer si, malgré le collier, l'enfant ne continue pas à abandonner sa tête à une mauvaise position ; car alors le collier, comprimant les parties qu'il environne, serait capable de produire d'autres désordres, et c'est en général le défaut de toutes les machines inventées pour cette espèce de prothèse. Mais c'est au chirurgien intelligent à choisir les cas où elles conviennent.

## V.

### Instrument pour arrêter l'hémorrhagie qui survient après l'extraction des dents.

L'extraction d'une dent est quelquefois suivie d'une hémorrhagie fort inquiétante. Les secours que l'art a indiqués jusqu'à présent ne sont pas toujours suffisants. On recommande de remplir l'alvéole de petits tampons de charpie brute, et d'élever sur la gencive une pyramide de petites compresses graduées qu'on tient assujetties, en serrant exactement les deux mâchoires l'une contre l'autre. Cette compression suffit communément ; mais elle n'est pas efficace dans tous les cas. Si l'alvéole a été éclatée latéralement, ce qui est un inconvénient inévitable dans l'extraction de certaines dents, la compression prescrite ne remplira pas l'objet qu'on se propose, parce qu'elle n'a d'effet que suivant la ligne perpendiculaire ; d'ailleurs le manque d'une ou de plusieurs dents à l'opposite de l'endroit d'où vient le sang rend cette compression difficile, et elle est toujours fort gênante, puisque la personne ne peut avaler sa salive, ni faire le moindre mouvement des mâchoires, par quelque cause que ce soit, sans risquer de déranger l'appareil, et de donner lieu au renouvellement de l'hémorrhagie dans bien des cas. Ces inconvénients ont porté M. Foucou, dentiste, à imaginer un instrument que l'on peut également appliquer aux deux mâchoires, qui fait une compression suffisante, tant perpendiculairement que latéralement en embrassant la gencive, et qui laisse un jour suffisant pour l'écoulement de la salive. Il en a fait l'application avec succès.

Cet instrument est composé de deux parties, d'un corps et des branches qu'on y adapte. — Le corps est fait d'une plaque d'acier horizontale, longue de huit lignes et large de quatre, et de deux plaques perpendiculaires, en forme d'ailes qui y sont jointes. A l'extérieur de ces ailes de chaque côté, il y a un ressort qui est recouvert d'une plaque arrêtée par deux vis, ce qui rend chaque aile double, dans l'épaisseur desquelles les ressorts se trouvent placés à chaque côté de la plaque horizontale. Vers l'une de ces extrémités sont deux petites échancrures en forme de coulisses, creusées dans l'épaisseur des ailes pour recevoir deux branches de la seconde partie que j'ai dit devoir être adaptée à ce corps. — Cette seconde partie a deux branches unies par une barre transversale. Chaque branche a deux extrémités. Celles que je nommerai internes entrent dans les échancrures dont je viens de parler, pour porter sur les ressorts qui les presseront continuellement; les deux extrémités extérieures des branches sont plus larges et arrondies en formes d'oreilles. — Le corps de l'instrument doit embrasser la mâchoire opposée, vis-à-vis de l'alvéole dont on a tiré une dent. On a pratiqué des trous taraudés sur la plaque horizontale, pour pouvoir monter dans son intérieur des morceaux d'ivoire en forme de dents artificielles, si cet endroit de la mâchoire en était dénué.

Les branches extérieures embrassent la gencive: la pièce transversale qui les unit fait une compression perpendiculaire, et celles qui compriment latéralement peuvent contenir sûrement les morceaux d'agaric ou de charpie, qu'on voudrait tenir appliqués sur l'endroit d'où le sang sort. Les deux pièces peuvent s'écarter l'une de l'autre, sans que l'appareil ou la compression en puissent être dérangés, parce que le corps de l'instrument tient à une mâchoire et les branches à l'autre, et que ces deux parties de l'instrument sont mobiles l'une sur l'autre perpendiculairement au moyen des ressorts placés dans les ailes du corps qui agissent contre l'extrémité des branches internes. — Le même instrument s'applique également à la mâchoire supérieure et à l'inférieure.

### VI.

*Description d'une machine pour les fractures obliques du corps du fémur et celle de son col.*

Nous renvoyons entièrement cet article aux Mémoires.

—————

*Splanchnologie, ou l'anatomie des viscères, avec des figures originales tirées d'après les cadavres, suivie d'une dissertation sur l'origine de la chirurgie*, par M. DE GARENGEOT. Seconde édition. Deux volumes in-12. 1742.

La première édition de cet ouvrage parut en 1728, et fut enlevée en moins de deux ans. Celle-ci est précédée d'une préface, dans laquelle, après des éloges de l'anatomie, M. de Garengeot se plaint de deux hommes qui avaient pris à tâche de l'attaquer: l'un feu M. Andry, qui pour lors extrêmement vieux, méritait au moins par son âge d'être épargné; aussi M. de Garengeot s'en occupe-t-il peu; l'autre, M. Heister, tenait un rang bien différent dans la république des lettres, et il avait attaqué M. de Garengeot dans des faits, sur des principes, dans des questions importantes. Il lui était donc indispensable de se justifier aux yeux du public. Pour cela, l'auteur conservant le texte de la première édition, dans lequel il avait relevé quelques erreurs de M. Heister, ajoute ici ses réponses, quelquefois jointes au corps du discours, mais le plus souvent répandues dans des notes détachées; et pour que le public soit plus en état de juger de l'espèce et de la qualité des erreurs qu'il a cru trouver dans l'ouvrage de M. Heister, aussi bien que l'*énormité* de celles que M. Heister reproche à M. de Garengeot, celui-ci termine son livre par un parallèle, dont il résulte que le reproche de M. Heister est gratuit, que ses erreurs sont vraiment énormes (suivant son expression), et que M. de Garengeot n'en reconnaît point dans l'ouvrage qui lui est propre. — Toutes ces notes polémiques à part, les additions faites à cet ouvrage se réduisent à quelques développements de parties, d'après des dissections nouvelles, entreprises pour détailler plus au long la structure de certaines parties, qui ne l'étaient pas assez dans la première édition; telles que sont les artères intercostales supérieures, la cinquième paire de nerfs, la dixième, etc., à des définitions plus amples des artères et des veines lymphatiques, des glandes et des muscles en général, des mamelons de la peau, de l'épiploon, etc. A la fin du chapitre, où il est traité *de la vessie*, l'on trouve une courte énumération des tailles latérales, dans laquelle l'auteur paraît donner la préférence à la méthode de M. Foubert, dans les cas où l'on se propose d'attaquer la vessie dans son corps. Cet ouvrage est orné de planches anatomiques, dont la plupart sont absolument originales. Il aurait été fort à souhaiter qu'on eût pu en jouir plus en grand. — Il y a à la fin de la splanchnologie une dissertation de l'auteur *sur l'origine de la chirurgie et de la médecine, sur l'union de la médecine à la chirurgie, et sur le partage de ces deux sciences.* L'histoire de la chirurgie française y est plus détaillée que dans la première édition, et l'on peut dire qu'en tout, cet ouvrage fait honneur aux connaissances et au zèle de M. de Garengeot.

---

*Discours dans lequel on prouve qu'il est nécessaire au chirurgien d'être lettré, prononcé à l'ouverture des écoles de chirurgie, le 29 octobre 1743,* par M. MORAND; in-4°, 1743.

La déclaration du roi du 23 avril 1743, concernant les maîtres chirurgiens de la ville de Paris, porte à l'article premier qu'*aucun de ceux qui se destinent à la chirurgie, ne pourra être reçu maître dans Paris, s'il n'a obtenu le grade de maître-ès-arts dans quelqu'une des universités approuvées du royaume.* M. Morand, étant pour lors le premier des démonstrateurs royaux et chargé d'expliquer les principes de chirurgie, crut devoir à la société le discours dont on vient de donner le titre. Nous n'entrerons point dans une analyse détaillée de cet ouvrage ; nous nous contenterons de dire qu'il eut un grand succès, que les exemplaires en furent bientôt enlevés, et que M. de Haller (1), en faisant l'éloge de l'auteur, dans son commentaire sur l'ouvrage de Boerhaave ( *Methodus studii medici* ) trouve ce discours concluant et sagement écrit. *Chirurgo necessariam esse cognitionem physices, logices, chimiæ* (2) *omnis fere ambitus medicinæ,*

*neque solo manus exercitio veros chirurgicos fieri ostendit, additus causæ chirurgorum, ut a modestia tamen non recedat.*

Si M. Morand avait besoin de nouvelles preuves pour soutenir une proposition aussi vraie que celle qu'il avait à défendre, il inviterait les hommes sans préjugés à lire les Mémoires de l'Académie.

---

*Ut forig forklaring om fris ka sors eganskaper,* etc. C'est-à-dire, *Traité des plaies récentes, de leurs signes et de leurs suites,* par M. ACREL, Stokolm. Vol. in-12. 1745.

Ce livre, écrit en suédois, ne nous permet pas d'en faire l'extrait. Nous nous contenterons de rendre ici le jugement que M. de Haller en porte dans l'ouvrage cité à l'article précédent (1). *De vulneribus simplex et luculentus tractatus. Vulnerum historia uberior quam apud alium ullum scriptorem, secundum omnes corporis partes descripta, et sanum judicium de singuli vulneris majori aut minori ad necandum potentia. Curatio non addita.*

---

*Histoire exacte des os, ou description complète de l'ostéologie, où l'on trouvera non-seulement toutes les parties des os clairement et exactement décrites, mais encore l'usage de chacune soigneusement indiqué,* par M. DISDIER. Seconde édition. Vol. in-12.

L'auteur avait donné, en 1737, une première édition de son ostéologie, qui fut fort accueillie des élèves en chirurgie ; mais, ayant été contrefaite en plusieurs endroits avec des fautes, il crut devoir donner celle-ci, où l'on trouve une description abrégée des os, pour apprendre d'abord aux étudiants les noms, les divisions, les jonctions, et les principales parties éminentes et caves des os. Les jeunes chirurgiens, instruits par ce petit traité qui est une espèce d'introduction à l'ostéologie, trouveront ensuite dans l'*histoire exacte des os,* etc., une

---

(1) Hermanni Boerhaav. Methodus studii medici, locupletata ab Alberto, ab Haller, etc. Amstelodami, 1731, in-4°. Consilia ad chirurgiam, p. 783.

(2) M. de Haller a jugé à propos d'a-

jouter la chimie, dont M. Morand n'a point parlé dans son discours.

(1) Consilia ad chirurgiam, p. 799.

énumération et une description plus détaillée des différentes parties des os, l'usage de chacune d'elles en particulier, et la connaissance de nombre de parties qui les avoisinent. M. Disdier, qui s'est fait un nom parmi nos démonstrateurs, le soutient par la plus grande envie d'être utile aux élèves, et par beaucoup d'exactitude.

---

*Principes de chirurgie. Vol. in-12.*
*1746.*

M. de la Faye ne se serait point compromis avec le public en mettant son nom à son ouvrage. Les étudiants n'ont encore rien de mieux sur cette matière, et il y en a actuellement une seconde édition sous presse. On ne peut rien voir de plus modeste que le ton avec lequel l'auteur annonce son livre dans un avant-propos. « Ce n'est point, dit-il, un traité complet que cet ouvrage; ce n'est qu'un très-petit abrégé des éléments de chirurgie dont il contient les définitions et les règles fondamentales. C'est à proprement parler une introduction qui familiarisera les jeunes étudiants avec les termes de cet art, et qui, par le moyen de quelques explications, leur fera voir ce qu'il renferme de plus important. » M. de la Faye ne s'est pourtant point tenu à de simples définitions. Chaque matière, sous-divisée en différentes parties, lui donne lieu de faire des descriptions fort exactes, d'établir sur chaque chose des notions justes, et de présenter le tout avec autant de clarté que de précision. — L'ouvrage est divisé en cinq parties. La première renferme la physiologie, qui donne la connaissance du corps humain considéré comme vivant et sain. La seconde contient l'hygiène, qui expose les moyens de conserver la santé et de prolonger la vie. La troisième, sous le nom de pathologie, traite des maladies chirurgicales. La quatrième, sous celui de thérapeutique, indique les moyens de les guérir, et donne les préceptes qu'il faut observer en employant ces moyens. La cinquième traite des règles à observer pour une juste application de la thérapeutique aux deux principaux genres de maladies chirurgicales, tumeurs et solutions de continuité. Il y a à la suite de cet ouvrage un petit traité de la saignée, qui ne peut être que très-utile aux commençants.

---

*Cours de chirurgie. Pratique sur les plaies d'armes à feu, par M. Louis.*

Cet écrit n'est qu'un programme raisonné, dans lequel l'auteur annonce une suite de leçons dont il s'attache à montrer l'utilité. Dans les cours ordinaires d'opérations, ou de ces expériences qu'on fait sur les cadavres pour acquérir l'habitude d'opérer, suivant les principes que la théorie a donnés sur le caractère de la maladie, sur ses symptômes et les différents accidents qui la compliquent, on ne se contente pas de supposer les cas qui exigent les opérations, on imite les maladies mêmes, autant que cela est possible, afin de mieux faire apercevoir les difficultés qui naissent de la disposition viciée des parties, et de la structure de celles qui les avoisinent, lesquels exigent plus ou moins d'attention et de ménagement, suivant la nécessité et l'utilité de leurs fonctions. — Cette imitation dont on sait la conséquence pour les opérations qui ont une place fixe et dont la pratique est déterminée par les préceptes, serait bien plus importante dans les cas qui sont sujets à une variété infinie : telles sont les plaies d'armes à feu, qui ont toujours entre elles les différences particulières qui se tirent de la situation des blessés, de la direction du coup, du plus ou moins de force dans l'impulsion des balles ou des autres corps chassés, de la matière de ces corps, de leur figure naturelle ou de celle qu'ils ont acquise; leur séjour dans la partie blessée, la manière d'en faire l'extraction dans les différents cas ; toutes ces circonstances exigent des opérations différentes, et c'est dans ces opérations variées que consiste le fond le plus étendu de l'art d'opérer, qui n'est lui-même qu'une des parties de la chirurgie. — Les leçons ne suffisent pas pour donner des règles sur ces cas. Les raisonnements les plus clairs n'en présenteraient que des images confuses aux yeux des élèves; les préceptes se graveront bien mieux dans leur esprit si l'on a recours à l'imitation. M. le Dran l'avait déjà proposée. « Un coup de pistolet ou de fusil, dit-il, tiré exprès » sur un cadavre, y fait une plaie qui ne » diffère en rien d'une pareille faite à un » vivant. Le chirurgien peut donc y faire » tout ce que l'art prescrit, et avec les » mêmes attentions qu'il aurait pour un » blessé. Mais, en opérant ainsi sur le » mort, il a un avantage qu'il ne trouve » pas sur le vivant ; c'est qu'après avoir

» fait les incisions nécessaires, et ôté ce » qu'il a trouvé de corps étrangers ou » d'esquilles, il peut disséquer le mem- » bre sur lequel il vient d'opérer, et » voir s'il a fait tout ce qu'il devait » faire. »

Ce sont ces exercices que M. Louis s'est proposés. Étant alors chirurgien d'un grand hôpital, il a profité de la facilité qu'il avait de disposer d'un nombre suffisant de sujets, pour faire un cours suivi sur les plaies d'armes à feu. Après les leçons préliminaires sur ces plaies en général, sur les accidents qu'elles causent, et les moyens de les prévenir ou d'y remédier, on formait des cas particuliers sur lesquels on pouvait faire sur-le-champ l'application des règles relatives aux circonstances de chaque blessure. Un pareil cours de chirurgie présente beaucoup d'utilité. Des chirurgiens qui n'ont pu être employés dans les armées y puiseraient des connaissances-pratiques auxquelles la lecture des meilleurs livres ne peut suppléer aussi parfaitement : connaissances d'ailleurs nécessaires dans les campagnes les plus reculées, où l'on peut avoir de pareilles blessures à traiter ; et il n'est pas douteux que les chirurgiens qui se destinent à suivre les armées, trouveraient dans de semblables exercices, dirigés par un habile maître, des secours préparatoires qui les mettraient en état d'être plus utiles aux blessés qui sont confiés à leurs soins.

---

*Essai physique sur l'économie animale*, par M. QUESNAY. Seconde édition. Trois vol. in-12. 1747.

On lit à la tête de cet ouvrage un discours préliminaire, ou plutôt un chef-d'œuvre sur l'expérience et la théorie en médecine. Quand on a divisé l'art de guérir en ces deux parties, l'on croit que tout est dit ; mais on a toujours eu des idées fort obscures et très-peu justes de l'une et de l'autre. On s'en convaincra aisément, quand on voudra suivre M. Quesnay, et examiner avec lui les différents genres d'exercice de la médecine auxquels on a donné le nom d'expérience ; savoir, l'exercice des médecins livrés aux pratiques nationales, celui des médecins de routines et celui des médecins instruits. Les pratiques dominantes dans chaque nation s'opposent à une uniformité de règles fondamentales, suivant lesquelles les mêmes lois dans la pratique

seraient suivies partout avec de simples modifications relatives à la complexion particulière des habitants des différents pays. Mais on craint en Allemagne de verser le sang : on le prodigue en France; et toutes les nations ont de ces pratiques vulgaires, fondées sur des préjugés dangereux, et autorisées par quelques succès apparents. L'exercice des médecins de routine est peint par M. Quesnay avec les couleurs les plus vives. Qu'est-ce communément qu'un praticien en vogue ? C'est, dit-il, un homme continuellement occupé à visiter des malades, toujours distrait par une multitude d'objets différents, souvent tourmenté, soit par les importunités des assistants, soit par les inquiétudes qu'il a sur sa réputation ou sur sa fortune. Un tel médecin ne peut qu'entrevoir confusément et les malades et les maladies ; il ne se donne pas le temps d'étudier les résultats de sa pratique ; ses malades sont souvent les victimes d'une routine aveugle qui ne doit point être confondue avec l'expérience ; et les vrais médecins croiraient se dégrader eux-mêmes, s'ils se comportaient comme des artisans qui n'ont besoin que des sens et de l'habitude pour se perfectionner dans leurs métiers. La troisième espèce d'exercice éclairée par une théorie savante, est la seule qui puisse conduire à une expérience bien entendue.

Mais où trouver cette théorie si essentielle aux médecins ? L'apprendrons-nous dans leurs livres, dans les leçons des professeurs, dans les consultations des praticiens ? On ne voit partout, dit M. Quesnay, que des idées et des opinions différentes, que des contradictions perpétuelles qui ne peuvent conduire qu'au pyrrhonisme ceux qui cherchent à s'instruire dans toutes ces sources. La vraie théorie de notre art est bien différente de ces fausses doctrines qu'on a introduites dans la médecine, dépendantes pour la plupart d'un assujettissement servile, ou aux pratiques populaires des différentes nations, ou aux systèmes hypothétiques, enfants égarés de l'imagination ; à quoi M. Quesnay oppose toujours la théorie formée des connaissances que l'expérience nous procure, mais cette expérience qu'il a appelée un exercice éclairé par la science. En faisant le portrait des médecins livrés aux pratiques nationales, M. Quesnay fait voir les dangers d'une telle médecine, en prenant pour exemple la cure des différentes espèces de fièvre, et faisant voir la différence qu'il y a de

la doctrine des anciens médecins sur ce
point avec celle des modernes, et la diversité entre les modernes de différents
pays, dans l'emploi des moyens curatoi-
res. Quant aux systèmes hypothétiques, ce
sont des théories factices qui éblouissent
d'abord, mais qui jettent dans l'illusion.
L'esprit se complaît à bâtir une opinion
sur des idées présentées par l'imagination ; l'on aperçoit une suite de rapports qu'on croit bien liés. De là se forme
un système qui renferme un enchaîne-
ment de causes et d'effets dont le mécanisme paraît si clair qu'on veut y assujettir
la nature ; et de cette facilité d'enfanter
des systèmes, naissent tant de raisonnements spécieux, tant d'opinions contraires, tant de divisions dans les sciences.
— La vraie théorie est donc encore une
fois l'expérience réduite en doctrine,
c'est-à-dire, en principes, en règles, en
préceptes. La pratique seule ne nous fournira jamais que des connaissances équivoques, vagues, obscures par elles-mêmes ;
il faut, dit M. Quesnay, qu'elles aient
été décidées, pénétrées, perfectionnées,
par celles que les expériences physiques,
anatomiques, chimiques, etc., peuvent
nous procurer. La première espèce de ces
connaissances sans la seconde, conduit
au pur empirisme ; la seconde rectifie la
première, et ce n'est que par un accord
judicieux des unes avec les autres, qu'on
pourra former des dogmes auxquels sans
difficulté l'observation aura part. Mais
voici d'autres obstacles qui doivent nous
tenir en garde contre la valeur des observations ; les défauts des observations
faites, l'inexactitude de ceux qui observent actuellement. C'est par un travail
bien différent qu'on écarte l'empirisme,
et qu'on développe des vérités que les
observations, et ce qu'on nomme vulgairement l'expérience, n'entrevoient qu'imparfaitement. C'est par l'étude, par les
recherches, par la contemplation, par le
jugement, que les connaissances, qui,
sans tout cela, ne seraient qu'empiriques,
peuvent devenir dogmatiques. Ici tout
ce qui peut s'opposer aux progrès de la
médecine, par le défaut des dogmes, est
disertement développé par M. Quesnay.
Quelques anciens médecins nous ont
laissé des dogmes faux, parce qu'ils les
ont établis sur des observations équivoques ; quelques modernes en ont donné
de trop vagues, et s'il y a quelques défauts dans les aphorismes du grand Boerhaave, celui-ci en est un essentiel.

M. Quesnay conclut que la vraie expérience nécessaire à un médecin est renfermée dans la théorie, que cette expérience étant celle des médecins de tous
les siècles, elle ne peut s'acquérir que
par l'étude et non par un exercice purement d'habitude, qu'il faut avoir les lumières nécessaires pour déterminer la
nature d'une maladie, s'assurer de la
cause, en prévoir les effets, démêler les
complications, apercevoir les dérangements intérieurs des solides, reconnaître
le vice des liquides, découvrir la source
des accidents, saisir les vraies indications,
et les distinguer des apparences capables
de jeter dans l'erreur. Ce n'est enfin
que par une science sûre, profonde et
lumineuse, qu'on peut saisir, pénétrer,
discerner tous ces objets renfermés dans
l'intérieur du corps, et absolument inac-
cessibles à l'empirisme. — Des notions
si claires sur l'essence de la vraie médecine sont exactement applicables à la
chirurgie. Et qui pouvait mieux les donner, ces notions, que M. Quesnay, dont
le portrait, mis à la tête de son livre, présente pour tous titres : *In utraque medicina magister.* Ce n'est point un titre
fastueux, comme dit l'auteur anonyme
d'une *Bibliographie médicinale raisonnée.* (1) C'est le titre modeste, c'est la
qualité d'un homme de mérite qui, pour
acquérir les plus hautes connaissances
dans l'art de guérir, a suivi les progres-
sions indiquées par Boerhaave lui-
même (2), et qui, les ayant acquises, a
mérité la confiance de l'auguste monarque, fondateur de l'Académie, et le titre
de son premier médecin ordinaire. —
Nous ne nous étendrons pas sur le grand
ouvrage qui suit le discours préliminaire:
*Essai physique sur l'économie animale.*
Il embrasse tant de choses, qu'un extrait
détaillé serait lui-même un ouvrage.
Nous croyons qu'il suffit d'annoncer que
l'auteur y traite des principes des corps,
principes constitutifs, matière, forme,

---

(1) 1756, p. 420.
(2) Qui vero omnes morbos, hucus-
que descriptos (scilicet chirurgicos) ocu-
lisque subjectos intellexit ita, ut horum
causas, naturam, effectus, curationem
cum cura expenderit, dein autem inter-
nis corporis partibus eadem omnia applicuerit; videbit interna externis reapsis
congruere; externos chirurgicos primo
pertractandos; nec aliter ordinati quia,
vel veri, in praxi medica fieri posse, aut
doceri. Boerhaav. aphorism. 557.

nombre même ; principes élémentaires, le feu, l'air, l'eau, la terre ; auxquels il ajoute une huile et un sel élémentaires, et ils sont vraisemblablement dans la nature. Ensuite l'auteur considère les parties intégrantes des corps, qu'il appelle éléments secondaires, et il pense que la connaissance de ces parties est absolument nécessaire aux physiciens, surtout à ceux qui se destinent à la médecine et à la chirurgie. Ces parties sont ou métalliques, ou salines, ou huileuses. Les parties intégrantes salines sont ou acides, ou alcalines, ou neutres. Les parties intégrantes huileuses sont ou minérales, ou fermentées, ou putrides. Toute la doctrine de l'auteur est appuyée sur l'expérience chimique et sur l'observation. Partout il fait une judicieuse application de cette doctrine à la médecine et à l'économie animale, dont il traite plus spécialement dans le troisième volume, car l'on n'aurait point trouvé à redire qu'il eût intitulé les deux premiers, *Essai sur l'économie physique*, tant il embrasse de connaissance purement physiques. M. Quesnay fait insister l'économie animale dans les humeurs, dans les parties, dans les esprits, dans les facultés, dans les actions, dans les tempéraments ; et en remplissant le but qu'il s'est proposé d'être utile à ceux qui exercent les deux médecines, il approfondit tous ces objets, et les développe avec bien de la méthode. Il y a une érudition singulière répandue dans cet ouvrage, où l'on trouve de la logique, de la métaphysique, de la morale, même de la théologie. L'auteur y a joint une table alphabétique des matières, qu'un habile journaliste appelle sensément, *un bon dictionnaire de physique, fort sobrement mêlé de ce qui s'appelle hypothèse.*

---

*Observations sur l'électricité, où l'on tâche d'expliquer son mécanisme et ses effets sur l'économie animale, avec des remarques sur son usage;* par M. LOUIS. Vol. in-12.

Pendant que les nouvelles découvertes sur l'électricité attiraient l'admiration de tout le monde, on pensa à l'appliquer au corps humain, comme un moyen de guérison. M. Morand est un des premiers qui ait cru que l'ébranlement que produit la fameuse expérience de Leyde, pourrait rappeler dans les membres paralytiques le sentiment ou le mouvement qu'ils avaient perdu. Cette idée présente un point d'utilité, elle ouvrait des vues qu'il convenait de suivre, et M. Louis fit des tentatives pour juger par lui-même de ce qu'on pouvait espérer de ce moyen. Ce sont ces expériences et les conséquences qu'il en a tirées, qui font le sujet de cet ouvrage. Il y rapporte des faits qui empêcheront qu'on ne s'expose indiscrètement à se faire électriser dans certains états. Une fille qui était dans un temps critique sentit, dans l'instant même qu'on l'électrisait, une suppression de règles dont on eut beaucoup de peines à réparer les désordres. Un homme qui avait une gonorrhée virulente fut attaqué d'une douleur cuisante dans le canal de l'urètre, qui fut suivie d'une inflammation et d'effusion de sang. Parmi les effets dangereux de la commotion électrique, on cite un fait communiqué par M. l'abbé Nollet, sur un oiseau tué, dont M. Morand fit l'ouverture. Il découvrit sur la poitrine une trace livide, et il y avait beaucoup de sang épanché dans la capacité, sans rupture des gros vaisseaux. M. Louis en conclut qu'il y a du danger à s'exposer aux effets de la matière électrique réunie et concentrée. Le sort funeste d'un habile physicien du Nord, qui a été tué par la commotion électrique, n'a que trop justifié cette crainte. M. Louis affirme qu'il y a un grand rapport entre les effets de l'électricité et ceux du tonnerre ; il donne ses conjectures sur le mécanisme de ces deux agents. L'Académie des sciences de Bordeaux a fait depuis, de cette question, le sujet d'un prix, et elle a couronné un mémoire qui a soutenu l'affirmative. — L'examen de l'électricité sur les paralytiques est l'objet principal des recherches de l'auteur : « J'exposerai, » dit-il, les raisons qui m'ont paru favo- » rables ou nuisibles au succès, sans » prétendre néanmoins détruire par an- » ticipation les faits que des observateurs » plus éclairés pourraient produire sur » cette matière. Je hasarderai mes ré- » flexions sans scrupule, bien convaincu » que ce qui résulte en physique de l'ac- » cord de diverses expériences, est sou- » vent moins précieux que ce qui naît » de l'opposition qui s'y rencontre. » — L'auteur explique préliminairement les idées qu'il a conçues sur la nature de la paralysie, et sur les diverses indications que présente cette maladie, relativement à ses différentes causes. Le détail dans

lequel il entre l'a porté à juger *à priori*
de l'inutilité de l'électricité dans les paralysies qui viennent de la section du
nerf, ou de sa compression par quelque
tumeur dontl'électricité n'opéreraitpoint
la résolution. Les essais de ce moyen lui
paraissent pareillement inutiles dans les
paralysies qui auraient pour cause la
raideur et le racornissement des fibres.
Il craint les effets de l'électricité dans
la paralysie par obstruction des nerfs,
et il s'explique sur ces cas. Ce serait
avoir une fausse idée de la nature des esprits animaux, que de croire qu'ils peuvent être épaissis ou congelés par quelque
cause que ce soit. L'obstruction des nerfs
a son siége dans les ramifications des
vaisseaux qui s'y distribuent, et qui leur
portent les sucs nourriciers. Ces vaisseaux sont susceptibles d'engorgement
par la stase des liqueurs, comme ceux de
toutes les parties du corps, et dans cet
état ils agissent par compression ou constriction sur les tubes médullaires qu'ils
environnent; c'est ainsi que le cours des
esprits peut être suspendu. La paralysie
qui a cette cause formelle se guérit par
l'usage méthodique des saignées, des délayants et des purgatifs appropriés. Ces
secours doivent être combinés suivant
le caractère particulier de la pléthore.
L'électricité ne peut suppléer à ces différents moyens curatifs que prescrivent
des indications raisonnées. Mais, quoique
M. Louis ne la croie pas capable d'opérer la guérison de cette espèce de paralysie, il ne la rejette pas entièrement,
parce qu'elle pourrait, dans quelques
circonstances, favoriser la cure, sans être
capable de remplir les intentions principales. Enfin, il pense que l'électricité ne
serait point opposée à l'indication curative de la paralysie par atonie ou défaut
de ressort des solides. Mais comme les
muscles creux paraissent principalement
sujets à cet affection, telle est la vessie,
qui perd sa vertu contractive, lorsque la
rétention de l'urine a tenu trop long-
temps ses parois dans une distension
contre nature, on demande comment on
pourrait électriser la vessie?

Dans les cas où l'on pourrait tenter le
secours de l'électricité, M. Louis n'entend jamais parler de l'usage de la commotion. Une percussion extérieure et
subite ne peut, selon lui, être une ressource dans une maladie invétérée et
chronique, dans une maladie produite
par l'engorgement des vaisseaux des nerfs
qui sont peut-être les plus déliés du corps.

Un agent extérieur dont l'action est si
prompte serait-il capable d'opérer des
guérisons que les remèdes les mieux indiqués manquent très-souvent après une
longue et sage administration? M. Louis
ne dissimule pas que les premiers essais
de la commotion électrique. n'ayent
fait croire qu'elle pourrait être salutaire.
M. l'abbé Nollet avait annoncé la première observation à la séance publique
de l'Académie royale des sciences, le
20 avril 1746. Il y avait quinze jours que,
de concert avec M. Morand, il avait
appliqué au canon et au vase électrique
les deux mains d'un paralytique, privé
de tout usage des bras depuis cinq ou six
ans. Dès la première tentative, cet homme, qui depuis ce temps n'avait pas éprouvé la moindre sensation dans ses bras, y
avait ressenti un frémissement considérable, et avait continué d'y ressentir
toutes les nuits des picotements; ce qui
semblait donner des espérances de guérison, si l'on continuait l'usage du moyen
qui lui avait procuré ces sensations. —
Des parties paralysées, dans lesquelles la
puissance motrice et la sensibilité étaient
absolument éteintes, devenues susceptibles de douleurs, de picotements, et de
frémissements extraordinaires, cela paraissait d'un très-bon augure; cependant il
n'arriva rien de plus. M. Louis a remarqué les mêmes effets sur les paralytiques
qu'il a électrisés; mais il a vu le même
phénomène sur des paralytiques qui n'a-
vaient point été soumis à l'électricité.
La chaleur du lit produit naturellement
le même effet dans la paralysie humorale:
la chaleur et le pouls sont souvent plus
forts aux parties affectées qu'aux parties
saines; ainsi la moindre cause capable
d'augmenter le jeu des vaisseaux exci-
tera ces frémissements dans une partie où
le cours des liqueurs n'est pas aussi libre
qu'il devait l'être. M. Louis relève à
cette occasion l'erreur des auteurs qui,
pour établir le caractère de la paralysie,
disent généralement et sans restriction
qu'une partie paralytique est froide, maigre, pâle et engourdie, puisque l'observation est contraire à cette description.

M. Morand a fait depuis, aux invalides, avec M. l'abbé Nollet et M. de Lasone, ses confrères à l'Académie royale
des sciences, des expériences sur des paralytiques; elles n'ont pas eu plus de succès. On a publié de beaucoup d'endroits,
des récits de cures merveilleuses opérées par l'électricité. On a prétendu faire
passer toutes sortes de médicaments dans

le corps humain par ce moyen; il aurait été fort commode de pouvoir être purgé, sans être obligé d'avaler un remède purgatif. C'est surtout en Italie qu'on disait avoir fait ces découvertes surprenantes sur l'électricité médicale. M. l'abbé Nollet a fait un voyage en Italie, pour voir ces merveilles par lui-même : les oracles ont été muets en sa présence; il n'a pu même obtenir la répétition d'aucune expérience. Les médecins de Montpellier ont disserté sur les avantages de l'électricité, et ont donné des observations de cures positives; ces différents ouvrages ont été imprimés à Paris en 1752, chez le Mercier, rue Saint-Jacques, au Livre-d'Or, sous le titre de *Recueil sur l'Électricité médicinale*, dans lequel on a rassemblé en deux volumes les principales pièces publiées par divers savants sur le moyen de guérir les maladies en électrisant les malades. Le second volume est terminé par une dissertation de M. Bianchini, docteur et professeur en médecine à Venise : elle contient des expériences sur la médecine électrique, pour servir de correctif à une lettre sur l'électricité médicale, imprimée dans le premier volume. L'auteur ayant rappelé dans sa préface les ouvrages qui ont été faits en faveur de l'électricité, par MM. Kratzenstein, Jallabert et Vérati, tous trois professeurs célèbres et d'un mérite reconnu, ajoute : « D'autres personnes cependant, » dont l'autorité n'est pas moins respec-» table, se déclarent contre cette opi-» nion, et ne faisant aucun fond sur les » raisonnements par lesquels on prétend » la rendre plausible, révoquent même » en doute la plupart des faits qu'on cite » en sa faveur, ou du moins les attri-» buent à toute autre cause qu'à la vertu » électrique : on peut consulter à ce su-» jet la lettre du docteur Bianconi. Les » observations de M. Louis, et les expé-» riences faites à Paris dans l'hôtel » royal des Invalides, par MM. Morand, » de Lasone et Nollet, ce que nous avons » lu, et ce qui s'est passé sous nos yeux, » nous portent à croire que l'électricité, » considérée par rapport au corps hu-» main et mise en pratique de la méde-» cine, est un remède assez indifférent, » etc. »

En comparant les tentatives infructueuses faites par les auteurs cités, avec les cures opérées par MM. Jallabert à Genève, et Sauvage à Montpellier, il est difficile de prendre un parti sur cela. Cependant l'on peut dire que ce qui est capable d'exciter une révolution subite peut être un remède; c'est du temps et de l'expérience qu'il faut attendre la façon de l'appliquer utilement, s'il en est une.

---

*Sarcologie, ou traité des parties molles. Première partie. De la Myologie, ou description des muscles du corps humain*; par M. DISDIER. Vol. in-12, 1748.

M. Disdier suit le projet qu'il avait fait de donner une anatomie complète. Après l'ostéologie dont nous avons rendu compte, il entame aujourd'hui la sarcologie, et il en publie la première partie qui traite des muscles. Il donne d'abord une myologie abrégée en forme de table, qui contient un dénombrement exact de tous les muscles du corps humain, avec les noms propres à chacun d'eux en particulier, leurs principales attaches, et leurs usages les plus connus; le tout servant d'introduction à l'étude de la myologie. — Son Traité de myologie est précédé de la division générale du corps humain qui doit naturellement être à la tête de la sarcologie; ensuite il entre en matière, et après avoir traité des muscles en général; il les considère en particulier, en expliquant la structure de chacun d'eux, le rapport qu'ils ont entre eux, leur étendue, leurs connexions, leurs différences, leurs attaches, leurs usages, connaissances d'autant plus nécessaires aux chirurgiens, qu'il n'est presque aucune opération dans laquelle ils ne soient obligés de porter les instruments dans la substance des parties musculeuses. — Cet ouvrage a plusieurs choses qui doivent le rendre extrêmement utile. 1° Il est, dit l'auteur, fait d'après nature. C'est une copie fidèle du livre naturel, c'est-à-dire du cadavre, d'après l'inspection duquel M. Disdier a travaillé, en s'assujettissant à vérifier ses descriptions sur le sujet même autant de fois qu'il l'a cru nécessaire. 2° M. Disdier y a mis l'ordre et la clarté qu'exige une partie de l'anatomie aussi importante. Il a évité toutes les notions louches, et jusqu'aux termes d'origine et d'insertion, dont l'on se sert pour désigner les attaches fixes et mobiles des muscles, parce que ces termes sont capables de donner de fausses idées, et qu'il n'est pas toujours aisé d'en faire de justes applications. M. Disdier, disant qu'un tel muscle est attaché à une partie, désigne celle qui est fixe ou la moins mobile des deux; ensuite il décrit le muscle, et la partie où il se termine, est celle qu'il fait mouvoir. 3° Les élèves ont le plaisir de reconnaître sur le sujet tout ce qu'il leur a annoncé dans ses leçons, sans altération bien sensible. La plupart des démonstrateurs ont des myologies sèches pour enseigner, et M. Disdier nous apprend une chose fort intéressante; savoir, qu'il conserve la myologie fraîche en tout temps, sans courir le danger de la corruption.

———

*Traité de la suppuration*; par M. QUES-NAY. Vol. in-12. 1749.

L'objet de cet ouvrage n'est pas de donner simplement une théorie de la suppuration, mais d'établir par des connaissances sûres les indications qui doivent diriger le chirurgien dans la cure des maladies où l'on doit éviter la suppuration, de celles où il faut la procurer, et de celles où elle est inévitable. — M. Quesnay appelle suppuration en général, tout écoulement d'humeurs dégénérées de leur forme naturelle, ou du moins privées de leurs principales qualités, et qui s'échappent par une solution de continuité. Il reconnaît deux genres de suppuration : l'une qu'il nomme louable ou purulente; elle comprend le véritable pus, supposé sans aucune altération qui puisse le rendre malfaisant; l'autre est la suppuration putride qui renferme tous les écoulements d'humeurs vicieuses ou dépravées, et atteintes de quelque degré de putréfaction. L'auteur n'a pour objet, dans l'ouvrage dont nous rendons compte, que la suppuration purulente. — Deux causes différentes peuvent, suivant lui, contribuer à la formation de la suppuration purulente : ce qui l'oblige de distinguer deux sortes de pus louable, dont l'un est causé par inflammation, c'est celui qui se rassemble pour produire les abcès; et l'autre paraît formé uniquement par l'action organique particulière des chairs qui se produisent dans les solutions de continuité. — Le pus qui s'écoule des plaies avec perte de substance dans le temps de la régénération des chairs, paraît se former sans qu'aucune inflammation manifeste y contribue : il semble n'être fourni que par une humorrhagie, c'est-à-dire par un simple écoulement d'un suc naturel qui a la forme de pus. Dans l'examen que fait M. Quesnay des causes qui produisent cette première espèce de pus, il commence par en écarter l'impureté des humeurs et les mouvements spontanés qui seraient incapables de produire constamment, en tout temps dans toutes sortes de sujets, ce genre de suppuration ordinaire aux plaies qui se remplissent de nouvelles chairs; mais il établit que cette espèce de pus ne peut être qu'un effet de l'action des vaisseaux. Il est constant que cette suppuration purulente dépend nécessairement de la vie et de l'action organique des chairs qui la produisent; car les bonnes qualités de ce pus naissent toujours du bon état des chairs, puisque toutes les fois qu'elles sont défectueuses, sans qu'on puisse soupçonner du vice dans les humeurs, la suppuration est toujours vicieuse : il est donc certain que cette espèce de pus ne peut être produite que par l'action des vaisseaux.

Mais il n'est pas même nécessaire pour cet effet que l'action des vaisseaux augmente du moins sensiblement en force ou en vitesse, puisque ce pus se produit sans aucune inflammation apparente. Cette action, quoique modérée, cause dans les humeurs qui fournissent la matière du pus un changement qui les défigure à la vérité, mais qui peut-être ne consiste qu'en un alliage ou mélange intime de différents sucs naturels confondus ensemble; mélange qui même, sans causer aucune perversion dans ces sucs, peut former seul un liquide d'un genre particulier, destiné à humecter et relâcher les chairs qui doivent remplir la solution de continuité. En effet, quoique les sucs qui composent ce pus aient pris ensemble un nouvel état qui change foncièrement leur forme, on peut néanmoins reconnaître quelques-uns de ces sucs aux caractères propres qui les désignent. La propriété relâchante et lubrifiante de cette humeur y décèle, par exemple, beaucoup de sucs muqueux, et peut-être un peu de sucs graisseux : on peut encore y soupçonner la présence de quelques sucs gélatineux, à la disposition que ce pus a de s'aigrir. La dépravation putride qui s'en empare sensiblement quand il croupit un peu long-temps, paraît prouver qu'il s'y mêle aussi quelquefois d'autres sucs plus susceptibles de pourriture. M. Quesnay fait néanmoins observer que cette espèce de pus est bien moins sujette à la dépravation putride, que celle qui est produite par inflammation, parce que cette dernière est beaucoup plus travaillée par le jeu des vaisseaux. — L'auteur examine ensuite le pus produit par inflammation. Après avoir établi la cause immédiate de l'inflammation dans l'action des artères, il fait voir que la production du pus dans les inflammations est aussi un effet immédiat de l'action des artères sur les humeurs mêmes qu'elles contiennent, et que c'est uniquement de l'agitation excessive qu'elles y causent que résulte le pus qui forme les dépôts à la suite des fièvres, et les abcès qui succèdent aux inflammations. — C'est dans les artères mêmes que se forme le pus qui est produit par inflammation : ce pus, qui est beaucoup plus fluide que le sang contenu avec lui dans ces mêmes vaisseaux, se rassemble et s'extravase seul pour former les abcès qui suivent les inflammations ; il s'écoule donc alors des artères dans le tissu cellulaire, par les routes qui fournissent naturellement un passage aux fluides que les capillaires artériels déposent continuellement dans les vésicules graisseuses ou dans les vaisseaux blancs. Ces artères capillaires peuvent de même, pendant une inflammation, déposer dans les vaisseaux exsanguins ou dans le tissu graisseux la plus grande partie du pus qui se forme ; et, si la cause qui arrêtait la circulation dans ces capillaires vient à se dissiper, le sang qui reprend son cours pourra entraîner dans les routes de la circulation le pus qui restait confondu avec lui, et qui ne doit point alors produire de suppuration sensible : la portion de ce pus qui avait été déposée dans les cellules des graisses ou dans les vaisseaux blancs, peut aussi regagner la masse du sang avec les sucs qui circulent dans ces vaisseaux ou dans ce tissu, plutôt que de s'extravaser et de former abcès. La résolution du sang des ecchymoses qui, quoique plus grossier que l'humeur purulente, rentre dans les routes de la circulation par la communication du tissu cellulaire avec les veines, montre la manière dont se fait, selon toute apparence, la résolution de l'humeur purulente infiltrée dans ce même tissu. — M. Quesnay rapporte, à l'appui de ces preuves, quelques exemples d'abcès mêmes qui se sont résous par cette voie, soit naturellement, soit par le secours des remèdes, et il en tire cette conséquence que, si la résolution des sucs purulents de consistance grossière, tels qu'on les trouve dans les abcès déjà for-

més, arrive quelquefois visiblement, malgré toutes les circonstances qui doivent la rendre très-difficile, il est à présumer qu'elle doit arriver souvent dans les cas où ces obstacles ne se trouvent point, et où toutes les circonstances doivent la favoriser ; c'est-à-dire, lorsqu'une inflammation se termine par résolution. Au reste, l'auteur fait remarquer que la matière purulente qui, lors de la résolution de l'inflammation, s'infiltre ou se disperse dans le tissu des graisses, et qui rentre dans les routes de la circulation, s'évacue pour l'ordinaire par la voie des urines ou des selles, ou par d'autres excrétoires ; que souvent elle se dépose sur quelque viscère, et quelquefois même sur quelque partie extérieure ; que d'autrefois enfin elle pénètre, sans solution de continuité apparente, à travers la partie enflammée, et qu'elle sort par exudation, comme dans l'ophthalmie et dans beaucoup d'autres cas. Ce détail fait bien sentir la différence qu'il y a entre la suppuration, la résolution et la délitescence ou métastase, dans les inflammations.

M. Quesnay termine ce point de doctrine par l'examen d'un fait relatif à la production du pus ; savoir, si les sucs purulents rassemblés dans une partie peuvent s'augmenter par eux-mêmes, suivant cet adage reçu en chirurgie, *le pus fait le pus.* Il est certain, dit-il, que la matière purulente retenue dans un abcès, ou qui croupit dans le fond d'une plaie ou d'un ulcère, surtout en des parties fort graisseuses, paraît se multiplier prodigieusement, parce que la dépravation putride qui s'en empare bientôt suffit pour causer beaucoup de désordres dans le tissu graisseux. Ce sont les sucs que ce tissu répand à mesure qu'il est détruit, et les débris de ce tissu même, qui se confondent avec le pus retenu, qu'on prend pour une augmentation de pus : cependant, loin que cette augmentation dépende d'une véritable propagation de l'humeur purulente, elle n'est que l'effet, 1° d'une putréfaction sourde qui a fait dégénérer le pus de la forme propre qu'il avait reçue de l'inflammation immédiatement, et 2° du mélange d'autres sucs étrangers à cette humeur. —M. Quesnay, suivant toujours la division naturelle de la suppuration des inflammations et de la suppuration des plaies, commence par la cure de la suppuration purulente causée par inflammation : cette cure consiste à s'opposer à la suppuration, s'il convient et s'il est possible de l'empêcher, et à la procurer ou à la favoriser, quand elle est avantageuse ou inévitable. L'auteur, après avoir établi en quel cas la résolution des inflammations est la terminaison la plus sûre et la plus favorable, et en quel cas au contraire elle est à craindre ou du moins suspecte, entre dans le détail des indications à remplir pour favoriser cette résolution. Il les fixe à deux principales ; à combattre l'inflammation, et à dissiper l'œdème purulent qu'elle produit.— Les moyens propres à combattre l'inflammation se réduisent aux remèdes généraux antiphlogistiques et aux topiques, soit répercussifs, soit relâchants. L'auteur examine fort au long les propriétés et la manière d'agir des différentes classes de ces remèdes pour s'opposer aux progrès de l'inflammation ; il établit jusqu'à quel point on peut et on doit compter sur leurs effets ; il détermine les cas où ils sont utiles, et ceux où leur usage deviendrait préjudiciable ; il prescrit enfin les précautions qu'exige l'application de ces différents moyens, et toujours en s'appuyant sur les règles de la plus saine théorie, et sur les observations des meilleurs praticiens : c'est un détail qu'il faut voir dans l'ouvrage même.

La résolution de l'œdème purulent produit par l'inflammation, et qui est la seconde indication à remplir pour prévenir la suppuration sensible, fournit à M. Quesnay une occasion d'établir les signes qui doivent faire discerner l'œdème qui survient à une inflammation qui se résout, et qui est produit par la dispersion de l'humeur purulente dans les tuyaux excrétoires de la peau, dans le tissu des graisses et dans les autres vaisseaux blancs de la partie malade, d'avec les autres espèces d'œdème qu'occasionne quelquefois l'inflammation. Telle est l'infiltration œdémateuse qui arrive aux inflammations des parties membraneuses extérieures, et qui a pour cause l'étranglement des capillaires veineux, causé par le froncement de ces membranes : telle est encore la bouffissure occasionnée par l'irritation que des matières purulentes, qui croupissent dans le foyer d'un abcès, causent aux membranes sur lesquelles elles agissent : tel est enfin l'œdème pâteux qui s'empare des chairs qui couvrent un abcès profond, et qui dépend de l'affaiblissement de leur action organique.

L'auteur, avant que d'examiner les vues que présente à remplir la résolution de l'œdème purulent à laquelle il s'arrête ici, commence par écarter toute idée de la prétendue résolution par évaporation à travers les pores cutanés, qui avait été imaginée par les anciens : on ne peut rien ajouter aux raisonnements qu'il fait pour prouver combien elle est incompréhensible. Les seules voies qu'il envisage pour la résolution des matières purulentes infiltrées dans les différents canaux du tissu de la partie enflammée, sont ces canaux mêmes ; c'est-à-dire, qu'elle ne peut se faire que par les voies de la transpiration, ou par le retour de l'humeur purulente dans les routes de la circulation. Ainsi la portion de pus déposée dans les sécrétoires de la peau sera conduite par les excrétoires aux pores cutanés, et expulsée par cette voie ; ce qui est bien différent de l'évaporation : celle qui aura enfilé les routes de communication des artères avec les veines rentrera par les capillaires veineux dans la masse du sang qui s'en débarrassera par les divers excrétoires du corps. — L'art peut contribuer à cette résolution de trois manières : 1º. en entretenant la fluidité de l'humeur purulente par le moyen des remèdes, soit délayants, soit évacuants ; 2º en faisant cesser les froncements que l'inflammation peut opposer au cours de cette humeur ; 3º enfin en excitant l'action organique des tuyaux et des vésicules où cette même humeur séjourne. On fait observer que c'est principalement à ces deux dernières indications que se borne l'effet des topiques résolutifs. Les diverses classes de ces remèdes sont détaillées et fixées avec l'exactitude la plus scrupuleuse, pour le traitement des inflammations érysipélateuses et phlegmoneuses : on n'a pas oublié d'établir avec soin les cas particuliers où chacune des classes de ces topiques doit être employée préférablement à d'autres, et les attentions essentielles qu'exige l'application des résolutifs, surtout lorsqu'ils sont un peu actifs, suivant les différents degrés et les différents temps de l'inflammation, selon l'état de la congestion œdémateuse, selon le degré d'inertie des vaisseaux engorgés par l'humeur purulente, et selon les voies par lesquelles doit se faire la résolution de l'œdème. Ce détail intéressant est suivi de l'examen des effets de la saignée, et des remèdes généraux évacuants, pour faciliter la résolution des inflammations. L'auteur fait sentir combien il faut d'attention pour démêler les cas qui exigent l'usage de ces remèdes d'avec ceux où ils peuvent être préjudiciables.

La cure de l'inflammation par la suppuration suit immédiatement la cure de l'inflammation par résolution. Quand il est nécessaire qu'une tumeur suppure, on ne peut, dit l'auteur, compter que sur l'inflammation pour obtenir une suppuration louable ; mais cette suppuration, qui forme un abcès, n'est pas une terminaison naturelle de l'inflammation ; car, outre l'inflammation, elle suppose, dans le tissu des graisses, une solution de continuité qui est accidentelle à cette maladie, puisque, indépendamment d'aucune solution de continuité, une inflammation peut avoir entièrement son cours, et former de la matière purulente sans produire d'abcès. Or, comme c'est par cette solution de continuité que l'humeur purulente s'extravase et forme l'abcès, les indications principales à remplir pour conduire une inflammation à suppuration doivent être, 1° de procurer cette solution de continuité dans l'intérieur de la partie malade, 2° de faciliter la collection du pus, 3° d'en procurer l'évacuation par une ouverture extérieure, et 4° d'aider à la suppuration du reste du pus qui se trouve encore retenu dans le tissu de la partie malade.— M. Quesnay reconnaît quatre causes principales de la formation de l'abcès, ou de la dilacération du tissu graisseux : 1° une inflammation excessive du tissu cellulaire qui, fermant les routes de communication des cellules graisseuses avec les veines et de ces mêmes cellules entre elles, empêche l'humeur purulente de se disperser et d'être reçue par les capillaires veineux ; 2° la violence de l'inflammation qui produit une humeur purulente excessivement âcre et putrescente ; 3° la grande abondance d'humeur purulente qui peut engorger et rompre ce tissu ; 4° les remèdes capables d'attendrir ce même tissu. On aperçoit aisément que les trois premières de ces causes dépendent uniquement de la grandeur de l'inflammation, et que la dernière dépend immédiatement des remèdes suppuratifs. L'indication de ranimer une inflammation faible et languissante, le besoin d'attendrir le tissu cellulaire pour en favoriser la dilacération, et la nécessité de satisfaire quelquefois à ces deux indications en même temps, établissent des suppuratifs irritants, émollients et émollients-irritants. L'auteur ne laisse rien à désirer sur le détail des espèces d'inflammations qui exigent par préférence l'usage de ces diverses classes de remèdes suppuratifs.

M. Quesnay, en parlant de l'accroissement ou de la maturation de l'abcès (second état de la suppuration), fait observer que les différents noms de maturatifs ou d'attractifs ne désignent pas différents genres de remèdes suppuratifs, mais seulement différents effets des mêmes remèdes : effets qui dépendent simplement de l'état et de la situation de l'abcès, dans lequel il s'agit de faciliter la collection du pus, et de faire faire extérieurement des progrès à la suppuration. Le pus, comme le remarque l'auteur, coopère lui-même alors beaucoup, avec ces remèdes, à la destruction du tissu cellulaire, et par conséquent aux progrès de l'abcès. Ce chapitre contient les préceptes les plus essentiels pour le traitement et l'ouverture des abcès qui se forment dans les parties glanduleuses, ou dans les endroits très-profonds, et garnis de beaucoup de graisses.—Quant à ce qui regarde l'évacuation du pus des abcès, M. Quesnay s'occupe à détailler clairement les signes les plus décisifs de l'existence des suppurations profondes. Il insiste principalement sur l'attention qu'il faut avoir de fournir une issue facile et complète aux matières purulentes, pour empêcher leur croupissement et leur dépravation putride. Mais dans les cas où la situation de l'abcès et les clapiers que le pus s'est creusés ne permettent pas de faire des ouvertures suffisantes pour que le pus puisse s'écouler par sa propre pente, l'auteur a soin d'indiquer les diverses ressources que l'art nous offre pour y suppléer : situation particulière et déterminée de la partie malade ; contr'ouvertures et sétons placés convenablement, bandages expulsifs ; usage du pyulque ou seringue aspirante, et des injections appropriées ; mais surtout l'application méthodique et bien entendue de la charpie dont on remplit mollement la cavité de l'abcès, pour tarir les matières qui ne peuvent s'écouler. Les chirurgiens doivent lire avec beaucoup d'attention cet endroit particulier de l'ouvrage, qui renferme les connaissances les plus étendues, et la pratique la plus réfléchie.

La suppuration des chairs abcédées doit occuper le chirurgien après l'évacuation du pus rassemblé dans le foyer de l'abcès. Trois indications à remplir pour procurer cette suppuration, et trois genres de topiques combinés avec art pour y satisfaire ; suppuratifs émollients ou maturatifs pour entretenir les chairs dans les dispositions les plus favorables pour faciliter cette suppuration ; substances balsamiques ou antiputrides pour prévenir la dépravation des sucs purulents ; mondificatifs propres pour faciliter les chairs à se débarrasser des matières purulentes dont elles sont abreuvées, en excitant leur action organique. — Lorsque les chairs abcédées sont entièrement mondifiées, la suppuration purulente qui avait eu pour cause l'inflammation, se change en une autre espèce de suppuration purulente qui est celle qui, comme il a été dit ailleurs, paraît en quelque sorte fournie par humorrhagie, et qui fait l'objet de la seconde partie de l'ouvrage que nous analysons. L'espèce de suppuration purulente qui accompagne la régénération des chairs dans la cavité des abcès, arrive aux ulcères qui sont en voie de guérison ; c'est aussi la suppuration naturelle des plaies, qui sont exemptes de toute complication capable d'y faire naître des suppurations étrangères ou accidentelles : mais parmi ces plaies, il y en a de si simples qu'on doit s'opposer à toute suppuration, en procurant leur réunion immédiate : il y en a avec déperdition de substance, qui exigent la reproduction des chairs détruites, et conséquemment la suppuration dont il s'agit. Il est donc, dans les plaies, des cas où il faut empêcher cette suppuration, et d'autres où elle est inévitable.

La cure préservative de la suppuration purulente ne regarde que les plaies qui demandent immédiatement la réunion : on ne peut même empêcher cette suppuration que par une prompte réunion des parties divisées ; mais il n'y a, comme l'observe M. Quesnay, que les chairs récemment divisées et encore sanglantes qui soient immédiatement susceptibles de réunion, puisque cette réunion ne s'opère que par l'entremise d'une substance polypeuse, c'est-à-dire par le moyen des sucs albumineux extravasés, qui sont capables d'une concrétion par laquelle les parties divisées contractent une adhérence assez forte pour se réunir. Cette substance polypeuse, qui réunit les plaies récentes, se resserre et devient enfin si mince, qu'elle n'est plus remarquable que par la couleur blanche ordi-

naire aux cicatrices, et qui dépend de la privation totale des vaisseaux sanguins. L'auteur détaille ici les différents moyens, tant généraux que particuliers, que la chirurgie manuelle et la chirurgie médicale emploient pour procurer la réunion des plaies qui ne doivent point suppurer, et qui, par elles-mêmes, ne présentent aucun obstacle inamovible à la réunion immédiate, soit relativement aux causes qui les ont produites, soit par rapport à la nature et à l'état des différentes parties qu'elles intéressent. — La cure de la suppuration purulente dans les solutions de continuité, où elle est inévitable ou nécessaire, consiste à procurer ce genre de suppuration, à entretenir la quantité et la qualité du pus nécessaires pour la régénération des chairs, à prévenir ou à combattre les accidents qui peuvent troubler cette suppuration, et enfin à la réprimer lorsque la cicatrice doit recouvrir les chairs régénérées. M. Quesnay examine en détail chacune de ces indications de la cure des plaies avec déperdition de substance ; nous le suivrons dans le même ordre. — La première indication, qui consiste à procurer le genre de suppuration qui convient à la régénération des chairs, suppose qu'il n'y a point d'autres indications particulières, auxquelles il faille préalablement satisfaire, c'est-à-dire qu'il n'y a aucun accident qui empêche ou éloigne cette suppuration, et qu'il faille combattre avant de la procurer. Deux classes de remèdes remplissent cette première vue : des remèdes généraux ou internes, et des topiques. Ces derniers comprennent les digestifs et les détersifs, dont le choix et l'espèce sont déterminés par la nature de la plaie, et par les symptômes dont elle est accompagnée : la manière d'agir de ces diverses classes de topiques est savamment discutée ; le terme de leurs effets avantageux est aussi prescrit avec la plus grande précision dans tous les cas particuliers. L'auteur n'a pas manqué de parler des autres secours accessoires qui deviennent quelquefois indispensables pour faciliter l'action de ces remèdes ; nous voulons parler des scarifications ou incisions qu'exigent souvent les plaies fort contuses. On trouve au même endroit un détail bien intéressant des attentions que demandent les premiers pansements des plaies, où il s'agit de procurer le genre de suppuration dont il s'agit ici. En faisant le détail des remèdes généraux que l'on doit opposer aux plaies récentes, l'auteur a établi les préceptes les plus utiles sur l'administration des médicaments évacuants, dont l'usage demande toute la circonspection possible, surtout dans les premiers temps de ces plaies.

Il ne suffit pas d'avoir procuré le genre de suppuration qui convient aux plaies avec perte de substance; il faut encore entretenir la quantité et la qualité du pus nécessaires pour la régénération des chairs, et c'est la seconde indication que prescrit la cure de ces plaies. On ne peut, dit M. Quesnay, satisfaire à cette indication avec intelligence, si on ignore la véritable cause et le mécanisme de la régénération des chairs qui remplissent la cavité des plaies : la connaissance des opérations de la nature, dans la reproduction de la substance des parties, peut seule éclairer notre pratique dans la cure des solutions de continuité, où il faut faciliter cette reproduction; ainsi cet objet ne doit pas être envisagé comme un point de théorie qui n'intéresse que la curiosité. L'auteur, après avoir démontré, par des arguments sans réplique, le peu de solidité de l'opinion de ceux qui expliquent la régénération par l'application du suc nourricier à l'extrémité des petits tuyaux coupés, propose un mécanisme qui seul peut se rapporter à l'ordre naturel, et qui est d'ailleurs fondé sur un grand nombre de faits bien observés, auxquels toutes les recherches et tous les raisonnements sur cette matière doivent être assujettis.

Ce mécanisme se réduit à n'admettre qu'une simple extension pour toute régénération : la substance blanche de nos parties les plus déliées et les plus délicates, où se fait la dernière distribution du sang; c'est-à-dire, le tissu cellulaire des graisses, dont les parties charnues, les parties membraneuses, et même le corps des muscles sont très-fournis, et dont la contexture est fort extensible, possède éminemment toutes les conditions qui peuvent le rendre propre à être employé à la régénération des chairs. Tout d'ailleurs assure la réalité de cette extension; un grand nombre de faits physiologiques et pathologiques rassemblés, et qu'il faut parcourir dans l'ouvrage même, décident souverainement pour cette extension, qui de son côté satisfait pleinement à tous les phénomènes qu'il s'agit de concilier. M. Quesnay pense néanmoins que l'extension des parties qui servent à la régénération peut se faire de deux maniè-

res, savoir : par l'accroissement des vaisseaux avec addition de substance solide, comme on le remarque clairement dans les productions osseuses et calleuses, et par la simple dilatation des vaisseaux, sans addition du moins remarquable de substance solide. Ce dernier genre de régénération paraît être toujours celle des parties molles, connue sous le nom d'incarnation, et que l'auteur avait ici en vue. Il avoue aussi que le rapprochement des chairs voisines de la plaie peut contribuer beaucoup, avec l'incarnation, à remplir les plaies avec perte de substance. — Au reste, la nature se fournit à elle-même tous les moyens nécessaires pour opérer cette régénération, puisque le pus en est la cause instrumentale. C'est en effet le pus qui, en humectant et relâchant continuellement les chairs qui doivent recroître, facilite la dilatation des vaisseaux qui s'opère par l'impulsion des sucs, et qui procure les nouvelles chairs. Cependant, la nature a presque toujours besoin du secours de l'art pour assurer le succès de son travail. Si les chairs qui renaissent sont trop fermes, si elles se dilatent difficilement et recroissent trop lentement; si elles sont trop molles, trop relâchées, trop peu actives, trop abreuvées de matières purulentes; si enfin le pus qui doit servir à entretenir la souplesse des chairs et à faciliter leur extension, est exposé à se dépraver et à se corrompre pendant le séjour qu'il fait dans la plaie entre les pansements, l'art seul peut dissiper ou prévenir toutes ces circonstances défavorables, par l'application des différentes classes de sarcotiques, et par d'autres moyens que M. Quesnay prescrit. Il entre, à ce sujet, dans le détail le plus étendu et le plus instructif : il y joint l'examen le plus précis des cas qui doivent déterminer les praticiens à éloigner ou à rapprocher les pansements des plaies qui se régénèrent. Nous ne saurions trop exhorter à méditer un article aussi intéressant pour la pratique.

La troisième indication de la cure des plaies, avec déperdition de substance, consiste à prévenir ou à combattre les accidents qui peuvent troubler la suppuration qui accompagne la régénération des chairs. Les accidents que l'auteur a eus ici en vue se réduisent à quatre chefs : au croupissement du pus, à la résorption du pus, à la suppression de la suppuration, et à la congestion des sucs, causée par l'affaiblissement des chairs de la partie qui suppure. Ce détail termine l'ou-

vrage dont nous donnons ici l'extrait. —
Le pus qui se rassemble et qui croupit
dans le fond d'une plaie s'y corrompt et
devient pernicieux ; il se multiplie par la
destruction des graisses, et forme des cavernes ou des sinus ; il produit des endur-
cissements et des callosités ; il rentre quelquefois dans les routes de la circulation,
et suscite divers accidents : il cause des
enflures œdémateuses dans certaines parties, et surtout dans la partie malade ;
quelquefois même sa malignité y attaque
le principe vital, et fait tomber les chairs
de la plaie en gangrène. M. Quesnay parcourt tous les différents moyens de remédier à ces désordres, et qui tous doivent tendre à s'opposer à la collection et
au croupissement du pus dans l'intervalle
des pansements ; on aperçoit facilement
que ces secours sont absolument les mêmes qui ont été indiqués précédemment
en parlant de l'évacuation du pus des abcès. — M. Quesnay établit une distinction entre la résorption du pus et la suppression de la suppuration, qu'on désigne
ordinairement par le nom de reflux des
matières. Pour comprendre la différence
qu'il y a entre ces deux accidents, il faut
se ressouvenir que le pus se forme dans
les vaisseaux, et qu'il n'y a de suppuration sensible qu'après qu'il s'est extravasé.
Or, s'il arrive que la suppuration qui est
établie dans une plaie vienne à manquer
subitement, soit que les vaisseaux ne laissent plus échapper le pus qu'ils forment,
soit qu'ils cessent effectivement d'en former, ces deux cas sont de véritables sup-
pressions de suppuration. Mais lorsque
le pus répandu dans une plaie s'y altère
par son séjour et par l'impression de
l'air, et qu'il est repris par les vaisseaux
et emporté par la circulation, c'est ce retour qu'on appelle résorption du pus.
L'auteur fait observer que, dans la suppression de la suppuration, le pus qui ne
sort point des vaisseaux et qui est entraîné par le torrent de la circulation,
sans avoir été exposé à l'action de l'air,
ni à aucun croupissement, ne peut produire de mauvais effet dans l'économie
animale ; et que, comme dans le cas de la
résolution purulente, il est conduit à divers secrétoires qui l'évacuent insensiblement.

Il n'en est pas de même du pus que la
résorption ramène dans les voies de la
circulation : celui-ci qui, avant que d'ê-
tre repris, a contracté dans la plaie des
qualités plus ou moins malfaisantes, ou
qui peut en certains cas se trouver con-

fondu avec quelque humeur pervertie
qui se dépose dans la plaie, ou avec les
sucs dépravés qui se sont trouvés arrêtés
dans des chairs fort contuses ou fort affaiblies, occasionne souvent les désordres les plus grands. La fièvre, les colli-
quations, les sueurs, les cours de ventre,
les dépôts, l'amaigrissement, les syncopes, les convulsions, des enflures œdémateuses aux environs de la plaie, ou
même dans des parties qui en sont éloignées, sont les accidents les plus ordinaires de la résorption du pus. M. Quesnay place au rang des causes qui occasionnent et entretiennent la résorption,
les cavernes ou *sinus* qui retiennent dans
le croupissement des amas de matières
purulentes, des chairs spongieuses ou
fort relâchées et inondées par une suppuration trop abondante, les défauts dans
le régime, etc. Il détaille ensuite les
moyens qui peuvent remédier à cette résorption ; chacun de ces moyens est prudemment approprié au genre particulier
des causes de cet accident. — Il est beaucoup plus difficile de déterminer les causes de la suppression, et M. Quesnay
démontre évidemment qu'on a presque
toujours pris en ce cas les effets pour la
cause. On attribue communément à la
suppression de la suppuration la fièvre
les frissons irréguliers, les sueurs froides, les angoisses et oppressions, les dé-
faillances, les convulsions, le délire, les
affections léthargiques, les abcès intérieurs et autres symptômes sinistres qui
se déclarent en pareilles circonstances,
et qui sont vraisemblablement eux-mêmes la cause de cette suppression. Mais,
comme l'observe très-bien l'auteur, lorsque la prévention dirige nos recherches,
elle ne nous laisse apercevoir les faits que
par le côté qui semble présenter un appui à l'erreur qui nous a séduits. — Nous
ne suivrons point M. Quesnay dans la
discussion théorique où il entre, au sujet
des causes prochaines et éloignées des
divers accidents, surtout de celles des
abcès intérieurs imputés contre toute
vraisemblance à la suppression de la
suppuration purulente des plaies ; nous
nous contenterons de faire remarquer
que l'auteur envisage la résorption
du pus, comme une des causes de
ces abcès intérieurs qui occasionnent
ensuite la suppression de la suppuration.
Les autres causes qui peuvent y donner
lieu sont les irritations qui peuvent être
produites dans les plaies par des corps
étrangers, par la lésion des parties tendi-

neuses ou aponévrotiques, par des pansements durs, par des matières dépravées ou retenues dans quelque *sinus* : les fautes dans le régime, les passions violentes auxquelles les blessés s'abandonnent, produisent souvent aussi le même effet. La cure de la suppression de la suppuration est, comme celle de la résorption du pus, dirigée par la nature des causes qui peuvent l'occasionner ; mais l'auteur ne peut dissimuler le peu de ressource de l'art contre la suppression de la suppuration, qui dépend de quelque abcès caché dans l'intérieur des viscères.

Le dernier des accidents capables de troubler la suppuration qui accompagne la régénération des chairs, est la congestion et la crudité des sucs causées par l'affaiblissement de l'action organique des chairs de la partie qui suppure. M. Quesnay fait remarquer que cet état de congestion et de crudité des sucs, qui donne ordinairement lieu à des engorgements pâteux très-considérables et étendus dans la partie malade, se manifeste assez fréquemment dans le cas des plaies qui ont été accompagnées d'une contusion violente, ou d'un étranglement suivi d'un engorgement, ou qui ont souffert une suppuration fort longue et fort abondante, surtout avec croupissement des matières. En effet, dans ces différents cas, l'action du tissu cellulaire a été si affaiblie, qu'elle ne peut entretenir suffisamment le mouvement et la fluidité des sucs qui parcourent ce tissu : ces sucs ralentis et épaissis conservent une espèce de crudité qu'ils communiquent même au pus que fournit la plaie. Les seules indications que le chirurgien a à remplir contre cet accident particulier, sont de s'attacher à réveiller et à fortifier l'action organique des chairs engorgées par l'application des résolutifs stimulants ; et de procurer, autant qu'il est possible, par la suppuration, le dégorgement du tissu cellulaire par le moyen des détersifs salins et savonneux, etc. Enfin la quatrième indication dans la cure des solutions de continuité qui suppurent, consiste à réprimer la suppuration, lorsque la cicatrice doit recouvrir les chairs régénérées ; mais cet article ayant trait à quelques points de doctrine que l'auteur a en vue lorsqu'il traitera de la suppuration putride, il le renvoie au même ouvrage.

*Traité de la gangrène*, par M. Quesnay. Vol. in-12.

M. Quesnay définit la gangrène, la mort d'une partie, c'est-à-dire l'abolition parfaite du sentiment et de toute action organique dans cette partie. Cette définition donne lieu à deux remarques bien importantes, qui concernent l'attention qu'on doit avoir dans la pratique, de distinguer exactement la gangrène d'avec la pourriture, et de ne pas confondre la mortification apparente d'une partie avec la véritable mortification : de pareilles méprises qui, comme l'observe l'auteur, ne peuvent partir que d'un défaut d'attention, feraient souvent commettre des fautes graves en chirurgie. La distinction de la gangrène en humide et en sèche, qui diffèrent entre elles par leur forme, par leurs effets, et par les indications souvent très-opposées qu'elles fournissent, fait la division naturelle de l'ouvrage en deux parties. — Le caractère propre et distinctif de la gangrène humide consiste dans l'engorgement, c'est-à-dire dans l'abondance des sucs arrêtés dans la partie qui tombe en mortification. C'est l'engorgement qui la rend si susceptible de pourriture et qui est la source principale des indications particulières que fournit ce genre de gangrène ; c'est aussi l'objet principal qu'il faut envisager pour se conduire avec intelligence dans la cure. M. Quesnay établit différents genres de causes de la gangrène humide, qui sont : la contusion, la stupéfaction, l'infiltration, l'étranglement, les morsures venimeuses, l'inflammation, la congélation, la brûlure et la pourriture. Entrons dans le détail de ces genres de causes qui présentent des vues différentes, soit pour prévenir ou traiter la gangrène humide, soit pour en arrêter le progrès, soit enfin pour s'opposer à la pourriture et à ses effets. — La gangrène humide, causée immédiatement par la contusion, fait le premier objet qu'examine M. Quesnay. Le froissement des chairs, occasionné par une forte contusion, affaiblit ou détruit le ressort et le jeu des vaisseaux ; dès lors la partie est censée morte : la substance des chairs écrasées devient laxe et spongieuse, et se laisse remplir excessivement de sucs ; ces sucs retenus causent dans les chairs mortes un engorgement qui suffoque la partie, et bientôt la fait périr entièrement. (On fait observer que c'est le seul cas où l'engorgement succède à la gangrène humide.) Cet engorgement est par lui-même susceptible de progrès dans les environs des chairs écrasées ; il fait obstacle à la circulation dans les chairs voisines, et les sucs qui s'y arrêtent augmentent de plus en plus l'embarras dans la partie blessée. Les sucs arrêtés dans les chairs mortes ou presque mortes, n'étant plus défendus de la pourriture par l'action des vaisseaux, se dépravent et acquièrent une acrimonie et une malignité pernicieuse aux chairs vives voisines. C'est donc cette dépravation des sucs qui fait seule périr immédiatement les parties engorgées. Il faut voir dans l'ouvrage même la distinction que fait l'auteur entre la malignité de la pourriture et la contagion de la pourriture, c'est-à-dire la propriété par laquelle la pourriture s'étend d'une partie à l'autre par la propagation de la pourriture même ; cette distinction est essentielle pour se conduire avec discernement dans la pratique.

Avant que de passer aux indications de la cure de la gangrène dépendante des contusions, M. Quesnay établit une différence entre la gangrène causée immédiatement par la contusion même, et celle qui survient aux parties contuses par l'effet de l'engorgement et de la pourriture. Il était d'autant plus nécessaire de distinguer ces deux cas, qu'ils offrent, comme il sera facile d'en juger, des indications différentes à remplir. La cure de la première espèce de gangrène consiste à séparer les chairs mortes des chairs vives, ou à favoriser cette opération de la nature, qui se nomme chute de l'eschare dans les plaies contuses. L'auteur fait remarquer que le retranchement des chairs contuses ou mortes est plus ou moins pressant, selon que ces chairs ou les incidents qu'elles suscitent peuvent plus ou moins contribuer aux progrès de la gangrène. Si donc les chairs écrasées sont superficielles, elles sont peu à redouter, et l'on peut en toute sûreté attendre leur séparation par la voie naturelle de la suppuration. Mais si la plaie contuse est profonde et étroite, et que les chairs écrasées se trouvent enfermées dans le trajet de la plaie, comme dans les plaies d'armes à feu, on est obligé de dilater la plaie suffisamment pour donner une issue libre aux sucs qui engorgent les chairs, et aux chairs contuses mêmes qui doivent se séparer. M. Quesnay fait sentir en passant l'utilité du séton dans ces sortes de plaies contuses et étroites

qui traversent une partie charnue pour entraîner l'eschare interne à mesure qu'elle se détache par la suppuration. On conçoit que ces moyens simples seraient insuffisants, si une grande quantité de chairs, ou une partie même se trouvaient totalement écrasées et hors d'état d'être revivifiées ; et l'amputation des chairs ou de la partie même deviendrait alors indispensable.

En parlant de la nécessité de la dilatation des plaies contuses et même de l'amputation du membre blessé, M. Quesnay fait observer que les plaies d'armes à feu sont ordinairement accompagnées d'engorgement, et surtout d'une violente commotion ou espèce d'ébranlement interne qui s'étend quelquefois dans la partie blessée, beaucoup au-delà des chairs contuses, et qui souvent se communique, par le moyen du genre nerveux, jusqu'au cerveau dont il dérange les fonctions. — L'auteur, après avoir rapporté le témoignage de Paré sur ce point de doctrine, fait un détail des funestes effets que produit la commotion, ou plutôt la stupeur qui en est la suite, tant dans toute l'économie animale que dans la partie blessée même, d'où il est facile de juger combien la commotion augmente le danger des plaies contuses, et combien elle les dispose à la mortification. C'est à cette occasion que M. Quesnay fait sentir avec quel discernement on doit pratiquer les dilatations dans les plaies d'armes à feu, et combien elles seraient surtout préjudiciables dans les engorgements causés par la stupéfaction. Cette méprise est, dit-il, si fréquente et en même temps si funeste aux malades, qu'elle doit inspirer aux chirurgiens beaucoup de circonspection ; la même remarque s'étend sur les amputations qui paraissent nécessaires en ces circonstances. Les indications qui doivent guider le chirurgien pour prévenir la gangrène qui survient aux plaies contuses, se prennent de l'engorgement, de la stupeur, ou de la pourriture, qui sont les trois causes particulières de cette gangrène ; suivons l'auteur dans ce détail instructif.

Non-seulement, dit M. Quesnay, l'engorgement suffoque l'action organique des chairs contuses, mais il donne encore lieu à la dépravation des sucs qui y sont arrêtés ; ainsi l'indication la plus générale à remplir pour prévenir la gangrène ou en arrêter les progrès, c'est de s'opposer à l'engorgement et de procurer l'écoulement des sucs croupissants. L'auteur détaille les divers moyens que l'art prescrit pour satisfaire à ces vues, et pour déterminer la suppuration qui doit procurer la chute des chairs contuses et mortifiées. Il s'attache à faire connaître le genre d'inflammation qui est de bon augure pour annoncer une suppuration louable, et quelle inflammation est véritablement à craindre ou suspecte. — Les corps contondants qui frappent avec violence une partie, y laissent souvent une stupeur si grande, que la partie reste comme morte pendant plusieurs jours; cet état se termine même quelquefois par la gangrène et par la mort du blessé. M. Quesnay remarque que cette stupeur est le venin que les anciens attribuaient aux plaies d'armes à feu, et que la mortification dont elles sont si susceptibles leur avait fait imaginer. La stupeur est l'accident qui caractérise le plus ce genre de plaies, et qu'il ne faut jamais perdre de vue dans leur cure. Il est donc bien étonnant, suivant la réflexion de l'auteur, que les praticiens y aient eu si peu d'égard, qu'ils n'aient pas encore établi, d'après l'expérience, des règles pour nous mettre en garde contre cet accident lorsqu'on doit s'en défier, ou pour le combattre quand on peut l'apercevoir. Il convient que la stupeur n'est pas toujours manifeste, et qu'il est difficile d'en déterminer les degrés. Il expose cependant les principaux signes qui peuvent faire soupçonner la stupeur, lorsqu'elle n'est pas accompagnée d'engorgement. Il rappelle encore ici le danger des grandes et profondes incisions pratiquées dans les plaies d'armes à feu, accompagnées d'une commotion considérable, et prescrit avec choix et discernement les différents secours que l'on peut opposer à l'état de stupeur et d'engorgement.

Ce détail intéressant est suivi de l'examen des indications que fournit la pourriture, troisième cause de gangrène dans les plaies contuses. Nous ne suivrons pas M. Quesnay dans la perquisition qu'il fait des indications qui doivent déterminer la préférence des topiques antiputrides; nous nous contenterons de, remarquer, d'après l'auteur, qu'en mettant à part tout préjugé contre la torréfaction des chairs gangrénées, pratiquée par les anciens dans les plaies d'arquebusade, ou quand ils amputaient un membre dans le mort, ou même dans les gangrènes de cause interne qui occupaient des endroits fort graisseux et humides, des chirurgiens

habiles et intelligents pourraient trouver encore aujourd'hui à placer ce genre de remède dans quelques cas semblables, où il pourrait être préférable à tous autres secours. M. Quesnay ne balance pas à mettre dans cette classe les plaies d'armes à feu avec stupeur, et particulièrement celles des articulations, où l'on a à craindre les grandes et profondes incisions. — Le troisième genre de cause de la gangrène humide est l'infiltration, ou l'engorgement des sucs blancs dans le tissu cellulaire des graisses. Cette infiltration est généralement attribuée à la débilité des vaisseaux et à l'abondance des sucs séreux. M. Quesnay fait avec raison observer que ces causes ne peuvent immédiatement produire que les enflures œdémateuses qui arrivent par la suppression de l'évacuation et de la sécrétion des excréments séreux, ou dans les cas de dissolution de la masse du sang; c'est aussi la débilité du jeu des vaisseaux qui donne lieu aux œdèmes si familiers aux vieillards, et qu'on regardait comme un effet de l'affaiblissement du ressort, venu par caducité. Mais en examinant tous les différents cas où il survient de l'infiltration, on est forcé de reconnaître un autre genre de cause plus ordinaire de ces enflures, et on découvre qu'elles sont le plus souvent produites par quelque cause irritante qui retarde le cours du sang dans les capillaires veineux. C'est à ce dernier genre de causes que l'auteur se croit en droit d'attribuer les dépôts laiteux, les infiltrations occasionnées par de fortes ligatures, par la morsure des bêtes vénimeuses, par les étranglements qui surviennent aux plaies récentes, soit par le froncement des membranes, soit par l'acrimonie de quelques sucs dépravés et retenus. Il faut lire dans l'ouvrage même la théorie de la formation de ce genre d'engorgement, et les signes qui font distinguer facilement les infiltrations qui dépendent de quelque obstacle particulier qui retarde la circulation dans le tissu cellulaire, d'avec celles qui viennent de la surabondance des sucs séreux, et de l'inertie des vaisseaux. Ce détail est suivi de la cure de ce dernier genre d'infiltration séreuse; celles qui ne dépendent que du défaut d'évacuation des sucs séreux cèdent facilement et en peu de temps aux évacuants généraux; celles qui arrivent par la dissolution simple des humeurs disparaissent aussi bientôt à la cessation des maladies dont la dissolution n'était que l'effet. Mais il n'en est pas de même des infiltrations gangréneuses qui dépendent de quelque ulcère intérieur ; celles-ci résistent pour l'ordinaire à tous les secours proposés pour tarir la source des sérosités et pour débarrasser la partie engorgée. Les incisions auxquelles on a quelquefois recours pour dernière ressource déterminent presque toujours une mortification plus prompte et ne font qu'accélérer la perte du sujet. — M. Quesnay range sous le genre d'étranglement toutes les causes capables de comprimer ou de serrer assez le vaisseau pour y arrêter le cours des liquides et donner lieu à des engorgements plus ou moins considérables. Les engorgements produits par l'étranglement sont de différents genres et de différents caractères, selon les vaisseaux qui se trouvent étranglés ; aussi l'auteur fait-il une distinction bien précise des infiltrations du tissu des graisses, de l'engorgement des muscles, de ceux des veines ou des artères, et il remarque que ces divers genres d'engorgements peuvent être accompagnés d'inflammation, d'œdème, d'ecchymose, etc. Il fait cependant mention d'une espèce particulière d'étranglement, qui est pour l'ordinaire sans engorgement, mais qui est suivi d'une gangrène blanche, et il en établit la vraie raison. Les bornes d'un extrait ne nous permettent point de rapporter ici toute la doctrine de M. Quesnay sur les étranglements et les engorgements ; il faut consulter l'ouvrage même sur ce détail théorique qui est tout neuf, ainsi que sur les causes de ces étranglements gangréneux, qu'il réduit à quatre genres, aux ligatures, aux compressions des vaisseaux faites par des corps étrangers, des tumeurs, ou des parties déplacées, aux plaies ou blessures des parties nerveuses, et à la présence de quelque matière irritante qui fait impression sur ces mêmes parties. Mais nous suivrons l'auteur dans le détail des diverses indications que fournit la cure des étranglements et engorgements gangréneux.

Les vues que fournissent les étranglements causés par des ligatures ou des compressions de vaisseaux ne méritent pas qu'on s'y arrête. L'auteur insiste davantage sur les indications curatives des étranglements qui ont pour cause la lésion ou l'irritation des parties nerveuses. Il établit trois moyens pour dissiper ces étranglements. Le premier consiste à rassouplir et détendre, par des saignées abondantes et par des topiques relâchants, les parties qui sont en contraction. L'au-

teur avertit que ces secours peuvent suffire surtout dans les contusions et inflammations des parties nerveuses, dans les morsures des animaux, et les plaies faites par déchirement ; mais qu'ils sont pour l'ordinaire insuffisants contre les étranglements causés par la blessure des parties nerveuses. On est forcé de recourir alors à la seconde voie qui consiste à débrider, par des incisions suffisantes, les parties nerveuses trop tendues, et à donner issue aux sucs qui croupissent dans le fond de la plaie. Le troisième moyen qu'on peut employer pour prévenir et dissiper les étranglements, c'est d'amortir la sensibilité ou l'activité des parties nerveuses par la cautérisation dans l'endroit même où elles sont blessées. M. Quesnay, après avoir rapporté quelques exemples des heureux succès de cette méthode, fait remarquer qu'elle regarde principalement les nerfs et les gros tendons, et que, par cette voie, on peut éviter de les couper, ce qui rend la cure, en général, et plus facile et plus prompte. — Quand on a satisfait aux indications que présentait l'étranglement, il reste à remédier à l'engorgement qu'il avait causé. On aperçoit aisément que cet engorgement doit offrir des indications fort différentes, selon ses différents états, ou les divers degrés où il est parvenu ; de là, M. Quesnay déduit ses indications curatives, et le choix des différents secours que l'art peut opposer au désordre particulier qui se passe dans la partie blessée, soit pour ranimer l'action organique des vaisseaux, soit pour procurer le dégorgement des sucs qui accablent et suffoquent la partie, soit enfin pour prévenir les sinistres effets de la pourriture, qui est extrêmement à redouter dans toute espèce de gangrène humide.

Les morsures de bêtes venimeuses sont le cinquième genre de cause de cette espèce de gangrène. M. Quesnay commence par établir les preuves de l'existence du venin dans les piqûres de serpents, la morsure des vipères et de la plupart des animaux venimeux, et qui est la véritable cause des désordres qui suivent ces blessures. Il fait ensuite observer qu'une portion du venin, versé dans la plaie, paraît se disperser et porter le désordre par tout le corps, et que le reste semble se fixer à la partie blessée où il entretient les accidents qui arrivent. Les symptômes qui troublent toute l'économie animale, et dont l'auteur fait le tableau d'après plusieurs observations, dépendent tous de l'impression funeste que fait le venin sur le genre nerveux et sur le principe vital qu'il tend à éteindre directement. Ce détail est suivi de l'exposition exacte des accidents qui se manifestent dans la partie blessée même, et entre lesquels l'engorgement paraît être le désordre le plus remarquable et le plus effrayant. M. Quesnay juge, par les suites de cet engorgement, que le venin qui s'insinue dans la plaie produit deux effets très-opposés par l'impression différente qu'il fait sur les parties nerveuses et sur les artères ; car il irrite les premiers et les met dans une forte contraction, et il affaiblit au contraire l'action organique des dernières. Dans les recherches que fait l'auteur pour reconnaître la nature de l'engorgement causé par la piqûre des bêtes venimeuses, il remarque que l'inflammation n'y domine pas, et qu'elle s'éteint d'abord pour faire place à des dispositions gangréneuses ; d'où il conclut que les artères ne sont pas le siége principal de cet engorgement, et que celui-ci réside uniquement dans les capillaires veineux qui se trouvent étranglés par la forte contraction ou le froncement spasmodique des parties membraneuses, déterminée par l'impression irritante du venin. Il est donc vraisemblable que cet engorgement particulier ressemble en tout, par sa nature et par les signes, aux autres engorgements produits par des étranglements manifestes. — Cette théorie nous ramène naturellement, comme le remarque M. Quesnay, à la cure générale et méthodique des engorgements par étranglements ; mais comme ce genre de cure n'est pas encore introduit dans le cas dont il s'agit, et qu'on ignore d'ailleurs si l'expérience n'y apporterait pas quelque modification indiquée par l'impression du venin, cause primitive de l'engorgement, l'auteur se borne à rapporter la cure spécifique qui n'est occupée qu'à opposer au venin, dans tous les temps et dans tous les états de la maladie, divers antidotes découverts par l'empirisme, qui leur a mérité la confiance des plus grands maîtres. On trouve en cet endroit des réflexions importantes sur la manière d'agir et sur les bons effets de la simple application de la thériaque sur les morsures des serpents. Il y a aussi des remarques judicieuses sur l'usage et la vertu des prétendus spécifiques que le préjugé oppose, de préférence à tous autres, à la malignité du venin, et dans lesquels on ne reconnaît cependant d'au-

tre propriété que la vertu stimulante, commune et générale à toutes les cordiaux. L'auteur s'étend beaucoup aussi sur l'utilité des scarifications et taillades pour prévenir l'étranglement et l'engorgement dont les plaies venimeuses sont si susceptibles.

M. Quesnay n'adopte point l'opinion de ceux qui regardent l'inflammation comme la cause générale de la gangrène, ou qui n'envisagent la gangrène que comme le terme d'une inflammation parvenue au suprême degré. Il est même persuadé que l'excès d'inflammation produit rarement la mortification ; mais, en écartant l'inflammation simple du nombre des causes de la gangrène, il reconnaît que la gangrène est fréquemment occasionnée, ou par la malignité qui accompagne l'inflammation, ou par l'excès d'engorgement qui la complique, ou par les étranglements qu'elle suscite, lorsqu'elle occupe ou avoisine les parties nerveuses ; ce qui lui donne lieu d'établir autant de différents genres d'inflammation gangréneuses qu'il vient d'admettre de complications capables de faire dégénérer une inflammation en gangrène. Suivons l'auteur dans ce détail curieux et instructif. La malignité qui accompagne les inflammations et qui peut y déterminer la mortification, est de plusieurs sortes, et M. Quesnay établit trois espèces d'inflammations gangréneuses malignes relativement à leurs effets, ou à la manière dont elles se déclarent. Il donne à la première espèce le nom d'inflammation *morte*, parce qu'elle s'annonce tout d'abord par l'extinction du principe vital. A peine cette inflammation s'empare-t-elle d'une partie qu'elle la fait périr sur-le-champ ; l'auteur la compare aux taches pourprées. — Les inflammations caustiques sont la seconde espèce d'inflammation maligne gangréneuse : le genre de malignité qui la produit semble consister dans une acrimonie brûlante, capable de détruire les parties solides dont elle se saisit. Ces inflammations sont suivies d'eschares quelquefois dures et sèches, quelquefois molles et glaireuses ; elles comprennent les furoncles, les anthrax ou charbons, les érysipèles escharotiques, etc. — Enfin les inflammations se trouvent accompagnées d'une malignité qui paraît tenir en partie de celle qui agit par une acrimonie brûlante. Cette malignité mixte se manifeste assez dans les érysipèles brûlants et gangréneux qui se couvrent de phlyctènes remplies de sérosité. Ces vésicules se forment incontestablement par une substance acrimonieuse et fort active, qui agit de la même manière que les vésicatoires et le feu, et ruine l'adhérence de l'épiderme avec la peau. L'acrimonie de la cause de ces érysipèles brûlants est bien prouvée encore par la chaleur de ces sortes d'inflammations, qui est aussi vive que celle que fait sentir l'action des caustiques. Cependant avec cette ardeur, la partie prend d'ordinaire, en se mortifiant, une consistance œdémateuse, et la gangrène fait des progrès souvent très-rapides. D'où il paraît que cette troisième espèce d'inflammation maligne tient effectivement de la nature des inflammations mortes et des inflammations brûlantes. — Le second genre d'inflammation gangréneuse renferme celles qui dépendent de l'engorgement excessif des artères : le cours du sang se trouvant totalement arrêté dans tous les capillaires artériels de la partie enflammée, l'action de ces vaisseaux et la chaleur de la partie sont bientôt entièrement éteintes, et la gangrène s'en empare. L'auteur établit un signe distinctif de cette inflammation *suffoquée* qu'il croit néanmoins fort rare, d'avec l'inflammation *morte* dont il a parlé ci-dessus, et qu'on pourrait facilement confondre ensemble. Ce signe est que, dans ce dernier cas, l'inflammation s'éteint dès sa naissance, et avant que la tumeur ait eu le temps de se former entièrement; au lieu que l'inflammation par excès d'engorgement ne s'éteint que dans son progrès et lorsque la tumeur est devenue excessive. Il était d'autant plus important de démêler ces deux sortes d'inflammations gangréneuses, qu'elles offrent des indications bien différentes à remplir. Enfin les inflammations peuvent causer des gangrènes fâcheuses, quand elles avoisinent des parties nerveuses auxquelles elles se communiquent. — La distinction du caractère particulier des différents genres d'inflammations gangréneuses qu'on vient d'établir, était indispensable pour démêler les différentes vues curatives que chacune d'elles doit présenter, et que nous parcourrons en peu de mots, d'après M. Quesnay. — L'auteur s'attache d'abord à démontrer l'inutilité de la simple méthode antiphlogistique, pour combattre la cause, ou prévenir les suites fâcheuses des inflammations malignes, qui dépendent d'un hétérogène pernicieux répandu dans la masse des humeurs, et qui, tendant immédiatement à éteindre le principe vital,

fait périr la partie où il se dépose, d'une manière aussi inconnue que l'hétérogène même. M. Quesnay prétend qu'on ne doit faire aucune tentative pour empêcher ce délétère de se déposer au dehors, d'autant plus qu'il serait à craindre que, par sa rentrée, il n'occasionnât la mort du malade en se plaçant sur quelque viscère : au lieu que s'il y a quelque espérance pour la vie du sujet, ce ne peut être que lorsque ces inflammations se fixent à l'extérieur, et qu'elles y fixent avec elles la plus grande partie de l'hétérogène qui était répandu dans le sang. Les praticiens verront dans le livre même les raisons du peu d'avantage des saignées dans ce genre d'inflammations malignes, ainsi que dans les érysipèles caustiques, et l'exception qu'on y fait de quelques circonstances particulières qui indiquent quelquefois, mais avec beaucoup de circonspection, l'usage de ce remède. — M. Quesnay, pour fixer les indications particulières de la cure des inflammations mortes, les considère sous deux états différents; savoir, quand elles font encore des progrès et qu'elles ne sont pas encore entièrement éteintes, et quand elles sont absolument dégénérées en gangrène. Dans le premier état, tâcher de fortifier et de soutenir le principe vital, faire en sorte de revivifier les chairs mourantes de la partie malade; dans le second état, travailler à procurer la séparation des chairs gangrénées d'avec les chairs vivantes par le moyen de la suppuration, si la nature paraît disposée à seconder les procédés de l'art : telles sont les seules vues curatives à remplir. Les moyens, tant intérieurs qu'extérieurs, convenables pour satisfaire à ces indications différentes, le temps précis de les placer à propos, les signes qui annoncent ce temps favorable, le danger de ces moyens appliqués à contre-temps; tous ces points sont détaillés par l'auteur avec la plus grande précision. — La cure des érysipèles gangréneux avec phlyctènes présente à peu près de semblables vues; mais comme c'est de toutes les inflammations malignes celle qui est accompagnée d'un engorgement plus étendu, elle exige de la part du chirurgien l'attention de songer à procurer le dégorgement des chairs qui tombent en gangrène, et à préserver de la pourriture les sucs qui occupent encore ces chairs, avant que de s'occuper à ranimer les chairs languissantes de la partie, et à procurer, par la suppuration, le détachement et la chute de celles qui sont entièrement mortifiées.

La cure des inflammations brûlantes ou escharotiques demande moins de détail : la seule vue que l'art ait à remplir, c'est de procurer par la suppuration la chute des chairs gangrénées, et réduites en eschares ; mais il ne faut s'occuper de ces eschares que lorsqu'elles sont bien formées et absolument bornées, et que la suppuration se déclare à leur circonférence. M. Quesnay fait sentir les inconvénients des remèdes vifs et des attractifs irritants, recommandés cependant par bien des praticiens dans le traitement des charbons et anthrax. Il fait voir les cas particuliers où il peut être utile d'ouvrir les grands furoncles, et de scarifier les eschares des érysipèles brûlants, et les avantages que peut procurer la cautérisation des croûtes de l'anthrax. Nous ne parlerons point ici de la cure des inflammations gangréneuses par étranglement et par excès d'engorgement, parce qu'elle ne diffère en rien de celles des autres gangrènes humides dépendantes de ces mêmes causes. — La brûlure est le septième genre de causes de la gangrène humide : le détail que fait M. Quesnay des diverses espèces ou degrés de brûlure prouve évidemment qu'on peut réduire leur cure à des règles et à une méthode, et que tous les remèdes spécifiques accrédités par l'empirisme ont un rapport exact aux différentes indications que peuvent fournir les divers états de cette maladie ; et ce sont ces diverses indications qui doivent en déterminer l'usage. Elles se réduisent, suivant les circonstances, ou à amortir simplement l'action du feu, et à prévenir l'engorgement des parties brûlées, ou à dissiper les froncements que l'activité du feu a causés dans les chairs, et à combattre l'inflammation si elle vient à s'allumer ou à ranimer l'action des chairs, quand elle est faible et languissante, et à s'opposer à la pourriture des sucs qui les engorgent, ou enfin à procurer la chute des eschares gangréneuses. — M. Quesnay donne dans le chapitre suivant une description des gangrènes causées par le froid excessif et par la gelée. Il fait observer que cette espèce de gangrène est souvent sans aucun engorgement, et quelquefois avec engorgement. Après avoir fait connaître tous les inconvénients d'exposer les parties gelées à une chaleur un peu considérable, et en avoir déduit les raisons, il fait mention

des bons effets de l'eau froide et de la neige, pratique que l'expérience a tracée, pour redonner insensiblement aux sucs leur fluidité dans toute l'étendue de la partie gelée, et qui doit toujours précéder l'application des moyens capables de réveiller la chaleur naturelle et l'action des vaisseaux, qui seule peut achever de rétablir la fluidité des sucs. Au reste, la cure des gangrènes causées par le froid est la même que celles des autres gangrènes avec engorgement. — La pourriture est le dernier genre de causes de la gangrène humide. M. Quesnay fait observer que la pourriture précède cette espèce de gangrène, et en est la première cause ; 1° par la dissolution putride de la masse des humeurs ; 2° par la suppuration putride et virulente ; 3° par les congestions putrides ; et 4° par les sucs épanchés ou retenus qui se corrompent. M. de la Peyronie est le premier, suivant la remarque de M. Quesnay, qui nous ait fourni des observations exactes sur les gangrènes produites par la dissolution putride de la masse des humeurs ; et c'est d'après ces faits que l'auteur établit les signes de ces gangrènes funestes, contre lesquelles toutes les ressources de l'art sont inutiles. Il porte le même jugement des ulcères gangréneux qui dépendent d'un virus qui a entièrement infecté le sang, et contre lesquels on n'a pas encore découvert de spécifique sûr. Ces ulcères ne sont curables que lorsqu'ils dépendent d'un virus que l'on peut dompter et détruire, ou lorsqu'ils dépendent seulement d'un vice local. On ne peut rien ajouter à la pratique que prescrit M. Quesnay pour la cure de ces derniers ulcères, ainsi que pour celles des gangrènes qui dépendent de congestions putrides, ou d'humeurs extravasées et putréfiées. Ce détail termine la première partie de l'ouvrage dont nous donnons l'extrait : la gangrène sèche fait l'objet de la seconde partie du même ouvrage. — M. Quesnay renferme sous le genre de la gangrène sèche toutes celles qui ne sont pas accompagnées d'engorgement, et qui sont suivies d'un dessèchement qui préserve la partie morte de tomber en dissolution putride. L'auteur prouve d'abord que la cause de cette gangrène attaque premièrement les artères dont elle éteint l'action organique, et que les nerfs destinés au sentiment et aux mouvements volontaires sont les derniers où la vie s'éteint dans la plupart de ces gangrènes ; il tire de ce principe posé, et qui mérite beaucoup d'attention, l'explication de tous les effets sensibles qui précèdent, accompagnent et suivent la gangrène sèche. Telles sont, entre autres, les douleurs atroces que causent souvent des gangrènes, lorsqu'elles s'emparent d'une partie, et qui durent avec la dernière violence, même lorsque la partie est devenue très-froide : tel est encore ce sentiment de chaleur brûlante qu'éprouve le malade dans cette même partie mourante, sans qu'il y ait d'inflammation. M. Quesnay remarque néanmoins qu'il y a quelques gangrènes sèches qui commencent par une espèce d'inflammation superficielle qui ne forme point de tumeur, et qui s'éteint à mesure, marquant par son progrès les progrès même de la gangrène ; il y a de ces gangrènes qui sont précédées d'un sentiment de froid douloureux ; d'autres s'emparent d'une partie, sans y causer de douleurs ; les malades s'aperçoivent seulement d'un sentiment confus de pesanteur, de stupeur ou d'engourdissement, et d'un froid fort supportable, qui annoncent assez une paralysie des artères. M. Quesnay examine ensuite la raison des variétés qui se remarquent dans la couleur des parties attaquées de gangrène sèche ; c'est-à-dire, pourquoi, dans certains cas, il y a de la lividité ou de la noirceur, et qu'en d'autres cas, la couleur de la peau est pâle et d'un blanc terne ; pourquoi les gangrènes sèches sont rarement contagieuses, quoiqu'ordinairement accompagnées de puanteur qui marque la pourriture dont elles sont atteintes ; pourquoi ces gangrènes ont quelquefois des progrès très-rapides, et quelquefois très-lents ; pourquoi elles ne sont pas pour l'ordinaire accompagnées de phlyctènes : il faut avoir toutes ces discussions théoriques dans l'ouvrage qui ne laisse rien à désirer. Pour l'explication de tous les différents phénomènes qui se manifestent dans ce genre particulier de gangrène, nous nous bornerons à observer, d'après M. Quesnay, que les gangrènes sèches sont primitives ou essentielles, ou consécutives et dépendantes de quelqu'autre maladie. Les gangrènes sèches consécutives, lorsqu'elles dépendent de quelque maladie aiguë, sont ou symptomatiques, ou critiques. L'auteur rapporte des exemples de ces diverses espèces de gangrènes sèches qui, comme il le fait remarquer, sont quelquefois salutaires, lorsqu'elles se placent avantageusement, ou qu'elles ne s'étendent pas excessive-

ment. — M. Quesnay entre ensuite dans l'examen des causes ordinaires de la gangrène sèche, il les réduit à deux genres. 1° A celles qui interceptent immédiatement le sang ou les esprits ; telles sont les compressions, la ligature ou la section des nerfs ou des artères, les passions outrées et subites, l'extrême caducité, les évacuations qui vont jusqu'à l'épuisement. 2° A celles qui éteignent immédiatement l'action organique des vaisseaux artériels d'une partie, et qui par cette extinction causent ensuite la perte de la partie. Le second genre de cause dépend toujours de quelque substance pernicieuse qui se mêle avec nos humeurs. En examinant les différentes sources capables de fournir les substances qui infectent les humeurs, l'auteur en découvre quatre principales. 1° Les substances corrompues qui s'introduisent par la voie des aliments, et passent avec eux dans nos vaisseaux ; tels sont les grains ergotés. 2° L'infection du sang causée par quelque virus, ou par des matières purulentes, entretenues par de longues suppurations. 3° Les causes humorales des maladies habituelles qui, indépendamment de la suppuration, parviennent quelquefois à un degré de malignité capable de faire périr la partie où elles se fixent : tels sont les virus vénérien et scorbutique, et l'humeur de la goutte. 4° Enfin les causes des maladies aiguës, telles que les fièvres malignes et pestilentielles. M. Quesnay rapporte un grand nombre d'exemples de gangrènes occasionnées par ces différentes causes, qui lui fournissent ensuite la source des indications que l'on doit envisager dans la cure de ces espèces de gangrènes. — Prévenir le mal, en arrêter les accidents, le guérir lorsqu'il est arrivé, voilà les vues générales que nous avons à remplir ; mais il s'en faut de beaucoup que l'art seconde nos intentions. La médecine, dit M. Quesnay, a si peu de ressources contre les maladies qui font naître et qui entretiennent la plupart de ces gangrènes, que souvent les opérations de la chirurgie et les remèdes extérieurs ne peuvent avoir aucun succès. En effet, quels secours offre l'art de guérir pour la cure préservative de la gangrène sèche, relativement aux deux genres de causes qui la produisent ? Quant au premier genre, la chirurgie peut à la vérité lever les obstacles extérieurs qui interceptent le cours du sang et des esprits ; mais les causes sont rares. C'est en vain que la médecine cherche à remédier à celles qui dépendent de l'épuisement et de la caducité. L'art de guérir n'est pas moins impuissant contre celles qui dépendent de quelque vice humoral et qui sont les plus ordinaires. Toutes ces causes, à l'exception de quelques-unes, et entre autres le vice vénérien dont nous avons le spécifique, cèdent très-difficilement aux divers moyens qu'on leur oppose. Il faut voir ici ce que M. Quesnay pense du succès des cordiaux, et en particulier de l'usage du quinquina, recommandé comme un spécifique contre ce genre de gangrène. Quelques exemples qu'il rapporte sembleraient montrer qu'il y aurait plus à espérer du côté du régime. Il indique enfin les divers secours qu'on peut utilement administrer contre les gangrènes qui dépendent de la dissolution putride de la masse des humeurs.

Dans l'examen que fait M. Quesnay, des indications contre la douleur qui accompagne quelquefois les gangrènes sèches, le résultat de ses recherches est qu'on n'a pas encore trouvé de remèdes pour calmer ces douleurs atroces, qui sont néanmoins l'accident le plus fâcheux que nous ayons à réprimer. — La troisième indication qui consiste à amputer les parties gangrenées, ou à en procurer la séparation d'avec les chairs vives, semble être entièrement soumise aux opérations et aux remèdes de la chirurgie. L'auteur observe cependant qu'on en tire souvent si peu de secours, que cet art ne paraît pas non plus, dans ce dernier cas, d'une grande ressource. Il est vrai que souvent aussi on en fait un si mauvais usage, qu'on est fondé à soupçonner que cette partie de la chirurgie est encore fort imparfaite, ou du moins très-peu assujettie aux indications particulières sur lesquelles nous devons nous régler. M. Quesnay examine et suit ces différentes indications qui doivent diriger la marche du chirurgien, conformément à celle de la nature, qu'on ne doit point troubler dans la cure des gangrènes sèches. Cet ouvrage enrichit la chirurgie d'une méthode de traiter toutes les espèces de gangrènes trop souvent confondues sous un même point de vue dans la pratique.

*Observations sur la cure radicale de plusieurs polypes de la matrice, de la gorge, et du nez, opérée par de nouveaux moyens inventés par M. LEVRET. Vol. in-8°.*

Cet ouvrage est divisé en deux parties. La première traite des polypes particuliers aux femmes; et sous ce nom, M. Levret comprend toutes les excroissances fongueuses ou charnues de la matrice ou du vagin. La seconde partie traite des polypes de la gorge ou du nez. — Les polypes particuliers aux femmes prennent naissance de la propre substance de la matrice, ou naissent immédiatement du vagin. Le détail de chaque espèce est présenté dans autant de sections, qui ont pour objet le polype attaché au fond de la cavité de la matrice, avec lequel l'auteur croit pouvoir confondre les môles qui ont une attache en forme de pédicule en quelques points des parois intérieurs de la matrice; le polype qui a son attache dans l'intérieur du col propre de la matrice; le polype qui prend naissance extérieurement au bord de l'orifice de la matrice. Signes, accidents, curation, tout est développé dans le livre de M. Levret, de façon à faire voir que les anciens ne connaissaient point ou qu'ils connaissaient mal cette partie de la chirurgie, et que la matière est presque toute neuve pour les modernes mêmes. Nous n'analyserons point cet ouvrage pour la perfection duquel le Mémoire de M. Levret, imprimé dans ces Mémoires, semble avoir été fait. En les lisant tous deux, on verra un auteur plein de sa matière, tout occupé d'agrandir ses connaissances à mesure que de nouveaux faits s'offrent à lui, et d'enchérir sur les moyens, quoique très-bons, qu'il avait trouvés d'abord pour la cure des polypes utérins. Le génie, secondé de l'expérience et des réflexions, lui a suggéré des découvertes précieuses dans les instruments qu'il a imaginés pour faire la ligature des tumeurs polypeuses, et son dernier chef-d'œuvre à cet égard est publié dans le Mémoire déjà cité.

Mais il ne suffisait pas de donner les signes caractéristiques des diverses espèces de polypes utérins; il fallait de plus indiquer les signes univoques et distinctifs des autres tumeurs qui naissent souvent dans les mêmes parties, et dont l'apparence pourrait en imposer dans la pratique, de façon à les confondre avec les polypes utérins. C'est le sujet d'un second article qui traite des descentes ou hernies de la matrice, et d'un troisième qui traite des descentes du vagin, et des tumeurs qui, étant faites par le déplacement de quelques-uns des viscères du bas-ventre, font bosse dans l'intérieur du vagin; tels que l'épiploon, les intestins, la vessie. L'auteur s'arrête moins à donner des plans de curation pour toutes ces espèces de maladies qui ne font point son objet, qu'à en établir les signes propres, afin de déterminer l'espèce de moyen curatif qui convient à chacune d'elles en particulier. — Dans la seconde partie de l'ouvrage, M. Levret considère essentiellement les polypes qui peuvent attaquer indistinctement les deux sexes; c'est-à-dire, qui prennent naissance de la membrane pituitaire, et se font apercevoir, soit dans le nez, soit dans la gorge, ou derrière le voile du palais, soit dans ces deux parties en même temps. Il établit d'abord les différences distinctives de ces excroissances, à raison de leur essence, figure et consistance, de leurs accidents, de leurs complications, etc., ensuite il examine dans le premier article la cure des polypes du nez par les quatre moyens connus; la cautérisation, l'incision, l'arrachement, et la ligature. Ce sont autant de matières pour quatre sections; et une cinquième est employée à détailler de nouveaux moyens propres à lier les polypes dans le nez. Toutes les différentes façons d'attaquer ces polypes sont appréciées avec justesse; l'auteur fait voir qu'il n'y en a point qui n'ait ses avantages et ses inconvénients, et il détermine le choix. Le second article a pour objet la ligature des polypes de la gorge, auxquels M. Levret a appliqué avec succès les nouveaux procédés inventés pour lier les polypes du nez; et il propose, pour la facilité de cette opération, un *speculum oris* de son invention, qu'il croit supérieur à tous ceux décrits jusqu'ici dans différents auteurs. L'article troisième traite de la ligature et de la section de la luette; maladie que l'on sait être endémique dans le nord. Les polypes muqueux ou vésiculaires font le sujet de l'article quatrième. M. Levret dit s'être servi dans ce cas, et à l'avantage des malades, d'un médicament connu, mais qu'on n'avait point mis en usage pour cela: c'est du vinaigre distillé, et saturé de blanc de céruse. L'ozène est la matière du cinquième article; M. Levret a cru devoir l'ajouter au reste de l'ouvrage, tant parce que cette maladie est

quelquefois la suite de l'arrachement des polypes du nez, que parce qu'il avait sur ce sujet quelques observations fort intéressantes. Dans l'article sixième, on trouve la description d'un instrument propre à porter des ligatures dans des lieux profonds. L'article septième et dernier contient diverses observations sur des polypes du nez et de la gorge, entre lesquelles on retrouve celle de feu M. Manne, qui était associé de l'Académie, et jouissait à Avignon de la plus haute réputation. Il y en a d'excellentes, au nombre de quarante, répandues dans tout cet ouvrage, et rapportées aux endroits où il est nécessaire de confirmer par l'expérience l'utilité des moyens employés pour la cure des diverses maladies dont l'auteur avait fait l'histoire; plusieurs sont de M. Levret même; les autres de chirurgiens habiles, qui ont bien mérité de la chirurgie en publiant leurs remarques, ainsi que leurs instruments. On voit ici plusieurs de ces instruments, inventés par Paré, Fabrice de Hilden, Dionis, Heister, M. Lecat, M. de la Faye. Six planches en taille douce, et leur explication, terminent cet ouvrage, sans contredit le plus parfait qui ait encore paru en ce genre, si l'on veut bien sacrifier quelques négligences de style à l'importance de la matière.

----

*Observations et remarques sur les effets du virus cancéreux, et sur les tentatives qu'on peut faire pour découvrir un spécifique contre ce vice;* par M. LOUIS. vol. in-12.

On sait que des efforts assez légers peuvent fracturer les os devenus fragiles par quelque vice qui en altère la substance: mais nous avons peu d'observations exactes sur toutes les circonstances de ces sortes de cas. M. Louis donne dans cette dissertation sur les effets du virus cancéreux, tout ce qu'il a remarqué sur une dame âgée d'environ soixante ans, qui a eu un bras fracturé par un cocher qui l'aidait à monter en carrosse, et qui, sept mois après, étant assise dans un fauteuil, se cassa la cuisse, en laissant tomber négligemment sa main fermée sur cette partie. Cette dame avait un cancer ulcéré à l'une des mamelles; elle en attribuait la cause à un coup qu'elle y avait reçu trois ans auparavant; elle mourut quatre mois après la fracture de la cuisse,

M. Louis n'a pas négligé l'examen de ces os à l'ouverture du cadavre, et il a trouvé qu'ils méritaient d'être présentés à l'Académie. Il n'y avait aucune atteinte de carie ; ils étaient plus secs que les os frais ne le sont naturellement, ce qui les avait rendus très-fragiles. La moelle en était sèche, blanche, friable et isolée dans le canal ; il ne s'était point fait de cal, quoiqu'ils fussent réunis : ils s'étaient tuméfiés et ramollis à l'endroit des fractures, où ils avaient acquis une consistance cartilagineuse. M. Louis rend raison de ces dispositions. Il remarque d'abord que le virus carcinomateux, qui est incontestablement la cause de tout ce qui est survenu contre l'ordre naturel, n'a fait primitivement aucune impression sur la substance de l'os, puisqu'il n'y avait ni carie, ni la moindre érosion. Il distingue avec attention deux effets fort différents de la même cause ; l'un primitif, et l'autre venu par occasion : par le premier, les os étaient secs et fragiles ; ils se sont amollis et sont devenus comme cartilagineux, à l'occasion des fractures, et dans le lieu même où les os ont été fracturés. Avant que d'expliquer ces deux effets, M. Louis examine comment les os ont pû être affectés, sans que le virus ait causé la moindre altération dans d'autres parties, ni aucun trouble dans l'économie animale ; car il a fait observer que la personne dont il parle paraissait jouir d'une parfaite santé, et que ce n'a été qu'à l'occasion de la seconde fracture qu'elle a parlé de son cancer. La matière putride que produit cette maladie, pervertit ordinairement toutes les humeurs, lorsqu'elle est résorbée dans la masse du sang ; c'est ce qui occasionne les dégoûts, les douleurs, les anxiétés, la fièvre, la consomption et enfin la mort, qu'on voit presque toujours précédée de quelques évacuations colliquatives, et principalement du cours de ventre. Il arrive cependant quelquefois que les os sont seuls primitivement affectés. La personne qui fait le sujet de l'observation de M. Louis était fort grasse ; ne pourrait-il pas se faire que, dans une telle constitution, les sucs onctueux dont la masse des humeurs est fournie, agissent par inviscation sur la lymphe putride, et servissent d'enduit à toutes les parties molles, ce qui la garantirait, du moins pour un temps, contre l'acrimonie du virus cancéreux ? Mais pourquoi la moelle et les sucs médullaires, qui sont des substances très-onctueuses, n'ont-ils pas été pré-

servés de l'action du virus ? C'est précisément ces sucs que le vice cancéreux a altérés ; et la moelle est aux os ce que la graisse est aux autres parties du corps. M. Louis trouve la solution de cette difficulté dans un passage du célèbre professeur de chirurgie Marc Aurèle Séverin, au traité *de abscondita abscessuum natura*, *libr. de pœdarthrocace*, *cap*. 9. Il y donne l'explication générale de ces phénomènes particuliers, c'est-à-dire, la raison pour laquelle les os sont plus susceptibles que les parties molles d'être altérés par un virus. « Lorsque les » humeurs sont corrompues, elles peu- » vent, dit cet auteur, communiquer » leur dépravation aux parties qu'elles » nourrissent ; mais les parties molles en » sont principalement garanties, parce » qu'elles agissent sur les sucs viciés, » et que par cette action ils peuvent » être atténués, embarrassés et même » expulsés. Il n'en est point ainsi des os, » qui étant de toutes les parties du corps » les moins sanguines, les plus faibles et » les plus raides, sont, par le défaut » d'action de leurs fibres, dans le cas de » recevoir et de retenir ce dont les par- » ties molles se sont débarrassées. » *Tales* (humores corrupti) *accedentes in substantiam alendarum partium, has non corrumpere non possunt ; maxime autem inter omnes tuentur se carnes, et ad hanc naturam accedentes aliæ partes, sic , ut alienum a se , vitiosumque succum quoad ejus fieri licet vel concoquant et commoderentur, vel abjiciant ; non ita quidem ossa, quæ inter omnes corporis partes sunt debilissimæ, atque etiam exsangues et frigidissimæ ; quapropter id quod a se rejecerant carnes, ipsa recipient.* Voilà donc la fragilité des os qui est l'effet de leur sécheresse, causée par l'altération des sucs moelleux : il s'agit d'expliquer comment les os se sont tuméfiés et ramollis à l'occasion des fractures. M. Louis résout cette autre difficulté en appliquant les connaissances physiologiques sur la nutrition des parties à ce point de pathologie. Ce sont les sucs nourriciers qui doivent consolider les os ; et ces sucs sont bien différents de la moelle et des sucs médullaires. La lymphe nourricière dépravée n'était plus capable d'acquérir la consistance nécessaire pour former un cal ; tant que la continuité des fibres osseuses a subsisté, cette lymphe nourricière n'a manifesté son vice par aucune altération sur la substance de l'os. Ainsi l'effet primitif du virus cancéreux a été de changer le caractère des sucs moelleux ; ce sont eux qui dans l'état naturel rendent les fibres osseuses, souples et capables de résister à des efforts assez violents : l'effet de la perversion de ces sucs est de rendre les os secs et très-cassans. L'augmentation du volume de l'os, et leur mollesse cartilagineuse à l'endroit des fractures, sont un effet de la dépravation des sucs nourriciers ; ce sont des accidents consécutifs, survenus à l'occasion des fractures ; c'est ainsi que l'auteur a conçu la différence des effets de la même cause, par l'examen de la nature et des usages des différents sucs, sur lesquels cette cause a agi. Il propose l'usage intérieur de l'alun, pour combattre le virus cancéreux ; il se fonde sur des raisons tirées des effets connus du virus, et des vertus et de la manière d'agir de ce médicament ; il s'appuie aussi sur une observation intéressante de M. Quesnay, qui a trouvé que la vermiculaire (*sedum vermiculare flore albo*) était un excellent remède contre les suppurations putrides, et que sa vertu allait même jusqu'à moriginer beaucoup le virus cancéreux.

---

*Dissertation sur les maladies héréditaires*; par M. Louis. In-12.

L'Académie des sciences établie à Dijon avait proposé, pour le sujet du prix de l'année 1748, qu'on déterminât *comment se fait la transmission des maladies héréditaires*. M. Louis dit qu'en faisant des recherches sur cette question, pour découvrir les motifs qui avaient pu si généralement persuader les auteurs de cette transmission morbifique, il n'avait aperçu sur ce point que des allégations vagues, qu'une tradition reçue aveuglément, et transmise de siècle en siècle, sous l'autorité de quelques faits particuliers, dont les différentes circonstances lui ont paru n'avoir point été assez exactement observées. — Il s'agissait d'abord de fixer ce qu'on doit entendre par *maladie héréditaire*. M. Louis ne donne point ce nom à certaines maladies dont les parents sont actuellement attaqués, et que les enfants apportent au monde ; telle est la maladie vénérienne à un enfant d'une mère qui en est atteinte. Dans ce cas, c'est une maladie acquise par communication, et elle n'est pas plus héréditaire que celle qu'un

enfant né de parents fort sains aurait gagnée de sa nourrice. Il ne peut y avoir de contestation sur ce principe. Les pathologistes qui ont approfondi le plus la question des maladies héréditaires, excluent des causes de ces maladies le sang de la mère ; elles ne doivent pas être plutôt réputées héréditaires que celles qui résultent de la mauvaise qualité du lait. Ils pensent que la disposition héréditaire aux maladies, et qu'ils appellent *morborum seminarium*, doit être imprimée dans l'humeur spermatique dont sont formées les parties solides du corps. Dans ce cas, les maladies héréditaires affecteraient les parties solides, et le vice héréditaire serait constant et immuable ; il passerait nécessairement du père au fils. Ceux qui soutiennent l'hérédité des maladies ne peuvent admettre cette opinion démentie par ce qui se passe sur ce fait dans toutes les familles. Ils ne prétendent pas qu'on doive remarquer une succession constante d'une maladie dans une famille ; mais que le vice qui est dans le germe avant sa fécondation peut être substitué à la troisième ou quatrième génération et par-delà, s'il se trouve des causes capables d'empêcher les mauvais effets de ce vice. Cette opinion suppose des germes préexistants et une génération simultanée de tous les hommes ; en sorte qu'ils ne seraient produits que par le développement successif des germes renfermés les uns dans les autres, collectivement dans le premier homme au moment de la création. Les naturalistes modernes rejettent cette hypothèse comme une chimère, quelque accréditée qu'elle ait été dans les écoles. Dans cette opinion, il n'y aurait point de maladies héréditaires, elles seraient toutes individuelles et acquises, à moins que certaines suites de germes n'aient été affectées vicieusement dans la création, par une volonté particulière et déterminée du Créateur : ce qui ne doit ni ne peut être supposé ; dans le sentiment de la production successive, il n'y aurait point de maladies héréditaires ; les germes des neveux n'existent point dans les aïeux ; les maladies auxquelles ceux-ci étaient sujets ne peuvent par conséquent être transmises à leur postérité, du moins par substitution.

Après avoir discuté le sentiment des maladies héréditaires, en le jugeant sur les différentes opinions qu'on a sur la génération, l'auteur examine les causes qui donnent lieu aux maladies qui passent communément pour héréditaires, telles que la pierre, la goutte, la phthisie et l'épilepsie. Nous ne rapporterons, pour exposer sa doctrine, que les inductions qu'il tire de l'exposition des causes de la pierre contre l'hérédité de cette maladie. — S'il ne se fait transmission que d'une disposition à la maladie, en quoi consistera cette disposition dans le fils d'un calculeux ? Le tempérament des enfants qui naissent d'un même père et d'une même mère est presque toujours différent : les uns sont bilieux, les autres sanguins ; les uns sont gais, vifs ; les autres sérieux, pesants : ces différences d'humeurs, de caractère et d'inclination dans les frères et sœurs, sont des suites de la différence des tempéraments, et elle dépend peut-être moins de la constitution primitive ou radicale, que d'une disposition acquise par la combinaison infiniment variée de toutes les choses extérieures ; comme du temps où un enfant est né, de ce qu'il a plus ou moins souffert en naissant, de l'état de plénitude plus ou moins grand des vaisseaux à l'instant de sa naissance, de la qualité du lait de sa nourrice, de l'air plus ou moins épais, plus ou moins sain qu'il aura respiré dans les premiers temps, etc. Toutes ces circonstances sont sujettes à des combinaisons infiniment variées ; il ne faut donc pas s'étonner que les tempéraments soient si différents dans une même famille, s'ils dépendent de tant de choses extérieures. C'est cependant dans notre tempérament que se trouvent la source et le principe de toutes nos maladies, parce qu'il nous rend plus ou moins disposés à la production des effets des causes morbifiques. L'action des fibres plus ou moins forte et vigoureuse façonne et modifie différemment les humeurs de notre corps ; ces humeurs agissent suivant leur qualité, et suivant leur quantité, sur les solides dans lesquels elles sont contenues, et elles en déterminent diversement les actions. De là viennent les complexions particulières qui mettent tant de différence entre les hommes, tant par rapport aux dispositions du corps qu'aux caractères de l'esprit.

Or, si la diversité des tempéraments n'est point héréditaire, comment les maladies qui en sont les suites pourraient-elles se transmettre ? Le fils d'un pierreux peut très-naturellement ne pas se trouver dans le cas de son père, et avoir les vaisseaux des reins dans une tension suffisante pour conserver la chaleur requise, et empêcher la coagulation des matières qui se filtrent dans ces viscères. Si cet homme devient sujet à la pierre, pourra-t-on dire que cette disposition ne lui est point propre et individuelle, puisque la combinaison de différentes causes extérieures aurait pu le soustraire à cet accident ? M. Louis cite à ce sujet l'exemple de Montagne. Le père de cet auteur mourut très-affligé d'une grosse pierre qu'il avait dans la vessie ; il ne s'aperçut de son mal que dans la soixante-septième année de son âge, n'ayant senti aucune douleur aux reins, ni dans les côtés, ni ailleurs avant ce temps-là, ayant toujours joui d'une parfaite santé : il a vécu sept ans depuis, traînant une vie très-douloureuse. Montagne, né vingt-cinq ans avant que son père se sentît attaqué de la maladie dont on vient de parler, pendant sa plus vigoureuse santé, le troisième de ses enfants en rang de naissance, paraît avoir hérité de cette qualité pierreuse : il demande comment lui seul est attaqué de la pierre parmi tant de frères et de sœurs tous nés d'une même mère ; comment la légère substance dont son père le bâtit, lorsqu'il était si éloigné du mal, portait-elle une impression qui a pu rester si long-temps cachée en lui, qu'il ne s'en est ressenti qu'à l'âge de quarante-cinq ans ? Comme ce fait serait très-important à l'hérédité des maladies, et que dans les principes de M. Louis il ne prouve rien, il en conclut qu'il n'y a point de maladies héréditaires ; il cite, sur tous les points qu'il discute, plusieurs autorités qu'il applique à son système par les conséquences qu'il en tire. Il pense que quand on saurait par révélation qu'il y a véritablement des causes héréditaires de maladies, il n'y aurait point de connaissance plus stérile, suivant ce qu'il a dit en général sur la production d'une maladie par des causes différentes, et sur le déguisement d'une cause sous différents effets ; pernicieuse fécondité dont nous ignorons entièrement les bornes.

---

*Traité des plaies d'armes à feu*, par M. Desport ; dédié à la reine. Vol. in-12.

La reine, moins occupée de ce qui l'intéresse personnellement que du bien de l'humanité, voulut bien, en 1734, permettre à M. Desport, qui a le bonheur de lui être attaché, d'aller à l'armée pour y exercer ses talents. Après avoir fait les campagnes de la première guerre d'Italie, en qualité de chirurgien aide-major, il fut nommé en chef pour celle de Corse en 1738. Ses connaissances et ses réflexions lui ont produit des expériences heureuses et confirmées par des succès qui ne se sont point démentis. Un intervalle de paix lui a donné le loisir de les rassembler, et de publier ce Traité des plaies d'armes à feu. « C'est être double-» ment à plaindre, dit judicieusement » l'auteur au commencement de l'ouvra-» ge, que d'avoir à redouter les acci-» dents des maladies et ceux de leur trai-» tement. C'est pourtant communément » le sort de ceux qui ont le malheur » d'être blessés par les armes à feu : il » n'y a point de blessures dont les suites » soient plus fâcheuses, et point de par-» tie de la chirurgie où il y ait tant de » préjugés dangereux à combattre. » — Après avoir donné une idée générale des plaies d'armes à feu, M. Desport attaque les préjugés contraires à la saine méthode de les traiter. 1° On a cru mal à propos que ces blessures étaient empoisonnées, c'est-à-dire, comme il l'exprime ensuite lui-même, que l'on peut empoisonner les balles ; tout ce que le vulgaire attribue à cette idée n'est qu'un effet très-naturel de la contusion au suprême degré, nommée par quelques-uns *attrition*. 2° C'est encore mal à propos, que des auteurs même de réputation ont voulu exclure du traitement des plaies d'armes à feu l'usage des bourdonnets, tentes et sétons : ceux qui ont pris à la lettre la doctrine de Belloste auront sûrement tort en plusieurs cas, principalement sur l'article du séton que l'on sait être très-utilement substitué aux incisions qui ne peuvent être faites dans tout le trajet d'une balle. 3° Il règne assez ordinairement dans les hôpitaux d'armées un abus préjudiciable à la conservation des blessés et en même temps aux intérêts du roi. On y emploie pour les pansements une grande quantité d'eau-de-vie et de remèdes spiritueux, qui doivent s'opposer à l'indication de procurer une prompte suppuration et la chute de l'eschare, et qui, après la chute de l'eschare, ne peuvent qu'irriter des parties extrêmement sensibles. M. Desport réduit à un petit nombre de cas la nécessité d'employer ces médicaments, et l'on peut dire que cet endroit de son ouvrage n'est pas un des moins intéressants ; il fait partie d'un

grand Mémoire que l'auteur, étant en Corse, avait envoyé à l'Académie qui lui en marqua pour lors sa satisfaction. 4° Les plaies d'armes à feu étant sujettes à des accidents qui leur sont étrangers, et qui procèdent de la pléthore, de la cacochymie, etc., il est clair que les blessés ont besoin de remèdes internes en plusieurs cas. Il n'est donc pas raisonnable d'exclure, comme le font quelques chirurgiens d'armées, les secours intérieurs qu'il faut administrer : tels que l'émétique, les purgatifs, l'opium, le quinquina, etc.

Chacun de ces objets est discuté dans autant d'articles ; ensuite l'auteur considère séparément les différents accidents des plaies d'armes à feu, la contusion, l'ecchymose, le fracas des os, le séjour des corps étrangers, les fistules qui peuvent succéder aux plaies d'armes à feu, etc. Il examine encore ces plaies, suivant leurs différentes situations, aux trois ventres, ou cavités, à la face, aux extrémités, aux articulations ; partout il détaille la méthode dont il s'est servi pour la cure de ces plaies, et qui est conforme à celle que la chirurgie moderne a adoptée. Aussi bon citoyen que bon chirurgien, il expose, à l'article du régime, ce qui peut résulter de fâcheux pour les soldats, lorsque, dans les hôpitaux du roi, la direction des vivres est confiée à des entrepreneurs infidèles ; il recommande avec raison aux chirurgiens de visiter eux-mêmes les aliments et les remèdes, et dans l'usage que l'on en fait sous leurs yeux, d'avoir égard au climat, à la saison, etc. A l'appui de sa pratique, l'on trouve trente observations qui en prouvent les avantages, et dont le plus grand nombre est dû à l'auteur même. Entre ces observations, il en est quelques-unes d'autant plus dignes d'attention, que les procédés pour la cure appartiennent à M. Desport. Voici celles qui nous ont paru les plus essentielles. — A l'article des plaies du bas-ventre, et spécialement de celles avec issue de l'intestin ou de l'épiploon, comme celle qui est faite par armes à feu, suppose une plus grande déperdition de substance que par instrument tranchant, il est censé que les moyens pour s'opposer à l'issue des parties doivent être différents. Les accidents qui peuvent arriver par l'issue d'un grand volume d'intestin ou d'épiploon, même à chaque pansement, peuvent être de la plus grande conséquence, occasionner l'étranglement des parties, etc. ; l'on sent aisément l'impossibilité d'employer en ce cas la gastroraphie ordinaire appliquée aux plaies du bas-ventre faites par instruments tranchants. C'est en conséquence de ces inconvénients que feu M. Dargeat avait imaginé d'introduire, par la plaie sous le péritoine, un large sindon de linge, pour contenir l'intestin et l'épiploon, et M. Ledran a adopté cet expédient. Mais M. Desport y trouve plusieurs inconvénients, comme de ne pas remplir l'objet qu'on se propose par ce moyen, de voir le sindon à tout instant déplacé, de comprimer douloureusement les parties qu'on voudrait simplement contenir, si on assujettit le sindon par d'autres appliqués sur le premier, ou par de la charpie, de meurtrir l'intestin en retirant le sindon et en introduisant un autre à chaque pansement. M. Desport propose donc une gastroraphie qui est à lui, et qui ne cause aucun tiraillement aux parties contenantes. Quand les fils sont bien disposés, les parties contenues ne peuvent sortir par la plaie; quelque grande que soit la tension des parties embrassées dans les fils, l'on n'a point à craindre qu'elle puisse être augmentée par cette suture, parce qu'on peut lâcher les fils proportionnellement, et toujours sans crainte que les parties intérieures puissent s'échapper. Mais il faut lire dans l'auteur même le détail de cette opération dont il assure que l'utilité a été prouvée par d'heureuses réussites.

A l'article des plaies du crâne avec fracture des deux tables, deux observations faites après la bataille de Parme, présentent un fait très-digne de remarque. Les deux blessés qui en font le sujet (dont un était chirurgien de l'armée) reçurent un coup de fusil à la tête avec fracture au crâne; M. Desport fut obligé d'en trépaner un; il tira à l'autre toutes les pièces du crâne brisées. A l'un, il trouva sur la dure-mère un morceau de balle, de la largeur d'un liard de notre monnaie, et de l'épaisseur d'une feuille de fer-blanc; à l'autre un pareil morceau de balle, de l'épaisseur et de la largeur d'un denier. L'on ne peut expliquer ce phénomène qu'en supposant que la balle, ayant rencontré quelque corps dur, a été aplatie à une de ses faces, et a formé un morceau tranchant; qu'ensuite, réfléchie vers le blessé et frappant le crâne par cette partie tranchante, elle l'a fendu et même brisé, n'ayant pas assez de force pour le traverser. Le mor-

ceau mince est resté en place, et s'est séparé du reste qui a été pincé dans l'endroit de la fracture. M. Desport a vu assez de blessures de cette espèce singulière, pour avancer que, dans la fracture qu'elles causent, il se fait une fente à la première table avec léger enfoncement, que le morceau de la balle se place dans la fente et dans la fracture de la seconde table, de manière qu'elle est séparée du reste de l'os du côté de la fente, et tient encore du côté opposé en formant un plan incliné. Si la lame traverse obliquement les pièces fracturées, sa force amortie la laisse sur la dure-mère. Si elle est retenue entre les pièces fracturées, elle peut se cacher dans l'épaisseur de la fracture, et laisser au niveau de la surface extérieure du crâne de quoi la reconnaître, et par la noirceur que l'on aperçoit, et par la rugine avec laquelle on s'assure si c'est du métal qui cause cette noirceur. C'est sur la connaissance acquise de cette circonstance, qu'on détermine le lieu où doit se faire l'opération du trépan, si elle est nécessaire.

M. Desport a jugé à propos de nommer cette fracture du crâne avec toutes les circonstances rapportées, *fracture en pente*, laquelle, dit-il, n'a point été suffisamment connue jusqu'aujourd'hui. Cette dénomination ne paraît pas juste, 1º parce que toutes les fractures du crâne, par un morceau de balle aplatie, ne seront point toujours comme celles dont M. Desport a rapporté deux exemples, encore n'étaient-elles pas exactement semblables; 2º parce que tout corps contondant, autre qu'une balle, en peut produire de semblables; 3º parce que, la circonstance de la balle à part, la fracture décrite par M. Desport est connue, et que le nom de *fracture en pente* n'en donne pas une idée exacte. Ces remarques ne diminuent rien du mérite de l'observation en elle-même, qui est neuve et très-importante. Nous rendons justice à l'auteur, en assurant que son ouvrage contient les meilleurs documents et la plus saine pratique sur les plaies d'armes à feu. Nous croyons qu'un peu plus d'ordre dans l'arrangement des matières l'aurait fait briller davantage.

*Myotomie humaine et canine, ou la
manière de disséquer les muscles de
l'homme et des chiens, suivie d'une
myologie, ou histoire abrégée des
muscles*; par M. DE GARENGEOT. Troisième édition; 2 vol. in-12. 1750.

M. de Garengeot, peu content d'un
livre que ceux qui commencent à disséquer avaient entre les mains, comme
le seul qui donnât des leçons sur cette
matière (1), leur procura un traité de
myotomie exacte; et pour leur donner la
facilité de se former à la dissection, en
prenant des chiens au défaut de sujets
humains, il ajouta une myotomie canine
à la myotomie humaine. Cet ouvrage parut pour la première fois en 1724; il y
en eut une seconde édition en 1728,
augmentée d'un abrégé de myologie;
enfin une troisième en deux volumes considérablement augmentée. — Cet ouvrage est divisé en quatre parties : dans les
deux premières, M. de Garengeot explique la manière de disséquer les muscles
qui entrent dans la composition du corps
humain; il marque exactement leurs attaches, il distingue celles qu'on doit couper de celles qu'on a coutume de laisser
implantées dans les os; il conduit le jeune
chirurgien comme par la main dans la
dissection de tous les muscles; et pour
soulager sa mémoire, il fait autant d'articles à son ouvrage qu'il y a d'articulations sujettes à quelques mouvements,
considérant dans chacune les muscles
congénères, destinés à mouvoir chaque
partie. La myotomie canine fait la troisième partie de son ouvrage; elle contient la manière de disséquer quelques
muscles des chiens, et un parallèle de
ces muscles avec ceux des hommes, dans
lequel l'auteur a soin de faire remarquer
ceux de l'homme qui manquent à ces
animaux, et ceux des chiens qui leur
sont propres. Dans la quatrième partie
ou myologie abrégée, il donne une simple dénomination des muscles, et il expose leurs véritables attaches. — Les
deux premières éditions, de l'aveu de M.
Garengeot, ne donnaient qu'une myotomie incomplète, ne traitant que de la
manière de disséquer les grands muscles.
Celle-ci est complète, et les augmenta-
tions qu'on y trouve consistent, 1° en des
additions sur la dissection du muscle du

grand dorsal, de ceux qui servent au
mouvement du col et des muscles de la
jambe. Il y a aussi quelques additions
dans la myologie sur les attaches des muscles qui servent aux mouvements des
lombes et du dos; 2° en plusieurs articles
qui manquaient absolument aux éditions
précédentes, et où l'on trouve la préparation des muscles sourciliers, de ceux de
l'oreille externe, de la langue, du pharynx, du larynx, de la cloison du palais,
de la luette, des fléchisseurs de la tête,
des muscles sus-épineux, sous-épineux,
sternocostaux, sous-costaux, des muscles
du dos et des lombes, des sur-costaux,
des vertébraux, enfin des muscles de
l'anus, du coccyx, de la verge et du clito-
ris.

_____

*Traité des effets et de l'usage de la
saignée*, par M. QUESNAY. Nouvelle
édition de deux traités de l'auteur sur
la saignée, réunis, mis dans un nouvel ordre, et très-augmentés. 1 volume in-12.

Le premier de ces deux traités dont
ce titre fait mention parut en 1730; en
voici le frontispice : *Observations sur
les effets de la saignée, tant dans les
maladies du ressort de la médecine
que de la chirurgie, fondées sur les
lois de l'hydrostatique, avec des remarques critiques sur le traité de l'u-
sage des différentes sortes de saignées,
de M. Silva.* Le second fut publié en
1736, en même temps que l'essai physique sur l'économie animale, sous le
titre : *l'Art de guérir par la saignée.* Il
contenait les principes que M. Quesnay a
le plus développés dans son dernier ouvrage. Il traite dans celui-ci, comme il
l'annonce, des effets et de l'usage des
saignées. Ces effets sont compris sous
trois divisions; qui sont l'évacuation de
la saignée, la spoliation, et la dimotion
qu'elle opère.

Le premier effet qui se présente dans
la saignée, c'est l'évacuation; en désem-
plissant les vaisseaux, la saignée a toujours été regardée comme un secours
essentiel pour faciliter le mouvement des
humeurs; c'est par la déplétion qu'on
prétend, dans les différents embarras de
la circulation, en rendre les routes plus
libres, et donner aux solides une force
supérieure à la masse des liquides. Mais
M. Quesnay, qui remarque qu'on a envisagé mal à propos le corps humain,

_____

(1) Administrations anatomiques de
Léonard Tassin, 1688.

comme une machine hydraulique, expose les erreurs accréditées sur la déplétion des vaisseaux; il prouve qu'elle n'est pas possible, que les vaisseaux sont toujours pleins malgré les évacuations, et par conséquent que les effets de la saignée ne dépendent pas de la déplétion, et cette théorie le conduit à discuter deux questions importantes: 1° si les vaisseaux sont sujets par l'abondance des liquides à une trop grande plénitude; 2° si l'affaiblissement de l'action organique des vaisseaux, causé par la saignée, préjudicie au mouvement de la circulation. — L'évacuation, qui est l'effet le plus remarquable de la saignée, a trop borné l'attention des praticiens sur ce remède, dont ils n'ont pas assez envisagé et démêlé les différents effets, pour en découvrir la véritable cause, qui consiste précisément dans la seule évacuation de la partie rouge de la masse des humeurs, évacuation qui est proportionnellement beaucoup plus grande que celle des autres humeurs, ce qui change la proportion qu'il y a entre ces différentes humeurs par rapport à leur quantité; c'est ce changement que M. Quesnay appelle *spoliation*, mot nouveau, mais nécessaire pour exprimer cet effet essentiel de la saignée.

M. Quesnay définit la *spoliation*, une diminution de quelques-unes des humeurs qui, à proportion, sont enlevées par la saignée en plus grande quantité que les autres. On voit d'abord par la distribution des humeurs dans les différents genres de vaisseaux, que ce sont les muscles sanguins dont la saignée dépouille particulièrement la masse des humeurs. L'auteur examine l'étendue de cette spoliation, la gradation de cette étendue dans les saignées multipliées, la durée et les effets de la spoliation. On établit les cas où les saignées augmentent ou diminuent l'action des artères et la chaleur naturelle; on expose l'erreur des praticiens sur l'usage de la saignée dans la fièvre; on fait voir ensuite, par les effets de la spoliation sur les différents tempéraments, comment et dans quels cas la saignée convient dans les diverses constitutions du corps, et ce que la spoliation opère sur les différents sexes, et selon les différents âges. — La dimotion ou déplacement des humeurs, troisième des effets attribués à la saignée, a pour cause, dans l'opinion des auteurs, une révulsion et une dérivation que l'on ne peut accorder, suivant M. Quesnay, avec

les lois de la circulation du sang; ainsi, dit-il, l'explication de cet effet de la saignée n'est encore fondée que sur des conjectures hasardées, et d'autant moins probables qu'elles répugnent aux connaissances les plus évidentes de la phynaise du corps humain. C'est ce que l'auteur examine dans un très-grand détail, dont le résultat est que cet effet n'existe pas. A l'occasion des saignées dérivatives, si nécessaires dans le cas de stagnation, M. Quesnay examine si la saignée du cou est favorable par rapport à la tête, et si elle peut procurer dans l'intérieur de cette partie une dérivation qui pût s'étendre jusqu'aux veines et aux artères du cerveau et de ses membranes. L'anatomie semble autoriser l'usage de cette saignée; mais M. Quesnay prouve qu'on ne doit rien attendre des effets de la dérivation directe que peut procurer la saignée du cou. Il donne cependant des conjectures très-probables, qui peuvent concilier la théorie avec le témoignage unanime des praticiens sur les avantages de cette saignée, ou qui ne permettent pas de la rejeter décisivement. — Après la solution de toutes les difficultés qui concernent la manière d'agir des saignées, ce qu'on peut regarder comme la partie théorique de l'ouvrage, M. Quesnay traite des indications pour la saignée, et de son utilité dans les différents cas. Cette partie pratique est remplie de réflexions importantes pour administrer ce remède avec connaissance de cause; on y parle des indications qu'on peut tirer de l'inspection du sang, par l'usage de la saignée, des raisons contradictoires sur les saignées abondantes dans les maladies inflammatoires, des avantages, des inconvénients et des dangers des saignées multipliées dans les différents cas; on y représente l'embarras où jette la lecture des auteurs sur la quantité des saignées qu'ils prescrivent dans les inflammations de poitrine; en y voit ce que la prudence peut suggérer à cet égard, et quels sont dans ces cas les avantages de la théorie sur la simple expérience; enfin, ce livre utile est terminé par l'examen de l'usage de la saignée dans les maladies aiguës des femmes grosses.

On lit à la fin de ce traité une remarque sur une lettre d'un chirurgien aide-major d'armée à M.**, sur plusieurs chapitres du traité de la gangrène de M. Quesnay. La difficulté a pour objet les raisons qu'on reproche à M. Quesnay d'avoir condamné dans le traitement des plaies d'armes à feu. M. Quesnay se contente de répondre que son critique ne l'a point entendu, et qu'il a tronqué un passage, sans doute faute de l'avoir lu avec attention; M. Quesnay avait parlé contre l'abus des grandes incisions, et il prouve qu'il n'a pas voulu les proscrire dans les cas où elles sont inévitables et nécessaires.

---

*Observations sur les causes et les accidents de plusieurs accouchements laborieux, avec des remarques sur ce qui a été proposé ou mis en usage pour les terminer, et de nouveaux moyens pour y parvenir plus aisément;* par M. LEVRET, seconde édition. Vol. in-8°.

Nous nous contentons d'indiquer le titre de cet ouvrage; comme l'auteur doit en donner une suite, nous rendrons compte du tout en même temps.

---

*Tal, om fostretsts sjuk domar i Moderlifvet; Hållit for Kongl. Vetenskaps Academien, af Olof Acrel Ledamot af Chirurg. Societeten och Kongl. Chirurg. Acad. i Paris. Då han lade af sit Præsidium den 13 october 1750. På Kongl. Vetenskaps Academiens befallning. Stockolm,* in-8°.

C'est-à-dire : Discours sur les maladies du fœtus, prononcé à l'Académie royale des sciences, par M. Acrel, membre de la Société de chirurgie, et de l'Académie royale de chirurgie de Paris, lorsqu'il quitta la présidence (1) le 13 octobre 1750. Imprimé par ordre de l'Académie royale des sciences de Stockolm; in-8°.

Nous ne pouvons que rapporter le titre de cet ouvrage, qui est écrit en suédois.

---

(1) Nous devons conserver dans nos fastes l'époque de l'année 1746, où trois Académies royales des sciences eurent en même temps pour directeurs trois des membres de l'Académie de chirurgie. M. Morand, à Paris; M. Goulard, à Montpellier; M. le Cat, à Rouen.

## ÉLOGE DE M. CHESELDEN.

Guillaume Cheselden naquit en 1688 à Somerby dans le comté de Leicester. —La manière d'élever les chirurgiens en Angleterre, et qui, pour le bonheur du genre humain, paraît prendre faveur chez les nations policées, est de commencer par leur faire apprendre le latin, le grec, et tout ce que l'on entend ici par les humanités; ils cultivent les lettres jusqu'à l'âge d'environ dix-sept ans, après quoi ils font leurs cours de chirurgie chez un maître ou dans les hôpitaux, à peu près comme en France.—M. Cheselden, né de parents en état de lui donner une bonne éducation, et ayant suivi la loi générale, apprit l'anatomie sous le célèbre Cowper, dont il fut même pensionnaire, et la chirurgie sous M. Fern, excellent praticien qui l'exerçait en chef dans un des grands hôpitaux de Londres, qu'on appelle Saint-Thomas. — N'étant encore âgé que de vingt-deux ans, il donnait des leçons d'anatomie, dont la division, pour la commodité de ses écoliers, fut imprimée dès 1711, in-4°, et réimprimée à la fin de son traité sous le titre : *Syllabus, sive index humani corporis partium præcipuarum anatomicus, in trigenta quinque prælectiones distinctus.* — Ces leçons n'étaient point dans ce temps-là fort communes en Angleterre; on assure que l'usage en a été introduit par M. Bussière, chirurgien français, réfugié à Londres, contemporain et presque émule de M. Mery. Jusque-là le préjugé populaire contre le meilleur usage qu'il y avait à faire des morts en faveur des vivants, je veux dire la dissection, empêchait les magistrats d'Angleterre de se prêter au zèle des chirurgiens; et les élèves étaient obligés d'aller chercher des leçons dans les universités d'Oxford et de Cambridge, ou dans les écoles publiques des collèges de médecine et de chirurgie. Les anatomistes, occupés de recherches particulières, avaient à peine de quoi se satisfaire, et n'osaient s'en vanter.

M. Cheselden a continué ces leçons pendant vingt ans, et il n'est pas étonnant qu'il ait laissé un grand nombre d'observations rares, fournies par l'ouverture des cadavres; entre autres, sur un os sésamoïde à l'origine du muscle plantaire; un nerf optique desséché et réduit à la moitié du volume naturel, quoique les deux yeux parussent également beaux; un os trouvé dans la faux, deux concrétions pierreuses à la place des valvules sémilunaires de l'aorte ; un os dans la substance charnue des ventricules du cœur ; deux rates trouvées dans un sujet; trois dans un autre. Ces observations sont répandues dans ses ouvrages particuliers, et dans les Transactions philosophiques de la Société royale, dont il était membre. — On y lit aussi une description qu'il avait donnée de plusieurs os humains qui furent trouvés dans un endroit nommé le Champ des Romains, auprès de Saint-Alban, dans le comté de Hertfort. Ces os étaient renfermés dans une grande urne, avec cette inscription : *Marcus Antonius,* et selon leurs proportions, le corps devait avoir huit pieds de haut. — Nous convenons que des remarques de cette espèce ne nous offrent qu'un jeu de la nature, ou un effet de la maladie, et qu'elles peuvent être faites par tous ceux qui dissèquent ; aussi n'y-a-t-il pas de quoi établir le mérite d'un anatomiste ; la vraie pierre de touche est un ouvrage d'anatomie en général, ou sur quelques points particuliers. — M. Cheselden en a donné un traité complet dont il a paru six éditions ; la première en 1713, et la dernière en 1741. L'on peut assurer que l'exposition des parties du corps humain y est très-exacte, et que les planches en sont correctes, mais surtout celles de l'angéïologie, dans laquelle il est absolument original pour plusieurs. — M. Heister, dans son *Compendium Anatomicum,* lui accorde les éloges qui lui sont dus à cet égard, à l'occasion des planches qui représentent les vaisseaux sanguins du mésentère, et les distributions de la veine-porte. M. Haller paraît faire un cas particulier de celles qui ont pour objet les artères du cerveau, les vaisseaux lactés dans l'homme, et les viscères en situation ; les connaisseurs en portent le même jugement, ainsi que de celle sur la veine ombilicale considérée dans le foie du fœtus. — J'ai entendu plusieurs fois accuser M. Cheselden de plagiat dans sa névrologie, qui est presque mot à mot celle que le fameux M. Monro, chirurgien et professeur à Édimbourg, avait dictée à ses écoliers. Mais cette imputation est injuste ; M. Cheselden avertit dans sa préface que cette névrologie lui a été effectivement communiquée par M. Monro, et qu'il la donne, n'en connaissant pas de meilleure ; aussi le texte est-il partout avec des guillemets. Cependant, il y a ajouté des choses qui sont à lui ; par exemple,

il confirme par des expériences particulières le sentiment de plusieurs anatomistes, que les nerfs optiques ne se croisent pas ; il nie que les olfactifs descendent jusqu'aux narines ; il explique différents phénomènes par la sympathie de quelques nerfs avec la portion dure. — Sa myologie contient plusieurs remarques physiologiques fort utiles : entre autres sur le mouvement des muscles en général, et sur celui du cœur en particulier. — Ses planches sur la vessie urinaire, et le péritoine qui l'environne, publiées en 1723, dans son traité du haut appareil, ont eu un applaudissement général. — Il préparait depuis long-temps des planches d'ostéographie pour représenter les os humains de grandeur naturelle, et il avait assujetti l'artiste, pour plus d'exactitude, à les dessiner à la chambre noire. Il y a joint des squelettes de différents animaux, qui servent d'ornements à l'ouvrage, et un grand nombre de maladies des os singulières. Cet ouvrage, proposé par souscription, fut publié en 1743, in-folio, dédié à la reine d'Angleterre, Caroline.

Il parut en 1735 une critique amère de ce livre, de la part de M. Douglas, le chirurgien, dans un petit ouvrage, où le censeur montre de la passion dès le titre même : *Remarque sur le livre pompeux,* ou *l'Ostéographie de M. Cheselden.* M. Douglas reproche principalement à l'auteur le prix de la souscription. Il trouve dans le livre des dénominations des parties, impropres. Il prétend que ce n'est qu'une répétition de l'Ostéologie, que M. Cheselden avait donnée dans les éditions antérieures de son Anatomie, à laquelle il a simplement ajouté de grandes planches et des ornements inutiles. Il le reprend sur le défaut de lettres omises dans plusieurs figures, et la mauvaise disposition de quelques autres nécessaires pour l'explication. — Ce simple extrait de la critique de M. Douglas suffit pour faire voir de quel esprit il était animé lorsqu'il prit la plume contre M. Cheselden. J'aime bien mieux le jugement impartial de M. Haller, qui, après avoir déclaré dans son grand ouvrage : *Boerhave methodus studii Medici,* etc., qu'il y a des fautes dans la partie de l'ostéographie qui traite des os de la tête, et dans l'histoire de l'anatomie, convient cependant que l'on y trouve de bonnes observations de mécanique ; que la cloison des narines y est bien représentée, et qu'on doit à l'auteur plusieurs figures nouvelles concernant les ligaments articulaires. Enfin, il n'hésite point à compter M. Cheselden parmi les grands anatomistes de l'Angleterre. Après un tel jugement, je crois notre académicien fort dédommagé de la censure de M. Douglas. — Des connaissances si profondes dans la science du corps humain, que l'on sait être la base de notre art, devaient nécessairement faire de M. Cheselden un chirurgien distingué. Aussi, lorsque M. Fern se retira, il se crut remplacé avec avantage pour ses concitoyens, en confiant l'hôpital de S.-Thomas à M. Cheselden, qui en devint le chirurgien en chef, et qui l'a été pendant dix-neuf ans. Il y acquit une telle réputation, que bientôt après il devint, pour ainsi dire, le chirurgien de Londres. Deux autres grands hôpitaux, ceux de S.-Georges et de Westminster, le nommèrent consultant. — Il est facile d'entrevoir qu'avec un bon esprit, et tant d'occasions d'acquérir de l'expérience, M. Cheselden pouvait aspirer aux emplois les plus brillants de son art. Effectivement il devint premier chirurgien de la reine, il avait en cette qualité le titre d'écuyer, et jouissait de la plus grande faveur auprès de cette princesse.

Nous l'avons considéré jusqu'à présent comme anatomiste; mais, dans ses ouvrages d'anatomie même, il avait entremêlé plusieurs observations de chirurgie très-intéressantes: entre autres sur une exomphale suivie de la pourriture d'une portion du canal intestinal, qui, s'étant exfolié, laissa un anus contre nature; sur une autre exomphale suivie du même accident, avec cette circonstance de plus, que le sujet avait une autre grande portion de boyau pendante en dehors de cet anus, sans en être pourtant trop incommodé. Il a donné des observations sur la fracture de la rotule, et sur celle du fémur prise pour luxation; il a publié le détail de l'opération qu'il fit avec succès à l'occasion d'une hernie avec étranglement de l'intestin, en le retirant en dedans par une ouverture faite au ventre au-dessus de l'étranglement: opération qui devrait être pratiquée en plusieurs cas, et que M. Cheselden avait tâché de faire revivre, car elle était en usage du temps de Rosset, qui en fait mention dans son excellent ouvrage. Depuis Rosset, on n'en connaissait d'exemples mémorables, que dans les exercices de pratique de Dekert, qui rapporte que Smalzius, chirurgien hollandais, faisait

souvent cette opération. — Nous avons encore de M. Cheselden des remarques sur diverses opérations de chirurgie avec vingt-une planches gravées, à la fin de la traduction du livre de M. le Dran, en anglais, publiée en 1749, par M. Gataker. A l'occasion du polype du nez, il y détaille la méthode de le lier, et de le tirer par la gorge en faisant de cette ligature une espèce de séton, méthode qu'il convient avoir apprise à Paris, où il avait fait un voyage. Il donne un tourniquet particulier pour les amputations, et un instrument pour la ligature des amygdales. Il y décrit l'amputation de la jambe en deux temps, qu'il avait proposé à M. Fern, n'étant encore que son élève, et sur laquelle l'histoire de la chirurgie est un peu partagée, car les Français en donnent l'honneur au célèbre M. Petit. — J'omets d'autres remarques sur des points de chirurgie moins importants, mais qui prouvent cependant qu'aucun n'échappait à la sagacité de M. Cheselden. Guidé par une excellente théorie, maître de sa main, fécond en ressources, et par conséquent prêt à tous les événements, il faisait les opérations avec une dextérité et un sang-froid admirables; également éclairé sur toutes, il les faisait toutes également bien. Mais une de celles qui lui valut un grand crédit, et peut-être une partie de sa fortune, c'est l'opération de la taille à laquelle il s'était particulièrement appliqué.

La méthode du haut appareil que Franco fit une fois par hasard, et que Rosset perfectionna ensuite, n'était plus en usage, lorsqu'en 1718, le docteur Jacques Douglas présenta à la Société royale un Mémoire tendant à prouver que cette espèce de taille est préférable aux autres. Ce Mémoire établissant une doctrine solide fondée sur l'anatomie des parties, son frère Jean Douglas, chirurgien et lithotomiste de l'hôpital de Westminster, entreprit de pratiquer l'opération sur le vivant. Il y réussit réellement; et reconnu le restaurateur de cette méthode, les chirurgiens de Londres, par un exemple rare de zèle et de désintéressement, l'aggrégèrent gratuitement à leur compagnie. — En 1722, M. Cheselden fit cette même opération sur neuf malades attaqués de la pierre, dont huit furent parfaitement guéris; l'ouverture de celui qui mourut présenta du reste de quoi disculper l'opération: on lui trouva une suppuration et la pierre dans un rein, et avec cela une autre très-grosse dans l'uretère. — En 1723, M. Douglas publia sa méthode et ses succès; M. Cheselden en fit autant, et bientôt après il parut contre son écrit un ouvrage anonyme sous le titre : *Lithotomus castratus*, ou *examen du traité de M. Cheselden*. On lui reprochait essentiellement d'avoir pris ses raisons dans l'ouvrage de M. Douglas qui était antérieur au sien ; mais M. Cheselden citant dans sa préface M. Douglas avec éloge, pour avoir fait le premier cette opération sur les vivants, méritait d'autant moins cette sortie que, voulant approfondir la matière, il y avait ajouté du sien. Un auteur qui n'avait dans cette affaire d'autre intérêt que celui de la Société, en jugea équitablement, en publiant, l'année d'après (1724), un petit ouvrage sous ce titre : *Méthode de la taille au haut appareil recueillie des ouvrages du fameux triumvirat ;* de Rosset, qui l'a inventée, de M. Douglas, qui l'a fait revivre, et de M. Cheselden, qui, depuis peu, l'a faite sur plusieurs sujets avec une dextérité singulière. — Cette méthode, toutes choses égales pour la dilatabilité de la vessie, méritera toujours la préférence dans le cas de grosses pierres ; mais l'on convient qu'elle n'est pas praticable chez tous les sujets, et l'on reconnaît les dangers de la suppuration dans le tissu cellulaire qui environne la vessie. C'est sans difficulté à cet accident que sont dus en général les mauvais succès de cette opération.

M. Cheselden aussi heureux qu'habile n'avait point à s'en plaindre, et il n'abandonna le haut appareil que sur le bruit que faisait en Hollande la taille latérale de Rau. Après bien des comparaisons et des expériences sur le cadavre, il se détermina en faveur de celle-ci ; mais en y ajoutant une perfection telle que l'opération se trouvait être celle du frère Jacques, lors de la seconde époque; l'on sait qu'il est impossible de la faire suivant la méthode de Rau, au moins telle qu'elle est décrite par M. Albinus. — J'étais occupé de mon côté à comparer les différentes méthodes de la lithotomie, lorsque toute l'Europe retentissait, pour ainsi dire, des succès prodigieux que M. Cheselden avait dans la latérale; et en effet l'on comptait quarante-deux sujets taillés par lui en quatre ans, dont il n'était mort qu'un seul. Cependant on parlait diversement de son coup de main, il ne le publiait point, et je pris le parti d'aller le voir opérer moi-même en 1729. — J'ai toujours cru, et de la meil-

leure foi du monde, que, de quelque endroit que vienne la lumière, c'est toujours bien fait de s'en approcher. On a loué deux de nos grands géomètres d'avoir fait le voyage de Bâle pour consulter le fameux Bernouilli. Je ne demande point de louanges de celui que j'ai fait à Londres, j'en ai été récompensé de reste par l'amitié que les Anglais me témoignèrent, et par les connaissances que j'en ai rapportées. — Pour lors M. Cheselden laissait flotter les opinions sur la détermination des parties entamées par son incision intérieure ; cependant il ne montra point la moindre résistance aux demandes que je lui fis sur cette matière. Il tailla devant moi quatre malades à l'hôpital de Saint-Thomas; et ce que l'on prise peut-être un peu trop, mais qui cependant, toute sûreté égale d'ailleurs, a bien son prix, il fit une de ces opérations en 54 secondes; il n'épargna pas les expériences sur les cadavres, et il me donna le détail de sa méthode, aux conditions, qu'étant revenu en France, je n'en parlerais à personne avant de la communiquer à l'Académie royale des sciences de Paris. Cette illustre et bienfaisante Société m'indemnisa des frais de mon voyage, me chargea de remercier M. Cheselden, et lui envoya des lettres de correspondant.

Peu de temps après, il publia, lui-même, dans un fort petit ouvrage, sa méthode, laquelle, comme l'on sait, consiste à couper les parties au-delà de l'endroit où finissait l'incision par le grand appareil pratiqué pour lors, en la prolongeant au travers de la prostate, et coupant le col de la vessie. — Les chirurgiens de Paris, dont les suffrages sont recherchés, ne purent s'empêcher d'applaudir au mérite de M. Cheselden. Presque à la création de l'Académie royale de chirurgie, et en 1732, il fut le premier étranger asssocié, et tint à honneur d'en prendre le titre à la tête de tous les ouvrages qu'il publia depuis. — L'homme le plus avide de gloire aurait été bien content d'avoir poussé jusque-là une carrière aussi brillante, il n'y en eut pas assez pour celle de M. Cheselden: il lui était réservé d'imaginer et d'exécuter, en 1728, une opération unique, qui lui fit un honneur infini. — Ni M. Voltaire dans ses éléments de la philosophie de Newton, ni M. Haller, après lui, pas même la Bibliothèque britannique, n'ont donné cette opération à beaucoup près pour ce qu'elle est. Il est dit dans tous ces ouvrages que M. Cheselden donna la vue à un aveugle-né, en lui abaissant des cataractes : mais il n'aurait eu en ce cas que le hasard d'avoir rencontré un sujet ainsi disposé, et tout le monde aurait su faire l'opération à laquelle seule il pouvait être redevable de la vue. — Le sujet dont il est question était un jeune homme de treize à quatorze ans, qui était né aveugle par la clôture exacte de l'iris, sans aucune ouverture à la prunelle pour le passage de la lumière ; et cela, dans les deux yeux également. — Ce défaut dans l'organisation naturelle ne lui permettait pas de connaître aucun objet ; cependant les rayons de lumière passant à travers et au-delà de l'iris, à peu près comme ils traversent un papier huilé, il jouissait, pour ainsi dire, des extrêmes de la lumière sans en connaître les nuances, c'est-à-dire, qu'il était affecté du grand jour et de la grande obscurité, tout le reste n'étant pour lui qu'un plus ou un moins, dont il ne connaissait point les degrés. Il en était de même des couleurs qu'on pourrait nommer les plus intenses, comme le blanc, le noir, et l'écarlate. — On sait que ceux qui ont des cataractes mûres ont aussi la facilité de discerner ces différentes choses, mais d'une façon plus distincte que ne le faisait notre aveugle ; parce que dans le cas de la cataracte, les rayons qui entrent obliquement dans l'œil autour du crystallin, arrivent au moins jusqu'à la rétine, ce qui était refusé à l'aveugle-né.

Les observations que je viens de rapporter firent avec raison présumer à M. Cheselden, que la rétine était saine et qu'en faisant au jeune homme une prunelle artificielle, il lui donnerait la vue. En conséquence, il fit tout ce que l'art pouvait suggérer de plus ingénieux et de mieux raisonné ; mais comme cette opération, même telle qu'elle est rapportée dans les Transactions philosophiques, n'est pas assez détaillée pour le manuel, je me flatte de l'exposer ici très-clairement, l'ayant vu faire par M. Cheselden à Londres, sur un œil dont l'iris s'était fermé par accident. — Il lui était bien impossible de faire une prunelle ronde, et l'on en sent les raisons. Il fit une incision au milieu de l'iris avec une espèce d'aiguille plus large et moins pointue que celle à cataracte, et n'ayant de tranchant que d'un côté ; il la plongea au travers de la sclérotique à une demi-ligne du rebord de la cornée transparente, il lui fit traverser presque toute la chambre

postérieure de l'humeur aqueuse. Arrivé aux deux tiers et à la partie postérieure de l'iris, il tourna la pointe contre cette membrane, de façon à la couper en travers, et à en entamer assez en retirant l'instrument pour en faire une incision horizontale, de laquelle il devait résulter une prunelle oblongue, plus ouverte dans le milieu qu'aux deux pointes, à peu près figurée, mais à contre-sens, comme celle des chats. — L'astronomie assure une sorte d'immortalité à celui qui par hasard découvre une étoile, en lui donnant son nom : nous pouvons bien décerner le même honneur à un chirurgien, qui par son génie a su découvrir le ciel entier à un aveugle-né. — Le jeune homme, après l'opération de Cheselden, eut besoin d'apprendre à voir. Dans les premiers temps il ne pouvait regarder long-temps de suite ; et lorsque, accoutumé à la lumière, il vint à jouir en plein de la sensation que notre académicien lui avait donnée, il se trouva étrangement dérouté des idées imparfaites qu'il avait eues de certaines choses, par le peu de lumière qui arrivait à sa rétine, et de celles qu'il avait conçues par le tact, des choses qui ne peuvent être jugées que par la vue ; il y a sur cela un détail bien curieux dans un mémoire de M. Cheselden, dont voici le précis.

Quand il vit les couleurs pour la première fois, il ne les trouva point telles qu'il les avait crues suivant leurs noms ; la vivacité de l'impression qu'il reçut de l'écarlate lui fit juger cette couleur la plus belle de toutes, il se plaisait à la voir, et le noir lui donnait de l'inquiétude. — Il n'avait jamais eu aucune idée de la distance des objets. Il croyait que ceux qu'on lui présentait, quels qu'ils fussent, devaient toucher ses yeux, comme ce qui touchait sa peau (c'était son expression). Il ne concevait point ce que pouvaient être la figure ni la grandeur des corps. Il s'était imaginé qu'il n'y avait de beau à voir que ce qui lui avait paru uni et régulier au bout de ses doigts. Il était fort étonné de ce que différentes choses qu'il estimait avant son opération, ne lui paraissaient pas fort agréables à la vue. — Ce ne fut que deux mois après avoir été opéré, qu'il découvrit que les tableaux ne faisaient que représenter les corps ; car, pendant les premiers temps, il croyait que ces corps, étant touchés sur la toile, devaient lui être représentés tels qu'ils sont en nature ; et surpris de voir que les choses représentées par la peinture, rondes où de quelqu'autre figure, n'étaient que plates en les touchant, il demandait assez ingénuement lequel des deux sens le trompait, de la vue ou du toucher. — Chaque objet nouveau présenté à ses regards lui faisait un nouveau plaisir, et le spectacle de la nature ne se développa à lui que peu à peu. La vue étant bien affermie, il fit un voyage dans lequel il eut occasion d'aller sur les montagnes d'Ebsom, d'où il pouvait découvrir une grande étendue de pays ; et, comme il n'avait jamais pu juger des distances, son étonnement fut extrême, après quoi il en parut charmé. Enfin, il conserva une espèce d'avantage que son aveuglement lui avait procuré, d'aller où bon lui semblait dans l'obscurité, beaucoup plus sûrement que ceux qui ont toujours vu clair, et il ne voulait pas de lumière pour aller la nuit dans la maison. — Tels sont les principaux phénomènes qu'on eut lieu d'observer sur notre jeune homme, et qui prouvèrent ce que M. Molineux avait prévu en bon physicien. Il y avait long-temps qu'il avait proposé le premier cette question : savoir, si un aveugle-né, venant à recevoir la vue tout d'un coup, distinguerait un globe d'avec un cube, après les avoir touchés mille fois, et il prononça que non. Le fameux Lok, et le docteur Barclay, après lui, ajoutèrent qu'un homme, en ce cas, ne pourrait discerner ni situation, ni grandeur, ni distance, à moins qu'il n'eût appris à en juger par l'usage de la vue ; parce que, à proprement parler, toutes ces choses ne sont pas les objets propres et immédiats du tact, et que des rapports de connaissances, données par les autres sens, ne peuvent suppléer à celles qui appartiennent précisément à l'organe de la vue.

En effet, les idées que l'aveugle-né prend par le toucher peuvent lui faire imaginer des figures qu'il compose avec des points palpables ; mais ces figures ne sont point les mêmes que la vue nous fait distinguer, parce que, pour être visibles, il faut que les points soient colorés. — Il y aurait peut-être bien des inductions à tirer de cette théorie en faveur de nos sens, comme source de nos idées ; mais insensiblement je parlerais métaphysique, et je m'éloignerais de mon sujet. Je terminerai donc l'article de l'opération de Cheselden en publiant un acte de générosité de sa part ; il me fit présent de l'instrument qu'il avait imaginé pour la faire, et qui ferait honneur au cabinet d'un souverain, puisque l'histoire de

cette opération tiendra toujours à celle de l'esprit humain. — M. Cheselden ayant travaillé avec tant de succès pour les progrès de son art, et en ayant recueilli abondamment les fruits pour lui-même, chercha de bonne heure à se procurer une chose, plus désirable à mon gré que les richesses : c'est la vie tranquille. Il la trouva en devenant chirurgien-major de l'hôpital de Chelsea, qui est la retraite des invalides pour les troupes de terre. — Il s'occupait uniquement de cet emploi paisible, lorsqu'il fut affligé d'une paralysie dont il sembla presque entièrement rétabli ; mais trois mois après, il eut une attaque d'apoplexie qui l'enleva le 12 avril 1752, âgé de soixante-quatre ans, jouissant de la plus haute considération en Angleterre, et laissant un nom célèbre en chirurgie. — Je n'ai pas vécu assez long-temps avec M. Cheselden pour en faire un portrait exact. Je me contenterai de dire que tout ce que j'en ai vu m'a paru extrêmement honnête. Assez froid dans le commerce de la vie, il n'en était pas moins chaud pour ses amis, ni moins affable pour tout le monde. — Entre plusieurs qualités dignes d'éloge, il avait celle d'être tendre et compatissant pour ses malades. J'ai été, à cette occasion, témoin d'un contraste assez singulier entre M. Cheselden et un chirurgien français. Toutes les fois que l'Anglais entrait dans l'hôpital pour sa visite du matin, songeant aux rigueurs de son ministère, il sentait en lui-même une sorte de trouble dont il était réellement incommodé pour quelques moments ; l'après-midi il allait voir les gladiateurs pour son plaisir. Le Français, étonné de la révolution qu'éprouvait M. Cheselden à l'aspect de ses malades, s'avisa d'aller aux gladiateurs ; il n'en put soutenir le spectacle, et se trouva mal. Cette scène fit le sujet de la conversation même à la cour ; heureusement pour ceux qui l'avaient donnée, ils furent loués également de leur bon cœur par les gens sensés. Au fond, quoique les occasions fussent différentes, le sentiment d'humanité qui les affectait tous deux était le même. — M. Cheselden tenait un état fort honorable, et il avait marié sa fille unique à M. Cotes, écuyer, docteur en médecine, appartenant à une famille distinguée. Son gendre était membre du parlement pour la ville de Tamworth en Stafford-Shire, et il avait eu un frère amiral.

## ÉLOGE DE M. PUZOS.

Nicolas Puzos naquit à Paris en 1686. Son père, qui avait été chirurgien-major des armées, obtint pour récompense de ses services le poste de chirurgien-major d'une compagnie de mousquetaires, qu'il remplit avec distinction pendant trente ans. Il destinait son fils à la même profession, et il crut pouvoir l'y destiner avec plus d'avantage en lui faisant faire de bonnes études, terminées par un cours de philosophie dans l'université de Paris. — M. Puzos ayant fait provision de ces lumières qu'on puise dans la littérature, et qui sont plus essentielles aux chirurgiens qu'on ne le pense, apprit les éléments de son art, et bientôt après fut employé dans les hôpitaux militaires, où depuis 1703 jusqu'en 1709, il eut amplement les moyens d'acquérir de l'expérience. Les batailles d'Hochstet, de Ramillies, d'Oudenarde et de Malplaquet, furent pour lui une source féconde d'observations. Il était aide-major de l'armée à cette dernière affaire, et dans l'intervalle de ces campagnes, il fut reçu maître en chirurgie, avec applaudissement, en 1707. Citer pour époque des premières connaissances d'un chirurgien employé à la guerre, celle du règne de Louis XIV, où les historiens lui donnèrent la devise *de seul contre tous*, c'est présenter à l'esprit un vaste champ de faits plus singuliers, plus extraordinaires les uns que les autres, et M. Puzos sut d'autant mieux en profiter, qu'il était né avec une grande sagacité. — L'amitié que M. Clément, le plus célèbre accoucheur de son temps, avait pour M. Puzos le père, fit espérer au fils des progrès plus rapides dans cette partie de la chirurgie s'il s'y attachait. Effectivement, ce grand maître lui donna les premiers principes; il trouva dans son élève les plus heureuses dispositions, et, voulant les faire valoir pour la pratique, il lui affecta pour domaine les faubourgs de Paris et les villages voisins, dont M. Clément avait pour ainsi dire acquis le droit de disposer, parce qu'il s'était pendant long-temps consacré au service des pauvres.

Après beaucoup d'expériences dans le peuple, M. Puzos mérita la confiance de plusieurs femmes d'un haut rang, et les voyages que M. Clément fut obligé de faire dans une cour étrangère, donnèrent lieu à son élève d'étendre sa réputation. S'il eut la modestie de ne point aspirer aux premières places, dès lors les connaisseurs crurent qu'il était bien fait pour les remplir. Il a accouché plusieurs princesses du sang, et il a été consulté deux fois pour madame la dauphine. — L'Académie de chirurgie, lors de sa première institution, en 1731, fut pour lui un événement auquel il prit part en bon citoyen. Sans émoluments, puisque la société n'en jouissait point alors, il venait aux assemblées avec plaisir et exactitude, et cette compagnie était encore au berceau lorsque M. Puzos en fut nommé, par le roi, vice-directeur, en 1741; ensuite directeur, depuis 1745 jusqu'en 1751. On ne saurait faire trop d'éloges de la façon dont il s'y est montré. Modéré dans la dispute, occupé de chercher le vrai, faisant accueil aux observateurs, il remplissait les devoirs de sa place à la satisfaction de tout le monde. — Brillant dans la partie de l'art à laquelle il s'était dévoué, il discutait en maître les cas relatifs aux accouchements, sans paraître étranger dans les autres, qu'il avait trop bien vus pour les avoir oubliés. Cependant il se borna dans ses recherches à celles dont il faisait son objet particulier. Il y a un Mémoire de lui dans le premier volume de ceux de l'Académie, sur les pertes de sang qui surviennent aux femmes grosses, et les moyens d'y remédier. Entre plusieurs autres Mémoires intéressants qu'il nous a donnés depuis, il y en a qui prouvent que son savoir ne se réduisait pas à ces coups de main qui pourraient confondre l'habile accoucheur avec la simple sage-femme. Une théorie lumineuse le rendait médecin des femmes qu'il accouchait. — Nous avons de lui une dissertation sur les éruptions miliaires causées par le lait dans les femmes en couche, et il en résulte qu'il y a bien des maux qui proviennent de ce que les mères n'allaitent point leurs enfants. On ne peut disconvenir que ce n'ait été l'intention de la nature; l'appareil des parties destinées à cette fonction le prouve de reste, et le bon sens établit entre le lait de la mère et les parties de l'enfant une analogie raisonnable qui influe nécessairement sur le physique, et vraisemblablement sur le moral. L'obligation aux mères de nourrir leurs enfants, décidée comme telle par plusieurs théologiens, subsistait encore au neuvième siècle. La mollesse des femmes d'un certain ordre les a fait déroger à cette loi de la nature, les mères ont regardé l'allaitement comme une sujétion pénible, et insensiblement l'usage de louer des

nourrices a passé jusqu'au tiers-état. —
Mais en comparant les peines attachées
au soin de nourrir leurs enfants avec les
maux auxquels les femmes s'exposent en
déroutant la nature, n'y ont-elles pas
perdu? Si le lait, qui ne sort point par
ses issues naturelles, se mêle avec le sang,
il peut former différents dépôts, entre
lesquels M. Puzos examine ceux qui se
montrent par des éruptions miliaires à
la peau.

Après en avoir établi de différentes
espèces, il s'arrête essentiellement à celles
où la matière paraissant sous la forme de
boutons transparents, sans percer l'épiderme, la maladie présente les signes
d'une fièvre ardente, avec le symptôme
particulier d'une stupeur générale, et
d'un assoupissement qui menace d'une
métastase au cerveau. — M. Puzos établit sur cela des préceptes, en conséquence desquels il croit qu'on ferait fort
bien de suivre à Paris la méthode usitée
dans quelques provinces de France, pour
les femmes qui ne nourrissent pas leurs
enfants. On préviendrait peut-être des
accidents funestes en les saignant du pied
le second jour de l'accouchement. Ce
pourrait être aussi un moyen d'appeler
le lait fourvoyé, pour ainsi dire, à des
couloirs avec lesquels il a le plus d'affi-
nité, n'étant pas séparé par le sein. De
plusieurs faits rapportés en faveur de
cette méthode, M. Puzos conclut qu'on
ne saurait par trop de voies et de moyens
procurer l'évacuation du lait aux femmes
accouchées qui ne nourrissent pas leurs
enfants. — Mais, indépendamment des
malheurs que peut causer la matière laiteuse remêlée avec le sang, il n'y a qu'à
considérer les dépôts qu'elle forme dans
les mamelles mêmes, y étant retenue;
et c'est le sujet d'un autre Mémoire de
M. Puzos. Dans ce cas, l'indication qui
se présente est de tâcher de résoudre la
matière par les moyens connus; mais on
n'est pas toujours sûr du succès, et souvent, contre notre attente, il se fait suppuration. — Cette terminaison étant décidée, l'on croirait que la méthode curative devrait être la même que celle des
apostèmes formés ailleurs. M. Puzos y a
aperçu une différence qui aurait échappé
à quelqu'un moins instruit que lui sur la
structure des parties. Après avoir considéré le dépôt dans les glandes du sein où
la matière laiteuse se forme, dans le réservoir commun qui la rassemble, dans
le tissu spongieux d'où elle est rayée, il
établit les signes différents qui appartiennent à chaque espèce, et ayant observé
que les suites en sont différentes aussi, il
donne un résultat fort intéressant pour
la pratique.

Dans toutes les autres parties du corps,
quand il y a un petit abcès, on peut en
confier la cure à ce qu'on nomme emplâtres de bonne femme, et combien y en
a-t-il pour cela? Mais lorsqu'il y a un
grand abcès, si l'on en abandonne l'ouvrage à la nature, il est à craindre qu'il
ne reste un sac, des fusées, des sinus,
enfin une fistule. Ici, c'est tout le contraire, l'on voit des abcès considérables
guérir par l'application des emplâtres, et
de très-petits rester fistuleux. M. Puzos
explique cette différence en disant que
les grands abcès se sont formés dans le
réservoir commun qui a pu rassembler
toute la matière, et qu'il suffit alors,
pour la guérison, que la poche ait été
vidée; au lieu que les petits abcès ont
leur matière disséminée dans les glandes,
et que la peau étant simplement ouverte,
si les glandes ne se fondent point, le
sein reste percé de plusieurs trous fistuleux très-difficiles à guérir. Il faut donc
déroger ici à la méthode établie pour
d'autres parties, et c'est la conclusion
que M. Puzos tire de son Mémoire, en
disant qu'on peut ne point ouvrir les
grands abcès laiteux, mais qu'il faut nécessairement ouvrir les petits. — On
n'aura pas de peine à concevoir que M.
Puzos était essentiellement consulté par
l'Académie sur les cas singuliers qui lui
étaient déférés. En 1740, un fameux professeur en médecine, dans l'université
de Bologne, nous proposa, comme un
problème à résoudre, un passage des
*Adversaria* de Ruysch, où il dit avoir
vu des femmes qui, portant un placenta
resté après l'accouchement, et devenues
grosses, étaient accouchées heureusement, et après avoir été délivrées en
forme, avaient rendu par morceaux l'ancien placenta resté de la couche précédente. Cette assertion de M. Ruysch parut singulière au professeur, et elle devait le paraître. Cependant il s'agissait
d'un fait que l'on ne peut nier, quand
un auteur de la célébrité de M. Ruysch
dit l'avoir vu, et même l'avoir vu plus
d'une fois. Il fallait donc expliquer comment cela se pouvait faire, et M. Puzos,
qui en fut chargé, s'en acquitta de façon
à faire voir par son rapport que l'Académie est digne de la confiance des étrangers.

Cette pièce n'est point susceptible d'un

extrait qui puisse convenir dans une séance publique, non plus qu'un grand nombre d'autres Mémoires qui regardent immédiatement l'art des accouchements ;
mais, comme il en sera fait usage ailleurs,
la Société n'y perdra rien. — Nous n'a-
vons prétendu donner qu'un très-léger
échantillon des travaux de M. Puzos dans
l'Académie; ceux-là font preuve de son esprit. Il est temps d'exposer ceux qu'il entreprit dans les écoles pour l'instruction
des élèves ; ceux-ci font l'éloge de son
cœur.—Les anciens mettaient les sages-
femmes à côté des médecins; Galien et
Prosper Alpin leur en donnèrent le titre,
et elles furent appelées médecines hys-
tériques. Une d'entre elles se distingua,
suivant le rapport de Pline, au point
qu'elle mérita le nom de *sotira*, qui ne
peut être rendu que par le mot latin *sal-
vatrix*. Ce n'est que vers le milieu du
dernier siècle, suivant Bayle, qu'on vit
établir la profession d'accoucheur. Apparemment que les sages-femmes, moins
habiles, méritèrent alors moins de confiance. Ce qui est certain, c'est qu'en général il n'y en a point qui rassemblent
les qualités d'un chirurgien accoucheur.
Ceux qui voudront voir en détail jusqu'où
peuvent aller les erreurs de ce qu'on appelle une simple sage-femme, n'ont qu'à
consulter le Traité curieux de Walther,
à ce sujet. — Ce qui est exposé dans cet
ouvrage avec bien de la méthode et de
la clarté, n'ayant que trop lieu dans les
grandes villes, on songea sérieusement,
à Paris, à arrêter le cours des malheurs
qui arrivent par l'impéritie, en formant
des élèves par des leçons publiques sur
l'art des accouchements. Je veux bien
croire qu'il puisse se trouver encore des
*Agnodices* parmi nos sages-femmes, mais
il leur faut des *Hérophiles* pour les instruire. M. Puzos ne balança pas à en
prendre la charge, quoique sans aucune
rétribution, et l'on vit pour la première
fois, dans notre amphithéâtre, en 1743,
un démonstrateur des accouchements.—
On ne parlera plus dorénavant de bien
public, dans cette Académie, que le nom
de M. de la Peyronnie ne suive de près.
Ce digne chef de la chirurgie française,
après avoir rempli tant d'objets importants
pour la société, qui sont dans son testa-
ment autant de monuments immortels de
son zèle, songea aussi à établir des leçons
sur l'art des accouchements; et pour satisfaire également ceux et celles qui s'y
destinent, sans risquer aucune indécence
par le mélange des auditeurs, il fonda

deux cours, l'un pour les élèves, l'autre
pour les sages-femmes. M. Puzos choisit
ce dernier, et il s'en est acquitté avec la
plus grande régularité jusqu'à sa mort. Il
y a eu une année où il les a remplis tous
deux.

En 1750, il fut nommé censeur royal
des livres de chirurgie à la place de M.
Petit. — Au mois de mars 1751, le roi
lui accorda des lettres de noblesse par un
motif qui manifeste en même temps la
bonté du souverain pour ses peuples, et
la haute capacité de M. Puzos. L'art à la
perfection duquel il a dévoué ses talents,
y est-il dit, *est d'une si grande importance pour la société civile, que nous
regardons comme un objet digne de notre attention d'illustrer ses travaux
par un titre d'honneur capable d'inspirer de l'émulation à tous ceux qui se
destinent à marcher sur ses traces.* —
M. Puzos, jouissant de la plus haute considération à laquelle pût aspirer un homme d'art qui a bien mérité de sa patrie,
n'a pas long-temps survécu à la décora-
tion que le prince venait d'y ajouter. Il
était depuis plusieurs années sujet à une
espèce d'asthme. Il tomba tout-à-fait malade au mois de mars 1753, et mourut le
7 juin, dans sa soixante-septième année.
— M. Puzos, quoique d'un tempérament
délicat, était actif, laborieux, aussi dur
à lui-même qu'il était complaisant pour
les autres. Jamais homme ne fut plus
fortement occupé des devoirs de sa profession. Sans cesse emporté par le tour-
billon de ses affaires, il ne se permettait
nulle sorte de dissipation, et le peu de
temps que lui laissaient ses malades, il
le donnait aux travaux du cabinet. — Sa
charité pour les pauvres ne se bornait
pas à secourir gratuitement ceux qui
avaient recours à lui, il en était volontiers le chirurgien, mais il y en avait un
bien plus grand nombre dont il était le
trésorier. Il s'était imposé la loi de ré-
server pour eux le dixième de l'argent
que son travail lui rendait. Ce serait exagérer la fortune de M. Puzos, que de
dire que c'en était le superflu; mais si
l'on veut n'y reconnaître que ce mérite,
ce ne sera point exagérer la vérité, de
dire que de ce superflu même, il n'est
pas commun d'en faire un si bon usage.
— Il avait pratiqué l'art des accouchements pendant quarante ans, avec la plus
grande distinction. Il a laissé nombre
d'observations utiles, dont plusieurs entraient dans les détails que nous avons
entendu de lui à l'Académie, ou dans les

leçons qu'il a données. M. Gervais, actuellement occupé du soin de les recueillir, fera revivre, en les publiant, un homme célèbre dont la mémoire nous sera toujours chère.

## LISTE DE L'ACADÉMIE ROYALE DE CHIRURGIE.
### 1er janvier 1757.

PRÉSIDENT : M. Germain de la Martinière, écuyer, conseiller, premier chirurgien du roi, chevalier de l'ordre de St.-Michel, chef de la chirurgie du royaume, et membre de l'Académie royale de Stockolm.

DIRECTEUR : M. Foubert, chirurgien ordinaire du roi en sa cour de parlement.

VICE-DIRECTEUR : M. Chauvin.

SECRÉTAIRE : M. Morand, écuyer, chevalier de l'ordre de St-Michel, membre de l'Académie royale des sciences, de la Société royale de Londres, et des Académies de Rouen, Pétersbourg, Stockolm, Bologne et Florence ; censeur royal, inspecteur général des hôpitaux militaires, chirurgien-major de l'hôtel royal des Invalides.

COMMISSAIRE POUR LES EXTRAITS : M. Louis, professeur et démonstrateur royal, censeur royal, et membre de la Société royale de Lyon.

COMMISSAIRE POUR LES CORRESPONDANCES : M. Andouillé, professeur et démonstrateur royal, et chirurgien en chef de l'hôpital de la Charité.

TRÉSORIER : M. Malaval, chirurgien ordinaire du roi en son parlement, lieutenant de M. le premier chirurgien, et ancien directeur de l'Académie.

SECRÉTAIRE VÉTÉRAN : M. Quesnay, écuyer, médecin ordinaire du roi et consultant, associé de l'Académie royale des sciences, membre de celles de Lyon et de Londres.

## CONSEILLERS DU COMITÉ PERPÉTUEL.

MM. Morand, ancien directeur ; M. Le Dran, de la Société royale de Londres, ancien chirurgien consultant des armées du roi, ancien directeur ; de la Faye, professeur et démonstrateur royal, ancien directeur ; Benomont ; Henriques, bibliothécaire ; Pibrac, écuyer, chevalier de l'ordre de St.-Michel, chirurgien-major de l'Ecole royale militaire ; Verdier ; Gervais, professeur et démonstrateur des accouchements ; de Garengeot, de la Société royale de Londres, professeur et démonstrateur royal, chirurgien-major du régiment du Roi, infanterie ; Foubert ; Chauvin ; Faget l'aîné, de la Société royale de Londres ; Houstet, ancien premier chirurgien de S. M. le roi de Pologne, duc de Lorraine et de Bar, et ancien chirurgien-major des armées du roi ; Bagieu, écuyer, chirurgien-major des gendarmes de la garde du roi ; Sivert ; Cuquel ; Souchay ; Chapillon ; Jard, écuyer, accoucheur de madame la dauphine ; de Gramond ; Sorbier, premier chirurgien-major de la gendarmerie ; Talin ; Ruffel, premier chirurgien-major d'une compagnie des gardes-du-corps du roi ; Bassuel, professeur et démonstrateur royal ; Guérin, écuyer, chirurgien-major des mousquetaires noirs ; Duplessis, professeur et démonstrateur royal, et ancien chirurgien-major des armées du roi ; Coutavoz ; Barbaut, professeur et démonstrateur des accouchements, conseiller, chirurgien ordinaire du roi au Châtelet ; Belloq ; Moreau, chirurgien en chef de l'Hôtel-Dieu ; Andouillé ; Hevin, premier chirurgien de madame la dauphine, professeur et démonstrateur royal, membre des Académies de Lyon et de Stockolm ; Louis ; Lafitte ; Levret ; Bordenave, professeur et démonstrateur royal ; Ruffel, second professeur et démonstrateur royal ; Dufouar, chirurgien-major des gardes-françaises ; Mertrud, démonstrateur en anatomie, et chirurgien au Jardin-du-Roi ; Delamalle.

## CONSEILLERS VÉTÉRANS.

MM. Malaval, ancien directeur ; Bourgeois, premier ancien vice-directeur ; Marsolan, premier chirurgien de M. le duc d'Orléans ; Simon, conseiller, premier chirurgien de S. A. E. l'électeur de Bavière, honoraire de l'Académie des sciences d'Amiens ; Després, écuyer, conseiller, premier chirurgien de S. M. catholique, membre de l'Académie royale de Séville, et président perpétuel du collège royal des chirurgiens de Madrid ; Caumont, de la Société royale des beaux-arts de Lyon, et médecin des cent-suisses de la garde du roi ; Perchet, écuyer, chevalier de l'ordre de St.-Mi chel, conseiller et premier chirurgien de S. M. le roi de Naples.

---

#### ADJOINTS AU COMITÉ.

MM. Froment l'aîné ; Jallet ; Leguernery ; Perron ; Veyret ; Daran, écuyer ; Disdier, 2e ; de la Roche, 2e ; Suë l'aîné ; Dupont ; de la Porte ; Suë le jeune, censeur royal, professeur et démonstrateur royal ; Fabre ; Maurin, 1er ; Didier, 1er ; Dubertrand ; de Penne ; Dicuzaide ; Sabatier, 2e ; Dupouy.

---

#### ACADÉMICIENS LIBRES.

MM. Pottier ; Bimont ; Carère ; Dumon, 1er ; de la Cassaigne ; Perrier ; Demanteville ; Frémont ; Serres ; le Roux ; Brassant père ; Bernard ; Hebrard ; Mouton ; Berard 1er ; Gravel ; Bermingham ; Cazanobe ; Hérault, 1er ; Garmont ; le Vasseur père ; Loustault, 1er ; Guittard ; Coste, 1er ; Collignon, démonstrateur en anatomie, à Amiens, pensionnaire de l'Académie de la même ville ; Rivals ; Jouffrau ; Vatrée ; de la Haye, 1er ; Baudot père ; Desjouet ; Tavernier ; Senot ; Richardière ; Lamblot ; Loustaud, 2e, chirurgien major d'une compagnie des gardes-du-corps du roi ; Herbillon ; Duval, 1er ; Froment le jeune ; Engerrand ; Vermont père ; Desvignes ; Deleurye, premier conseiller, chirurgien ordinaire du roi au Châtelet ; Galin ; Boiscaillaud, chirurgien ordinaire du roi ; Dastes ; Collin ; Allien ; Martinet, chirurgien en chef de l'Hôpital-Général ; Dumont, 2e ; Desport, chirurgien ordinaire de la reine ; Faget, 2e ; Deleurye, 2e ; Audoux ; Botentuit l'aîné ; Ledoux père ; Cernaizot ; Civadier, chirurgien-major d'une compagnie des gardes-du-corps du roi ; Fauchat ; Bally ; Desmont ; Godefroy ; Lamy ; Lagrave père ; Moreau ; Coursin ; Hérault, 2e ; Menjon ; de Beaupré ; Perpey ; Mery ; Dudilot ; Roard ; Coste, 2e ; Maisonneuve ; Dessoumagne ; Dulattier, écuyer, premier chirurgien de la reine ; Bourgeois ; Poullet ; Marcel ; Nèble ; Fajet le jeune, chirurgien des gardes-françaises ; Bergerot ; Baget, 2e ; Garé ; Tastet ; la Roche, 1er ; Doublet ; Caignard ; Sohet ; Battut ; Bourru ; Deshayes-Gendron ; Warroux ; Planès ; Canlay ; Botentuit le jeune ; Calmejane ; Sabatier, 1er ; Garri-

gues ; Buisson ; Cabany, chirurgien-major du régiment de Picardie ; Pascal ; Daunis ; Sorbet, chirurgien-major des mousquetaires gris ; Maritel ; de Callange ; Arrachard ; Resclause ; Bourbelain ; Lespinard ; le Maire ; le Vasseur, 2e ; Boullanger ; de Bussac ; Boscher ; Labat ; Duclos ; Suret ; Marlot ; Henry ; Despuech ; Rousseau ; le Vasseur fils, chirurgien-major du régiment royal Cravattes ; Ravenet ; Lassus ; Delions ; de la Forest ; Baig ; de Geilh ; Sauré, conseiller, chirurgien ordinaire du roi au Châtelet ; Paignon, chirurgien en chef des Petites-Maisons ; Charrault ; Delahaye fils ; Caixonnet ; Saunier ; Luro ; Brescou ; Allouel ; Bouquot ; Baudot fils ; de Lesqure ; Maurain, 2e ; Sorbier, 2e ; Potron ; Bourier ; Dulattier, 2e ; Vacher, correspondant de l'Académie royale des sciences de Paris, membre de celle de Besançon, et chirurgien-major des hôpitaux du roi à Besançon ; Frogier ; Recolin ; Deluze ; de Villeneuve ; Peau ; Cassaing ; Pujol ; Georget ; Bayart ; Léonard, inspecteur-général des hôpitaux militaires ; Clusau ; Broqua ; Duval, deuxième chirurgien ordinaire de madame la dauphine ; Pipelet ; Brassant fils ; Berdolin ; Lagonnelle ; Mothereau ; Ami, chirurgien en chef de l'hôpital des Incurables ; Loiseau ; Vermond fils ; Pelletan ; de la Vigne ; Serreis ; Guignard ; Bertrand ; Gabon ; Sorbier, 3e ; Try ; Cadet ; Thévenot ; Brusnel ; Tournay ; Berard fils ; Dupuis ; Brasdor ; Souque ; Ruffel fils ; Lachaud ; le Laumier ; le Doux fils ; Duvigneau ; Goursaud, conseiller, chirurgien ordinaire du roi au Châtelet ; Brailliet ; Berthe ; Loustaunau ; Lesne ; Lagrave fils ; Hélie ; Dumon, 3e ; Masquelier ; de Penne fils ; Vermond, 5e ; Osmont ; Cocquerel ; de Lyvernette ; Dubois ; Malot ; Hérardin ; Chaupin ; Bourgarel ; le Bas ; Flambe ; Ballay ; Thomas.

---

#### ASSOCIÉS ÉTRANGERS.

M. Beaumont, écuyer, chirurgien de la personne du roi d'Espagne, et membre de l'Académie royale de Séville, à Madrid.

M. Molinelli, docteur en philosophie, et en médecine et en chirurgie, à Bologne, et associé de l'Académie de la même ville, à Bologne.

M. Schlingting, docteur en médecine, et membre de l'Académie impériale des curieux de la nature, à Amsterdam.

M. Grashuis, docteur en médecine, et membre de l'Académie impériale des curieux de la nature, à Amsterdam.

M. Guattani, correspondant de l'Académie royale des sciences de Paris, et premier chirurgien de Sa Sainteté, en survivance, à Rome.

M. Henckel, docteur en médecine et en chirurgie, ancien chirurgien-major des gendarmes de la garde du roi de Prusse, à Berlin.

M. Guyot, maître en chirurgie, l'un des chirurgiens en chef de l'Hôpital Français, à Genève.

M. Charron, conseiller, premier chirurgien de leurs Majestés le roi et la reine de Pologne, à Dresde.

M. Acrell, de l'Académie royale des sciences et de la Société de chirurgie de Stockolm, à Stockolm.

M. le Grand, conseiller, premier chirurgien de S. A. M. le prince Charles de Lorraine, gouverneur des Pays-Bas autrichiens, et maître en chirurgie à Lunéville, à Bruxelles.

M. le baron de Van-Swieten, premier médecin et bibliothécaire de leurs Majestés impériales, associé de l'Académie royale des sciences de Paris, de la Société royale de Londres, et de l'Académie de Stockolm, président du collége de médecine, à Vienne.

M. Moscati, professeur en anatomie et chirurgie, chirurgien en chef du Grand Hôpital, à Milan.

M. le baron de Haller, conseiller et premier médecin du roi d'Angleterre dans son électorat d'Hanôvre, professeur et doyen de la faculté de médecine de Gottingue, président de la Société royale des sciences et du collége de chirurgie de la même ville, membre des Académies des sciences de Paris, des curieux de la nature, de Londres, Berlin, Stockolm, Bologne et Upsal, commissaire royal de l'Église réformée de Gottingue, et Amman de la république de Berne, à Berne.

M. Bertrandi, chirurgien de S. M. le roi de Sardaigne, premier professeur d'anatomie, et membre du collége de chirurgie en la royale université de Turin, à Turin.

M. Fernandès, maître ès-arts, et licencié en chirurgie, chirurgien-major de l'Hôpital Royal de Madrid, examinateur des chirurgiens d'Espagne, et l'un des fondateurs du collége de chirurgie, à Madrid.

M. Monro, membre de la Société royale de Londres, secrétaire de celle d'Édimbourg, professeur en anatomie, à Édimbourg.

M. Sharp, membre de la Société royale de Londres, et chirurgien en chef de l'hôpital de Guy, à Londres.

---

## ASSOCIÉS RÉGNICOLES.

M. le Cat, correspondant de l'Académie royale des sciences, membre des Académies de Rouen, Londres, Madrid et Berlin, professeur en anatomie et chirurgien en chef de l'Hôtel-Dieu, à Rouen.

M. Daviel, chirurgien oculiste du roi, membre des Académies des sciences de Toulouse, Bordeaux, Dijon, Londres et Bologne, à Paris.

M. Desbarbalières, docteur en médecine, médecin des hôpitaux royaux, et président trésorier de France, à la Rochelle.

M. Boucher, docteur en médecine, correspondant de l'Académie royale des sciences, professeur et démonstrateur pensionnaire en anatomie, à Lille en Flandres.

M. Charrau, chirurgien-major des hôpitaux du roi, à la Rochelle.

M. Goulard, maître en chirurgie, membre de la Société royale des sciences, professeur et démonstrateur royal, à Montpellier.

M. Serres, maître en chirurgie, professeur et démonstrateur royal, à Montpellier.

M. Alary, maître en chirurgie, chirurgien de l'infirmerie royale et de l'hôpital de la Charité, à Versailles.

M. Lamorier, maître en chirurgie, membre de la Société royale des sciences, professeur et démonstrateur royal en chirurgie, à Montpellier.

M. Grassot, de la Société royale de Lyon, et maître en chirurgie, à Lyon.

M. Bailleron, de l'Académie des sciences et belles-lettres de Béziers, et maître en chirurgie, à Béziers.

M. Hugon fils, de l'Académie des beaux-arts de Lyon, maître en chirurgie, à Arles en Provence.

M. Charmetton, maître en chirurgie, professeur et démonstrateur d'anatomie, à Lyon.

M. Willius, docteur en médecine et en chirurgie en l'université de Bâle en Suisse, et médecin, à Mulhausen en Alsace.

M. Flurant, maître en chirurgie, et chirurgien en chef de l'hôpital général de la Charité, à Lyon.

M. de Laisse, maître en chirurgie, et chirurgien en chef de l'hôpital, à Montfort-Lamaury.

M. Hoin, maître ès-arts et en chirurgie, pensionnaire de l'Académie des sciences de Dijon dans la classe de médecine, et chirurgien en chef du Grand Hôpital, à Dijon.

MÉMOIRE AVEC UN PRÉCIS DE PLUSIEURS OBSERVATIONS SUR LE CANCER, par M. LE DRAN.

Ce n'est que dans les observations qu'on peut puiser des connaissances sur la nature du cancer et sur la manière de le traiter. Pour remplir les vues de l'Académie, je vais joindre à mes observations, sur cette maladie, celles qui lui ont été communiquées d'ailleurs. On y verra bien des points de lumière que les circonstances différentes ont fait apercevoir à leurs auteurs, et on pourra en tirer bien des conséquences utiles pour la pratique. — Je diviserai ce Mémoire en quatre parties. Dans la première, je parlerai des cancers qui attaquent la peau en quelque partie du corps que ce soit; dans la seconde, de ceux qui se forment aux mamelles des femmes, occasionnés souvent par des causes externes; dans la troisième, de ceux qui se forment par le reflux des évacuations menstruelles dans le temps où les femmes cessent d'être réglées; dans la quatrième, des cancers produits par le vice de la lymphe. — Il serait à souhaiter qu'on pût toujours déterminer quelle est la cause de l'engorgement des glandes des mamelles; car elle peut être simple, et elle peut ne le pas être : c'est ce qu'il est souvent bien difficile de connaître d'abord. Elle est simple si l'engorgement est la suite d'un coup, d'une compression, etc., et alors le vice est purement local. Mais par malheur nous voyons quelquefois ces engorgements même, dont la cause est simple, susceptibles de bien des changements relatifs à ceux qui se passent dans les liqueurs qui circulent par tout le corps, relatifs à ceux qui se passent dans les liqueurs arrêtées dans la tumeur, relatifs enfin à la nature et à l'usage de la glande malade : de là vient que d'un mois à l'autre, cette tumeur est quelquefois méconnaissable, étant devenue cancéreuse, de simple qu'elle était dans son principe. La cause n'est pas simple si l'engorgement est la suite d'un vice dans les liqueurs nourricières. — Les auteurs ne sont pas d'accord sur la nature du cancer et sur celle des liqueurs qui le forment, ni sur la cause des douleurs lancinantes qui le caractérisent le plus souvent. Hippocrate dit que le cancer est produit par une humeur atrabilaire, jointe à un levain qui la fait fermenter et multiplier. Beaucoup d'auteurs pensent de même. Gendron n'est pas de cet avis, d'autant qu'il y a des cancers qui sont très-peu douloureux, relativement à leur étendue et à leurs progrès. Il convient, et nous pensons aussi que le cancer commence par l'engorgement d'un ou de plusieurs grains glanduleux, qui peu à peu se transforment en une substance compacte et dure, laquelle cependant est pénétrée par les liqueurs qui y sont apportées par les vaisseaux. Aussi nous avons souvent vu par la dissection l'état naturel de ces parties tellement changé, qu'on ne l'y reconnaissait plus. — Je ne prétends pas discuter les sentiments des auteurs qui ont écrit sur cette matière. J'avoue de bonne foi que mes connaissances sont trop bornées sur l'état naturel de nos liqueurs, pour pouvoir décider de ce qui se passe en elles lorsqu'elles changent de nature, soit qu'elles circulent encore, soit qu'elles soient arrêtées et stagnantes dans leurs vaisseaux. Sans prendre là-dessus aucun parti, je m'en tiendrai donc à ce que l'expérience nous apprend, et j'exposerai ce que je pense, fondé sur les observations que je vais rapporter dans ce Mémoire. — Je considérerai le cancer en quelque partie qu'il attaque, et par quelque cause qu'il soit produit, dans ses différents progrès, depuis le moment où une tumeur commence à se former, jusqu'au temps où, à force de s'accroître, elle sera dégénérée en un cancer qui décide ordinairement la vie des malades, lorsqu'ils ont négligé les moyens de guérir pendant que la maladie était encore dans son commencement ou dans son augment.

SECTION PREMIÈRE. — *Des cancers à la peau.*

La pratique nous apprend que la

peau du visage est plus sujette aux cancers que celle qui recouvre toutes les parties du corps, soit que cette portion de la peau étant plus exposée à l'air, la transpiration s'y fasse moins qu'ailleurs, soit que, n'étant pas couverte comme celle du reste du corps, on touche, on irrite, on écorche plus volontiers de petits boutons ou verrues qui s'élèvent sur sa superficie; boutons ou verrues qui ne se forment quelquefois qu'en conséquence de l'indisposition de la glande qui est au-dessous. En effet, on voit assez souvent, dans le cours de la pratique, que ces boutons, qui dans le commencement étaient fort petits et paraissaient être de peu de conséquence, sont devenus cancéreux à force d'être touchés et irrités. Ils le deviennent plus sûrement encore par l'usage indiscret des caustiques avec lesquels on se contente de les toucher quelquefois pour les consumer, sans que cela les détruise. L'inflammation survient en conséquence, et il n'est pas impossible qu'elle s'étende jusqu'à la glande qui est au-dessous, aux vaisseaux de tout genre qui appartiennent à cette glande, aux graisses qui l'entourent, et même aux glandes voisines qui s'abreuvent et se gonflent ensuite comme la première. Ainsi on voit le mal s'étendre de proche en proche et former un ulcère rongeant. C'est principalement cette espèce de cancer que les auteurs ont nommé *Noli me tangere*, voulant dire par là qu'il ne faut pas y toucher, parce qu'ils le croyaient incurable : il est cependant vrai qu'il est curable par une opération chirurgicale. Il est également vrai que les caustiques bien ou mal administrés le conduisent à une heureuse fin ou le rendent plus rebelle. Les observations suivantes serviront à prouver cette singulière différence, et on verra qu'elle n'est fondée que sur ce que dans quelques-uns l'action du caustique a été si vive et si prompte, que toute la tumeur a été entièrement détruite par une seule application, au lieu que dans d'autres les caustiques n'agissant que lentement, ils n'ont détruit la tumeur qu'en partie, ce qui lui donne quelquefois une nouvelle vigueur et l'irrite davantage. Les caustiques ne sont donc pas contraires dans tous les cas; c'est au chirurgien à juger sainement du moyen qu'il doit employer suivant le volume de la tumeur.

(Ire *Observation, par M. le Dran.*) En 1723, j'avais extirpé une tumeur carcinomateuse en présence de MM. Petit et Malaval; elle était placée au cou sous la mâchoire inférieure au-dessous des dents molaires, derrière le muscle peaucier, grosse comme une balle de jeu de paume, et ulcérée très-profondément; l'incision s'étendait presque jusqu'à l'articulation de la mâchoire. Au bout de quinze jours, la plaie étant en pleine suppuration, il parut d'un pansement à l'autre, à cet angle de la plaie, une glande gonflée, de figure ovale et de la grosseur d'un noyau d'olive. Je craignis qu'en se gonflant encore elle ne formât une tumeur pareille à celle que j'avais extirpée, et je crus devoir la détruire avant qu'elle grossît. Je mis dessus un petit bourdonnet de charpie imbibé d'eau mercurielle, et exprimé pour que le superflu de la liqueur ne coulât pas dans la plaie. L'eschare que cela fit détruisit entièrement la glande, et la plaie ne tarda pas à guérir. — De là on peut conclure, que, quand une tumeur commence à se former, qu'elle est encore petite, qu'elle n'attaque que la peau, on pourrait la détruire par un caustique assez fort, comme je l'ai employé sur cette glande naissante. — Il n'en est pas de même des tumeurs chancreuses dont le volume obligerait à mettre plusieurs fois le caustique pour les détruire entièrement, car il est à craindre qu'il ne les irrite et que la tumeur ne s'accroisse par l'irritation. Cependant l'on va voir dans l'observation suivante qu'une tumeur chancreuse assez grosse a été détruite par la pierre à cautère, et guérie.

(IIe *Observation, par M. Rey, chirurgien aide-major à l'hôpital de Strasbourg.*) Un soldat du régiment de Champagne, âgé de quarante ans, avait à la lèvre inférieure un bouton gros comme une lentille; il sentait dans le fond une douleur vive, et à la peau une démangeaison si insupportable qu'il l'écorchait souvent. Pendant six années il alla successivement dans plusieurs hôpitaux où on le traita avec des caustiques, et son mal augmenta de manière qu'il s'y forma peu à peu un ulcère chancreux et horrible. Enfin il vint à Strasbourg, où feu M. le Maire, après lui avoir fait quelques remèdes généraux, usa pendant quelques jours de topiques doux. En voyant l'inutilité de ces moyens, il employa pendant plus de deux mois différents caustiques pour détruire la tumeur, et malgré cela elle ne faisait que s'accroître. Enfin, pour dernière ressource, il y mit des pierres à cautère qui produisirent une eschare très-profonde. Apparemment que ce dernier caustique porta sur toute la tumeur et la détruisit , car depuis ce jour-là l'ulcère prit une meilleure figure, et guérit. — Cette observation prouve, comme la précédente, qu'un caustique qui peut promptement porter sur toute la tumeur est capable de la détruire sans danger. Mais je ne la cite pas comme un exemple et comme une méthode curative qu'on doive suivre indistinctement dans le traitement des tumeurs chancreuses d'un certain volume. Ce malade guérit, mais ce ne fut qu'aux dépens de la plus grande partie de la lèvre qui fut détruite ; et ce défaut de lèvre, indépendamment de la difformité, n'est pas un petit inconvénient.

(IIIᵉ *Observation, par M. le Dran.*) En 1748, un paysan vint me consulter, ayant toute la lèvre inférieure consommée, tant par un cancer, que par les divers et violents caustiques avec lesquels on l'avait guéri. La salive qu'il ne pouvait retenir coulait sans cesse, et cet écoulement, qui paraissait n'être qu'une incommodité, pouvait devenir avec le temps une cause de bien des maladies, puisque la salive est un récrément destiné à être sans cesse avalé, suivant l'ordre naturel, pour les usages auxquels la nature l'a réservé. — On va voir encore, dans l'observation suivante, le danger qu'il y a de toucher avec des caustiques indistinctement ces boutons qui s'élèvent sur la peau, principalement lorsqu'ils peuvent avoir un caractère cancéreux.

(IVᵉ *Observation, par feu M. Soulier.*) En 1724, un officier âgé de cinquante ans, d'un tempérament bilieux et mélancolique, consulta MM. Chicoineau et Soulier. Il lui était survenu depuis deux ans, entre le prépuce et le gland, un poireau si gros qu'il l'empêchait de découvrir le gland. Un prétendu chirurgien avait voulu le consumer avec des caustiques, et avait mis le malade à l'usage des tisanes sudorifiques, de la panacée et autres préparations mercurielles. Le malade, au lieu de voir détruire ce poireau, l'avait vu s'accroître et s'emparer de tout le prépuce ainsi que du gland, s'étendant jusqu'au corps caverneux et à la verge, au milieu de laquelle il y avait trois fistules qui communiquaient jusque dans l'urètre. Le ligament de la verge était même compris dans la maladie ; la suppuration était puante et accompagnée de fréquentes hémorrhagies. — A l'inspection de la maladie, ces deux messieurs proposèrent de faire l'amputation de la verge, et dans une consultation qui fut faite, on conclut de même malgré la difficulté d'opérer, qui était d'autant plus grande qu'une traînée de glandes gonflées s'étendait jusqu'à l'aine. Pendant l'usage des topiques doux et émollients dont on usa pendant quelque temps, on fit au malade des frictions mercurielles, parce qu'il avait eu depuis trente ans plusieurs maladies vénériennes. Ce traitement dégagea un peu le ligament suspenseur de la verge ; mais le reste de la tumeur s'accrut plus qu'il ne l'était auparavant. Enfin on fit l'opération projetée sans autre accident qu'une hémorrhagie qu'on arrêta par les astringents soutenus de la compression. — La plaie étant presque guérie et le malade tourmenté de fréquentes érections, il survint plusieurs autres hémorrhagies où il perdait beaucoup de sang à la fois ; cela arriva souvent pendant cinq semaines, et de tous les remèdes qu'on employa pour calmer la fougue des esprits et du sang, celui qui réussit le mieux fut les fréquentes applications de compresses imbibées d'oxycrat sur le ventre, le scrotum et le périnée. Enfin le malade guérit, mais on lui aurait épargné bien des douleurs si on eût coupé d'abord le poireau.

(Vᵉ *Observation, par M. Ceyrac de la Coste, correspondant.*) M. Ceyrac de la Coste a fait part à l'Académie d'une observation à peu près pareille. Il dit qu'un homme âgé de soixante et dix ans vint le consulter, parce qu'il avait la verge d'une grosseur prodigieuse, et surtout le gland qu'il ne pouvait découvrir ; qu'il sortait du prépuce plusieurs petites tumeurs ressemblantes à des poireaux, et beaucoup de pus. Il apprit du malade que quarante ans auparavant il avait eu une chaudepisse accompagnée d'accidents graves, et qui avait disparu sans aucuns remèdes ; que depuis, il avait senti fréquemment des lassitudes dans les membres, accompagnées de douleurs de tête, de tintements dans les oreilles, et d'insomnies. — M. de la Coste en conclut que c'était autant de signes de vérole, et après quelques remèdes généraux, il commença par faire l'opération du phimosis pour découvrir le gland qu'il trouva squirreux, et sur lequel s'élevaient plusieurs excroissances en forme de fraises. Il y avait de plus deux ulcères assez profonds, l'un sur le gland même, et l'autre à l'endroit de la couronne. — M. de la Coste dit qu'il passa aussitôt au traitement de la vérole, et ne dit pas comment il fut fait : mais il ajoute qu'au lieu de produire le bien qu'il en avait espéré, la tumeur s'augmenta pendant le traitement, et s'étendit au corps de la verge. Alors, persuadé que la cause de la tumeur n'était pas vérolique, il mit le malade à l'usage du lait pour toute nourriture, ne faisant sur la tumeur que des pansements palliatifs.

Au bout de deux mois, ayant revu le malade, il trouva la tumeur et les ulcères beaucoup augmentés, le mal s'étendant jusqu'à un pouce du pubis, et il vit que l'urètre s'étant percée, l'urine en sortait à plein jet par une ouverture contre nature. — Des progrès si rapides déterminèrent M. de la Coste à faire l'amputation de la verge. Après quelques préparations, il la fit dans la partie saine à un pouce du pubis. Deux artères ayant donné assez de sang, il en fit la ligature, et pansa la plaie après avoir mis et assujetti dans le commencement de l'urètre une petite canule de plomb; la plaie avança de jour en jour et fort vite vers la guérison qui fut très-heureuse. La partie amputée pesait demi-livre. — Il paraît dans cette observation, ainsi que dans la précédente, que le traitement mercuriel qui a précédé les opérations, et que je suppose bien administré, n'a servi à rien, puisque pendant le traitement même, les tumeurs et les ulcères se sont accrus. Est-ce bien là une preuve que ces maladies n'étaient pas causées par un virus vénérien; et n'a-t-on pas vu quelquefois les symptômes de la maladie résister au mercure, puis disparaître par l'usage de quelque autre remède, ou même du mercure donné d'une autre manière? D'ailleurs le mercure peut corriger le vice qui a infecté la lymphe, et être insuffisant pour réparer le vice local où des sucs altérés ont extraordinairement durci les parties, ou formé des hypersarcoses. Mais l'objet de ce Mémoire n'est pas de discuter cette matière; il ne s'y agit que du vice local, c'est-à-dire des tumeurs chancreuses ou qui peuvent le devenir; et généralement parlant, le mercure n'est pas le remède du cancer. — Si donc la tumeur chancreuse est placée dans un endroit où l'extirpation soit praticable, il faut la faire sans s'amuser à vouloir la détruire par des caustiques souvent inutiles, et même dangereux. En voici encore quel-

ques preuves que je crois ne devoir pas me dispenser de rapporter, parce que la multiplicité des faits sert toujours à éclaircir des vérités.

(VIe *Observation, par M. le Dran.*)
En 1730, un homme, âgé de 45 ans, vint me consulter; il avait un ulcère aux bords relevés et durs, creux avec des bords relevés et durs, occupant l'aile droite du nez, et s'étendant en dedans, comme en dehors, jusqu'à quatre ou cinq lignes de hauteur; mais la cloison qui sépare les narines n'était pas attaquée. Le cancer avait commencé trois ans auparavant par un petit bouton qu'il avait écorché plusieurs fois avec ses ongles. On l'avait même touché depuis avec la pierre de vitriol et avec la pierre infernale. Tout cela n'avait fait que l'irriter, et la maladie s'était accrue jusqu'au point que je viens de dire. Je coupai le tout, anticipant sur la partie saine de plus d'une ligne à toute la circonférence. Avec des pansements méthodiques, la maladie fut guérie en moins d'un mois, de manière qu'elle n'est pas revenue.

(VIIe *Observation, par M. Mouton.*)
En 1740, je vis, dit M. Mouton, un malade à qui on avait mis un corrosif pour détruire une petite verrue qu'il portait depuis quinze ans à la partie interne et latérale droite du nez. Les douleurs étaient devenues si vives, et la verrue s'était tellement accrue, depuis douze jours qu'on avait mis le corrosif, qu'elle s'étendait à tout le bout du nez du côté gauche. Les bords étaient livides, durs et élevés en forme de champignon. Le progrès rapide de la maladie me fit juger l'opération nécessaire et pressée. MM. Petit, Boudou et Guérin en jugèrent de même, et le malade s'y détermina. Je passai une aiguille enfilée à travers la tumeur jusque sur le cartilage, et j'en fis une anse pour l'assujettir. J'incisai tout autour de l'ulcère jusque sur le cartilage que je conservai. Je mis ensuite le doigt indicateur dans le nez, et élevant avec ce doigt le cartilage qui fait la cloison, j'eus la facilité d'emporter avec l'instrument tranchant plusieurs petites portions qui m'avaient échappé. Je coupai même dans le centre de l'ulcère une petite portion de la surface du cartilage qui me parut altérée. Le troisième jour la plaie me paraissant un peu sèche, je fis baigner souvent le nez dans une tasse pleine d'eau de morelle, et en moins de six heures la plaie reprit une bonne couleur. Je continuai ces petits bains, et la plaie fut gué-

rie en douze jours. Je ne parle pas des saignées et du régime qui furent administrés selon l'art.

( VIII<sup>e</sup> *Observation, par M. Sivert.*)
Une femme, âgée de 55 ans, avait reçu, il y avait quatorze ans, un coup à la lèvre supérieure du côté droit. La lèvre s'enfla, et après l'usage des topiques qu'on y mit, il y resta une dureté de la grosseur d'une aveline, occupant la partie interne de la lèvre. Onze ans après, la tumeur s'accrut considérablement, bouchant la narine et empêchant la respiration. Il s'élevait sur la tumeur des excroissances en forme de rocher. Enfin elle devint douloureuse au toucher, et les douleurs lancinantes étant fréquentes, cela la détermina à venir à Paris consulter M. Sivert; il observa que l'os maxillaire supérieur était découvert de la grandeur d'un pouce, et la surface en était blanche. Son avis fut d'ôter la tumeur avec l'instrument tranchant et non par les caustiques, et la malade s'y détermina. — Pour faire cette opération, il leva la tumeur avec la main gauche, et avec un bistouri droit il commença l'incision au dedans de la lèvre à la partie supérieure de la tumeur près du nez, puis, coupant de dedans en dehors, il acheva l'opération en conservant une bonne partie de la peau qui couvrait la tumeur; une veine et une artère donnèrent du sang qui s'arrêta seul. Il recouvrit une partie de la division avec ce qu'il avait ménagé de la peau, il mit sur le reste de petits lambeaux de linge imbibés de jaune d'œuf mêlé avec l'huile d'hypéricum, et l'appareil convenable. — Il ne survint pas de fièvre à la malade; l'on changea plusieurs fois pendant le jour les compresses qui s'imbibaient de salive, et le quatrième jour, en ôtant l'appareil, on trouva la peau reprise et la plus grande partie de l'os recouverte. Il le fut entièrement le sixième, et la plaie fut guérie. —La tumeur emportée pesait trois onces et un gros.

Je pourrais me dispenser de rapporter d'autres exemples de ces sortes d'opérations, qui toutes ont réussi, et infirment ce que les anciens ont pensé de cette espèce de cancer. Si j'en rapporte encore quelques-unes, ce n'est que pour prouver la nécessité qu'il y a d'y apporter un prompt secours dès les commencements, parce que si l'on tarde à faire l'opération convenable, ce retardement peut obliger à faire une déperdition de substance plus étendue, ou même rendre l'opération impraticable, l'ulcère se prolongeant jusqu'à des parties où l'on ne peut porter l'instrument tranchant, ainsi qu'on va le voir.

( IX<sup>e</sup> *Observation, par M. Faget.*)
Une fille de quarante-cinq ans avait au nez un petit bouton qui, après une suppuration de quelques jours, devint douloureux et chancreux. Dans l'espace d'une année, il fit un si grand progrès que le cartilage et les os du nez furent entièrement détruits ; le vomer, les lames spongieuses inférieures, les os du palais et les os maxillaires furent cariés, et il fut par conséquent impossible d'y faire aucune opération. — Dans ces cas, on ne peut proposer qu'une cure palliative pour empêcher, s'il est possible, l'ulcère de s'accroître. Il faut cependant avouer que la chose est bien difficile.

( X<sup>e</sup> *Observation, par M. le Dran.* )
En 1740, je fus mandé pour une dame, âgée de soixante-huit ans, qui avait à la joue, sur l'os de la pommette, un ulcère chancreux qui s'étendait jusqu'à la paupière inférieure, et la partie inférieure de cette paupière était ulcérée presque depuis un angle jusqu'à l'autre. On voyait à la peau, autour de l'ulcère, une rougeur étendue jusqu'à deux ou trois lignes, et l'on n'aurait pu emporter tout ce qui était malade sans ôter toute la paupière. Je ne crus pas devoir le faire, tant par rapport à l'étendue du mal, qu'à cause du grand âge de la malade, et je me contentai d'y faire une cure palliative. Je conseillai de laver soir et matin l'ulcère avec une décoction de ciguë et de morelle, et de le tenir couvert d'un emplâtre fait avec la céruse, le minium et la litharge. Le mal ne laissa pas de s'étendre peu à peu, mais moins vite qu'il ne l'avait fait jusqu'alors. Cependant, en dix ans que la malade a encore vécu, il gagna toute la paupière et la moitié de la joue. —Si, dès que la maladie avait commencé, on avait emporté par l'opération tout ce qui y était compris, la maladie ne se serait pas accrue jusqu'au point d'être incurable. — Je n'ose décider que c'est l'usage de la lotion et de l'emplâtre qui a ralenti le progrès de l'ulcère; mais je les ai souvent employés avec succès, et l'expérience nous apprend que tous les topiques qui sont moins capables d'échauffer la tumeur que d'y empêcher l'effervescence des liqueurs sont ceux qu'on doit employer. La malade vécut jusqu'à soixante-dix-huit ans. — Dans un cas à peu près pareil, M. Darmena, pour lors

chirurgien aide-major aux Invalides, fut plus hardi que moi. A la vérité, le malade qui fut commis à ses soins était bien plus jeune.

(XI<sup>e</sup> *Observation, par feu M. Darmina.*) Un soldat invalide, âgé de quarante-cinq ans, avait, depuis six ans, à la paupière inférieure une tumeur chancreuse qui avait commencé par un petit bouton, sur lequel, au récit du malade, on avait mis plusieurs fois la pierre infernale. Le bouton, devenu chancreux, avait acquis le volume d'un œuf, soit par l'irritation, soit par le vice des liqueurs, s'était étendu à toute la paupière inférieure et à la supérieure du côté du petit angle, couvrant le coronal du côté du sourcil. Enfin la tumeur avait gagné le grand angle, et cachait le globe de l'œil qu'on ne pouvait voir qu'en la soulevant avec beaucoup de douleur. — M. Darmena, par les conseils de M. Morand, entreprit l'opération. Il couvrit d'abord l'autre œil et fit assujettir la tête par un aide. D'un coup de ciseau donné à la partie supérieure du côté du petit angle, il sépara ce qui était malade d'avec ce qui était sain. D'un second coup, il coupa jusqu'au sourcil, ce qui lui donna le moyen de se saisir de l'angle de la plaie; ensuite il disséqua le reste de la tumeur depuis la partie inférieure du coronal jusqu'à la partie supérieure de l'os de la pommette, où la tumeur était très-adhérente, ainsi qu'au rebord de la fosse orbitaire. En cet endroit, il gratta l'os avec le bistouri pour détruire entièrement l'implantation que la tumeur y avait faite. Il disséqua ensuite avec une lancette la portion qui se trouvait malade à la circonférence de l'œil de ce côté, assujétissant en même temps avec son doigt le globe de l'œil pour éviter de le blesser; enfin, soutenant d'une main la tumeur qui n'était encore détachée qu'en partie, il disséqua le reste sur la partie supérieure de l'os maxillaire jusqu'au grand angle à la jonction des paupières, anticipant sur la partie latérale de l'os du nez, et ménageant les points lacrymaux. Des douches d'eau froide arrêtèrent l'hémorrhagie, la plaie fut couverte de charpie sèche, et un point d'appui solide sur toute la circonférence de l'œil, fait avec des petites compresses graduées, soutint le tout. Des pansements simples conduisirent la plaie à cicatrice, en deux mois de temps, sans exfoliation, et l'œil fut conservé.— On a vu dans plusieurs observations que le cancer négligé ne se bornant pas à la glande où le premier engorgement s'est fait, il s'étend facilement aux parties voisines, et que le chirurgien ne peut en espérer la guérison que par une opération chirurgicale. La position de ces cancers exige souvent dans l'opération des attentions relatives à la structure et à l'usage des parties où ils sont placés.

(XII<sup>e</sup> *Observation, par M. le Dran.*) Un capucin, demeurant à Guingamp en Basse-Bretagne, avait au milieu de la joue droite un petit bouton peu douloureux, comme le sont presque tous ceux qui viennent au visage, et il n'y sentait que quelques démangeaisons. Ce bouton grossissant peu à peu, toutes les graisses qui sont au-dessous de l'os de la pommette sur le muscle buccinateur se trouvèrent bientôt engorgées; elles s'endurcirent, et en quatre ans de temps, le tout forma une tumeur très-dure, assez douloureuse et grosse comme une petite pomme. Me trouvant dans le pays en 1750, il me consulta, et l'examinant à fond, je vis que la tunique interne de la bouche était seule exempte de la maladie, car elle n'était pas attachée au corps de la tumeur, et elle avait conservé sa couleur naturelle, ce qui est une chose bien essentielle à examiner d'avance. J'en fis l'extirpation, et j'eus beaucoup d'attention, non-seulement à laisser entière la tunique interne de la bouche, mais encore à ménager le canal salivaire qui s'ouvrait dans la bouche au-dessous de la tumeur. Si le canal salivaire avait été coupé, il aurait fallu percer ensuite la joue pour laisser un écoulement à la salive par dedans la bouche, sans quoi la plaie extérieure ne se serait pas fermée; et si j'avais eu le malheur de couper la tunique interne en extirpant la tumeur, j'aurais fait à la peau un ou deux points de suture entortillée, pour ne pas laisser à l'extérieur un trou fistuleux très-incommode et très-difficile à guérir. Le malade fut entièrement guéri en trois semaines.

(XIII<sup>e</sup> *Observation, par M. Manne.*) M. Manne eut, en pareil cas, une attention qu'il fait observer. Il dit qu'ayant été mandé pour un homme de soixante-quatorze ans, qui avait au milieu de la joue un ulcère large d'un pouce avec des bords squirrheux, relevés et douloureux, le tout faisant une humeur chancreuse, il en fit l'extirpation, et qu'il eut l'attention de couper les téguments d'une manière irrégulière, pour éviter de faire une plaie de figure ronde qui aurait été très-long-temps à guérir. Malgré cette attention, la guérison fut cependant quarante jours à être parfaite. Il est bien vrai qu'une plaie angulaire ou longue guérit plus promptement qu'une ronde; mais quand il s'agit de l'extirpation d'une tumeur, je crois que la figure de cette tumeur est ce qui décide de la figure de la plaie qui peut en résulter. — Je ne sais pourquoi le *Noli me tangere* attaque plus souvent les lèvres que le reste du visage, et surtout la lèvre inférieure. Il est certain que j'y en ai vu beaucoup davantage. Lorsque les boutons qui s'y forment ont acquis un caractère cancéreux, il est bien rare que toute l'épaisseur de la lèvre ne participe pas à la maladie en peu de temps; la tumeur s'ulcère, la lèvre s'épaissit, et l'ulcère s'étend plus ou moins loin et plus ou moins vite, suivant le degré d'altération de l'humeur qui y croupit. (Je ne dis pas le degré de causticité, comme le font quelques auteurs, car, supposant l'humeur caustique dès son commencement, la tumeur serait dès lors douloureuse, au lieu que la plupart sont presque indolentes.) Assez souvent la tumeur ne s'étend pas jusqu'à comprendre la tunique interne de cette lèvre, mais souvent aussi cette tunique devient malade, ce qu'on connaît par une rougeur plombée qu'on y aperçoit, et qui s'étend quelquefois plus loin que la dureté. — Le malade ne peut guérir qu'en ôtant toute la portion de la lèvre qui est malade, anticipant même sur la partie saine. Je l'ai fait très-souvent; il y a eu des cas où j'ai amputé toute la lèvre depuis une des commissures jusqu'à l'autre, même par-delà, pour ôter toute la portion de la tunique interne qui avait contracté une couleur vicieuse; j'ai fait ensuite plusieurs points de suture entortillée, comme on la fait au bec de lièvre, et la guérison a suivi de fort près, sans laisser aucune difformité. Cela ne doit pas étonner; la peau des lèvres et des joues se prête à l'extension avec plus ou moins de facilité mais elle s'y prête assez pour le succès de l'opération. Si je ne m'étais contenté d'ôter la portion qui était dure et ulcérée, sans étendre l'incision jusque par-delà l'endroit où la tunique interne était visiblement tachée, je ne doute pas que l'opération n'eût été infructueuse. Le *Noli me tangere* est donc une maladie qu'on peut guérir.

Il ne s'agit plus que de savoir dans quel cas il est curable sans retour. Il l'est certainement si le vice est purement local, comme on le voit le plus souvent, mais il ne l'est pas toujours. On le voit quelquefois occasionné par un vice dont les liqueurs sont infectées, et alors il y a tout lieu de craindre qu'après la parfaite guérison du vice local, il ne se forme une autre tumeur au visage ou ailleurs. On trouvera plusieurs exemples de ces retours du cancer au visage dans mon traité d'observations, ainsi je ne me répéterai pas. Je ne suis pas le seul qui ait vu de ces fréquents retours de la maladie.

(XIV*e Observation, par feu M. Martin, professeur en anatomie, médecin et chirurgien à Lausanne.*) Un soldat ayant consulté à Strasbourg MM. Salsmann et le Maire pour un ulcère chancreux qu'il avait à la lèvre, M. le Maire en fit l'opération, et le guérit. Dix mois après, un pareil bouton reparut à l'autre lèvre. Il devint chancreux comme le premier, et fit très-promptement de si grands progrès qu'il s'étendit à toute la mâchoire, et le malade mourut. M. Martin ne dit pas si ce bouton avait une cause vérolique, cancéreuse ou autre; c'est ce qu'il est cependant très-important de savoir dans le traitement de ces maladies; ainsi on ne peut trop interroger les malades sur les diverses incommodités dont ils ont été attaqués pendant leur vie, sur celles auxquelles ils sont plus sujets, sur leur manière de vivre, sur l'air qu'ils respirent, et sur la nature des eaux qu'ils boivent, pour juger, autant qu'il est possible, quel est le levain qui a infecté les liqueurs, car il est essentiel de travailler à corriger ce vice, soit avant l'opération, si elle ne presse pas, afin de prévenir le retour du mal, soit après l'opération, si on ne peut la retarder. M. Malaval a communiqué à l'Académie différentes observations, lesquelles confirment ce que j'ai dit ci-dessus, et l'autorité d'un grand maître est toujours d'un grand poids. — De toutes les observations qu'on lit dans cette première section, on peut tirer ces règles, qui sont dictées par la pratique : — 1° Presque tous les cancers que nous voyons à la peau du visage ou des autres parties n'ont été dans leur commencement qu'un petit bouton ou une espèce de verrue simple, sans aucun mauvais caractère en apparence, et qui paraissait être de peu de conséquence. S'ils sont devenus des cancers, c'est quelquefois par l'irritation ou par un traitement irrégulier; — 2° tant que ces petites tumeurs ne prennent pas d'ac-

croissement et qu'elles ne sont pas douloureuses, il ne faut pas y toucher, et il
faut craindre de les irriter; — 3° lorsqu'elles grossissent ou qu'elles deviennent douloureuses, si elles ne disparaissent pas au moyen des remèdes doux et
simples, il faut travailler à les guérir par
des moyens plus efficaces, c'est-à-dire
qu'il faut ou les détruire par le caustique,
ou les ôter avec l'instrument tranchant;
— 4° le caustique ne peut convenir que
quand ils sont si petits qu'une seule
application peut les détruire, et dans
ce cas, on peut s'en servir avec succès (observ. 1). Mais il est à craindre
que si le volume de ces tumeurs oblige
à y mettre plusieurs fois le caustique,
cette application ne serve qu'à les irriter
et les faire dégénérer en cancers. Il faut
donc les amputer, ôtant tout ce qui est
malade, et coupant même dans la partie
saine (observ. 4, 5, 6). Si cela ne se peut,
vu leur étendue, la maladie est incurable (obs. 9, 10);—5° les cancers que l'on
voit au visage peuvent être occasionnés
par un vice intérieur. Cela ne se connaît presque toujours que par le retour
de la maladie qui reparait en un autre
endroit que celui qui avait été attaqué le
premier (observ. 14).

SECTION SECONDE. — *Des cancers qui se
forment aux mamelles des femmes,
souvent occasionnés par des causes
externes.*

La pratique journalière nous apprend
que les femmes sont bien plus souvent que les hommes attaquées de cancers aux mamelles. Cela doit être par
plusieurs raisons, dont la principale
est la quantité de glandes qui entrent
dans la composition de ces parties; mais
de plus, il y a entre la matrice et les mamelles une espèce de correspondance qui
fait que le plus souvent elles se gonflent
et deviennent douloureuses à l'approche
des règles: c'est cela sans doute qui fait
que les évacuations menstruelles des
femmes, étant arrêtées par quelque surprise ou autre accident, se portent souvent aux mamelles, et y causent des engorgements, et que la cessation de ces
évacuations, même naturelle dans le
temps déterminé, est souvent aussi pour
les mamelles une cause d'engorgement
qui dégénère en cancer. Nous en recon-
naîtrons donc de deux sortes: les uns, qui
sont produits par des causes externes, et
qui n'ont été dans leur commencement

que des tumeurs simples, mais qui sont
devenus par la suite de véritables cancers; les autres, produits par des causes
internes. — Toutes ces tumeurs, de quelque cause qu'elles viennent, ne se ressemblent pas, et bien des différences qui
s'y remarquent peuvent être attribuées
aux différents temps de la maladie; car,
n'étant dans leur commencement que de
simples tumeurs dures et en quelque
manière squirrheuses, elles acquièrent
dans leur augment successif un caractère
carcinomateux, puis se trouvent dans
leur état des cancers décidés, souvent
sans ressources. Ce que je dis ici des cancers aux mamelles peut s'appliquer à
tout cancer, en quelque partie qu'il soit.
— On voit peu d'hommes avoir des cancers à la mamelle, mais on voit beaucoup
de femmes attaquées de cette maladie.
Elles sont assez sujettes à recevoir aux
mamelles des coups donnés par hasard,
et ces coups, s'ils sont un peu forts, peuvent y faire des contusions assez profondes. Si la contusion n'a porté que sur le
corps graisseux, elle suit le sort des contusions plus ou moins fortes faites en
d'autres parties. Mais si elle a porté sur
quelques glandes de la mamelle, nous
voyons souvent que la douleur étant
passée, et la contusion des parties graisseuses s'étant terminée par la résolution,
la malade qui se croyait guérie, s'aperçoit au bout de quelques mois qu'elle a
au sein une glande qu'elle n'y avait pas
encore sentie. C'est apparemment cette
glande qui avait été contuse quelque
temps auparavant, et qui s'est engorgée
peu à peu jusqu'au point de se faire apercevoir par son volume. Comme elle ne
s'est gonflée que lentement, elle n'a été
que peu ou point douloureuse; et la malade, persuadée qu'elle doit avoir des
glandes dans le sein, n'y a fait qu'une
très-légère attention; elle y touche cependant quelquefois, et cet attouchement
peut être une raison de plus pour que la
glande se gonfle encore; enfin, elle grossit assez pour inquiéter. Est-ce un cancer? Non, ce n'est encore qu'une tumeur squirrheuse, qui peut grossir plus
ou moins. Elle peut même, en grossissant, conserver long-temps un caractère
squirrheux, si les liqueurs qui y sont
engorgées ne changent pas de nature,
et si elles ne s'altèrent pas.

(XV° *Observation, par M. le Dran.*)
Une dame, âgée de dix-huit ans, reçut un
coup de coude en dansant, et quelques
mois après, elle s'aperçut qu'elle avait

dans la mamelle droite une glande grosse comme une noix. Elle consulta plusieurs chirurgiens qui lui firent bien des remèdes. Quoiqu'ils fussent indiqués, et qu'ils aient souvent réussi à d'autres, la dame ne vit aucun changement en bien à sa tumeur, qui, restant toujours indolente, devint peu à peu grosse comme un œuf. La dame mourut à trente-six ans d'une maladie aiguë, et aurait pu porter sa glande long-temps. Dans ces cas où la tumeur est absolument indolente, si elle n'est pas encore bien grosse, on peut espérer de la fondre par le régime convenable, par les saignées, les bains, les délayants, en un mot, par tout ce qui peut donner de la fluidité aux liqueurs. Je me dispenserai d'en rapporter quelques observations, parce qu'il y a peu de chirurgiens qui n'aient plus d'une fois réussi à guérir ces maladies par les attentions susdites.

Mais les liqueurs arrêtées dans la tumeur ne restent pas toujours dans le repos; alors la tumeur commence à devenir douloureuse, non de ces douleurs pulsatives qui accompagnent d'ordinaire le phlegmon disposé à la suppuration, ni de ces douleurs gravatives qui ne sont occasionnées que par le poids de la tumeur qui tiraille les membranes; mais de ces douleurs lancinantes qui semblent produites par des coups de dard ou d'aiguille. Examinons cette maladie dans les différents états où la pratique nous la fait voir; suivons ses progrès, et voyons ce qu'elle devient le plus souvent quand on l'abandonne à elle-même. Voyons aussi si rien n'est capable d'en arrêter les progrès. — Cette tumeur du sein n'est dans son principe, ainsi qu'on l'a dit, qu'une petite glande engorgée qui forme par son accroissement une tumeur assez dure. La cessation fortuite ou naturelle des évacuations menstruelles, ou quelque mauvaise disposition dans les liqueurs, peuvent faire changer le caractère de cette tumeur, qui, devenant douloureuse, menace de devenir carcinomateuse, surtout si les douleurs augmentent; on voit même souvent d'autres glandes s'engorger aussi, et la mamelle grossir insensiblement. Bientôt les douleurs seront très-fréquentes et plus vives, même lancinantes, et la mamelle grossira encore; les glandes de l'aisselle s'engorgeront peut-être. Dans quelques cas où elles compriment les vaisseaux axillaires, on voit la douleur s'étendre à l'épaule et à tout le bras avec un engourdissement continuel,

parce que le retour du sang et de la lymphe est gêné. — J'ai souvent vu le bras et l'avant-bras se gonfler considérablement par une espèce d'œdématie, et de grandes suppurations se faire dans toute la longueur de la partie par la fonte du tissu cellulaire, surtout le long du progrès des vaisseaux. Enfin les veines qui sont au voisinage de la tumeur deviendront variqueuses; la peau qui la couvre prendra une couleur rouge et plombée, elle s'y attachera, et le tout s'ulcérera par une espèce de pourriture de la peau et des graisses qui couvrent et entourent la dureté, et l'ulcère ne tardera pas à se creuser. S'il arrive que quelque veine variqueuse se trouve rongée dans un point de l'ulcère, il surviendra des hémorrhagies plus ou moins considérables. Voilà quels sont les progrès ordinaires de ces sortes de tumeurs. — La malade, dans cet état misérable, ne tardera pas beaucoup à périr, attaquée de divers accidents occasionnés par le vice des liqueurs; car il est certain que la circulation remporte tous les jours dans le torrent une portion de celles qui font la maladie de la mamelle. A quoi attribuer tous ces changements dans une tumeur qui n'était qu'une espèce de squirrhe, sinon à l'altération des liqueurs engorgées? Cette altération peut avoir pour cause la suppression subite des règles par quelque accident fortuit, comme une peur, une surprise, un violent chagrin, ou quelque dérangement des règles vers un temps critique. Cette altération peut aussi être indépendante du dérangement des règles, sans qu'on puisse en désigner la cause ni l'espèce. — Quand la tumeur devient douloureuse, il est essentiel de bien distinguer quelle est la cause de la douleur. J'ai vu quelquefois qu'elle n'était qu'une suite d'un dérangement accidentel de règles, et j'ai vu la glande reprendre son premier état d'indolence, en y suppléant par la saignée du pied, ou en les rétablissant, mais rester dure comme avant l'accident que j'avais calmé. J'en ai vu d'autres disparaître entièrement, mais ces exemples ne sont pas bien fréquents. En voici deux que j'ai cru devoir rapporter.

(XVIᵉ *Observation, par M. le Dran.*) En 1749, une dame âgée de trente-cinq ans me consulta. Elle avait été réglée à treize ans, et depuis ce temps-là, elle l'était mal. Elle avait à la mamelle droite une tumeur grosse comme une noix, placée au-dessus du mamelon qui était comme rentré en dedans, et elle y sentait quelquefois dans la journée de légers élancements, comme des coups d'aiguille; elle ne put me dire combien il y avait de temps que sa maladie avait commencé. D'ailleurs elle était depuis quelque temps toute couverte de boutons par le corps, et avait le visage couperosé. Je pensai que l'approche du temps critique pouvait bien avoir beaucoup de part à ces incommodités, mais qu'indépendamment de cela, la tumeur de la mamelle était disposée à dégénérer en un cancer. L'état où était toute l'habitude du corps me fit craindre que l'opération, qui me paraissait bien indiquée, ne réussît pas, et je crus qu'il était à propos de changer, s'il était possible, la disposition du sang avant de la proposer. Je mis la malade à l'usage du lait pour toute nourriture, après l'y avoir préparée d'une manière convenable. Elle en a usé pendant deux ans, et son sang a pu se réparer, car ses boutons ont disparu insensiblement, et son sein a repris sa couleur naturelle. Les douleurs ont cessé, et la glande a diminué de volume de plus de moitié. Elle est cependant restée parfaitement dure, squirrheuse, et indolente. Enfin la dame a repris son embonpoint, qu'elle avait perdu avant le régime susdit. Pendant tout ce temps, je n'ai fait mettre sur la mamelle qu'une peau de cygne pour entretenir dans la partie une chaleur capable de procurer la résolution des liqueurs arrêtées, et de celles qui pourraient s'y porter.

(XVII⁰ *Observation, par M. le Dran.*) Dans le même temps une demoiselle âgée de trente ans ou environ et assez mal réglée, avait beaucoup maigri depuis deux ans qu'elle avait reçu un coup de coude dans le sein. Elle en reçut un second, et six semaines après elle y aperçut une petite glande roulante et peu douloureuse. En trois mois cette glande devint grosse comme un jaune d'œuf dur, et elle y sentait d'un jour à l'autre de légers élancements; le mamelon n'était pas rentré comme chez la malade dont j'ai parlé dans la précédente observation. Inquiète, elle vint à Paris me consulter, et je vis cette glande placée à la partie supérieure de la mamelle à trois travers de doigts au-dessus du mamelon. On la voyait faire saillie et élever la peau dans l'inspiration. — Les saignées appropriées, les bains et l'usage du lait pour toute nourriture, pendant dix-huit mois, ont fait disparaître la glande, et la ma-

lade a repris son embonpoint. On ne s'étonnera pas de ce que chez ces deux malades je n'aie employé d'autre topique que la peau de cygne, si on est bien persuadé que tous ceux qui peuvent exciter dans les liqueurs arrêtées un mouvement intestin, comme le font les emplâtres, les cataplasmes, etc., ne sont capables que d'augmenter les douleurs et le volume de la tumeur, surtout si elle est déjà douloureuse. C'est ce que l'expérience nous a fait voir nombre de fois. Si, malgré l'usage du lait, j'avais vu les douleurs se continuer chez ces deux malades, je n'aurais pas tardé à leur proposer l'opération. — Toutes les femmes ne sont pas si heureuses que celles dont je viens de parler, surtout lorsqu'elles ont commencé à perdre leurs règles, ou lorsque les règles sont entièrement cessées. — Combien n'en voyons-nous pas qui perdent beaucoup de temps, n'osant pas se déclarer, ou craignant qu'on leur propose l'opération! Combien de victimes des mauvais conseils, et des topiques contraires ou mal administrés, dont la tumeur qui n'avait aucun caractère devient carcinomateuse, et dégénère enfin en une maladie affreuse qui ne finit que par la mort.

(XVIII⁰ *Observation, par feu M. Martin, professeur en anatomie, médecin et chirurgien à Lausanne.*) Une femme âgée d'environ cinquante ans, résidente dans le canton de Berne, s'aperçut, peu après la cessation des ses règles, qu'elle avait au bord de la mamelle une tumeur grosse comme une noisette, mobile et placée sous les téguments. M. Martin, étant consulté, fit tout ce qu'il put pour lui persuader de souffrir qu'il en fît l'extirpation, lui représentant que ces tumeurs avaient souvent de fâcheuses suites malgré tous les prétendus spécifiques. La dame, effrayée au seul nom d'opération, et prévenue que ces tumeurs reviennent quelquefois après la guérison faite par une opération, suivit le conseil d'un chirurgien de Genève, qui promit de la guérir par des moyens plus doux. M. Martin fut mandé trois mois après, et trouva la malade mourante par de fréquentes hémorrhagies. La tumeur avait dégénéré en cancer, elle était prodigieusement grossie, ulcérée, d'une odeur insupportable, et très-adhérente aux côtes: la malade le conjura de lui faire l'opération, mais il s'y refusa voyant sa perte certaine, et elle mourut dix-sept jours après. — Ce n'est pas la seule fois qu'on a vu de pareilles fautes en chirurgie; c'est pour cela que, dans un Mémoire communiqué par M. Malaval, il tâche de détruire le préjugé de ceux qui rejettent une opération si nécessaire, à cause de quelques récidives qu'ils ont vues arriver à quelques femmes à qui on avait fait précédemment cette opération; il l'a même vue réussir dans des cas où la récidive était à craindre.

(XIX° *Observation, par M. Malaval.*) Une dame vint d'Arras à Paris, pour se mettre entre les mains de M. Malaval, et tâcher de guérir d'un cancer ulcéré qu'elle avait à la mamelle droite. Cette mamelle était très-grosse, et avait, outre l'ulcère, une tumeur de la grosseur d'un œuf de poule, fort rouge et prête à s'ouvrir. Malgré cet état, il fit l'opération, la guérison fut prompte et sans récidive, selon ce qu'il en apprit quatre ans après, depuis lequel temps il n'en a pas entendu parler. Pour encourager à cette entreprise dans des cas où la perte de la malade serait certaine sans cela, M. Malaval a communiqué l'observation suivante.

(XX° *Observation, par M. Malaval.*) La femme d'un cocher vint trouver M. Foubert, et lui demander son avis sur deux cancers qu'elle avait à ses mamelles, dont l'un était ulcéré. M. Malaval s'y trouva, et il fut conclu que le seul moyen de guérir cette femme était l'amputation de ses deux mamelles; elle s'y détermina, et tout ayant été préparé, le jour fut pris pour l'opération. Elle souffrit la première avec beaucoup de courage, si bien qu'ayant été pansée avec l'appareil convenable pour arrêter le sang, elle dit qu'elle avait moins souffert qu'elle ne s'y était attendue, et qu'elle se sentait assez de force pour supporter tout de suite l'amputation de l'autre mamelle, si on le jugeait à propos. Son courage y détermina, on fit sur-le-champ la seconde opération; les accidents des deux opérations ne furent pas plus grands que ceux d'une seule, et la guérison ne fut pas plus longue. La malade s'est toujours bien portée depuis huit ans qu'elle est guérie. — Si donc ces tumeurs résistent aux remèdes appropriés, et que les douleurs lancinantes augmentent, on ne peut et on ne doit pas se dispenser d'en faire l'extirpation, surtout si la malade est bien réglée, ou si, étant d'un certain âge, il y a plusieurs années que ses règles ont cessé. J'ai assisté à nombre d'opérations faites dans ces cas par feu mon père, et par plusieurs de mes confrères; j'en ai

fait un grand nombre, et j'ai vu beaucoup de malades guérir sans récidive, parce que, suivant toute vraisemblance, le vice était purement local. Je me contenterai d'ajouter l'observation suivante à celles de M. Malaval. La maladie était très-avancée; cependant, comme il n'y avait point de glande engorgée sous l'aisselle, j'osai entreprendre l'extirpation, qui était l'unique ressource de la malade.

(XXI° *Observation, par M. le Dran.*) En 1749, une abbesse vint à Paris me consulter sur une tumeur très-grosse qu'elle avait à la mamelle droite. Elle y sentait une douleur continuelle, mais sourde, qui peut-être ne venait que de la compression qu'elle faisait sur le muscle grand pectoral; les douleurs pongitives étaient légères et rares. Je l'examinai avec beaucoup d'attention, tant pour juger des bornes de l'engorgement du sein que pour savoir s'il n'y avait rien d'engorgé sous l'aisselle, et je n'y distinguai aucune glande. Je proposai l'opération, qui ne fut pas de l'avis de la malade, et elle se mit entre les mains d'une femme qui lui donna bien des remèdes à prendre, et des topiques qu'elle seule connaissait et composait. Au bout de cinq à six mois, la malade voyant l'inutilité de ces remèdes, et que son mal augmentait au lieu de diminuer, revint à moi. Je trouvai alors toute la mamelle engorgée, et son volume augmenté d'un tiers avec une certaine épaisseur aux graisses qui sont sous le muscle pectoral, mais aucune glande sensible sous l'aisselle; il y avait quelquefois des élancements assez vifs dans la tumeur. Cela m'engagea à dire qu'il n'y avait pas de temps à perdre si la malade voulait guérir, parce que si, en temporisant il se gonflait quelque glande sous l'aisselle, je ne pourrais plus promettre une guérison sans récidive, le gonflement de ces glandes étant une preuve presque certaine qu'il a passé dans le sang quelque portion de la liqueur altérée dans la tumeur. Je fis l'opération, ôtant non-seulement toute la mamelle, mais encore toutes les graisses qui sont sous le muscle grand pectoral du côté de l'aisselle. La plaie fut guérie en deux mois et demi, et pendant plus de quatre années que j'ai su des nouvelles de la malade, il n'y a point eu de récidive.

Il n'est pas hors de propos de faire part d'une chose que j'ai vue à cette plaie et à quelques autres grandes plaies plates, comme l'est celle qui résulte de l'extirpation de toute une mamelle. Celle-ci avait après l'opération un pied de diamètre dans un sens, et 9 à 10 pouces dans l'autre. Dans la première quinzaine, la plaie se resserra de toute la circonférence, d'une manière sensible; la peau se rapprocha comme elle le fait toujours. La cicatrice commençant à se faire par les bords de la plaie, il y avait encore 5, 6, à 7 pouces de cicatrice à faire dans le milieu. En même temps qu'elle s'avançait dans la circonférence, elle commença à se faire en plusieurs endroits du centre même; et ces petites cicatrices s'étendant à la ronde insensiblement, cela fit plusieurs espèces d'îles cicatrisées, qui enfin se joignirent l'une à l'autre, et à celle qui se prolongeait des bords de la plaie.—Quoique je crusse cette opération nécessaire, je n'aurais pas osé garantir cette malade du retour du cancer dans la plaie même, à la circonférence ou ailleurs, parce que les douleurs lancinantes avaient commencé à se faire sentir. Il y a, comme on sait, entre la mamelle et les autres parties, un commerce de liqueurs qui circulent; la lymphe et le sang altérés dans la tumeur peuvent repasser dans le torrent de la circulation : c'était ce qui pouvait faire craindre la récidive, quoiqu'il n'y eût aucune glande engorgée sous l'aisselle.—La récidive est bien plus à craindre et presque certaine si l'aisselle est engorgée; ce que l'on sent facilement au toucher. Je sais que la lymphe viciée peut s'y être arrêtée sans repasser dans le sang, mais, malgré l'engorgement, une portion de cette lymphe viciée peut avoir repassé dans le torrent des fluides, et une seule goutte est capable d'altérer toute la lymphe que nous regardons comme la liqueur véritablement nourricière. Dans le premier cas, la glande engorgée sous l'aisselle deviendra un cancer comme l'était la mamelle, et dans le second, la portion viciée qui a altéré les liqueurs, sans même se jeter sur la mamelle guérie, peut altérer avec le temps d'autres parties plus essentielles à la vie. Le chirurgien ne doit donc pas attendre que l'aisselle soit engorgée, pour prononcer sur la nécessité de faire de bonne heure l'extirpation de la tumeur qui commence à prendre un mauvais caractère; et on peut dire hardiment que c'est le sort des femmes qui sont dans le cas susdit, de périr misérablement lorsqu'elles s'y refusent, ou qu'elles attendent long-

temps; c'est ce qu'on va voir dans l'observation suivante.

(XXII<sup>e</sup> *Observation, par M. le Dran.*)

Une demoiselle âgée de 22 ans ou environ, bien réglée et d'un bon tempérament en apparence, avait depuis quelque temps dans la mamelle gauche une glande indolente, grosse comme une petite pomme (peut-être était-elle occasionnée par quelque coup ou compression dont elle ne se souvenait pas, peut-être aussi l'était-elle par un vice de la lymphe.) Comme elle commençait à sentir de la douleur, elle consulta plusieurs chirurgiens, qui tous lui conseillèrent de la faire extirper, parce qu'elle pourrait dans peu acquérir un mauvais caractère, vu les douleurs qui commençaient à s'y faire sentir. Ces décisions alarmèrent beaucoup la malade et la chagrinèrent si fort qu'elle passa près de trois semaines à déplorer son sort. Pendant ce temps, les douleurs devinrent plus fréquentes et plus vives; la crainte d'un cancer l'avait saisie; ses règles lui manquèrent, et toute la mamelle se gonfla et s'engorgea, de sorte qu'elle acquit dans ces trois semaines presque le double de son volume. — Dans cet état, la malade me consulta, et en l'examinant, je trouvai toute la mamelle très-grosse, quoique sans inflammation apparente, toutes les graisses qui la composent engorgées et dures, toutes celles qui sont sous le muscle pectoral du côté de l'aisselle, et celles qui accompagnent les vaisseaux axillaires, également dures, sans cependant qu'on y pût distinguer aucune glande; mais je ne doutai pas qu'il n'y en eût plusieurs qui avaient commencé à s'engorger, puisque les graisses l'étaient. — Cet état m'engagea à proposer l'opération, que je crus aussi pressée que nécessaire; et la malade s'y résolut enfin. Après les préparations nécessaires, j'ôtai exactement toute la mamelle sans épargner aucune des graisses, et j'approchai de l'aisselle le plus qu'il me fut possible. En deux grands mois la plaie fut entièrement cicatrisée, et le peu que j'avais laissé de graisse sous l'aisselle parut se fondre par la grande suppuration. — En conséquence des raisons que j'avais de craindre le retour de la maladie, je mis la malade à un régime très-exact, et à l'usage de quelques remèdes adoucissants avec une eau de squine pour toute boisson, et elle fut saignée de temps en temps du bras ou du pied, selon qu'elle était plus ou moins bien réglée.

12.

Il se passa deux ans sans qu'il parût rien qui eût rapport à l'humeur chancreuse; mais au bout de ce temps, la malade me fit sentir sous son aisselle du côté de la première maladie, une glande grosse comme une olive, et elle se plaignit d'une petite toux sèche, accompagnée d'un peu de difficulté de respirer. Peu après l'autre mamelle s'endurcit sans devenir plus grosse, et bientôt elle parut tout-à-fait squirrheuse, et comme fixée sur les côtes. Il est vrai que le muscle grand pectoral est placé entre elles et la mamelle; mais comme tout le tissu cellulaire qui lie ensemble les fibres charnues de ce muscle, les graisses, les glandes et les vaisseaux, est continu à celui qui couvre les côtes et les muscles intercostaux, tout cela semblait ne faire qu'une seule masse immobile qui s'endurcissait de plus en plus; la malade y sentait une chaleur brûlante, et le mamelon paraissait retiré en dedans. — Quoiqu'on pût faire, cela subsista pendant plus de six mois, après lesquels il survint une difficulté de respirer si grande que la malade ne pouvait plus se tenir couchée, ni même souffrir rien sur sa poitrine. Le lait de chèvre, dont elle usa pendant six mois pour toute nourriture, ne servit de rien, car les pieds et les mains devinrent œdémateux, et l'oppression devint si grande qu'il semblait à tout moment que la malade allait expirer, ayant toujours la tête appuyée sur ses genoux. — J'avais plus d'une fois fait l'ouverture de femmes mortes avec de pareils étouffements survenus après avoir été guéries de cancers par l'extirpation, et à toutes j'avais trouvé le poumon squirrheux en plus d'un endroit; le levain cancéreux ayant occasionné dans les glandes de ce viscère un engorgement pareil à celui qu'il avait déterminé précédemment dans les glandes de la mamelle. Cela me fit juger qu'il en était de même chez la malade que je soignais, d'autant plus que la tumeur du sein droit n'était pas augmentée depuis plus de huit mois. Le poumon n'est pas la seule partie que le virus attaque, comme nous le verrons dans quelques observations que je donnerai ci-après. — Cette maladie est d'autant plus affreuse qu'on n'a pas encore trouvé de spécifique capable de corriger le vice qu'un levain cancéreux communique aux liqueurs, quand il est porté par la circulation. Je crois qu'il n'est pas hors de propos de faire part de ce qui se passa par la suite chez la malade dont il s'agit; cela pourra donner

quelques idées curatives, et peut-être utiles lorsque l'humeur cancéreuse n'aura infecté aucun viscère essentiel à la vie. Ayant fait quitter à la malade l'usage du lait qu'elle avait pris pendant six mois, et donné plusieurs fondants qui n'avaient produit aucun effet sensible, nous lui fîmes prendre le fondant de Rotrou, et nous la purgions tous les quatre jours avec la pâte d'églantine, qui fait partie de ce remède.

Dès la troisième purgation, la respiration devint un peu plus libre, et l'appétit commença à se faire sentir. Le succès l'encouragea à en continuer l'usage, et en moins d'un mois elle reprit son ancien appétit, digérant bien, et pouvant se mettre au lit, quelquefois même y dormant quatre heures de suite. Enfin, quoique purgée tous les quatre jours, elle reprit ses forces assez pour se promener dans sa chambre. Elle avait encore quelquefois de légers accès de difficulté de respirer, qui ne duraient qu'une heure ou deux, et cessèrent enfin entièrement. Une chose m'étonna, c'est que la tumeur du sein droit diminua un peu, et que, lorsque la malade y avait senti quelque élancement, elle était certaine de trouver le lendemain cet endroit plus mou. Cette convalescence, que nous regardions comme un miracle, ne dura que six mois, au bout desquels il survint une fièvre lente que rien ne put calmer. L'appétit se perdit de nouveau, la difficulté de respirer revint très-fréquemment, et la malade mourut au bout de six mois. Voici ce que je trouvai à l'ouverture du corps. — Ce qui était resté dur à la mamelle droite était presque de la consistance du cartilage. Les viscères de la tête et du ventre paraissaient être en bon état; mais le lobe droit du poumon était entièrement dur, et par conséquent, il n'était nullement susceptible d'être dilaté par l'intromission de l'air dans l'inspiration. Il était très-adhérent au diaphragme, à la plèvre et au médiastin. La moitié inférieure du lobe gauche était entièrement dure comme l'était tout le droit, et la moitié supérieure était disposée à s'endurcir aussi, car elle était parsemée de quelques petites glandes très-dures.

(XXIII° *Observation*, par M. *Manne*). Dans un cas à peu près pareil à celui que je viens de rapporter, M. Manne crut que la récidive était à craindre, et il ne se trompa pas. Il dit dans son observation qu'une religieuse s'aperçut d'une tumeur qu'elle avait à la mamelle gauche ; qu'en six mois cette tumeur s'étendit par toute la mamelle, et gagna les glandes de l'aisselle. Il ajoute qu'elle s'ulcéra avec les douleurs les plus aiguës, qui répondaient à l'épaule et à tout le bras. Malgré toutes ces fâcheuses circonstances, il entreprit de la guérir par l'opération, après une consultation de plusieurs médecins et chirurgiens habiles qui furent de même avis. Il ôta toute la masse chancreuse; il disséqua ensuite avec attention, vu la proximité des vaisseaux axillaires, les glandes qui étaient gorgées sous l'aisselle, et il les enleva. Il pansa la plaie selon l'art, et elle guérit parfaitement. Mais n'ayant fait l'opération que parce qu'elle était urgente, et même l'unique ressource, il crut qu'il serait sage d'inviter la nature à se décharger du levain cancéreux, dont il soupçonnait les liqueurs viciées, en procurant une évacuation habituelle à la malade, et il lui ouvrit un cautère à chacun des quatre membres. Cette attention fut inutile, car il s'engorgea par la suite plusieurs glandes qui devinrent carcinomateuses comme celles du sein, et la malade mourut. — De ces observations, ainsi que de beaucoup d'autres de même nature, qu'il est inutile de rapporter, on peut inférer que quand une tumeur cancéreuse à la mamelle est grossie beaucoup en peu de temps, ou qu'il y a un engorgement sensible dans les glandes ou dans les graisses qui sont sous l'aisselle de ce côté ; que, de plus, il y a dans la mamelle des douleurs lancinantes, vives et fréquentes, il est bien à craindre qu'une portion de l'humeur cancéreuse, qui y acquiert tous les jours quelque nouveau degré d'altération, ne soit déjà repassée dans le torrent de la circulation, quand même il n'y aurait pas de glande engorgée sous l'aisselle, assez grosse pour se faire sentir sous le doigt. Mais faut-il, pour cela, refuser tout secours, et ne pas essayer de guérir par une opération qui a si souvent réussi, lorsqu'il n'y a que la probabilité pour la récidive ? Il faudrait avoir une certitude physique de l'impossibilité de la réussite, et c'est là le seul cas où l'on ne doit pas faire l'opération. — Dans le nombre des différents remèdes qu'on a employés pour corriger et détruire le virus cancéreux qui a infecté la masse des liqueurs, et qui cause tant de ravages, le mercure n'a pas été oublié ; mais, loin d'y trouver quelque soulagement à la maladie, on a vu le levain cancéreux acquérir de nouvelles forces, et les accidents s'accroître de plus en plus. Voici ce que M. Malaval nous a communiqué à ce sujet.

( XXIVᵉ *Observation, par M. Malaval* ). Le mercure est sans contredit un des grands remèdes qu'on puisse employer, et sa grande efficacité se voit dans le traitement des maladies vénériennes. Mais comme ce remède a des effets pernicieux dans les maladies qui ne sont pas de son ressort, tels que sont les cancers, j'ai cru qu'il ne serait pas inutile de faire part de quelques observations sur cette matière, et je m'y trouve d'autant plus excité qu'en lisant quelques auteurs, j'ai été surpris du ton affirmatif avec lequel ils conseillent les frictions mercurielles pour la guérison de cette affreuse maladie. — J'ose avancer ici qu'aucun cancer véritable n'est guéri par le mercure ; je pense que l'on aura pris pour cancers quelques tumeurs à la mamelle, dont le principe était vénérien, et que l'on a vu guérir par le mercure ; l'on aurait tort d'en conclure que tous les cancers sont susceptibles de guérison par l'usage de ce remède. — Un médecin célèbre engagea un chirurgien, à traiter ainsi sur sa parole, un cancer à la mamelle d'une demoiselle de quarante-huit ans environ. La malade était fort délicate, mais d'ailleurs saine. La tumeur était médiocre, mais bien caractérisée cancer : elle était très-dure, douloureuse, et avait un endroit rouge de la grandeur d'un écu, qui menaçait d'une ulcération prochaine. La malade fut bien préparée par saignées, bains, purgations et régime. Les frictions mercurielles furent ensuite appliquées avec prudence et méthode, et produisirent une salivation ample et bien conditionnée ; mais, bien loin que la tumeur en fût diminuée, et les accidents calmés, la tumeur s'accrut, et s'ulcéra à l'endroit de la rougeur. Une petite glande, qui était sous l'aisselle, grossit considérablement ; les glandes maxillaires grossirent aussi, s'endurcirent, et restèrent en cet état après la salivation. Enfin, la malade mourut trois ou quatre mois après, nonobstant l'usage du lait, auquel on l'avait mise, et le bon régime qu'elle observa. — Je pourrais, continue M. Malaval, citer encore deux traitements de cancer par les frictions mercurielles, administrées avec les plus sages précautions, et qui ont eu aussi peu de succès que celle que je viens de rapporter, les deux malades étant mortes dans des états affreux, par l'augmentation de leur maladie ; mais ce serait multiplier des preuves sans nécessité. Il serait donc contre la bonne pratique d'avoir recours au mercure pour le traitement du cancer, ou même des tumeurs qui commencent à devenir chancreuses, l'opération étant jusqu'ici le seul remède qui ait réussi.

On objectera peut-être que la cause du cancer étant interne et ayant son principe dans le sang, une opération qui n'ôte que la cause conjointe ne doit pas guérir radicalement. Je réponds à cela : 1° Que nous voyons souvent les sucs viciés dans la partie repasser dans le torrent de la circulation, et altérer la lymphe, qui ne l'était pas encore, et qu'en ôtant la tumeur par l'opération avant que les liqueurs arrêtées s'altèrent, on n'a plus à craindre cette métastase ; 2° que, supposant même un levain cancéreux qui circule avec les liqueurs, et qui fait enfin son dépôt sur une partie après avoir circulé avec elles pendant quelque temps, comme le fait le levain vérolique, qui souvent ne se développe et ne s'arrête sur une partie qu'au bout de nombre d'années, il est contre la bonne pratique d'abandonner la tumeur bien décidée cancéreuse à ses progrès, non-seulement parce que le dépôt du levain cancéreux qui circulait peut être critique et parfait, étant arrêté dans une mamelle, mais encore parce que la tumeur ne manquera certainement pas de s'accroître de jour en jour, et de faire périr la malade. — J'ai déjà parlé de l'application des cautères après l'opération. M. Manne n'a pas cru devoir s'en tenir à la première épreuve qu'il en avait faite, quoiqu'elle n'eût pas réussi ; il l'a faite encore, et il a eu plus de succès.

(XXVᵉ *Observation, par M. Manne*). Dans une observation qu'il a donnée à l'Académie, il dit qu'une religieuse d'Avignon, âgée de dix-neuf ans, avait à la mamelle droite un cancer, pour lequel elle craignait l'extirpation plus que la mort, parce qu'une grand'mère et un grand-oncle maternel qu'elle avait eus étaient morts de pareille maladie, à la vérité, sans qu'on leur eût fait aucune opération. Ce devait être pourtant une bonne raison pour qu'elle la fît faire ; mais elle concluait que cette maladie était héréditaire, et que son sang était vicié par un levain cancéreux naturel dans sa famille, et qu'ainsi l'opération

ne la guérirait pas. Dans le cours d'un an, les douleurs devinrent si insupportables que la malade même demanda l'opération avec instance. Malgré la contre-indication apparente, M. Manne fit l'opération après une consultation où elle fut décidée ; et la malade, qui guérit par ce moyen, a joui ensuite d'une parfaite santé. Il est vrai que quand la suppuration commença à diminuer, il ouvrit à la religieuse un cautère aux quatre extrémités, dans le dessein de donner un égoût continuel au levain prétendu héréditaire.

M. Manne ne disant pas, dans le détail qu'il fait de la maladie, qu'il y eût des glandes engorgées sous l'aisselle, il était très-possible que, de la tumeur, il n'eût rien passé dans le torrent de la circulation, auquel cas les cautères pourraient avoir été faits en pure perte ; mais la précaution était sage, et sera toujours bien placée dans tous les cas où il y aura le moindre soupçon que la tumeur a altéré les liqueurs par un reflux. — J'ai vu feu mon père faire inutilement dans ces cas un cautère au milieu de la plaie, même lorsqu'elle était prête à se cicatriser ; je dis inutilement, parce que souvent ces cautères se refermaient malgré lui, par le peu d'attention des malades à y tenir le pois appuyé comme il faut après la guérison du reste de la plaie, ou parce qu'il repoussait quelquefois, même avant la guérison de la plaie, des champignons cancéreux dans le trou du cautère. — M. Manne ne se contente pas d'un seul cautère, il propose d'en faire un à chacune des extrémités, et l'évacuation par ces quatre cautères étant bien plus grande, elle peut être plus salutaire. Il avoue ingénument que plusieurs des précédentes extirpations de cancers qu'il a faites ont été infructueuses, les malades étant mortes plus tôt ou plus tard, les unes par le retour du cancer, dans la cicatrice même, ou aux environs, et les autres par une espèce d'apoplexie, l'humeur cancéreuse s'étant portée au cerveau. Puis il ajoute que la pratique des quatre cautères qu'il a établis lui a tellement réussi qu'il a, par ce moyen, sauvé la vie au plus grand nombre des femmes qu'il a opérées. On ne peut donc qu'approuver cette pratique, dût-elle être inutile dans plusieurs cas ; il suffit qu'elle soit autorisée par l'expérience d'un bon praticien. — Voici quelles sont les conséquences qu'on peut tirer de toutes les observations qu'on lit dans cette seconde section : — 1° Les tumeurs qui se forment aux mamelles des femmes, et qui sont occasionnées par des causes externes, peuvent devenir carcinomateuses; et elles le deviennent souvent, pour avoir négligé d'y faire les remèdes convenables. — 2° Tant qu'elles sont simples, elles peuvent céder aux remèdes doux et appropriés; ainsi on peut en espérer la guérison par ces secours. (Observ. 15 et 16.) — 3° Si ces tumeurs grossissent insensiblement, et deviennent douloureuses par l'altération des liqueurs qui y sont engorgées et stagnantes, elles guérissent encore quelquefois par ces remèdes joints au régime du lait; mais cela est assez rare. (Observ. 17.) Si non, elles guérissent ordinairement par l'extirpation, et peuvent guérir sans récidive si on ne tarde pas à la faire. (Observ. 19, 20, 21.) — 4° Si les douleurs sont devenues vives, fréquentes et lancinantes, c'est que la tumeur prend un caractère carcinomateux. Il faut en faire au plus tôt l'extirpation, et on peut encore en espérer la guérison par ce secours, s'il n'y a point de glande engorgée sous l'aisselle. Cependant, comme il peut avoir repassé dans le torrent de la circulation une portion des liqueurs viciées dans la tumeur, sans même qu'il y ait d'engorgement sensible sous l'aisselle, la récidive peut être à craindre. (Observ. 21.) — 5° S'il y a sous l'aisselle un engorgement sensible, la récidive est presque certaine, lors même qu'on aurait extirpé ces glandes engorgées en même temps que la mamelle. Si on ne peut les extirper, elles deviendront certainement un cancer, et la malade mourra. (Observ. 22, 23.) — 6° Quand une partie des liqueurs viciées dans la tumeur a altéré la lymphe par une métastase, il se fait ailleurs des tumeurs cancéreuses, et c'est souvent sur le poumon. (Observ. 22.) — 7° Le mercure n'est pas un remède capable de corriger le vice chancreux dont les liqueurs sont viciées, ni même de guérir ces tumeurs indolentes ou douloureuses qui pourraient devenir cancéreuses, à moins qu'elles ne soient occasionnées par un vice vérolique. (Observ. 24.) — 8° Dans les cas où la récidive est à craindre après l'opération, l'évacuation que plusieurs cautères procurent journellement peut la prévenir; ainsi il faut y avoir recours, dût-elle être inutile.

## Section troisième. — Des cancers par le dérangement des règles.

La plus grande partie des cancers dont j'ai donné des observations dans la seconde section de ce Mémoire, était produite par des causes externes, et les autres l'étaient aussi probablement, du moins on n'y voit aucune preuve du contraire. Je passe à ceux qui proviennent de causes internes; ces causes peuvent être différentes, et il serait bien utile de les connaître. Ce ne sera pas toujours sur l'exposé de la plupart des femmes, qui ignorent quand et comment leur maladie a commencé; ce sera par l'examen scrupuleux de quelques circonstances, telles que sont, le volume de la tumeur, son indolence, ou l'espèce de douleur que la malade y sent, les maladies qui ont précédé, comme maladies vénériennes, affection scorbutique, migraines, flux hémorrhoïdal, ou autres évacuations devenues habituelles qui ont cessé, enfin l'état de leurs évacuations menstruelles qui subsistent. De tout cela, on peut tirer des inductions pour juger de la première cause de l'engorgement de la glande. — Mais d'abord ne perdons pas de vue ce que nous avons dit au commencement, et nous verrons la cause de bien des cancers qui proviennent de la cessation des règles dans le temps critique déterminé par la nature. Leur dérangement fortuit et accidentel a souvent fait dégénérer en cancer des engorgements aux mamelles produits par des causes externes; leur dérangement naturel peut aussi occasionner des engorgements, non-seulement aux mamelles, mais même ailleurs, et sont très-souvent la cause des cancers que nous voyons. Une observation communiquée par M. Civadier, en donne un exemple.

(XXVI⁰ Observation, par M. Civadier.) Il dit qu'en 1728, il fut mandé chez une femme âgée de quarante-cinq ans, d'un tempérament vif et sanguin, malade d'une tumeur chancreuse qu'elle avait à l'ombilic. J'appris, dit-il, que ses règles ayant disparu à quarante ans, cette tumeur avait paru peu de temps après, et était devenue grosse comme un œuf; qu'au bout des deux premières années elle avait commencé à être douloureuse, et que les douleurs étaient augmentées avec la tumeur; qu'un particulier avait entrepris de la guérir avec des caustiques, et l'avait traitée ainsi pen-

dant neuf mois, mais que la tumeur avait
toujours augmenté de volume, ainsi que
les douleurs, et que cet homme, voyant la
malade dans l'état de dépérissement où
elle était, l'avait abandonnée. Je trouvai la
tumeur grosse comme les deux poings,
ressemblant à un champignon, plus
étroite par la base, qui avait douze
pouces de circonférence, quatre de diamètre et trois d'épaisseur ; les bords de
l'ulcère étaient durs et calleux ; il en
suintait une sanie d'une odeur affreuse,
et très-souvent beaucoup de sang. La
tumeur me parut adhérente à la ligne
blanche. Pensant qu'il n'y avait que
l'extirpation qui pût sauver la malade,
je crus en même temps qu'il n'y avait
pas de temps à perdre, et je la fis,
assisté de M. Guittard mon confrère.
Les bords renversés de la tumeur me fa-
vorisèrent beaucoup pour la prendre et
l'assujettir, et je l'emportai très-aisément
jusqu'à sa racine ; il n'y eut aucune hémorrhagie. J'y appliquai l'appareil convenable ; la malade dormit quelques
heures la nuit suivante et ne souffrit plus.
Je pansai ensuite la plaie suivant les
différents états de l'ulcère, qui alla de
mieux en mieux, et qui guérit dans son
temps. La suppuration fut très-médiocre.
Il n'y eut dans le cours des pansements,
aucun accident relatif à la maladie ni à
l'opération.

C'est bien plus souvent sur les mamelles que la cessation naturelle des évacuations menstruelles occasionne des dépôts symptomatiques qu'on peut regarder
comme de vrais cancers. On voit des
femmes dont l'une ou l'autre mamelle
s'engorge dans ce temps insensiblement,
et sans qu'elles s'en aperçoivent, parce
qu'elles n'y sentent point de douleur ;
elle devient pâteuse et plus ferme, le
mamelon devient plus petit et semble
rentrer en dedans. Enfin le volume les
en fait apercevoir tôt ou tard, ou bien un
suintement de quelques sérosités claires
ou sanguinolentes qui se fait par le mamelon. Cet engorgement ne peut encore
être nommé cancer, mais il le devient
pour l'ordinaire avec le temps, et rien
ne peut en arrêter les progrès. L'on s'a-
percevra bientôt de l'inutilité de tous les
secours que la diète peut fournir, et la
maladie ne guérira que par l'extirpation
de la tumeur, s'il est possible de la faire,
c'est-à-dire si l'engorgement ne s'étend
pas plus loin que la mamelle, et si, les
règles ayant cessé de paraître depuis
plusieurs années, la tumeur n'augmente

plus ; car tant qu'elle s'accroît sans être
douloureuse, je doute qu'on doive la
faire, parce que le dépôt n'est pas encore
parfait, et qu'après l'opération il pourrait se porter à la mamelle quelques sucs
vicieux qui s'opposeraient à la guérison.

( XXVII<sup>e</sup> *Observation*, par *M. le
Dran.*) Une demoiselle âgée de cinquante
ans, avait perdu ses règles à quarante-
cinq, et n'avait senti aucune incommodité. Depuis deux ans elle s'était aperçue
que sa mamelle droite était plus grosse
que l'autre, mais comme elle était fort
grasse, elle n'y fit aucune attention, sachant qu'il est assez ordinaire aux femmes
d'en avoir une plus grosse. Mais cette
mamelle, augmentant peu de volume,
devint insensiblement très-ferme. Alors
elle la fit voir à M. Peyrat, qui crut que
c'était une suite de la cessation de ses
règles, et me manda en consultation.
Nous convînmes que les règles étant passées depuis cinq ans, il fallait sans tarder ôter toute la mamelle pendant que
l'humeur qui l'avait engorgée était encore dans un parfait repos. J'en fis l'extirpation, emportant exactement toute la
mamelle, ainsi que les graisses voisines,
qui me parurent un peu trop fermes. Apparemment qu'une glande un peu gonflée
m'échappa dans l'opération (le sang qui
ruisselle dans ces cas peut quelquefois
nous masquer un point de la maladie).
Le cinquième jour, je sentis dans la partie inférieure de la plaie, partie externe,
une glande qui soulevait les graisses, et
me paraissait grosse comme une olive.
Dès le lendemain, je la saisis avec une
érigne, et la soulevant, je l'emportai
avec les graisses qui l'enveloppaient. Ne
coupant point de la peau, qui est le principal organe du sentiment, la malade ne
sentit presque point de douleur ; la plaie
alla bien et fut guérie en deux mois. La
malade n'a eu depuis huit ans aucune
incommodité. Je ne doute pas que la tumeur n'eût pris dans la suite un mauvais
caractère, si nous ne l'eussions prévenu
par l'extirpation. — Cet engorgement,
que la cessation des règles occasionne
dans la mamelle de quelques femmes, s'é-
tend quelquefois si loin, que l'opération
n'est plus praticable, soit que toutes les
parties prises l'aient été ensemble dès
les premiers temps, soit que les femmes
aient trop tardé à demander du secours ;
alors la tumeur devient avec le temps un
cancer incurable.

(XXVIII<sup>e</sup> *Observation*, par *M. le
Dran.*) Une femme très-grasse, qui avait

cessé d'être réglée depuis six ou sept ans, s'aperçut un jour que du bout de sa mamelle droite il suintait un peu de sérosité sanguinolente, que le mamelon n'était pas saillant comme l'autre, et que cette mamelle était plus grosse que l'autre. Ce suintement étant très-léger, et ayant cessé dans les vingt-quatre heures, elle n'y pensa plus. Il revint peu après, et pendant trois mois il reparut encore un peu de temps en temps ; puis il cessa pendant treize mois. L'engorgement augmenta, et il survint des douleurs assez vives et fréquentes ; alors elle me consulta, mais trop tard.

Je trouvai toute la mamelle fixe, immobile, et dure même jusque sous l'aisselle. Je proposai, quoiqu'à regret, l'opération, comme étant l'unique ressource, et je ne fus pas écouté, parce que la tumeur n'étant ni rouge ni ulcérée, la malade et ses amis en conclurent que ce n'était pas un cancer. Elle fit bien des remèdes qu'on lui proposa ; la mamelle s'enflamma dans un point et s'ouvrit ; enfin j'appris qu'elle était morte au bout de dix-huit mois. — De la comparaison de ces deux maladies, il est aisé de conclure que, comme toutes les tumeurs quoique du même genre ne se ressemblent jamais parfaitement, ayant souvent des causes de différence dans les liqueurs qui les forment, les cancers qui viennent aux mamelles par le défaut de règles qui ont enfin cessé de paraître, diffèrent aussi fort souvent. Sans entrer dans l'explication de ces différences, quant aux vices des liqueurs, explication très-difficile et qui serait sujette à contradiction, je me contenterai de rapporter les variations que j'ai vues dans ces maladies.

La pratique nous fait voir beaucoup de ces cancers qui commencent par une glande qui s'engorge dans la mamelle, et qui grossit assez vite. Mais nous en voyons aussi beaucoup où il semble que la mamelle se soit racornie, au lieu de se gonfler par l'engorgement. Dans ce cas, on la sent du côté de l'aisselle ou ailleurs, plus dure et plus compacte ; le mamelon est exactement rentré, et depuis le mamelon jusqu'à cet endroit, qui est plus dur que le reste, on sent une espèce de corde par laquelle il semble y être attaché. Le tout est exactement fixe et comme collé aux côtes ; d'où l'on peut conclure que tout le tissu cellulaire qui lie ensemble les fibres du muscle pectoral, et que tout celui qui l'attache aux côtes et aux muscles intercostaux, sont compris dans la tumeur. Peut-être que l'engorgement se continue jusqu'à celui qui attache la plèvre. Ce cancer, quoique très-peu douloureux, ne laisse pas de s'ulcérer quelquefois dans un point ou dans un autre, par une espèce de pourriture provenant de l'interception du cours des liqueurs dans ce point, ou de leur altération ; et comme les liqueurs qui le forment sont peu disposées à s'altérer et à changer de nature, les femmes le portent quelquefois nombre d'années, plus ou moins, selon que l'engorgement tarde à s'étendre jusqu'au poumon, ou que l'humeur tarde à se porter à la tête ; car c'est ordinairement par l'une de ces deux parties que ces malades périssent. — Entre tous les cancers que j'ai vus de cette espèce, il y avait quelques différences qui ne changeaient rien au caractère de la maladie, les uns étant accompagnés de glandes engorgées sous l'aisselle ou d'autres tumeurs au cou, les autres ne l'étant pas ; les uns étant ulcérés, d'autres ne l'étant pas encore ; quelques-uns étant accompagnés d'oppression, et les autres non. Mais dans tous ces cas, on voit également l'inutilité de l'opération, d'autant qu'on ne nous fait voir souvent ces tumeurs que quand la maladie est telle que je viens de la décrire. — Nous mettrons encore au rang des cancers provenus en conséquence de la cessation des règles, ceux qui se font à la matrice, parce que c'est le plus souvent dans ce temps qu'ils commencent. Les femmes y sont presque aussi sujettes qu'elles le sont aux cancers de la mamelle. Il commence pour l'ordinaire lorsque les règles se disposent à finir dans le temps marqué par la nature, ou lorsqu'elles sont entièrement cessées. L'on peut en conclure que ce qui l'occasionne est l'engorgement de ce viscère, produit par le défaut de l'évacuation dont la nature a de la peine à se passer, y étant accoutumée depuis beaucoup d'années. Il est possible encore que cette évacuation supprimée fortuitement dans un âge moins avancé, par quelque peur, surprise, chagrin, etc., d'où résultent souvent des vapeurs, des coliques, des gonflements dans le ventre, etc., ait laissé à la matrice quelque impression vicieuse qui ne s'est pas manifestée pendant un temps, et d'où résulte dans la suite un cancer.

Par quelque cause qu'il soit produit, il commence probablement de même que les autres cancers, par l'engorgement de la partie : celle-ci placée dans l'hypogastre, on ne peut point connaître ce qui s'y passe dans le commencement de la maladie, et les difficultés sont que pour l'ordinaire nous ne voyons ce cancer que dans son progrès, ou dans son état après la mort des malades. Il est vrai que nous le touchons pendant qu'une femme est vivante; mais nous ne distinguons que des duretés à l'orifice, que seuls nous pouvons toucher, des chairs fongueuses autour de cet orifice, et qui s'avancent plus ou moins dans le vagin, des ulcères plus ou moins profonds d'où suinte une sanie souvent très-puante, quelquefois sans odeur, et souvent du sang pur. Nous distinguons encore d'autres fois des duretés et des excroissances à la partie supérieure du vagin, continues à celles de la matrice. Nous sommes presque certains que, dans ce cas, le corps de la matrice est squirrheux et gonflé plus ou moins, mais nous ne le voyons pas, et ne pouvons que le toucher. Tout cela, avec les douleurs que la malade y ressent, annonce un cancer, maladie qui varie en bien des manières, ainsi que les cancers des mamelles. La malade souffre et s'exténue de plus en plus à mesure que la maladie s'accroît; elle languit et périt enfin par beaucoup d'accidents qui sont relatifs à son état.

( XXIX⁰ *Observation* , par *M. le Dran.*) Une femme âgée de quarante ans, assez grasse et mal réglée depuis plusieurs années, eut en 1749 des pertes fréquentes en rouge et en blanc, et se plaignit de douleurs à la matrice. Elle sentait avec le doigt, ainsi qu'elle me le manda en 1752, une excroissance au côté gauche dans le fond du vagin; et lorsqu'elle y touchait, la perte de sang revenait. Malgré son état, elle vint à Paris en décembre 1752, et je la visitai. — Je sentis tout le col de la matrice couvert de fongus, et entre autres un plus gros qui avançait un peu dans le vagin. Il me fut aisé d'en conclure qu'il y avait un cancer à la matrice. Je mandai en consultation MM. Bourgeois et Puzos, qui en jugèrent comme moi, après l'avoir examiné, et nous convînmes que la malade étant incurable par les secours de l'art, il fallait s'en tenir à une cure palliative. Ainsi j'ordonnai de faire dans le vagin de fréquentes injections d'eau de morelle et de joubarbe. Comme les douleurs étaient continuelles et très-souvent insupportables, je crus qu'il convenait de les calmer par l'usage des gouttes anodines, et c'était là presque l'unique remède dont nous pouvions faire usage. Au

bout de six mois, la malade se plaignit d'un cours de ventre qui la faisait al'er sept à huit fois dans les vingt-quatre heures. Les selles étaient peu abondantes, très-fluides, et mêlées d'urine; ainsi je ne pouvais voir la nature des matières, la malade disant qu'elle ne pouvait se dispenser de rendre l'un et l'autre en même temps. Enfin elle mourut huit mois après son arrivée à Paris, et j'en fis l'ouverture. Je trouvai le fond de la matrice et la moitié de son corps presque dans l'état naturel, seulement un peu trop fermes. La pourriture avait totalement détruit la moitié inférieure, ainsi que son col, et avait gagné l'orifice de la vessie où il y avait un trou à introduire le pouce. Il y avait à la circonférence de cet ulcère quantité de petits fongus, faisant une espèce de chou-fleur à demi pourri. La partie supérieure du vagin était très-dure, d'une couleur violette et plombée, prête à tomber en pourriture. — En faisant le détail de la maladie, j'ai dit que la malade avait eu dans les deux derniers mois un cours de ventre, et qu'il m'avait été impossible d'examiner les matières, parce que les urines sortaient avec elles. L'ouverture du corps nous fit voir que ce prétendu cours de ventre n'en était pas un, mais que, l'urine se perdant dans le vagin par le trou de la vessie, il s'y en conservait une certaine quantité qui coulait ensuite avec une petite quantité d'excrément qui sortait en même temps, et s'y délayait. — C'est ainsi que les apparences peuvent bien souvent nous en imposer, et qu'en conséquence nous ne pouvons porter trop d'attention à tout ce qui accompagne une maladie, tant pour la connaître à fond, que pour juger d'où partent certains accidents qui en sont inséparables, et qui semblent n'y être pas relatifs. Ce que je dis ici en général peut servir pour beaucoup d'autres maladies que celle qui donne lieu à cette réflexion. — Cet ulcère, qui attaque le col de la matrice et le ronge, peut s'étendre à tout le voisinage : et comme le *rectum* y est attaché par un tissu cellulaire et par des graisses, la maladie peut s'étendre jusqu'à lui.

( XXX⁰ *Observation*, par *M. Tenon, chirurgien de la Salpêtrière.*) M. Tenon dit qu'ayant ouvert une femme morte d'un pareil ulcère, laquelle rendait depuis deux ans et demi beaucoup de pus par l'anus avec les excréments, il trouva la face postérieure de la matrice entièrement détruite par un cancer dont les bords étaient collés sur l'intestin *rectum*, qui était percé. Dans la précédente observation, on a vu les urines s'écouler par le vagin, et dans celle-ci on voit le pus s'écouler par l'anus. — Quoiqu'il se trouve bien des différences entre tous les cancers de la matrice, je crois que ces observations peuvent suffire pour faire voir la grandeur de ces maladies et la grande difficulté, pour ne pas dire l'impossibilité, qu'il y a d'y porter les secours efficaces de l'art par aucune opération, et je conclus que : — 1° Quoique tous les cancers dont il est question dans cette troisième section soient occasionnés par la cessation des règles dans le temps déterminé par la nature, ils commencent comme les autres, dans quelque partie que ce soit, par un engorgement, d'où résulte d'abord une tumeur qui est en quelque manière squirrheuse. Elle devient ensuite carcinomateuse, puis un cancer ulcéré. — 2° Ces dépôts sont sujets à s'étendre souvent fort loin en peu de temps, quoiqu'avec des douleurs assez légères; l'ulcère s'agrandit, et dans ces cas la maladie devient incurable. — 3° Les femmes portent souvent ces cancers pendant nombre d'années, quoique la tumeur s'ulcère, et même dans le cas de celui de la mamelle, quoique la pourriture s'étende jusqu'au dos. Ces malades périssent pour l'ordinaire, parce que l'engorgement se forme dans le poumon, ou dans le cerveau. — 4° Les mamelles et la matrice ne sont pas les seules parties où l'on voie de pareilles tumeurs se former dans le temps de la crise. — 5° Lorsque ces tumeurs sont à portée des secours de la chirurgie, il faut en faire l'extirpation quand le dépôt est fait depuis quelque temps, et que la tumeur indolente ou non est bien caractérisée chancreuse, faute de quoi elle s'ulcère à la fin.

SECTION QUATRIÈME. — *Des cancers produits par le vice des liqueurs.*

Nous avons dit plus haut, en parlant des cancers en général, que, des différentes combinaisons des principes dont nos liqueurs sont composées, il résulte quelquefois des tumeurs, qui sont cancéreuses dès leur principe, qu'on peut nommer cancers de causes internes, et qui sont incurables. Les observations suivantes vont en donner la preuve. — Les causes qui déterminent ces humeurs à s'arrêter sur une partie ou sur une au-

tre nous sont inconnues, et toutes les parties indifféremment peuvent en être attaquées. Ces tumeurs nous paraissent quelquefois fort simples dès leur commencement; mais peu à peu le virus chancreux s'y développe, et se fait connaître tel, si on abandonne la tumeur à son accroissement. Lorsque le dépôt est critique, comme il en arrive quelquefois à la suite des fièvres aiguës, la tumeur qui en résulte, et qui pourrait dégénérer en cancer, doit guérir par l'extirpation, s'il est possible de la faire exactement. Mais si le dépôt du levain cancéreux est imparfait, et formé à la suite de quelque maladie chronique, le levain cancéreux se fait voir ailleurs, même après la guérison du premier dépôt, supposé qu'on l'ait guéri par l'opération, et les femmes, quoique réglées, n'en sont pas exemptes. En voici plusieurs exemples.

( XXXI° *Observation par M. le Dran.* ) En 1752, une femme sentit à la mamelle droite une douleur vive, comme si c'eût été un coup d'aiguille, et, y portant la main, elle y trouva une glande grosse comme une noix muscade, roulante et placée à côté du mamelon. Dans l'espace d'une année, la glande grossit peu à peu, sans que la malade s'en inquiétât, parce que les douleurs étaient très-rares; enfin elles augmentèrent un peu au commencement de 1754. La malade me consulta; je lui trouvai une tumeur grosse comme une petite orange aplatie, non vacillante, et presque collée sur les côtes; les graisses de la circonférence étaient assez fermes. Je crus que l'opération était l'unique moyen capable de parvenir à la guérison; la malade ne voulut pas s'y soumettre, et se mit entre les mains d'un empirique, mais au bout de six mois elle revint me voir. — Ses douleurs n'étaient pas augmentées, et la tumeur n'était pas plus élevée, mais elle s'était étendue jusqu'au haut du muscle grand pectoral près de son tendon, sans qu'il y eût sous l'aisselle aucune glande apparente au toucher, et elle était dure comme une pierre, également adhérente partout. La malade avait toujours été bien réglée, et elle l'était encore quand je la vis. Une chose me frappa et me fit désespérer de sa guérison : elle avait depuis trois mois une petite toux sèche et fréquente, et une légère oppression, qui était continuelle, et qui augmentait quand elle était couchée sur le dos : ce n'était pas l'expiration qui était difficile, c'était l'inspiration, d'où je tirai une induction que le poumon s'endurcissant comme la mamelle par un engorgement pareil, il avait de la peine à se prêter à la dilatation de la poitrine. — L'augmentation de sa maladie, dont elle s'apercevait elle-même, la détermina à me demander l'opération, que j'avais conseillée six mois auparavant. J'hésitai beaucoup à y consentir, lui marquant mes craintes, vu l'engorgement du poumon, que je regardais comme commencé ; mais elle me dit qu'elle voulait en courir le risque, puisque c'était l'unique ressource à tenter. Je la fis, après les préparations convenables. Je trouvai toute la mamelle exactement adhérente aux côtes et au muscle pectoral jusqu'auprès de son tendon, et j'ôtai le tout, même le muscle, détachant cette masse compacte, moins avec le bistouri qu'avec les doigts et les ongles, de crainte d'en laisser. Quoiqu'aucun vaisseau considérable ne donnât de sang, je couvris tous les endroits où la tumeur avait été adhérente avec des lambeaux de linge imbibés d'eau de Rabel, pour faire une eschare et détruire bien des filets de l'adhérence qui auraient pu m'échapper. La plaie s'avança fort vite vers la guérison.

Pendant le fort de la suppuration, la toux fut un peu moins fréquente, et la difficulté de respirer n'augmenta pas. Le sommeil fut très-bon et même l'appétit. Mais quinze jours après, la suppuration étant moindre, la toux sèche et l'oppression augmentèrent. Je fis prendre à la malade des bouillons béchiques pendant huit jours, et je la mis ensuite à l'usage du fondant de Rotrou, qui avait donné de si flatteuses espérances à la malade qui fait le sujet de la vingt-deuxième observation. Celle-ci en usa pendant un mois, et ne l'interrompit que pendant le temps de ses règles, qui vinrent à l'ordinaire. La plaie de la mamelle fut guérie, et la cicatrice fut parfaite le quarante-sixième jour, sans qu'il y ait rien repoussé, preuve certaine que dans l'opération il n'était rien resté de la tumeur, malgré son adhérence. Mais la toux et l'oppression augmentaient de jour en jour. — La malade a vécu encore six mois, l'oppression augmentant à vue d'œil : elle dormait malgré cela, elle avait de l'appétit ; enfin elle mourut faute de pouvoir respirer, occupée de ses fonctions domestiques. Je n'en fus averti que quatre jours après : ainsi, je ne pusen faire l'ouverture ; mais je ne doute pas que je n'eusse

trouvé la plus grande partie du poumon squirrheux comme la mamelle l'avait été.

(XXXIIᵉ *Observation par feu M. Mareschal*). Une demoiselle qui avait quarante-cinq ans s'aperçut d'une glande squirrheuse au sein, pour laquelle elle consulta M. Mareschal, alors premier chirurgien du roi, et M. Guérin le père. Ils convinrent qu'il n'y avait point d'autre parti à prendre que l'extirpation de cette tumeur, et elle fut faite par M. Mareschal, après les préparations convenables. La malade fut guérie en quarante jours. On lui conseilla l'usage du lait, qu'elle alla prendre à la campagne. Au bout de quelque temps, des douleurs qu'elle sentit par tout le corps, et qui continuèrent, la firent revenir à Paris, où elle a langui pendant dix-huit mois avec des douleurs si violentes qu'elle ne pouvait se tenir dans aucune situation. Elle fût enfin obligée de se mettre au lit sans pouvoir presque s'y remuer. Dans cet état, comme elle tâchait un jour de se tourner pour recevoir un lavement, elle sentit à la partie supérieure de la cuisse des douleurs si vives qu'elle tomba en syncope. On envoya chercher MM. Guérin père et Bouquot, qui, l'examinant, trouvèrent sa cuisse cassée en sa partie supérieure près de son col. Ils en firent la réduction ; mais une fièvre lente, que la malade avait depuis long-temps, et des douleurs affreuses qu'elle sentait dans l'autre cuisse plus qu'à celle qui était cassée, l'affaiblirent si fort qu'elle mourut six semaines après cette fracture. — En examinant cette cuisse, on trouva au-dessus et au-dessous de la fracture, jusqu'à la moitié de l'os, que sa substance était ramollie et vermoulue ; le périoste en était détaché sans qu'il y eût aucun changement de couleur à la peau.

(XXXIIIᵉ *Observation par M. Morand.*) M. Morand a eu un fait absolument semblable. Une demoiselle eut un cancer au sein dans un temps critique. M. Morand en fit l'opération, et la malade fut guérie assez promptement. Elle paraissait rendue à son état naturel, lorsqu'elle se cassa la cuisse dans son lit. Elle mourut quelques mois après ; le fémur fut trouvé amolli, et en se desséchant peu à peu à l'air, il est, pour ainsi dire, tombé en poussière. — Ces observations m'ont paru mériter d'être conservées, comme des effets singuliers du virus cancéreux. C'est ce que Celse et après lui Tulpius nomment cancer de l'os. — Il est prouvé évidemment, sur tout par plusieurs des dernières observations, qu'il se forme quelquefois des cancers par un levain chancreux dont la lymphe se trouve infectée, lequel fait son dépôt critique ou symptomatique, de manière qu'en emportant même la tumeur qu'il avait faite en s'y arrêtant, les autres parties ne sont pas exemptes d'un pareil dépôt. On va le voir encore dans les observations qui suivent celle-ci.

(XXXIV<sup>e</sup> *Observation par M. Malaval*). Un homme de quarante-cinq ans, d'une assez bonne complexion, et demeurant à la campagne, vint à Paris consulter M. Malaval pour un sarcocèle considérable. Il lui dit que son testicule avait beaucoup grossi depuis trois mois, qu'il était devenu depuis peu assez douloureux, et que les douleurs étaient lancinantes. Cela fit soupçonner cette tumeur pour être un cancer; néanmoins, voyant que ce mal ne pouvait être guéri que par l'extirpation, et que le cordon était encore libre près de l'anneau, M. Malaval la proposa comme l'unique moyen de guérir. MM. Arnaud et Thibaut, mandés en consultation, furent de son avis, et après les préparations convenables, elle fut faite. La suppuration s'établit et fut de bonne qualité, sans qu'il y eût aucun accident dans les huit premiers jours, ce qui fit espérer un heureux succès. Une indigestion qu'il eut lui attira quelques accidents, après lesquels le malade fut plus sage sur le régime, et retourna chez lui guéri.

Il revint trouver M. Malaval trois mois après, ayant à la partie antérieure du cou une grosse tumeur qui avait commencé à se former dans les glandes qui sont entre les deux branches du muscle scalène gauche. Elle s'était alongée jusqu'à la partie antérieure, de manière qu'elle semblait être goître : mais c'était un vrai cancer, comme celui qui s'était formé en premier lieu aux testicules. En deux mois elle était devenue de la grosseur des deux poings, et son volume suffoqua le malade malgré six saignées et autres remèdes appropriés.

(XXXV<sup>e</sup> *Observation, par M. Malaval.*) Un homme de vingt-cinq ans, d'une complexion maigre et délicate, et d'un esprit vif, sentit des douleurs très-violentes au pied gauche. Il les prit pour douleurs rhumatisantes qu'il avait gagnées demeurant plusieurs jours sur ses pieds dans l'humidité, et il y fit différents remèdes. Ces douleurs, ayant persévéré trois mois, s'étendirent

jusqu'à l'apophyse supérieure et externe du péroné. Là, il se forma une tumeur, qui dans peu devint grosse comme une noix, dure et douloureuse. Le caractère de la douleur était semblable à celle du pied, qui subsistait encore, quoiqu'il ne s'y fût pas élevé de tumeur. En cela seul le mal du pied et celui du genou étaient différents. En six mois, la tumeur devint de la grosseur des deux poings; sa dureté approchait de celle de l'os sur laquelle elle était appuyée, et qu'elle affectait. C'est dans cet état que M. Malaval vit le malade pour la première fois. — Le peu de succès des remèdes qu'on avait employés, le caractère de la maladie, les symptômes qui allaient en augmentant, la fièvre lente et continue, avaient réduit le malade à une maigreur extrême, et firent juger à M. Malaval qu'un tel mal ne pouvait guérir que par l'amputation de la cuisse; M. Petit et M. Morand le père furent de son avis. Cependant, quoique la maladie ne portât aucun caractère particulier qui la fît soupçonner d'être une maladie vénérienne, il fut décidé qu'attendu qu'il y avait quelque soupçon légitime, on ferait passer préalablement le malade par le traitement spécifique. Cela fut exécuté de manière à ne laisser aucun soupçon de ce côté-là. On laissa pendant quelque temps réparer, par un bon régime, le malade, qui reprit des forces; puis on fit l'opération. Les grandes douleurs cessèrent, et le sommeil revint. Néanmoins, il restait à la plaie quelques élancements qui donnaient de l'inquiétude, et faisaient craindre qu'ils ne fussent l'effet de quelque reste de levain cancéreux dans la lymphe; et cette crainte se confirmait par le caractère du pus qui était de couleur verdâtre, surtout celui qui venait d'auprès de l'os scié, car les plumasseaux se trouvaient verts à chaque pansement; on ordonna les remèdes convenables; enfin, l'exfoliation de l'os se fit, et la cicatrice la suivit, quoiqu'avec assez de peine. — Le malade jouit après cela d'une assez bonne santé; puis au bout de dix-huit mois il fut attaqué d'une espèce de rhume accompagné d'une toux sèche et fréquente. Au bout de deux mois la fièvre étant survenue, il vint à Paris, et la maladie étant du ressort de la médecine, M. Molin en eut soin, mais sans succès. La fièvre qui était vive devint lente; la jambe et la cuisse devinrent œdémateuses, le visage bouffi, la respiration très-laborieuse, surtout quand le malade se couchait sur le côté opposé à la douleur; les urines étaient briquetées, et en petite quantité. Tous ces accidents faisant soupçonner un épanchement d'eau dans la poitrine, M. Malaval proposa d'y faire la ponction, comme étant un secours efficace en ce cas, et M. Molin fut de même avis. Elle fut faite, et l'on tira environ quatre pintes d'eau sanguinolente. Le malade se crut guéri, vu la facilité avec laquelle il respirait; mais sa joie ne dura pas, car au bout de deux jours il fallut faire une incision à la poitrine, au lieu d'élection, pour pouvoir ôter l'eau à chaque pansement, et cette fois on en tira deux pintes. Cela n'empêcha pas le malade de mourir, et M. Malaval en fit l'ouverture. Il trouva le poumon du côté de l'épanchement squirrheux, et aussi dur que s'il eut été osseux, y ayant de plus deux tumeurs de la grosseur du poing, dures, inégales, presque de la même nature que celle qu'il avait eue au genou.

Les observations rapportées de cette quatrième section font voir : 1º L'impossibilité où nous sommes de détruire le levain cancéreux dont la lymphe se trouve imprégnée à un certain degré, les remèdes appropriés et une grande suppuration n'ayant pu corriger ce levain. 2º Que si l'on guérit, par l'extirpation, des cancers produits par le vice des liqueurs, le même vice détermine assez souvent, en quelqu'autre partie, une tumeur (observation 34), ou quelqu'autre maladie encore plus fâcheuse (observations 32 et 33). 3º Que le levain cancéreux attaque également les parties molles, qu'il pétrifie, pour ainsi dire, quelquefois, et les os qu'il carie et amollit. —Je n'ai point parlé dans ce Mémoire des cancers qui se forment aux parties internes. Il est certain qu'il s'en forme, et j'aurais pu rapporter à ce sujet plusieurs observations, qui ont été communiquées à l'Académie, de cancers à l'estomac, aux intestins, spécialement au *rectum*. En faisant l'ouverture des cadavres, nous trouvons assez souvent des cancers placés intérieurement. Peut-être qu'ils ne sont devenus tels, de simples tumeurs qu'ils ont été dans leur principe, que parce qu'ils n'étaient pas à portée de l'application des remèdes convenables, ou de l'extirpation.

OBSERVATION SUR UN CORPS ÉTRANGER FORMÉ DANS LES INTESTINS, ET TIRÉ PAR L'ANUS; par feu M. MARESCHAL.

Une femme âgée d'environ quarante-cinq ans était sujette, depuis plus de quinze, à des attaques de colique bilieuse, et depuis dix, à de très-grandes difficultés d'aller à la garde-robe, malgré les fréquents lavements qu'elle prenait. Cette difficulté augmentant de jour en jour, elle consulta différents médecins et chirurgiens, dont les remèdes furent inutiles; elle essaya des empiriques pendant plus d'un an avec aussi peu de succès; enfin rebutée des remèdes qu'elle prenait en vain depuis huit ans, et comptant avoir une maladie incurable, elle se retira à la campagne toujours souffrante, et quelquefois au point qu'elle se roulait par terre, comme si elle eût eu des coliques de *miserere*. — Je fus prié d'aller à son secours; après un long entretien avec la malade sur son état, je la visitai, et je n'aperçus au fondement ni hémorrhoïdes, ni tumeur; je portai un doigt index dans l'anus, et n'y trouvai d'abord rien d'extraordinaire; enfin, le poussant aussi haut que cela fut possible, je sentis quelque chose de solide que je grattai avec l'ongle, et je portai une grosse sonde, et je fus fort surpris de toucher un corps étranger fort large et dur comme une pierre. — Quand j'eus annoncé à la malade ce que je venais de découvrir, elle me dit qu'il y avait bien un an que sa garde croyait s'en être aperçue en lui donnant des lavements; qu'apparemment cette pierre l'empêchait de rendre aisément, et que vraisemblablement elle se dérangeait quelquefois, puisqu'en certaine posture elle (la malade) rendait involontairement les matières du ventre. Elle ajouta qu'il fallait qu'il n'y eût pas plus d'un an que cette pierre fût tombée dans le gros boyau. — Ayant reconnu son mal, je lui conseillai de se faire transporter à Versailles pour être plus à portée de mes soins, et j'entrepris (c'était en novembre 1727) de lui faire l'extraction de ce corps étranger. Pour cela, je portai sur mon doigt dans le boyau une tenette pour la pierre de la vessie, je saisis celle-ci, mais quand je l'eus chargée, elle se trouva trop grosse pour sortir, il fallut dilater l'anus et y faire incision en plusieurs endroits. Cependant la pierre fut tirée, et la malade guérit en un mois, sans qu'il lui restât aucune incommodité. — La pierre était très-fétide pendant plusieurs jours après l'extraction. S'étant un peu desséchée, elle acquit une odeur de savon échauffé. Elle a pour centre au noyau un excrément durci; les couches extérieures sont lisses, et comme grasses au toucher ; quand on en met un morceau sur du charbon allumé, elle se fond en partie, et le reste s'enflamme ou se calcine ; ce qui fait conjecturer que la bile et peut-être l'huile dont on s'est servi dans les lavements se sont épaissies par couches autour de l'excrément durci qui en occupe le centre.

Sa figure est elliptique à l'une de ses grandes faces, et plate vers l'autre, ce qui fait croire qu'elle s'est moulée dans une des cellules du colon. Elle est très-légère par proportion à son volume. — Son poids est de deux onces, deux gros et demi. — Son grand diamètre est de deux pouces huit lignes ; le petit, d'un pouce sept lignes ; et la circonférence de huit pouces.

---

AUTRE OBSERVATION SUR UNE CONCRÉTION PIERREUSE TIRÉE PAR L'ANUS ; par M. MOREAU.

Il n'est pas absolument rare de voir rendre des pierres par les selles, mais elles ne sont pas toutes de même nature ; les unes sont formées par la bile épaissie dans la vésicule du fiel, lesquelles sont nommés biliaires ; d'autres au contraire doivent leur origine au défaut de la bile, qui doit se joindre aux matières stercorales pour en aider l'évacuation. Alors ces matières séjournent dans le canal intestinal, elles s'y épaississent, et peuvent s'endurcir au point de former des concrétions qui augmentent dans la suite par addition de nouvelles matières ; elles peuvent même parvenir à une solidité assez grande pour être appelées *pierres*. — Les pierres de cette dernière espèce diffèrent des biliaires par la couleur et par le volume. 1° Par la couleur, il est aisé de concevoir que les premières, étant formées par la bile, seront à peu près jaunes ou verdâtres ; les dernières sont grisâtres, brunes et mêmes noires, parce que la bile n'y étant pas jointe, elle ne leur communique point sa couleur. 2° Par le volume, les pierres biliaires sont ordinairement petites ; les plus grosses que j'aie trouvées dans le canal intestinal par la dissection étaient grosses comme des noix, et remplissaient si exactement l'intestin *jejunum* qu'il n'y pouvait rien passer ; les pierres stercorales, au contraire, sont d'un volume bien plus considérable, puisqu'elles peuvent égaler celui d'une grosse pomme de reinette, et même plus. — La bile étant donc utile

pour l'évacuation des matières stercorales, il doit en résulter deux conséquences, quand elle n'y sera pas jointe : la première, que ces matières parcourront lentement le canal intestinal ; la seconde, qu'elles seront disposées à s'endurcir, parce que n'étant faites, pour ainsi dire, que d'une partie terreuse, elles roulent difficilement dans les intestins ; parvenue cependant au colon, qui est d'un calibre plus grand que les intestins grêles, elles trouvent de la facilité à s'y ramasser. On a plusieurs fois vu des tumeurs formées par les matières retenues dans cet intestin, et qui ont imposé, surtout quand elles se sont rencontrées proche la rate, parce qu'elles présentaient une résistance telle qu'on la remarque aux squirrhes qui surviennent à cette partie : cependant ces mêmes tumeurs se dissipaient, en procurant des évacuations par les remèdes convenables. — Cet effet n'arrive pas souvent, parce que, dans le peu de temps qu'elles y restent, elles s'endurcissent à la vérité, mais n'y séjournent pas assez pour acquérir un volume qui en empêche l'évacuation ; bien des personnes seraient sujettes à rendre par les selles des pelotons de matières dures qui auraient certainement augmenté en grosseur, si elles eussent été contenues plus long-temps dans les intestins ; mais quand elles ne sont pas évacuées, elles peuvent former, par addition de nouvelles couches, des concrétions assez solides pour recevoir le nom de pierreuses, et avoir besoin d'être tirées par l'instrument.

Quand ce corps étranger remplit le canal de l'intestin où il est fixé, il arrête presqu'entièrement les matières, de sorte qu'il en passe très-peu ; le malade ressent des douleurs aiguës, des coliques violentes, des dégoûts, des maux de tête, des insomnies, et les accidents les plus fâcheux ; on donne sans succès les remèdes convenables pour faciliter les évacuations, ils ne procurent point de soulagement, mais ils ébranlent le corps étranger, et le font descendre peu à peu dans le *rectum*. Quand il se fixe à la partie supérieure de cet intestin, il est très-difficile de le connaître, et les malades tombent dans un état très-fâcheux : tel était celui de la personne qui fait le sujet de l'observation précédente ; mais lorsqu'il est tombé dans le *rectum*, le malade sent un poids dont il croit pouvoir se débarrasser, il se présente souvent à la garde-robe en faisant de grands efforts, mais inutilement ; ce qui produit ordinairement des hémorrhoïdes considérables, qui pourraient en imposer à ceux qui examinent ces malades, parce qu'en voyant à l'extérieur une cause qui peut occasionner de pareilles souffrances, ils ne pousseraient pas leurs recherches plus loin ; mais en introduisant le doigt dans le *rectum*, on sentira un corps rond et dur, qui, étant tiré, fera cesser tous les accidents ; on l'a vu dans l'observation de M. Mareschal. L'observation suivante en donne une nouvelle preuve.

Je fus mandé avec feu M. Boudou pour soulager une personne âgée de trente-quatre à trente-cinq ans, qui souffrait depuis long-temps, mais surtout depuis quatre années, d'un poids considérable au fondement. Nous étant informés si cet état n'avait point été précédé de quelque maladie, elle nous rapporta que dès sa jeunesse elle avait eu le ventre très-paresseux, le visage pâle, et assez souvent jaune, quoique ses règles n'eussent jamais été dérangées depuis qu'elles avaient paru ; qu'elle avait été sujette à des coliques, à des migraines fréquentes, à des maux d'estomac, ne pouvant supporter que très-peu de nourriture ; que n'ayant reçu aucun soulagement de tous les remèdes qui lui avaient été donnés pour ces différentes incommodités, elles étaient encore augmentées depuis sept ans ; qu'il y en avait quatre qu'il s'y était joint cette pesanteur au fondement, qui la fatiguait de plus en plus par les grands efforts qu'elle faisait, quand elle se présentait à la garde-robe ; que ces efforts étaient quelquefois si considérables qu'ils lui occasionnaient des convulsions, suivies de sueurs froides ; qu'elle avait ordinairement quinze jours ou trois semaines d'intervalle, et que, pour diminuer les violents efforts qu'elle faisait dans ce moment, elle avait imaginé d'appuyer son fondement sur un bâton rond, ce qui la soulageait en résistant au poids incommode qu'elle sentait, et en même temps facilitait l'issue d'un peu de matières noires. — Instruits de toutes ces circonstances, on porta le doigt dans le *rectum*, et l'on sentit distinctement un corps solide qui nous parut d'un très-gros volume, et dont la malade ne pouvait être débarrassée que par l'extraction, — Le jour pris pour l'opération, elle fut placée sur le bord de son lit, couchée sur le ventre, les jambes en bas ; après avoir injecté de l'huile d'amandes douces dans le *rectum*, des tenettes y furent in-

troduites par le moyen du bouton qui sert dans l'opération de la taille ; l'écartement qu'il fallut faire pour saisir la pierre nous faisait craindre que l'on ne fut obligé de faire des incisions au cercle qui formait l'anus, afin de lever l'obstacle qu'il faisait au passage d'un si gros volume ; mais en serrant avec force, elle se cassa en plusieurs morceaux assez considérables pour être tirés avec quelques difficultés, puisqu'il fallut avoir recours au crochet de la taille. L'opération étant finie, on rassembla les fragments, et on remarqua que cette pierre était du volume de la plus grosse pomme de reinette.

Le pansement fut fait avec l'huile d'amandes douces, que l'on injecta dans le *rectum*, et des compresses trempées dans l'eau tiède, et un peu d'eau-de-vie, que l'on appliqua à l'extérieur ; les jours suivants on fit des injections avec l'eau de guimauve, mêlée d'un peu d'eau de vulnéraire, et la guérison fut bientôt terminée. — Ayant eu l'occasion de voir la malade quelque temps après, elle se plaignit que le ventre était toujours très-paresseux, et qu'elle craignait de retomber dans le même état ; je lui conseillai les bains et l'usage des eaux minérales de Passy, qui lui procurèrent le soulagement qu'elle désirait ; n'ayant plus ressenti les incommodités qu'elle avait auparavant, je lui recommandai de répéter ces remèdes deux fois par an dans les saisons convenables.

---

## OBSERVATION SUR UNE PLAIE AU DOIGT AVEC DES CIRCONSTANCES SINGULIÈRES ; par M. MORAND.

Un jeune homme faisant au mois de juillet 1753 une expérience de physique avec un tube de verre plein de mercure le cassa, et pour empêcher la perte du liquide qui sortait avec force, il appuya le pouce de la main droite sur le bout cassé, qui, par un effet du hasard, se trouva avoir pris la figure à peu près du bec d'une plume à écrire ; cette pointe du tube entra dans son pouce environ vers le milieu de la dernière phalange, à laquelle l'ongle est attaché. — Il résulta de cet accident une petite plaie à laquelle le malade ne fit pas beaucoup d'attention ; il y appliqua un emplâtre, et elle parut réunie au bout de six jours. Mais alors il survint tension au doigt, douleur, fièvre, et généralement tous les symptômes d'une inflammation. Son chirurgien ordinaire appliqua sur le pouce un onguent maturatif et des cataplasmes émollients; les douleurs devinrent très-vives, la fièvre augmenta ; on fit au malade les remèdes convenables, et il se forma un petit abcès à la première phalange.

Dès que l'abcès parut en état, on l'ouvrit, il en sortit un pus sanguinolent, et une quantité assez considérable de mercure coulant; la plaie fut pansée suivant les règles de l'art. Quoique la gaîne des fléchisseurs n'eût pas été découverte, et qu'on ne se servît que de charpie molette chargée d'un digestif ordinaire, le malade ressentait dans les pansements des douleurs si vives, qu'il est plusieurs fois tombé en syncope. — A chaque pansement les bourdonnets étaient chargés de plusieurs globules de vif-argent, il s'en trouvait aussi au fond de la plaie; et l'on estime qu'il en est sorti en détail au moins un gros et demi. A quelque distance de la plaie il y avait un petit suintement dans la partie latérale interne de l'ongle et à sa racine, et le malade y ressentait des douleurs très-vives quand on le touchait à cet endroit. — La plaie fut conduite à cicatrice en dix jours, et les grands accidents parurent dissipés; mais le doigt était resté gonflé, et il s'élevait souvent des petits boutons que le malade ouvrait lui-même, desquels il tirait du mercure ou du pus épaissi. — Il ressentait toujours une douleur vive à l'endroit de l'articulation des deux dernières phalanges, et à côté de l'ongle, et de temps en temps des élancements dans le pouce, à peu près, disait-il, comme si on lui enfonçait une aiguille dans la direction du tendon. — Les choses étaient en cet état, lorsque, dans une consultation faite à ce sujet, on trouva le pouce dur, inégal, et d'un violet tirant sur le brun ; on y remarqua plusieurs boutons qui étaient pleins les uns de mercure, les autres de pus ; le tact faisait sentir une espèce de vide à la partie latérale interne du pouce; mais on ne put s'assurer d'aucune fluctuation, le doigt étant toujours dur dans l'étendue de la dernière phalange seulement. — Dans le dessein de rassembler l'humeur, on appliqua des remèdes émollients et maturatifs, qui parurent ne produire d'autre effet que d'amollir l'épiderme qui se détachait en plusieurs endroits. Ces morceaux d'épiderme étant enlevés, l'on trouva dessous plusieurs boutons, desquels il sortit comme à l'ordinaire ou du

pus ou du mercure. Alors les chirurgiens, rebutés du peu de succès des topiques, prononcèrent qu'ils croyaient la phalange altérée, et que le moyen de guérir (supposé qu'il ne se formât point d'abcès capable de déterminer un foyer) était de découvrir la phalange dans toute la partie malade, même de l'emporter en cas de nécessité.

Comme le jeune homme a embrassé l'état ecclésiastique, la crainte d'être privé de son pouce ( ce qui l'aurait rendu inhabile à la prêtrise ) engagea sa famille à me consulter. Le cas me parut fort singulier; cependant je conçus des espérances de conserver la phalange que je ne croyais point altérée, ou qui, si elle l'eût été, ne devait l'être que dans quelques points de sa superficie. Je lui conseillai de tremper son doigt deux fois par jour dans une lessive de cendre de sarment, peu forte, entretenue chaude, et au sortir du bain, de mettre sur la blessure un simple emplâtre d'onguent de la mère. Ce remède devait paraître bien doux pour une carie soupçonnée; cependant je n'en voulus point conseiller d'autres qu'on n'eût vu l'effet de celui-là. — Dès le premier bain, le doigt, qui était considérablement gonflé, diminua sensiblement de grosseur, la douleur cessa, la fièvre disparut, et le vingt-quatre décembre le doigt était presque dans sa grosseur naturelle. Lorsqu'on le pansait, on voyait de petits globules de vif-argent qui se présentaient à la surface de la peau, et qui sortaient par une légère pression, sans ceux qui se perdaient vraisemblablement, quand la main était dans le bain. — C'est dans ces circonstances que le vide disparut totalement, la couleur de la peau devint presque naturelle, l'articulation de la dernière phalange avec la seconde plus libre ; et ce qui flattait d'une guérison prochaine, c'est que depuis qu'on se servait de cette lessive, il s'était fait des points de suppuration qui semblaient ramener une plus grande quantité de mercure. — Cependant les progrès en bien se ralentirent, les tubercules semés depuis l'articulation jusqu'à l'extrémité du pouce, et en largeur depuis la première cicatrice jusqu'à la racine de l'ongle, reprirent de la dureté, de la rougeur, parurent s'étendre sensiblement et donnèrent de nouvelles alarmes. Tel était exactement l'état du malade le 8 janvier 1754. — L'inquiétude de ses parents les détermina à faire le voyage de Paris pour me le confier. Lorsque j'eus bien examiné son doigt, je ne trouvai dans les tubercules aucune ouverture qui pût conduire un stylet sur l'os qui avait été accusé de carie. J'essayai encore les maturatifs les plus puissants, dans l'idée d'échauffer la matière éparse avec les globules de mercure ; pour tout rassembler en un seul point de suppuration ; mais la nature se refusa à ce moyen. Alors je pris le parti de faire incision pour m'approcher de la carie, s'il y en avait, ou emporter toute la peau criblée de mercure, si le mal se trouvait réduit à cela. Je coupai jusqu'au périoste à côté de la gaîne des fléchisseurs, et je ne trouvai point l'os dénué ; mais les deux morceaux de peau emportés avec le bistouri étaient si chargés de vif-argent, qu'on le voyait sans avoir besoin de loupe, et l'on en trouva de coulant sur la serviette qui avait reçu le sang de l'incision. J'emportai quelques jours après une autre portion de peau que j'avais voulu ménager. Les plaies en suppuration fournirent encore quelques globules, mais les douleurs se dissipèrent entièrement, et la cicatrice étant presque entièrement faite au bout de quinze jours, je crus pouvoir permettre au jeune homme de s'en retourner chez lui, d'où l'on me manda le 31 du mois de mars qu'il était presque guéri ; et il l'a été parfaitement depuis.— Ce qu'il y a de singulier dans cette observation, c'est la rapidité avec laquelle une si grande quantité de mercure a pu, dans l'instant de la blessure, pénétrer le tissu de cette graisse ferme qui est sous la peau dans cet endroit, n'y ayant été poussé que par son propre poids.— S'il eût été amené à cette même partie par les voies de la circulation après des frictions ordinaires, il s'y serait porté comme une liqueur colorante l'est par les injections anatomiques, et son infinie subdivision avec le sang n'en aurait point fait un corps étranger capable de nuire par son séjour. Introduit dans une plaie, il se sépare en un millier de globules dont chacun blesse la partie malade, et les accidents ne cessent que lorsqu'on l'en a débarrassé. Que serait-il arrivé, si la plaie eût été faite avec les mêmes circonstances, dans une partie qui aurait eu plus de surface et de volume ? Le mercure, tout fluide qu'il est, aurait fait un corps étranger éparpillé en un nombre prodigieux de globules, et l'on ne trouverait point dans les auteurs de méthode décrite pour en faire l'extraction. Je crois même que

dans cette supposition, une pareille blessure serait fort dangereuse, puisque l'exemple en petit, fourni par la blessure du doigt, donne lieu de croire que le mercure dispersé ne peut être enlevé qu'avec la partie même, et que les topiques n'y peuvent rien.

———

OBSERVATIONS SUR DEUX PLAIES CONSIDÉRABLES CHEZ LE MÊME SUJET ; par M. VERDIER.

## I.

*Sur une plaie dans la capacité du bas-ventre, avec des remarques sur la ligature de l'épiploon.*

C'est une maxime assez généralement reçue en chirurgie, que dans le cas où l'on est obligé de retrancher une partie de l'épiploon, il ne faut pas le réduire, sans y avoir fait auparavant une ou plusieurs ligatures, afin de garantir le blessé d'une dangereuse hémorrhagie. Il est cependant des occasions où il ne serait pas possible de suivre ce précepte ; l'observation que je vais rapporter en donnera la preuve. — Le second jour du mois de décembre 1731, je fus appelé au secours d'un homme âgé d'environ trente-cinq ans et d'une très-forte complexion, qui, dans un accès de folie, s'était donné la nuit précédente deux coups de rasoir : l'un à la région antérieure du ventre, et l'autre à la gorge. La plaie du ventre donnait issue à un grand volume d'intestin, et celle de la gorge permettait aux alimens liquides de s'échapper au-dehors. Comme je me disposais à panser le malade, j'aperçus sur le lit une portion d'épiploon, laquelle étant développée, avait environ un pied de longueur sur autant de largeur à peu près : cette portion avait été séparée par ce même instrument. Une autre portion d'une grande étendue fut trouvée dans la ruelle avec le rasoir encore tout sanglant : celle-ci avait été arrachée violemment ; circonstance dont j'ai été instruit depuis.— La plaie du ventre était située environ à un pouce au dessus de l'ombilic, au côté droit de la ligne blanche ; elle était longitudinale et avait au-dehors, du côté de la peau, près de trois pouces d'étendue ; mais à l'intérieur la division était moindre, le péritoine n'étant ouvert que d'un pouce seulement. En examinant les portions d'intestin sorties, je reconnus que l'une était du *jejunum*, et l'autre de l'arc du colon, auquel l'épiploon a des attaches. On y voyait encore de petits lambeaux de cette membrane graisseuse. — Comme ces portions d'intestin ne me parurent avoir reçu aucune division, et qu'il n'y avait d'ailleurs aucun signe capable de le faire soupçonner, je ne m'occupai que de la réduction de ces parties; mais leur gonflement ne me le permit qu'après avoir dilaté l'orifice intérieur de la plaie. Je fis ensuite l'opération de la gastroraphie par trois points de suture entrecoupée, au moyen de laquelle les intestins rentrés furent maintenus dans le ventre. Je pansai la plaie suivant la méthode ordinaire. — Quant aux portions de l'épiploon restées sur le colon, comme elles étaient en assez grand nombre, la plupart séparées les unes des autres, et que d'ailleurs elles avaient très-peu de longueur, je compris que la ligature que l'on a coutume de faire aux portions de l'épiploon séparées par un instrument tranchant, serait très-difficile, et même inutile, puisque les vaisseaux des portions restantes, quoique assez près de leur origine, ne fournissaient point de sang; ce dont l'on ne sera pas étonné, lorsqu'on fera attention que l'épiploon avait été pendant toute la nuit et une partie du jour exposé à l'air qui avait coagulé le sang à l'orifice des vaisseaux, lesquels avaient été comme crispés par un violent déchirement de cette membrane graisseuse. Je pourrais ajouter que les ligatures auraient pu devenir dangereuses par la nécessité où j'aurais été de les faire toutes auprès de l'intestin. A l'égard de la portion de l'épiploon attachée à l'estomac, et que l'on sait être une continuation de celle qui est au colon, comme par sa situation dans le ventre elle ne pouvait être soumise à mon examen, je fus obligé de l'abandonner aux soins de la nature. — Après avoir donné mon attention à la plaie du ventre, je pansai celle de la gorge. J'en donnerai le détail dans le second article; et je poursuis ce qui regarde celle du ventre. — J'aperçus le septième jour que les ouvertures par où les fils étaient passés, fournissaient plus de matière que toute la plaie; ce qui me détermina à couper un des fils, et je ne coupai les autres que trois jours après. — Ces plaies n'étaient accompagnées d'aucun accident fâcheux, le malade n'avait pas même la fièvre : je crus néanmoins devoir m'ap-

pliquer d'autant plus à les prévenir que j'avais affaire, comme je l'ai dit, à un homme d'un tempérament des plus forts, et qui de temps en temps avait des accès de folie très-violents. Dans cette vue, outre le régime sévère que je lui fis observer, les saignées furent réitérées plusieurs fois. La cure fut suivie selon les règles connues, et la consolidation fut parfaite le treizième ou quatorzième jour.

MM. Petit, Boudou, Morand, Granier, de Gramond, Périer, Bordenave père, etc., furent témoins d'une partie des faits que je viens d'avancer. — Ce blessé, que j'ai occasion de voir de temps en temps, jouit d'une parfaite santé, et n'a d'autre incommodité qu'une hernie ventrale, suite assez ordinaire des plaies pénétrantes dans la capacité, et qu'il eût pu prévenir, si, immédiatement après sa guérison, il avait voulu s'assujettir à porter un bandage capable de soutenir l'endroit du ventre où le péritoine avait été divisé. — On voit par cette observation qu'il y a des occasions où la ligature de l'épiploon ne peut avoir lieu, quoiqu'une portion en ait été séparée par un instrument tranchant. Je vais tâcher de déterminer les cas où cette ligature convient, et ceux où il serait dangereux de la mettre en usage. Je m'y crois d'autant plus obligé, qu'il ne m'a pas semblé que les auteurs eussent traité cette matière d'une manière satisfaisante. — Cette ligature ne paraît pas convenir, lorsqu'à l'occasion d'un coup d'épée la plaie aura donné issue à une petite portion de l'épiploon, qu'il n'est pas nécessaire de faire rentrer, s'il n'y a aucun accident, car il suffit alors de panser la plaie simplement; son resserrement sur cette portion de l'épiploon qui la traverse fera l'office de ligature, et donnera insensiblement lieu à son dessèchement, lequel sera bientôt suivi de sa chute. — La section de la portion sortie de l'épiploon, faite au niveau de la peau que plusieurs auteurs conseillent, n'est pas absolument exempte d'accidents; car il pourrait arriver que, par les différents mouvements du blessé, cette portion fût entraînée dans le ventre, et que les vaisseaux de cette membrane graisseuse, récemment coupés, fournissent du sang dans la capacité, ce qui exposerait le malade à de grands dangers. Il y a lieu de croire que cette différence dépend de la quantité; car M. Morand m'a assuré que, dans le cas d'une petite portion, il l'avait coupée sans inconvénient.

13.

Mais si la sortie de l'épiploon était accompagnée de hoquets et de vomissements, comme on aurait lieu d'attribuer ces accidents aux tiraillements de l'estomac, auquel cette membrane a des attaches, il faudrait se déterminer à agrandir la plaie, pour faire rentrer la portion sortie, après en avoir fait la ligature, si elle donnait quelque marque de mortification, et cette réduction, en procurant le relâchement de l'épiploon, serait le seul moyen de faire cesser les accidents. — Il est bon d'observer que si la plaie du ventre se trouvait à une distance peu éloignée de la région de l'estomac, la cohésion que cette portion de l'épiploon restée dans la plaie ne manque point de contracter avec elle, pourrait dans la suite, à raison de ses attaches à l'estomac, au foie, etc., exposer le blessé à de grandes incommodités. On en a vu en effet qui, après leur guérison, étaient sujets à des vomissements, à une difficulté de respirer, et obligés de marcher tout courbés, ne trouvant de soulagement que dans cette situation contrainte (1). — M. Platner, dans ses institutions de chirurgie (2), fait observer que si l'épiploon s'est joint au péritoine, et que le malade, pendant le traitement de la plaie, se soit tenu assis, la tête élevée et le dos renversé, il pourrait arriver que le ventricule fût tiraillé. La plaie même étant guérie, le vomissement pourra survenir dès que l'estomac sera rempli d'aliments, cette membrane graisseuse ne permettant point l'extension naturelle de ce viscère. — Lorsqu'on a été dans la nécessité de séparer une portion de l'épiploon sorti, les auteurs conseillent qu'après que la ligature en a été faite, on remette dans le ventre la portion liée; en effet, ce ne serait pas sans danger qu'on la laisserait dans l'orifice de la plaie ou dans l'anneau, si l'on avait fait l'opération de la hernie, comme on le verra par les observations suivantes. — M. de la Motte,

dans sa chirurgie complète, dit avoir vu un homme qui avait reçu, un peu au-dessous des cartilages des fausses côtes du côté gauche, un coup d'une épée fort large, de manière que la plaie donnait issue à une portion de l'épiploon et de l'intestin *jejunum*. Cet intestin, n'ayant pas été blessé, fut remis sur-le-champ dans le ventre, ainsi que l'épiploon, après que la ligature en eut été faite et que la portion excédante eut été coupée. On fit la gastographie à l'ordinaire, et les saignées, la diète et les autres remèdes appropriés ne furent point négligés, et le malade fut guéri en peu de jours. M. de la Motte ajoute que la ligature de l'épiploon se détacha au bout de cinq jours, entraînant avec elle une portion de cette membrane graisseuse qu'elle comprenait.

Le contraire arriva au malade dont M. Souchay fait mention dans une observation qu'il a communiquée à l'Académie, et où il dit avoir été obligé, dans une opération de la hernie, de lier une portion très-considérable de l'épiploon. Cette ligature ne se détacha que trois mois et demi après l'opération, et la portion de l'épiploon comprise fut détruite entièrement par la suppuration. On pourrait croire que la ligature n'a été aussi long-temps à se détacher, que parce que n'ayant point été suffisamment serrée, les vaisseaux de l'épiploon communiquaient avec ceux de sa portion liée. On sait en effet que le détachement de quelque partie du corps, soit molle, soit pure, n'arrive que par le défaut de communication entre les vaisseaux de la partie restante et ceux de la portion qui doit se détacher. MM. Dalibour et Petit, consultés à ce sujet, dirent qu'ils avaient vu, à la vérité, la ligature faite aux vaisseaux de la cuisse et de la jambe, à l'occasion de l'amputation, et celle du cordon spermatique être huit mois à se détacher; mais qu'ils n'avaient vu rien de semblable pour la ligature de l'épiploon. — MM. Petit, Sorbier, Fajet et moi fûmes témoins de l'opération de la hernie épiplocèle que fit M. Duphénix avec un succès des plus heureux, quoique l'épiploon, renfermé dans la hernie, fût d'une étendue très-considérable. Il en fit sur-le-champ la ligature, avec la précaution de réduire la partie liée. Il arriva que l'intestin colon, qui avait été tiré en bas par l'épiploon, auquel on sait qu'il est attaché, ne manqua point, après l'opération, de reprendre peu à peu sa

---

(1) Gunzius, De herniis, p. 55.
(2) Si vero omentum siccum peritonæo coiit, et æger inter curationem erecto capite supinus cubavit, accidere potest, ut eo adducatur ventriculus. His, percurato etiam vulnere, quam primum se, vel cibo, vel potione, paululum repleverunt, vomitus oritur, quia omentum distendi ventriculum non sinit. Nec huic vitio auxilium est. Jo. Zach. Platneri, Institut. Chirurg. Lipsiæ, 1745. De vuln. abdom., p. 434.

première situation, et d'entraîner cette portion liée de l'épiploon, dont les fils eussent été perdus dans le ventre, s'il ne s'y était rencontré une anse qui servit à les retirer.

MM. Petit, Sorbier et moi fûmes aussi témoins, il y a quelques années, de l'opération d'une hernie épiplocèle, dont se trouvait affligé un homme âgé de trente ans, qui se détermina à cette opération, quoique sa hernie ne fût accompagnée d'aucun accident fâcheux. Le chirurgien qui opéra, après avoir détruit une adhérence de l'épiploon au scrotum et en avoir fait la ligature, laissa dans l'anneau cette portion liée : dès le même jour le hoquet et le vomissement survinrent, et continuèrent jusqu'au quatrième que le malade mourut. On découvrit, par l'ouverture du cadavre, que tout le corps de l'épiploon, couché sur la surface des intestins, était tendu et enflammé depuis l'anneau jusqu'à l'estomac. — M. Pouteau fils, correspondant de l'Académie, lui a communiqué une observation qui a quelque rapport à la précédente. Un homme âgé de trente-cinq ans, tourmenté par les accidents d'une hernie intéro-épiplocèle avec étranglement, fut obligé de se livrer à l'opération. M. Pouteau, qui en fut chargé, après avoir dilaté l'anneau, réduisit l'intestin sans difficulté : il n'en fut pas de même à l'égard de l'épiploon, dont le volume considérablement augmenté n'aurait pas permis la réduction sans une très-grande dilatation de l'anneau, que cet habile chirurgien crut devoir éviter ; il fit à l'ordinaire la ligature de cette membrane graisseuse, et en sépara la portion inutile : le vomissement s'arrêta, et le malade fut à la selle ; mais bientôt après de nouveaux accidents survinrent, non moins fâcheux que le premier ; le malade se plaignit d'une vive douleur à l'estomac, laquelle occupait toute l'étendue du ventre, et malgré cinq saignées consécutives, des fomentations émollientes et autres remèdes appropriés, il mourut trente-six heures après l'opération. On reconnut par l'ouverture du cadavre une suppuration gangréneuse dans toute la substance de l'épiploon qui, en certains endroits, était épais d'un travers de doigt, et avait contracté des adhérences avec les intestins et le péritoine.

Le mauvais succès de l'opération détermina M. Pouteau à ne plus faire de ligature à l'épiploon, ce dont il s'est bien trouvé jusqu'à présent, même dans le cas

de gangrène. Il se contente, après la dilatation de l'anneau, de laisser au-dehors la portion mortifiée, et il attend que la nature en ait fait la séparation. — Il est à présumer qu'un aussi mauvais succès que celui de l'opération de M. Pouteau obligea feu M. Boudou à prendre la même précaution à l'égard de l'épiploon ; il se contentait, dans l'opération d'une hernie accompagnée d'étranglement, et compliquée de l'intestin et de l'épiploon, après avoir dilaté l'anneau, de faire rentrer l'intestin, de renverser l'épiploon sur le ventre, et il pansait la plaie à l'ordinaire. — Comme il ne serait peut-être pas possible de suivre dans tous les cas la méthode de MM. Boudou et Pouteau, et que d'ailleurs on a nombre d'exemples où cette ligature de l'épiploon n'a été suivie d'aucun accident, il m'a paru nécessaire de chercher les moyens de prévenir ceux qu'elle cause quelquefois. — On ne peut, ce me semble, attribuer ces accidents qu'au dérangement de la circulation des liqueurs qui se distribuent à cette membrane graisseuse, occasionné par la pression des vaisseaux compris dans la ligature ; d'où il suit que ce dérangement doit être plus ou moins grand, selon l'étendue de la portion liée, en sorte que le malade à qui on aura été obligé d'en lier une portion plus considérable sera plus exposé aux accidents de l'inflammation que celui auquel on n'en aura lié qu'une portion moins étendue. L'expérience fait voir néanmoins qu'au moyen de certaines précautions, on peut prévenir l'inflammation ou l'engorgement des vaisseaux de l'épiploon, quoique la portion liée soit très-grande. L'opération de M. Duphénix, dont j'ai déjà fait mention, et dont le succès a été très-heureux, malgré l'étendue considérable de la portion liée, en fournit la preuve : il eut à la vérité la précaution, comme je l'ai dit, de faire rentrer dans le ventre cette portion liée. Le contraire arriva dans l'autre opération, dont j'ai aussi parlé, où la portion liée, qui avait très-peu d'étendue, fut laissée dans l'anneau. Les accidents de l'inflammation survinrent dès le même jour de la ligature, et continuèrent jusqu'au quatrième que le malade mourut. Or, de ce que la ligature faite à une portion très-considérable de l'épiploon n'a produit aucun accident, par la précaution que l'on a eue de faire rentrer dans le ventre la portion liée, et qu'au contraire, cette même ligature, faite à une portion beaucoup moins étendue, a causé la mort peu de jours après, pour n'avoir pas eu cette attention, il est aisé de juger que la pression des vaisseaux de l'épiploon, faite par la ligature, n'est dangereuse qu'autant qu'elle est jointe à celle qu'ils reçoivent en même temps de la contraction ou du resserrement de l'ouverture par laquelle l'épiploon est sorti, et l'on doit conclure qu'il ne faut jamais manquer à remettre dans le ventre cette portion liée de l'épiploon, au lieu de la laisser dans l'anneau ou dans l'orifice de la plaie qui lui a donné issue.

Il y a lieu de présumer que le danger de cette double compression des vaisseaux de l'épiploon a été connu des anciens comme des modernes, puisque les uns et les autres ont recommandé expressément de remettre dans le ventre sa portion liée, afin, ont-ils dit, que cette membrane graisseuse puisse s'étendre sur les intestins comme dans sa place naturelle. — Il est à remarquer que, si dans la hernie dont on fait l'opération, l'épiploon s'y rencontrait, et qu'il donnât des marques d'engorgement ou d'inflammation, il faudrait éviter d'en faire alors la ligature, et attendre quelques jours pour donner le temps à cet engorgement, ou à cette inflammation, de se dissiper. On conçoit que la ligature dans cette circonstance serait très-dangereuse, puisqu'elle ne serait capable que d'augmenter l'une et l'autre. C'est par cette méthode que M. Moreau, successeur de M. Boudou, a réussi, comme on le verra par l'observation suivante. — Il y a quelques mois que ce chirurgien fit en présence de MM. Foubert, Andouillé et Péron, l'opération d'une hernie complète descendue dans les bourses. La portion de l'épiploon sortie et renfermée dans le sac herniaire se trouva d'un volume très-considérable, y ayant un grand nombre d'années qu'elle n'était point rentrée; malgré cette circonstance, M. Moreau n'en fit pas d'abord la ligature; il se contenta après la dilatation de l'anneau de laisser rentrer une petite portion de cette membrane graisseuse, pour prévenir le tiraillement de l'estomac, et laissa le reste au-dehors. Quelques jours après que cette portion de l'épiploon fut dégorgée, et que l'inflammation fut dissipée, ce qui arriva vers le huitième jour après l'opération, il y fit une ligature médiocrement serrée, et de jour en jour il en faisait de nouvelles, qu'il avait soin de serrer de plus en plus,

ce qui détermina la séparation totale de cette portion considérable de l'épiploon, qui ne fut suivie d'aucun accident fâcheux, et le malade fut parfaitement guéri. C'est principalement dans ces sortes de cas que la méthode de MM. Boudou et Pouteau doit avoir lieu, pour donner le temps à l'engorgement et à l'inflammation de disparaître.

M. Dionis, dans son cours des opérations de chirurgie, dit que M. Mareschal, premier chirurgien du roi, avait remis plusieurs fois l'épiploon sans y faire ni de ligature, ni d'extirpation, et qu'il n'en était arrivé aucun accident. On doit penser que les portions de l'épiploon que ce grand chirurgien remit dans le ventre, n'avaient aucune mortification. Il est évident que, si ces portions de membrane graisseuse eussent été corrompues, il aurait exposé le malade, en les faisant rentrer dans le ventre, à des abcès dans cette capacité. Je ne sais même si l'on ne pourrait pas avec plus de raison regarder celui dont Marchettis fait mention comme l'effet de la suppuration, ou de la fonte de la portion altérée de l'épiploon, qu'un chirurgien ignorant fit rentrer dans le ventre sans aucune ligature, plutôt que de le rapporter à l'épanchement sanguin auquel cet auteur l'attribue; car il est rare de voir des épanchements de cette espèce y produire des abcès (1). — M. Sharp (2), dans le cas où une portion de l'épiploon donne des marques de mortification, n'en fait point la ligature; il conseille qu'avant de faire la réduction on coupe cette portion altérée tout contre la saine avec des ciseaux, observant de bien étendre cette membrane graisseuse avant de faire cette section, pour ne point risquer d'y comprendre quelque portion d'intestin qui serait sortie ensemble, ce qui pourrait arriver si on manquait à cette précaution, et qu'avant d'étendre l'épiploon, on le coupât, étant amoncelé dans le scrotum. — Par cette méthode de couper la portion gangrénée contre la saine, on évite non-seulement le danger d'une ligature qui serait faite sans précaution, mais aussi l'hémorrhagie qui pourrait arriver, si l'on faisait cette section dans la partie saine. Il n'y a pas lieu de crain-

(1) Petri de Marchettis, Obs. med. chir. syllog., obs. 51.
(2) Recherches critiques sur l'état présent de la chirurgie, 1751.

dre, dit M. Sharp, que la portion altérée introduite dans le ventre, étant plus considérable, produise des accidents fâcheux ; car ou elle se consume d'elle-même, ou elle sort par la plaie ; l'auteur ajoute que cette méthode lui a toujours réussi.

## II.

*Sur une plaie à la gorge, avec des remarques intéressantes sur ce sujet.*

La plaie que le même blessé s'était faite à la gorge était transversale, ayant environ deux pouces et demi de longueur; sa situation était immédiatement au-dessus du larynx, entre le cartilage thyroïde et l'os hyoïde; elle pénétrait dans le fond de la bouche entre la partie antérieure de la base de l'épiglotte et la racine de la langue, en sorte que les liqueurs données au blessé s'échappaient au-dehors. — Ayant fait mettre le blessé dans une situation convenable, pour rapprocher les lèvres de la plaie, elles furent maintenues dans cet état par trois points de suture entrecoupée qui s'opposaient à la sortie des aliments liquides, quoique la suture ne comprît que la peau et quelques portions des chairs voisines. J'appliquai l'appareil convenable. Les fils ne servirent que les deux ou trois premiers jours, ayant empêché pendant ce temps-là les aliments liquides de se porter en dehors ; car dans la suite je crus qu'il était nécessaire de les couper, les lèvres de la plaie se renversant en dedans, la situation où j'avais mis le blessé, et dans laquelle il était maintenu par un bandage approprié, m'ayant paru suffisante pour les tenir approchées. — Je passe à l'examen d'une circonstance qui a rapport à cette observation, et qui m'a paru mériter que j'en fisse mention. Ce blessé perdit la parole dès l'instant même qu'il eut la gorge coupée, et ce ne fut qu'après sa guérison qu'il la recouvra. La suture que j'avais faite pour empêcher la sortie des aliments liquides ne lui en avait point redonné l'usage. — Le contraire arriva à celui dont Ambroise Paré [1] nous donne l'histoire, et qui, à l'occasion d'une plaie à la trachée-artère, avait perdu la voix. Elle lui revint im-médiatement après que les lèvres de la division furent exactement rapprochées au moyen de la suture, et que l'air qui s'échappait par la plaie eut repris sa route naturelle. Cette opération, quoique simple, sauva la vie à un domestique accusé d'avoir assassiné son maître, qui le disculpa en certifiant que lui-même par désespoir s'était porté à cette extrémité.

M. Saviard [1], dans son recueil d'observations, fait mention d'un porteur d'eau qui, s'étant donné un coup de rasoir à la partie supérieure de la trachée-artère, perdit aussitôt l'usage de la voix : il la recouvra dès que les lèvres de la plaie, qui avaient cinq travers de doigt de longueur, furent rapprochées par une suture à points continus. — Je passe sous silence une seconde observation de Paré, qui ne sert, comme les précédentes, qu'à prouver les bons effets de la suture dans les plaies de la trachée-artère : ces effets, tout surprenants qu'ils paraissent être, ne sont tels néanmoins que pour ceux qui ignorent le mécanisme de la voix. — Par le moyen de la suture, l'air qui s'échappait de la trachée-artère par la plaie fut obligé de reprendre sa route naturelle, c'est-à-dire que, revenant des poumons, il prit la route de la glotte, de la bouche et du nez; or, on sait que, par les modifications que l'air reçoit en parcourant ces différentes cavités, il produit des sons, et enfin la voix articulée ou la parole. En effet, c'est dans la glotte que l'air est modifié d'une manière à former la voix simple ou le son, par la tension plus ou moins grande des cordons ligamenteux qui composent les bords ou les lèvres de cette ouverture, ou par la distance plus ou moins considérable que ces cordons laissent entre eux [2]; et c'est des modifications que l'air reçoit en passant par la bouche et le nez que dépend la voix articulée ou la parole, ce qui suppose qu'il n'existe non-seulement aucun changement dans la conformation

---

(1) Observat. de chir. Paris, obs. 58.

(2) M. Ferrein nomme ces cordons ligamenteux *cordes vocales*, et les regarde comme le principal organe de la voix. (Voy. son savant Traité sur la voix. Mém. de l'Académie royale des sciences, ann. 1741, et ceux de M. Dodart, aussi dans ces Mémoires, années 1700, et suiv. *Alb. Haller, Physiolog.*, cap. xi. *De voce et loquela*.)

---

(1) Œuvres d'Ambr. Paré, liv. x, chap. xxxi, sur les plaies du col et de la gorge.

naturelle des parties situées dans ces cavités, et de celles qui en forment les parois, mais même dans l'intégrité de leur substance ; car la moindre lésion qui y arrive, surtout à celles qui sont les plus voisines de la glotte, ne manque jamais d'en diminuer le jeu, et peut même l'interrompre, si la lésion est assez grande pour qu'une portion de l'air renfermé dans ces cavités puisse s'en échapper. C'est ce qui est arrivé au blessé qui fait le sujet de mon observation. Une portion d'air pouvait sortir par la plaie faite immédiatement au-dessus du larynx, laquelle pénétrait dans le fond de la bouche. La lésion de la langue et de l'épiglotte empêchait ces parties de donner à l'air les modifications nécessaires pour la formation de la voix : la facilité que le blessé eut de parler, dès que ces organes furent rétablis, prouve ce que je viens d'avancer. — Il est à présumer que les nerfs récurrents, que l'on sait se distribuer au larynx, n'avaient point été coupés aux blessés dont Paré et Saviard font mention, puisqu'au moyen de la suture la voix leur revint, ce qui ne fût point arrivé, s'ils n'eussent cessé de parler que par la section de ces nerfs ; car il est constaté, par plusieurs expériences réitérées, que leur section ou leur ligature faite sur les animaux est suivie de la perte de la voix. Galien (1) est un des premiers qui ait fait cette expérience. Vesale (2) l'a répétée. M. Martin (3) de la société d'Edimbourg a fait à ce sujet des remarques particulières. Des anatomistes célèbres pensaient que l'usage de la voix que la ligature des nerfs récurrents avait fait perdre, pouvait se rétablir à raison de leur communication avec les rameaux supérieurs de la huitième paire qui se distribuent au larynx ; mais M. Martin dit avoir fait plusieurs recherches inutiles pour découvrir cette communication ; il ajoute que les animaux privés de la voix par la ligature de ces nerfs, et qui ont vécu un certain temps, ne l'ont point recouvrée.

Il y a quelques mois que nous vérifiâmes chez M. Suë le jeune ce que les auteurs ont dit à ce sujet ; car à peine eut-il fait la ligature de l'un de ces nerfs

sur un chien, que l'animal perdit une partie de la voix, et qu'il en fut entièrement privé, dès que le nerf du côté opposé fut lié. Nous remarquâmes, par le bruit du souffle et par les mouvements du thorax, que l'animal se tourmentait beaucoup et faisait des efforts inutiles pour crier. Vesale avait déjà fait la même observation, ce qu'il exprime par les termes suivants : *Ac pulchre auditur, quam validam efflationem animal citra vocem moliatur, recurrentibus nervis cultello divisis* (1). — M. Suë a gardé plusieurs mois le chien sur lequel il avait fait la ligature des nerfs récurrents, et la voix ne lui est point revenue. La même chose est arrivée à un second chien sur lequel il a fait aussi la même expérience.

On ne sera point étonné que, par la ligature ou la section totale des nerfs récurrents, les animaux perdent l'usage de la voix, lorsqu'on fera attention que c'est par le moyen des nerfs que les muscles se mettent en action, et que les récurrents se distribuent aux muscles propres du larynx, d'où il suit que leur ligature ou leur section totale doit apporter, tant à la glotte qu'aux cordons ligamenteux qui en forment les bords, un changement notable produit par l'inaction ou la paralysie des muscles aryténoïdiens destinés aux mouvements des cartilages aryténoïdes, auxquels ces cordons sont attachés ; or, comme la disposition naturelle de la glotte, et celle de ces cordons ligamenteux sont absolument nécessaires pour la formation de la voix, il résulte qu'elle doit se perdre toutes les fois qu'on aura fait la ligature ou la section totale des nerfs récurrents. — Comme le mécanisme de la voix est peu différent dans l'homme et dans les animaux, la ligature, la section, ou même la forte compression des nerfs récurrents, y doivent produire les mêmes effets ; c'est aussi ce que l'expérience démontre. Galien (2) dit qu'un enfant, attaqué d'écrouelles, fut confié aux soins d'un chirurgien ignorant, qui lui coupa un de ces nerfs en ouvrant une tumeur ; que cet accident lui fit perdre la moitié de la force de la voix, et qu'il fut néanmoins plus heureux qu'un second enfant attaqué de la même maladie, auquel ces nerfs furent coupés totalement, et qui resta muet après sa

(1) Galenus, De usu part.
(2) Vesal., De corp. hum. Fabric., lib. VII, chap. XIX.
(3) Obs. de médecine de la société d'Edimbourg, vol. XI, p. 138.

(1) Vesalius, loco citato.
(2) Galen., De loc. affect., lib. VII.

guérison. — M. de la Motte (1), traitant des plaies de la gorge, fait mention d'un particulier qui perdit la voix aussitôt que les nerfs récurrents furent coupés, à l'occasion d'une plaie considérable. — Ces observations augmentent le grand nombre de guérisons des plaies de la trachée-artère, rapportées par les auteurs (2), et peuvent déterminer plus aisément à ouvrir ce conduit par l'opération nommée *bronchotomie*, lorsque le passage de l'air sera intercepté, soit par une inflammation si considérable au larynx que la glotte en fût fermée, soit par quelque corps étranger qui y serait arrêté, ou même dans l'œsophage, qui est immédiatement appliqué le long de la partie postérieure de la trachée-artère. — Si le passage de l'air nécessaire pour la respiration n'a pu être établi par les secours ordinaires, on se déterminera alors à cette opération avec d'autant plus de confiance, que l'on sait que la trachée-artère, par sa situation à la partie anté-

rieure du col, peut être ouverte sans danger, puisqu'elle n'est couverte d'aucun vaisseau sanguin considérable, mais seulement de deux muscles assez minces et des téguments communs ; les vaisseaux dont la blessure serait dangereuse étant situés dans les parties latérales du col ; en sorte qu'il est facile de découvrir ce conduit par une simple incision longitudinale faite aux téguments et à ces muscles, et de l'ouvrir ensuite transversalement avec une lancette. On pourrait même dans un cas pressant, suivant le conseil de quelques auteurs, ouvrir ce conduit par une simple ponction faite avec le trois-quarts ou avec la lancette sans dissection préliminaire (1).

Mais, quoiqu'il soit vrai que la bronchotomie est le seul moyen de sauver la vie au malade prêt à être suffoqué, cependant, comme cet accident ne vient le plus souvent que d'une inflammation au larynx, on conçoit aisément que, si elle se terminait par gangrène et qu'elle se communiquât au poumon, le malade ne manquerait pas de périr, malgré la bronchotomie ; et il est vraisemblable que c'est la crainte des suites funestes de cette maladie qui empêche qu'on ait recours, en pareil cas, à cette opération, quoique d'ailleurs on soit très-persuadé de la facilité de son exécution et même de son peu de danger.

(1) Chirurgie de la Motte, t. ii, et Paré, chap. xxx, Des plaies de la gorge, p. 385.

(2) Opérat. de chir. de M. Garengeot et de M. Dionis, augm. par M. de la Faye. Bartholin, Hist. Anat., cent. 5, hist. 89. Tulpii, Obs., lib. i, chap. lx. Stalpart Vander-Wiel, Obs. méd. anat. chir., cent. 1, obs. 23. Anat. de Palfin, part. v, chap. xx, p. 158. Mém. de l'Acad. royale de chir., t. i. Précis d'observ. sur les corps étrangers arrêtés dans l'œsophage et dans la trachée-artère, par M. Hevin. Question chirurg., par M. Habicot, chir. de Paris, sur la nécessité de la bronchotomie, prouvée par des observations. Paré, *Des plaies de la gorge*, chap. xxxi.

(1) L. Heister., Institut. chir. 2, pars 2, cap. cii. De bronchotom, p. 67. Dethardingii, Dissert. de methodo subveniendi submersis per laryngotom ; Rostochii, in-4°; et Behrens, Libell. de arte restituendi submersos in vitam, ann, 1742.

MÉMOIRE SUR L'HYDROCÈLE; par M. BER-
TRANDI.

Les maladies sont toujours les mêmes;
elles ne diffèrent que par le lieu qu'elles
occupent. Si nous n'apprécions pas ces
différences par les lumières de l'anatomie, nous nous trompons souvent, les
remèdes sont sans effet ou nuisibles;
par là les maladies deviennent plus fâcheuses : ou bien l'on administre les
remèdes contre le bon sens, ce qui tourne
au déshonneur de l'art. Les progrès de
l'anatomie dans ces derniers temps nous
mettent au-dessus des anciens, principalement pour les maladies qu'on guérit par
opération. Les différentes méthodes de
traiter la fistule lacrymale, et de faire la
lithotomie, sont la preuve de cette supériorité. Mais ne serait-il pas bien honteux qu'éclairés par l'anatomie sur les
erreurs de ces premiers maîtres, nous
fussions encore les partisans, et même
quelquefois les défenseurs de leurs fausses opinions. Je me propose de montrer
une erreur de cette sorte dans l'histoire
de l'hydrocèle, que j'ai l'honneur de
présenter à l'Académie; ce sentiment er-
roné n'est sûrement pas admis par une
compagnie aussi savante, et il ne faut
rien moins que son autorité pour le bannir entièrement des écoles. M. Sharp,
célèbre chirurgien anglais, a déjà traité
cette matière (dans ses Recherches critiques sur l'état présent de la chirurgie) :
je serai de son sentiment sur quelques
points, je tâcherai d'en éclaircir quelques autres, et, s'il m'est permis de le
dire, je ferai apercevoir ce qu'il y aurait à reprendre sur certains.

Mes recherches n'auront d'autre objet que l'épanchement d'eau qui se fait
dans une cavité considérable; regardant
comme un œdème l'amas des sérosités
sous la peau du scrotum (espèce d'épanchement qu'on a distingué par le terme
d'infiltration). Les anciens pensaient donc
que l'hydrocèle pouvait être entre les
téguments communs et le muscle qu'ils
ont nommé dartos; entre le dartos et
le muscle cremaster; entre le cremaster
et la tunique vaginale du cordon spermatique, ou du testicule; et enfin cette
maladie pouvait avoir son siège dans la
propre substance du testicule. Une chose digne de remarque, est qu'il y a
des auteurs qui ne font aucune mention
de quelques-unes de ces espèces d'hydrocèle, et que d'autres les nient absolument.

DE HYDROCELE; auctore AMBROSIO BER-
TRANDI.

« Morbi sunt semper iidem, locus au-
» tem differentiam facit; hanc vero nisi
» ex anatomicis æstimemus, sæpe falli-
» mur, atque ideo irrita evadunt reme-
» dia, imo nocua, et deridicula quibus
» sæpe morbus ingravescat et ars ipsa de-
» turpetur. Anatomiæ per hæc postrema
» tempora incrementum veteribus præ-
» stantiores non efficit, in iis præcipue
» curationibus quæ manu perficiuntur,
» exemplo sint fistularum lacrymalium
» et calculorum curationes. Quantum
» vero nos pudere debet si veterum
» errores præmonstrante anatome, iis-
» dem in aliquibus adhuc dum inhære-
» mus, imo et eos quandoque defendimus.
» Hujusmodi errorem in hydrocelis his-
» toria demonstraturus in Academiam
» accedo, qui certe si ex vestra sententia
» non est, quomodo vero esse posset?
» Vestra auctoritate indiget ut e scholis
» in perpetuum ejiciatur. Argumentum
» hoc ipsum jam pertractavit. Cl. Shar-
» pius; ego vero nonnulla adjiciam,
» quibus ejus sententia modo illustrari,
» modo etiam, si liceat dicere, in qui-
» busdam rebus emendari videatur.

» In eas aquæ effusiones solummodo
» inquirimus, quæ in amplis cavitatibus
» continentur, aquam inter cutem, quæ
» scroto contingit, œdemati referentes.
» Veteres itaque putarunt harum alteram
» fieri inter communia integumenta et
» musculum, ut vocant, dartos, alteram
» inter hunc musculum cremaster, alte-
» rum inter hunc et tunicam vaginalem,
» alteras in tunica ipsa vaginali funiculi
» spermatici aut didymi, vel in ipsa di-
» dymi substantia. Harum autem non-
» nullas ab auctoribus passim præter-
» mitti, aliquas itidem negari observa-
» mus.

Les deux premières espèces d'hydrocèle dont nous avons fait l'énumération sont de telle nature, que, si l'on refuse d'admettre l'une des deux, il faut nécessairement les rejeter l'une et l'autre. En effet, si le dartos, que l'on décrit comme un muscle, est réellement une toile celluleuse, comme l'anatomie le démontre, comment pourra-t-il se faire qu'elle contienne l'eau dans des cavités séparées, pour former distinctement l'une ou l'autre de ces deux espèces d'hydrocèle? et véritablement, lorsque le scrotum est tuméfié par l'eau qu'on dit être sous la peau, cette eau paraît tellement répandue de tous côtés jusques aux testicules, et même ils en sont environnés de telle sorte, que la toile celluleuse semble uniformément dilatée et remplie dans toute son étendue.

Il peut néanmoins arriver que, par la rupture des cellules, l'eau se forme des réservoirs assez amples, qui, s'étendant en tous sens, forment une véritable espèce d'hydrocèle : mais je n'ai jamais vu cela que dans le cas où l'urine s'était portée avec force dans ces cellules par la crevasse qu'elle avait faite à l'urètre ; ou bien lorsque l'eau épanchée (ou comme l'on dit infiltrée) dans les cellules était dépravée par quelque vice particulier ; ce que l'on a souvent occasion d'observer chez les scorbutiques. Les parois du tissu cellulaire sont si minces, qu'elles sont facilement détruites par l'érosion qui permet à l'eau de s'accumuler d'une manière remarquable dans des cavités qui s'étendent peu à peu. C'est aussi de cette façon, c'est-à-dire par la qualité corrosive de l'eau épanchée, que paraissent se former ces vésicules crystallines, qui chez les personnes attaquées de la maladie vénérienne font quelquefois tant de progrès : et en effet, l'eau épanchée dans chaque cellule ne pouvant presser les cloisons qui la soutiennent que perpendiculairement suivant sa hauteur, et cette pression étant aussi divisée que les cellules le sont elles-mêmes, il en résulte qu'il n'y aurait jamais assez de force pour les déchirer, et que l'eau ne pourrait pas se creuser un foyer plus ample, si elle n'était viciée d'une manière ou de l'autre. On a, pour confirmer ce principe, l'exemple des corps spongieux, lesquels, mis dans l'eau, surnagent toujours, à moins qu'on ne les unisse à quelque autre matière hétérogène.

Mais lorsque l'eau s'est formée par son

» Duæ quas primo recensuimus species hujusmodi sunt, ut si alterutram » negas, utramque certe negaveris. Si » enim ea tela quam veluti dartos mus-» culum describunt, vere est cellulosa, » quemadmodum anatomicis constat, quo-» modo aquam in distinctas cavitates » coercebit ut alterutra consequatur hu-» jusmodi hydrocelis species? et quidem, » quando ob aquam inter cutem, aut » aiunt, scrotum tumet, ea usque ad tes-» tes undique suffusa videtur, imo testes » ita ambiuntur, ut cellulosa tela itidem » undique expansa et oppleta videatur.

» Interdum tamen contingere fatemur » quod, disruptis cellulis, aqua sat am-» plos cuniculos sibi effodiat, qui porro » adeo ampli quandoque contingunt, » majores minores, et hinc inde effossi, » ut veram hydrocelis speciem æmulen-» tur ; id vero nunquam contigisse vidi » nisi e disrupta urethra multa vi urina » ipsa impeteret, vel eadem, quæ erat » inter cutem, vitio aliquo inficeretur, » quod in scorbuticis præcipue contin-» gere consuevisse vidimus. Ea enim te-» nues cellulas facile erodi ut hinc aqua » in conspicuas cavitates serpat : ad id » referri quoque debent crystallinæ bul-» lulæ quæ in siphiliticis ob erodentem » liquidi vim sat amplæ quandoque eva-» dunt. Aqua in iis sejunctis cellulis per » altitudinem suam perpendicularem pre-» mens, cujus pressio ut ipsæ cellulæ » dividitur, eas nunquam ita discindet » et effodiet, nisi memoratorum alter-» utrum vitium accedat, quemadmodum » nisi additis heterogeneis spongiosa cor-» pora in fluidis demergi non possunt.

» Quando vero id contingit, aqua ut

acrimonie un assez grand espace dans le tissu cellulaire, elle est pour l'ordinaire moins transparente, ou teinte de sang; et même si les bourses ont été blessées par quelque cause externe, il se fait plutôt une véritable hématocèle, qui quelquefois dégénère en hydrocèle pendant que le sang est discuté par l'application de topiques; de sorte que, quand on fait l'ouverture de la tumeur, il n'en sort que de l'eau qui charie quelque petits grumeaux de sang.

Nous rejetons absolument la troisième espèce d'hydrocèle. Comment, en effet, pourrait-il y avoir une collection d'eau entre le cordon spermatique et le cremaster, ce muscle étant composé de fibres lâches dont le tissu est peu serré, épanoui, qui se terminent quelquefois au-dessus du testicule, sans jamais lui fournir d'enveloppe particulière? L'eau, qu'on dit être alors entre le cremaster et la tunique vaginale, se répandra sûrement dans tout le tissu cellulaire du scrotum, et ne pourra être distinguée de celle qui a son siége sous la peau. Je l'ai observé principalement dans ceux qui ont le testicule attaqué de quelque maladie : c'est ainsi que dans le cas d'un testicule squirrheux qu'on avait fatigué par l'application des emplâtres résolutifs et discussifs, l'on avait trouvé d'abord sur le cordon un engorgement qui augmenta visiblement de jour en jour, et qu'on fit enfin connaître que la tumeur, qu'on avait sentie profondément, n'était qu'une simple infiltration.

Si cependant cette première tumeur ne faisait aucun progrès, ce serait véritablement un engorgement de la tunique vaginale du cordon spermatique, puisqu'en effet le muscle cremaster l'environne exactement, et qu'il n'y a aucune autre membrane qu'elle qui entre dans la composition du cordon. L'on n'a certainement pas observé que la nature ait formé, comme quelques-uns se le sont imaginé, aucune cavité particulière dans la tunique vaginale du cordon spermatique: mais l'étendue des cellules soutenues d'une toile membraneuse dont la superficie est large et plate, prouve facilement la possiblité d'une assez grande collection d'eaux; car il ne faut pas croire que la toile celluleuse soit la même dans toutes les parties; celle des intestins, celle des environs des vaisseaux, des viscères, des muscles, ont des différences très-marquées, qui, pour n'avoir pas été considérées assez attentivement par les ana-

» plurimum minus limpida est, vel cum » sanguine permixta. Imo si violenta externa vi scrotum læderetur, vera hematoceles sæpe est; atque dum sanguis » per medicamenta excutitur, in hydrocelem quandoque mutatur, ut ex aperto » tumore major aquæ copia effluit, una » cum paucis concrementis sanguineis.

» Tertiam, quam referunt hydrocelis » speciem, omnino negamus. Quomodo » enim fieri posset aquam inter cremasterem et funiculum spermaticum inhærentem pendere, si hujusmodi musculus fibris, ceu lacertulis raris, laxis, » imo et quandoque expansis desuper » testem terminatur, nec ipsum in peculiari capsula includat? Ea certe per » totam scroti cellulosam telam effunde» tur, ut ab aqua, quæ est inter cutem » non distinguatur, quod præcipue contigesse vidimus in iis, qui aliquo testis » morbo laborarunt, ceu testis schirrodes » repercutientibus, aut discutientibus » emplastris vexaretur; ita ut quæ pri» mum circa funiculum sentiebatur crassitudo in dies ampliari observaretur, » atque tunc præcipue perciperemus in » alto positum tumorem aquæ fluxum » fuisse.

» Si porro in perpetuum ibidem inhæ» reat aqua, non videmus, quare eadem » non erit, ac ea quæ fit ipsa funiculi » vaginali tunica, ut pote cremaster musculus eam omnino ambiat cum nulla » alia sit nisi eaque cum funiculo ipso » permiscetur. Nullum certe cavum, » quemadmodum nonnulli opinati sunt » in hac spermatici funiculi vaginali tunica naturaliter institutum observatur; » at vero laxitas, et amplitudo cellularum, » quæ suffulciuntur lata plana tela, sat amplas aquarum congeries fieri facile per» mittit; et quidem non eadem ubique est » cellulosa tela, alia certe ad intestina, alia » circum vasa ad viscera, ad musculos, ob » quas differentias non satis ab anatomicis » perspectas, cellulosæ telæ structura minus præcise definiebatur. Funiculi » spermatici hydatideo sæpe visæ sunt, » in iis ergo aqua congesta cellulas sensim distendit, ut vera hydroceles oriatur. Vidimus non semel hanc tunicam

tomistes, ont fait que la structure de la toile celluleuse n'a pas été décrite avec toute l'exactitude possible. On a souvent vu des hydatides du cordon spermatique : l'eau amassée peut donc distendre peu à peu les cellules, et former une vraie hydrocèle. J'ai disséqué cette tunique que j'ai trouvée plusieurs fois tuméfiée par l'eau qui y était épanchée, chez des enfants dont les testicules sortaient difficilement de l'abdomen, ou qui étaient retenus dans l'anneau. La tunique vaginale qui recouvre le testicule y était exactement unie, ou avait été déchirée, de façon qu'il n'y avait effectivement de l'eau que dans la tunique du cordon spermatique ; et si quelquefois l'une et l'autre étaient remplies, il y avait deux amas distingués, et chaque tumeur avait ses bornes et sa circonscription particulière : j'ai vu aussi sur un homme qui avait été pendu la tunique vaginale tuméfiée par la formation de plusieurs follicules, remplis d'une eau qui paraissait y être depuis fort peu de temps.

Puisque la nature, comme nous venons de le dire, n'a formé aucune cavité particulière dans la tunique vaginale, l'espèce d'hydrocèle dont nous parlons commence toujours par être cellulaire. On sent d'abord autour du cordon spermatique, au-dessus du testicule, un engorgement qui forme une petite tumeur molle, laquelle se dissipe par la pression, et qui s'étend en longueur depuis l'anneau jusqu'au testicule. Cette tumeur croît peu à peu, elle divise plusieurs cellules dont elle distend les parois jusqu'à former un seul sac très-ample, et qui augmente toujours en épaisseur. Un homme de quarante ans, qui depuis quatre années portait une hydrocèle de cette espèce, mourut d'une péripneumonie. Il sortit une grande quantité d'eau très-limpide par l'ouverture qu'on fit au scrotum ; on observa un sac épais et très-spacieux, derrière lequel, et au milieu de sa longueur, le testicule était adhérent du côté droit, l'hydrocèle était à gauche ; mais le testicule était parfaitement sain ; il était recouvert de sa tunique vaginale dans laquelle je trouvai quelques drachmes de la liqueur destinée à lubrifier le testicule : l'air que je soufflai dans cette tunique n'avait aucun accès dans le sac.

J'ai observé la même espèce d'hydrocèle sur un autre cadavre. La dilatation du sac s'étendait fort loin entre les mus-

» suffusa aqua tumentem in infantibus ; » quibus testes ex abdomine difficile pro- » dibant, aut in annulo ipso musculorum » abdominis coerciti hærebant. Vaginalis » tunica, quæ testi propria est, vel occal- » luerat cum ipso, vel fuerat disrupta, » ut tantum in altera funiculi sperma- » tici tunica aqua revera inhæreret ; et si » quandoque utræque implerentur iis » vero utriusque tumoris terminis ut am- » bæ congeries aquarum facile distin- » guerentur. Vidimus quoque hanc tu- » nicam in varios folliculos dilatatam qui » ex suffusa aqua recens intumuisse vi- » debantur in homine qui laqueo cons- » trictus animam expiraverat.

» Quemadmodum, inquam, nullum » peculiare cavum a natura sit in ea tu- » nica institutum, hujusmodi hydroceles » ab initio cellularis est. Sentitur pri- » mum circa funiculum spermaticum, de- » super testem, crassitudo quædam levis, » mollis, veluti sub tactum evanida, et » ab annullo ad testem elongata, quæ » sensim crescit, vel in plures cellulas » longe majores perpetuo divisa, vel » tandem in unum saccum amplum cras- » sum evasura. In homine quodam xl » annorum qui jam a quatuor annis hujus » modi hydrocele laborabat atque perip- » neumonia intra paucos dies fuerat suf- » focatus, ex aperto scroto multa limpi- » dissimæ aquæ copia effluxerat et saccus » amplus crassus observabatur ; testis » vero pone ipsum ad mediam ejus alti- » tudinem a latere dextro adhærebat, » hydroceles enim intumuerat in sinistro ; » erat autem testis omnino sanus, atque » tunica vaginali propria coopertus, e » qua drachmas aliquot liquoris proprii » elicimus, et cum ipsam tunicam insuffla- » remus, aer in saccum non permeabat.

» In altero cadavere saccus alte tume- » bat inter musculos obliquum externum » et internum abdominis, ut hujus lim-

cles obliques de l'abdomen ; le bord de l'oblique interne, dans son trajet depuis l'épine supérieure de l'os des îles jusqu'au pubis, recouvrait le sac, et l'anneau de l'oblique externe était considérablement ouvert. La partie supérieure de la tumeur avait moins de diamètre que l'inférieure ; la pression de l'anneau faisait la séparation de ces deux tumeurs, parce qu'il était moins dilaté que la portion inférieure du sac ; à l'ouverture, il sortit deux livres d'eau (20 onces). Le testicule, qui était adhérent au sac, était un peu plus gros qu'il ne devait être naturellement, et sa substance était inégale. L'ayant fendu en deux, je trouvai une matière pierreuse, adhérente d'un côté et de l'autre à la tunique vaginale et à l'albuginée. Le sac était aussi fort épais dans ce sujet-ci ; mais, dans l'un et dans l'autre, l'épaisseur du sac était telle, que je ne peux croire la possibilité de la rupture de ce sac, pour que l'eau qu'il renferme puisse couler dans la tunique vaginale, comme quelques-uns disent que cela arrive. Dans le commencement, la petite quantité d'eau ne pourrait vaincre qu'avec beaucoup de difficulté la résistance qu'offre la forte cohésion des tuniques entre elles ; et combien plus difficile ne serait pas cet épanchement dans les progrès de la tumeur, puisque l'épaisseur du sac croît en même proportion qu'il se dilate. Ainsi je pense que dans les hydrocèles qu'on a vu former d'abord deux tumeurs, puis n'en faire plus qu'une, on doit trouver l'explication de ce phénomène dans la rupture des cellules qui étaient suivant la longueur de la tumeur. Je n'ai jamais vu, dans les grandes hydrocèles, cette forme allongée dont on parle ; et dans les deux dissections dont je viens de donner l'histoire, le testicule n'était point confondu dans la tumeur ; ce qui doit toujours être ainsi dans cette espèce d'hydrocèle.

On rapporte en preuve de la possibilité de l'épanchement de la tunique vaginale du cordon, la collection d'eaux qui se fait à l'occasion d'un testicule sarcomateux. Fabrice d'Aquapendente a donné à cette complication le nom d'hydro-sarcocèle. Mais il est certain que, dans ce cas, les parties sont tellement confondues, qu'il est difficile de reconnaître distinctement si l'eau est simplement dans la tunique vaginale du cordon spermatique. J'ai vu à un religieux le testicule devenir squirrheux à la suite d'un spermatocèle opiniâtre. L'application des em-

» bus, qui spinæ superiori ossis illi supertenditur ad pubem superesset tumenti sacco, alterius vero annulus late fissus observaretur ; tumoris pars superior minor erat atque ab inferiore distinguebatur ob pressionem annulli, cujus amplitudo minor erat diametro tumoris inferioris. Aqua pene ad duas libras (xx uncias) effluxit, testis vero huic sacco adhærens parumper excedebat naturalem magnitudinem, tuberosius erat, atque cum in duas partes finderetur, calculosam materiam, hinc et illinc tunicæ albugineæ, et vaginali adhærentem observavimus. Saccus quoque in hoc cadavere admodum crassus erat ; imo tanta erat in utroque cassities ut difficile credamus posse disrumpi, ut aqua in vaginalem testis tunicam, ut referunt, quandoque depluat. Ab initio parva aquæ quantitas tenacem tunicarum adhæsionem difficillime posset superare, quapropter, in quam, crescente una cum tumoris amplitudine sacci cassitie, quanto difficilius cataracta hujusmodi aperitur? Ideoque quas primum duplices, hinc simplices observarunt hydroceles, ex diffractione cellularum, quæ per tumoris longitudinem essent, explicari debere censemus. In his magnis tumoribus formam adeo prælongatam, quemadmodum referunt, non observavimus ; in utroque porro didymus ab ipso tumore facile distinguebatur, quod perpetuum esse debet in hujusmodi hydrocele.

» In ipsa funiculi vaginali tunica hujusmodi aquarum congeries fieri quoque probant eæ, quæ didymum sarcomatosum comitantur, quos duos morbos Fabricius ab Aquapendente hydrosarcocelem nominavit. Verum equidem est hujusmodi morbo partes adeo confundi, ut difficile sæpe sit æstimare, an aqua in vaginali funiculi tunica solummodo contineatur. Porro vidi ego in quodam monacho post pertinacem spermatocelem, testem schirrosum evasisse, qui acribus emplastris vexatus, tam vehementi inflammatione corripe-

plâtres irritants y attira une inflammation considérable qui montra bientôt une
disposition gangréneuse ; je trouvai ce
malade en danger de perdre la vie, si l'on
ne faisait promptement l'amputation du
testicule. On différa encore l'opération
par la crainte que le malade en avait.
Pendant ce délai, le cordon devint si
gros, qu'on força la résolution du malade ; ou l'opéra, pour ainsi dire, malgré
lui. Après avoir fait une incision depuis
l'anneau jusqu'à la tunique vaginale du
cordon, et l'ayant incisée suivant sa longueur, il en sortit un peu d'eau sanguinolente. L'adhérence du testicule au scrotum était très-forte, et semblable à celle
du sac du péritoine au testicule, dans les
hernies avec étranglement, si ce n'est
que dans le cas dont je parle, il y avait
çà et là quelques sinus remplis de matières putrides ; la tunique vaginale du
testicule était fort épaisse, et il y était
si adhérent, qu'on ne pouvait l'en séparer qu'avec peine, et les parois de la
membrane qui contenait l'humeur étaient
fort minces ; preuve évidente que cette
hydrocèle n'était point ancienne.

M. Monro rapporte ( dans les Essais de
la société d'Edimbourg ) deux observations sur cette espèce d'hydrocèle, et il
y en a une qui confirme mon sentiment
sur la rupture des cellules. Un homme
âgé avait une hydrocèle partagée en deux
tumeurs par une dépression transversale.
La pression des doigts sur l'extrémité de
chaque tumeur ne faisait point sentir de
fluctuation de l'une à l'autre. Une ponction faite avec le trocart à la partie déclive de la tumeur inférieure, on vida
l'eau ; quelques jours après, le malade
s'étant mal conduit, il survint inflammation à la partie, avec la fièvre : accidents
qui ne se calmèrent que par la suppuration du testicule. L'ouverture de l'abcès
fournit près de douze onces de pus, et
cependant la tumeur supérieure ne diminua pas de volume, jusqu'à ce que la
suppuration, ayant par ses progrès détruit la cloison, eût ouvert à l'eau une
issue pour s'évacuer.

M. Sharp a de la peine à admettre
toutes ces choses ; il les passe même sous
silence et les récuse. Il fait plus, il tâche
de faire rejeter toute espèce d'hydrocèle,
excepté celle qui se fait dans la tunique
vaginale du testicule, rapportant toutes
les autres à l'espèce des hydatides. Qui
croira-t-on dans cette diversité de sentiments ? A la première lecture du livre
de M. Sharp, je fus d'abord incertain si,

» batur, qua ad gangrænam vergente,
» præsens erat mortis periculum, nisi
» pars affecta exscinderetur; expavescente
» autem ægroto, operatio in aliquot dies
» protrahebatur ; per hoc tempus funi-
» culus mire intumuit, ut tandem volen-
» te, nolente ægroto, amputatio insti-
» tueretur : ab annulo ipso incidebamus,
» atque tunicam funiculi vaginalem tu-
» mentem vidimus, qua per longitudi-
» nem incisa, aliqua aquæ copia subru-
» bra effluxit. Tumens didymus scroto
» ipso pertinacissimi adhærebat, que-
» madmodum in hernia strangulata in-
» testinum sacco adhæret, nisi hic illic
» cuniculi quidam occurrerent supputri
» materia farcti. Túnica autem vaginalis
» testis propria, crassa admodum repe-
» riebatur, atque ipsi adeo adhærens, ut
» difficile separaretur; et ea tunica ini-
» qua humor continebatur tenuis adhuc
» dum erat, certe non comparabilis cum
» crassitie sacci, qualis esse solet inveteri
» hydrocele.

» Cl. Monro duas recenset observa-
» tiones hujusce hydrocelis, quarum al-
» tera sententiam nostram de distractio-
» ne cellularum quoque probat. Homo
» proceræ ætatis hydrocele laborabat,
» quæ transversali quadam depressione
» in duos tumores distinguebatur quin
» pressione ab uno ad alterum aqua præ-
» terfluere sentiretur; inflicta acu san-
» toriana ad fundum tumoris inferioris
» ipse evacuabatur. Verum aliquibus
» elapsis diebus, ægri culpa, pars in-
» flammatur, et febris accenditur quæ
» non nisi suppuratione didymi destitit ;
» aperto abscessu, puris unciæ pene duo-
» decim extrahuntur, nihilo tamen mi-
» nus tumoris superioris magnitudo non
» imminuebantur, nisi quando pergente
» suppuratione, sepimentum tandem rum-
» peretur, effluxuro humori semitam ape-
» riens.

» Hæc autem omnia tam parce atque
» difficile admittit Sharpius, imo etiam
» silentio præterit, et refugit ; singulas
» enim hydrocelis species, præter eam
» quæ fit in tunica testis vaginali, refu-
» tare allaborat ut ad hydatidum species
» referat. Cui ergo fidem nostram præs-
» tabimus ? Cum primum Sharpii librum
» legeram, an cum tot aliis præstantissi-
» mis auctoribus errassem mox eram sus-

jusque-là , j'avais été dans l'erreur avec d'autres auteurs des plus savants ; puisque , en effet, je connaissais qu'il avait raison contre eux sur d'autres points. Mais, en faisant de sérieuses réflexions , je pensai que la structure des parties faisait connaître la possibilité de cette espèce d'hydrocèle ; car , me disais-je , si l'on trouve des collections de sérosité dans les ovaires , entre les ligaments larges de la matrice et dans les viscères mêmes qui ont assez de solidité, pourquoi ne s'en ferait-il pas aussi dans cette partie? L'autorité de M. Monro, sa bonne foi et sa candeur me firent connaître que je ne m'étais point égaré d'après ses observations ; mais j'ai été confirmé depuis, dans ce sentiment , par celles que j'ai eu occasion de faire fréquemment dans le grand hôpital des Incurables ( à Turin ), et enfin j'ai été obligé d'en croire le témoignage de mes sens , par lesquels , si j'ai été trompé , tout raisonnement porterait à faux.

Je ne prétends néanmoins pas dire que l'espèce d'hydrocèle qui se fait dans la tunique vaginale du testicule ne soit la plus ordinaire ; et cela doit être , puisqu'elle forme réellement un sac qui contient toujours de l'eau ; si elle s'y ramasse en trop grande quantité, elle distendra facilement la membrane et produira une vraie hydrocèle. On dit que , dans cette espèce , le testicule nage au milieu des eaux. A la vérité, cela est ainsi dans l'hydrocèle qui commence ; mais des observations suivies m'ont fait voir que quand l'hydrocèle avait fait des progrès , le testicule était comme suspendu vers le haut du sac , à droite ou à gauche, et que les eaux se portaient beaucoup au-dessous ; et , en effet, le testicule qui est attaché au cordon spermatique ne peut pas descendre en même proportion que le sac se dilate ; et lorsque l'eau est en assez grande quantité, sa pression, qui se divise suivant toutes les perpendiculaires du sac , soulève et soutient le testicule de la façon dont nous l'avons dit ; et sa situation de côté est déterminée par l'obliquité de sa suspension naturelle dans le scrotum.

Cette hydrocèle vient souvent du vice du testicule, et peut alors paraître une hydro-sarcocèle, pendant que les tubercules du testicule formant différentes cellules par les adhérences qu'il contracte en quelques points avec la tunique vaginale, toute la masse se confond, et c'est peut-être ce qui a donné lieu à plusieurs

» picatus, ut pote et contra ipsos in aliis » recte sentire intelligerem ; at porro me- » cum ipse meditabar, et partium struc- » turam hujusmodi hydrocelis speciem » sustinere ; quid enim , aiebam , si in » ovario , inter uteri ligamenta lata , in » visceribus ipsis sat solidis , hujusmodi » congeries fiunt, quidni et ad hanc par- » tem ? Nec me errasse ad primas obser- » vationes , non solum Monroi auctori- » tas, incorrupta fides , nudaque veritas, » verum etiam ex alteris , quas inde ins- » titui, frequens enim observandi se of- » ferebat occasio in amplo incurrabilium » Nosocomio , recte percepi et cogebar » tandem , ut ipsis crederem sensibus. » *Qui nisi sint veri , ratio quoque falsa* »-*sit omnis.*

» Cæterum non diffitemur eam, quæ in » tunica testis vaginali fit hydroceles » longe frequentiorem esse', ut pote ea » saccus revera sit aquam perpetuo con- » tinens, quæ ad nimiam quantitatem » collecta, eamdem tunicam facile dis- » tindit, et hydrocelem veram parit. In » hac testem innatari ferunt in medio aqua- » rum, quod certe perpetuum est in ea » quæ recens increvit ; at vero constanti » observatione didici, hydrocele multùm » intumescente, ad verticem sacci persæ- » pe inhærere subsidentibus aquis vel ad » alterutrum verticis latus. Testis enim » funiculo inhærens non eadem ratione » descendit, qua saccus extenditur, et » pressio aquarum nimium jam exceden- » tium, quæ per omnes sacci perpendi- » culares dividitur, eumdem, quo dixi- » mus modo, cogit et retinet ; obliqui- » tas itidem qua propendet in causa est » ut in latus hæreat.

» Hujusmodi hydroceles testis vitio » quandoque oritur, ut hydro-sarcoce- » lem referat, cujus tubercula dum tu- » nicæ alicubi coalescunt cellulas varias » efficiunt, tota massa confunditur, quæ » forte causa fuit, ut inter lamellas tu- » nicarum hydroceles extitisse nonnulli » crediderent: alias testis ab initio morbi

de croire que l'hydrocèle s'était formée entre les lames des tuniques. Quelquefois le testicule est sain au commencement de la maladie ; mais étant continuellement en macération, il se relâche et se dissout, pour ainsi dire ; sa tunique propre se déchire ; il en arrive quelquefois autant aux vaisseaux ; c'est ce qui produit l'épanchement mixte d'eau et de sang qu'on trouve dans ces sortes de tumeurs.

Quelques auteurs ont prétendu que l'hydrocèle pouvait se former dans la substance même du testicule ; mais jusqu'à présent nous n'avons point d'observations qui aient démontré le fait d'une façon qui ôte les doutes qu'on peut avoir sur tout autre siége que les eaux auraient pu occuper. Car qui peut se flatter d'avoir examiné dans ce cas les tuniques avec assez de soin, pour avoir pu distinguer la tunique vaginale de l'albuginée, et pour avoir reconnu que les eaux auraient leur siége plutôt dans l'une que dans l'autre ; dans les observations qu'on rapporte, il n'y en a point où l'on ne voie qu'il est toujours sorti une humeur qui prouve que la dissolution putride, ou une vraie suppuration du testicule avait précédé.

Dans les grandes et anciennes hernies, la masse et la compression des parties occasionnent la sécrétion d'une humeur qui s'amasse dans le sac, de telle sorte qu'il en résulte une vraie hydrocèle. M. Monro assure qu'au grand soulagement du malade, il a tiré six livres d'eau de la tumeur que formait une oschéocèle ancienne et considérable. Je n'ai jamais vu l'hydrocèle que l'on dit pouvoir se faire dans le sac herniaire, lorsqu'après la réduction de la hernie et la consolidation du péritoine à la partie supérieure du sac, il n'y a plus d'issue pour les parties solides. Le témoignage de Saviard et de MM. le Dran et Heister suffit pour en établir la possibilité. J'ai vu une hernie de la vessie urinaire dont le passage par l'anneau des muscles de l'abdomen était resserré et bouché, au point que je ne pus y faire passer un petit stylet, qu'après avoir cassé une espèce de ciment de matières tartareuses : on aurait pu très-facilement prendre cette tumeur pour une hernie du péritoine. Je ne rapporte cette observation que pour réveiller l'attention de ceux qui se trouvent dans le cas de faire des observations sur ces sortes de hernies. Le sac ressemblait par sa figure et par son étendue à la vésicule du fiel ; il avait de distance à autre des incrustations de matière tartareuse,

» incolumis perpetua maceratione resolvitur, rupta nempe ejus tunica propria, » alias vasa ipsa rumpuntur, et sanguis » cum aquæ immiscetur.

» Referunt nonnulli didymum quoque » ipsum in herniam aquosam intumuisse. » Nullas porro invenimus observationes » quibus in tam liquido demonstretur, » ut suspicio omnis de alia aquarum » sede adimatur. Quis enim tunicas, in » hujusmodi casu, ita bene perscrutatus » est ut eas distingueret, vaginalem nempe ab albuginea, ut in hac potiusquam » in illa aquas congestas fuisse revera » compererit ? Præterea in iis quas recensent observationibus is fere semper » effluxit humor, qui didymi [eliquationem putridam, seu suppurationem veram prægressam fuisse probaret.

» In vetustis et amplis herniis ob nimiam defluxarum partium molem et » pressionem in sacco humor quandoque » colligitur, atque ita subsidet, ut conspicuam aquarum congeriem seu veram » hydrocelem faciat. Monrous ex veteri » et ingenti oscheocele, sex aquarum libras magno ægri solamine eduxisse » scribit. Hydrocelem vero quæ fit, ut referunt, in sacco prolapsi peritonei, qui » nullas solidas partes contineat et nullibi pervius sit, nunquam vidi. Confirmatur vero ex auctoritate Saviardi, » Dranii et Heisteri. Vidi porro ego herniam vesicæ urinariæ, cujus transitus » per annulum musculorum abdominis » ita fuerat coarctatus et obstructus, ut » nisi perfracto tartareo quodam cæmento tenuem stilum trajicere possemus, » quæ tam facile cum hernia peritonei » confundi potuisset, ut observationem » hanc referamus ad excitandam observatorum diligentiam in hujusmodi herniis recensendis. Saccus qui vesiculæ » felleæ figuram et magnitudinem æquabat, tartarea, seu calculosa materia intus per varia intervalla obductus observabatur, atque paucæ humoris subrubri viscidi graveolentis dragmæ in vacuo continebantur. Hernia hujusmodi » intumuerat ad inguen sinistrum, ex latere autem dextro desuper vesiculam

ou calculeuse, et il contenait dans sa cavité quelques drachmes d'une humeur
rougeâtre, visqueuse et de mauvaise
odeur. Cette hernie faisait tumeur à l'aine gauche, et la vessie était fort dilatée,
du côté droit au-dessus de la vésicule séminale. Je n'ai pas connu l'homme pendant sa vie; mais les concrétions graisseuses et squirrheuses qui entouraient le sac
n'auraient pas permis de juger par la seule
ouverture du scrotum quelles étaient
l'origine et la conformation de ce sac.
Je suis dispensé de traiter cette question
dans l'histoire de l'hydrocèle, M. Verdier
n'ayant rien laissé à désirer sur ce sujet.

On trouve dans Ætius qu'Aspasia,
conduit par l'étymologie du terme hydrocèle, a mis cette maladie au nombre
de celles des femmes. Il se fait, dit-il,
une hernie aqueuse dans les grandes lèvres; la partie est un peu gonflée, la tumeur est molle et ne résiste point, et on
y sent une sorte de fluctuation. J'ai vu
ce cas sur une femme attaquée de la maladie vénérienne, et sur une femme en
couches, qui avait eu pendant toute sa
grossesse la matrice inclinée vers la région iliaque. Je pense que, dans ce cas,
la cause de cette maladie vient du tiraillement du ligament rond qui est opposé
à l'inclinaison de la matrice, lequel peut
rompre et dilacérer le tissu cellulaire qui
l'attache aux aines; aussi y voit-on souvent des varices et des ecchymoses. Une
autre femme, dont la matrice avait été
inclinée au-dessus du pubis, avait une
tumeur à la partie supérieure du vagin,
dans le tissu cellulaire qui l'unit avec
l'intestin *rectum*; cette tumeur s'ouvrit
trois mois après l'accouchement : il en
sortit un grand verre d'eau avec quelques grumeaux de sang. La sage-femme
qui avait accouché la malade avait senti
la tumeur en portant la main dans le vagin, mais elle s'affaissait de façon que le
creux pouvait presque contenir le volume du poing. Cette observation est une
preuve bien manifeste de la dilacération du tissu cellulaire par le poids de la
matrice qui tiraille le vagin, cause très-
certaine de la maladie. La tumeur reparut quelques mois après, et il n'en sortit
que de l'eau très-limpide.

Je passe à la méthode curative de l'hydrocèle ; je ne traiterai, comme je l'ai
fait dans l'histoire de cette maladie, que
quelques points principaux, et je serai le
plus précis qu'il me sera possible, afin que
par la manière d'écrire, si ce n'est les matières mêmes, je paraisse suivre la coutu-

» seminalem in amplum guttum vesica
» fuerat dilatata. Hominem dum viveret
» non novimus, concrementa vero adi-
» posa squirrhosa saccum ita obvolve-
» bant, ut ejus ortum et habitum diffi-
» cile esset ex solo aperto scroto dijudi-
» care; alias vidimus vesicæ hernias ab
» annulo adeo compressas, quas porro
» recensere negligimus, ut pote Cl. Ver-
» dierus partem hanc luculentissime il-
» lustraverit.

» Ex etimologia hydrocelis Aspasia
» apud Ætium herniam aquosam mulie-
» rum recenset. Hernia aquosa circa pu-
» dendi, inquit, alas, constitit, infla-
» tioni similis, debili ac molli tumore....
» ad contactum fluctuationis apparen-
» tiam quamdam exhibens. Hanc vidimus
» in scorto lue venerea laborante ; atque
» iterum in puerpera, quæ uterum in ilia-
» cam regionem reclinatum gestaverat :
» atque in hocce casu hujusmodi mor-
» bum facile evenire posse ex eo conjici-
» mus, quod ligamentum ut vocant ro-
» tundum, inclinationi uteri oppositum
» ita distrahitur ut cellulosus textus, quo
» ad pudendum firmatur, solvi et pene
» dilacerari possit. Varices ibidem sæpe
» tument et sanguis effunditur. Mulieri
» quæ uterum in anteriora desuper pu-
» bem reclinatum gestaverat, tribus post
» partum mensibus tumor vaginæ ape-
» riebatur, qui ad superiorem ejus par-
» tem intestino recto appositam, ena-
» tum, amplum aquæ cyatum contine-
» bat, una cum aliquibus sanguineis
» concrementis. Obstetrix quæ mulieri
» in partu opem tulerat, dum manum per
» inferiorem vaginæ partem duceret, tu-
» mentem invenerat, qui tamen ita depri-
» mebatur, ut pugnum pene contineret ;
» argumento satis conspicuo dilacerati
» textus cellulosi, ob pondus uteri vagi-
» nam distrahentis, veram certe morbi
» causam. Rediit post aliquot menses tu-
» mor et limpidissima aqua inde affluxe-
» rat.

» Quemadmodum in historia, ita mo-
» do in curationibus hujusce morbi ca-
» pita tantùm aliqua perstringam, ut sal-
» tem scribendi ratio, si non res ipsæ
» quas scribo, Academiæ mori et digni-
» ti obsequi videatur.

me et respecter la dignité de l'Académie.

La meilleure méthode de guérir cette maladie consiste à procurer l'évacuation de l'humeur épanchée, et à emporter le sac qui la contenait. Pour y parvenir, on recommande l'usage du séton, des caustiques et de l'instrument tranchant; et, quoique chacun de ces moyens ne soit pas toujours également bon, il y a beaucoup de circonstances où l'un peut avec raison être préféré à l'autre. Nous avons fait mention dans l'histoire qu'il y avait des hydrocèles formées en peu de temps dans la tunique vaginale du cordon spermatique, lesquelles sont ordinairement cellulaires, et dont les cellules ne sont ni fort distendues ni fort épaisses. J'ai observé plusieurs fois que le séton avait très-bien réussi dans ce cas. Lorsqu'on ouvre la tumeur suivant sa longueur, toutes les cellules s'affaissent; et, si après l'écoulement de l'humeur, on veut détruire ces cellules ou les dessécher, il faut employer des remèdes caustiques ou dessicatifs, dont l'action peut, à cause de la proximité, porter sur les vaisseaux spermatiques, et les corroder ou les obstruer : ainsi il y a à craindre pour ces vaisseaux. Les corrosifs en les ulcérant peuvent produire une hémorrhagie ou l'inflammation du testicule : le squirrhe ou l'atrophie de cet organe peut être causé par les remèdes qui dessèchent, etc. Et l'on a le désagrément de voir la maladie se renouveler lorsqu'on la traite par des moyens plus doux. Pour placer le séton je me sers d'une aiguille un peu courbe, plate, et assez large pour diviser un assez grand nombre de cellules : je la fais entrer par la partie externe de la tumeur, et je la fais pénétrer jusque dans son centre. Après que la suppuration a bien dégorgé toutes ces cellules, le baume de soufre est très-convenable par rapport à sa vertu dessicative et épulotique. L'expérience a appris que la méthode de *Marinus* pouvait suffire dans ces cas, et même qu'elle était quelquefois préférable. On la pratique en ouvrant la tumeur à sa partie supérieure et latérale. On panse la plaie avec une tente molle faite d'huile et de cire, que l'on couvre d'onguents digestifs et cathérétiques. On diminue le volume de cette tente à mesure que la suppuration diminue de quantité, jusqu'à ce que l'on puisse faire usage des épulotiques. Je ne crois pas qu'il faille avoir autant de confiance au séton et à cette méthode de faire l'incision, si la tumeur est ancienne, et qu'elle ait un

» Optima hosce morbos curandi ratio » in evacuatione humoris, et ablatione » sacci posita est ; ad hæc setaceum, caus-» tica, et ferrum commendantur, quæ » singula licet non semper æque pres-» tent, alterum tamen alteri quandoque » non immerito præferri potest. Comme-» moravimus in historia hydroceles ex » tempore enatas in tunica vaginali fu-» niculi spermatici quæ cellulosæ ut » plurimum sunt, nec adeo amplis, aut » crassis cellulis factæ. In his setaceum » optime cessisse non semel observavi-» mus. Si enim tumorem per longitudi-» nem aperias, cellulæ omnes concidunt, » hinc omni effluxo humore, si cellulas » ipsas destruere velis vel exsiccare, me-» dicamenta apponere oportet, caustica » nempe erodentia vel exsiccantia quibus » vasa spermatica facile erodi vel occa-» lescere possint ; iis tam proxime appli-» cantur, hinc de hemorrhagia percitatur, » vel de testis inflammatione , squirro, » consumptione, etc., vel si lenibus me-» dicamenti curare velimus, cum ægri » fastidio et medici opprobrio, morbus » sæpe redit. Illud instituimus acu non » nihil curva, plana, ejusque latitudinis » quæ cellulas satis disrumpat ; atque per » latus externum tumoris ita traducitur, » ut ad mediam ejus profunditatem pene-» tret. Ea peracta suppuratione , quæ » cellulas eliquaverit, balsamum sulphu-» ris præstat, quod non solum exsiccan-» do, sed etiam virtute epulotica agit. » Marinianam quoque methodum suffi-» cere in hujusmodi casibus, imo et » quandoque præstare experientia compe-» rimus, aperitur nempe tumor ad par-» tem ejus superiorem, et lateralem, tu-» runda mollis ex cera et oleo parata in-» tromittitur, unguentis, ut aiunt, di-» gestivis cathereticis imbuta, quæ sensim » gracilior sit, qua proportione tumoris » expugnatio pergit, donec partes coeant. » Si vero ob amplitudinem vetustatem-» que tumoris, plurimæ sint cellulæ et » multa aquæ copia, setaceo ; et Marini » methodo minus fidendum esse cense-» mus; attenuantur enim integumenta, » ut inde exscindi debeant quæ prius mi-» nori temporis jactura exscindi potuis-» sent, et puris materia cuniculos sibi » effodit qui difficile expurgantur, nisi » iteratis incisionibus aperiantur. In hoc-» ce ergo casu incisionem eo pacto mox » instituendam suademus, ut cellularum » cumulus quantum minus lædatur, ut, » si fieri possit, plenitudine sua consis-

certain volume; car les téguments, dans ce cas, deviennent si minces, qu'il faut enfin les retrancher ; ce qui étant fait plus tôt abrégerait la cure ; il arrive aussi que la matière purulente creuse et forme des sinus qui se dégorgent difficilement, si l'on ne les ouvre par différentes incisions ; nous croyons donc qu'il serait plus avantageux de faire l'opération de manière que, dans l'incision des téguments, on s'attachât à ménager les cellules engorgées afin de les conserver, autant qu'il serait possible, dans leur état de plénitude ; on écarterait ensuite les lèvres de la plaie ; et si la limpidité de l'eau permettait de discerner le cordon des vaisseaux, on ouvrirait, par une incision qui leur serait parallèle, les cellules depuis la partie inférieure jusqu'à la supérieure, en prenant bien garde de toucher aux vaisseaux ; enfin on soulèverait les cellules, et on les détacherait pour les enlever ; par ce moyen, la cure serait certainement de bien moindre durée. Lorsque j'ai trouvé les cellules remplies d'une humeur glutineuse qui empêchait qu'on ne distinguât facilement le cordon, j'ai fait une quantité de légères divisions aux cellules avec la pointe des ciseaux ; et j'ai observé qu'elles suppuraient plus aisément et qu'elles s'affaissaient ensuite avec plus de facilité que si l'on eût fait les incisions latérales, que quelques auteurs conseillent.

Il arrive quelquefois que ces cellules, lorsqu'elles ont acquis une certaine étendue, sont recouvertes de concrétions lenticulaires de la grandeur de l'ongle, et même plus grandes, semblables à celles qu'on voit dans l'hydropisie enkystée de l'ovaire, ou d'autres parties, et leurs adhérences aux téguments sont souvent si fortes qu'on ne pourrait les en détacher qu'avec beaucoup de difficultés, et elles se mettent encore plus difficilement en suppuration : dans ce cas, après avoir ouvert les cellules suivant leur longueur et dans tous les sens, et l'humeur étant évacuée de façon qu'on aperçoive le cordon des vaisseaux, il faut remplir la cavité de plumasseaux dont la surface, qui regardera les téguments, soit couverte de pierre infernale en poudre, incorporée avec du savon. Ce remède rongera les concrétions ; on ne viendrait point à bout de les détruire autrement ; car elles font corps avec les téguments ; c'est l'huile même de la graisse qui s'est épaissie de cette manière ; et si l'on voulait en procurer la suppuration, elle ne produi-

» tant ; tunc deducenda ad latera integumenta, atque si ob aquæ limpiditatem vasorum funiculus facile distinguatur, ductu iis parallelo incidantur cellulæ a parte inferiore ad superiorem, quin vero ad vasa pertingamus quæ tactu saltem percipiuntur, et cellulæ eleventur, distrahantur, separentur, ita enim curatio longe brevior evadit. Forsipum, cuspide quandoque leviter et minutatim incidimus, quando glutinoso humore erant infarctæ propter quem funiculus non adeo facile distingui posset, et in suppurationem facilius abibant, occalescebant facilius, quam si eas laterales, quas commendant incisiones, fecissemus.

» Occurrit quandoque hujusmodi cellulas quæ sat amplæ evaserint, maculis quibusdam lenticularibus ungui-formibus aut etiam amplioribus esse obsessas iis similibus quæ in hydrope saccato ovarii, etc., quandoque occurrunt ; quæ integumentis adeo pertinaciter adhærent ut separari difficile possint ; atque difficilius in suppurationem habeant : tunc apertis per longitudinem et quaquaversum cellulis, et evacuato humore, ita ut funiculus vasorum sit sub oculis, cavum implendum est linamentis, quorum superficies versus tegumenta lapide infernali contuso, et sapone permixto sit oblinita. Ut maculæ eæ erodantur ; non enim alio pacto tolli possunt. Eæ, inquam, sunt cum tegumentis ipsis permixtæ, ceu verum est pinguedinis oleum, quod ita concrevit ; etenim si suppurationi committantur, in viscidam et veluti lardosam colliquatam materiam perfluunt, folliculi vero residui, putridi, eliquati, nisi erodentibus medicamentis, non absumuntur.

rait qu'une matière visqueuse et semblable à du lard fondu ; et le tissu cellulaire qui resterait attaqué de pourriture , ne pourrait jamais être entièrement détruit que par des caustiques.

Mais lorsque l'eau est contenue dans une grande et unique cavité, soit qu'elle ait son siége dans la tunique vaginale du cordon , ou dans celle du testicule , je crois que la cure doit être la même. Il s'agit d'ouvrir la tumeur dans toute sa longueur, ou par les caustiques , ou par l'instrument tranchant, et de faire suppurer le sac. Il paraîtrait qu'on doit préférer les caustiques , parce qu'ils produisent plus promptement la suppuration , qu'on n'obtient qu'avec peine quand on ouvre la tumeur par incision ; et si nous les rejetons dans la crainte qu'ils n'attirent la gangrène, on ne court pas moins de risques par l'incision, qui est souvent suivie d'inflammation , et d'autres accidents très-fâcheux qui exposent la vie du malade. L'inflammation qui doit précéder la suppuration des membranes est fort dangereuse, surtout lorsqu'elles sont endurcies au point que les mouvements qui dépendent de l'action vivifiante y sont très-languissants. De plus, la grande partie du scrotum, qu'il faut souvent retrancher dans ces cas, augmente encore le danger de cette méthode.

Pour éviter une grande partie de ces fâcheux inconvénients, j'ai imaginé de commencer la cure des grandes hydrocèles par évacuer l'eau au moyen de la ponction avec le trois-quarts ; de fomenter pendant quelques jours le scrotum avec des remèdes fortifiants ; et de le soutenir avec le bandage suspensoire ; jusqu'à ce qu'il se soit fait un amas d'une petite quantité d'eau ; alors j'ai encore recours deux ou trois fois à la ponction , sans attendre que la tumeur soit portée à son ancien volume : puis je fais l'incision. Par cette méthode la crainte de la gangrène ou de l'hémorrhagie est bien moindre ; les parties qui se sont rapprochées et qu'on a fortifiées sont plus susceptibles de l'effet des médicaments ; et l'on excite plus promptement et avec plus de facilité une suppuration louable : je n'avance rien ici que d'après une expérience constante.

J'avoue que la méthode que je propose ne convient que dans l'espèce d'hydrocèle où l'eau est limpide, où le scrotum n'a pas été trop amplement distendu par l'ancienneté de la maladie, et dans laquelle le sac n'a pas acquis une épaisseur qui l'em-

» Quando porro aqua in ampla et » unica cavitate contineatur , sive in fu- » niculi aut in ipsa testis vaginali tunica, » eadem perpetuo cura esse debet. Caus- » ticis nempe aut scalpello tumor per lon- » gitudinem aperiatur, et sacci suppura- » tio excitetur. Ea præferenda ob id vi- » derentur , quod sacci suppurationem » citius excitent, quæ adeo difficile ori- » tur , quando incisione tentatur , atque » si gangrenæ metu eadem rejicimus, ex » hac non minus quandoque periclita- » mur : inflammatio enim , et alia gra- » vissima symptomata sæpe urgent , ut » non raro ægrotus in vitæ discrimen » trahatur; adeo periculi plena est mem- » branarum inflammatio quæ suppura- » tionem antecedere debet , præcipue » si eæ ita occalluerunt , ut vi vitæ » difficilius commoveantur. Magna præ- » terea , quæ persæpe exscindi debet » scroti pars, curationem periculosiorem » reddit.

» Ut horum magnam partem vitare- » mus, consultum duximus in ampla hy- » drocèle , aquam per acum triquetram » educere , atque corroborantibus reme- » diis , tum suspensorio scrotum fovere » et substinere per aliquot dies , donec » aliqua humoris copia iterum fuerit col- » lecta, atque tunc , priusquam tumor » ad antiquam amplitudinem perveniat, » iterum iterumque perforatur , ac tan- » dem scalpello inciditur , ita enim mi- » nor est gangrenæ , aut hemorrhagiæ » metus , tum partes corrugatæ corrobo- » ratæque medicamenta facilius admit- » tunt, suppuratio citius , facilius et » æquabiliter excitatur , quod ex repeti- » tis experimentis affirmamus.

» Hanc autem nostram methodum in » ea solummodo hydrocèles specie con- » venire fatemur, in qua aqua limpida » fluit , neque tumoris antiquitate scro- » tum nimium increvit , neque nimia sit » sacci crassities, qui post peractam acu

pêche de se contracter et de se froncer, pour ainsi dire, après la ponction. Mais dans quelque cas que ce soit, si l'eau qui sort par la canule est rougeâtre, ou d'un rouge foncé et livide, et de mauvaise odeur, il y aurait du danger à différer l'incision. Il faut la faire sur-le-champ, et bien souvent même il est nécessaire d'amputer le testicule; car ou il est lui-même malade, ou il n'y a que les vaisseaux spermatiques qui aient pu fournir le sang qui a coloré l'eau; d'autant que celui qui viendrait des vaisseaux du scrotum, qu'on aurait blessés, ne sort qu'après l'opération, lorsqu'on a évacué l'eau claire et transparente qui était épanchée. Le sang que fournissaient les vaisseaux spermatiques cesse de couler après l'opération par laquelle on a ôté le testicule; dans l'autre cas, il continue de sortir abondamment, et cela doit être ainsi, car l'observation nous apprend que les artères se dilatent beaucoup dans ces sortes de tumeurs, et qu'elles perdent la vertu de se contracter; c'est pourquoi non-seulement il faut comprimer les vaisseaux, mais exciter le plus tôt qu'on le peut la contractilité du scrotum, afin que l'artère dilatée puisse se resserrer; il est même quelquefois à propos d'en faire la ligature.

J'ai vu une hémorrhagie survenir lorsqu'on s'y attendait le moins, le quatrième jour après l'amputation du testicule. Le sang coulait du cordon spermatique. L'effet de la ligature avait cessé par le dégorgement de la matière dont les cellules du cordon étaient remplies. Le sang venait en abondance; le diamètre des vaisseaux était fort dilaté, sans doute par l'obstacle qu'il y avait eu au cours du sang vers le testicule, et les parois de ces vaisseaux étaient fort épaisses, de sorte qu'ils n'avaient point la force de se contracter; et le sang s'échappait sans discontinuer. Cette observation m'a fait prendre le parti de toujours faire la ligature à la partie saine du cordon, et je n'hésiterais pas à dilater l'anneau des muscles du bas-ventre, si l'engorgement du cordon allait jusque-là; car je ne vois pas qu'il y ait rien à craindre, pourvu que le cordon ne soit pas affecté jusque dans l'abdomen. J'ai vu faire la ligature plus haut que l'anneau, à l'endroit où le cordon passe sous le muscle transverse: on avait été obligé de couper le pilier inférieur de l'anneau jusqu'au ligament de Fallope. Mais si l'affection du cordon s'étend plus loin, il est

» poncturam, contrahi atque corrugari » non possit. In quocumque autem casu, » si aqua subrubra, vel atro rubescens, » lurida, graveolens sit, periculum est » in mora, et scrotum scalpello illico in- » cidendum, atque testis persæpe ex- » scindi postulat; vel enim is morbo af- » fectus est, vel sanguis ille nonnisi a » vasis spermaticis prodiit, cum ille qui » potest operationem, limpida jam aqua » effluxa, quandoque fluit, a vasis ip- » sius scroti prodeat, quæ forte rese- » cata fuerunt. Ille post peractam opera- » tionem, qua fuerit testis ablatus, fluere » desinit; hic vero copiose et jugiter » fluere pergit. Observatione enim cons- » tat in hisce tumoribus arterias mul- » tum dilatari, atque vim contractilem » perdere, ut eo modo sanguis fluere de- » beat, quapropter vasa non solum com- » primi debeant, sed etiam scroti con- » tractilitatem quam citissime excitari ut » nimium dilatata arteria contrahatur. » Eas ligare quandoque oportet.

» Quartâ die post institutam operatio- » nem, didymo amputato, hæmorrhagiam » inopinato excitatam observavimus, quæ » ex funiculo spermatico prodibat; ea » enim substantia in funiculi cellulis » concreta, in liquamen abierat, qua- » propter vincula minus stringebant; » sanguis satis copiose fluebat, lumina » enim vasorum plurimum dilatata ob- » servabantur, impedito nempe sangui- » nis ad testem cursu; imo et crassissima » erant, ut vim systalticam amississet et » sanguis jugi fluxu tranaret. Vincula » ideo semper injicienda consulimus qua » parte funiculus naturalem crassitiem » servat, neque annulum musculorum » abdominis dilatare timeremus, si usque » illuc præter-naturalis crassities pertin- » geret; si enim funiculus in abdomine » nullo morbo affectus est, nihil perti- » mescendum videmus; hunc semel li- » gatum fuisse vidimus ultra annullum, » qua parte subter transversum abdomi- » nis musculum prodit, abscisso nempe » annuli crure inferiore usque ad liga- » mentum crurale. Si vero morbus eum- » dem occupet per reliquam semitam, » quod proprius aut longius injiciatur » vinculum, morbum nec adauget, nec

tout-à-fait indifférent de le lier plus près ou plus haut; la maladie n'en sera ni moindre ni plus grave. Il faut, autant qu'on le peut, prendre la précaution de lier dans la partie saine, surtout si le malade a quelque vice dans les humeurs, et s'il est sorti de la plaie un sang noir et fétide; car dans ce cas il est fort à craindre que le cordon ne devienne carcinomateux; il y a des observations en assez grand nombre sur ces cas, et cela arrive presque toujours lorsque le testicule lui-même était cancéreux.

Il nous reste quelques remarques à faire sur la seconde partie de la cure, qui consiste à détruire le sac. Lorsqu'il a beaucoup de capacité, qu'il est épais et squirrheux, on doit en emporter une grande partie; il serait à craindre que les caustiques n'excitassent une gangrène dont on serait peut-être embarrassé d'arrêter les progrès, ou ils occasionneraient la dissolution putride des membranes dont l'écoulement endommagerait les parties voisines et les corroderait. On doit emporter la plus grande partie du sac avec les téguments : ce qui reste doit en être détaché ou avec les doigts, ou avec une feuille de myrte, puis coupé. Si le sac avait dans quelques points des adhérences un peu trop fortes, il ne faudrait point le tirer avec violence, mais le laisser pendant quelques jours; la suppuration qui se formera dans la substance celluleuse, entre les restes du sac et les téguments, en favorisera la séparation; car on fait sur les portions restantes du sac des scarifications qui se touchent par leurs angles, afin que, par quelques-uns d'eux, ces portions puissent être plus facilement détachées. On coupe aussi le bord des téguments lorsqu'ils sont trop lâches; si la suppuration se faisait trop attendre, il faudrait appliquer les escharotiques, qui, en donnant un peu de mouvement aux parties, provoquent plus promptement la formation du pus; on doit se servir pendant ce temps des meilleurs digestifs, et employer les cataplasmes émollients. Il survient quelquefois des taches noires de tous côtés sur les parties voisines; il faut les traiter selon l'art, les scarifier : on doit éviter alors les remèdes émollients; on panse les scarifications avec le miel égyptiac; on fomente toute la partie avec des eaux spiritueuses et des lessives de plantes amères, et on se sert d'un cataplasme avec les quatre farines cuites dans l'oxycrat;

» imminuit : eam cautelam præcipue » commendamus, si æger cacochimia aliqua laboret, atque ex vulnere sanguis » ater fœtens prodierit; in eo enim casu, » ne in cancrum vertatur, quod plurimis » observationibus constat, summe per-» timescendum est; idque fere perpe-» tuum est quando didymus ipse cancro » laboravit.

» Altera curationis pars, quæ in sacci » consummatione consistit, varias quo-» que animadversiones postulat. Saccus » nimium amplus crassus schirrosus ma-» gna parte exscindi debet. Causticis » enim, vel gangrena excitatur longius » progressura, vel in putridam materiam » membranæ resolvuntur, quæ proximas » partes præterfluens, easdem erodit et » afficit. Maxima pars una cum tegumen-» tis ipsis aufertur, reliqua digitis, vel » spatha a tegumentis separatur, et ex-» scenditur; quod si alicubi firmius ad-» hæreat, nimia vi non est audacter dis-» trahenda, sed derelinquatur per ali-» quot dies; quæ enim inde excitatur sup-» puratio, in cellulosa substantia inter » sacci et integumentorum reliquias pri-» mum fit, atque tunc utræque partes » facilius disjungi possunt; incidetur » nempe hinc inde reliqua sacci pars in-» cisionibus quæ ad angulos conveniant, » ex ipsorum aliquo facilius sacci reli-» quiæ detrahantur. Fimbriæ integu-» mentorum quæ nimium propendeant, » eæ quoque exscindantur; at vero si sup-» puratio nimium retardetur, escharotica » applicanda quæ partes leviter commo-» veant, et pus quanto citius avocent; » atque ideo indesinenter digestivis op-» timis uti debemus et cataplasmatibus » emollientibus. Suggillationes quæ longe » lateque interdum proximas partes oc-» cupant, ex arte curentur, incidantur, » emollientia porro tunc vitari debent; » melle ægyptiaco vulnuscula oblinian-» tur, aquis spirituosis, salitis amaris, » pars late foveatur, et cataplasma ex » quatuor farinis in oxycrato paratum » præferendum censemus.

c'est celui que je crois préférable à tous les autres.

Mais la manière de traiter le malade doit être plus douce si le sac n'est ni épais ni fort grand : telle est la méthode dont nous avons fait mention plus haut. Celle de *Marinus* ou n'est pas suffisante, ou réussirait mal dans ce cas, par rapport aux inconvénients dont nous avons parlé. Quelques chirurgiens proposent de faire une petite plaie dans laquelle on mettrait une sonde de plomb, ou, ce qui est plus doux, une bougie, pour irriter les membranes, afin d'y exciter de l'inflammation et de la suppuration. Il y a plus d'un siècle que Henri Moinichen a parlé de cette méthode, et M. Monro vient de la renouveler. Nous savons positivement tout ce qu'il y a à craindre de ces sortes d'irritations, et nous ignorons si l'expérience pourra nous déterminer à les mettre en pratique. Dois-je parler de l'application du *moxa* qu'on brûlait sur l'aine, ou de ces injections légèrement caustiques dont quelques auteurs disent avoir éprouvé de bons effets. Je ne nierai point les faits ; car je sais que des moyens administrés avec témérité peuvent quelquefois soulager des gens auxquels des secours prescrits avec raison ont été inutiles. Mais comme, dans l'art de guérir, on doit toujours préférer le parti le plus sage, nous croyons devoir nous laisser guider plutôt par des avis prudents et raisonnables, que de nous déterminer par des succès qui ne sont dus qu'au pur hasard.

Il est important de remarquer qu'on ne peut exciter trop promptement la suppuration du sac ; car elle est ordinairement tardive lorsqu'on en confie le soin à la seule nature ; souvent même la suppuration ne se fait qu'après une inflammation considérable qui est accompagnée de fièvre ardente, et souvent de la convulsion des hypochondres et du délire ; accidents auxquels la vie du malade est fort exposée. Je crois qu'on pourrait prévenir des symptômes aussi formidables qui portent le trouble dans toute l'économie animale, en touchant légèrement les lèvres de la plaie avec du beurre d'antimoine. Nous voyons en effet que ce remède procure en peu de jours une suppuration douce qui sépare ordinairement des téguments quelque portion du sac, que l'on peut facilement retrancher ; ou lorsque la suppuration est bien établie, ces portions se détachent par lambeaux qui ne tardent point à tomber.

» Quando porro saccus non admodum » crassus sit et amplior, hujusce curatio » lenior esse potest, ceu ea, quam superius recensebamus. Marini metho» dus vel non sufficit in hoc casu, vel » non bene cedit ob incommoda superius » allata ; nonnulli inflicto vulnusculo, » per illud, cylindrum plumbeum, aut » qui levior est, cereorum trajiciunt, » quo membranæ irritentur et inflammatio, quàm suppuratio inde subsequatur, excitetur ; Henricus Moinichen » jam à seculo elapso methodum hanc » proposuit, eamque iterum renovavit » Cl. Monroo ; scimus quid ab hujus» modi irritamentis metuendum sit, non » scimus porro an experientia animum » addiderit, ut exequatur. Dicamne de » moxa, qua inguen adurebant, aut » de injectionibus leviter, ut aiunt, cau» sticis, quas nonnulli bene cessisse scri» bunt ? Historias non negamus, scimus » enim quod sæpe sit, ut eos quos ratio » non restituit, temeritas adjuvet : nul» lum enim remedium adeo præter ratio» nem et temerarium est, quod aliquando » prodesse non possit ; at cum medicina » tota prudentia sit, cauta potius consi» lia cum ratione sequenda consulimus, » quam prospera interdum ex mero casu » fortuito.

» At vero animadvertere oportet sacci » suppurationem quam citissime esse » promovendam ; etenim quando vi vitæ » committitur, sero adoriri solet, atque » non nisi vehementi inflammatione una » cum febre ardente, et persæpe cum » hypocondriorum convulsione et deli» rio, quæ ægrotum pene in vitæ discri» men conjiciunt. Satius ideo censerem, » priusquam ingruant symptomata quæ » corpus universum exagitent, vulneris » labia butyro antimonii leviter illinire : » vidimus enim intra paucos dies inflam» mationem mitem subsequi, ob quam » persæpe aliqua sacci pars ab integu» mentis secedit, quæ rescendi possit, » aut suppuratione adoriente eliquatur » in putridas lacinias facile effluxuras. » Præstans chirurgus in hujusmodi hy» droceles specie, ubi nempe saccus ni» mium crassus non est inflicto vulnere » quo per longitudinem scrotum dividat, » ex utroque latere, levi manu, desuper

J'ai vu un chirurgien fort habile, qui, dans l'espèce d'hydrocèle où le sac n'est point trop épais, faisait une incision au scrotum dans toute sa longueur. Il scarifiait ensuite de chaque côté la surface intérieure du sac par de légères incisions quadrangulaires; et il a observé que par ce moyen le sac se détachait fort promptement par portions. On trouve quelquefois le testicule environné de concrétions sanguines et polypeuses qui ressemblent à de la chair, et qui sont adhérentes çà et là au scrotum. On s'est quelquefois trompé, en prononçant trop légèrement dans ce cas que le testicule était sarcomateux. J'ai observé une fois qu'en voulant ôter ces concrétions avec quelque violence, ou les retrancher, on avait excité une hémorrhagie assez forte, parce qu'elles bouchaient les vaisseaux qui avaient fourni ce sang.

Puisque la cure parfaite de l'hydrocèle consiste principalement à détruire entièrement le sac, ou à faire en sorte que ce qui en reste contracte une telle adhérence avec les parties qu'il n'y ait aucune voie pour un nouvel épanchement, il faut apporter une grande attention à remplir complètement l'un ou l'autre de ces deux objets, et en effet, s'il subsistait quelque petite cavité ou des sinus, quoiqu'ils vinssent à se fermer ensuite, il y aurait tout lieu de craindre le renouvellement de l'hydrocèle. Pour avoir manqué à cette attention, j'ai vu, après sept mois de guérison apparente, survenir ces amas séparés qui s'étendirent des deux côtés du testicule, au point qu'on ne put les guérir qu'en faisant deux incisions. On ne courra point ce danger en suivant la méthode que nous avons proposée, et si, sur la fin de la suppuration, l'on a le soin de comprimer les parties autant qu'il est possible avec un suspensoir, si l'on applique du coton imbibé de lotions fortifiantes et astringentes, et si l'on panse l'ulcère avec des balsamiques dessicatifs.

Lorsque le scrotum est ouvert, le testicule qui est sain se trouve exposé à l'action des remèdes qu'on emploie successivement, et aux effets qu'ils produisent. Sa tunique s'amollit et se relâche; elle se flétrit quelquefois, ou elle se dilate, (car quel est le viscère qui soit aussi susceptible que le testicule de se tuméfier, et si promptement et à un degré aussi considérable?) Sa tunique peut, dis-je, se dilater au point de se déchirer; on en voit sortir comme par gouttes

» internam sacci superficiem vulnuscula » irregularia quadrangula infigit, atque » hoc pacto sacci fragmenta sitius inde » separari observabat. Concrementa san- » guinea polyposa, quæ carnem pene æ- » mulantur quandoque occurrunt quæ » testem ambiant, atque hic, illic scroto » adhæreant; de sarcomate nimis facile » pronuntiatum fuisse intellexi, atque » semel dum per vim auferrentur abra- » derenturque, non levis hæmorrhagia » oborta est, occluserant nempe vasa, » quæ prius sanguinem emunxerant.

» Ut pote hydrocèles perfecta curatio » in eo præcipue posita est, ut saccus om- » nino obliteretur vel ejus reliquiæ pro- » ximis partibus ita adhæreant ut efflu- » xuro humori nullus inde pateat aditus, » summa diligentia advertendum est, ut » alterutrum plenissime obtineatur. Alias » enim, si foveolæ aut cuniculi supersint » et si occludantur, reddituram hydro- » celem pertimescere debemus, et qui- » dem neglecta hujusmodi animadver- » sione, semel observavimus congeries » hujusmodi loculares, septem jam elap- » sis mensibus a prima curatione incre- » visse, quæ ex utroque testis latere ita » sepiebantur, ut non nisi duplici inci- » sione curari potuerint. Id vero minime » pertimescendum est, si ex ea quam » proposuimus methodo, curatio insti- » tuatur, atque partes quantum fieri » possit post cohibitam suppurationem » suspensorio cohibeantur, et gossypio, » corroborantibus, astringentibus, imbu- » to apprimentur; ulcusque balsamicis » quæ epulotica sint, curetur.

» Dum in aperto scroto testis sanus » symptomatum et remediorum vicissitu- » dinibus objicitur, quandoque fit ejus- » dem tunicam emolliri, vel ita exsic- » cari, aut dilatari (quod enim est viscus » quod tam cito atque in tantam molem » excrescat quam didymus?) ut tandem » aliqua parte discissa pateat, atque pu- » ris materia extillet, in quam didymus » totus tandem eliquetur. At vero si e » disrupta tunica tumor viscidus ruber » prodeat de gangræna magis pertimes-

une matière purulente, en laquelle tout le testicule paraît se résoudre. Mais si l'humeur qui sort par la rupture de la membrane du testicule est rouge et gluante, la gangrène est plutôt à craindre, ou bien il en sort très-promptement une substance filamenteuse enduite de cette matière visqueuse ; il ne faut pas penser alors à faire l'amputation du testicule ; elle ne sert à rien dans ce cas, et le cordon des vaisseaux est très-gonflé, et il est même enflammé jusque dans la moitié de l'abdomen. Lorsque la suppuration est terminée, ou que les parties ont été séparées par la gangrène, on voit des chairs vermeilles ; les vaisseaux qui se trouvent déjà consolidés mettent hors de tout danger d'hémorrhagie ; il y a cependant beaucoup à craindre pour le malade s'il a la masse du sang dépravée par un vice scorbutique ou cancéreux.

C'est quelquefois la propre substance du testicule qui se présente sans altération par la rupture de sa tunique, ou un petit peloton de vaisseaux séminaux. Il ne faut absolument point y toucher ; on doit éviter les remèdes qui relâchent et amolissent, sinon toute la substance du testicule s'échapperait, et il faudrait couper la tunique qui resterait vide, en cas qu'elle ne tombât point par la suppuration. Si l'on ne touche point à la substance du testicule qui paraît dans la division de sa tunique, il se forme un tubercule charnu d'une nature particulière qui s'unit avec les téguments, et si l'on pensait pouvoir le détruire avec des cathérétiques, on verrait cette substance augmenter de volume ; je l'ai même vu dégénérer en cancer. L'expérience m'a appris que cette espèce de tubercules devait être traitée de la même manière que ceux que produisent les plaies du cerveau.

Un jeune homme de distinction avait une hydrocèle depuis deux ans. Après s'être fatigué par l'usage du cheval dans les montagnes, la maladie augmenta et lui causa des douleurs qui le déterminèrent à se soumettre de son propre mouvement à la cure radicale qu'il avait rejetée jusqu'alors. La troisième nuit après l'opération, le testicule devint fort gros ; la douleur et la fièvre étaient si considérables que les hypochondres furent agitées de mouvements convulsifs, et que le délire survint. Le chirurgien appelé de grand matin vit que le gonflement du testicule était la principale cause de tous les accidents ; les vaisseaux sperma-

» cendum est, aut citius tota diffluit » substantia filamentosa, eodem viscido » illinita ; neque eo tempore de amputa- » tione est cogitandum, quæ neque præs- » tat, et vasorum funiculus nimium tur- » get, qui pene usque in abdominis ca- » veam inflammatione occupatur. Abso- » luta autem suppuratione, vel seceden- » tibus ob necrosim partibus, caro imme- » diate insurgit, et quæ jam occalluerunt » vasa, nullum hæmorrhagiæ metum » præbent. Hic autem metus urget si æger » cacochimia scorbutica aut cancrosa la- » boret.

» At e discissa tunica sincera quando- » que testis substantia, ceu vasculorum » seminalium glomulus objicitur, qui » nullo pacto contrectandus est ; nulla » emollientia medicamenta applicanda, » cæteroquin facile tota prodiret ; et tu- » nica inanis superesset quæ exscindi » deberet nisi in pus verteretur. Tuber- » culo tandem, ceu porro quodam sar- » coide peculiaris naturæ impletur, et » cum tegumentis coalescit, cui si igna- » rus aliquis cathæretica applicuerit, ut » magis increscat, concitabit. In cancrum » versum fuisse observavimus ; atque » experientia comperimus eodem modo » esse pertractandum, ac eos qui ex cere- » bro vulnerato prodeunt.

» Juvenis quidam generosus qui jam » a duobus annis hydrocele laborabat ; » post longam per montes equitationem » morbo increscente ita cruciabatur, ut » quam semper effugeret plenariam mor- » bi curationem ; ultro libenterque ad- » mitteret. Tertia post operationem nocte, » testis admodum intumuit, dolore, et » febre adeo vehementibus, ut ejus hy- » pocondria convellerentur et mens de- » lira vagaret. Diluculo accedit chirur- » gus, atque tumentem vidit didymum » præcipuam incendii causam. Vasa » etiam spermatica non parum intumue- » rant ; sanguinis ideo missiones iteran- » tur ; clysteres et reliqua remedia anti-

tiques étaient aussi fort enflés. Les saignées réitérées, les lavements et les autres remèdes anti-phlogistiques qui furent administrés., quoiqu'ils eussent calmé la fièvre et la douleur, n'empêchèrent pas que ce jour-là même il ne se fît une grande crevasse à la tunique du testicule. Dès ce moment les symptômes se calmèrent, et le malade dormit. Il ne s'ensuivit ni suppuration ni gangrène, elles avaient été prévenues sans doute par la sage administration des remèdes; mais les jours suivants on aperçut une substance qui sortait par l'ouverture de la tunique du testicule, qui grossissait de plus en plus en devenant rouge et s'amollissant. Déjà l'on pensait à amputer le testicule, mais on fut retenu par le gonflement excessif du cordon spermatique. On continua l'usage des mêmes remèdes pendant quelques jours; enfin cette substance augmentait toujours: on tenta de la consumer avec des cathérétiques; ils produisaient un effet tout contraire; enfin l'usage de la poudre de sabine, d'iris et d'aristoloche, en borna les progrès; elle se déprima et prit de la consistance, et enfin les téguments venant à la recouvrir, elle fit corps avec eux.

M. N. a lu à l'Académie un Mémoire dans lequel il rapportait plusieurs histoires d'hydrocèles dont la matière s'était dissipée par résorption; je n'ai jamais vu des cas semblables, et je ne les nierai point. Mais j'ai vu ici à Paris, dans la rue Saint-Jacques, une ancienne hydrocèle dont les eaux étaient toutes passées dans la tunique celluleuse du pénis. C'était un homme âgé de plus de soixante ans, qui portait depuis long-temps une vraie hydrocèle; se trouvant à boire, il se sentait pressé d'uriner, il sortit, et il fut étonné de trouver le pénis d'une grosseur énorme, le scrotum flasque et vide, de façon qu'il pouvait toucher le testicule. Le pénis, qui depuis quelques années ne paraissait que comme un petit mamelon, était aussi extraordinairement allongé et grossi. Les fomentations, les cataplasmes et le repos, le firent désenfler, et l'hydrocèle reparut telle qu'auparavant.

S'il se fait un épanchement d'eau dans les bourses par la rupture de l'urètre, il faut faire au scrotum plusieurs scarifications, pour donner promptement issue à l'urine, de crainte qu'elle ne creuse des sinus, et qu'elle ne cause cette espèce de gangrène particulière à

» phlogistisca ministrantur, quæ et si » dolorem et febrem imminuant, nihilo » tamen minus ea die testis tunica rumpebatur, late expansa fissura, continuo » remittuntur symptomata, atque æger » somno occupatur; nulla excitatur suppuratio, neque gangræna, quas forte » anteverterant, quæ optime instituta » fuerunt remedia : at sequentibus diebus prodeuntem e tunica didymi substantiam sine dolore magis, magisque » tumere, rubere et mollescere observatur, atque jam de amputatione cogitaverant, nisi obstitisset nimius funiculi » spermatici tumor; per aliquot dies » iisdem perseverant, sed ea substantia » magis magisque increscit, fit tandem » fungosa, quæ cathereticis ita afficiebatur ut magis cresceret quo magis absumere tentarent. At tandem solo usu » pulveris sabinæ, ireos, et aristolochiæ » subsidere incipit, apprimitur et solidescit, ut tandem integumentis obvoluta cum iisdem coalesceret.

» In Academia, Cl... historias retulit, » quibus hydrocelis materiam aliquando » fuisse resorptam comprobaretur, quod » et si nobis nunquam videre contigit, » non tamen negamus. Vidimus porro » hic Parisiis in via sancti Jacobi antiquam hydrocelem, cujus aqua in penis » cellulosam telam tota præterfluxerat; » vir nempe plusquam sexagenarius et » antiqua hydrocele vera laborans, inter » compotandum urinam mittendi stimulo » perculsus, in vicum refugit atque inopinato penem enormiter turgidum reperit, scrotum inane, flaccidum, ut » quem jam diu non senserat testem palparet, et digitis comprehenderet; penis » qui jam a multis annis tanquam verruca » vix e tumente scroto apparebat, in spitamæ longitudinem pene erat productus et in ingentem crassitiem evaserat. » Fotu, cataplasmatibus et quiete, penis » detumuit et hydroceles, eadem quæ » antea fuerat, rediit.

» Si ex rupta urethra hydroceles fit, » amplæ et multiplices in scroto incisuræ » sunt faciendæ, quibus subterfusa urina quam citissime eliminetur, ne sinus » effodiat neque eam peculiarem gangrænosam mephitim excitet. Lotiones » ex infusis antisepticis adhibeantur et

l'infiltration de cette liqueur. On fomentera avec des décoctions antiseptiques, et l'on appliquera les cataplasmes avec les farines ; c'est le moyen de modérer la qualité putréfiante, et d'exciter très-promptement la suppuration. S'il y a quelque obstacle dans l'urètre, il faut l'ôter sans délai, et placer à demeure dans la vessie la sonde de Roncalli ou le cathéter de M. Petit, jusqu'à ce que la crevasse de l'urètre soit consolidée. Il est vrai qu'il serait plus à propos, s'il y a plusieurs trous qui s'étendent assez loin, de faire à l'urètre une incision assez longue pour comprendre toutes ces ouvertures ; la guérison en sera plus sûre et plus prompte, car les parties du canal deviennent quelquefois si minces, et se déchirent en lambeaux putrides qui rendent la réparation de continuité fort difficile ; il se forme des sinus au périnée, leurs orifices deviennent calleux, et ils dégénèrent en autant de fistules. On a vu des pierres qui s'étaient formées au périnée et dans le scrotum, parce qu'on avait négligé un petit trou situé dans la profondeur des parties, ou parce qu'il n'était pas à la portée des soins du chirurgien.

Quoique je n'aie pas cru devoir faire mention, dans l'histoire de l'hydrocèle, de l'espèce de cette maladie, qui est, à parler proprement, un œdème du scrotum ; je rapporterai une très-belle observation sur un cas de cette nature, auquel la gangrène survint. Un célèbre professeur en médecine, avec lequel j'étais étroitement lié d'amitié, avait un œdème au scrotum, et quoiqu'on l'avertît que la gangrène s'en emparait, il ne voulut pas qu'on y fît rien. Son esprit était aliéné par une maladie de tête, dont il avait été attaqué précédemment. Voyant enfin que le scrotum s'était ouvert de lui-même en plusieurs endroits par l'effet de la pourriture, il voulut bien se laisser appliquer des remèdes, mais ce furent ceux qu'il prescrivit lui-même. Il fit préparer une infusion de quinquina ; on lui scarifia le scrotum, on saupoudra les incisions avec cette écorce pulvérisée, et il se fit envelopper les bourses avec des compresses trempées dans la susdite décoction. Par ce moyen, la gangrène s'arrêta ; les parties gangrénées se desséchèrent et tombèrent enfin ; il resta un ulcère louable, et le tissu cellulaire n'était aucunement engorgé de matières qui exigeassent l'usage des abstersifs. Les deux testicules qui étaient à nu furent

» cataplasmata ex farinis applicentur, » quibus vis septica moderatur atque » quanto citius suppuratio promoveatur. » Obstaculum si quid est in urethra con» festim removendum, fistula Roncalli, aut » catheter Petiti in vesicam intromittatur » perpetuo mansurus donec foramen » urethræ occludatur. Verum si plura » fuerint foramina, quæ longius serpant, » urethram per eam longitudinem inci» dere, quæ singula comprehendat sa» tius erit, ita enim citius et magis tuto » curatur; canalis enim partes, quando» que ita attenuantur, ut tandem lace» rentur in molles putridas lacinias, at» que ideo canalis difficilius reparatur ; » sinus alii ad perinæum quandoque effo» diuntur, vel callosa orificia, seu in to» tidem fistulas evadunt. Calculos in » perinæo, aut etiam in scroto visum » est concrevisse, ob neglectum aliquod » foraminulum quod in profunda recon» ditum vel negligebatur, vel chirurgi » operam eludebat.

» Etsi in hujus morbi historia nihil » commemoraverim de ea hydrocèles » specie, quæ potius scroti œdema est, » luculentam tamen hujus morbi, qui ad » gangrænam progrederetur, curationem » referam. Quidam celeberrimus medi» cinæ professor mihi amicissimus, hu» jusmodi morbo laborabat; de adoriente » gangræna commonitus, medicinam om» nem respuit; ob capitis enim morbum, » quo prius corruptus fuerat, mentem » imbecillam habebat. Quando vero ne» crosi correptum totum pene scrotum » variis in locis per se ipsum sinderetur, » medicinam tandem admittit, eam porro » quam ipse delegerat; jubet nempe in» fusum ex pulvere chinæ chinæ parari, » scrotum scarificari, incisiones eodem » pulvere inspergi, et pannis memorato » infusa calido imbutis obvolvi ; sistitur » hoc pacto necrosis, macrescunt necro» tici limbi, decidunt tandem, et since» rum remanet ulcus, neque cellulosus » textus ea lurida infestus erat materia » quæ abstergi postularet ; testes utrique » nudi intra paucas hebdomadas integu» mentis cooperiebantur. Hanc antisep» ticam chinæ chinæ vim externo itidem » usu non semel inde experti sumus. » Huic autem argumento supersedemus, » ne ultra propositum vagari videamur,

recouverts des téguments en peu de semaines. Depuis ce temps, j'ai éprouvé
plusieurs fois la vertu antiputride du
quinquina dans l'usage extérieur. Je ne
m'étendrai pas sur cet objet, tant afin de
ne pas paraître sortir du sujet que je me
suis proposé de traiter, que parce que M.
Pringle a fait là-dessus de belles expériences qui confirment nos observations;
il a mis dans une infusion de quinquina
faite tout simplement avec de l'eau de
fontaine un morceau de chair pourrie;
elle s'est tellement rétablie dans son
premier état, qu'il l'a conservée sans
corruption pendant une année entière
dans la même liqueur.

» tum propterea quod Cl. Pringle eam-
» dem luculentis experimentis confirma-
» vit, carnem nempe putridam emor-
» tuam, in hujusmodi infuso ex aqua iti-
» dem fontana parato ita restauravit, ut
» incorrupta in eodem per annum inte-
» grum fuerit servata. »

---

MÉMOIRE SUR LES EXOSTOSES DES OS CYLIN-
DRIQUES, DANS LEQUEL ON ÉTABLIT UNE
NOUVELLE ESPÈCE D'EXOSTOSE; PAR M.
HOUSTET.

Personne n'ignore que les os sont,
ainsi que les parties molles du corps, sujets à des tumeurs, ou excroissances contre nature auxquelles on donne le nom
d'exostose. — On sait que le virus vénérien, le scorbutique, le scrofuleux,
le cancéreux, etc., sont souvent la cause
de ces tumeurs osseuses; on sait encore
que cette maladie est produite quelquefois par des coups, des chutes et des efforts qui interrompent le cours de la
lymphe, qui donnent occasion à son extravasation, à son épaississement, et à
des exostoses monstrueuses. En considérant quelques-uns des effets que produit
l'extravasation des sucs qui arrosent les
os cylindriques à la suite d'un coup, ou
d'un effort, j'espère placer dans son véritable point de vue l'espèce d'exostose
qui fait l'objet de cette dissertation. —
Je sais par mes propres observations, et
par celles des autres, que les sucs osseux
qui transsudent des vaisseaux rompus des
os cylindriques, se répandent et s'accumulent quelquefois dans le canal de ces
os; que d'autres fois ils s'amassent dans
l'interstice de leurs propres fibres; et
qu'enfin ils s'échappent quelquefois de
ces mêmes os pour se répandre à leurs
surfaces. — Ces trois différents siéges
qu'occupent les sucs osseux, après leur
extravasation, produisent trois espèces
d'exostoses, en modifiant diversement
le tissu de l'os dont ils découlent. — Les
sucs osseux qui suintent des vaisseaux

rompus, et qui s'amassent dans la cavité
des os cylindriques, s'y accumulent quelquefois à un tel point, qu'ils changent
la configuration de ce canal en forçant à
s'étendre la substance osseuse qui en
forme les parois; les exostoses de cette
espèce sont quelquefois d'une grosseur
monstrueuse, la lame d'os qui les recouvre est plus ou moins épaisse, elle ne
forme quelquefois qu'une légère écorce
sous laquelle on trouve une grande quantité de sucs nourriciers encore fluides,
et amassés dans de vastes cellules. C'est
à cette espèce d'exostose que doit être
rapportée celle qu'on remarque dans un
tibia gravé dans l'ostéographie de M. Cheselden (1). On voit dans les différents
contours que prennent les fibres extérieures de cet os, qu'elles se sont épanouies sur l'exostose, et que c'est la substance émincie de cet os qui forme la
couche ou lame extérieure de la tumeur.
— On découvre la même chose dans cette
pièce dont il est parlé dans l'Histoire
naturelle du cabinet du roi (2), dans laquelle l'extrémité inférieure de l'os de
la cuisse s'est dilatée et a acquis jusqu'à
un pied trois pouces de circonférence.
Les parois de cet os sont rompues par derrière, elles en laissent voir l'intérieur dont
la plus grande partie est vide; et M. Dau-
benton, dans la description qu'il en donne,
remarque qu'elles sont devenues si minces dans certains endroits, qu'on voit le
jour à travers. — On remarque encore
que le canal osseux s'est étendu beau-

---

(1) Ostéographiæ, p. 55.
(2) N° 188, vol. 3.

coup, et que les parois de cette cavité ont été émincies et comme ruinées, dans cette autre exostose du fémur, décrite en un autre endroit du même ouvrage (1). — Cette exostose a plus de deux pieds de circonférence sur le milieu de la tumeur ; on voit par la section qui en a été faite suivant la longueur, que le fémur ne la traverse pas, mais que ces parois se sont distendues : aussi remarque-t-on que cette tumeur est creuse intérieurement, ses parois ont des inégalités qui forment des protubérances et des cavités ; la substance de cette tumeur est osseuse, plus dure en dehors qu'en dedans, cependant moins dure et moins compacte que le reste de l'os. — Il semble que c'est une règle générale, que toutes les fois que les sucs osseux se sont accumulés à l'excès dans la cavité des os cylindriques, il faille que cette même cavité se distende, et que l'os s'émincisse, il se rompt même quelquefois pendant que le reste du canal, dans lequel ces sucs ne se seront pas amassés, conserve sa forme et sa grandeur naturelle ; cela est prouvé par plusieurs observations.

(I<sup>re</sup> *Observation.*) Je conserve l'os de la jambe d'un poulet où l'on voit une exostose qui était produite par la distension des parois du canal, lesquelles en s'émincissant, et en s'allongeant, formaient une grosse tumeur creuse, intérieurement, et pleine de sucs lymphatiques réduits en gelée.

(II<sup>e</sup> *Observation.*) La même chose se remarque dans le fémur d'un homme, à qui M. Méry coupa la cuisse à l'occasion d'une exostose des condyles et de la partie inférieure de cet os. Cette exostose formait un globe creux rempli en dedans d'une matière semblable à celle des polypes sanguins ; il sortit du centre de cette matière polypeuse environ deux palettes d'une liqueur jaune et claire (2).

(III<sup>e</sup> *Observation,* par feu M. *Tripier.*) Feu M. Tripier a montré à l'Académie une exostose du fémur dans laquelle cet os avait acquis plus de deux pieds de circonférence. Cette tumeur sciée par le milieu laissait apercevoir une ample cavité formée par l'épanouissement des fibres du fémur ; elle était remplie d'environ cinq pintes de sucs qui s'y

étaient accumulés. — Il résulte de toutes ces observations deux faits : l'un, c'est l'épanchement des sucs lymphatiques dans la cavité des os cylindriques, et l'autre, c'est l'épanouissement de la substance de ces mêmes os. — Mais pour que l'extension des fibres osseuses ait lieu, il faut, comme nous le remarquons ici, que les sucs épanchés soient accumulés en grande quantité ; car si ces sucs ne distillent que lentement, et ne tombent qu'en petite quantité dans la cavité des os, ils ne changent rien à la configuration extérieure des os ; en s'épaississant, ils obstruent le canal, et le font disparaître ; ainsi le canal osseux, au lieu d'être dilaté, est au contraire rempli et effacé : c'est précisément le cas d'un tibia qui était sans cavité, que Ruysch avait rangé parmi ses curiosités anatomiques, et qu'il trouva assez solidement rempli pour en faire fabriquer des manches de couteaux et de fourchettes (1).

On pourrait encore ranger parmi les effets de l'altération du canal des os cylindriques, certaines pièces osseuses qu'on trouve quelquefois renfermées dans la cavité de ces mêmes os, comme celle qu'on remarque dans un tibia gravé dans les observations du même auteur (2) ; cet autre os, dont parle le même auteur, qui était renfermé dans la cavité d'un os du coude, et dont il était totalement séparé (3) ; de même que le cylindre osseux long de six à sept pouces, dont parle M. Cheselden (4), qui fut trouvé dans un humérus, et qui lui avait été communiqué par M. Morand : enfin cette autre pièce qui est contenue dans un fémur représenté dans l'Histoire naturelle du cabinet du roi (5), et plusieurs autres. — Tous ces faits que je me contente d'indiquer, doivent au moins faire comprendre, puisque tous les os cylindriques sont, comme nous verrons de le voir, sujets à ce genre d'affection, quelle attention on doit faire dans la pratique à ce que j'appelle des flûtes intérieures, et l'inconvénient qu'il y aurait de couper

---

(1) Hist. nat. du cabinet du roi, n° 125, t. III.
(2) Mémoire de l'Acad. royale des sciences, ann. 1706, p. 245 et suiv.

(1) Frederici Ruyschii, Thes, 2, 5, 9.
(2) Frederici Ruyschii, Observ. anat. chirurg. Centuria.
(3) Frederici Ruyschii, Thes. 10, p. 55.
(4) Osteographiæ, p. 55, fig. 1.
(5) Hist. nat. du cabinet du roi, vol. III, p. 94, pl. 20.

les os dans l'endroit où l'on pourrait les soupçonner, lorsqu'il s'agit de retrancher un membre. — Si les os cylindriques se distendent, et forment des exostoses à l'occasion de l'épanchement des sucs nourriciers dans leur cavité, ils s'accroissent encore et se gonflent, lorsque ces mêmes sucs s'infiltrent seulement dans leur propre substance; c'est la seconde espèce d'exostoses.

(IV<sup>e</sup> *Observation.*) Je conserve le tibia gauche d'une personne qui m'avait paru fort saine de son vivant; le corps de cet os est gonflé, et plus gros qu'il ne devrait être, et l'os entier est fort léger. Le tibia a été scié suivant sa longueur: on découvre, au moyen de cette coupe, que toute la substance compacte s'est convertie en un corps spongieux et cellulaire; lors de la coupe qui fut faite, cet os étant frais, ces cellules étaient remplies de sucs blancs médiocrement épais. — Il est d'observation, qu'à mesure que les sucs s'épaississent, les os deviennent plus durs et plus pesants, surtout si les sucs sont d'une bonne nature, et que l'amas s'en fasse lentement; mais si les sucs distillent promptement en grande quantité, leur dessication sera plus lente et plus difficile; si ces sucs sont confondus avec un épanchement sanguin, avec un épanchement purulent, etc., il n'est pas douteux que la tumeur qu'ils formeront, au lieu de se convertir en exostose dure, tournera à la suppuration; et si enfin, après qu'une exostose est formée, endurcie, et comme bornée, il survient à l'occasion d'un nouveau coup, ou d'un nouvel effort, un nouvel épanchement par la rupture récente de quelques vaisseaux osseux, les sucs nouvellement épanchés recouvriront l'ancienne exostose par des couches de matière plus molle. — Quant aux exostoses extérieures, ou de la troisième espèce, elles sont produites, tantôt par l'épaississement du périoste tuméfié, tantôt par des sucs nourriciers qui se répandent à la surface des os, et elles paraissent sous différentes formes plus ou moins irrégulières. Je rangerai dans cette dernière classe, celle que je décrirai après avoir fait l'histoire de la maladie qui l'a produite.

(V<sup>e</sup> *Observation.*) Au mois d'octobre 1734, M. le chevalier de *** sentit, dans un effort violent qu'il fit, une douleur si vive à la cuisse gauche, qu'il crut s'être cassé le fémur; cette douleur continuant, le malade eut recours à M. Falconet,

médecin consultant du roi, et à M. Debiat, chirurgien du roi. Dans l'examen que firent ces messieurs, de la cuisse malade, ils ne reconnurent aucune fracture, ils remarquèrent seulement à la partie moyenne et interne de la cuisse un gonflement dans l'étendue de six pouces sur quatre de large, faisant une saillie d'environ deux pouces: cette tumeur était crue peu à peu après l'effort, la couleur de la peau n'était pas changée, et lorsqu'on la comprimait vers le centre, le malade ressentait une douleur fort vive. On employa les remèdes, tant internes qu'externes, les mieux appropriés: on tenta même les frictions mercurielles sur la partie, qui furent continuées pendant trois mois: tout cela fut fait sans qu'on n'aperçût alors aucune diminution. Cependant dans le courant de février, cette tumeur commença à diminuer un peu; à la fin de mars elle était sensiblement diminuée; mais elle était beaucoup plus dure, et toujours fort douloureuse.

Au commencement de la campagne de 1735, le malade se crut en état de pouvoir se rendre à la tête de son régiment, où son service l'obligeait d'être presque continuellement à cheval; sa cuisse en fut fatiguée, la tumeur s'accrut de nouveau, elle devint plus considérable qu'elle n'avait été l'année précédente. Au milieu du gonflement qui était survenu de nouveau, et qui augmentait de jour en jour, on découvrait l'ancienne tumeur qui avait conservé toute sa dureté, et qui était toujours douloureuse; le malade, de retour à Paris, à la fin de la campagne, fit, sans aucun succès, usage de tout ce dont on s'était servi l'année précédente; on l'envoya au mois d'avril 1736 à Bourbonne; il y fit usage des bains, des douches, et des boues, sans en tirer d'avantage.—Au mois de janvier 1737, cette tumeur avait fait un tel progrès, qu'elle mettait le malade hors d'état de marcher; il y avait trois mois qu'il m'avait donné sa confiance, et que j'étais témoin de ses souffrances, lorsqu'on assembla en consultation MM. Falconet, Sylva, la Peyronie, Malaval, Petit, Boudou, Morand, Bouquot, Debiat, et moi: on pesa mûrement tout ce qui avait précédé la consultation; on en vint à l'examen de la cuisse, et on fit même des recherches touchant la conduite du malade, qui assura avoir toujours joui d'une bonne santé, et n'avoir jamais eu le moindre soupçon de maladie vénérienne. Les avis furent partagés sur la nature de la tumeur de la cuisse, et l'on n'en sera pas étonné, pour peu qu'on fasse attention à l'état des muscles qui recouvraient la tumeur ; les uns l'attribuaient à une lymphe épaissie ; les autres la considéraient comme une tumeur squirrheuse, et un carcinôme naissant ; plusieurs la prirent pour une exostose : enfin, il fut agité si dans l'effort l'artère crurale n'aurait pas été forcée de s'étendre, et si ce ne serait pas un anévrisme. La tumeur grossissant toujours, le premier septembre 1737 on indiqua une autre consultation après laquelle on se détermina seulement à appliquer des topiques émollients, et l'on fut attentif à observer s'il ne se déclarerait pas dans quelques endroits de cette tumeur quelques points de mollesse qui indiquassent une fluctuation. Tous les remèdes étant sans succès, les amis du malade introduisirent des charlatans dont il essaya les remèdes jusqu'au commencement de mars 1738. Il se déclara alors à la partie antérieure et interne de la cuisse un endroit mou de l'étendue d'un pouce et demi, et enfoncé. — Nous examinâmes plusieurs jours de suite, MM. Falconet, la Peyronie, Morand, et moi, cet enfoncement, nous cherchâmes à nous assurer si on ne découvrirait pas quelques battements d'artère, nous n'en sentîmes aucun : l'empirique qui s'était emparé du malade appliqua une pierre à cautère sur le lieu enfoncé et mou, puis il se retira et ne parut plus ; quand l'eschare fut prête à tomber, je l'emportai. Il se trouva dessous une profonde caverne dont les parois étaient osseuses ; il en sortit une matière épaisse, moitié noire, moitié blanche et grise, qui n'avait aucune mauvaise odeur ; je tirai de cette tumeur un nombre infini de pièces osseuses fort légères ; au sixième pansement le malade m'annonça qu'il avait senti une douleur comme si on lui avait donné un coup de bâton à la partie supérieure de la cuisse, et il me dit le lendemain, que sa cuisse s'était cassée pendant la nuit ; il succomba enfin à tous ses maux, et mourut le 3 avril suivant, âgé de 38 ans, après trois ans et cinq mois de maladie et de vives douleurs.

Je séparai la cuisse du tronc pour examiner cette tumeur à loisir, plusieurs chirurgiens, que le bruit de cette maladie singulière avait attirés, se trouvèrent à la dissection que j'en fis ; la peau et les vaisseaux sanguins étaient sains, il n'en était pas de même des muscles ; le crural, le vaste interne, le triceps et le biceps s'étaient tous épanouis sur cette tumeur, ils étaient endurcis et devenus d'une substance presque semblable au cartilage ; le demi-nerveux, le demi-membraneux et le grêle interne étaient fort bandés et jetés sur un des côtés de la tumeur, la superficie de la tumeur paraissait toute cartilagineuse, et le dessous était osseux ; l'exostose qui commençait à deux travers de doigt au-dessous du petit trochanter finissait environ cinq pouces au-dessus des condyles du fémur. Cette exostose a vingt pouces de circonférence sur le lieu le plus saillant de la tumeur, et onze à douze pouces de longueur ; elle est beaucoup plus saillante à la partie antérieure et à la face externe du fémur, qu'elle ne l'est à sa face interne ; cette masse osseuse est extrêmement inégale et d'une forme arrondie ; quelques morceaux des parois de cette tumeur qui ont été emportés laissent apercevoir une grande cavité au milieu de cette exostose. — Ayant ouvert le fémur selon une coupe verticale, j'ai fait les observations suivantes : — 1° Je trouvai le corps du fémur cassé dans deux endroits ; l'une des fractures était au-dessous du petit trochanter, l'autre se remarquait au milieu de l'exostose. — 2° Le canal osseux, ce qui est bien remarquable, avait conservé son diamètre et son étendue naturelle dans toute la longueur de l'os, et les parois de ce même os étaient à peu de choses près dans leur état naturel. — 3° Toute l'exostose paraissait visiblement formée d'une matière osseuse qui était seulement appliquée sur le fémur, et duquel elle était séparée par des lignes fort sensibles. — 4° La partie de cette exostose qui s'était accrue à la face interne du fémur offrait une ample cavité, dont les parois étaient blanches et aussi solides qu'un os sain ; cette exostose représente assez bien un crâne vide qui serait appliqué par sa base sur la face interne du fémur. — 5° L'intérieur de cette cavité est pour la plus grande partie remplie de deux sortes de matières osseuses fort différentes entre elles ; l'une est une substance blanche et marbrée, longue d'environ quatre pouces, et large d'un pouce et demi, beaucoup plus dure que ne sont les os, et collée à la face interne du fémur ; l'autre matière est tendre, grise, fort légère, spongieuse, cependant osseuse, les fibres en sont courtes et jointes confusément entre elles ; le reste de cette cavité était plein de sucs qui étaient en partie noirs, blancs, gris et rouges, d'une consistance d'électuaire. — 6° Les sucs exostosés qui couvraient le côté externe du fémur avaient seulement un travers de doigt d'épaisseur. Ils étaient solides et collés à cet os.

Indépendamment de la différence notable qu'il y avait entre la couleur et l'organisation de l'os, et celles des sucs épanchés, on remarquait une ligne fort sensible qui en faisait la séparation. — Cette observation rapprochée des précédentes, et comparée avec elles, montre un exemple d'exostose fort rare, et qui nous paraît différer des trois espèces dont j'ai parlé; dans celle-ci, l'exostose, quoique concave, s'est accrue à l'extérieur de l'os, et se trouve, pour ainsi dire, appliquée à sa surface sans aucun changement considérable dans le canal de la moelle: et quoique je l'aie rangée dans la classe des exostoses extérieures, elle diffère encore de celles connues jusqu'ici, qui sont ordinairement d'un volume médiocre, et qui forment une masse assez solide, celle-ci est fort grosse et creuse. — Des exostoses si différentes ont sans doute des signes particuliers, qui, s'ils étaient connus, pourraient servir à les distinguer les unes des autres; la recherche de ces signes est digne de la chirurgie de nos jours; des observations dans lesquelles on ne s'en tiendrait pas seulement à ce que le fait a de frappant en décrivant le volume énorme d'une tumeur osseuse, mais dans lesquelles on entrerait dans un détail exact des circonstances qui ont précédé et accompagné la maladie, jetteraient du jour sur les signes, et ne manqueraient pas d'étendre nos vues et nos connaissances. — Comparons, par exemple, les principales circonstances de l'exostose avec celles de la maladie qui l'a produite; l'inspection de la pièce osseuse semble faire voir qu'on devait penser que cette maladie était produite par des sucs osseux qui suintaient par quelques ruptures des fibres de l'os; en effet, qu'on examine la coupe faite à cet os, on remarquera que le fémur est rompu à sa face interne au milieu de la tumeur, que tous les sucs qui se sont épanchés se sont d'abord amassés aux environs de cette fracture où a commencé à paraître la première tumeur, et que ce n'est que par la suite, lorsque l'épanchement a été plus considérable, que les sucs se sont étendus et ont entouré l'os sur lequel ils sont seulement appliqués sans faire corps avec lui; la substance osseuse, marbrée et très-dure, qu'on observe au milieu de cette exostose, est visiblement la première tumeur dont les sucs se sont endurcis; tout le prouve, la position de cette tumeur, et ses dimensions. — L'accroissement de cette exostose n'est pas, à proprement parler, un développement de la tumeur ancienne, puisqu'elle était fixée et même restreinte, et que les sources des sucs nourriciers étaient fermées, et comme taries, mais une addition à la première exostose produite par des sucs épanchés à l'occasion d'une nouvelle rupture des vaisseaux osseux; ainsi, à parler strictement, cette maladie est une exostose ancienne et dure, renfermée dans une exostose nouvelle et moins dure: voilà pourquoi la solidité des parois de cette tumeur est si différente de celle du centre.

L'avantage que je tirerai de tout ceci ne se bornera pas seulement à une analyse complète de l'exostose en question, j'en déduirai encore quelques signes qu'on pourra joindre à de plus amples recherches, lorsqu'on aura assez d'observations et de détails de maladies en ce genre. — Cette exostose est survenue peu à peu à la suite d'une vive douleur et d'un effort; la couleur de la peau qui la couvrait était blanche, et n'avait subi aucun changement; cependant la tumeur était douloureuse et dure: elle diminua et durcit davantage, lorsqu'elle commença à paraître; elle crût sur le côté de l'os par la suite, elle s'étendit davantage, et peu à peu elle entoura l'os, mais inégalement, en sorte que l'exostose était toujours beaucoup plus grosse d'un côté que de l'autre; on distinguait au milieu de la tumeur qui croissait le corps solide de l'ancienne exostose, et on aperçut à la longue à la face interne de la cuisse, et sur l'endroit le plus saillant de l'exostose, un point de mollesse et une désunion des fibres, occasionée comme par la rupture et l'enfoncement des parois de cette même exostose. Tous ces caractères doivent servir à distinguer cette maladie, 1° d'une tumeur squirrheuse qui est indolente et mobile dans le commencement, au lieu que celle-ci était fixe et douloureuse. — 2° D'un cancer naissant dans lequel il est bien vrai que la tumeur est douloureuse, mais dans lequel la couleur de la peau est changée, et les veines sont très-gonflées; ce qui ne se rencontrait pas ici. —

3° D'un anévrisme vrai, parce que la tumeur anévrismale est molle, pulsative, indolente, et disparaît lorsqu'on la comprime. — 4° De l'anévrisme faux dans lequel on sait que la tumeur croît promptement, qu'elle est molle, et que la peau jaunit; mais un signe qui distingue encore plus cette exostose des maladies dont nous venons de parler, c'est l'enfoncement qui fut produit par la fracture et par la dépression des parois de la tumeur; il est certain qu'un semblable enfoncement ne saurait arriver ni à une tumeur purement humorale, ni à une tumeur purement solide et dure, tel qu'un squirrhe ou un cancer; car, quand, dans l'une ou dans l'autre de ces deux dernières maladies, il se formerait quelque point de suppuration, en même temps que cet endroit deviendrait plus mou; il serait plus saillant et plus élevé, ainsi qu'on le remarque dans tous les amas d'humeurs purulentes qui se forment sous la peau où la tumeur se termine en pointe. — Je joindrai à cette observation, dont j'ai voulu faire l'objet principal de mon Mémoire, une autre qui y a rapport; et qui fait voir ce que peut produire un épanchement des sucs osseux par les deux bouts d'une fracture non réduite.

( VI<sup>e</sup> *Observation.* ) Un homme de quarante ans se cassa la cuisse droite il y a cinq ans, la portion supérieure du fémur avait percé les chairs et la peau qu'elle débordait; cependant les chairs débordèrent avec le temps l'extrémité de l'os, la couvrirent, et formèrent un bouchon à l'extrémité du canal; l'autre bout de l'os rompu était engagé dans les muscles. Environ trois ans après cette fracture, on vit croître la cuisse peu à peu à l'endroit fracturé; dans les derniers temps elle grossit rapidement : on remarquait sur le milieu du fémur, et à la face interne, une très-grosse tumeur dure, blanche et douloureuse. Elle est marquée et circonscrite par des points. La cuisse était plus petite au-dessus et au-dessous de cette tumeur, et le reste du corps était tombé dans l'amaigrissement — Ayant examiné cette maladie après la mort, je trouvai sur le fémur qui n'était pas encore réuni une grosse tumeur bosselée, inhérente aux os, plus dure dans quelques endroits, moins dure dans d'autres; elle était formée de plusieurs follicules membraneux, les uns étaient pleins de matière lymphatique fluide, légèrement sanguine : on remarquait dans les autres une matière lymphatique plus

épaisse, qui était comme disposée à s'ossifier; il y en avait même dans lesquels on rencontrait déjà quelques filets osseux; le suc lymphatique venait de l'intérieur de l'os; puisque je le conduisis jusque dans les trous pratiqués sur les côtés du fémur. — Ayant eu la curiosité de scier la partie supérieure de cet os pour en examiner l'intérieur, je trouvai que dans la partie supérieure du fémur, qui avait six pouces de long, il y avait quatre pouces de canal plein de la même lymphe que celle que j'avais remarquée dans les follicules. Cet os avait perdu sa consistance; il y a apparence que cette lymphe, après avoir amolli, gonflé et percé l'os, avait soulevé le périoste, et s'était accumulée entre lui et l'os, tellement que, dans les endroits où la lymphe s'était amassée, on trouvait l'os à nu et sans périoste : on remarquait aussi des points d'ossification dans les parois des sacs qui contenaient cette matière, ainsi que dans le milieu de ces sacs.

Cette pièce ayant été préparée par une longue macération, fit voir que le corps du fémur s'était gonflé aux environs de la fracture, qu'il était percé de plusieurs trous, et hérissé de plusieurs pointes osseuses : on remarque surtout ces pointes, ces éminences osseuses à la face postérieure. Il résulte de cette observation quatre choses dignes de beaucoup d'attention, relativement à la matière que je traite. Elle montre que les sucs nourriciers ne sauraient se porter abondamment sur une partie sans jeter les autres dans le dépérissement. Elle apprend que, quand on aurait ouvert cette tumeur dans la vue de donner issue aux matières qu'elle contenait, on n'aurait pu en tarir la source, puisqu'elle venait de l'intérieur de l'os. — On voit sur toutes choses que, quand même on se serait déterminé à faire l'amputation de la cuisse, on aurait couru risque de la faire sans succès, puisque le canal de la moelle étant malade, et rempli des sucs de la tumeur jusqu'au haut, la section qu'on aurait faite à l'os n'aurait pu tomber que sur un lieu affecté. Enfin, j'ai remarqué dans cette observation, comme dans celle de M. le chevalier ***, que cette tumeur augmenta peu à peu dans son commencement, et fort rapidement par la suite; cette dernière circonstance, qui n'a pas échappé aux observateurs, est importante, et établit encore le caractère des maladies de ce genre.

(VII° *Observation*). M. Mery (1) a observé, à l'occasion d'une main qui pesait six à sept livres, une exostose des phalanges du doigt du milieu, de l'annulaire et du petit doigt, qui était devenue monstrueuse ; elle avait d'abord été dix ans à se former, et son volume s'était beaucoup augmenté dans les deux dernières années. — Tous les signes que j'ai rapportés, étayés par des exemples, concourent ; savoir les signes exclusifs, à distinguer la maladie, qui fait le sujet de cette dissertation, du squirrhe, du cancer et de l'anévrisme ; et les positifs, à distinguer des différentes espèces d'exostoses dont nous avons parlé d'abord. — L'exostose produite par l'épanchement des sucs dans la cavité des os cylindriques distend le canal en tout sens ; ainsi le membre augmente en volume de tous côtés. Ces sortes d'exostoses deviennent ordinairement fort considérables, les observations que j'ai rapportées en font foi. — La pratique ne nous a point encore montré que les exostoses qui résultent de l'infiltration des sucs dans l'interstice des fibres osseuses puissent croître et s'élever autant que les précédentes ; les exostoses produites par des sucs épanchés qui suintent des fibres osseuses rompues et divisées, croissent seulement, comme l'indiquent nos observations, sur un des côtés du membre, et ce n'est que par la suite, et à mesure que l'épanchement devient considérable, que la tumeur semble entourer l'os ; encore remarque-t-on qu'elle est beaucoup plus saillante dans le lieu où elle a commencé à paraître que dans tout autre endroit. — Enfin, il résulte encore de tous ces détails qu'il y aurait peut-être quelques moyens de curation à établir pour l'espèce d'exostose en question ; par exemple, il n'est pas douteux que c'est sur cette espèce, et lorsque les sucs sont encore fluides, que les résolutifs, les fondants, etc., produisent quelquefois des effets si puissants ; puisque, dans le dernier cas, les sucs sont plus soumis à l'action des médicaments que lorsque les mêmes sucs se sont accumulés dans le canal des os, ou lorsqu'ils se sont infiltrés dans l'interstice des fibres osseuses, comme dans les deux autres espèces d'exostoses. Effectivement, si l'on se rappelle ce qui arriva au malade dont j'ai

(1) Mémoire de l'Acad. royale des sciences, 1720.

donné l'histoire, l'on verra que la tumeur avait paru obéir aux remèdes qui y furent appliqués d'abord. L'ardeur de la gloire lui fit oublier son mal, et une campagne difficile lui fit perdre tout le fruit qu'il aurait pu retirer des soins continués de ses chirurgiens.

————

MÉMOIRE SUR LA CURE DES HERNIES INTESTINALES AVEC GANGRÈNE ; par M. LOUIS.

Une portion d'intestin étranglée dans une descente est bientôt attaquée de gangrène, si elle ne rentre naturellement, ou qu'on n'emploie pas à temps les secours efficaces que l'art fournit pour en faire la réduction. Quelque dangereux que paraisse l'accident de la gangrène dans les hernies, il y a des exemples, et même en assez grand nombre, de personnes qui en ont été guéries très-heureusement. La pratique des anciens était très-bornée sur ce point : il paraît que l'art a été en défaut, à cet égard, jusqu'au commencement de ce siècle ; on attendait tout des ressources de la nature : il est vrai qu'il y a des circonstances si favorables, qu'on pourrait lui abandonner entièrement le soin de la cure ; mais il y en a d'autres où cette confiance serait très-dangereuse. La gangrène de l'intestin exige quelquefois les procédés les plus délicats ; la vie du malade peut dépendre du discernement du chirurgien dans le choix des différents moyens qui se sont multipliés par les progrès de l'art, et dont l'application, pour être heureuse, doit être faite avec autant d'intelligence que d'habileté. Les modernes, attentifs aux indications qui se sont présentées dans les différents cas qu'ils ont connus, nous ont fait part des moyens particuliers qui leur ont réussi pour arrêter le progrès de la pourriture, et pour obtenir une parfaite guérison. On a retranché avec succès la partie gangrenée de l'intestin ; on a senti qu'il fallait ménager les adhérences que l'intestin contracte quelquefois avec la circonférence de l'anneau ; ou bien l'on a eu le soin d'en assujettir les deux bouts, afin de procurer dans la plaie les adhérences nécessaires pour la réunion. Cependant les diverses observations que les auteurs nous ont transmises sur les hernies avec gangrène ne nous ont donné que des connaissances de détail ; nous ne pouvons

15.

regarder ces faits que comme des matériaux dont on peut tirer de grands avantages, mais qu'il faut mettre en œuvre. Non-seulement le traitement qui convient particulièrement dans les différentes circonstances n'a pas encore été réduit en méthode, mais la différence même de ces circonstances, sur la connaissance desquelles les règles les plus positives doivent être établies, ne paraît pas avoir été suffisamment remarquée par les observateurs et par les praticiens. Ce sujet est néanmoins un des plus intéressants de la chirurgie, tant par la nature de l'accident, que parce qu'il se rencontre fréquemment dans la pratique. Il est donc essentiel de juger exactement l'état du malade, et d'en faire la distinction d'une manière non équivoque, puisque la conduite qu'on doit tenir dans certains cas est si différente de celle que d'autres exigent. Nous tâcherons d'envisager, sous leurs véritables points de vue, les différents faits que nous avons recueillis sur cette matière, et d'après eux, nous pourrons établir les principes qui doivent servir de guides dans le traitement d'une maladie sur laquelle il est important d'avoir les règles les plus précises.

(I<sup>er</sup> *Cas, où l'intestin n'est pincé que dans une petite surface.*) L'intestin n'est pas toujours engagé dans l'anneau par une portion assez longue de sa continuité pour y former une anse : souvent il n'est que pincé, et il peut l'être dans une surface plus ou moins grande. Nous allons considérer d'abord le cas où il ne l'est que dans une surface peu étendue : c'est celui dont les suites sont les moins dangereuses, et qui ne demandent du chirurgien que des attentions qui ne sortent point des règles connues ; c'est aussi ce cas qui fournit le plus d'exemples de l'accident de la gangrène, parce que les symptômes de l'étranglement n'y étant pas à beaucoup près si graves, ni si violents que dans la hernie où tout le diamètre de l'intestin est compris, il n'est pas étonnant que les personnes peu délicates, ou celles qu'une fausse honte retient, ne se déterminent à demander du secours dans le temps où il serait possible de prévenir cet accident. En effet, lorsque l'intestin est simplement pincé, et qu'il ne l'est que dans une petite surface, les malades ne souffrent que quelques douleurs de colique : il survient des nausées et des vomissements ; mais pour l'ordinaire le cours des matières n'étant

point interrompu, ces symptômes peuvent paraître ne pas mériter une grande attention. La négligence des secours nécessaires donne lieu à l'inflammation de la portion pincée de l'intestin, et elle tombe bientôt en pourriture ; l'inflammation et la gangrène gagnent successivement le sac herniaire et les téguments qui le recouvrent : on voit enfin les matières stercorales se faire jour à travers la peau, qui est gangrenée dans une étendue circonscrite, plus ou moins grande, suivant que les matières qui sont sorties du canal intestinal se sont insinuées plus ou moins dans les cellules graisseuses. Ainsi l'on ne doit pas juger du désordre intérieur par l'étendue de la pourriture au dehors : quoique ce soient les ravages qu'elle a faits extérieurement qui frappent le plus le vulgaire, ces apparences ne rendent pas le cas fort grave, et les secours de l'art se réduisent alors à emporter les lambeaux de toutes les parties atteintes de pourriture, sans toucher aux parties saines circonvoisines : on procure ensuite, par l'usage des médicaments convenables, la suppuration qui doit détacher le reste des parties putréfiées : on s'applique enfin à déterger l'ulcère, et il n'est pas difficile d'en obtenir la parfaite consolidation. J'appuierai mes observations particulières sur ce sujet, de quelques autres faits que différents auteurs nous ont conservés ; et si, parmi ces faits, il s'en trouve qui n'aient pas été observés dans toutes leurs circonstances avec l'exactitude qu'on désirerait, on y verra cependant des points qui en détermineront l'application, et qui m'autorisent de les rapporter au cas dont je traite en premier lieu.

(I<sup>re</sup> *Observation de l'auteur, sur une petite portion d'intestin gangrené dans une hernie.*) Un homme de soixante ans, retiré à l'hôpital de la Salpêtrière, avait depuis long-temps une hernie inguinale, et il ne portait point de bandage pour la contenir. De temps à autre il était tourmenté de douleurs de colique qui se dissipaient dès qu'il avait fait la réduction de sa hernie ; au mois de janvier 1750 il en eut une qui fut rebelle à toutes ses tentatives, il jugea à propos de se purger avec du jalap : il croyait avoir été soulagé par ce remède dans une occasion semblable. Le purgatif fit son effet, le malade alla plusieurs fois à la selle ; mais la tumeur, au lieu de rentrer suivant son espérance, devint douloureuse ; l'inflammation qui y survint se termina par la gangrène : les choses en étaient à ce point lorsque je fus appelé. Il y avait onze jours que la hernie n'était point rentrée, et c'était le troisième depuis la purgation. La gangrène des téguments avait l'étendue de la paume de la main ; la peau était percée de cinq ou six trous irréguliers, d'où sortaient des matières stercorales fluides. Le malade était sans fièvre ; il avait été la veille à la garde-robe, et n'avait eu ni nausées, ni vomissement. J'emportai la plus grande partie des lambeaux gangréneux ; je pansai le fond de l'ouverture avec la charpie trempée dans l'esprit de térébenthine tiède, et j'en couvris la surface avec des plumasseaux chargés de digestif animé. Je fis suivant l'usage une embrocation sur le bas-ventre avec l'huile rosat, et j'appliquai un bandage contentif. A l'aide de ces pansements, toutes les chairs putréfiées tombèrent en huit ou dix jours : le malade était au bouillon pour toute nourriture ; j'y faisais ajouter matin et soir un demi-verre de vin, comme restaurant et cordial, et parce que le malade était fort dans l'habitude d'en boire. A chaque pansement, qu'il suffisait de réitérer trois fois le jour, on lavait la plaie avec du vin tiède pour la nettoyer des matières stercorales. Le malade prenait deux fois le jour un lavement émollient qui entraînait toujours quelques excréments. A mesure que la plaie se consolidait, les matières fécales y passaient en moindre quantité. Je permis par degrés des œufs dans les bouillons, puis des potages ; enfin le malade fut parfaitement guéri en un mois.

(IIe *Observation, par l'auteur, sur le même sujet.*) J'ai traité trois ou quatre mois après, dans le même hôpital, un homme d'environ soixante-six ans, d'une hernie semblable. Il souffrait depuis huit jours ; il y en avait trois ou quatre qu'il vomissait toutes les fois qu'il prenait quelque aliment solide ou liquide ; mais les matières qu'il rejetait n'étaient point stercorales. Il avait été chaque jour assez librement à la selle. L'irruption des matières par l'aine fit cesser le vomissement. C'est alors que je visitai le malade pour la première fois ; je me conduisis comme dans le cas précédent, et le succès fut aussi heureux.

(IIIe *Observation, par l'auteur, sur le même sujet*). J'avais déjà vu en l'année 1737 les mêmes circonstances à un homme âgé de plus de quatre-vingts ans. Le chirurgien qu'il avait appelé à son secours l'avait abandonné. Il se fit une crevasse gangréneuse dans l'aine, et le malade rendit, par la plaie et par l'anus, des pellicules de pruneaux qu'il avait mangés les jours précédents. On trouva même un jour, à la levée de l'appareil, un noyau de prune qui avait passé par la plaie avec les matières stercorales. M. Salviat, maître en chirurgie à Metz, et chirurgien-major d'un régiment de cavalerie, a traité ce malade, dont la guérison a été parfaite en cinq semaines. M. Bérard, le neveu, membre de l'Académie, qui était alors, ainsi que M. Salviat, employé à l'hôpital militaire de Metz, en qualité d'élève, a suivi cette cure, et y a contribué par ses soins.

(IVe *Observation tirée des Mémoires de la société d'Edimbourg*). M. Jamieson, chirurgien écossais, a donné, dans les Essais de la société d'Edimbourg, une observation qui a quelque rapport avec la première de celles que j'ai rapportées. Un homme de travail, vigoureux, âgé de vingt-huit ans, fut attaqué d'une violente colique, pour laquelle il prit le lendemain, par le conseil d'un jardinier, une médecine qui le purgea beaucoup, mais qui ne lui ôta pas sa douleur. Le jour suivant, il parut une grosse tumeur dans l'aine du côté droit, et qui, deux jours après, fut gangrenée dans son milieu. La mortification n'avait d'étendue qu'environ la largeur du pouce. Le troisième jour, la partie mortifiée se sépara ; il se fit par l'aine une grande décharge d'excréments, ce qui calma toutes les douleurs. Le malade ne fut visité la première fois par M. Jamieson que le septième jour. Les excréments sortaient en grande quantité par la plaie. Tous les médecins et les chirurgiens du lieu furent appelés pour consulter sur cette maladie. On détermina qu'on injecterait du vin tiède soir et matin par l'ouverture, et qu'elle serait couverte d'une compresse trempée dans la même liqueur. Le malade fut mis à la diète blanche, on lui donna tous les jours un lavement avec une décoction de plantes émollientes et de quelques vulnéraires, dans laquelle on faisait dissoudre de la térébenthine, du lénitif, et on y ajoutait de l'huile. — Cette méthode eut tout le succès qu'on pouvait en espérer. Il sortait un jour à l'autre moins d'excréments par l'aine, et les déjections augmentaient à proportion par l'anus. Ces bons effets furent troublés par un accident auquel on n'avait pas lieu de s'attendre : le douzième jour, l'évacuation des matières qui se faisait par l'ulcère, ayant cessé pendant douze heures, le malade fut attaqué de douleurs aiguës dans la région ombilicale, avec vomissement et hoquet, frissons, sueurs froides, faiblesse et fréquence dans le pouls. Ces symptômes étaient effrayants ; on fit au malade une ample saignée ; on lui appliqua sur le bas-ventre des compresses trempées dans une décoction émolliente ; il prenait fréquemment quelques cuillerées d'une potion anodine et cordiale ; et de trois en trois heures on lui donnait un lavement laxatif et émollient. Après douze heures de ces secours, il sortit de l'ulcère quelques excréments endurcis : dès ce moment les symptômes commencèrent à diminuer, et ils disparurent peu à peu. Depuis ce temps, les matières qui sortaient par l'aine étaient chaque jour en moindre quantité, et la guérison fut radicale en deux mois environ.

(*La suppression des selles ne prouve pas l'étranglement de tout le diamètre de l'intestin.*) La liberté du cours des matières stercorales, par la continuité du canal intestinal, pendant que l'intestin est étranglé, est un signe manifeste qu'il ne l'est que dans une portion de son diamètre. Cette circonstance est bien marquée dans les quatre observations dont je viens de donner le détail ; mais on ne peut en juger que par la facilité avec laquelle le malade va à la selle. Cependant ces déjections pourraient être supprimées sans qu'on pût en conclure que tout le diamètre de l'intestin est étranglé. La constipation peut accompagner la hernie où l'intestin n'est que pincé, et même en être l'effet.

(V^e *Observation tirée de Covillard.*) Covillard rapporte une observation qui donnerait la preuve de cette réflexion, si la vérité en était moins sensible. (1) Un paysan avait une hernie avec étranglement, et rétention totale des excréments fécaux, ce sont les termes de l'auteur. Ce malade était livré aux soins de deux médecins : ils épuisèrent en sa faveur toutes les ressources qu'ils jugèrent convenables à son état, comme bains, fomentations, cataplasmes, onctions, etc. ; mais il aurait fallu des moyens plus efficaces ; on ne pouvait les obtenir que du secours de la chirurgie, on ne l'implora

point. La nature heureusement y suppléa en quelque sorte, en ouvrant le quinzième jour l'intestin et les téguments à l'endroit de l'étranglement. Le malade rendit pendant six ans des matières par l'aine ; la fistule se referma ensuite d'elle-même, et les excréments reprirent leur route naturelle. Quoique l'auteur n'exprime pas que l'intestin avait été simplement pincé, il est aisé d'en juger par la nature des accidents qu'il dit avoir précédé la gangrène, et plus encore par la cicatrisation de l'ulcère de l'aine qui s'est faite naturellement. Il est probable qu'il se serait consolidé plus promptement, si les pansements avaient été conduits avec méthode ; et il n'est pas moins raisonnable de penser que cet ulcère fistuleux n'a jamais permis le passage que d'une très-petite quantité de matières : car si la totalité des excréments y eût passé pendant six ans, le rétablissement des fonctions du canal intestinal depuis l'aine jusqu'à l'anus n'eût pas été possible. Stalpart-Vander-Wiel (1) donne, d'après Blegny, l'observation d'un homme qui avait été blessé au bas-ventre. La plaie était pénétrante avec issue d'une portion de l'intestin iléon coupé en travers. Il se forma un nouvel anus dans cet endroit, et les gros intestins, après s'être débarrassés des matières qu'ils contenaient, se resserrèrent à un point, que le malade ne pouvait recevoir la plus petite partie d'un lavement. On connaît, par les exemples que l'on a de personnes mortes faute d'aliments, que tout le canal intestinal peut se rétrécir considérablement, et l'on a vu, dans ces cas, l'estomac même n'avoir pas plus de capacité qu'un boyau grêle. — La suppression des selles, qui a été un effet de l'étranglement, peut continuer pendant la cure des hernies avec gangrène, sans que les matières cessent de passer en partie par la continuité du canal intestinal : le régime sévère ne fournissant qu'une très-petite quantité de matières excrémenteuses, elles peuvent s'accumuler et séjourner fort longtemps entre l'ouverture de l'intestin et l'anus, sans causer la moindre gêne.

(VI^e *Observation, par M. Paret, maître en chirurgie à Saint-Etienne, en Forêt*). M. Paret a traité une femme de trente-cinq ans, grosse de quatre à cinq mois, d'une hernie avec pourriture, dans laquelle l'intestin n'était que pincé.

---

(1) Covillard, Obs. iatro-chirurgiq. Obs. 19.

(1) Obs. Rarior. xxv, t. II.

Les lambeaux gangréneux commencèrent à se détacher vers le dixième jour ; le quinze, la plaie était vermeille ; et il ne coulait plus que fort peu de matières par l'intestin. La malade n'allait point à la selle, et M. Paret fut conseillé de mettre une tente dans la plaie pour y former un anus artificiel. La malade eut, le vingt-trois, une évacuation copieuse par le moyen d'un lavement ; deux jours après, elle alla naturellement à la selle, et il ne passa plus rien par l'ouverture, que M. Paret ne craignit plus de laisser fermer totalement. La malade resta dix jours sans déjections, quoiqu'on lui eût fait prendre quelques verres de tisane laxative, et deux lavements qu'elle ne rendit point. Le ventre était souple ; enfin, le trente-septième jour, il y eut des selles fréquentes et copieuses : depuis ce temps le ventre a été bien réglé ; la malade a repris peu à peu des aliments solides, elle a recouvré ses forces, et la grossesse n'a point souffert de cet accident. —Si la constipation, pendant l'étranglement d'une portion du diamètre de l'intestin, ne prouve pas que le cours des matières soit intercepté, le défaut d'évacuation par les selles, dans la suite de la cure, ne pourra point, par la même raison, servir de preuve que toutes les matières passent par la voie que la gangrène a ouverte. La plénitude du canal, depuis l'estomac jusqu'à l'ouverture de l'intestin, un régime peu exact, une disposition bilieuse, peuvent déterminer une assez grande quantité de matières pour imposer au chirurgien ; et dès que la liberté du ventre se rétablira, il pourra croire qu'alors, seulement, le partage des matières s'est fait entre la voie naturelle et la voie accidentelle. C'est peut-être sous ce point de vue qu'il faut donner deux observations de M. Ponsardin, maître en chirurgie à Reims, et que M. Caqué son confrère, et correspondant de l'Académie, nous a communiquées.

(VII<sup>e</sup> *Observation, par M. Caqué, chirurgien en chef de l'Hôtel-Dieu de Reims.*) Dans la première il est question d'un homme d'environ quarante ans, qui appella M. Ponsardin à son secours, pour une hernie crurale avec étranglement. Au bout de vingt-quatre heures, ses soins n'ayant point eu encore de succès, on manda un charlatan dont les promesses furent vaines. M. Ponsardin, rappelé le huitième jour, trouva le malade en mauvais état, la hernie était tombée en pourriture ; les matières stercorales sortaient par une petite ouverture à travers le sac et les téguments pourris. Les escharres gangréneuses furent emportées avec une portion d'épiploon mortifiée. Les matières ne parurent se partager qu'au bout de trois semaines, et depuis ce temps il en coula peu par la plaie : le malade, à l'aide des pansements les plus simples, fut radicalement guéri en six semaines.

(VIII<sup>e</sup> *Observation, par le même.*) La seconde observation fait mention d'une femme pour laquelle le même M. Ponsardin ne fut appelé que le huitième jour. Il trouva une hernie crurale en pourriture ; la tumeur était remplie de matières stercorales ; on se conduisit dans l'opération et dans les pansements, suivant les règles de l'art. Le quinzième jour, on jugea que les matières commençaient à prendre leur cours en partie par la voie naturelle : elles y passèrent manifestement en plus grande quantité, à mesure que la cicatrice faisait des progrès. Elle ne fut parfaite qu'après deux mois et demi de pansements. — La longueur de la cure peut venir des désordres que la pourriture a faits extérieurement, et de ce que l'intestin aura été pincé dans une portion plus considérable de son diamètre. En général, on doit un peu se défier de l'exactitude des récits qui exagèrent le mal, et qui diminuent les difficultés de la guérison, pour rendre la réussite plus merveilleuse. Tel nous paraît être le fait cité par Lanzoni (1), médecin de Ferrare.

(IX<sup>e</sup> *Observation, de Lanzoni.*) Une femme de quarante-sept ans avait une hernie inguinale qui se putréfia. La suppuration détacha une portion d'intestin, que cet auteur dit avoir été de deux travers de doigts de longueur ; les excréments sortaient par la plaie : elle fut pansée avec des remèdes balsamiques, et la cicatrice fut parfaite au bout de vingt jours. Cette facilité de guérir des ulcères du canal intestinal avec déperdition de substance, suffirait seule, au défaut d'autres preuves, pour démontrer que, dans ces sortes de cas, l'intestin n'était que pincé, et même dans une assez petite portion de son diamètre.

(X<sup>e</sup> *Observation, par M. Laborde, médecin à Fleurance.*) Il y a apparence que la hernie d'un homme de vingt-deux

_____

(1) Obs. XIV, t. II, p. 388.

ans, dont M. Laborde, médecin à Fleurance, a communiqué l'observation à l'Académie, était dans une disposition aussi avantageuse. Le malade ne demanda la visite d'un chirurgien que lorsque la tumeur fut gangrenée; les excréments en sortaient; il ne voulut observer aucun régime, ni qu'on touchât en aucune façon à sa maladie; la plaie s'est cicatrisée parfaitement, malgré une conduite aussi irrégulière.

(XI<sup>e</sup> *Observation, tirée de Fabrice de Hilden.*) De tous les auteurs qui ont rapporté des faits de cette nature, je ne trouve que Fabrice de Hilden, plus ancien que tous ceux que j'ai cités, qui paraisse avoir discerné la circonstance dont il est question. Une dame de soixante-trois ans avait depuis dix-sept ans une hernie dont elle souffrit de très-vives douleurs, au mois de décembre 1597. L'intestin avait été réduit; il se fit néanmoins une inflammation accompagnée de fièvre, de douleur, de nausées et de vomissements. Fabrice, fut appelé le premier janvier 1598, il trouva la gangrène à l'aine. Son premier soin fut de scarifier la tumeur pour s'opposer au progrès de la mortification: les accidents ne cessèrent qu'après la chute de l'eschare, qui laissa une issue libre aux matières stercorales. La malade fut parfaitement guérie en deux mois. L'auteur, dans une lettre à Abel Roscius, médecin à Lauzanne, dit expressément qu'il croit que l'intestin s'était engagé dans l'anneau sans y faire aucun repli, c'est-à-dire qu'il y était simplement pincé. Cela est d'autant plus vraisemblable, que les accidents sont survenus après la réduction apparente de la hernie. Quoi qu'il en soit, il paraît démontré que dans les hernies avec gangrène, où l'intestin est simplement pincé dans une portion peu étendue de son diamètre, les secours de la chirurgie, quoique très-utiles, n'exigent que des procédés familiers, et qui ne sortent pas des règles les plus aisées à mettre en pratique. Le défaut absolu de secours n'est pas même mortel, et je suis persuadé que les ressources de la nature, abandonnée à elle-même, sont plus sûres, dans cette circonstance, que le secours de la chirurgie opératoire qui seraient mal dirigés.

(*La dilatation de l'anneau nuisible dans les hernies avec gangrène et adhérence.*) Les faits qui servent de base à la doctrine que nous exposons font voir qu'on a toujours réussi lorsqu'on s'est contenté d'emporter les parties attaquées de gangrène, sans toucher aux parties saines circonvoisines. Par cette opération, l'on peut facilement laver la plaie avec du vin chaud, et la nettoyer des fluides putréfiés, et des matières bilieuses et stercorales, qu'il ne faut laisser séjourner dans aucun recoin de l'ouverture formée par la déperdition de substance. L'esprit de térébenthine tiède empêche le progrès de la pourriture, dont la première cause ne subsiste plus; et les digestifs animés sollicitent les chairs vives à se débarrasser des eschares qui s'opposent aux efforts que la nature fait constamment pour la réunion des parties divisées. On met obstacle aux heureuses dispositions de la nature et l'on s'abuse, lorsqu'on croit remplir un précepte de chirurgie, en dilatant l'anneau dans les cas où l'intestin gangrené a contracté des adhérences. La dilatation n'est recommandée en général dans l'opération de la hernie, que pour faciliter la réduction des parties étranglées. Dans la hernie avec pourriture et adhérence, il n'y a point de réduction à faire, et il n'y a plus d'étranglement: la crevasse de l'intestin a ôté la disproportion qu'il y avait entre le diamètre de l'anneau et le volume que les parties avaient acquis, et la liberté de l'excrétion des matières fécales que la pourriture a procurée fait cesser tous les accidents qui dépendaient de l'étranglement. Dans quelles vues pourrait-on croire la dilatation de l'anneau nécessaire? La gangrène n'a-t-elle pas fait assez de désordres qui rendront la cure d'autant plus difficile que la déperdition de substance aura été plus grande. Une incision peut détruire imprudemment un point d'adhérence essentiel, et donner lieu à l'épanchement des matières stercorales dans la cavité du ventre: il peut au moins en résulter une moindre résistance à l'écoulement des matières par la plaie, et par conséquent une plus grande difficulté au rétablissement de leur passage par la voie naturelle; ce qui est peu favorable à la guérison radicale.

(*Le vomissement des matières stercorales n'est point un signe que tout le diamètre de l'intestin soit étranglé.*) On a toujours regardé le défaut d'évacuation par les selles, et le vomissement des matières stercorales, comme les marques caractéristiques de l'étranglement de tout le diamètre de l'intestin dans une hernie. Nous venons de faire voir que la constipation ne prouvait rien, puisqu'elle pouvait avoir lieu dans le cas même où l'intestin n'était que pincé : le vomissement des matières fécales ne doit pas passer pour un signe plus décisif.

(XII⁰ *Observation, par M. Gelibert, chirurgien à Alzonne en Languedoc.*) Une femme de quarante-cinq ans portait depuis treize années un bandage pour une hernie inguinale ; elle en négligea l'usage : il se fit un étranglement qui fut bientôt suivi du vomissement des matières fécales avec tous les accidents qui l'accompagnent. Les secours convenables furent administrés sans délai ; la réduction fut tentée inutilement ; on proposa l'opération, et l'on ne put vaincre la résistance de la malade à cet égard que le dixième jour. Son état parut désespéré : à l'ouverture des téguments et du sac herniaire, on vit que l'intestin n'était que pincé et de couleur noire. M. Gelibert fit une petite incision dans l'anneau pour débrider l'étranglement, et laissa l'intestin au bord interne de la plaie, afin que, venant à s'ouvrir par la suppuration de ses membranes, les matières stercorales eussent une issue libre au dehors. On appliqua un appareil convenable, et l'on prescrivit à la malade de se tenir couchée sur le ventre. On lui donna ensuite un lavement avec la pulpe de casse et l'huile de lin dans une décoction émolliente, et une heure après, un verre de tisane laxative qui fut réitéré au bout de deux autres heures. La voie des selles s'ouvrit, et il n'y eut plus de vomissements. La malade attaquée, avant son accident, d'une fièvre vermineuse, fut assez bien jusqu'au neuvième jour qu'elle rendit avec des efforts assez violents beaucoup de matières bilieuses par la bouche avec trois gros vers. L'intestin se creva par ces efforts ; l'appareil et le lit furent inondés de matières qui sentaient fort mauvais ; deux gros vers étaient sortis par la plaie. On y fit des lotions fréquentes avec une décoction de plantes vulnéraires, et l'on fit continuer la situation prescrite. La malade fut purgée quatre fois dans les douze premiers jours de l'ouverture de l'intestin, avec des potions laxatives et vermifuges, qui produisirent un très-bon effet ; mais les évacuations se firent par la plaie. Le ventre était toujours tendu ; M. Gelibert jugea enfin qu'il fallait avoir recours aux lavements ; il en fit donner trois par jour à demi-seringue.

Leur usage continué attira peu à peu des matières stercorales, et la plaie ne cessa de leur donner passage que lorsque la voie inférieure fut parfaitement rétablie dans ses fonctions. La consolidation ne tarda point à se faire : cette cure a duré environ un mois. — On voit dans cette observation que le vomissement des matières stercorales peut être un accident de la hernie où l'intestin n'est que pincé : elle nous montre de plus, combien l'usage des lavements est nécessaire pour déterminer les matières à suivre la continuité du canal. Leur bon effet est bien marqué dans les deux premières et dans la quatrième observation de ce Mémoire. La situation sur le ventre n'est favorable qu'à l'issue des matières par la plaie ; dès qu'il n'y a pas à craindre leur épanchement dans la cavité du ventre, il est inutile de tenir les malades dans cette position gênante : les potions purgatives très-convenablement administrées contre la fièvre vermineuse, ont fait passer beaucoup de matières par la plaie, qui auraient pris leurs cours en plus grande partie par les voies naturelles, si l'on eût mis plus tôt la malade à l'usage des lavements. L'amas des matières, entre la plaie et le fondement, forme une résistance qui peut déterminer la totalité de celles qui parcourent la partie supérieure du canal à passer par la plaie. Les observations suivantes serviront à confirmer l'utilité de ces remarques.

(XIII⁰ *Observat., tirée des Mémoires de la société d'Edimbourg, sur l'efficacité des lavements dans la cure des hernies avec gangrène.*) Un homme de trente ans avait depuis quelques années une hernie intestinale qu'il faisait rentrer aisément lorsqu'il était dans son lit. Un jour qu'il s'était beaucoup fatigué à un travail pénible, la hernie ne rentra point. Ce pauvre homme, autant par ignorance que faute de secours, souffrit, pendant quinze jours ou environ, les douleurs cruelles et les accidents de l'étranglement. Un médecin fut prié de l'examiner. A la vue d'une tumeur considérable, accompagnée d'une grande inflammation qui commençait à prendre une couleur livide, il dit qu'il fallait avoir recours à un chirurgien. M. Cookesley vint le lendemain ; il trouva que les matières fécales s'étaient fait jour à travers les téguments du scrotum ; il emporta la plus grande partie des portions membraneuses corrompues dont la cavité du scrotum était pleine. Il pansa avec de l'onguent digestif. Depuis plus de quinze jours, il n'y avait eu aucune évacuation par les voies naturelles : on trouva, au second pansement, qu'il s'en était fait une considérable par l'ouverture de l'intestin ; la cavité de la tumeur, qui avait beaucoup d'étendue, était toute remplie d'un mélange confus de matières purulentes, d'excréments, d'intestin pourri, et de membranes gangrenées. Le désordre que la pourriture avait occasionné était tel qu'on ne put distinguer ni le cordon des vaisseaux spermatiques ni le testicule, en enlevant les parties gangrenées qui les couvraient. M. Cookesley nettoya l'ulcère de toutes les ordures qui y restaient, en le lavant avec une fomentation convenable, et le pansa avec les remèdes indiqués. Ces pansements furent continués deux fois par jour. Les parties mortifiées qui restaient se détachèrent ; la plaie commença à se mondifier et à paraître belle, quoique les matières qui auraient dû sortir par le fondement s'évacuassent par ce nouveau passage. Pour tâcher de rappeler leurs cours par les voies ordinaires, M. Cookesley fit donner des lavements : ils entraînèrent des matières endurcies qui séjournaient depuis long-temps dans le *rectum* ; et en continuant pendant quelque temps ces remèdes, on s'aperçut que la décharge qui se faisait par l'ulcère diminuait de jour en jour, et que le malade rendait souvent des matières par les voies naturelles. La nature reprit insensiblement ses fonctions, et l'ulcère se cicatrisa solidement.

(XIVᵉ *Observation*, par *M. Chastanet, chirurgien aide-major de l'hôpital militaire de Lille.*) Une femme de cinquante-cinq ans se plaignit de douleurs vives dans les entrailles, accompagnées de nausées : c'étaient les symptômes d'une hernie crurale dont la tumeur avait peu d'élévation. L'effet de quelques saignées et de l'application des cataplasmes émollients, n'ayant point répondu à l'impatience de la malade, elle fit appeler une femme, pensionnaire de la ville de Lille, pour l'application des brayers : elle en mit un ; les douleurs augmentèrent. La malade, qui n'avait eu que des nausées, vomit bientôt les matières stercorales. Malgré ces accidents le bandage fut continué jusqu'au huitième jour, qu'il fut ôté de l'avis d'un médecin à qui la conduite de cette maladie fut confiée. Il ne négligea aucun des secours qui pouvaient dépendre de lui.

Les lavements qu'il ordonna firent rendre des excréments ; il prescrivit des potions huileuses et calmantes ; il ne pensa point à la médecine efficace ; il ne sentit point apparemment la nécessité de l'opération. La tumeur, que l'impression du bandage avait déprimée, s'était relevée ; les vomissements cessèrent le quatorzième jour, et le dix-septième les téguments furent attaqués de gangrène. M. Chastanet fut appelé le lendemain. La malade avait le pouls concentré, et la tumeur, dont la circonférence était dure et douloureuse, avait de la mollesse dans son centre ; on y sentait une fluctuation bien marquée. L'ouverture de cette tumeur donna issue à une grande quantité de matières putrides et bilieuses ; l'intestin sphacélé avait contracté de fortes adhérences avec le ligament de Fallope. La malade dormit après le pansement, les tranchées se calmèrent, le pouls se ranima, et la nuit elle eut une selle naturelle. Le lendemain l'appareil était rempli de matières fécales, et depuis ce temps jusqu'au cinquième jour, le dégorgement du canal intestinal étant fait, il ne coula rien d'extraordinaire par la plaie, et la malade n'eut aucune envie d'aller à la selle. Le sixième jour, elle eut un accès de fièvre avec quelques tranchées ; cela se termina par une évacuation de bile par la plaie. Cette diarrhée continua jusqu'au dix. La nuit du onze fut orageuse ; cependant les escharres gangréneuses se détachèrent ; la plaie devenue vermeille ne laissait passer qu'une petite quantité de matières stercorales. Des tranchées continuelles inquiétaient néanmoins la malade. Une selle copieuse qu'elle fit le vingt-cinquième jour, et un lavement émollient ne la soulagèrent point. Le vingt-sept, une potion huileuse et calmante, et un lavement procurèrent la sortie d'une grande quantité de matières dures qui, dans leur passage, ont déchiré la portion d'intestin qui commençait à se cicatriser. La plaie fut de nouveau pénétrée de matières bilieuses. Pour les entraîner dans la continuité du canal intestinal, M. Chastanet ordonna une pinte de petit-lait clarifié et édulcoré avec deux onces de sirop de violette. Ce remède procura sept ou huit selles bilieuses très-fétides ; elles firent cesser les tranchées et procurèrent un sommeil paisible à la malade. Le lendemain, vingt-huit, elle alla naturellement à la selle. Il parut encore un peu de bile dans la plaie. Le *vingt-neuvième jour*, quelques verres de petit-lait édulcoré firent faire trois selles. Depuis ce temps, on ne vit plus rien dans la plaie qu'une suppuration louable qui amena une bonne cicatrice ; elle fut parfaite vers le cinquantième jour.

M. Chastanet, qui avait fait observer pendant le cours de cette maladie une diète des plus sévères, voulut diriger le régime après la guérison. Il augmenta la nourriture par degrés. La convalescente ayant trompé sa prudence, elle souffrit pendant deux jours des douleurs dans les entrailles. Quelques lavements et un peu de manne prise par la bouche calmèrent cet accident. Pour le prévenir par la suite, on entretient la liberté du ventre ; la malade qui continue de jouir d'une bonne santé mange très-souvent, le soir en se couchant, une demi-once de manne, et elle prend par-dessus une cuillerée d'huile d'amandes douces, cela lui donne ordinairement deux selles le lendemain dans la matinée. Cette cure fait honneur aux lumières et aux soins de M. Chastanet : une observation aussi bien détaillée dans toutes ces circonstances est très-instructive ; elle nous indique particulièrement l'utilité des minoratifs pour procurer de bonne heure le dégorgement du canal intestinal, afin d'éviter les déchirements que ce dégorgement produit, lorsqu'il est trop tardif, sur la plaie dont la consolidation est commencée et a déjà fait quelques progrès. On aurait, je pense, beaucoup gagné de temps à faire, le sept ou le huitième jour, ce qu'on a été obligé de faire le vingt-septième ; l'observation nous apprend que l'indication de purger était dès lors suffisamment marquée. Le cas que nous allons rapporter n'a pas eu un succès aussi heureux que le précédent, par l'indiscrétion dans le régime après la consolidation de la plaie.

(XVe *Observat.*, par M. *Dufouart*.) M. Dufouart fut appelé au secours d'une dame de quarante cinq ans, qui vomissait les matières stercorales depuis sept jours, à l'occasion d'une hernie inguinale avec étranglement. La tumeur n'avait pas beaucoup d'élévation ; elle était dure et rénitente, ce qui semblait rassurer sur l'état des parties qui y étaient contenues. Le temps pressait, le pouls de la malade était concentré, et elle avait des convulsions. Une saignée et quelques demi-lavements n'ayant point amélioré son état, les tentatives de réduction ayant été sans effet, M. Dufouart se détermina à faire

l'opération. L'ouverture des téguments et celle du sac herniaire donnèrent issue à une matière bourbeuse et d'une odeur très-fétide. L'intestin était gangrené ; l'anneau fut dilaté ; il se fit par la plaie une évacuation considérable de matières fécales, et le vomissement cessa dès l'instant. M. Dufouart employa dans les pansements les remèdes d'usage pour détruire la pourriture et en arrêter les progrès. En peu de jours, les eschares furent détachées et la suppuration devint louable. On vit alors dans le fond de la plaie la partie du boyau qui tenait au mésentère, et qui était sain dans cet endroit. Vers le onzième jour, il ne restait plus dans ce fond qu'un petit conduit presque imperceptible, par où il passait des matières excrémenteuses en très-petite quantité, car la malade, tenue à un régime très-sévère, ne prenait que du bouillon et de la gelée, et même très-peu à la fois. La cicatrice de la plaie extérieure fit d'abord des progrès rapides ; les matières continuaient à passer par la petite ouverture du fond ; et toutes les fois qu'elles devaient sortir, la malade en était avertie par des envies semblables à celles qu'on ressent avant que d'aller à la selle dans l'état naturel. Les choses restèrent dans cette situation pendant quelque temps : il se forma à la circonférence de l'ouverture du fond de la plaie un bourrelet charnu, qu'on voyait distinctement s'ouvrir pour laisser sortir les matières, et se resserrer ensuite en forme d'anus. La cicatrice des téguments gagna enfin le fond de la plaie et la consolida entièrement le quarante-huitième jour. La malade commença pour lors à ressentir quelques mouvements de colique qui venaient de l'effort des matières pour reprendre leur ancienne route. Dans la vue d'en faciliter le passage, on donna à la malade des demi-lavements, dont le bon effet fit espérer le rétablissement du cours naturel des excréments. Elle ne mangeait alors que du potage, et M. Dufouart lui avait représenté vivement de quelle conséquence il était de ne point passer à des aliments plus solides sans une extrême précaution. Elle ne put résister, quinze jours après, à l'envie de manger plus qu'il ne fallait : elle en eut une indigestion suivie d'un vomissement si violent, que l'intestin se rompit ; les matières s'épanchèrent dans le bas-ventre, et elle mourut dans la nuit. A l'ouverture du corps, on trouva une portion de l'intestin iléon adhérente

à l'anneau, et à côté une crevasse gangréneuse.

M. Dufouart avait pensé dans le cours
de cette cure à former un nouvel anus
dans le fond de la plaie ; il aurait sûrement sauvé la malade par ce moyen, dont
nous ferons connaître les avantages dans
la suite de ce Mémoire ; mais l'idée du
dégoût et de la gêne de cette incommodité habituelle la rebuta. Peut-être aurait-on pu lui en éviter les désagréments
et lui procurer une solide guérison. La
perfection de l'art et l'utilité publique,
seuls objets de nos travaux, nous autorisent à rechercher, dans les observations
fournies par les maîtres de l'art, la liaison
des causes et des effets qu'ils ont remarqués, pour tâcher de discerner les raisons des bons et des mauvais succès
qu'ils ont eus. Dans le cas dont il est ici
question, l'intestin n'était que pincé : la
dilatation de l'anneau donne, comme
nous l'avons déjà fait observer, une plus
grande facilité aux matières de sortir
par la plaie. Les lavements, qui ont eu
dans d'autres cas de si bons effets, n'ont
été mis en usage que fort tard, et il a
paru, par le bien qu'ils ont produit dans
celui-ci même, qu'on aurait pu les employer plus tôt avec avantage. Le régime
très-sévère, continué très-long-temps,
est peut-être encore un abus dans quelques cas ; il favorise le rétrécissement du
canal et dispose de loin aux accidents
consécutifs. Il est bien difficile de se
persuader, quoique de très-habiles hommes l'aient avancé, qu'une cicatrice obtenue par une diète rigoureuse, portée
aussi loin qu'il est possible, puisse se
relâcher et s'étendre, et que le détroit
de l'intestin s'élargisse enfin. Nous avons
loué, dans l'observation précédente, les
précautions que M. Chastanet a prises
pour entretenir, après la guérison, la liberté du ventre de la malade qu'il a traitée, afin de prévenir l'engorgement des
matières dans le canal intestinal ; mais
on observera qu'il y a eu des circonstances favorables pendant la cure, et qui
ne se sont point montrées dans le cas
rapporté par M. Dufouart. Dans celui-ci,
nul partage des matières pendant le cours
du traitement ; elles ne sortaient que par
la plaie. L'ouverture du bout inférieur
se rétrécissait nécessairement d'un jour
à l'autre, et devenait moins propre à reprendre ses fonctions. Dans l'observation
de M. Chastanet, le régime n'a pas été
moins exact ; mais la malade a trouvé la
cause de son salut dans les accidents

mêmes qui paraissaient troubler la cure,
et qui ont obligé de purger plusieurs fois,
ce qui a rétabli très-utilement et comme
par anticipation la route naturelle ; puisque dès le vingt-neuvième jour il n'a
plus passé de matière par la plaie, quoique la cicatrice n'ait été faite complètement que le cinquante-deuxième. Il y a
cependant toute apparence que, dans le
cas rapporté par M. Dufouart, la déperdition gangréneuse avait été plus considérable, et que la portion inférieure de
l'intestin ne répondait point assez directement à l'ouverture de la portion supérieure. Le bourrelet charnu, en forme
de sphincter, qui s'est formé à la circonférence de cet orifice, marquait le vœu
de la nature, si j'ose employer cette expression : M. Dufouart voulait la seconder ; la malade a été la victime de sa
résistance à suivre un conseil sage et salutaire.

(II<sup>e</sup> Cas. *Hernies dans lesquelles l'intestin est pincé dans tout son diamètre.*)
Ces réflexions conviennent au second cas
que nous devons examiner, où l'intestin
est pincé dans la plus grande portion, ou
dans la totalité de son diamètre : la conduite que le chirurgien doit tenir alors
sera différente, suivant la disposition de
l'intestin. S'il était libre et sans adhérence, ce que je n'ai jamais trouvé dans
la circonstance dont il est question, il
faudrait se comporter de la même manière
qu'on le ferait si l'on avait été obligé de
retrancher une portion plus ou moins
longue de l'intestin gangrené, formant
une anse libre dans le sac herniaire. Ce
point de pratique fera dans un moment
le sujet d'une discussion particulière.
Mais si les adhérences de l'intestin mettent le chirurgien dans l'impossibilité
d'en rapprocher les orifices, d'une manière qui puisse faire espérer une réunion exempte de tout risque ; si la nature,
aidée des secours de l'art, ne paraît pas
disposée à faire reprendre librement et
avec facilité le cours aux matières par les
voies ordinaires ; il faudra nécessairement, si l'on veut mettre la vie du malade en sûreté, procurer un nouvel anus.
On sentira de plus en plus, par les faits
qui nous restent à rapporter, les avantages de ce précepte, et le danger de la
conduite contraire. — On sent bien,
sans qu'il soit nécessaire de le faire remarquer, que, dans le cas où tout le
diamètre de l'intestin est pincé, les
symptômes primitifs doivent être les
mêmes que dans la hernie produite par

une portion plus longue et qui formerait une anse. Dans l'une et dans l'autre, le passage des matières stercorales étant absolument interrompu, les malades les vomissent peu après que l'étranglement est formé; mais les suites de l'étranglement ne sont pas ordinairement les mêmes dans les deux cas; la gangrène qui y survient produit des effets fort différents. Les remarques pathologiques que j'ai faites à cette occasion sur un assez grand nombre de hernies, avec pourriture, pourraient servir à fonder un jugement décisif sur la nature de la maladie, si ce que j'ai observé constamment se rencontrait toujours. Lorsque l'intestin n'est que pincé, quand tout son diamètre serait étranglé, la gangrène est circonscrite, ses progrès se font vers les téguments, et les accidents cessent dès que les excréments se sont fait jour à travers la pourriture. L'étranglement, dans ces cas, trace les bornes de la gangrène, parce que la portion pincée ne reçoit que les dernières divisions des vaisseaux mésentériques; aussi voit-on les malades porter cette espèce d'étranglement pendant huit ou dix jours. L'inflammation qui se fait lentement à la circonférence de la partie qui tombe en gangrène produit des adhérences qui unissent cette circonférence à celle de l'anneau; de même que nous voyons dans l'inflammation du foie ce viscère se coller au péritoine et au diaphragme, et le poumon contracter des adhérences avec la plèvre dans les maladies inflammatoires de la poitrine. Les accidents sont bien plus rapides dans la hernie formée par une anse d'intestin. L'inflammation gagne promptement la continuité du canal intestinal au-dessus et au-dessous de la partie étranglée. Les opérations faites le troisième jour, dans les étranglements considérables, montrent non-seulement l'anse de l'intestin gangrené hors de l'anneau, la gangrène s'étend même quelques pouces au-dessus, et communément dans le progrès du mal, il n'y a point d'adhérence, surtout si l'intestin est seul, l'inflammation gangréneuse s'empare bientôt de tout le canal intestinal, et les malades périssent en fort peu de jours par la corruption des parties du bas-ventre, quoique les téguments de la tumeur herniaire n'aient souvent reçu aucune altération. La tumeur devient seulement molle et livide par les émanations putrides, comme les muscles et la peau du bas-ventre deviennent bleus et verdissent dans les cada-

vres dont le ventre est simplement dans une disposition prochaine à se putréfier. La raison de ces différents effets se présente d'elle-même. Dans le premier cas, ce sont, comme je l'ai dit, les extrémités des vaisseaux qui sont étranglées; la gangrène doit être naturellement circonscrite, et son effet borné à la putréfaction des parties qui souffrent l'étranglement. Dans l'autre cas, par la nature et le nombre des vaisseaux qui sont compris dans l'étranglement, il se fait un changement notable dans la circulation. Le sang qui ne peut plus passer dans les branches occupées se porte en plus grande quantité dans les branches collatérales, et y suffoque bientôt le principe vital; l'inflammation et la gangrène gagnent ainsi successivement et en fort peu de temps toute la continuité du canal intestinal, qui reçoit des branches du tronc de la même artère mésentérique: ainsi tout le progrès de la gangrène se fait extérieurement dans un cas, et dans l'autre, c'est sur les parties internes qu'elle s'étend: tout cela n'est cependant point sans quelques exceptions.

( IIIe Cas. *Hernie avec gangrène d'une anse d'intestin sans adhérence.*) Lorsque l'intestin forme une anse libre dans l'anneau et qu'il est attaqué de gangrène, sans apparence qu'il puisse se revivifier par la chaleur naturelle, après sa réduction dans le ventre, il serait très-dangereux de l'y replacer. La séparation qui se ferait de la partie gangrenée, ou le poids de la colonne des excréments qui crèverait la partie mortifiée, si elle ne l'était déjà par l'effet de la pourriture, produirait l'épanchement des matières stercorales dans la cavité de l'abdomen. Cette réduction ferait donc nécessairement périr le malade par les accidents qui naîtraient de l'épanchement. Les grands praticiens, qui ont opéré dans cette circonstance, ont coupé la portion gangrené de l'intestin; il ne peut y avoir de ressource que dans ce parti; mais il prescrit beaucoup d'attention pour en assurer le succès. On ne peut prévenir l'épanchement des matières stercorales dans le ventre, qu'en assujettissant dans la plaie, avec le plus grand soin, le bout de l'intestin qui répond à l'estomac; et l'on peut procurer dans cet endroit un anus nouveau, que les auteurs ont nommé *anus artificiel*, c'est-à-dire une issue permanente pour la décharge continuelle des excréments. Telle était dans ce cas la pratique qu'on suivait au commencement de ce siècle : des observations plus récentes nous ont appris qu'en retenant les deux bouts de l'intestin dans la plaie, on pouvait obtenir leur réunion, et guérir le malade par le rétablissement de la route naturelle des matières fécales. Il ne paraissait pas qu'on pût former le moindre doute sur la préférence que semble mériter cette dernière façon de procéder à la guérison, sur celle que procure l'anus artificiel. J'entreprendrai cependant de prouver que celle-ci est plus sûre, et que l'incommodité qu'elle laisse serait plus avantageuse que le rétablissement de la route naturelle des matières, par la pratique recommandée dans le premier volume de nos Mémoires. Pour mettre l'Académie à portée de juger sur un point contradictoire de pratique aussi délicat et aussi intéressant, je vais rappeler sommairement les différents procédés qui ont été suivis dans ce cas.

(XVI<sup>e</sup> *Observation tirée des Mémoires de l'Académie des sciences ; par M. Littre. — Formation d'un anus artificiel.* ) On lit dans les Mémoires de l'Académie royale des sciences, année 1700, que M. Littre, après avoir emporté la portion gangrenée de l'intestin dans une hernie, avait assujetti à l'anneau, par trois points d'aiguille, le bout supérieur, et qu'il avait lié la portion qui répondait à l'anus. Cette pratique a réussi, et le succès qu'elle a eu dans quelques autres occasions l'a fait regarder comme une merveille de l'art. Ce jugement a été porté par des personnes qui ne jugent des choses que par l'événement. — L'histoire de la même Académie, année 1723, parle du moyen qui réussit fort heureusement à M. de la Peyronie, pour procurer la réunion de l'intestin dans un cas semblable. Il paraît qu'il ne s'attendait pas à tout le succès qu'a eu son opération. Il est vraisemblable que M. de la Peyronie, n'ayant pu distinguer quel était précisément le bout d'intestin qui répondait à l'estomac, jugea qu'il n'y avait aucun inconvénient à en retenir les deux bouts dans la plaie. Ce qui rend ma conjecture fort probable, c'est la difficulté de faire cette distinction. M. Littre a cru donner des signes pour qu'on ne s'y méprît point ; mais ils sont illusoires et insuffisants. On ne peut absolument décider qu'un des bouts de l'intestin est celui qui répond à l'estomac que par la sortie des matières. Or, il est constant que la partie de l'intestin qui va à l'anus

est presque toujours remplie de matières à la proximité de l'endroit qui a souffert l'étranglement : ces matières trouveront moins de résistance à sortir par la plaie qu'à parcourir les circonvolutions du canal intestinal jusqu'à l'anus. Ainsi, en jugeant d'après le dégorgement qui cependant est le seul signe, on risque de ne pas avoir d'abord une connaissance distincte du bout qui correspond à l'anus ; peut-être même qu'en se déterminant trop promptement et avec légèreté d'après ce signe, à pratiquer la méthode de M. Littre, on pourrait nouer la partie supérieure de l'intestin, et fixer dans la plaie celle qui devrait être abandonnée. La conduite de M. de la Peyronie fait l'éloge de sa prudence, et dans le cas même où l'on jugerait à propos de faire un nouvel anus, il serait plus convenable de retenir les deux bouts de l'intestin dans la plaie, que de nouer celui qu'on répute inutile. — Quelles qu'aient été les vues de M. de la Peyronie, en retenant également les deux bouts de l'intestin dans la plaie, on sait que la réunion s'en est faite. Ce succès détermina ce grand maître à tenter la même méthode dans des cas semblables : il a donné à ce sujet un Mémoire qui est inséré dans le premier volume de l'Académie. La lecture attentive et réfléchie des observations qui en sont la base m'a donné de la défiance sur les avantages de la doctrine qu'on y établit.

(XVII<sup>e</sup> *Observation, par M. de la Peyronie. Sur la réunion d'un intestin gangrené dans une hernie.* ) La première de ces observations nous apprend que, dans les premiers temps de la cure qui en est l'objet, les matières stercorales s'évacuaient entièrement par la plaie ; qu'elles ne commencèrent à se partager que vers le trente-sixième jour, et qu'elles ne cessèrent de passer en totalité par la plaie, que lorsque les progrès de la cicatrice eurent rendu le passage moins libre par cette voie contre nature. La façon de vivre du malade contribua beaucoup à l'avancement de la réunion : un régime exact détermine constamment la plus grande partie des excréments à sortir par la plaie. M. de la Peyronie dit qu'il n'a pu obtenir une guérison parfaite qu'en assujettissant son malade, pendant environ trois semaines, à très-peu de nourriture légère et de facile digestion. Il fut obligé de prendre ce parti, après quatre mois de traitement inefficace, faute de cette précaution. Six mois après, la cicatrice s'est rouverte par un abcès : les matières stercorales ont coulé pendant deux mois par cet endroit; et depuis la guérison parfaite de l'ulcère, le malade a été sujet à une colique, comme celui dont il est parlé dans l'histoire de l'Académie royale des sciences, année 1723, et qui à la fin en est mort. Cet accident, la colique habituelle, vient, comme l'a très-judicieusement observé M. de la Peyronie, de la difficulté que les matières fécales trouvent à passer par le détroit de l'intestin adhérent à la cicatrice, où il fait un coude qui gêne encore le passage des matières. Ces accidents consécutifs, presque inévitables, malgré toutes les précautions qu'on pourrait prescrire, rendent les avantages de la réunion, qui se fait dans ce cas, fort équivoques. — M. de la Peyronie donne, dans son Mémoire, une seconde observation sur la guérison d'une hernie avec gangrène, dont le précis servira à confirmer mon sentiment sur cette question. La malade était une femme de vingt-sept ans. Le régime sévère qu'elle observa après l'opération fit qu'au bout de quinze jours une partie des matières stercorales prit son cours par la voie ordinaire : un mois après, il n'en passa plus du tout par la plaie; la cicatrice ne tarda point à se faire. Cette femme fut sujette, après sa guérison, à des douleurs très-vives de colique avec vomissements : on attribua ces accidents à des indigestions. Au bout de deux mois, dans une colique très-considérable qui fut suivie de vomissement avec de grands efforts, la malade sentit des douleurs violentes autour de la cicatrice; le ventre devint de plus en plus douloureux; enfin il se tendit prodigieusement, et le deuxième jour la malade mourut. A l'ouverture de son corps, le ventre se trouva rempli de matières stercorales fluides, qui s'étaient épanchées par une déchirure de l'intestin au-dessus de l'adhérence qu'il avait contractée avec le péritoine. Le vomissement avec effort, qu'on a regardé comme la cause de la crevasse de l'intestin, était lui-même un symptôme de l'engorgement du canal, cause première de tous les accidents et de la mort de la malade. En effet, si l'on considère la différence qu'il y a entre l'intestin dans l'état naturel, et la disposition où il est après avoir été réuni dans la cure d'une hernie avec gangrène, on ne sera point embarrassé de donner la raison de cet événement. Le canal intestinal est naturelle-

ment libre et flottant; les tuniques des intestins sont dilatées passivement par les matières qui en parcourent la cavité, et ces tuniques agissent réciproquement par une vertu contractive sur ces mêmes matières; mais les choses sont disposées différemment après la réunion de l'intestin, procurée suivant la méthode dont nous parlons: le mécanisme naturel n'a plus lieu; la cavité du canal intestinal est rétrécie, l'intestin forme un coude et est adhérent dans cet endroit; son organisation naturelle y est détruite : il n'est guère possible que ce détroit de l'intestin, bridé par la cicatrice, puisse s'élargir suffisamment pour mettre la personne à l'abri des accidents énoncés : voilà des causes suffisantes pour produire les effets qu'on a observés à la suite de cette réunion; les faits déposent contre les prétendus avantages des cures qu'elle a opérées; je suis persuadé que le premier des deux malades, dont je viens de rappeler l'histoire, a dû sa guérison durable au régime moins sévère que M. de la Peyronie se reprochait de lui avoir fait tenir pendant quatre mois; les matières qui passaient en partie par les voies naturelles en conservaient utilement les fonctions et les usages. La malade, qui fait le sujet de la seconde observation, a été guérie plus promptement; mais ce fait, joint à beaucoup d'autres, dont il est inutile de surcharger ce Mémoire, ne nous laisse envisager ce qu'on a cru pouvoir appeler la guérison parfaite des malades, que comme une disposition très-fâcheuse, par laquelle leur vie est continuellement exposée. M. Morand, dans un Mémoire publié dans le recueil de ceux de l'Académie royale des sciences, année 1735, a donné une observation qui justifie nos craintes à cet égard.

(XVIIIe Observat., par M. Morand. *Mauvais succès de la guérison d'une hernie avec gangrène.*) Une femme, qui avait été guérie d'une hernie avec gangrène, mourut après avoir eu des douleurs très-vives de colique. On trouva dans le bas-ventre les aliments et les médicaments qu'elle avait pris depuis que les douleurs s'étaient fait sentir. L'intestin était crevé à l'endroit où il s'était réuni quelques années auparavant. Ce funeste accident a été déterminé mécaniquement par la mauvaise disposition que l'intestin avait acquise en se réunissant. L'observation suivante prouve beaucoup contre la réunion qui rend l'intestin adhérent, et qui en rétrécit le diamètre, puisque l'événement a été aussi fâcheux que dans les cas rapportés, quoiqu'il n'y ait eu ni pourriture, ni perte de substance.

( XIX° *Observation, par M. Dubertrand. Plaie de l'intestin réunie, et suites fâcheuses de cette réunion.* ) Une paysanne des environs de Paris, âgée de quarante-trois ans, avait une hernie complète avec étranglement, qu'on ouvrit imprudemment comme si c'eût été un abcès. Le chirurgien du lieu, qui avait commis cette faute, s'en aperçut sur-le-champ par la nature des matières qui sortirent. Il appliqua un appareil, et fit avertir M. Dubertrand, qui arriva trois heures après. Tout l'appareil était pénétré de matières fécales fluides; la malade était dans une faiblesse extrême, et avait des vomissements avec hoquets, et des sueurs froides. M. Dubertrand, après l'avoir ranimée, en lui faisant prendre quelques cuillerées de vin avec du sucre, examina l'état des choses. Il trouva une portion considérable de l'intestin affaissée, sans altération, et qu'il aurait pu faire rentrer sans peine; il y reconnut une plaie d'environ un pouce et demi de longueur. Il fit la suture du Pelletier. L'écoulement des matières ne cessant point malgré la suture, M. Dubertrand jugea que l'intestin était ouvert dans un autre endroit, et en tirant un peu l'intestin au dehors, il découvrit qu'il était coupé obliquement dans tout son diamètre à un pouce de distance de la plaie qu'on venait de coudre. Pendant cet examen, la malade eut des convulsions violentes qui ne troublèrent point M. Dubertrand. Il passa un fil dans le mésentère, et fit une anse, au moyen de laquelle l'extrémité de cette anse et le bout des fils qui servaient à la suture étaient fixés extérieurement par un emplâtre agglutinatif. On posa un appareil qui ne gênait point les évacuations, et on prescrivit toutes les choses convenables. Le lendemain la malade était sans fièvre; le chirurgien ordinaire l'avait pansé de quatre en quatre heures pour raison de propreté. La seconde nuit il se fit une évacuation considérable de matières fécales par la plaie : depuis ce jour la malade alla de mieux en mieux. Le régime était sévère, il ne sortait du fond de la plaie qu'une sérosité stercorale, et la plaie fut cicatrisée le quarantième jour, sans que la malade eût été à la selle. Douze jours après, elle fut attaquée d'une colique fort vive avec faiblesse et des mouvements convulsifs, et qui se termina par un vomissement de matières bilieuses et une évacuation très-abondante par l'anus. La cicatrice se rompit dans ses efforts, et laissa suinter une humeur noirâtre et de mauvaise odeur. La malade n'avait donné aucune occasion à cet accident; on ne put l'attribuer à aucune indiscrétion dans le régime ni dans les exercices; car elle ne vivait que de bouillons, et elle n'avait point encore quitté son lit. Le suintement par la plaie dura onze jours. Dès que la consolidation fut faite, M. Dubertrand mit la malade au lait pour toute nourriture, et moyennant l'usage journalier des lavements, et une once de casse cuite, prise le soir de trois jours l'un, on a évité l'épaississement des matières dans le canal intestinal. Cette femme a pu vaquer à ses travaux ordinaires, avec la précaution de porter un brayer de futaine qui appuyait sur une compresse dans laquelle il y avait un carton qu'on avait le soin de mouiller de temps en temps pour qu'il se moulât exactement aux parties, afin de faire une compression molle et égale. La santé de cette femme s'est soutenue pendant trois ans à l'aide de toutes les précautions prescrites; enfin la cicatrice s'est rouverte par un très-petit trou. Il s'est formé une tumeur à sa circonférence, laquelle en trois jours acquit presque le volume du poing; l'ouverture s'agrandit par la putréfaction qui survint. Les matières stercorales passèrent par là, et la malade mourut en peu de jours de cette crevasse gangréneuse.

( *Moyens de secourir les malades dans les accidents qui surviennent après la fausse guérison d'une hernie avec gangrène.* ) Après un tel exemple, pourra-t-on compter avec quelque sûreté sur la réunion d'un intestin dans les hernies avec gangrène, où les choses se trouvent dans une disposition bien moins favorable. Ce qu'il y a de plus à craindre à la suite de ces guérisons feintes, c'est l'irruption des matières dans la capacité du ventre par la crevasse de l'intestin à côté de son adhérence. Je ne crois pas cependant que la mort soit inévitable dans ce cas; c'est donc une consolation pour les chirurgiens qui auraient cru pouvoir guérir solidement leurs malades par la réunion des deux bouts de l'intestin, suivant la méthode de M. de la Peyronie, et un espoir non moins consolant pour les malades, de savoir qu'en cas d'accident, on peut, par le secours de l'art, les empêcher de subir le sort de ceux dont nous venons de citer la triste fin. Appelé pour donner mes soins à une personne qui aurait été guérie d'une hernie avec gangrène, et dont les douleurs aux environs de la cicatrice, avec vomissement, indiqueraient l'engorgement du canal au-dessus du détroit de l'intestin ; dans ce cas-là, dis-je, je n'hésiterais point à faire une incision pour procurer la sortie des matières, et j'entretiendrais un égout par cette plaie, qui dorénavant servirait d'anus. Cette opération, faite à temps, eût sauvé la vie aux personnes dont nous venons de parler. Il est très-certain que la méthode par laquelle on procure un nouvel anus mettrait les malades à l'abri des accidents consécutifs et de tout danger : nous allons rapporter quelques observations pour mettre cette vérité incontestable dans tout son jour.

*Avantage de la formation d'un nouvel anus dans les hernies avec gangrène.* — ( XX° *Observation*, *par M. Covillard. Sur un anus contre nature.* ) Covillard dit, dans ses observations iatrochirurgiques, avoir vu à Avignon « un » jeune homme ; lequel depuis dix ans » fientait par la bourse, à la suite d'une » hernie, et que d'ailleurs ce personnage » est gras, refait et carré, agit et vaque » à ses fonctions ordinaires. » J'ai conservé les paroles de l'auteur, parce qu'elles m'ont paru plus expressives que celles que je leur aurais substituées. — La seule objection qu'on ait faite, et la seule que l'on puisse faire contre la pratique qui établirait un nouvel anus à la portion descendante de l'intestin, se réduit à dire qu'un pareil égout pour les matières stercorales est une incommodité rebutante qui dure autant que la vie. Mais n'entre-t-il pas un peu de préjugé dans cette allégation ? Qu'on examine la chose avec attention. La nature exige qu'il y ait dans tous les animaux une voie par laquelle ils puissent se débarrasser du résidu de leurs digestions. Les hommes ont cet assujettissement, et il dure autant que la vie : il n'y a donc plus que la considération du lieu par où se fait cette excrétion, qui pourrait faire regarder un tel assujettissement comme une incommodité rebutante ; mais est-ce une raison suffisante pour ne la point procurer ? La vie est dans un danger plus ou moins prochain, si l'on ne prend ce parti. D'ailleurs il est constant que les matiè-

res qui sortent par ces voies nouvellement établies n'ont pas la puanteur ordinaire des excréments qui ont séjourné plus long-temps dans les intestins en en parcourant toute la continuité. Cela diminue un peu le désagrément de cette incommodité. L'habitude la rend supportable avec quelques soins qu'il faut varier suivant les circonstances. Si la portion de l'intestin ouvert est assez éloignée de l'estomac, un bandage mécanique, au défaut de sphincter, retiendra les matières jusqu'à ce qu'on soit averti du besoin de les évacuer. Si l'ouverture de l'intestin était peu éloignée de l'estomac, comme cela peut arriver dans une hernie ventrale, et que les matières ne pussent, à raison de cette proximité, être retenues sans exciter des douleurs de colique, on ferait porter une boîte de fer-blanc ou une autre machine capable de recevoir les matières à mesure qu'elles se présenteraient. Dionis parle d'un soldat invalide qui était dans ce cas ; et M. Moscati, professeur en chirurgie, chirurgien en chef du grand hôpital de Milan et associé étranger de l'Académie, m'a fait part, à ce sujet, du fait curieux que je vais rapporter.

( XXI° *Observation*, *par M. Moscati. Sur un nouvel anus.* ) Un homme reçut un coup de couteau au-dessous du milieu de la région hypochondriaque droite. La plaie pénétrait dans le bas-ventre : il en sortit sur-le-champ une petite portion d'intestin. Le blessé fut mis sur une charrette, et transporté à Bergame par un chemin très-raboteux et de la longueur de trois lieues. Il fut tellement secoué par les cahots, qu'à son arrivée à l'hôpital de Bergame il y avait près d'une aune d'intestin hors de la plaie. La couleur livide du boyau empêcha le chirurgien d'en faire la réduction ; il abandonna le blessé à son sort, et la nature plus sage y pourvut. La douleur, la tuméfaction considérable du ventre, et une fièvre très-violente menaçaient le malade d'une mort prochaine, lorsque l'intestin, se crevant tout-à-coup, donna issue à une assez grande quantité de matières très-fétides : c'était le cinquième jour de la blessure. On s'était contenté de faire quelques fomentations résolutives sur le bas-ventre, on en continua l'usage ; le ventre se dégonfla peu à peu ; la fièvre se calma ; la séparation de toute la portion de l'intestin sortie ne tarda point à se faire ; enfin le malade reprit des forces et guérit parfaitement, la nature ayant formé un anus à la plaie. On y plaça une canule de plomb à demeure ; et l'on y adapta une boîte de fer-blanc retenue par une ceinture autour du corps : les matières coulent dans cette boîte, et l'homme n'en reçoit aucune incommodité. Il demande l'aumône et excite la générosité du public avec un tableau où sa maladie est représentée, avec cette inscription : *Qui non vidit non credet*. — Le parallèle des différentes observations que nous avons rapportées prouve, de la manière la plus convaincante, que tous les symptômes qui dépendent de l'étranglement de l'intestin cessent dès que les matières n'y sont plus retenues, quel que soit le lieu par où la liberté de leur cours s'établisse. Si l'intestin est étranglé, les malades sont tourmentés de douleurs de colique, suivies de nausées et de vomissements. Nous voyons les mêmes accidents survenir après la guérison de la hernie avec pourriture, qui comprenait l'intestin dans tout son diamètre, lorsqu'on en a réuni les deux bouts pour rétablir la route naturelle des matières : ne serions nous donc pas suffisamment autorisés à conclure que cette réunion est une opération de la nature à laquelle l'art doit s'opposer, puisqu'en la favorisant, les malades sont exposés à des douleurs habituelles dont la suite est presque toujours fâcheuse: nous en avons trouvé la preuve dans les observations mêmes qu'on a données en faveur de la réunion. Mais nous ne devons pas dissimuler qu'il n'y ait quelques faits dont l'événement nous empêche de tirer cette conséquence générale : ils méritent l'examen le plus sérieux, et doivent être rangés dans une classe particulière. Celui surtout que M. Pipelet a communiqué à l'Académie présente des circonstances singulières, et particulièrement dignes d'attention.

(IV° *Cas. Hernies avec gangrène d'une anse d'intestin et adhérence.* — XXII° *Observation, par M. Pipelet, sur la réunion de l'intestin.*) Une femme de quarante-deux ans fit, en 1726, un effort considérable qui lui occasionna une hernie crurale : en quinze jours la tumeur acquit le volume d'un œuf de poule ; mais elle rentrait avec facilité. La malade cacha son état, dont elle ne connaissait point le danger. Sa négligence donna lieu à l'augmentation de la tumeur, qui souffrit en 1738 un étranglement, avec tous les symptômes et les accidents qui en sont les effets et les suites ordi-

naires. Les secours que M. Pipelet donna alors suivant les règles de l'art dispensèrent de l'opération : il réduisit les parties, et ordonna l'usage continuel d'un bandage pour les contenir. Au mois d'octobre 1740, la hernie fut étranglée de nouveau. Les moyens les plus convenables pour en procurer la réduction ayant été infructueux, la tension du ventre, la petitesse du pouls et le vomissement des matières stercorales exigeaient qu'on fit promptement l'opération. M. Pipelet, qui n'était point encore membre du collège de chirurgie, fit appeler en consultation M. Guérin, et celui-ci fut choisi par les personnes de qui la malade dépendait, pour lui faire l'opération. L'intestin était gangrené ; l'épiploon et le sac herniaire étaient dans une disposition gangréneuse, et toutes ces parties étaient confondues par des adhérences intimes qu'il n'aurait pas été possible de détruire, quand on en aurait eu l'intention. Aussi se contenta-t-on de débrider l'arcade crurale pour faire cesser l'étranglement, et mettre les parties à l'aise. Il n'était ni possible ni convenable d'en faire la réduction. Le mauvais état de la malade fit craindre pendant quelques jours pour sa vie; on soutint le peu de forces qui lui restaient, par l'usage d'une potion cordiale animée ; enfin le ventre se détendit ; les eschares gangréneuses, dont on avait emporté une partie, se détachèrent, et le onzième jour de l'opération, la portion d'intestin qui faisait l'anse sous l'arcade crurale se sépara ; elle avait environ cinq pouces de longueur. Depuis ce moment, les matières stercorales qui avaient coulé en partie par l'ouverture de l'intestin, et plus encore par le rectum, cessèrent tout-à-coup de passer par cette dernière voie, et prirent absolument leur route par la plaie. M. Pipelet fut obligé de la panser d'abord jusqu'à cinq ou six fois pendant les vingt-quatre heures. La plaie se défergea et devint vermeille; au bout de quatre mois ses parois furent rapprochées au point de ne laisser qu'une ouverture large comme l'extrémité du petit doigt. M. Pipelet crut qu'après un si long espace de temps, les matières fécales continueraient de sortir par ce nouvel anus : il n'espérait ni ne prévoyait rien de plus avantageux pour la malade, lorsque les choses changèrent subitement de face, et d'une manière inopinée. Cette femme qu'on avait tenue à un régime assez sévère mangea indiscrètement des aliments qui lui donnèrent la colique et la fièvre. M. Pipelet, ayant jugé à propos de la purger avec un verre d'eau de casse et deux onces de manne, fut le témoin d'un événement aussi singulier qu'il a été avantageux à la malade. Les matières fécales, qui depuis long-temps ne passaient plus que par la plaie, prirent dès ce jour leur route vers le rectum. Elles occasionnèrent d'abord des épreintes qui furent calmées par des lavements adoucissants. On observa ce phénomène pendant quelques jours : l'indication de procurer la parfaite consolidation ne présentait plus aucun inconvénient, et l'on y réussit en douze ou quinze jours. La malade, qui a actuellement soixante-douze ans, jouit depuis seize ans d'une bonne santé. — Le succès inespéré que M. Pipelet a eu dans cette cure, il l'a dû à la disposition favorable des adhérences que les parties saines de l'intestin avaient contractées entre elles dans l'intérieur du ventre vis-à-vis de l'arcade. Cette disposition était même annoncée par une circonstance particulière : c'est que les matières fécales n'ont passé entièrement par la plaie, qu'après la séparation de la portion d'intestin gangrené, et elle ne s'est faite que le onzième jour de l'opération. Avant ce temps, la plus grande partie des matières avait pris sa route vers le rectum. Il est facile de concevoir comment un cas aussi grave que l'est communément la gangrène d'une assez grande portion d'intestin, étranglée dans une hernie, peut devenir aussi simple que si l'intestin n'avait été que pincé dans une petite portion de son diamètre. Si les deux portions saines de l'intestin contractent dans leur adossement au-dessus de l'anneau une adhérence mutuelle, il est clair qu'après la séparation de l'anse pendante au dehors, ces portions réunies formeront un canal continu qui ne sera ouvert que dans la partie antérieure, c'est-à-dire, dans la partie qui regarde l'anneau ; et si les bords de cette ouverture sont adhérents de chaque côté à la circonférence de l'anneau, celui-ci, en se resserrant, en fera nécessairement la réunion parfaite : ces cas se présentent quelquefois pour le bonheur des malades ; l'observation suivante en donnera une nouvelle preuve.

(XXIIIᵉ Observation, par M. Bourgoin, maître en chirurgie à Auxerre, sur le même sujet.) M. Bourgoin, maître en chirurgie à Auxerre, fit l'opération de la hernie à une femme de cinquante ans, le treizième jour de l'étranglement. Il sortit une quantité considérable de matières fécales par l'incision de la peau; le sac herniaire était presque entièrement détruit par la pourriture. Il y avait dans cette tumeur quatre travers de doigts d'intestin sphacélé. La première idée de M. Bourgoin fut de reconnaître la portion intestinale qui répondait à l'estomac, afin de l'assujettir dans l'ouverture; mais l'adhérence y avait pourvu. On laissa à la nature le soin de séparer les parties gangrenées; on se contenta d'appliquer un appareil convenable. Le vomissement continua encore pendant quarante-huit heures; il ne cessa qu'après une évacuation considérable qui se fit par la plaie : le ventre, qui jusque-là avait été fort tendu, se relâcha au grand soulagement de la malade. Le quatrième jour, les eschares étaient tombées, et l'on trouva à la levée de l'appareil quelques noyaux de pruneaux que cette femme avait mangés la veille. Dès le sixième jour, elle alla deux fois à la selle sans que la plaie fût salie d'excréments. On dirigea alors les soins extérieurs pour la consolidation de l'ulcère. Le bandage comprimait légèrement l'appareil pour opposer une résistance aux cours des matières par dehors; une cicatrice ferme et solide rendit la cure radicale au bout de vingt-cinq jours.

Dans l'observation XIII de ce Mémoire, que j'ai rapportée p. 233, d'après M. Cookesley, pour montrer les grands avantages des lavements dans la cure des hernies avec gangrène, l'auteur qu'il coupa environ six pouces de l'intestin. Il est difficile de concevoir comment, dans la confusion où la pourriture avait mis toutes les parties, confusion si grande qu'elle a empêché de distinguer le testicule et les vaisseaux spermatiques; il est, dis-je, difficile de concevoir comment M. Cookesley aurait pu reconnaître une portion d'intestin longue de six pouces. Cela paraîtrait d'autant moins possible, qu'il dit n'avoir coupé cette portion que le second jour, et que la veille il avait emporté la plus grande partie des portions membraneuses corrompues, à travers lesquelles les matières fécales s'étaient fait jour. Mais les observations de MM. Pipelet et Bourgoin rendent le fait probable, et il devient d'autant plus intéressant, que, la cure ayant été faite au mois de septembre 1731, M. Cookesley n'en a écrit l'histoire qu'au mois de décembre 1738. Il nous apprend que son malade s'est très-bien porté depuis cet accident, et qu'il a plus d'embonpoint qu'il n'en avait eu auparavant. — Les faits que nous venons de rapporter, et qui prouvent la possibilité de la guérison radicale des hernies avec pourriture sans le moindre accident consécutif, et ceux dont nous avons fait mention plus haut, qui nous montrent le danger de la réunion des deux bouts de l'intestin, méritent, comme on le sent assez, l'examen le plus attentif, et d'être étudiés dans toutes leurs circonstances respectives. On ne doit pas se déterminer à procurer la réunion dans tous les cas, puisqu'en prenant ce parti, on a exposé, sur les fausses apparences d'une guérison réputée merveilleuse, la vie des malades qu'on eût sauvés, en conservant, par un nouvel anus, une voie pour l'excrétion habituelle des matières fécales. D'un autre côté, il serait bien triste pour les malades, qui auraient pu guérir sans inconvénient, d'être assujettis pour toujours à une incommodité qui devient d'autant plus désagréable qu'elle n'aurait point été nécessaire. On peut juger par là de quelle conséquence il est pour un malade d'être entre les mains d'un chirurgien éclairé, qui sache discerner l'état présent des choses, prévoir l'avenir, donner à propos les secours qui favorisent et dirigent les dispositions de la nature, et qui ne prenne d'autre parti que celui que conseillent la prudence et la raison. Si les matières ne cessent de couler par la plaie qu'à mesure que la circonférence se resserre, et qu'on n'obtienne ce resserrement qu'à la longue et par une diète rigoureuse, il faut nécessairement que l'intestin se rétrécisse à l'endroit de son adhérence dans l'anneau; et rien n'est plus douteux que son élargissement consécutif du détroit de l'intestin cicatrisé, adhérent, et formant un coude; nous en avons suffisamment détaillé les raisons, et l'on a vu quel a été l'événement de pareilles guérisons. On a vu au contraire dans les observations VIII, XIV, XXII et XXIV, un rétablissement entier et prompt du cours des matières fécales, qui annonçait la liberté du canal intestinal. Les voies inférieures, dégagées par l'usage des lavements, les purgatifs indiqués pour remédier à des accidents, ont été les causes déterminantes du rétablissement du cours des matières, et le bon effet de ces moyens a été le signe qu'on pouvait travailler sans crainte à une guérison radicale. Nous avons déja fait remarquer dans l'observation de M. Pipelet qu'il y avait eu des circonstances primitives, d'après lesquelles on pouvait préjuger un heureux succès. Un chirurgien éclairé, en faisant l'opération, pourrait quelquefois connaître les dispositions peu favorables qui lui feraient prognostiquer l'impossibilité de la réunion.

XXIVᵉ *Observation, par M. le Dran.* M. le Dran (1) rapporte un fait qui me suggère cette réflexion. Il fit l'opération de la hernie à un homme, le troisième jour de l'étranglement : il trouva une portion de l'intestin iléon longue d'un pied, entièrement gangrenée, et deux travers de doigts au-dessus de l'anneau, il y avait un étranglement considérable, causé par le sac herniaire, qui formait quatre à cinq brides très-fortes. M. le Dran les coupa avec peine, mais comme l'intestin était gangrené, il y aurait eu beaucoup d'imprudence à vouloir détacher toutes les adhérences. M. le Dran ouvrit cet intestin pour laisser échapper les matières stercorales que l'étranglement avait retenues. La constriction subsistante de l'intestin rendit le dégorgement un peu long; car le hoquet et le vomissement, symptômes de l'étranglement, ne cessèrent que le troisième jour de l'opération. Les matières même ne sortaient avec facilité qu'après l'introduction du doigt ou de la sonde de poitrine dans la portion de l'intestin qui répondait à l'estomac. Dans une telle disposition ne pouvait-on se flatter de guérir le malade qu'à la faveur d'un anus artificiel, comme cela est arrivé après deux mois de traitement. Dans le cas où l'on aurait prévu la nécessité d'une pareille terminaison, on abrégerait la cure en dirigeant toutes les vues de l'art vers le seul but auquel la nature permet d'arriver.

(*Méthode de réunir les deux bouts de l'intestin libre, dont on a retranché la partie gangrenée.* — XXVᵉ *Observation, par M. Ramdhor. Sur l'insinuation d'un bout de l'intestin dans l'autre.*) Il nous reste à parler d'une méthode de réunir sur-le-champ les deux bouts de l'intestin libre dont on a retranché la partie gangrenée, et sans qu'il reste exposé au danger de se rétrécir comme dans la réunion qu'on n'obtient qu'à la longue par le resserrement de la cicatrice extérieure; nous la devons à

---

(1) Obs. de chirurg. 60, t. II.

l'industrie de M. Ramdhor, chirurgien du duc de Brunswich. Après avoir amputé environ la longueur de deux pieds du canal intestinal avec une portion du mésentère gangrenée dans une hernie, il engagea la portion supérieure de l'intestin dans l'inférieure ; il les maintint ainsi par un point d'aiguille auprès de l'anneau. Les excréments cessèrent dès lors de passer par la plaie, et prirent leur cours ordinaire par l'anus. La personne guérit en très-peu de temps. Elle jouit pendant un an d'une santé parfaite, et mourut d'une pleurésie. L'ouverture de son corps fit voir que l'intestin réuni formait un canal très-bien disposé, adhérent au péritoine à l'endroit de l'anneau. Feu M. Heister conservait ces pièces dans de l'esprit-de-vin : elles sont un témoignage mémorable du génie de M. Ramdhor. On a parlé de sa méthode avec éloge : M. Moebius l'a publiée, en 1730, dans une dissertation sur différents faits d'anatomie et de chirurgie. M. Heister en a fait mention dans ses Institutions chirurgicales, et M. Haller a fait imprimer l'ouvrage de Moebius dans le sixième volume des Dissertations d'anatomie, dont il est l'éditeur. L'opération de Ramdhor mérite assurément d'être proposée pour modèle ; mais cette méthode de procéder à la réunion des intestins me paraît susceptible de quelque perfection. Elle procure la réunion sans inconvénient ; les matières cessent de passer par la plaie dès l'instant même que l'opération est faite : il n'est pas nécessaire que l'intestin soit retenu dans l'anneau : en appuyant sur sa surface interne, il y contracte à la vérité une adhérence avec le péritoine ; mais il ne forme pas, comme dans l'autre méthode, l'angle plus ou moins aigu capable de causer des accidents après la guérison. Dans cette pratique, le canal intestinal n'est pas sujet au froncement et à la diminution de son diamètre, comme quand les deux bouts de l'intestin ont resté long-temps dans la plaie pour le passage des matières fécales ; car, dans ce dernier cas, non-seulement l'intestin se resserre par la contraction de ses fibres, mais son diamètre diminue aussi par la dépression et le resserrement des parties circonvoisines. La méthode de M. Ramdhor a donc sur celle-ci l'avantage de pouvoir guérir radicalement le malade, sans inconvénient du passage des matières fécales par la plaie pendant le temps de la cure, et sans faire craindre les suites funestes de

l'autre pratique. Nous avons déjà dit, et on le voit assez, qu'elle ne convient que dans le cas où l'intestin est libre et sans aucune adhérence ; mais il y a des précautions à prendre pour en assurer le succès : et quoique l'auteur ne les ait point prises, et qu'il ait parfaitement réussi, j'espère que ce que je proposerai n'en paraîtra ni moins raisonnable ni moins nécessaire.

( *Précautions pour rendre le succès de la méthode de Ramdhor plus certain.* ) Il est important que ce soit la portion supérieure de l'intestin qui soit insinuée dans l'inférieure. Cette attention doit décider de la réussite de l'opération. Or il n'est pas facile, comme nous l'avons déjà remarqué, de distinguer d'abord, et dans tous les cas, quelle est précisément la portion de l'intestin qui répond à l'estomac, et quelle est celle qui conduit à l'anus. Cette difficulté ne doit point être un motif pour rejeter une opération dont la première tentative a été si heureuse, et qui nous promet d'autres succès. Je crois qu'il faut d'abord retenir les deux bouts de l'intestin dans la plaie, et qu'il ne convient de procéder à leur réunion qu'après avoir laissé passer quelques heures. Pendant ce temps, on fera prendre de l'huile d'amandes douces au malade, et on fomentera l'intestin avec du vin chaud, afin de conserver sa chaleur et son élasticité naturelles. Le délai que je propose me paraît absolument nécessaire, non-seulement pour connaître, sans risque de se méprendre, quelle est précisément la portion supérieure de l'intestin ; mais je pense que ce délai serait utile, quand même on aurait fait avec la plus grande certitude la distinction de chaque bout de l'intestin. Il sera en effet beaucoup plus sûr, pour le succès de la réunion, et pour la facilité du dégorgement des matières que l'étranglement a retenues dans le canal intestinal depuis l'estomac jusqu'à l'ouverture de l'intestin ; il sera, dis-je, beaucoup plus avantageux que ce dégorgement se fasse par la plaie, que d'exposer la partie réunie par l'insertion des deux bouts de l'intestin à donner passage à ses matières, et à leur laisser parcourir toute la route qui doit les conduire à l'anus. — Moebius, le premier panégyriste de la méthode de Ramdhor, assure qu'il n'a pu réussir dans les expériences qu'il a voulu en faire sur les chiens. Les intestins de ces animaux sont dans la contraction de leurs fibres, comme des cordes charnues qui rendent effectivement l'insinuation difficile; Moebius s'est contenté de coudre les deux bouts de l'intestin, mais la réunion n'a pas eu lieu; ils se sont séparés, et l'animal est mort de l'épanchement des matières dans la cavité du ventre. J'ai essayé avec succès un procédé qui facilite beaucoup l'insinuation du bout supérieur de l'intestin dans l'inférieur, et qui la rend immuable. Il consiste à couper transversalement le mésentère, auprès de la portion supérieure de l'intestin, dans toute la longueur dont on veut insinuer cette portion dans le bout inférieur. Je ne crois pas que cette précaution soit nécessaire sur les hommes ; la facilité avec laquelle une grande portion d'intestin peut s'engager dans une autre est assez connue par les volvulus qu'on trouve si fréquemment à l'ouverture des cadavres, et surtout chez les enfants. Dans le cas où l'on se croirait obligé de couper un peu du mésentère transversalement, il faudrait nécessairement y faire une ligature ; mais il ne faut pas moins y avoir recours, quoiqu'on ne pratique pas l'incision dont je viens de parler. En effet, toutes les fois qu'on a emporté une portion du canal intestinal dans tout son diamètre, on a dû faire un pli au mésentère pour assujettir les deux bouts de l'intestin vis-à-vis l'un de l'autre : cette pratique est à plus forte raison nécessaire lorsqu'on les a engagés l'un dans l'autre ; c'est peut-être aussi faute de cette précaution, que les bouts de l'intestin réunis par Moebius n'ont pas tenu dans la situation où il les avait mis. M. de la Peyronie nous apprend qu'il a passé un fil à travers le mésentère, et qu'ensuite il a formé, en nouant le fil, une anse capable de retenir le paquet des parties qu'il voulait empêcher de rentrer dans la cavité du ventre. Il ne paraît pas que Ramdhor ni M. de la Peyronie aient été en garde contre l'hémorrhagie des artères mésaraïques, dont les ramifications se distribuaient à la portion de l'intestin qu'ils ont coupée. S'il n'y a point eu d'hémorrhagie dans ces occasions, cet accident pourrait avoir lieu dans d'autres, au moins par les vaisseaux de la partie saine dans laquelle on fait la section qui doit retrancher le boyau pourri. Les astringents, de quelque nature qu'ils soient, ni la compression, ne peuvent avoir lieu dans ce cas ; il faut employer la ligature : ainsi nous croyons qu'il est de la prudence du chirurgien de faire un double nœud sur la portion du mésentère qui formera le pli par lequel les portions de l'intestin doivent être retenues et fixées dans la situation convenable. On peut ensuite, comme M. de la Peyronie l'a fait, nouer les extrémités de ce fil, qu'on contiendra en dehors pour retenir l'intestin réuni au voisinage de l'anneau. — Le détail dans lequel nous sommes entrés sur une méthode ingénieusement imaginée, et très-recommandable par les avantages qu'elle nous promet dans la cure des hernies avec gangrène, aurait pu nous dispenser de rappeler d'autres procédés que nous jugeons moins parfaits. Nous croyons cependant devoir faire connaître les moyens qu'on dit avoir réussi en pareil cas. Une méthode communiquée à l'Académie, il y a dix à douze ans, par M. Duverger, alors chirurgien-major de l'hôpital de Maubeuge, m'a engagé à des recherches qui m'ont fait voir que cette pratique nouvellement proposée avait été décrite, très-anciennement, dans un ouvrage qui a été le premier monument de l'habileté des chirurgiens de Paris, et de leur zèle pour le bien public. Cette méthode consiste à mettre au dedans de l'intestin ouvert, pour en soutenir les bouts, un morceau de trachée-artère de quelque animal, et à faire ensuite des points de suture entrecoupée. Voici d'abord le précis de l'observation de M. Duverger.

XXVIe *Observation, par M. Duverger. Suture de l'intestin sur un morceau de trachée-artère.* Un vivandier suisse, âgé de cinquante ans, avait une hernie inguinale, avec étranglement, depuis neuf jours. La tumeur était molle et sans ressort, le pouls était languissant; le malade vomissait les matières stercorales, et avait le hoquet. M. Duverger jugea bien que l'intestin était gangrené : les réflexions qu'il avait faites précédemment sur les accidents consécutifs de la réunion des deux bouts de l'intestin retenus dans la plaie, dans des cas de cette nature, et l'épreuve qui lui avait déjà réussi sur un chien, dont l'intestin coupé dans tout son diamètre avait été réuni en y faisant la suture sur une portion de trachée-artère de veau, le déterminèrent à se servir du même moyen sur cet homme. Après avoir tout disposé pour l'opération qu'il méditait, M. Duverger ouvrit la tumeur avec les attentions ordinaires. L'intestin était gangrené de la longueur de deux doigts, et il y avait plusieurs ouvertures d'où sortaient des matières stercorales. On lava l'intestin et le sac herniaire avec une fomentation animée ; la pourriture n'avait fait aucun progrès vers l'anneau. M. Duverger le débrida suffisamment pour avoir la liberté de faire rentrer l'intestin avec ce qu'il se proposait de mettre dans sa cavité. Il emporta de suite tout ce qu'il y avait d'intestin gangrené. La portion de trachée-artère était toute préparée. Elle doit toujours être garnie d'autant de branches de fil qu'on doit faire de points de suture. M. Duverger en avait passé trois à distances égales dans le morceau dont il allait se servir. Il avait eu là précaution de le mettre dans du vin tiède pour lui donner de la souplesse et de la chaleur ; il le trempa dans un mélange des baumes du Pérou et du Commandeur ; il l'introduisit dans l'intestin, de façon que la surface convexe de cette portion de trachée soutenait les deux bouts de l'intestin comme un cintre porte une voûte. Ensuite, par le moyen des petites aiguilles courbes dont chaque bout de fil était armé, M. Duverger fit les points en piquant du dedans au dehors à trois ou quatre lignes du bord de la plaie, qu'il faisait rapprocher légèrement par un aide. Les nœuds furent faits à l'un des côtés de la ligne formée par le rapprochement des deux lèvres de la plaie. On fomenta de nouveau l'intestin, on le mit dans le ventre, et on l'abandonna ainsi aux soins de la nature. Les pansements de l'extérieur n'eurent rien de particulier. Deux petites saignées calmèrent un violent mouvement de fièvre que le malade eut le lendemain de l'opération ; il fit une selle et continua d'avoir le ventre libre ; le hoquet et le vomissement cessèrent : on trouva, le vingt-un, les cerceaux de la trachée-artère dans les selles, que M. Duverger visitait souvent ; jusque-là il avait tenu son malade au seul bouillon fort léger, il permit qu'on le fît plus fort. Il assure que la plaie extérieure fut tout-à-fait cicatrisée vers le quarante-cinquième jour, et que le malade faisait parfaitement bien toutes ses fonctions.—Cette méthode n'entraîne, suivant l'auteur, aucun des accidents qui ont suivi les autres guérisons. L'intestin ne se colle pas, il ne fait point de coude, les matières stercorales ne sortent pas par l'anneau, l'intestin a ses mouvements égaux, son diamètre n'est point diminué, parce que les cerceaux le soutiennent jusqu'à la parfaite cicatrice ; en un mot, ajoute M. Duverger, elle n'est suivie d'aucun accident, elle peut être prati-

qué dans les hernies, avec gangrène, et encore avec plus de succès dans les coups de sabre en travers, où il y a grand délabrement.

Malgré cette apologie, je ne crois pas qu'on préfère cette manière de réunir les intestins à la méthode de Ramdhor, si simple et si facile à pratiquer ; de plus, les avantages que l'on attribue à l'autre moyen me sont suspects. J'en ai fait dans le temps l'expérience sur deux chiens, l'un desquels a été ouvert après sa guérison dans l'amphithéâtre de nos écoles, après une séance académique, en présence de feu M. Petit et de plusieurs autres académiciens. L'ouverture de ces animaux a fait voir qu'ils étaient dans une disposition très-désavantageuse. Les intestins, l'épiploon et le mésentère formaient dans l'un et dans l'autre, aux environs de la plaie de l'intestin, dont on ne pouvait distinguer le lieu précis, un paquet très-confus, du volume du poing, par les adhérences que toutes ces parties avaient contractées les unes avec les autres. Les intestins grêles sont libres et flottants dans l'état naturel, et cette liberté est utile et nécessaire à l'exercice de leurs fonctions. L'adhérence et la confusion des parties n'est point du tout favorable, et ce désordre est une suite nécessaire de l'opératoin dont il s'agit. La trachée-artère, qui soutient le canal intestinal, n'en peut être expulsée avec les anses de fil, qu'elles ne déchirent la portion d'intestin qu'elles comprennent, de l'ouverture d'un point à son autre ouverture. Voilà donc autant de nouvelles plaies par déchirement qu'il y a eu de points, et elles attirent nécessairement la phlogose : le moindre mal qu'elles puissent causer sera donc de produire les adhérences que nous avons observées. Au reste, cette manière de réunir les intestins n'est point nouvelle. Fabrice d'Acquapendente assure qu'elle est dangereuse : « Quelques-uns, dit-il, ont assez » peu de sens pour mettre dans l'intestin, » avant que de le coudre, une canule » de sureau ou une portion de trachée- » artère de quelque animal, ou un mor- » ceau d'intestin, de crainte que le pas- » sage des aliments ne déchire la suture. » Mais c'est une très-mauvaise pratique ; » car la pourriture de ces choses ferait » périr le malade (1). »

(1) Sunt nonnulli inepti, qui antequam consuatur intestinum, cannulam immit-

Si cette pratique n'avait d'autre inconvénient que celui que craignait Fabrice d'Aquapendente , M. Duverger y aurait suffisamment pourvu : la trachée-artère, qu'il recommande pour cette opération, ne peut pas se pourrir.; il ne la prend point d'un animal nouvellement tué ; c'est une trachée-artère desséchée, dont il coupe une portion plus ou moins grande suivant le cas ; il la rend souple, et la fait macérer dans du vin chaud avant que de s'en servir ; il la trempe même dans un mélange balsamique au moment qu'il va l'employer ; elle n'est donc pas susceptible de corruption. J'ai été curieux de connaître expressément ceux qui avaient proposé les différents moyens que Fabrice d'Aquapendente rejette d'une manière si méprisante : j'ai consulté à ce sujet les anciens auteurs de chirurgie. Pierre de Argellata, qui professait cette science à Boulogne, vers le milieu du quinzième siècle (1), dit que Jamerius, Roger et Théodoric, se servaient d'une canule de sureau ; Guillaume de Salicet, d'une portion d'intestin ; et que les quatre maîtres employaient une portion de trachée-artère. *Alii, ut quatuor magistri, ponunt tracheam arteriam alicujus animalis, deinde suunt vulnus , et natura postea expellit illas cannulas.* Mais Pierre de Argellata désapprouve ce moyen, comme ne remplissant pas l'intention qu'on se proposait dans son usage : *Sed iste modus non videtur rationabilis mihi , quia statim perit intentio tua.* Cet auteur n'est dans ce jugement que l'écho de Guy de Chauliac qui vivait cent ans avant lui. Celui-ci s'exprime d'une manière plus claire et plus positive sur l'inconvénient de l'usage d'un morceau de trachée-artère, et des autres moyens proposés dont il fait l'énumération. La nature, attentive à se

débarrasser des corps étrangers, chasse, dit-il, et éloigne de la suture tout ce qu'on peut mettre dans l'intestin pour la soutenir, et l'on manque par là la fin qu'on s'était proposée. *Natura, intenta ad alienarum expulsionem, expellit et removet illa de sutura, et ita perit finis pro quo talia applicantur.* — Il serait peut-être aussi curieux qu'instructif de voir la description originale de cette méthode. Mais les recherches critiques et historiques sur l'origine et les divers états de la chirurgie, en France , nous apprennent que l'ouvrage des quatre maîtres est perdu depuis un siècle , et qu'il y a quelques années qu'on en voyait encore les restes effacés, rongés de vers, dans la bibliothèque du collège de Navarre. Il en existe peut-être quelque copie mieux conservée. Ce serait un recueil précieux par son antiquité et par les choses qu'on pourrait y puiser. Laurent Joubert, chancelier de la faculté de Montpellier , qui a donné en 1578 une nouvelle traduction française de la chirurgie de Guy de Chauliac, et qui a noté en marge les endroits des auteurs cités dans le texte, afin qu'on pût facilement y avoir recours, dit que le livre des quatre maîtres lui a été communiqué par Philippe Guillien, savant médecin, à Avignon. Cet ouvrage a été le premier fruit de la société naissante des chirurgiens de Paris. Les quatre maîtres vivaient vers la fin du treizième siècle ; ils n'étaient connus que sous cette dénomination : dévoués à l'exercice de la chirurgie en faveur des pauvres, la charité les avait réunis dans la même demeure ; ils avaient composé en commun l'ouvrage que nous regrettons à juste titre ; cette perte nous prive de beaucoup de connaissances que nous retirerions des lumières et de l'expérience de ces habiles maîtres.

( *Des plaies des intestins*). La méthode curative des plaies des intestins , auxquelles l'art peut donner des secours, dérive naturellement des principes que nous avons posés dans ce Mémoire. Lorsqu'on n'a pas connu d'abord que l'intestin était blessé , et que l'épanchement des matières dans la capacité du bas-ventre est le symptôme qui nous l'annonce, le malade est sans ressource : il périra bientôt par la gangrène de tous les viscères que la corruption des matières épanchées occasionne. Mais, si des circonstances heureuses soumettent la division de l'intestin aux secours de la chi-

___

tunt, vel e sambuco, vel portione asperæ arteriæ alicujus animalis , vel ex alio intestini frustulo, ne suturæ ciborum transitu dilacerentur; his quippe putrefactis, æger interficietur, ideoque pessimum hoc consilium fugiendum. ( Fabr. Aquapend. de Vulnerib., cap. xxvi.)

(1) Un Dictionnaire historique de la médecine, qui vient de paraître, dit que cet auteur vivait en 1490, mais je lis à la tête de son ouvrage imprimé à Venise, en 1480, une lettre de l'éditeur, Mathieu Moret , médecin, dans laquelle il adresse des vœux au ciel pour le repos de l'âme de l'auteur,

rurgie, on pourra prévenir les accidents qui rendent ordinairement ces plaies mortelles : la réunion de l'intestin empêchera l'épanchement, les saignées calmeront l'inflammation, un régime exact concourra au succès de tous les autres moyens curatifs dirigés avec prudence, suivant l'exigence des cas. On a toujours fait une grande différence entre les plaies des intestins grêles et celles des gros intestins, par rapport au traitement qui leur convient ; et ce que nous avons à dire exige qu'on ne perde pas de vue cette distinction. Les gros intestins, fixés comme ils le sont dans une situation stable, peuvent recevoir des blessures assez considérables avec moins de danger que les intestins grêles : ils présentent une surface étendue qui répond constamment aux mêmes parties de la circonférence du bas-ventre ; les matières ont communément une issue libre à l'intérieur, et l'on a fort peu à craindre du rétrécissement et de l'adhérence que la parfaite consolidation procure. Les observateurs rapportent beaucoup de faits qui démontrent cette vérité. Belloste (1) fait mention d'un homme qui reçut un coup de fusil au bas-ventre : la balle qui était d'un gros calibre avait ouvert et déchiré le colon : les matières fécales sortirent pendant plus de deux mois par la plaie, qui se cicatrisa enfin parfaitement. Le célèbre Barthélemy Cabrot (2) chirurgien de Montpellier, et anatomiste royal en la Faculté de médecine, a pansé un homme d'un coup de feu, dont l'entrée du côté gauche, entre l'os des îles et les fausses côtes, avait entièrement détruit l'intestin colon. La balle, sortie à l'os pubis, avait pénétré dans la cuisse droite. Le blessé guérit sans difficulté avec l'inconvénient d'un nouvel anus qui se forma à l'entrée de la plaie ; la nature et l'art n'ayant pu réparer la grande déperdition de substance de l'intestin. — À l'égard des plaies des intestins grêles, celles qui sont légères se réunissent fort bien d'elles-mêmes, pourvu qu'on observe exactement de ne rien faire prendre au blessé qui puisse s'opposer à la réunion et tomber par la plaie dans la cavité du ventre. On doit se contenter, dans les premiers jours, d'une boisson rafraîchissante, et prise en si petite quantité à la fois, qu'elle ne

fasse, en quelque sorte, qu'humecter les parois du canal intestinal. Les lavements de bouillons soutiendraient suffisamment le blessé, si l'on croyait devoir recourir à cet expédient pour le nourrir. Mais si la plaie d'un intestin grêle était considérable, comme on en voit après les batailles, par des coups de baïonnette, ou bien lorsque l'intestin a été blessé par une balle de mousquet, la méthode de Ramdhor offre une ressource plus favorable, que de retenir le bout supérieur de l'intestin dans la plaie pour y conserver une ouverture qui ferait toute la vie les fonctions de l'anus. La conduite que les meilleurs auteurs ont prescrite, dans le traitement des grandes plaies des intestins, est précisément la même qu'ils croyaient convenir pour la cure des hernies avec gangrène. On peut consulter à ce sujet les commentaires de M. Van-Swieten sur les aphorismes de Boerrhaave (1).

(XXVIIe *Observation, par l'auteur. Sur une plaie au bas-ventre avec lésion des intestins, et gangrène.*) J'ai pansé en 1740, à l'hôpital militaire de Metz, un soldat à qui un coup d'épée avait percé le bas-ventre de part en part ; dans un combat singulier. L'entrée du coup était antérieurement au milieu de la partie supérieure de la région iliaque droite, et la sortie au bas de la région lombaire gauche postérieurement. La crainte d'être arrêté, et puni suivant la rigueur des ordonnances, l'empêcha de se faire transporter d'abord à l'hôpital. Il n'y vint que le septième jour : il n'avait parlé de sa blessure à personne. Les deux plaies étaient gangrenées ; je les scarifiai assez profondément dans leur circonférence ; je les lavai avec l'esprit de térébenthine, je couvris les plumasseaux d'un mélange de digestif et d'onguent Egyptiac : au bout de quelques jours les escharres se détachèrent des parties saines ; les plaies devinrent vermeilles. La différence des matières fécales, qui sortaient de chaque plaie, montraient que l'iléon avait été blessé à l'entrée du coup, et le colon à la sortie. Les deux ouvertures furent entièrement cicatrisées en moins de deux mois. On permit à ce soldat, dont le régiment avait changé de garnison pendant son séjour à l'hôpital, d'en sortir la veille du jour fixé pour son départ : il

---

(1) Chirurgien d'hôpital, part. III, chap. xv, p. 569.
(2) Observ. 13.

(1) Van-Swieten, Comment. in aphorism. 317. Vulner. abdomin. t. 1.

mangea indiscrètement dans la ville plusieurs poires cuites; il revint le soir à l'hôpital, tourmenté d'une colique violente qui fut suivie de vomissements, et qui résista à tous les secours. Il mourut en trente-six heures. Je trouvai l'intestin iléon rétréci, et une ouverture auprès de l'adhérence de cet intestin avec le péritoine, à l'endroit de la blessure du côté droit. Il faut convenir qu'on n'avait prescrit à ce blessé aucun ménagement, et je crois que personne n'avait soupçonné que le régime et d'autres précautions lui fussent nécessaires. Toutes les réflexions que firent sur cette cure ceux qui y avaient contribué, par leurs conseils ou par leurs soins, ne s'étaient rapportées qu'au sentiment de satisfaction que la réussite apparente nous avait donné. L'événement nous fit connaître la fausse sécurité dans laquelle nous avions été. — Le cas suivant, sur lequel on a demandé mon avis, terminera utilement ce Mémoire sur la cure des hernies, avec gangrène. Quoique l'incapacité de ceux qui ont été les premiers chargés de la conduite de la maladie ne soit pas dissimulée, je n'ai pas cru devoir rien changer aux termes de cet exposé, que le malade lui-même a rédigé. — « Un monsieur » de Basse-Bretagne fit un effort consi- » dérable pour s'empêcher de tomber en » montant un escalier, le 17 mai 1754, » à huit heures du soir. La résistance » qu'il fit pour éviter la chute fut si » grande, qu'à l'instant même il sentit » une douleur déchirante au bas de l'ab- » domen. Il n'appela pas de secours pour » lors; mais il souffrit beaucoup pendant » la nuit, tant du bas-ventre que de l'aine » droite. Le lendemain, il fit venir son » chirurgien qui n'apporta pas les soins » qu'il convenait pour guérir le malade » conformément à la situation. Enfin les » personnes qui s'intéressaient au ma- » lade firent appeler un médecin le troi- » sième jour de sa maladie. Il trouva le » malade en fort mauvais état, c'est-à- » dire, avec tension douloureuse au bas- » ventre, douleur et tumeur résistante, » de la grosseur d'un œuf de pigeon, au » pli de l'aine droite, vomissement de » tout ce que recevait le ventricule, sup- » pression des matières par l'anus, le ho- » quet et vomissement des matières fé- » cales. — Tous ces symptômes ne dési- » gnaient-ils pas suffisamment, et cela » en partant de la première cause, quel- » les étaient les parties engagées au pli » de l'aine, et qui faisaient tumeur à l'ex-

» térieur. Ce ne fut cependant pas un » signe assez sensible; car le médecin » donna aussi à gauche, et prit cette tu- » meur pour des vents: il traita le ma- » lade et lui fit prendre des remèdes pour » la passion iliaque, occasionnée par un » *volvulus*. Il est à remarquer que, dans » toute cette grande maladie, le malade » ne fut saigné que cinq petites fois, et » encore à temps éloignés. — Pendant » toutes ces manœuvres, l'intestin engagé » sous l'arcade crurale, et fortement étran- » glé, s'enflamma, et ensuite il se morti- » fia: et lorsque la mortification d'une » partie du diamètre de l'intestin eut » fait cesser les accidents, on crut le ma- » lade hors de danger. — Auparavant » qu'il y eût plaie à l'extérieur, il y avait » une inflammation considérable dans » l'aine malade, et avant que l'intestin » ne s'ouvrît par la chute de l'eschare, » il s'échappait, au travers de l'écarte- » ment des fibres de la partie de l'intestin » mortifiée sous l'arcade des muscles du » ventre, les matières qui y étaient con- » tenues, et qui se perdaient dans le » tissu de la peau, qui s'y aigrissaient » promptement par l'inflammation de » toutes ces parties. Peu de jours après il » parut un grand gonflement à la partie » supérieure de la cuisse du côté malade; » on s'aperçut même d'une petite fluc- » tuation, mais peu sensible, parce que » la tumeur s'étendait en largeur, et la » peau qui la couvrait était gangrenée. » Dans cette circonstance on demanda un » chirurgien à Brest douze jours après le » premier accident. Lorsqu'il vit le ma- » lade, il demanda ce qui avait occa- » sionné un si grand abcès: il lui fut ré- » pondu, que c'était un abcès critique, » arrivé depuis peu de jours: le chirur- » gien de Brest dit au médecin que c'était » sans doute à la suite d'une fièvre mali- » gne que cet abcès avait paru; celui-ci » dit que non, que c'était par une pas- » sion iliaque, occasionnée par un vol- » vulus, que cet abcès avait paru, et » qu'il ne s'agissait que de l'ouvrir. Le » chirurgien fit d'autres questions, et il » ne fut pas long-temps, après ce qu'il » avait appris, à porter son prognostic, et » à s'apercevoir que l'on avait grande- » ment erré dans tout le cours de la ma- » ladie; mais il ne le fit pas sentir, pour » ne pas contrister le médecin et le chi- » rurgien ordinaires du malade: il fallut » ouvrir et opérer, ce qu'il exécuta sur- » le-champ en présence de ces messieurs. » Il sortit de ce grand abcès plus de

» deux pintes de matières, d'une odeur
» infecte, qui avait disséqué et gangrené
» plus d'un pied de long sur six pouces
» de largeur de la peau. Il emporta pour
» lors, et dans les premiers pansements,
» tous les lambeaux gangréneux, et il fit
» de toute cette étendue deux plaies
» plates. — Il y avait une fusée qui ve-
» nait de dessous le muscle *pectineus*,
» et une autre de la partie supérieure de
» la marge de l'anus. Le malade avait le
» ventre libre à l'aide des lavements, et
» douze jours après l'opération, le chi-
» rurgien s'aperçut de quelques portions
» de membranes pourries, mêlées avec le
» pus; il jugea que ce pouvait être une
» portion de l'intestin et du sac herniaire
» qui s'étaient séparés, et que dans peu
» on trouverait des matières fécales dans
» la plaie, ce qui est arrivé effectivement
» quelques jours après, mais en très-
» petite quantité. — Toutes les plaies et
» les fusées se sont guéries, à l'exception
» d'une fistule dans l'aine : l'intestin a
» contracté une forte adhérence sous le
» rebord de l'arcade des muscles du bas-
» ventre; mais, chaque fois que le ma-
» lade a le ventre paresseux, ou qu'il
» mange trop, il se fait par cette fistule
» de grandes inondations, mêlées de
» matières fécales; il en sort aussi beau-
» coup de vents. C'est la situation pré-
» sente du malade qui se fit transporter
» à Brest, parce qu'il s'était formé un
» petit abcès au-dessus de la fistule, oc-
» casionné par une arête de poisson, qui
» de l'intestin s'était arrêtée dans cet
» endroit : l'abcès fut ouvert, et l'on en
» tira le corps étranger. — Le malade a
» été visité par tous les chirurgiens de
» cette ville, au nombre de quatorze,
» appelés en consultation. La voix pré-
» pondérante a été d'abandonner cette
» fistule aux soins de la nature en la pan-
» sant à plat : d'autres ont été du senti-
» ment de la panser avec une tente mol-
» lette, soutenue avec un bandage à
» écusson mollet, et de mettre le malade
» aux eaux de Barèges en bains et en in-
» jections; et, en attendant, d'injecter
» dans la fistule des eaux de Balaruc, et
» d'en faire prendre intérieurement. Un
» autre a été d'avis de lui faire porter
» une canule de plomb. — Voilà le
» résultat de la consultation : le malade
» se panse lui-même avec une petite
» tente, soutenue par un bandage à écus-
» son. Le ventre est souvent paresseux :
» pour le vider il faut le solliciter sou-
» vent par des lavements. D'ailleurs le

» malade est assez bien, aux inondations
» près, qui arrivent de temps à autres. »
— Je ne transcrirai point ici la consultation que j'ai envoyée à ce malade : il
suffit d'extraire les réflexions principales
qui ont servi de base à ma réponse, et de
faire voir le rapport qu'elles ont avec les
principes que j'ai exposés dans ce Mémoire, sur la cure des hernies avec gangrène. — Quoique le vomissement des
matières stercorales, et la suppression
absolue du cours des matières par l'anus,
aient été les symptômes de cette hernie,
on ne peut pas dire que tout le diamètre
d'une portion du canal intestinal ait souffert étranglement : il y a au contraire des
circonstances qui prouvent que l'intestin
n'a été que pincé. Il y avait douze jours
qu'il était étranglé lorsqu'on a fait l'opération, et ce n'est qu'après quinze jours
de pansements qu'on a aperçu des matières fécales dans la plaie. Les accidents
qui caractérisent l'étranglement avaient
cessé long-temps auparavant, par la mortification de l'intestin, et au moyen des
lavements le malade avait eu la liberté
du ventre. On a vu que ces sortes de
hernies, où l'intestin n'a été que pincé,
guérissent pour l'ordinaire assez facilement et sans fistule. Mais dans ce cas-ci,
les abcès et les fusées, qui ont été les accidents de la maladie trop long-temps
méconnue, ont rendu la cure fort longue et difficile. La grande déperdition de
substance, que les eschares et les suppurations putrides ont faite, a pu donner
lieu à la fistule, qu'il serait peut-être aisé
de guérir actuellement : mais l'état de
l'intestin présente des considérations qui
ne permettent pas l'usage des moyens capables de procurer une consolidation
parfaite. Les accidents qui se renouvellent de temps à autres viennent du rétrécissement du canal intestinal à l'endroit de son adhérence avec le péritoine
et les muscles du bas-ventre. C'est cette
disposition contre nature qui retient les
matières, et qui rend le ventre paresseux
lorsque le malade mange trop. La fistule,
loin d'être un mal, est dans ce cas une
porte de secours et une voie de décharge.
S'il ne se faisait point alors une irruption de matières fécales et venteuses par
la fistule, le malade serait tourmenté de
douleurs de colique; il pourrait avoir
ensuite tous les symptômes d'un étranglement.—On a vu, dans plusieurs observations, que les personnes guéries radicalement d'une hernie, avec pourriture, ont
souffert long-temps, à raison du rétré-

cissement de l'intestin ; et il est arrivé plus d'une fois, à l'occasion d'une nourriture trop abondante, que l'intestin s'est crevé en dedans, et que les malades ont péri des suites de l'épanchement des matières stercorales dans la cavité de l'abdomen. Il n'aurait donc pas été convenable de conseiller au malade dont il est question les moyens de cicatriser sa fistule, avant que d'avoir vu le succès des précautions qu'il doit prendre pour tâcher de rendre la voie des matières plus libre, en augmentant le diamètre de l'intestin. On peut espérer cet avantage d'un régime humectant et adoucissant, de l'usage habituel des lavements, en prenant tous les soirs quelques cuillerées d'huile d'amandes douces, ou bien suivant l'exigence du cas, un peu de manne, ou de la pulpe de casse cuite, de trois ou quatre jours l'un. Il serait possible que l'intestin rétréci devînt avec le temps plus souple, plus extensible, et qu'enfin les matières qui parcourent le canal intestinal ne trouvassent plus d'obstacles à l'endroit de l'adhérence : alors on pourra travailler sans aucun risque à la consolidation de l'ulcère fistuleux. Il n'y aura de sûreté qu'après ce changement favorable dans la disposition de l'intestin : du moins il me paraît que c'est le seul conseil que la prudence autorise.

---

MÉMOIRE SUR L'UTILITÉ DES INJECTIONS D'EAU CHAUDE DANS LA MATRICE, QUAND IL Y RESTE DES PORTIONS DE L'ARRIÈRE-FAIX, APRÈS LES FAUSSES-COUCHES. PAR M. RECOLIN.

Les observations des plus habiles maîtres en l'art des accouchements nous apprennent que la constriction du col de la matrice, après la sortie prématurée du fœtus, retient souvent dans la cavité de ce viscère le placenta en entier ou en partie. Le séjour de ce corps devenu étranger, et la putréfaction qu'il contracte en peu de temps, produisent des accidents fâcheux. Un moyen qui en procurerait promptement la sortie serait extrêmement avantageux, les femmes étant aussi exposées qu'elles le sont à faire des fausses-couches par beaucoup de causes qui sont pour la plupart connues. L'exposition de ce qui m'a réussi en pareil cas sera le sujet des observations et des remarques suivantes.

( Ire *Observation*. ) Je fus mandé, la nuit du 14 au 15 d'octobre 1750, pour une dame âgée d'environ trente-deux ans, d'une complexion délicate. Elle avait une perte de sang très-considérable, de vives douleurs aux reins, et dans toute la région de la matrice, avec une pesanteur sur la vulve, semblable à celle qu'elle avait eue dans le travail d'un enfant à terme, dont elle était accouchée deux ans auparavant. — Il y avait environ trois heures que la perte était commencée lorsque j'arrivai chez la malade. Elle avait déjà rendu beaucoup de sang, tant fluide que par gros caillots noirâtres. Elle avait soupé en ville et n'avait pris rien d'extraordinaire qu'un peu de liqueur. La première douleur et la perte s'étaient fait sentir en descendant de carrosse pour rentrer chez elle. — Je jugeai d'abord que cette dame était menacée d'une fausse-couche ; mais elle ne voulut point avouer que cela pût être. Ses règles ni sa santé n'avaient souffert aucun dérangement ; elle n'avait pas eu les symptômes qui avaient annoncé sa grossesse précédente, tels que la perte d'appétit, les envies de vomir fréquentes, le vomissement, la tension des mamelles et du ventre. Il y avait vingt jours qu'elle avait eu ses règles, mais en moindre quantité qu'à l'ordinaire. Ces circonstances empêchèrent la malade de se laisser toucher pour m'assurer de son état. La souffrance et les faiblesses qu'elle éprouva peu après la rendirent plus docile. L'orifice de la matrice était assez dilaté pour me permettre de sentir avec l'extrémité de mon doigt un corps inégal que contenait ce viscère ; mais l'orifice avait assez de résistance pour m'empêcher d'aller plus avant. Je ne doutai plus de l'existence de la grossesse. — Je fis prendre à la malade plusieurs lavements laxatifs pour exciter les efforts de la nature. Les faiblesses étaient de plus en plus considérables, ce qui me détermina à lui faire prendre un gros de confection d'hyacinte délayée dans du bouillon, et peu de temps après, une cuillerée d'eau de fleurs d'orange ; il était alors quatre heures du matin. Les forces de la malade se ranimèrent peu à peu, et à cinq heures, dans une violente douleur, les eaux percèrent, et je tirai sur-le-champ du vagin un fœtus bien formé, que nous jugeâmes avoir environ deux mois, tant par sa grandeur que par les époques que la malade se rappela. Je retirai ensuite environ la moitié du placenta avec les membranes déchirées. — Je fis sans succès plusieurs tentatives pour retirer l'autre portion ; elle était encore dans la matrice, et le bout était engagé dans l'orifice de cette partie ; je l'abandonnai, espérant qu'elle sortirait d'elle-même. Je fis reprendre à la malade des lavements qui lui firent évacuer beaucoup de matières par les selles ; les choses restèrent dans le même état du côté de la matrice. Je prescrivis une potion huileuse pour le courant de la journée ; la perte continua, mais beaucoup moindre qu'auparavant. La malade eut des douleurs continuelles, qui redoublaient de temps en temps comme des épreintes, tant du côté de la matrice que du fondement. Le lendemain matin, elle avait la fièvre, le ventre tendu et douloureux, et la perte était augmentée. J'appliquai sur le bas-ventre une flanelle trempée dans une décoction émolliente. — Ce que je touchais du restant du placenta dans la matrice n'avait que fort peu de prise ; le sang visqueux dont il était abreuvé contribuait à le faire glisser du bout de mes doigts, quand je voulais le saisir pour le retirer ; l'orifice avait toujours beaucoup de ressort. Je me servis des tenettes à polypes, mais le morceau se déchirait, et, malgré la douceur avec laquelle je tentais l'extraction de ce corps étranger, il ne me fut pas possible d'y réussir.

La fièvre, le gonflement douloureux du ventre et la perte augmentèrent beaucoup dans la journée et dans la nuit suivante. La violence des symptômes me détermina à proposer qu'on appelât du conseil : la malade ne le voulut point. J'imaginai un moyen qui réussit selon mes désirs et ceux de la malade, qui était, ainsi que moi, fort inquiète de son état. Avec une seringue à injection pour femme, dont je courbai convenablement le tuyau percé seulement par le bout, je fis des injections d'eau chaude dans la matrice, dans la vue de détremper les caillots de sang visqueux qui en sortaient, et qui abreuvaient le restant du placenta, dont la putréfaction exhalait déjà une fort mauvaise odeur. Je crus, par ce moyen, que je trouverais plus de prise à la portion que j'avais à tirer, ou que le choc de l'eau qui sortirait pourrait bien l'entraîner au dehors. Je craignis, en introduisant le tuyau de la seringue dans la matrice, d'enfoncer la portion de l'arrière-faix plus avant ; mais elle ne fut point déplacée ; je réussis aisément à passer le tuyau entre ce corps et la paroi supérieure de l'orifice. J'injectai d'abord

trois ou quatre pleines seringues d'eau ; elle ressortit tout de suite avec beaucoup de caillots de sang. Je quittai la seringue et recommençai mes tentatives pour tâcher de tirer avec mes doigts cette portion du délivre ; mais je ne fus pas plus heureux qu'auparavant ; quoiqu'elle me parût avoir un peu plus de prise, elle n'avait pas plus de consistance. Je recommençai les injections à plusieurs reprises, jusqu'à ce que l'eau qui ressortait ne sentît plus mauvais. C'était sur les quatre heures de l'après-midi du troisième jour après l'accident. — Le même soir, à sept heures, la malade avait moins de fièvre, moins de douleurs, et la perte était beaucoup moindre. Je fus très-satisfait d'avoir trouvé le moyen d'arrêter le progrès des symptômes, et de voir qu'on pouvait attendre de la nature, avec moins de risques, la sortie de la portion du placenta restée dans la matrice.

A minuit, la perte était redoublée, les douleurs et la fièvre étaient revenues. Je touchai la malade, les choses étaient dans le même état que l'après-midi. J'eus de nouveau recours aux injections, qui produisirent le même effet qu'elles avaient opéré à quatre heures ; je les continuai jusqu'à ce que l'eau qui ressortait ne sentît plus mauvais. Avant de quitter la malade, elle recouvra le calme que je lui avais déjà procuré ; mais la portion de l'arrière-faix resta dans la même situation. Je me retirai à deux heures. A huit heures du matin, tous les accidents étaient revenus presque au même degré de violence ; j'eus recours au même moyen, qui produisit le même effet. Enfin je fus encore deux jours dans la nécessité de faire souvent des injections ; les accidents revenaient toujours dans leur force, quand il y avait environ quatre heures que j'avais lavé et nettoyé ces parties. — Le soir du sixième jour, à dix heures, la seconde injection, que je poussai avec plus de rapidité qu'auparavant, fit sortir entre mes doigts de la main gauche, avec lesquels j'assujettissais l'orifice de la matrice pour guider le tuyau, la portion de l'arrière-faix. Elle était d'un volume presque égal à la portion sortie avec le fœtus, mais très-mollasse, et sentait fort mauvais. Il y tenait encore quelques portions des membranes, c'est ce que je touchais et qui se présentait à l'orifice. Les douleurs cessèrent, et la perte diminua considérablement dans la nuit ; cette excrétion devint pâle, ensuite jaunâtre ; quelques jours après, elle fut blanche, sans

mauvaise odeur, et conséquemment laiteuse ; la malade fut entièrement hors
d'affaire en peu de temps. — Le succès
de ce procédé me fit penser qu'on pouvait prévenir les accidents qui sont ordinairement la suite de la suppuration et
de la pourriture du placenta, et tirer un
avantage bien plus grand des injections
dans la matrice, en les faisant sans délai
après les fausses-couches, quand il y
reste des portions de l'arrière-faix. Il se
présenta quelque temps après une occasion de vérifier ma conjecture sur le bon
effet de ces injections.

( II<sup>e</sup> *Observation*. ) Le 2 août 1753,
à sept heures du matin, je fus mandé
pour une femme âgée de vingt-deux ans.
Elle avait fait la veille une chute du haut
en bas d'un escalier, et avait rendu dans
le courant de la nuit, avec les douleurs
ordinaires, un fœtus de trois mois, et la
plus grande partie du placenta en diverses portions; il en restait encore une
qui était engagée, de même que celle
dont j'ai parlé dans l'observation précédente, dans la cavité de la matrice, et
qui se laissait toucher avec le doigt par
l'orifice. Après avoir essayé en vain de
la tirer avec mes doigts ou de la faire
sortir par l'usage des lavements, je ne
balançai point à avoir recours aux injections d'eau chaude dans la matrice; avant
de quitter la malade, je la délivrai entièrement par leur moyen ; cette portion
était à peu près du volume d'une noix
aplatie. La malade avait jusque-là souffert
des douleurs très-considérables dans le
ventre, et elle avait perdu beaucoup de
sang. La suite de cette fausse-couche,
ainsi que celle de la première observation, ont été des plus heureuses et n'ont
laissé à ces deux femmes aucune incommodité. Dans le dernier cas, c'était une
première grossesse; j'ai eu occasion d'é-
prouver encore l'efficacité de ces injections dans un cas pareil.

( III<sup>e</sup> *Observation*.) Au mois de février
1754, une femme, âgée de vingt-huit
ans, forte et robuste, fut versée dans un
carrosse de place, au quatrième mois de
sa grossesse; elle était seule; la secousse
et la frayeur lui occasionnèrent sur-le-
champ une perte de sang considérable,
et les douleurs violentes, qui furent suivies, deux heures après, de l'avortement
d'un fœtus et de deux portions de l'arrière-faix: il en restait encore une engagée à l'orifice. Je l'en délivrai en moins
d'une heure, avec des injections réitérées d'eau chaude dans la matrice, et

que je fis à trois reprises. Les douleurs
cessèrent, la perte diminua, et en peu
de jours la malade fut guérie. Elle avait
eu précédemment deux couches heureuses
à termes. — L'expérience nous fait voir
souvent les suites funestes que produit le
trop long séjour des portions de l'arrière-
faix dans la matrice, tant dans les fausses-couches que dans les couches à terme.
Les efforts qu'on est obligé de faire à l'o-
rifice pour porter la main dans la matrice,
quand elle est une fois resserrée, tirent
à de grandes conséquences. Tous les auteurs recommandent alors de laisser agir
la nature et de lui confier l'expulsion,
que la suppuration procure, des portions
de l'arrière-faix, plutôt que de faire violence à la matrice pour les retirer. Le
moyen que j'ai employé dans ces cas, et
que je viens d'exposer, est simple et sans
danger; il peut avoir lieu dans tous les
cas et dans tous les termes d'accouchements. — Dans la première observation,
on voit le calme que je procurais à la
malade dès que l'eau avait détrempé et
entraîné au dehors le sang et les humeurs
auxquelles la portion de l'arrière-faix
avait communiqué sa putréfaction; on
voit aussi que cette pourriture exaltée,
agissant de nouveau dans la cavité de la
matrice, rappelait la tension douloureuse
de cette partie et le gonflement du bas-
ventre; la perte de sang augmentait, et
la fièvre de même, et un soulagement
marqué succédait peu après que j'avais
nettoyé ces parties par les injections. Il
est probable que si, par ce moyen, je
n'avais pas délivré entièrement cette dame, le gonflement de la matrice et l'inflammation auraient empêché de plus en
plus la sortie de ce corps devenu étranger, et la malade aurait couru les risques
de périr, ou du moins de conserver quelque fâcheuse impression dans cet organe,
supposé que l'on eût pu gagner assez de
temps pour que la suppuration procurât
la sortie de la portion de l'arrière-faix,
retenue par le resserrement du col de la
matrice.

J'ai consulté feu M. Puzos sur l'objet
de ces observations, avant de les présenter à l'Académie. Il m'assura que le
procédé que j'avais suivi était nouveau,
et qu'il ne doutait point de l'utilité qu'on
devait retirer des injections, dans les cas
où je les avais faites avec succès. L'approbation d'un homme aussi distingué
dans la pratique de l'art des accouchements est trop favorable pour que je ne
m'en fasse pas honneur. J'ai lu depuis,

dans le Traité des accouchements de Guillemeau, et dans les observations de Mauriceau, qu'ils recommandent l'usage des injections, précisément dans les mêmes cas où je les propose ; cependant il me paraît douteux que ces habiles praticiens aient employé le même procédé que moi. Guillemeau n'articule point de faits particuliers, mais Mauriceau entre dans des détails. Il dit, dans son observation CLXXVI, au sujet d'une femme à qui une partie de l'arrière-faix était restée dans la matrice, après être avortée d'un enfant de quatre mois et demi : que, pour aider la nature à mettre dehors le reste de l'arrière-faix, qu'il n'aurait pas été possible de tirer sans mettre la femme en grand danger de perdre la vie, il lui fit donner plusieurs clystères, et *lui fit faire* trois ou quatre fois par jour, des injections émollientes dans la matrice, lesquelles aidèrent beaucoup à l'expulsion du corps étranger, qui se fit au quatorzième jour.

Cette observation mérite quelques réflexions : 1° l'auteur ne paraît regarder les injections que comme un moyen accessoire, concurremment avec les clystères ; 2° il n'est pas vraisemblable qu'il eût confié à quelqu'un le soin de faire des injections dans le propre corps de la matrice. C'est ce que nous voyons encore plus expressément dans l'observation CCXLIV, où il est parlé de l'arrière-faix d'un enfant resté dans la matrice, et qui n'en sortit qu'en pourriture, par une suppuration qui dura près de trois semaines, pendant lequel temps, dit notre auteur, cette femme fut obligée de *se servir des injections* émollientes dans la matrice, pour aider et nettoyer journellement les excrétions purulentes et fétides de cette partie, qui venaient de la suppuration de l'arrière-faix retenu. On ne conçoit pas que cette femme ait pu se faire des injections dans le propre corps de la matrice, et d'autant moins que Mauriceau ne se détermina à confier à la nature l'expulsion de l'arrière-faix que par rapport au resserrement de l'orifice de la matrice, à la dilation duquel il eût fallu, dit-il, employer trop de violence.

Dans l'observation CCCXXXVI, il conseille aussi les injections dans la matrice à une femme avortée d'un fœtus au terme de cinq mois et demi, à laquelle le tiers de l'arrière-faix était resté dans l'utérus. C'est toujours la malade qu'il charge du soin de les faire, et il ne dit

en aucun endroit qu'il les ait faites lui-même. — L'auteur s'explique encore plus positivement dans l'observation CDXL, où il dit qu'une femme, avortée au terme de trois mois, *s'était servie* de pareilles injections pendant douze jours, pour nettoyer la pourriture et suppuration qui venaient de l'arrière-faix retenu. — L'observation CDLXII fait aussi mention d'une femme qui avait porté son fœtus mort pendant trois mois dans la matrice. Mauriceau ne prescrit les injections que pour laver le col de la matrice, et en emporter les matières fétides et purulentes. — Enfin il est question, dans l'observation DLII, d'une femme qui avorta au terme de quatre mois, et qui rendit pendant près de *quarante jours* des portions de l'arrière-faix avec beaucoup de souffrances, dans le long cours de cette suppuration. L'auteur ne fut appelé que le vingt-septième jour, il conseilla de même les injections émollientes. La malade souffrit encore pendant *six semaines* des pertes irrégulières qui entraînaient toujours quelques restes de l'arrière-faix, jusqu'au retour de ses règles, dont la fin fut l'époque de sa guérison. — La longueur de cette maladie, et les accidents qui l'ont rendue fâcheuse, montrent bien que les injections n'ont été employées que dans la vue de prévenir les désordres que le séjour des matières putrides et la malpropreté auraient pu attirer. Les injections, portées dans le propre corps de la matrice, auraient été tout autrement efficaces, elles auraient procuré l'expulsion du corps étranger, en attaquant la maladie dans sa propre cause, ce que les injections dans le vagin ne peuvent opérer. Cette observation, comparée aux faits qui font l'objet de ce Mémoire, prouve la différence du procédé que j'ai suivi, et de celui que prescrit Mauriceau, différence aussi remarquable par la nature du moyen que par le prompt et salutaire effet que j'en ai obtenu.

Malgré l'expression positive de Mauriceau, sur les injections qu'il dit partout avoir été faites dans la matrice, il y a de fortes présomptions que les lotions ou injections qu'il a conseillées, dans les différents cas que j'ai rapportés, n'ont été faites que dans le vagin. Nous avons déjà remarqué qu'il a laissé le soin de cette opération *aux femmes mêmes.* Cette circonstance rend son exposé fort douteux. Mais si l'on considère en outre que l'auteur donne, dans tout son ouvrage, le nom de col de la matrice au vagin, et qu'il ne paraît avoir eu d'autres vues, en conseillant les injections, que d'évacuer les matières purulentes et fétides, le doute que j'élève ici paraîtra fondé en raison. Je me contenterai de faire connaître la dénomination qui porte l'équivoque sur la nature des parties, en rapportant son observation CDLXXXIX, où il est dit : « Qu'une femme » avait conçu sans introduction de la » verge, l'hymen était dans son entier, » le trou ne permettant pas au petit doigt » de pénétrer plus avant. Cette femme » avait épousé un homme vieux, qui, par » sa faiblesse, n'avait pas pu forcer l'hy- » men pour introduire la verge *dans le* » *col de matrice.* » — Cet aveu seul serait concluant pour tous les endroits cités dans ces remarques, s'il n'était pas certain que, par l'expression *dans la matrice* ou *dans le col de la matrice*, Mauriceau n'a entendu que dans le vagin ou la vulve en général. Au surplus, ses observations sont laconiques, naïves, et si simples, pour la plupart, qu'il paraît avoir écrit comme il parlait à ces femmes, auxquelles il prescrivait les injections *pour les faire elles-mêmes*, et quand l'auteur leur disait : *Seringuez-vous avec une décoction émolliente dans la matrice*, elles ne faisaient et ne pouvaient certainement faire ces injections que dans le vagin. — C'est aussi dans ce sens qu'on doit prendre ce que rapporte Dionis, dans son Traité d'opérations de chirurgie, p. 289, à l'occasion de l'extraction de l'arrière-faix d'un enfant à terme : cet auteur ne parle que d'après Mauriceau, et il ne pouvait assurément suivre un meilleur guide. « Il faut, dit- » il, tâcher d'avoir le placenta entier, » pour le montrer aux assistants, et em- » pêcher par là tous les contes des com- » mères, qui dans ces occasions parlent » souvent sans raison. Si l'arrière-faix a » séjourné dans la matrice, et qu'il ait » commencé à s'y corrompre, ce qui ar- » rive quand il y a long-temps que l'en- » fant est mort, il faut, *après l'avoir tiré*, » faire des injections préparées avec l'ai- » gremoine et le miel, qui nettoient et » entraînent ce qui par son séjour in- » commoderait la matrice; on se sert » pour cet effet d'une seringue qui est » particulière pour les femmes, ayant » son canon courbé et percé par le bout » comme un arrosoir. »

On voit manifestement que le procédé recommandé par Dionis est différent de celui que j'ai suivi. Il ne conseille les injections qu'après l'extraction parfaite du placenta et de ses portions, et je les ai employées comme un moyen de procurer sans délai la sortie de ces mêmes portions. Dionis n'avait d'autre intention que de laver et de nettoyer le vagin; ce qui paraît, non-seulement par la manière précise dont il s'explique, mais encore par l'instrument qu'il propose, qui est la seringue vulgaire, laquelle n'est appropriée qu'à l'usage des ablutions dans le vagin. — Après avoir ainsi discuté l'expression de ces auteurs célèbres, nous ne craignons pas de porter le même jugement sur les autres autorités qu'on pourrait nous opposer, à moins qu'on ne puisse lever d'une manière non douteuse l'équivoque que laisse le conseil vague de faire des injections dans la matrice.— Le Dictionnaire universel de médecine, au mot *uterus*, p. 861, vante beaucoup, et comme principal remède, l'usage de différents purgatifs pour guérir les ulcères de la matrice. Il cite en témoignage une cure de Forestus, où il est aisé de voir que les injections dont il y est fait mention ne sont qu'un remède accessoire aux purgatifs souvent répétés. « Forestus » nous assure (lib. 29, obs. 48) qu'il gué- » rit une femme de condition d'un ulcère » à la matrice, en lui donnant tous les » jours cinq onces d'une décoction de » de séné, de roses rouges, de mi- » robolans des Indes, édulcorée avec » du sucre, *et en lui faisant injecter* » dans la matrice des décoctions déter- » sives. »

Sans doute que l'ulcère de la matrice que Forestus a guéri était situé à l'extérieur de l'orifice ou à son embouchure, comme je l'ai vu quelquefois. Dans ce cas, les injections que l'auteur *dit avoir fait faire* pouvaient y atteindre, étant poussée dans le vagin. Il est probable qu'il les aurait faites lui-même, ou fait faire par quelqu'un de l'art, s'il eût voulu les porter dans la cavité même de la matrice. Ce qui le prouve encore, c'est que cet ulcère ait cédé à des remèdes si simples; tout le monde sait combien les ulcères qui sont placés dans le corps même de la matrice sont malins, calleux et rebelles, pour ne pas dire incurables; que ceux qu'on peut voir au museau de ce viscère dépendent souvent d'une cause étrangère, et quelquefois légère, et que, dans ce dernier cas, ils sont dans la classe des maladies curables. —Un peu plus bas, même page 861, on dit, d'après Frédéric Hoffmann, que, « dans les abcès et les ulcères à l'*uterus*, » il faut user prudemment des astrin- » gents et des répulsifs, parce que fort » souvent ils occasionnent un squirrhe. » Les injections de lait de chèvre, de sa- » fran et d'eau de fleurs de sureau, pro- » duisent d'excellents effets. Hippocrate » recommande l'usage du chou, mais le » suc de betterave, injecté chaud, fré- » quemment, est meilleur. » — Il n'est pas dit que ces injections, qu'Hippocrate et Hoffmann recommandent, aient été faites dans la cavité même de la matrice; mais à la page suivante 862, il est ques- tion encore des injections et de lave- ments *utérins*; à la vérité, c'est d'une manière à faire voir que ce ne sont que des ablutions dans le vagin, comme les faisait faire Mauriceau, et on voit par- tout que c'était la façon de s'exprimer de ces temps-là. — Tous les auteurs cités ont tiré de bons effets des injections, quoiqu'il ne paraisse pas qu'elles aient été faites dans le corps même de la ma- trice; voilà donc une utilité essentielle établie. Mes observations ne laissent au- cune équivoque, c'est moi-même qui ai fait les injections dans la cavité propre de la matrice. J'en ai obtenu aussi les bons effets qu'elles sont capables de pro- duire, quant à la pourriture et à la sup- puration : ce qui est bien prouvé par ma première observation. Je ne me suis servi que de l'eau pure, chaude, à laquelle je donnerai toujours la préférence sur les décoctions ou préparations quelconques; parce que l'eau simple doit être natu- rellement plus dissolvante que quand elle est chargée de parties étrangères qui lui donnent toujours plus de consistance ou de viscosité. Elle est donc préférable quand il ne s'agira que d'entraîner au dehors les humeurs purulentes et fétides, ou délayer les caillots de sang, et surtout pour faire sortir par l'impulsion du fluide les portions de l'arrière-faix retenues dans la matrice.

Dans la seconde et troisième observa- tions, j'ai fait plus que personne n'a fait jusqu'à présent, en supposant pour un moment qu'on ait fait des injections dans la matrice même, en pareil cas; j'ai dé- livré sur-le-champ deux femmes qui au- raient subi le sort des autres dont nous avons parlé; il est probable qu'elles au- raient eu les souffrances, les incertitudes de l'événement, et le danger de périr dans peu, comme cela est arrivé sou- vent, si j'avais abandonné à la nature,

comme c'est la pratique conseillée par les auteurs, l'expulsion des portions de l'arrière-faix retenues dans la matrice : ou bien ces deux femmes auraient pu conserver de fâcheuses impressions dans cette partie, à la suite de ces suppura- tions longues; d'où naissent quelquefois des dérangements dans les règles, des descentes de matrice, la stérilité, des squirrhes, des ulcères, des écoulements perpétuels ou des fleurs blanches, etc. — Il résulte donc que j'ai étendu davan- tage l'utilité des injections, et que ce moyen ne saurait être regardé comme in- différent; mais de plus, si quelqu'un pré- tendait, contre toute vraisemblance, prendre à la lettre les termes ou expres- sions de Mauriceau et des autres auteurs, et croire qu'ils ont fait porter les injec- tions dans la cavité même de la ma- trice, mes observations, exposées sans équivoque, serviraient au moins à con- firmer l'expérience de ces grands maîtres, sur les traces desquels je me ferais autant d'honneur d'avoir marché, que d'avoir produit de mon chef une méthode utile, qu'on ne pourrait refuser d'admettre comme nouvelle.

---

MÉMOIRE SUR LA MÉTHODE DE DÉLIVRER LES FEMMES APRÈS L'ACCOUCHEMENT, ET SUR LES DIFFÉRENTES PRÉCAUTIONS QU'EXIGE CETTE OPÉRATION SUIVANT LES CIRCONS- TANCES; par M. LEVRET.

Les exemples que la pratique nous fournit de la séparation et de l'expulsion spontanée du placenta, après les accouche- ments, démontrent que la nature se suffit à elle-même, et qu'elle pourrait le plus souvent se passer du secours de l'art pour la délivrance des femmes accou- chées : mais l'expérience ayant de tout temps convaincu les praticiens, qu'entre toutes les autres femelles des animaux, la femme est celle dont le placenta sort de la matrice avec le moins de facilité, et avec un écoulement de sang plus con- sidérable, la prudence a dû bientôt leur faire sentir la nécessité indispensable de délivrer les femmes peu de temps après la sortie de l'enfant; d'autant plus que divers accidents, occasionnés par la pra- tique contraire, durent leur apprendre qu'il pouvait résulter des inconvénients de l'usage d'abandonner entièrement cette opération aux soins de la nature, et même du trop long délai qu'on apporterait à la secourir en pareil cas. Mais n'y aurait-il pas aussi quelque danger de procéder trop promptement à la délivrance des femmes accouchées? et dans cette supposition, quels sont les cas qui exigent de la célérité? quels sont ceux où il convient de temporiser? quel est l'instant qu'il faut saisir pour extraire à propos le placenta? quels sont les divers obstacles qui s'opposent quelquefois à son extraction, et par quels moyens peut-on les surmonter? Tels sont les différents points que je me propose de traiter dans ce Mémoire, que je diviserai en trois parties. — Je fixerai dans la première le temps qui paraît indiqué par la nature même, pour travailler à l'extraction du placenta; j'exposerai les circonstances accidentelles qui semblent devoir favoriser cette opération, et celles qui peuvent y opposer quelques difficultés; je détaillerai les signes qui servent à faire connaître ces divers obstacles, j'expliquerai la manière de les lever sans aucun risque, et enfin je parlerai de l'extraction des membranes du placenta. — La seconde partie sera employée à spécifier les précautions les plus essentielles à prendre pour délivrer les femmes, lorsque le cordon ombilical est cassé et séparé du placenta, ou qu'il n'est pas en état de servir à son extraction. — Il est bon de faire observer que, dans tout ce qui fera l'objet des deux premières parties de ce Mémoire, les femmes seront toujours supposées dans les derniers mois de leur grossesse; mais que, dans la troisième, il ne sera question que du placenta des fœtus avortifs, et des moyens les plus convenables pour en procurer l'expulsion, ou pour en faire l'extraction. Je crois qu'il est encore nécessaire d'avertir que, pour éviter d'être prolixe, je ne donnerai que le résultat de toutes les observations qui m'ont suggéré ce Mémoire.

PREMIÈRE PARTIE.

*Y a-t-il un temps précis pour faire à propos l'extraction du placenta, et quel est ce temps?*

Pour parvenir avec quelque ordre à donner la solution de cette proposition, je crois devoir commencer par exposer ce qui s'observe dans le cas de l'expulsion spontanée du placenta; ce détail étant, selon moi, nécessaire pour mettre à portée d'agir toujours avec connaissance de cause. — Examinons donc attentivement ce qui arrive ordinairement à la matrice d'une femme qui vient d'accoucher : mais, pour ne laisser aucune équivoque, supposons qu'elle était à terme, qu'elle se portait bien, ainsi que son enfant, et qu'il ne s'est rien passé d'extraordinaire, ni dans le travail, ni dans l'accouchement. — Si, peu de temps après la sortie de l'enfant, on applique une main sur le ventre de la femme accouchée, et que de l'autre on porte en même temps un doigt dans le vagin, on reconnaîtra d'une part que le corps de la matrice, dont la figure est comme globuleuse, est situé entre l'ombilic et le pubis (1), et l'on observera d'autre part que l'orifice de cet organe, qui est alors placé à la hauteur du pubis, se trouve froncé et presque entièrement fermé (2). Dans ce moment la femme n'éprouve plus ces douleurs momentanées qu'elle

(1) Quelquefois un peu à droite ou à gauche, selon la position plus ou moins droite de la femme couchée sur le dos lorsqu'on fait l'examen, ou suivant la direction constante qu'aura conservée la matrice dans le ventre de la femme pendant les derniers temps de la grossesse, ou enfin suivant le lieu où s'est attaché le placenta; car, par son propre poids, celui-ci peut faire plus ou moins pencher la matrice à droite ou à gauche, si, par cas fortuit, il s'est implanté dans une des parties latérales de ce viscère.

(2) Cet orifice n'est pas celui du museau de la matrice, mais celui qui dans le col propre de ce viscère termine sa cavité; cela est si vrai que, pour peu qu'on y fasse attention, on trouve dans le vagin de la femme qui vient d'accoucher le col de la matrice si défiguré, qu'on dirait que c'est une portion restante d'un gros intestin tronqué, et au fond duquel on trouve à un pouce ou deux de longueur une espèce d'étranglement, qui est l'orifice en question; ce qu'il est bien important de remarquer, non-seulement pour avoir une idée juste de la partie de la matrice qui s'est froncée, mais aussi pour ne pas prendre pour un corps étranger, pendant au fond du vagin, cette espèce de membrane charnue, annullaire et mollasse, dont nous venons de parler, puisque c'est le col même de la matrice qui est ainsi défiguré, mais qui de jour en jour, recouvrant la faculté de se contracter dans toutes ses parties, parvient enfin à reprendre sa forme naturelle, et en même temps à rendre inaccessible au tact l'orifice supérieur ci-dessus annoncé.

sentait auparavant, non-seulement parce que ces douleurs, qui dépendaient du travail de l'enfantement, doivent naturellement cesser après la sortie de l'enfant, mais leur cessation reconnaît encore pour cause le grand vide qui se forme subitement dans la matrice, et qui fait, pour quelques instants, tomber le corps de cet organe dans l'inertie, d'où il résulte que le placenta se trouve pour un temps comme emprisonné dans la cavité de ce viscère, soit qu'il ne se soit pas encore détaché en rien de ses parois, ce qui est fort rare, soit qu'il ait déjà commencé à s'en détacher en partie, ce qui arrive le plus ordinairement; ou qu'il en soit même totalement séparé.

Le placenta reste donc enfermé dans la matrice, jusqu'à ce que les parois de toute la circonférence de cet organe se soient assez rapprochées de leur centre commun pour, qu'en continuant de se contracter, elles parviennent à comprimer de toutes parts le placenta qui leur est interposé; c'est pour lors que les douleurs se renouvellent, qu'elles forcent l'orifice de se rouvrir pour chasser le placenta, et qu'elles l'expulsent en effet, si, sans aider la matrice, on la laisse procéder seule à cette opération. — Il est facile, à ce que je crois, de pressentir, par le court exposé que je viens de faire, qu'il est un temps favorable qu'il faut saisir pour seconder la nature; autrement, on pourrait quelquefois la troubler, et par conséquent lui nuire. Mais quel est ce temps favorable? Il est souvent de très-courte durée, n'allant pas à un demi-quart-d'heure pour quelques femmes; il est un peu plus long pour d'autres, et va à peu près jusqu'au quart-d'heure; il s'étend enfin, pour quelques autres à une demi-heure et même plus; mais la durée de ce temps doit absolument être réglée, suivant diverses circonstances qui en deviennent les causes déterminantes; je m'explique. — Plus la femme accouchée sera forte et vigoureuse, moins il sera trouvé d'eaux dans la matrice; plus leur écoulement aura précédé de loin la sortie de l'enfant, et moins il faudra de temps à la matrice pour devenir en état de travailler à la séparation du placenta, s'il n'est pas détaché, ou à le chasser s'il est séparé, et conséquemment pour en rendre l'extraction facile et sûre. — Si, au contraire, la femme est d'un tempérament faible et délicat, s'il y avait beaucoup d'eaux dans la matrice, et que l'enfant et les eaux

soient sortis en même temps, comme il arrive assez souvent, le corps de la matrice aura nécessairement besoin d'un plus long intervalle pour sortir de l'inertie où il est tombé à l'instant de l'accouchement; par conséquent, si on délivrait aussi promptement cette femme, que celle qu'on a supposée dans l'exemple précédent, on courrait les risques, ou de renverser le fond de la matrice, et de la faire sortir au dehors en le tirant à travers son col et son orifice, pour peu que le placenta eût de la peine à s'en détacher, ou bien, en cas qu'il se séparât aisément des parois de la matrice, de faire en très-peu de temps périr la femme par hémorrhagie; car si elle vient à tomber dans la lypothimie avant que cet organe se soit remis en contraction, elle sera subitement saisie de convulsions, alors mortelles, à cause de l'épuisement des forces naturelles et de la perte du ressort des vaisseaux.

Pour peu que l'on veuille présentement réfléchir aux deux états totalement opposés que je viens d'exposer, et qui doivent produire aussi des effets absolument différents, et qu'on prenne la peine de se rappeler l'exposition que j'ai faite précédemment du mécanisme de l'expulsion spontanée du placenta, il sera très-facile d'apprécier l'instant qu'il faut saisir pour délivrer les femmes accouchées, suivant les diverses circonstances qui ont accompagné l'accouchement; en effet, si la femme est forte et robuste, qu'il y ait très-peu d'eaux dans la matrice, ou, dans la supposition qu'il y en eût beaucoup, qu'elles se soient écoulées long-temps avant la sortie de l'enfant, on peut délivrer promptement cette femme sans l'exposer à aucun danger, au moins du côté de l'accélération de cette opération; mais il n'en serait pas de même dans les circonstances contraires, comme je l'ai déjà fait observer ci-dessus. — D'ailleurs, indépendamment des signes rationnels que nous venons d'exposer, le toucher nous en fournit un particulier qui me paraît incontestable; car, si le ventre de l'accouchée est mou et flasque de toutes parts, sans que l'on trouve intérieurement vers sa partie inférieure une élévation ferme et circonscrite (1), il est de toute certitude que le corps de la matrice est dans l'inertie, et qu'en procédant alors à l'extraction du

---

(1) Voy. la note (1), p. 258.

placenta; on exposerait la femme aux accidents que nous avons détaillés plus haut. Mais, si l'on reconnaît dans la région hypogastrique une tumeur ovoïde dont la plus considérable est en haut (1), il n'y a aucun inconvénient à craindre en délivrant alors l'accouchée, puisque l'on a la preuve décisive de l'action existante de la matrice. — Je ne pense pas qu'on veuille m'objecter que, faute d'avoir délivré la femme aussitôt après la sortie de l'enfant, l'orifice ne manquera pas de se resserrer, et qu'on aurait ensuite beaucoup de peine à extraire le placenta, puisqu'on a dû voir, par notre exposition du mécanisme qu'emploie la nature pour en procurer l'expulsion spontanée, que le contraire est manifestement démontré (2).

Je conclurai donc, avec tous les bons praticiens de nos jours, qu'on ne doit point trop se hâter de délivrer les femmes accouchées, et qu'il faut, au contraire, donner à la matrice tout le temps dont elle a besoin pour entrer dans une contraction suffisante, afin de ne courir aucun risque à l'inertie de cet organe; mais il est constant d'un autre côté qu'il faut prendre garde de tarder trop long-temps, puisqu'il y a des circonstances où tout délai serait préjudiciable; par exemple, toutes les fois que l'accouchement a été précédé, ou accompagné, ou qu'il est suivi de perte de sang par le décollement du placenta. En effet, dans l'une ou l'autre de ces occurrences, il faut, sans balancer, travailler à son extraction; car, outre que le placenta détaché devient en pareil cas un corps étranger qui empêche

la matrice de se contracter suffisamment pour resserrer les bouches des vaisseaux utérins, il s'oppose encore à l'écoulement du sang en dehors, et donne lieu à la formation des caillots considérables, dont la sortie ne se fait ensuite quelquefois qu'avec peine, douleur, syncope, etc., si l'art ne procède au plus vite à leur expulsion. — L'hémorrhagie exige donc que l'on apporte autant de célérité à délivrer la femme accouchée que l'absence de cet accident, après la sortie de l'enfant, demande qu'on temporise, pour attendre l'instant où la matrice par sa contraction opère le décollement du placenta, afin de la seconder alors en faisant l'extraction de ce même placenta. D'ailleurs, si dans le cas où le placenta se serait attaché à une des parois de la matrice, au lieu de s'attacher au fond de cet organe, on attendait la première tranchée utérine ou expulsive du placenta, il pourrait arriver que la matrice, qui dans ce cas est sujette à se contracter inégalement, retînt le placenta dans une portion de sa cavité, comme s'il était dans une cellule particulière, ce qui rendrait l'extraction du placenta très-difficile. Il y a donc un temps désigné par la nature pour nous déterminer à propos à cette opération : c'est ce que je m'étais proposé de démontrer d'abord, ainsi que d'indiquer les signes qui annoncent que cet instant favorable est arrivé, sans être obligé d'attendre que la première tranchée utérine, ou expulsive, soit survenue.

Mais il se présente ici naturellement une chose à éclaircir, qui est de savoir quel parti on doit prendre si le placenta sort en même temps que l'enfant encore enfermé dans ses membranes, ou à l'instant que celles-ci se déchirent; car, suivant notre principe, la mère doit être alors en quelque sorte en danger par l'hémorrhagie qui ne peut manquer d'arriver à cause de l'inertie subite de la matrice. — Le parti qu'on doit prendre pour lors est de s'assurer d'abord si la matrice se contracte ou non; à quoi on parviendra facilement par le signe essentiel que nous avons donné pour le reconnaître; en sorte que, si l'on trouve, peu de temps après l'accouchement, la tumeur dont nous avons parlé, il n'y a rien à craindre pour la malade du moins de la part de l'hémorrhagie, au lieu que, pour peu que ce signe tarde à se manifester, le sang qui coule continuellement en nappe doit faire tout craindre. — S'étant donc assuré

---

(1) Voy. la note (1) de la page 258.

(2) En effet, de même que la vessie urinaire, le corps de la matrice est antagoniste à son orifice, et celui-ci avec celui-là, suivant les circonstances qui en deviennent les causes déterminantes; ensorte que, tant que le corps de la matrice sera dans l'inertie, son sphincter propre (*) sera contracté; mais, sitôt que le corps de ce viscère viendra à se contracter, son orifice sera obligé de lui céder; d'où il résulte que, contre l'opinion commune, moins il y a de temps que l'enfant est sorti de l'*uterus*, et plus l'orifice de ce même *uterus* oppose de résistance à la sortie du placenta, au lieu que plus il y a de temps que l'enfant est sorti, et moins l'orifice utérin résiste à l'extraction du placenta.

(*) Voy. la note (2) de la page 258.

de l'un ou de l'autre de ces états, on doit rester tranquille dans le premier, mais ne pas différer dans le second de porter la main dans le vagin, et d'agacer l'orifice de la matrice avec un ou deux doigts, en les tournant dedans, comme si c'était pour le dilater, afin de déterminer le corps de cet organe à entrer en contraction, et conséquemment de faire cesser l'hémorrhagie menaçante. — Je passe à l'explication des différents obstacles qui peuvent quelquefois s'opposer à l'extraction du placenta, et au détail des divers moyens qu'on peut mettre en usage pour les surmonter utilement. Mais je crois devoir commencer par exposer l'état naturel qui ne présente aucune difficulté, pour le mettre ensuite en comparaison avec l'état opposé qui en fait naître de différentes espèces, afin d'en tirer des conséquences directes, qui nous conduiront au choix des moyens d'y remédier. — Si, par exemple, le placenta est peu anfractueux dans toute la surface par laquelle il adhère à la matrice, que son épaisseur et sa circonférence ne soient pas considérables, et que le cordon soit capable de résister à la traction, il sera, toutes choses d'ailleurs égales, très-facile à extraire, surtout si on ne précipite pas cette opération. Car, eu égard au petit nombre d'anfractuosités, son adhérence avec la matrice sera fort aisée à détruire; d'ailleurs sa circonférence et son épaisseur étant médiocres, il n'aura que peu de volume, et par conséquent il se repliera, ou se plissera plus aisément; enfin les qualités avantageuses du cordon en rendront aussi l'extraction des plus faciles.

Au contraire, si le placenta est fourni d'anfractuosités profondes et multipliées, son adhérence à la matrice sera très-forte et très-intime; puisqu'il est facile de prouver que chacune de ces anfractuosités reçoit autant de protubérances en forme de crêtes, de la surface interne de la matrice, qui en remplissent exactement tout le vide. Au surplus, s'il arrive que le placenta soit très-épais, que sa circonférence soit fort étendue, et que le cordon, quoiqu'assez gros, soit mou et cassant, il sera très-difficile de délivrer la femme, et la difficulté augmentera, à plus forte raison, si l'on tente trop tôt l'extraction du placenta. Or, comme il n'est pas aisé de savoir si le placenta est alors très-anfractueux, ou s'il l'est peu, il est prudent d'agir comme s'il l'était toujours beaucoup. — Mais les

circonstances accidentelles et relatives à la conformation du placenta et du cordon, que je viens d'énoncer, ne sont pas les seules qui soient capables de faciliter jusqu'à un certain degré l'extraction du placenta, ou de rendre cette opération plus difficile; il en est quelques autres encore qui dépendent de l'endroit particulier où le placenta s'est implanté. Ces dernières circonstances peuvent, à la vérité, être reconnues beaucoup plus facilement que la plupart des précédentes; néanmoins elles en diffèrent essentiellement en ce que, supposé qu'elles s'opposent à la délivrance de la femme, il ne suffit pas de saisir le temps précis et favorable à l'extraction du placenta, mais il faut encore varier le manuel de l'opération pour vaincre à propos les obstacles qu'elle présente quelquefois à son exécution. — Pour parvenir avec plus de facilité à la connaissance exacte de ce point, il est essentiel de se rappeler ici que l'enfant n'est pas plus tôt sorti de la matrice, que le col de cet organe forme avec le fond du vagin un angle ou coude très-sensible, et dont l'ouverture est du côté du pubis. En partant de cette observation, il est aisé de pressentir qu'elle doit indiquer la nécessité de faire en deux temps différents l'extraction du placenta, c'est-à-dire, qu'il s'agit de commencer par le faire descendre de devant en arrière, en poussant avec deux doigts la racine du cordon vers la jonction du coccyx avec l'os *sacrum*, pendant que de l'autre main on tient ferme, et à la manière ordinaire, le reste de ce même cordon, sans cependant le trop tirer; ce qui fait glisser obliquement le placenta de l'intérieur de la matrice au fond du vagin; d'où il n'est plus ensuite question que de l'extraire en suivant une ligne horizontale, la femme supposée couchée sur le dos.

Telle est, à mon avis, la meilleure méthode et la plus sûre qu'on puisse employer pour faire l'extraction du placenta qui a pris racine au fond de la matrice. — Mais, quoique le placenta s'attache le plus ordinairement au fond de l'*uterus*, suivant le sentiment reçu, comme il arrive néanmoins souvent qu'il s'implante à l'une des parois de cet organe, soit dans la partie antérieure, soit dans la postérieure, soit dans une des parties latérales, et quelquefois même si près de son col qu'on en a vu d'adhérents à la circonférence interne de son orifice, il y a diverses précautions indispensables à prendre, relativement à ces différentes conjonctures. Au reste, comme il est nécessaire d'être en pareil cas guidé par des signes pour se déterminer à employer tel ou tel procédé, de préférence à d'autres, je dirai que ces signes doivent se tirer du lieu où est attaché le placenta; en sorte que pour y parvenir, tandis que d'une main on tire doucement le cordon, un ou deux doigts de l'autre main, portés dans le fond du vagin, font reconaître distinctement en quel endroit de la matrice est attachée la masse du placenta. Mais il n'est pas hors de propos de donner ici quelques exemples qui indiquent l'usage qu'on doit faire de ces signes dans le manuel de l'opération. — Supposons d'abord que le placenta se soit implanté à la partie antérieure de la matrice, comme cela est assez commun, si l'on manque, au coup de main recommandé ci-dessus dans le cas d'adhésion du placenta au fond de la matrice, on trouvera souvent, par cette seule omission, beaucoup de difficulté à en faire l'extraction; d'autant plus que l'arcade du pubis contre laquelle le cordon appuie en l'embrassant, comme s'il était, pour ainsi dire, dans la gorge d'une poulie immobile à tous égards, s'opposera puissamment au détachement complet de la masse du placenta : c'est faute de faire alors cette attention, qu'on pourrait imaginer que l'obstacle vient uniquement du resserrement de l'orifice de la matrice qui retient seule le délivre. — Il est vrai que quand le placenta est attaché à la paroi postérieure de la matrice, la résistance n'est pas si grande, parce que le coude que la racine du cordon fait avec le vagin devient moins considérable, et ainsi bien moins capable de résister que dans le cas précédent; enfin, lorsque le placenta a pris racine dans l'une des parties latérales de la matrice, il est essentiel de diriger la traction du cordon vers le côté opposé à celui de l'implantation du placenta, et ce seul procédé facilitera beaucoup sa séparation.

Il me reste encore, pour finir cette première partie, quelques réflexions à faire sur l'extraction des membranes dans des cas qui, sans être bien communs, ne sont pas fort rares. Il arrive quelquefois que les membranes se percent sur le bord, ou bien près du rebord du placenta; si l'on ne prête attention à cette circonstance, elles se déchirent alors circulairement, et il peut arriver qu'il en reste une portion plus ou moins considérable

dans la matrice; d'autant plus que, comme personne n'en doute, elles ne sortent communément que les dernières, et après s'être retournées, parce qu'elles sont collées aux parois de la matrice qu'elles tapissent de toutes parts. Si donc ces membranes ne sortent pas en totalité, outre qu'il est le plus souvent très-difficile de faire ensuite l'extraction de la portion qui est restée, il arrive quelquefois que ce corps devenu étranger rend les lochies fétides, entretient pendant fort longtemps les tranchées utérines, et peut d'ailleurs, lors de son expulsion spontanée, faire tenir de mauvais propos sur le compte de la personne qui a délivré la femme. — Or, il est facile d'éviter tous ces inconvénients, si l'on a l'attention de saisir d'une main la masse du placenta à la sortie de la vulve, et, de l'autre main qui tenait le cordon, d'empoigner ferme les membranes rassemblées, et de les tirer très-doucement pour empêcher qu'elles ne se déchirent dans l'orifice de la matrice, qui les serre quelquefois assez pour cela. — Il est fort rare, lorsqu'on prend une pareille précaution, qu'on laisse aucune portion des membranes dans la matrice; et si l'on observe, d'ailleurs, toutes les précautions ci-devant décrites, il est presque impossible que le cordon du placenta le plus anfractueux, et par conséquent aussi le plus adhérent, se casse en délivrant la femme accouchée. Mais, en supposant qu'on soit appelé pour remédier à un semblable accident, il y a des circonstances nécessaires à observer, soit pour procurer l'extraction complète du placenta, soit pour éviter de blesser les parties intérieures de la matrice en travaillant à l'en détacher; elles vont faire l'objet de la seconde partie de ce Mémoire.

### SECONDE PARTIE.

*Des précautions les plus essentielles à prendre pour délivrer les femmes, lorsque le cordon a été rompu, ou lorsque, quoique entier, il n'est pas en état de servir à l'extraction du placenta.*

La première chose qu'il faut observer, c'est de porter la main bien graissée entre la paroi de la matrice et les membranes; autrement il serait très-difficile d'extraire le placenta s'il n'est pas détaché, comme il y a lieu de le présumer alors le plus souvent. — La seconde, c'est d'appliquer l'autre main sur le ventre de l'accouchée pour empêcher la matrice de reculer. — La troisième, c'est d'avoir attention que le dos de la main que l'on introduit dans la matrice soit toujours tourné du côté de la paroi de cet organe d'où l'on doit détacher le placenta. — La quatrième, de séparer peu à peu toute la masse du placenta avant que d'en tenter l'extraction : sans cela on s'expose aux risques de ne le pas tirer entier, et par conséquent d'être obligé de l'extraire à plusieurs reprises, ce qui est très-désagréable, ou même d'en laisser quelques lambeaux dans la matrice, ce qui, comme on le sait, est le plus ordinairement d'une très-dangereuse conséquence. — La cinquième, d'avoir soin d'empoigner le placenta de manière que le pouce soit posé ferme sur le côté de l'attache du cordon ombilical, pendant que les autres doigts se trouveront appliqués à la partie opposée. Mais pour peu que, malgré cette précaution, on sente que le placenta soit disposé à se déchirer, comme cela n'arrive que trop souvent lorsque les enfants sont morts dans la matrice, surtout encore s'il y a long-temps, il faut alors faire tout son possible pour saisir le placenta plus avant, mais sans négliger les autres attentions détaillées précédemment. — La sixième enfin, si malheureusement, et par des causes imprévues, on avait laissé dans la matrice quelques morceaux du placenta, de se ressouvenir de ces élévations en forme de crêtes qui se trouvent toujours en plus ou moins grande quantité, et quelquefois même d'un volume considérable, à la paroi de la matrice où le placenta était implanté, afin de bien prendre garde, en travaillant à extraire les morceaux de placenta restés, de blesser l'intérieur de la matrice, dont on peut envisager les espèces de crêtes susdites comme des végétations. — Il est facile d'apercevoir que les six remarques que l'on vient de rapporter renferment les circonstances les plus essentielles à observer dans l'extraction du placenta demeuré seul dans la matrice sans cordon.

TROISIÈME PARTIE.

*Des méthodes les plus convenables pour procurer l'expulsion, ou pour faire l'extraction du placenta des fœtus avortifs, dans les premiers mois de la grossesse.*

Il y a en général deux espèces principales de fausses-couches, qui méritent toute notre attention, relativement à la manière dont la nature procède à l'expulsion du placenta : opération dans laquelle elle rencontre souvent de grandes difficultés à surmonter. On peut néanmoins assurer qu'il y a un de ces deux cas dans lequel on peut, sans beaucoup de crainte, laisser à la nature le soin de se débarrasser du délivre ; mais dans l'autre il est souvent prudent d'en faire l'extraction, quoique, pour y parvenir, on trouve communément alors des obstacles à surmonter. — Les principales raisons qui peuvent déterminer dans le premier cas à abandonner à la nature le soin de se délivrer du placenta, c'est l'absence de la perte de sang, ou lorsqu'elle est si légère qu'elle n'est pas inquiétante. D'ailleurs, on est souvent comme forcé de prendre ce parti, parce que, quelque envie que l'on eût de saisir la masse du placenta, elle n'a pas assez de solidité dans ce cas, quoique sur le bord de l'orifice de la matrice, pour pouvoir en venir à bout ; l'on ne peut point non plus se servir alors du cordon ombilical pour en tenter l'extraction, en supposant même qu'on pût le trouver aisément, parce qu'il n'est pas assez fort dans les premiers mois de la grossesse pour pouvoir résister à la traction. Au surplus, l'orifice de la matrice est ordinairement trop peu ouvert, et le col de cet organe trop ferme, pour permettre l'introduction de la main de l'accoucheur ; en sorte qu'il ne lui reste de ressource que celle d'attendre que la nature chasse elle-même le placenta et ses dépendances ; à la vérité, si l'on s'aperçoit que les excrétions qui sortent de la matrice soient d'un caractère putride, ce qui n'est que trop ordinaire en pareilles circonstances, il devient très-utile et même nécessaire d'injecter dans la cavité de ce viscère quelques liqueurs tièdes, soit pour délayer et entraîner le limon putride dont elle se trouve alors enduite, pour en prévenir la résorption, et conséquemment les effets pernicieux auxquels elle donnerait lieu, soit pour faciliter en même temps le détachement du corps étranger, sa descente dans le vagin et sa sortie complète (1).

_____

(1) Je ne suis pas le seul qui aie fait utilement usage des injections dans la matrice en pareil cas. M. Recolin mon collègue nous en a communiqué depuis deux exemples, page 252 de ce volume.

La liqueur dont je suis depuis long-temps dans l'habitude de me servir pour en faire des injections dans ces occurrences, c'est une légère infusion de racine de guimauve camphrée, c'est-à-dire dans laquelle je fais éteindre à plusieurs reprises du camphre embrasé, ou bien dissous dans le jaune d'œuf, et ensuite mêlé à l'injection.— Mais, s'il survient une hémorrhagie utérine considérable à une femme qui vient de faire une fausse-couche dans les premiers mois de sa grossesse, il ne serait pas toujours prudent de s'en tenir à ce seul expédient, ni d'attendre avec sécurité, comme dans le cas précédent, que la nature se débarrassât elle seule du placenta, quand bien même on n'envisagerait d'autre but que celui d'affranchir l'accouchée des inconvénients et du péril qu'entraînent nécessairement après elles les grandes pertes de sang. — Voici quelle est ma pratique, et sur quoi je me fonde. On sait que le sang qui s'écoule abondamment en pareil cas relâche toutes les parties; l'accoucheur aura donc la facilité de pouvoir introduire une main dans le vagin, et l'un de ses doigts dans la matrice, et à l'aide de son autre main, qui sera appliquée mollement, en appuyant néanmoins suffisamment de haut en bas sur la région hypogastrique pour empêcher la matrice de reculer, il parviendra pour l'ordinaire, et sans une fort grande difficulté, à achever de détacher le placenta, en remuant circulairement son doigt dans la matrice. — Ce procédé réussit ordinairement, et il m'est souvent même arrivé d'entraîner cette petite masse tout entière avant que de retirer ma main du vagin, parce que j'avais la précaution d'appuyer sur ce placenta avec l'extrémité de mon doigt, que je pliais en partie. Au reste, lorsque l'extraction du corps étranger ne réussit pas d'abord aussi complètement qu'on l'aurait désiré, il est au moins très-rare qu'il ne descende pas, ou en totalité, ou pour la plus grande partie, de la cavité du corps de la matrice dans celle de son col; et alors, outre que la perte de sang cesse (1), on a ordinairement la facilité de pouvoir pincer ce corps étranger et de le saisir, soit avec le pouce et l'indicateur, soit dans le

cas où les doigts sont insuffisants, avec la pince à faux germe, que j'ai fait construire pour cette opération (1).

---

### DESCRIPTION D'UNE MACHINE POUR LES FRACTURES OBLIQUES DU CORPS DU FÉMUR, ET CELLES DE SON COL. Par M. BELLOQ.

Les bandages que les auteurs anciens et modernes ont imaginés pour assujettir les fractures obliques du fémur ou celles de son col, sont de faibles moyens pour la cure de ces maladies. J'ai eu occasion de reconnaître leur insuffisance dans deux cas dont je vais parler.

(I<sup>re</sup> *Observation.*) Une dame fort âgée tomba sur le bord saillant d'une marche de pierre; je fus appelé pour la secourir; elle s'était fracturé le col du fémur. Je réduisis facilement la fracture par les extensions ordinaires, j'appliquai l'appareil décrit par les auteurs pour cette maladie; il ne put assujettir les pièces divisées, le bout du fémur remonta par l'action des muscles. M. Boudou fut appelé, les pièces d'os furent remises de niveau : il appliqua, pour les contenir, l'appareil à bandes roulées, avec les précautions que lui avait apprises sa longue expérience, ce qui n'empêcha pas le déplacement des pièces fracturées; un troisième appareil fut appliqué le lendemain avec aussi peu de succès. Je sentis la nécessité de faire construire un bandage mécanique qui pût maintenir les pièces d'os dans la situation requise pour leur réunion. Par son moyen, cette fracture fut parfaitement guérie dans l'espace de trois mois; j'en ferai la description après le récit du cas suivant, dans lequel on voit une seconde preuve de son utilité.

(II<sup>e</sup> *Observation.*) Un particulier, âgé de soixante-dix-sept ans, fut renversé par un homme ivre; la chute fut telle, que le vieillard eut le fémur droit fracturé obliquement dans sa partie moyenne; je trouvai les pièces d'os passées l'une sur l'autre. Après les extensions convenables, j'appliquai l'appareil à bandes roulées qui ne put assujettir les pièces de cette fracture, à quoi contribuait beaucoup l'impatience et l'humeur inquiète du

---

(1) Voyez le Mémoire de feu M. Puzos, sur les pertes de sang des femmes. (Tome II des Mémoires de l'Académie, in-12, p. 208, à la note.)

---

(1) Voyez la suite de mes observations sur les accouchements laborieux, art. XII.

malade ; j'employai le bandage mécanique, dont l'action essentielle est d'empêcher la rétraction des muscles qui tend à déplacer les pièces de l'os fracturé. Ce malade fut parfaitement guéri au bout de deux mois. — Le bandage mécanique qui m'a si bien réussi dans ces deux occasions est composé de trois parties principales : la supérieure sert à loger la cuisse ; la moyenne soutient la jambe ; l'inférieure dirige les extensions. — La partie qui contient la cuisse a deux côtés et un fond ; les côtés sont de fer-blanc, ils sont concaves en dedans, et convexes en dehors. — Le côté qui s'applique sur l'extérieur de la cuisse couvre l'articulation, et se termine par un bout arrondi au-dessous de la crête de l'os des îles. — Une crémaillère, engrénée de son pignon, est attachée sur la convexité de cette plaque ; le bout supérieur de cette crémaillère a une traverse où sont attachées deux petites tiges à vis, qui reçoivent de petits écrous qui empêchent que les courroies d'un lac qui s'attache aux tiges ne se dérangent. — Le côté qui s'applique sur l'intérieur de la cuisse a une crémaillère placée sur sa convexité ; le bout supérieur de cette crémaillère est contourné en quart de cercle, qui pose sur le bord cintré de la plaque ; il remplit le pli de la cuisse ; la tubérosité de l'ischion sert de point d'appui pour faire les extensions. Cette pièce a sur les lacs ordinaires l'avantage de la stabilité, et un autre non moins essentiel, qui est de suppléer aux circonvolutions des bandes employées dans les autres appareils, lesquelles, en se roulant dans le pli de la cuisse, irritent la peau, l'enflamment, la déchirent, et attirent souvent la gangrène.

Vers la partie inférieure de cette plaque est rivé un crochet où s'attache le milieu d'un lac, dont les chefs passent obliquement l'un par-dessus, et l'autre par-dessous la cuisse, et viennent s'attacher aux tiges, comme il a été dit ; ce lac augmente la force des extensions, lorsqu'il est porté en haut par les crans de la crémaillère. — L'intervalle des deux plaques est le fond du bandage, il est fait de courroies d'un cuir bien souple ; les bouts de ces courroies passent dans les boucles attachées un peu au-dessus des bords extérieurs de la caisse ; par ce moyen, l'on peut élargir ou resserrer la capacité du bandage à proportion du volume de la cuisse. — Deux lames de fer sont attachées par charnière sur les côtés infé-

rieurs des deux plaques de la caisse ; elles ont des fentes où passent des gonds rivés sur l'extérieur des bandes jumelles, à trois pouces l'une de l'autre ; des goupilles les assujettissent et fixent dans la longueur requise les deux parties de la machine ; deux courroies, assujetties dans des boucles, tiennent le bandage fermé.

— Le bandage qui soutient la jambe a deux côtés et un fond ; deux bandes de fer, longues de deux pieds, larges de deux pouces et demi, épaisses de trois lignes, en font les côtés, qui sont joints au bandage de la cuisse, comme il a été remarqué. — Les bouts opposés à cette jonction se terminent obliquement en haut ; au bord inférieur où commence leur obliquité, sont attachés deux supports qui tiennent le bandage élevé ; ces supports sont coudés par en bas, et glissent, lorsqu'il en est nécessaire, dans une rainure creusée dans l'épaisseur du bâtis de bois, où on les assujettit avec des vis. — Aux deux tiers de chacun des supports est une charnière qui sert à renverser le bandage à plat lorsqu'il en est besoin ; un petit tourniquet, attaché en dedans sur chaque bande jumelle, fixe les charnières. — Le fond de ce bandage est fait, comme celui de la cuisse, de pièces de cuir d'une longueur graduée pour mieux s'ajuster aux dimensions de la jambe : ces pièces de cuir ont à leurs extrémités des bouts de courroie percés de distance en distance pour être attachés à des crochets placés à l'extérieur des côtés du bandage. — La pièce de cuir sur laquelle pose la partie inférieure de la jambe est échancrée pour tenir plus commodément le talon, et empêcher la trop grande dépression de l'extrémité du tendon d'Achille. — La pièce de cuir qui tient lieu de semelle est attachée d'un côté à la garniture d'une des jumelles ; et l'autre côté où est attaché un bout de courroie, après avoir passé sous la plante du pied, est reçu dans une fente qui est à la jumelle opposée ; une goupille sert à fixer cette courroie.

Au-dessus du bandage, sur l'un des bords, sont rivés par un bout deux demi-cercles de fer, l'un au milieu et l'autre à l'extrémité oblique des bandes de fer. Ces demi-cercles sont brisés de deux charnières qui permettent leur renversement lorsqu'on déploie le bandage ; leur bout qui n'est pas fixé a une fente dans laquelle passe un piton ; une goupille l'assujettit ; ces demi-cercles font l'office d'un cerceau, qui soutient le poids des couvertures ; toutes les diverses parties du bandage sont couvertes de chamois. — La troisième partie du bandage est un cric engréné d'un fort pignon, surmonté d'une manivelle : ce cric a trois supports coudés en équerre qui sont fixés sur un bâtis de bois chantourné. — Sur le devant du cric est une traverse, à chaque bout de laquelle est attachée verticalement une petite lame de fer où sont rivées trois tiges à vis qui reçoivent de petits écrous aplatis ; ces écrous empêchent le déplacement des lacs qui servent aux extensions. — Une mortaise de chaque côté du chantourné reçoit le tenon d'une traverse qui sert à fixer le bâtis de bois à un appui quelconque, mais stable, et placé au pied du lit. — Sur le derrière du chantourné est attaché un châssis sur lequel on met un oreiller peu épais, lorsqu'il en est besoin. — Pour appliquer ce bandage, il faut l'ouvrir et le renverser à plat ; on le place sous l'extrémité malade ; l'on attache le plein des lacs aux endroits et avec les précautions ordinaires, et les courroies qui les terminent doivent être fixées aux côtés du cric. — Ces attentions prises, il faut élever le côté du bandage qui règne tout du long de la partie interne ; l'on garnit le pli de la cuisse d'une compresse sur laquelle on pose la portion de cercle attachée à la crémaillère. Cette portion de cercle doit surmonter d'un travers de doigt le cintre de la plaque où il est appuyé, pour des raisons que nous dirons. — Le tout ainsi disposé, un élève tient ce côté de bandage élevé, pendant qu'un autre fait avancer le cric et les lacs, en tournant la manivelle ; alors l'opérateur est attentif au degré des extensions nécessaires pour la réduction ; lorsque les pièces d'os sont de niveau, on les rapproche exactement, on laisse les extensions au point où on les a portées, on ferme le bandage avec les boucles, et l'on remédie, selon les règles de l'art, aux accidents qui pourraient survenir. — La précaution que j'ai dit qu'il fallait prendre, d'élever la portion du cercle appuyée dans le pli de la cuisse sur une compresse, est utile en ce que, la faisant rétrograder, l'on a la facilité de changer la compresse lorsqu'elle est sale, ou de soulager le malade lorsque la compression est trop forte.

---

## RECHERCHES HISTORIQUES ET CRITIQUES SUR LA NÉPHROTOMIE, OU TAILLE DU REIN ; par M. HÉVIN.

Des maladies violentes et incurables, par le secours seul des remèdes, ont déterminé à recourir à des opérations dont l'entreprise a dû paraître d'abord fort hasardeuse : il a fallu que l'anatomie, et d'autres connaissances, aient du moins fait apercevoir auparavant la probabilité du succès de ces opérations. La guérison des grandes plaies qui arrivent par accidents, les suppurations très-profondes, qui s'ouvrent des issues au dehors, et qui se terminent heureusement, ont fait connaître que le corps humain était susceptible d'opérations extraordinaires, qui pourraient être l'unique ressource de l'art dans des maladies désespérées : ainsi l'analogie, et les connaissances anatomiques, peuvent conduire aux tentatives ; mais elles ne sont pas toujours suffisantes pour dissiper les doutes bien fondés que les circonstances et la nature de l'opération peuvent suggérer. On reste dans une incertitude qui rend de telles opérations trop redoutables pour oser les exécuter ; ceux qui en voient la possibilité, dans la spéculation, sont moins attentifs aux dangers que ceux qui sont chargés de les pratiquer. — La néphrotomie est une de ces opérations sur lesquelles les opinions sont assez partagées. Dans une thèse soutenue aux écoles de la Faculté de médecine de Paris, en 1622, par Jacques Cousinot, et depuis, en 1754, par M. Bordeu, sous la présidence de M. Bringaud, on conclut pour la possibilité d'ouvrir le rein calculeux, pour en tirer la pierre (1). Dans une autre thèse soutenue en la même année 1754, au collége de chirurgie de Paris, par M. Masquelier, sous la présidence de M. Bordenave, on nie que cette opération soit praticable dans le rein même, lorsqu'il est dans son état d'intégrité (2). Cette diversité d'opinion des deux premières écoles du royaume m'a déterminé à examiner les sentiments et les raisons des auteurs qui ont parlé de cette opération, à découvrir, par leurs témoignages, s'ils l'ont réellement vu pratiquer, ou s'ils l'ont pratiquée eux-mêmes, à distin-

---

(1) Ergo, ut suppurato reni, sic calculoso ferrum.

(2) Ergo reni calculoso integro ferrum non est adhibendum.

guer les cas où l'on aurait osé la tenter, et à m'instruire des succès, afin de juger de la possibilité et de la sûreté, ou des dangers et de l'impossibilité de cette opération, dans les différents cas où elle peut être indiquée.

PREMIÈRE PARTIE.

## La néphrotomie a-t-elle été pratiquée sur le sujet vivant?

La néphrotomie, ou plutôt, suivant Schurrigius (1), la néphrolithotomie, est l'opération par laquelle on extrait une ou plusieurs pierres, au moyen d'une incision qu'on fait à la région lombaire, et qui pénètre jusque dans la cavité du bassinet du rein. — Cette opération, selon quelques auteurs qui en ont fait mention dans leurs ouvrages, peut, à raison des différentes circonstances qui accompagnent la présence de la pierre dans le rein, être pratiquée en deux cas différents; savoir, 1° lorsqu'il s'est formé un abcès à la région lombaire vis-à-vis de l'un des reins; 2° quand on n'aperçoit, à l'extérieur de cette région, ni élévation, ni aucun autre signe qui paraisse indiquer qu'il y ait suppuration, ou ulcération dans le rein. L'ordre de mes recherches a dû suivre nécessairement la division de ces deux différents cas.

SECTION PREMIÈRE. — La néphrotomie pratiquée sur le rein, supposé dans son intégrité.

Je n'ai trouvé, dans les différents auteurs que j'ai consultés, qu'un fort petit nombre d'exemples de la pratique de la néphrotomie, dans des cas où il n'est aucunement parlé de tumeur à la région lombaire, ni fait mention de suppuration dans le rein : encore la plupart de ces faits, comme on en jugera aisément par la suite, sont-ils détaillés d'une manière très-imparfaite, ou peu claire; quelques-uns même sont rapportés différemment par divers historiens, et tous, en général, paraissent manquer de l'authenticité qui serait exigible pour constater des faits d'une aussi grande importance. — Je n'ai point vu qu'on ait pratiqué la néphrotomie avant la fin du quinzième siè-

cle : le premier exemple que j'en ai rencontré, et qu'on ne connaît presqu'à présent que par tradition, est rapporté dans l'*Abrégé chronologique de l'Histoire de France*, par Mézeray (1). Les docteurs de la Faculté en médecine de Paris, dit cet historien, ayant su qu'un archer de Bagnolet, qui était depuis long-temps affligé de la pierre, avait été condamné à mort pour ses crimes, supplièrent le roi et les magistrats de vouloir bien permettre qu'on le mît entre leurs mains pour prouver sur lui, si on ne pourrait pas lui ouvrir les reins pour en tirer le calcul, sans qu'il lui en coûtât la vie. Leur opération eut un si bon succès, que cet homme vécut plusieurs années après en fort bonne santé. Cet événement, comme le remarque Freind, qui raconte aussi le fait (2) d'après le même historien, arriva sous le règne de Charles VIII, qui mourut en 1498, et dans le temps que la chirurgie française n'était encore, pour ainsi dire, que dans son enfance. Le même détail se trouve encore inséré dans les œuvres d'Harderus, (3) de Sylvaticus, de Schenckius, (4) de Robinson, (5) et dans le Journal Économique du mois de septembre 1754 (6). — Le récit de Mézeray semble, il est vrai, parler de l'incision du rein : mais si nous consultons Ambroise Paré, qui rapporte la même histoire, (7) nous voyons qu'il n'y est fait aucune mention de pierre dans les reins, ni de la néphrotomie : voici ses termes. Je ne puis encore passer que je ne récite cette histoire prise aux Chroniques de Monstrelet (8), d'un franc-archer de Meudon près de Paris, qui était prisonnier au Châtelet pour plusieurs larcins, pour raison desquels il fut condamné à mort. En même jour

_____

(1) Dans la Vie de Charles VIII, t. v, p. 115 et 114, édition de 1687.
(2) Hist. de la médec., part. II, p. 201 et suiv.
(3) Apiar. Obs. Med., obs. 78, Schol.
(4) Centur. 3, Consil. 54.
(5) Obs. Med., lib. III, de Lith. ren., obs. 3.
(6) Tract. de arenul. et calcul., part. II, cap. v.
(7) D'après l'auteur des additions à Monstrelet, ou nouvelles Chroniques additionnées à l'Histoire de Louis XI, fol. 48, et d'après Louis XI, par Varillas, t. IV, p. 77.
(8) Liv. xxv, chap. xvi, édit. de 1664.

_____

(1) Litholog. Hist. medic., cap. XIII, § 1.

fut remontré au roi par les médecins (1) de la ville, que plusieurs étaient fort travaillés et molestés de pierre, colique, passion, et maladie de côté, dont était fort molesté le dit franc-archer, et aussi desdites maladies était fort molesté monseigneur du Boscage, et qu'il serait fort requis de voir les lieux où lesdites maladies sont concréées dedans les corps humains, laquelle chose ne pouvait être mieux sue qu'en incisant le corps d'un homme vivant; ce qui pouvait être bien fait en la personne d'icelui franc-archer, et dedans icelui perquis et regardé le lieu desdites maladies, et après qu'il eut été vu, fut recousu et ses entrailles remises dedans, et par l'ordonnance du roi, fut bien pansé, tellement que, dedans quinze jours, il fut bien guéri, et eut sa rémission, et lui fut donné avec ce argent. C'est ainsi, dit le nouvel historien du règne de Louis XI (2), que les rois habiles favorisent les arts. Mademoiselle de Lussan remarque avec raison que la grâce accordée par le roi au criminel, qui fut le sujet de cette épreuve publique, a depuis sauvé la vie à un nombre infini de personnes; bienfait qui se perpétue et se perpétuera à l'infini.

M. de Sainte-Foix, qui rappelle aussi la même anecdote, (9) d'après la chronique de Louis XI, observe, ainsi que l'auteur que je viens de citer, que la représentation fut faite au roi par les syndics des médecins *et des chirurgiens* de Paris; mais il ajoute de plus, que cette opération, qui est, à ce qu'il croit, la première qu'on ait faite pour la pierre, se fit publiquement au mois de janvier 1474, dans le cimetière de l'église de Saint-Séverin; il termine sa narration par la réflexion suivante. Le cours des événements de la vie est, dit-il, quelquefois bien singulier; il fallait que ce misérable, pour être guéri de la pierre, fût condamné à perdre la vie : mais croira-t-on que, dans ces temps-là, s'il avait été pendu, son cadavre serait devenu comme un dépôt précieux de la mort, auquel les chirurgiens n'auraient pas osé toucher? La dissection du corps humain passait encore pour un sacrilége au commencement du règne de François I;

et l'empereur Charles-Quint fit consulter les théologiens de Salamanque, pour savoir si l'on pouvait, en conscience, disséquer un corps, afin d'en connaître la structure. Mais je reviens au fait historique qui a donné lieu à cette courte digression.

On peut juger, par la diversité des deux récits primitifs de Monstrelet et de Mézeray, qu'il est au moins difficile, pour me servir des termes de M. de la Faye, (1) de savoir précisément quelle était la maladie du franc-archer, et l'opération qu'on lui a faite; en effet, comme on va le voir, les sentiments des praticiens qui en ont parlé sont fort partagés sur ce fait, rapporté originairement par de simples historiens. On a cru, dit F. Collot (2), que c'était du règne de Charles VIII, roi de France, que notre pratique du grand appareil, inventé par Jean des Romains, avait été mise en usage pour la première fois, sur un archer de Bagnolet malade de la pierre, et qui, pour quelque crime, avait été condamné à mort. Ce prince lui donna sa grâce, pour qu'il fût mis entre les mains des médecins *et des chirurgiens* de Paris, et qu'il fût traité de son mal, afin que, suivant la réussite, cela donnât lieu d'établir cette opération. Mais on s'est trompé grossièrement, et c'est pour cela que j'ai jugé à propos, continue le même auteur, de parler ici de la néphrotomie : car, au lieu de croire le malade travaillé d'une pierre au rein, comme il l'était effectivement, on croyait que le mal était en la vessie. M. Mézeray juge ce différend dans son *Abrégé de l'Histoire de France*, et il dit, en termes exprès, qu'on lui ouvrit le rein, et qu'il en guérit. Ce n'était donc pas, conclut Collot, dans la vessie qu'était la pierre, et par conséquent on ne se servit pas de notre méthode de tailler; mais l'opération qui lui fut faite était véritablement la néphrotomie. Nous verrons ailleurs en quelles circonstances l'auteur pense que cette opération fut pratiquée.

M. Méry (3) croit, au contraire, que la maladie du franc-archer de Meudon était la pierre dans la vessie. Quoiqu'ap-

---

(1) Et chirurgiens, ajoute la Chronique de Louis XI, p. 249, édit. de 1620.

(2) Tome IV, liv. III, p. 420 et 421.

(3) Essais histor. sur Paris, part. II, p. 15.

(1) Comment. sur les opérations de Dionis. Demonst. 3, p. 180.

(2) Traité de l'opération de la taille, p. 56 et suiv.

(3) Observation sur la manière de tailler dans les deux sexes, p. 2 et suiv.

paremment il y ait toujours eu, dit-il, des lithotomistes, il est pourtant sans doute que, vers le commencement du siècle précédent, il n'y en avait aucun en France (1) qui osât entreprendre, ni l'opération de la pierre dans la vessie, ni celle de la pierre dans le rein, puisque, dans ce temps là, la Faculté de médecine de Paris eut recours à l'autorité du parlement, et en obtint une permission de faire une épreuve de cette opération sur un criminel qui avait été condamné à mort, et qui se rencontra avoir une pierre dans la vessie. Cette épreuve réussit, ajoute M. Méry, et le criminel malade, étant guéri, se trouva en même temps délivré, et de la mort à laquelle il avait été condamné, et d'une maladie qui fait tous les jours préférer, à ceux qui en sont attaqués, le risque qui accompagne cette opération à une vie que les douleurs causées par la pierre rendent toujours fort malheureuse. — Le dernier sentiment que nous venons d'exposer est vraisemblablement celui qui a prévalu, particulièrement dans ces derniers temps, non-seulement chez les historiens, mais même chez les médecins et chirurgiens : car l'auteur de l'Abrégé de l'histoire ecclésiastique, remarque (2) que l'Europe fut redevable à Louis XI de l'art de tailler les personnes incommodées de la pierre, en permettant aux chirurgiens de Paris d'en faire l'essai sur un homme condamné à mort, qui en guérit et vécut long-temps depuis. Ce nouveau témoignage paraît confirmer qu'il n'y avait effectivement alors, comme l'observait M. Méry, aucun lithotomiste en France. C'est aussi, sans doute, ce que pensait M. de Haller (3), qui place dans le quinzième siècle le renouvellement de l'opération de la pierre, tentée, dit-il, à Paris sur un voleur, par le conseil des médecins et la permission

de Louis XI, et exécutée par Germain Collot. Mais, ajoute-t-il, cette histoire n'est pas claire, et paraît appartenir au haut appareil, puisqu'on lit qu'après avoir replacé les intestins, on fit la suture du ventre.

L'auteur des recherches critiques et historiques sur l'origine, sur les divers états et sur les progrès de la chirurgie en France, pense aussi, avec les écrivains précédemment cités, que l'archer de Bagnolet avait la pierre dans la vessie (1) ; mais il juge qu'on la lui tira par l'opération au grand appareil, contre l'opinion de F. Collot et de M. de Haller. Il faut l'avouer, dit l'auteur des Recherches (2), notre art était fort borné entre les mains des anciens ; quelques-unes de nos opérations les plus fameuses n'étaient pas même ébauchées dans leurs ouvrages : par exemple, on n'y voit que de misérables vestiges de l'opération de la taille ; ces vestiges mêmes ne sont que les traces d'une timidité ignorante : la plupart de ceux qui avaient la pierre ne trouvaient aucun soulagement dans l'ancienne chirurgie. Jusqu'à l'âge de quatorze ans, les enfants pouvaient espérer quelque ressource ; après cet âge, l'art était stérile pour eux. C'est en France qu'on a tenté d'étendre ce secours sur tous les âges : les tentatives effrayèrent d'abord les chirurgiens ; les préjugés des anciens médecins les rendaient suspects. Selon Hippocrate, les blessures étaient mortelles dans la vessie. Germain Collot, fameux lithotomiste (3), méprisa enfin ce

____

(1) L'auteur du mot *anatomie*, dans l'Encyclopédie, termine aussi l'histoire du franc-archer, en disant formellement, que ce fut là, pour la première fois depuis Celse, qu'on tenta l'opération de la taille, qui a sauvé, dans la suite, la vie à tant d'hommes, p. 410, t. I.

(2) Part. IV, p. 258 et suiv.

(3) L'écrivain du second Mémoire pour les médecins, contre les chirurgiens de Paris, imprimé en 1745, page 20, et l'auteur des Réflexions du collège de Médecine de Lille en Flandre, publiées en 1755, contre les chirurgiens de la même ville, page 34 et 35, en se fondant sur ce que François Collot, dans son Traité de l'opération de la taille, ne fait pas honneur de la guérison de l'archer de Bagnolet à Germain Collot, et de ce qu'il ne le place pas, et ne dit pas même un mot de lui dans le détail qu'il fait de sa famille, prétendent en vain inférer que ce Ger-

____

(1) Les auteurs de l'Histoire des maladies de Breslaw, qui rapportent aussi, année 1702, p. 353, l'épreuve de la taille de la vessie, tentée avec succès sur le criminel calculeux, se plaignaient également que la rareté des lithotomistes était alors aussi grande chez eux, qu'elle l'était, suivant le rapport de M. Méry, en France, au commencement du 16e siècle.

(2) Tome VII, art. 6, siècle 15e, p. 257,

(3) Comment. in Meth. discend. Medic. Boerhaav., t. II, part. XIII, cap. II, p. 720.

préjugé : pour tirer la pierre, il imagina une opération nouvelle ; elle est fort célèbre dans notre histoire. Un archer de Bagnolet était condamné à mort, heureusement pour lui il avait une maladie dangereuse ; le détail n'en est pas bien connu, l'ignorance des temps l'a obscurci ; la description qu'en ont donnée les historiens est confuse ou contradictoire ; on y entrevoit seulement que ce misérable avait la pierre. Mais était-elle dans les reins ou dans la vessie ? C'est ce qui n'est décidé par aucun témoignage. Plusieurs s'imaginent que cette pierre était placée dans le rein. Mézeray l'assure sans aucun fondement ; mais des écrivains, plus anciens que lui, ne sont pas aussi décisifs ; ils marquent que cette maladie était commune ; on avait donc des signes certains qui l'annonçaient. Or, dans ces temps ténébreux de l'anatomie, la pierre des reins ne se montrait que sous des signes obscurs : ces parties

étaient presque inconnues ; on n'était ni assez éclairé, ni assez téméraire pour chercher les pierres parmi les viscères. Cette opération, jugée aujourd'hui impossible par nos plus grands maîtres, ne pouvait donc, dans ces temps grossiers, ni se présenter à l'esprit, ni être tentée avec succès ; ainsi il paraît évident que ce criminel avait un calcul dans la vessie : quoi qu'il en soit, il ne dut la vie qu'à sa pierre. L'opération qui pouvait le délivrer de ses maux fut la seule punition de son crime ; c'était un essai qui paraissait cruel ; on ne voulut pas même y soumettre ce misérable par la violence, on le lui proposa comme à un homme libre (1), et il le choisit. On ne négligea aucune précaution pour assurer le succès de cette épreuve ; on voulut en charger un

---

main Collot est un être imaginaire de l'invention du sieur Devaux (*), que le nouvel auteur des Recherches sur l'origine de la chirurgie a copié sans autre examen ; d'autant mieux, ajoutent-ils, que François Collot connaissait mieux sa famille que personne, etc. En effet, l'auteur des Recherches (je ne sais s'il avait prévu cette objection) n'a pas prétendu absolument que les Collot, qui ont vécu dans le seizième siècle, et depuis, fussent de la famille de Germain Collot, puisqu'il convient lui-même (p. 260) que, dans le siècle qui suivit l'épreuve faite sur le franc-archer, l'art de tirer la pierre fut rendu aux Collot, ou à une famille du même nom. D'ailleurs, outre qu'il est incontestable que M. Devaux n'a fait que donner au public, par l'impression, les Tables funéraires, qui étaient de temps immémorial, exposées dans la salle du conseil du collège de chirurgie, qui s'y conservent même encore aujourd'hui, et qui avaient été dressées sur les Mémoires déposés dans les archives du collège, et sur les anecdotes relatives qui se trouvaient dans les historiens français ; serait-il vraisemblable d'imaginer que les auteurs du Journal des Savants (**), du Dictionnaire universel de Trévoux (***), du grand Dictionnaire historique et généalogique (****), du Dictionnaire histori-

que et portatif (*****), qui tous s'accordent à dire, que Germain Collot est le premier des chirurgiens de notre nation, qui ait tenté l'opération de la pierre par le grand appareil, se fussent ainsi concertés, et que M. Haller se fût lui-même joint avec eux pour adopter gratuitement la fable de Germain Collot, qu'il plaît aux avocats des médecins d'attribuer à feu M. Devaux ? Je ne ferai point d'autre réfutation du sentiment de M. Gunzius, qui prétend aussi, que ce n'est que sur de très-légères conjectures, que l'auteur des Recherches sur la chirurgie s'est cru autorisé de ravir à Jean des Romains, la gloire de l'invention du grand appareil, pour l'attribuer à un certain Germain Collot de sa nation. Gunzius fonde son opinion sur ce que François Collot, qui a été le dernier de la famille de ce nom, donne lui-même à Jean des Romains la découverte de cette méthode : ce qui, dit-il, contredit manifestement la prétendue opération de la taille, faite par Germain Collot, sur le voleur calculeux dont parle Ambroise Paré. Vid. Platner. Instit. chir., § 1356, in nota, p. 938 et 939.

(1) Cette circonstance particulière se trouve rapportée de la même manière dans le Journal Économique, septembre 1754, et dans la nouvelle Histoire du règne de Louis XI. Le roi répondit qu'il le voulait bien ; pourvu que le franc-archer y consentit, et que, pour l'y disposer, il lui promettait sa grâce, et une bonne somme d'argent de plus, en cas qu'il revint de cette opération. Le criminel accepta le parti, etc.

(*) Index. Funereus chirurgorum parisiensium. Au nom Germanus Collot.

(**) Ann. 1714, p. 665.

(***) Au mot Lithotomiste.

(****) Supplém., t. I, 1735.

(*****) L'avocat au nom Collot. (Voyez aussi le Dict. hist. de méd., par M. Eloy, t. I, p. 150.)

des plus grands chirugiens, et ce fut sur Germain Collot qu'on jeta les yeux. Il tenta cette opération avec une hardiesse éclairée, qui devait donner de grandes espérances; dans quinze jours, le malade fut parfaitement rétabli.

Malgré toutes les autorités que nous avons rapportées jusqu'ici, et qui constatent la réalité de l'épreuve publique faite sur le franc-archer de Meudon, Andr. Ottom. Gœlicke (1), paraît douter qu'il soit vrai que les médecins de Paris aient alors obtenu du roi la permission de faire, sur un homme vivant, une opération aussi cruelle, pour chercher une pierre dans les reins ou dans la vessie. On ne doit pas, dit-il, être surpris qu'Hérophile, qui était païen, après avoir mis bas toute humanité, ait disséqué des hommes vivants, quoique criminels. Je suis bien plus étonné, ajoute-t-il, que Louis XI, roi de France très-chrétien, ait permis aux médecins de Paris de faire ouvrir le périnée (2) d'un soldat calculeux condamné à mort, pour s'instruire, par cette épreuve, de la méthode de tirer la pierre de la vessie. Il ne convient, poursuit-il encore, qu'à des barbares, et nullement à des chrétiens, de faire de pareils essais. Il nous fait cependant la grace de convenir qu'il est évident que c'est par le fréquent exercice de pareilles opérations que les chirurgiens français ont acquis cette adresse singulière de la main, et cette dextérité peu commune dans la pratique. Au reste, M. Méry, chrétien au moins autant que Gœlicke, pensait bien différemment de ces expériences sur les sujets vivants. Il ne faut, disait ce célèbre chirurgien (3) souhaiter de mal à personne; mais, s'il arrivait qu'entre les criminels qui sont condamnés à mort, il s'en trouvât qui eussent dans les reins des pierres trop grosses pour passer dans les uretères, il serait à souhaiter que la Faculté de médecine s'adressât encore au parlement pour obtenir la même grace. Mézeray (4) avait dit, long-temps avant M. Méry, que la vie des criminels serait fort utilement employée à de semblables essais (1). — M. Tolet (2) avait adopté un

(1) Hist. anat., nouv. et antiq., § 24.
(2) Gœlicke penche aussi pour le grand appareil.
(3) Observation sur la manière de tailler dans les deux sexes.
(4) Abrégé de l'Histoire de France, t. v, p. 114.

(1) Ce n'est point, est-il dit dans le Dictionnaire de médecine, au mot Anatomie, page 1178, une cruauté, comme quelques pusillanimes se l'imaginent, de chercher des remèdes pour une infinité d'innocents, en faisant souffrir un petit nombre de coupables. On ne peut trop louer, ajoute l'auteur du mot Anatomie, dans l'Encyclopédie, page 409 et 410, le courage d'Hérophile et d'Erasistrate, qui recevaient les malfaiteurs, et qui les disséquaient tout vifs, et la sagesse des princes qui les leur abandonnaient, et qui sacrifiaient un petit nombre de méchants à la conservation d'une multitude d'innocents de tout état, de tout âge, et dans tous les siècles à venir.... Je souhaiterais, poursuit-il toujours, que ce fût l'usage parmi nous d'abandonner aux chirurgiens et aux anatomistes les criminels à disséquer, et qu'ils en eussent le courage..... La mort d'un méchant serait bien autant utile à la société au milieu d'un amphithéâtre que sur un échafaud, et ce supplice serait tout au moins aussi redoutable qu'un autre. Mais il y aurait un moyen de ménager le spectateur, l'anatomiste et le patient; le spectateur et l'anatomiste en n'essayant sur le patient que des opérations utiles, et dont les suites ne seraient pas évidemment funestes: le patient, en ne le confiant qu'aux hommes les plus éclairés, et en lui accordant la vie, s'il réchappait de l'opération particulière qu'on aurait tentée sur lui. L'anatomie, la médecine et la chirurgie, ne trouveraient-elles pas aussi leur avantage dans cette condition, et n'y aurait-il pas des occasions où l'on aurait plus de lumière à attendre des suites d'une opération que de l'opération même? Quant aux criminels, il n'y en a guère qui ne préférassent une opération douloureuse à une mort certaine, et qui, plutôt que d'être exécutés, ne se soumissent, soit à l'injection de liqueurs dans le sang, soit à la transfusion de ce fluide, et ne se laissassent, ou amputer la cuisse dans l'articulation, ou extirper la rate, ou enlever quelques portions du cerveau, ou lier les artères mammaires et épigastriques, ou scier une portion de deux ou trois côtes, ou couper un intestin dont on insinuerait la partie supérieure dans l'inférieure, ou ouvrir l'œsophage, ou lier les vaisseaux spermatiques sans y comprendre le nerf, ou essayer quelque autre opération sur les viscères, etc.

(2) Traité de la lithotom., chap. xv, p. 140 et suiv.

sentiment tout différent des deux autres qu'on vient d'exposer, et que personne n'a suivi depuis lui, puisque, après avoir rapporté l'histoire du franc-archer, il la termine par cette conséquence. Il est facile de juger, dit-il, que ledit franc-archer n'était point incommodé de la pierre; mais il y a apparence que l'opération qu'on lui fit était celle qui se pratique pour la maladie nommée *volvulus*, qui survient lorsqu'un intestin est redoublé ou replié en lui-même. — Enfin Rousset (1), après avoir aussi rappelé, d'après Monstrelet et Paré, l'histoire du franc-archer de Meudon, quoique variée, comme l'observe Freind (2) dans une ou deux circonstances (3), conclut qu'il fallait que cette opération fût alors d'une rareté surprenante, puisque l'historien avait cru devoir la transmettre à la postérité. Mais il témoigne sa surprise de ce que Paré, qui cite ce fait comme quelque chose de prodigieux, ait oublié d'y ajouter deux points essentiels, et qu'il eût pu facilement éclaircir. Il s'agissait, 1° de marquer si l'on fit la recherche de la pierre dans le rein même ou dans la vessie. 2° En supposant le calcul au rein, de spécifier dans quel endroit de la circonférence du ventre on fit l'incision; savoir, si ce fut dans la région lombaire ou à la partie antérieure de l'*abdomen* vers les îles. Rousset entreprend, autant qu'il est possible, de suppléer au détail du fait; et pour y parvenir, il fait paraître deux interlocuteurs, qui soutiennent chacun, devant un tiers qu'il établit pour arbitre, leur sentiment contraire. Il fait ainsi parler le premier qui prétend prouver qu'il est beaucoup plus vraisemblable qu'on chercha la pierre dans le rein que dans la vessie. Il n'est pas croyable, dit-il d'abord, que des médecins, aussi célèbres que ceux de Paris, ignorassent non-seulement les parties que peuvent occuper les pierres, et les signes de l'existence de ce corps

étranger dans la vessie, mais qu'ils ne connussent pas même la méthode de l'en extraire par l'incision au périnée, comme elle se pratiquait alors d'après les préceptes de Celse et de Guy. D'ailleurs, continue-t-il, auraient-ils prisé le projet de faire l'épreuve d'une opération si commune et si ordinaire, au point d'avoir voulu obtenir que le roi et le parlement leur sacrifiassent, comme à des bourreaux, la vie d'un criminel? Il est donc probable, conclut-il, qu'il s'agissait de faire l'expérience de quelque opération nouvelle et extraordinaire, dont ils voulaient s'assurer de leurs propres yeux, telle que devait être l'extraction de la pierre des reins d'un homme vivant, et la cure de cette opération inouïe jusqu'alors. Il en regarde même comme une preuve, la mention que Monstrelet fait des douleurs au côté que le criminel avait souffert, et qui, selon lui, ne sont pas un symptôme de la pierre de la vessie, mais bien de celle du rein. De plus, ajoute-t-il encore, le même historien remarque qu'après avoir replacé les intestins, on fit la suture à la plaie du ventre: deux circonstances qui ne peuvent avoir eu lieu après l'extraction de la pierre par le périnée, qui était la seule usitée de ce temps-là.

Il restait à prouver que la pierre avait été tirée du rein, et pour y réussir, il commence par examiner si cette opération est praticable, quoique insolite. On ne peut, dit-il, tirer la pierre du rein que par les lombes ou par les îles. Mais quelle est, de ces deux méthodes, la plus facile, la plus courte, la plus sûre? Il conjecture que l'incision extérieure n'a pas été faite dans la région lombaire, mais dans l'un des deux îles, ou à la partie latérale de l'*abdomen*, c'est-à-dire, entre les lombes et l'endroit où l'on fait l'opération césarienne, un peu plus haut que le lieu où se pratique la taille de la vessie par le haut appareil. Il détaille ensuite les divers obstacles qui s'opposent à l'incision du rein par la région lombaire, ou qui empêchent du moins qu'on ne puisse y faire une ouverture assez étendue pour en tirer une pierre. Il range, parmi ces obstacles, la nature, l'épaisseur et la profondeur des parties que l'on aurait à inciser, non sans quelque risque, avant que d'arriver au rein même; le voisinage de l'aorte, de la veine cave, et de leurs ramifications, ainsi que des nerfs qui se distribuent dans ces parties, et la crainte de blesser les diffé-

---

(1) Hystérotomotok id est, Cæsar. part. assert. Histor., tract. 3, p. 248 et Problem. de Arciger. Mudon, p. 482, édit. de 1590.

(2) Hist. de la médecine, part. II.

(3) Rousset avance que la Faculté de médecine promit au criminel une somme d'argent considérable, pour le dédommager de ce qu'il aurait souffert *malgré lui;* et il ajoute plus bas encore, qu'après sa guérison, il jouit de la libéralité de l'école de Paris.

rents viscères principaux qui, de chaque côté, avoisinent l'un ou l'autre rein. Il ajoute, à ces premiers empêchements, la difficulté, pour ne pas dire l'impossibilité, quelque large que serait l'ouverture faite en cette partie, d'apercevoir, de toucher, d'inciser le rein calculeux; puisque en effet cet organe, qui est situé très-profondément, se trouve revêtu de beaucoup de graisse, et qu'il y aurait à risquer de blesser les vaisseaux émulgents ou l'uretère. En supposant même, dit-il, qu'on eût pu faire une incision convenable au rein, quelle difficulté n'éprouverait-on pas pour saisir la pierre et pour l'extraire? — Il envisage bien plus de facilité et de commodité pour l'exécution de cette opération dans l'un des deux îles, et, bien qu'il ne disconvienne pas que cette opération ne dût être longue et périlleuse, il conclut qu'elle a pu être pratiquée avec succès sur l'archer de Meudon. Il fonde ses preuves sur l'issue favorable de l'opération césarienne, qui exige une incision des téguments de l'*abdomen* beaucoup plus grande que la néphrotomie; sur la réussite heureuse qu'a eue depuis l'opération de la taille hypogastrique, et enfin sur la guérison des plus grandes ouvertures faites naturellement par la suppuration en divers endroits de la circonférence du ventre, et qui avaient même donné issue à de grosses pierres sorties des reins, des uretères, de la vessie, et dont il rapporte plusieurs exemples qu'on peut voir dans l'ouvrage même.

Rousset, qui vient de faire soutenir, par des raisonnements spécieux, que la pierre du franc-archer était dans le rein, et qu'on pratiqua sur ce criminel la néphrotomie, mais par la région iliaque plutôt que par les lombes, fait paraître l'adversaire, qui, embrassant l'opinion contraire, va entreprendre de prouver que la pierre était dans la vessie, et qu'on fit seulement alors l'épreuve d'une méthode de tailler nouvelle et différente de celle qui était usitée. Celui-ci débute par rappeler les divers obstacles qui s'opposent à l'incision du rein par les lombes : il prétend de plus qu'il est absolument impossible de s'ouvrir, dans cette région, ni même par les îles, une voie sûre pour pénétrer jusqu'au rein. Il veut bien supposer néanmoins qu'on puisse, en quelque manière que ce soit, se frayer une route; mais il soutient qu'on ne peut refuser d'avouer que cette opération serait mortelle nécessairement,

d'autant plus que le rein, revêtu de beaucoup de graisse et recouvert d'une membrane fort sensible, reçoit, dans sa propre substance, les vaisseaux émulgents qui sont très-considérables et toujours remplis de sang, et que d'ailleurs cet organe, qui est fibreux et charnu intérieurement, donne naissance à l'uretère, qui est un canal dont la fonction est des plus nécessaires à la vie. Au surplus, dit-il, les intestins, le mésentère, l'estomac, le foie ou la rate, et le voisinage de la voûte du diaphragme, empêcheraient qu'on ne pût facilement parvenir jusqu'aux reins. Serait-il donc croyable, conclut-il, que les médecins de Paris, qui sans doute n'ignoraient pas tous ces obstacles différents, eussent même formé le projet de faire, avec tant de témérité et de cruauté, ouvrir un rein chez un sujet vivant, quelque grosse qu'on eût supposé la pierre qui y aurait été renfermée?

Quant à ce qui concerne l'analogie de l'opération césarienne, qui se fait dans l'un des deux îles avec la pratique de la néphrotomie dans cette même région, quoique ces deux opérations, poursuit toujours le même auteur, paraissent avoir quelque rapport entre elles, à raison des parties contenantes de l'*abdomen*, où l'on fait l'incision extérieure, elles diffèrent cependant beaucoup en considération des parties contenues qu'il est question d'ouvrir. En effet, dans la première de ces deux opérations, après avoir incisé les téguments, la matrice se présente d'abord à l'opérateur. Dans la seconde, au contraire, il rencontre tous les viscères détaillés ci-dessus, qu'il ne peut manier et écarter sans quelque risque; et enfin le rein, partie essentielle, qu'il ne peut inciser sans un danger de mort évident : la matrice, suivant lui, n'est pas d'une nécessité si marquée pour la vie. Au reste, il regarde la preuve, tirée de l'analogie par son adversaire, comme doublement vicieuse, soit parce qu'on s'efforce de prouver l'inconnu par le connu, soit parce qu'on y aperçoit une pétition manifeste de principe, et même une collusion de sophiste faite pour en imposer.

Enfin, pour démontrer, ce qui était l'objet principal qu'il s'était proposé, qu'on a taillé seulement la vessie dans cette épreuve publique, voici l'opinion que Rousset lui fait hasarder. Les médecins de Paris, voyant, dit-il, qu'on tourmentait inhumainement tous les ans six cents sujets à qui l'on faisait l'opération de la taille par l'incision au périnée, et qu'ils périssaient misérablement, ou que, s'ils en réchappaient par hasard, ils languissaient toute leur vie dans les incommodités qui résultaient de la mauvaise odeur et de l'acrimonie des urines que ces malades perdaient involontairement ; que d'autres, par la crainte d'une pareille torture, ou par l'appréhension des suites disgracieuses de cette opération, avaient horreur de s'exposer à cette cruelle méthode de tailler, et préféraient conséquemment d'être la proie des tourments jusqu'à leur mort, qui arrivait toujours trop tard ; et qu'enfin tous les sujets, au-dessous de l'âge de neuf ans et au-dessus de quatorze, étaient, suivant la doctrine de Celse et de Guy, sans aucun espoir de trouver leur guérison par la section au périnée : ces médecins, guidés par la prudence et conduits par l'humanité, pensèrent à chercher une autre voie pour tirer la pierre de la vessie, et non celle des reins, ce qui eût été contre toute apparence. Or, cette voie n'a pu être que par l'hypogastre, comme Franco le pratiqua depuis (1) ; d'autant mieux que l'historien remarque qu'on replaça les intestins et qu'on fit la suture à la plaie de ce malfaiteur, ce qui ne pourrait avoir lieu à la section du périnée, exécutée même par la méthode de Marianus, supposé que quelqu'un voulût s'aviser de croire (2) qu'on eût conçu alors le dessein de faire une épreuve de cette manière de tailler. — Quant à l'induction qu'on voudrait tirer, en faveur de l'opinion contraire, de la douleur au côté, dont, suivant l'historien, le franc-archer avait été affligé, et qui désigne la région du rein et non la vessie ; bien qu'il soit vrai qu'une douleur actuellement existante au côté indique la pierre dans le rein ; cependant le signe commémoratif tiré d'une douleur qui a occupé précédemment cette région, quoiqu'elle ne s'y fasse sentir, forme une coïncidence forte du séjour d'une pierre dans la vessie, lorsqu'on découvre d'ailleurs tous les autres signes de la présence de cette pierre. En effet, on trouverait à peine un sujet attaqué de la pierre dans la vessie, qui n'ait eu antérieurement

des douleurs au côté, c'est-à-dire dans la région de l'un ou l'autre rein.

Enfin, continue toujours ce même personnage, pourquoi, m'objectera-t-on peut-être, a-t-on fait une pareille épreuve, et qu'après un succès aussi heureux, on n'a point continué, depuis ce temps-là, de pratiquer la même opération ? Il convient qu'il ne sait s'il doit en accuser la négligence des médecins qui vécurent dans la suite, ou s'il doit l'imputer à l'impéritie, ou à l'orgueil des chirurgiens qui ne savaient point pratiquer cette nouvelle méthode, ou qui dédaignaient de faire une telle opération, ou enfin, s'il doit l'attribuer à l'espèce de privilège exclusif que s'étaient arrogé les opérateurs lithotomistes, qui ne voulurent point abandonner leur méthode ordinaire et qui auraient rougi d'en changer. Telles sont les raisons assez probables que Rousset met dans la bouche de celui à qui il fait soutenir que la pierre du franc-archer était placée dans la vessie. Non content de ce double plaidoyer, notre auteur en vient à faire prononcer l'arbitre établi pour juge, et qui, condamnant également l'opinion des deux antagonistes qui viennent de plaider devant lui, l'un pour l'extraction de la pierre du rein, et l'autre pour la taille de la vessie au haut appareil, fait perdre à tous deux leur cause, par l'avis totalement différent qu'il embrasse. — L'arbitre commence par rappeler quels étaient, suivant les historiens, les siècles où vivaient nos aïeux, et, en considérant la barbarie des temps qui se sont écoulés depuis, quelle épaisse ignorance régnait alors, soit du côté des belles-lettres, soit même du côté des arts libéraux. Il prétend ensuite établir qu'il faut entendre le récit de Monstrelet, non pas de l'extraction de la pierre du rein par les lombes, ou par l'un des îles, selon le sentiment du premier, mais de la taille de la vessie, non pas néanmoins par l'hypogastre, suivant l'opinion du second, mais par l'incision au périnée, selon la méthode de Celse ou de Guy : manière de tailler, ajoute-t-il, qui n'était apportée que depuis peu d'Italie, et qui n'était pas encore connue en France, d'autant plus qu'on n'y avait absolument alors aucune expérience, et qu'on y était même fort ignorant, non-seulement dans la pratique, mais même dans la théorie, ainsi que dans tous les arts mécaniques qui s'y sont introduits depuis, ou qui y ont été renouvelés par les suites, En effet, conti-

---

(1) C'est aussi le sentiment de M. Haller.

(2) Comme M. Devaux et l'auteur des Recherches de la chirurgie l'ont fait depuis.

nue-t-il toujours, combien dans ce temps-là se trouvait-il chez nous de médecins qui ne fussent ou prêtres, ou de la race de ces Juifs d'Espagne que l'on appelait vulgairement *Catalans*, ou de ces Maures Arabes, surnommés *Marabouts*, et qui étaient nouvellement habitués en France? Dans le nombre de ces médecins, les derniers, qui n'osaient toucher un cadavre, suivant une loi de leurs ancêtres qui n'était pas encore effacée de leurs esprits, étaient fort ignorants en anatomie, et n'étaient pas beaucoup plus savants en chirurgie, puisque ceux d'entre eux qui ont écrit sur l'anatomie ont parlé d'après les livres plus que d'après l'autopsie ou l'inspection des cadavres : les premiers, qui jouissaient presque tous de bons bénéfices, vivant nonchalamment et sans s'occuper de leur état, ne se mêlaient pas même de la pratique de la médecine, qu'ils trouvaient sans doute trop épineuse et difficile, et s'occupaient encore moins des opérations chirurgicales qui mettaient la vie des malades en danger, par la raison, comme ils le disaient eux-mêmes, qu'il ne leur était pas permis de tuer personne.

Enfin, pour répondre à ce que dit Monstrelet du replacement des intestins, après l'opération faite au franc-archer, notre arbitre avoue qu'à la vérité on n'atteint point ces organes par l'opération de la taille qui se pratique au périnée; mais il serait en droit de douter que l'historien fût suffisamment instruit sur ce point, d'autant plus que, ne résidant point pour lors à Paris, il n'a rien marqué dans son récit que ce qu'il avait appris par la voix du public. Au surplus, ajoute ensuite Rousset, qu'y aurait-il de surprenant que le vulgaire, qui ne se connaît pas lui-même, se fût imaginé que les intestins avaient pu être découverts et offensés dans cette opération, puisque on a bien de la peine à persuader aujourd'hui aux plus savants médecins et chirurgiens qu'il est possible et facile de tirer la pierre de la vessie par une incision de l'hypogastre non-seulement sans découvrir les intestins, mais même sans toucher au péritoine? — Au reste, c'est avec raison que Rousset (1) accuse de négligence tous les médecins et chirurgiens qui, après avoir fait à Paris, avec un si heureux succès et avec un avantage aussi

marqué, l'épreuve quelconque d'une opération aussi périlleuse, n'ont tenu compte d'en insérer les détails dans les registres publics, et qui, plus est, n'en ont pas fait graver le récit sur des tables d'airain qu'ils auraient consacrées à la postérité, et dressées dans leurs écoles comme un monument d'une opération merveilleuse et qui méritait d'être souvent imitée. Une pareille expérience, ajoute Rousset, eût sans doute bien mérité ces tables, qui sont, à ce qu'on dit, érigées en Allemagne pour conserver la mémoire des grands miracles de Paracelse, qui a cependant emporté avec lui la plus grande partie de ses recettes et de ses secrets, ne laissant de ses grands feux, à ses sectateurs, qu'un peu de cendres froides.

Il est facile d'apercevoir, par le détail long et étendu que nous venons de donner au sujet de l'opération pratiquée sur le franc-archer, combien il est malaisé, encore une fois, de porter un jugement net et assuré sur la maladie dont ce criminel était atteint, ou du moins de prononcer sur le lieu qu'occupait la pierre dont on croit qu'on lui fit l'extraction; puisque, selon quelques auteurs, elle était dans le rein, et, selon quelques autres, dans la vessie; que, suivant la plupart de ces derniers, le corps étranger fut tiré par le haut appareil, suivant d'autres par le petit appareil, et selon quelques autres par la méthode de Marianus, ou le grand appareil; et qu'enfin, s'en tenant au récit de Monstrelet suivi par Paré, on se contenta de faire une visite exacte des parties où se forme la pierre dans le corps humain. Ajoutez à cela, qu'entre les historiens mêmes qui ont transmis le fait à la postérité, les uns placent cet événement fameux sous le règne de Charles VIII, et d'autres sous celui de Louis XI; ceux-ci font à bien de la peine habitant de Meudon, et ceux-là de Bagnolet; plusieurs assurent qu'il vécut ensuite long-temps en parfaite santé, et quelques autres avancent qu'il ne survécut que très-peu de temps à l'opération; mais que ce fut le mauvais état de ses viscères qui lui causa la mort. Il est temps de passer aux autres faits relatifs à la néphrotomie que nous ont conservés les observateurs. — Cardan (1) rapporte, d'après le témoignage oculaire d'Albert, l'histoire d'une femme qui avait été pendant long-temps

---

(1) De Part. Cæsar., sect. III, cap. VII, edit. 1582.

(1) De rerum variet., lib. VIII, cap. XLIV.

18.

tourmentée de violentes douleurs de reins, et à qui l'on ouvrit enfin la partie malade, d'où l'on tira dix-huit pierres de la grosseur d'un dé à jouer. Ce récit, qui, comme il vient d'être dit, n'est appuyé que sur un ouï-dire, semble avoir beaucoup de ressemblance avec l'exemple que cite avec admiration Cœlius Rhodiginus (1), d'une femme qui, après avoir souffert un grand nombre d'années de la pesanteur dans les reins près de l'épine, fut prise d'une démangeaison des plus importunes en la même partie : s'étant un jour déchiré la peau, en se grattant avant les ongles, aux environs des lombes, il s'y forma un ulcère d'où il sortit dix-huit pierres de la grosseur d'un dé. Il n'y a, comme on le voit, d'autres différences dans ces deux faits, que l'incision faite, suivant Albert, dans le premier cas, pour en tirer les pierres qui sortirent spontanément; dans le second cas, par la simple dilacération des téguments.

L'exemple le plus détaillé de la taille du rein, et celui qui a en quelque sorte les apparences les plus spécieuses d'authenticité, se trouve inséré dans l'histoire de la Médecine de Freind (2). Tout ce qu'on a jamais pu alléguer, dit ce médecin, des suites funestes qu'ont les plaies qui pénètrent dans le bassinet des reins, se trouve clairement détruit par le savant homme feu M. Bernard, dans l'histoire qu'il rapporte du consul Hobson, à qui le fameux Dominique de Marchettis a tiré à Padoue une pierre de l'un des reins, et qui a néanmoins survécu plusieurs années à l'opération en parfaite santé. J. Guill. Pauli (3) n'a pas cru devoir passer sous silence ce même exemple de la pratique heureuse de la néphrotomie, qui, selon la remarque qu'il en a faite, n'était pas inconnue des anciens; et c'est ce que nous aurons l'occasion d'examiner dans la suite. Je crois qu'on ne sera pas fâché de trouver ici le récit de cette opération, tiré des Transactions philosophiques de la Société royale de Londres (4), où le cas est décrit avec la dernière exactitude par M. Charles Bernard lui-même, et accompagné de réflexions judicieuses qui méritent d'être lues. — M. Hobson, consul de la nation anglaise à Venise, ayant souffert longtemps d'une pierre qu'il avait dans le rein, fut à la fin saisi d'un accès de néphrétique si long et si violent, qu'il se trouva presque réduit au désespoir. Comme il n'avait été soulagé par aucun des moyens dont on s'était servi jusqu'alors, il s'adressa, dans cette cruelle circonstance, au docteur Dominique de Marchettis, médecin de Padoue trèscélèbre et fort expérimenté, et le supplia de vouloir bien lui tirer la pierre du rein par le moyen d'une incision. M. Hobson, qui était persuadé qu'il ne lui restait plus d'autre ressource pour se procurer du soulagement, ajouta qu'il n'ignorait pas à quels dangers cette opération l'exposerait, mais que la mort même lui paraissait infiniment préférable à la vie malheureuse et souffrante qu'il menait depuis si long-temps : Marchettis témoigna d'abord une extrême répugnance d'entreprendre une telle opération, et lui représenta non-seulement encore tous les risques qu'il allait courir; mais, comme il craignait lui-même que l'opération ne fût impraticable, il insista sur ce qu'il ne l'avait jamais tentée, et crut échapper à ses poursuites en déclarant que ce serait lui donner la mort que de hasarder une pareille entreprise. M. Hobson persistant dans ses instances, et lui protestant à son tour qu'il ne renoncerait jamais à ce projet, et qu'il le suivrait constamment jusqu'à ce qu'il eût trouvé quelqu'un qui voulût s'y prêter, le docteur Marchettis se vit enfin forcé de céder aux importunités du malade, et de se rendre à sa résolution; en conséquence, il entreprit cette cure, et la prépara comme il le jugea convenable.

Pour faire l'opération, il se servit d'un bistouri, et dirigea, par degrés, son incision sur la région du rein affecté. Le sang, qui coula d'abord en abondance, l'offusqua, et l'interrompit au point qu'il fut obligé de suspendre l'opération pour cette fois : il pansa donc la plaie, et remit la suite au lendemain. En effet, il reprit l'opération le jour suivant, et la finit en pénétrant jusque dans la substance du rein. Après en avoir tiré deux ou trois petites pierres, il pansa de nouveau son malade, qui, depuis ce moment, fut délivré des douleurs violentes qu'il avait éprouvées jusque-là. Au bout

(1) Antiq. lection. L., cap. XII.
(2) Au mot *Albucasis*, part. II, p. 200 et suiv.
(3) Annotat. in John. Van-Horn. Microtechn., § 21.
(4) Année 1696, n° 223, art. 2, p. 188, t. III.

d'un certain temps, il eut la force de se lever et de marcher dans sa chambre : il n'était survenu ni hémorrhagie, ni fièvre qui pût le mettre en danger. Marchettis continua de le panser fort long-temps, mais il ne put jamais parvenir à cicatriser la plaie. L'urine, qui s'écoulait continuellement par le *sinus*, l'avait rendue fistuleuse tout d'abord. Cependant, comme il n'en sortait qu'une petite quantité, M. Hobson, qui du reste avait repris ses forces, et recouvré sa première santé, prit congé du professeur, et revint à Venise avec son épouse, qui prenait soin de le panser. Un matin que cette dame pansait la plaie, elle crut, en l'essuyant, avoir senti quelque chose de dur et d'inégal. Cette découverte l'engagea à examiner l'ulcère avec plus d'attention qu'à l'ordinaire, en se servant d'une aiguille à tête au lieu de sonde. Il se trouva que ce corps dur et raboteux était une pierre de la figure et du volume d'un noyau de datte, qu'elle tira. Depuis que cette pierre eut été extraite, le malade ne se plaignit jamais de la moindre douleur dans la région du rein opéré.

Dix ans ou environ après cette opération, continue M. Bernard, M. Hobson revint à Londres, et le docteur Douns, qui l'avait connu à Venise, nous fit inviter, le docteur Tison et moi, de l'aller voir. Lorsqu'il nous eut fait lui-même le récit dont je viens de donner le détail, il nous permit d'examiner l'état de cette plaie fistuleuse, qui était effectivement toujours restée ouverte, et dont les bords étaient extrêmement calleux, de sorte même que, sans causer de douleur sensible au malade, j'introduisis ma sonde assez avant dans le *sinus* pour nous faire estimer que j'avais pénétré jusque dans le rein. La matière qui sortait alors de la fistule était en petite quantité, mais toujours mêlée d'urine, dont elle avait aussi une forte odeur. L'orifice extérieur de cet ulcère se fermait quelquefois pour trois ou quatre jours, et alors la matière s'évacuait par les routes naturelles, conjointement avec l'urine, sans trouver aucun obstacle, et sans occasionner la moindre douleur. On ne peut pas douter, poursuit toujours le narrateur, qu'il n'y eût coalition du rein avec le muscle *psoas*. Dans le temps que nous avons visité le *sinus* fistuleux, M. Hobson n'appliquait au dehors qu'une compresse de linge blanc, qui s'imprégnait toujours d'une forte odeur d'urine. Du reste, il paraissait en état de satisfaire à toutes

les fonctions de la vie, et de soutenir les mêmes fatigues que tout autre homme de son âge : je pense qu'il pouvait avoir pour lors un peu plus de 50 ans. Le lendemain même de notre visite, il se proposait de faire à cheval, et en poste, quarante ou cinquante milles d'Angleterre (1). M. Bernard termine son récit en disant qu'il croit que l'opération dont il vient de rendre compte a été tentée pour la première fois en cette occasion : il ajoute, en finissant, que, quoique le sentiment unanime des auteurs qui ont écrit sur les plaies des reins semble être que ces plaies sont mortelles dès qu'elles pénètrent dans le bassinet, il est pourtant démontré, par l'observation ci-dessus, qu'ils ont eu tort de rejeter la néphrotomie d'un ton si décisif.

Le détail de l'opération qu'on vient de lire, quelque bien circonstancié, et quelque authentique même qu'il doive paraître, n'est cependant exposé, comme M. Bernard l'avoue lui-même, que d'après le récit du malade opéré. Or, cette narration simple peut-elle, absolument parlant, nous garantir que Dominique de Marchettis, quoique dise M. Haller (2) de la certitude de ce fait, n'ait pas été guidé, dans l'exécution de cette opération, par quelque tumeur, ou dureté extérieure à la région lombaire, qui aurait pu d'ailleurs échapper à la connaissance du malade et de son épouse? Je veux cependant bien admettre pour un moment que Marchettis ait véritablement pratiqué la néphrotomie sur le rein dans son intégrité; le cas n'était-il pas assez grave et assez extraordinaire, pour que ce praticien, qui avait très-long-temps résisté aux sollicitations les plus vives et aux importunités du malade, par l'extrême répugnance qu'il avait d'entreprendre une pareille opération, ne se déterminât pas à la pratiquer, sans y appeler quelques maîtres de l'art? En supposant donc, comme on pourrait me l'objecter, la mort de Marchettis survenue peu de temps après cette opération, serait-il croyable qu'aucun des assistants n'eût songé, à son défaut, à en publier le détail? Pourrait-on même se persuader

(1) Quatorze ou dix-sept lieues.
(2) Secti sunt certe renes per ipsum dorsum, et audax experimentum in Legato Britannico fecit Marchetti. — Comment. in Prælecti. Açad. Boerhav., t. III, § 552, p. 202.

que Pierre de Marchettis, propre père
de ce praticien, qui aurait, sans aucun
doute, été invité à cette opération, ou
qui du moins en aurait eu quelque connaissance, puisqu'il n'est mort que depuis son fils Dominique en 1673, n'eût
tenu compte d'en insérer le détail dans
ses papiers ; ou enfin que ceux qui, après
sa mort, furent chargés de recueillir ses
manuscrits, eussent négligé de lui donner place avec ses autres ouvrages post-
humes, dans la troisième édition de son
*Sylloge obs. med. chir. rarior*, imprimé
en 1675? Je crois du moins qu'on ne
disconviendra pas que c'est toujours un
témoignage bien essentiel qui manque à
cette observation, et que ce silence de
l'opérateur et des témoins paraît jeter
quelques nuages sur la réalité d'un fait
aussi intéressant à tous égards, d'un fait
qu'on pourrait regarder comme merveilleux, pour ne pas dire unique. Mais ne
serait-il pas plus raisonnable de supposer, comme je l'ai fait, que Dominique
de Marchettis fut guidé, dans son opération, par une tumeur, ou par une dureté à la région du rein? Et, dans cette
supposition, qui ferait naturellement
rentrer cette néphrotomie dans la classe
des opérations plus familières et déterminées, Marchettis se trouverait bien
plus légitimement encore à l'abri du reproche du silence, d'autant plus qu'il
aurait jugé pouvoir se dispenser de publier un fait dont il se trouvait un
nombre d'exemples dans les observateurs
qui l'avaient précédé.

Joach. Camerarius [1] rapporte un autre cas, qui, bien que fondé simplement
encore sur un oui-dire, a un très-grand
rapport avec le précédent; mais le malade qui en fait le sujet fut beaucoup
plus heureux en pareilles circonstances.
Je me souviens, dit ce praticien, qu'un
très-célèbre médecin m'a assuré avoir
pris soin d'un gentilhomme qui souffrait
des douleurs néphrétiques atroces, et
qui, désirant également ou l'opération
ou la mort, pour mettre fin aux tourments qu'il endurait depuis long-temps,
vint enfin à bout de déterminer son chirurgien à lui ouvrir la partie souffrante,
pour en tirer la pierre qu'il supposait
être arrêtée, par son volume, vers l'uretère : opération que celui-ci exécuta avec

hardiesse, et avec un heureux succès,
puisque non-seulement il réussit à faire
l'extraction de la pierre, mais qu'il parvint aussi à consolider parfaitement la
plaie, sans qu'il survînt au malade, pendant tout le temps de la cure, aucun accident notable. — Enfin, pour terminer
tout ce qui peut avoir trait à la pratique
de la néphrotomie sur le rein entier, je
ne puis oublier de rappeler ici un fait
communiqué par Schurrigius [1]. Un militaire, dit-il, racontait, en ma présence,
au seigneur de Birckholtz, officier général au service du roi de Pologne, électeur de Saxe, et qui était violemment
tourmenté pour lors de la pierre dans le
rein, que, pendant le séjour qu'il avait
fait en France peu d'années auparavant,
il avait assisté à une opération de la néphrotomie exécutée à Paris, et qu'il avait
vu faire l'incision au rein, et l'extraction
d'une grosse pierre : il avait en vue, par
son récit, de persuader audit seigneur
malade de se rendre au plus tôt en France, pour se faire faire la même opération,
et pour recouvrer par ce moyen la santé.
Je lui proposai, continue Schurrigius,
mes doutes différents qui étaient fondés
sur ce que le malade ressentait des douleurs très aiguës, non-seulement aux environs du rein gauche, mais encore dans
tout le trajet de l'uretère du même côté.
Enfin le général de Birckholtz se relevait
à peine de son accès de néphrétique au
bout de quelques semaines, qu'il fut
obligé de partir par l'ordre du roi, non
pour la France, mais pour la Pologne,
où la mort le délivra bientôt de tous ses
maux. A l'ouverture de son corps, D.
Matth. Pauli, conseiller et premier médecin du roi, trouva non-seulement
toute la substance du rein gauche presque totalement détruite, et sa place occupée par plusieurs pierres de différentes
grosseurs, mais encore tout l'uretère du
même côté entièrement rempli et bouché
par des sables et des graviers.

Il est encore facile d'apercevoir qu'on
ne peut raisonnablement fonder aucune
espèce de certitude sur le récit d'un simple particulier absolument étranger à
l'art, qui est néanmoins la seule et unique autorité qui puisse faire foi dans ce
dernier exemple. En effet, ce militaire, qui le raconte en présence de Schur-

---

[1] Ex Schenck., *Obs. med.*, lib. III,
curat. nephrit., obs. 8.

[1] Litholog. hist. med., cap. XIII, §
7.

rigius, était sans doute très-peu en état de juger par lui-même si l'opération de la néphrotomie, qu'il disait avoir vu faire à Paris, avait été pratiquée dans le cas de tumeur ou d'abcès à la région lombaire, ou si elle fut véritablement exécutée dans le cas d'intégrité parfaite des téguments et du rein. Au surplus, cette opération faite à Paris dans ce siècle n'aurait pas été inconnue à nos auteurs; ainsi ce prétendu fait ne mérite aucune attention. L'on peut donc, ce me semble, conclure avec une sorte de raison, des divers exemples qui ont été rapportés jusqu'ici, qu'il est du moins fort douteux, s'il n'est pas absolument probable que la taille du rein ait jamais été pratiquée, sans que cette opération ait été déterminée par quelque tumeur abcédée, ou par quelque ulcération fistuleuse, suite de suppuration dans le rein, qui s'était fait jour à l'extérieur de la région lombaire.

SECTION SECONDE. — *La néphrotomie pratiquée sur le rein abcédé et ulcéré.*

Parmi les anciens, Hippocrate (1), Aétius (2), Chaumet (3), Fernel (4), Rousset (5), Schenckius (6), Jonston (7), Rivière (8), Sylvaticus (9), Barbette (10), Bonet (11), et entre les modernes, Méry (12), Heister (13), Platner (14), M.

Faudacq (1) et M. Van-Swieten (2), font remarquer dans leurs écrits que le pus des abcès qui se forment dans la substance des reins, cherchant à s'ouvrir une issue, se porte quelquefois vers l'extérieur, et occasione, dans les régions lombaires ou iliaques, des tumeurs par l'ouverture desquelles, soit spontanée, soit faite par art, il s'échappe en quantité, et continue souvent de couler long-temps. Il est même arrivé fréquemment, comme l'observent encore la plupart de ces praticiens, que, chez des sujets néphrétiques, il est sorti, avec le pus de ces abcès, des concrétions pierreuses et même de grosses pierres qui se sont fait jour naturellement, ou dont, en d'autres cas, les chirurgiens ont été obligés de faire l'extraction après l'ouverture de l'abcès; et il est hors de doute que ces corps étrangers avaient pris naissance et accroissement dans le bassinet du rein, ou dans la propre substance parenchymateuse de cet organe. — Les pierres, dit à ce sujet M. de la Faye (3), qui s'arrêtent dans le rein, y causent des abcès qu'il faut ouvrir, quand ils se manifestent à la région lombaire : il sort alors de ces abcès beaucoup de pus mêlé d'urine, et l'on a été quelquefois assez heureux pour en tirer la pierre qui avait produit tout le désordre. Il y a plusieurs exemples de malades qui ont été guéris de cette façon : guérison, qu'ils n'auraient cependant jamais dû espérer, si la pierre fût restée dans le rein, et si la nature elle-même n'eût paru vouloir les soulager, en facilitant à l'art les moyens de les secourir. — Mais il n'est point d'auteur qui explique, d'une manière plus claire et plus précise, la formation de ces sortes d'abcès que M. le Dran (4). Si, dit-il, le volume des pierres formées dans le rein, ou quelques angles qui s'y trouvent, les empêchent de couler dans le bassinet, elles grossissent dans le rein; elles y restent pour toujours, et elles sont souvent la source de très-grandes maladies. Il en arrivera de même si, ayant

(1) De intern. affectib., t. VII, Charter, cap. XV, p. 649.
(2) Serm. 11, cap. XVIII, p. 270.
(3) Enchirid. med., pract., p. 267.
(4) Patholog., lib. VI, cap. XII.
(5) De part. Cæsar., sect. 3, cap. VII et probl. de Arciger. Mudon, p. 486.
(6) Obs. med., lib. III, cur. nepho, obs. 8.
(7) Idea univ. med. pract., lib. X, art. 5.
(8) Prax. med., lib. VIII, cap. III, p. 354.
(9) Cons. et resp. med., cent. 3, cons. 54.
(10) Chirurgie, t. I, chap. XXVI, remarque B.
(11) Polyalth, lib. IV, cap. LIX.
(12) Observation sur la manière de tailler dans les deux sexes, p. 2 et suiv.
(13) Inst. chirurg., part. II, sect. 5, cap. CXL, § 14, p. 903 et 904.
(14) Inst. chir., § 1356.

(1) Nouveau Traité des plaies d'armes à feu, chap. VI.
(2) Comment. in Boer. Aph., t. III, artic. Nephrit.
(3) Commentaire sur les opérations chirurgicales de Dionis, démonstration 3, p. 180.
(4) Traité des opérations de chirurgie, p. 263.

coulé jusque dans le bassinet du rein, elles n'enfilent pas la route de l'uretère: la maladie se termine alors très-souvent par la pourriture du rein ou par un abcès. S'il se fait un abcès, la place que la pierre occupe dans le rein décide. Si la pierre est placée dans le bassinet, ou dans la substance mamelonnée, l'abcès se fait du côté de l'intérieur du ventre et peut percer dans cette capacité ; mais si la pierre occupe la substance médullaire, tout près de la corticale, l'abcès se continue jusque dans la tunique adipeuse. Alors il n'est pas impossible qu'il se manifeste au dehors, au-dessous des fausses côtes, à trois ou quatre travers de doigts de l'épine ; pour peu que l'on y sente la fluctuation, il faut l'ouvrir promptement, et presque toujours la pierre sort noyée dans une grande quantité de pus. M. le Dran en fournit un exemple dans ses Observations de chirurgie (1), où il parle d'un abcès aux lombes, après l'ouverture duquel il sortit une pierre grosse comme un pois.

Enfin M. de la Fitte (2), après avoir aussi remarqué que, lorsque la pierre arrêtée dans le rein est d'un volume ou d'une figure qui s'opposent à son entrée dans le bassinet ou dans l'uretère, il se forme quelquefois des abcès, même assez considérables, pour détruire toute la substance de ce viscère, et inonder le tissu adipeux qui l'avoisine, fait encore observer que, quoique la suppuration des inflammations intérieures soit presque toujours mortelle, cette terminaison peut, dans le cas présent, devenir néanmoins avantageuse, parce que l'art peut, dans quelques circonstances, procurer une issue au pus qui forme l'abcès, et donner, en même temps, la facilité de faire l'extraction du corps étranger. Qu'il me soit permis d'ajouter, aux trois exemples du succès heureux de la néphrotomie, dans les cas d'abcès aux lombes rapportés par M. de la Fitte (3), et que l'on me dispensera de répéter ici, divers autres faits semblables, cités par différents observateurs ; d'autant plus que tous ces exemples, rassemblés sous un même point de vue, ne peuvent que concourir puissamment à fortifier les dogmes et les préceptes qui se trouvent éta-

blis dans le Mémoire de ce praticien. — Joach. Camerarius (1) raconte, d'après le témoignage d'Érasme Reinhold, premier médecin de la ville de Salfeld, en Thuringe, qu'un laboureur fort et robuste tomba dans un accès violent de néphrétique, occasionnée par une pierre arrêtée dans le rein, et qu'ayant, après la fin du paroxysme, repris ses travaux ordinaires, il lui survint, au même endroit des lombes où il avait senti des douleurs un prurit importun qui ne fit qu'augmenter de jour en jour. Enfin le frottement continuel et répété de cette partie y occasionna un abcès qui, s'étant ouvert tout-à-coup, donna issue, avec impétuosité, à du pus et à une pierre. Panarole (2) a vu lui-même sortir d'un abcès aux lombes, qui s'ouvrit naturellement, deux pierres avec les matières de la suppuration. Une femme sexagénaire, dont parle Christian. Franc. Paulini (3), fut encore des plus heureuses dans une occurrence semblable : après d'énormes douleurs néphrétiques qui la tourmentèrent nombre d'années, il lui survint au lombe gauche un abcès, dont l'ouverture, qui se fit d'elle-même, donna issue à beaucoup de pus sanguinolent, et à des fragments de pierres de diverses grosseurs. La malade guérit, quoique l'urine passât pendant quelque temps par la plaie. Denys (4) rapporte un pareil exemple de guérison parfaite. — Si, dans le sujet que nous traitons, il y a, comme on le voit, bien des cas où la nature est le principal agent, il s'en présente aussi beaucoup d'autres où elle serait le plus souvent impuissante, et où les malades ne peuvent trouver des ressources que dans l'art, qui procure à propos l'évacuation du pus de tels abcès, et la sortie des pierres qui y ont donné lieu. L'on voit un exemple frappant de cette insuffisance de la nature dans le fait que rapporte Job à Méeckren (5). Un jeune homme avait éprouvé, pendant vingt-deux ans, des accès violents de néphrétique; il avait même rendu du pus avec les urines.

---

(1) Tome II, obs 66, p. 87.
(2) Mémoires de l'Académie royale de chirurgie, t. V, p. 183.
(3) Ibidem.

(1) Ex Schenck., Obs. med., lib. III, curat. Neph., obs. 8.
(2) Iatrologism. sive observ. Pentecost., 5, obs. 42.
(3) Obs. med., physic., cent. 3, obs. 72 et M. N. C. Dec. 2, ann. 6. Append., obs. 44, et p. 52, 53.
(4) Obs. chir. de calculo, cap. I, p. 13.
(5) Obs. med. chir., cap. XLIV.

Il lui survint alors, vers le bas des lombes, une petite tumeur qu'on ouvrit, et qui donna jour à beaucoup de matière purulente, dont l'écoulement continua de se faire jusqu'à la mort du sujet par l'ulcère fistuleux. A l'ouverture de son corps, on trouva, à la place du rein qui était totalement détruit, une substance calleuse où étaient contenues deux pierres, dont la plus grosse avait cherché à se faire jour par la fistule lombaire, puisqu'elle s'y était insinuée par son extrémité la plus menue; l'autre extrémité, qui était la plus considérable, avait été retenue entre les deux dernières fausses côtes. Méeckren fait ici la réflexion qu'il eût été du devoir du chirurgien de travailler à seconder, en ce cas, les soins prévoyants de la nature; et il ajoute qu'il n'est pas douteux que, si, après l'ouverture de l'abcès, on eût fait les perquisitions nécessaires pour découvrir le siége de la pierre, il n'eût été très-possible d'en faire l'extraction. C'est ainsi que Bévérovicius (1), qui observe que Mercurial avait souvent vu des cas semblables, a eu plusieurs fois l'occasion de tirer des dépôts purulents formés dans la substance des reins, non-seulement des graviers, mais même des pierres. F. Collot (2) a été aussi le témoin de l'ouverture faite par M. Cressé, un des plus habiles chirurgiens de son temps, dans un sujet âgé de quarante ans, d'un abcès aux lombes, d'où il tira une pierre.

L'observation suivante marque encore bien mieux les avantages qu'on peut attendre, en pareil cas, de la chirurgie, d'autant plus que l'opération fut répétée deux fois, avec autant de succès, sur le même sujet. Henri Roonhuisen (3) tira, par l'ouverture d'un abcès au rein droit, une pierre assez grosse, dont il donne la figure dans son ouvrage; il conduisit le traitement de la plaie, selon les règles de l'art, jusqu'à sa guérison parfaite, de manière que le malade vécut en bonne santé pendant deux ans entiers. Au bout de ce temps il survint, au même endroit des lombes, une nouvelle inflammation; ce chirurgien, ne doutant pas qu'il n'y eût encore quelque corps étranger, prit le parti de rouvrir la cicatrice, et tira effectivement une seconde pierre, mais

plus petite. La plaie se réunit, et le malade a toujours joui depuis d'une santé parfaite. — Quoique de semblables opérations soient clairement indiquées par elles-mêmes quand la matière de l'abcès se porte à l'extérieur, j'ai cru cependant qu'il n'était pas inutile d'en rapporter divers exemples pour instruire les jeunes praticiens qui, n'étant pas encore assez versés dans l'exercice de leur art pour prévoir ces cas, sont souvent aussi trop timides pour recourir au plutôt à ces opérations, dont ils pourraient d'ailleurs être détournés par les conseils peu raisonnés de divers auteurs qui, comme on le verra à la fin de ce Mémoire (part. 2, sect. 3), condamnent l'ouverture de ces sortes d'abcès, dans les cas mêmes où la nécessité en est le plus évidemment démontrée. Il faut convenir, à la vérité, que ces opérations ne sont pas toujours suivies d'un succès aussi avantageux que celles que nous venons de rapporter, puisqu'il arrive très-souvent, au contraire, que l'ouverture qui a donné passage à la matière de l'abcès et aux corps étrangers dégénère en un ulcère calleux et fistuleux, d'où il coule continuellement de l'urine et du pus, comme cela a été remarqué par divers observateurs. Dateschamp (1) a vu rendre successivement plusieurs pierres sorties du rein, par un abcès aux lombes devenu fistuleux, et néanmoins le sujet supportait aisément l'exercice du cheval et des armes. Aymar (2), chirurgien de Grenoble, parle aussi d'un abcès à la région lombaire qui pénétrait jusque dans le rein, et d'où il sortit plusieurs pierres; mais l'urine coula toujours depuis par la fistule qui y succéda. On trouve encore, dans Albrecht (3), l'histoire d'une femme à qui, après de vives douleurs néphrétiques qui durèrent pendant dix ans, il se déclara une tumeur inflammatoire au côté gauche de la seconde vertèbre des lombes. Cette tumeur, qu'il ouvrit, dégénéra en fistule, dont il tira des pierres à différentes reprises, mais qu'il ne put venir à bout de consolider.

---

(1) De calcul. ren. et ves., cap. VIII.
(2) Traité de l'opération de la taille, p. 56.
(3) Obs., part. I, obs. 22.

(1) Chirurgie française, annotation sur le chap. XLVII, p. 240 et Ex Paræo, lib. XXV, cap. XV, édit. de 1664.
(2) Observation communiquée à Laz. Rivière, obs. 9, p. 675.
(3) Obs. anat., § 12. Voyez aussi Commerc. Litt. Novemb. specim. 4, ann. 1754, p. 52.

Cet écoulement habituel des urines et des matières purulentes par les fistules lombaires serait un accident supportable par lui-même, s'il se faisait bien régulièrement et sans interruption ; mais il n'est malheureusement que trop ordinaire que la résorption de ces liqueurs excrémenteuses entraîne après elle des désordres des plus funestes, et quelquefois même la mort du sujet. Bonet (1) a vu une fièvre aiguë occasionnée par la suspension de l'écoulement d'un pus sordide qui avait coutume de s'échapper d'un ulcère fistuleux à la région des reins. Tulpius (2) parle d'un jurisconsulte, né d'un père calculeux, et attaqué lui-même de la pierre dès son enfance, auquel il sortit une pierre d'un abcès aux lombes. L'ulcère resta fistuleux et donnait continuellement issue à du pus mêlé d'urine ; le malade périt misérablement par la suppression subite de ce flux purulent qui durait déjà depuis très-long-temps. Enfin F. Collot (3) a vu à Londres un jeune homme, du côté duquel il sortait chaque jour de petites pierres accompagnées de matières purulentes par de petits abcès dont les ouvertures s'étaient terminées en fistules, par lesquelles les urines coulaient aussi. Il mourut assez promptement et la substance de son rein gauche se trouva n'être plus qu'une membrane desséchée, et toute remplie de sables et de graviers. Collot paraît d'ailleurs très fermement persuadé, comme M. de la Faye l'a expressément remarqué dans ses Commentaires sur Dionis (4), que le franc-archer de Bagnolet, sur lequel il pense qu'on pratiqua la néphrotomie, était aussi lui-même dans le cas d'un abcès au rein, qui s'était porté vers l'extérieur des lombes. Le rein, fatigué, dit-il, par la présence de la pierre qui s'y était formée, s'enflamma et abcéda, faisant une tumeur considérable qui fut ouverte ; les matières en étant sorties, le parenchyme se trouva fondu dans la partie qui regardait l'épaisseur des chairs ; ce qui donna lieu, sans beaucoup fatiguer le malade, d'ouvrir la tumeur et de lui ôter sa pierre.

Quoi qu'il en soit, Bévérovicius (5),

Tulpius (1), Schurrigius (2) et Freind (3) ont soupçonné, et leur opinion est assez vraisemblable, que c'est la sortie fortuite des pierres du rein avec la matière de la suppuration, par des abcès ouverts en la région des lombes, qui a fait naître à quelques praticiens l'idée de tirer, par une ouverture faite au même endroit, les pierres arrêtées dans le bassinet du rein ou dans la substance du rein même. Mais cette opération proposée, je veux dire la néphrotomie, est-elle praticable ? Doit-on raisonnablement conseiller de faire une incision aux reins pour en extraire une pierre, lorsque la pierre, formée dans ces organes, a acquis un volume si considérable, qu'elle ne peut plus enfiler les uretères pour descendre dans la vessie ? Doit-on, dis-je, proposer une pareille opération sans qu'elle soit déterminée par quelque tumeur ou par la suppuration ? C'est ce que j'ai dessein d'examiner dans la seconde partie de ce Mémoire.

### SECONDE PARTIE.

SECTION PREMIÈRE. — *La néphrotomie est-elle praticable sur le rein dans son état d'intégrité ?*

L'on trouve, au sujet de cette proposition, une assez grande diversité d'opinions dans les différents ouvrages des médecins et des chirurgiens qui ont parlé de la taille du rein. On aperçoit d'abord, comme l'a très-bien remarqué M. Bernard (4), que la plupart des auteurs se sont figurés qu'Hippocrate avait expressément prescrit de faire cette opération, lorsque, faisant le dénombrement des maladies des reins et des moyens d'y remédier, il dit (5) : *Cum autem intumuerit et elevatus fuerit, sub id tempus juxta renem secato, et extracto pure, arenam, per urinam cientia, sanato : si enim sectus fuerit, fugæ spes est ; sin minus, morbus homini commoritur.* Si la partie s'élève et se tuméfie, il faut alors faire une incision sur le rein pour en faire sortir le pus, et chasser ensuite le gravier par le moyen des diurétiques ; car cette incision peut sauver la vie au

---

(1) Polialth., lib. iv, cap. lix.
(2) Obs. med., lib. iv, cap. xxviii.
(3) Traité de l'opération de la taille, p. 36 et suiv.
(4) Démonst. 3.
(5) De calcul. ren. et ves., cap. viii.

(1) Obs. med., lib. vi, cap. xxviii.
(2) Lithol. Hist. med., cap, xiii, § 4.
(3) Hist. de la méd., part. ii, p. 201.
(4) Trans. phil., t. iii, ann. 1696, n. 223, art. 2.
(5) De intern. affect., t. vii, Charter, cap. v.

malade, et il ne manquerait pas de la perdre sans ce secours. On trouve d'abord une preuve de la méprise que je relève dans les plaintes que faisait Cardan (1), l'un des médecins des plus célèbres du seizième siècle, au sujet de l'abandon de la néphrotomie et de beaucoup d'autres opérations fort essentielles qui se pratiquaient communément du temps d'Hippocrate, et qu'il regardait alors comme perdues pour l'art de guérir. Les praticiens de notre temps, disait ce médecin, tirant gloire de leur prudence et de leur discernement prétendus, sacrifient les pauvres malades, qui se confient à leurs soins, d'une manière si infame et si honteuse, qu'à peine, dans le nombre, s'en sauve-t-il un ou deux, et encore fort maltraités.

M. Méry (2) formait aussi, de son temps, à peu près les mêmes regrets que Cardan, de ce qu'on négligeait la pratique de la taille du rein calculeux. On sait, disait-il, que du temps d'Hippocrate, qui vivait il y a plus de deux mille ans, on pratiquait l'opération de la taille pour tirer la pierre de la vessie. On trouve aussi, selon lui, dans le même Hippocrate, que l'on pratiquait encore une autre *opération de la taille par laquelle on tirait la pierre du rein*; mais, ajoute-t-il, soit qu'Hippocrate n'ait pas décrit ces opérations, soit que, les ayant décrites, elles ne soient pas venues jusqu'à nous, non plus que plusieurs autres de ses ouvrages, nous n'avons aucune connaissance de la méthode dont on se servait, de son temps, dans l'une et dans l'autre de ces opérations; si ce n'est qu'on veuille dire que ce qui est dans Celse, touchant l'opération de la pierre dans la vessie, peut être tiré de quelque ouvrage d'Hippocrate, ainsi que presque tout le reste du livre que nous avons de cet excellent auteur latin... Au reste, dit encore M. Méry, *la connaissance que nous avons que la néphrotomie a été pratiquée du temps d'Hippocrate*, jointe aux exemples, qui ne sont pas fort rares, de la guérison d'abcès des reins, qui se sont fait ouverture dans la région des lombes, doit empêcher que la proposition de pratiquer cette opération, au moins sur des criminels, paraisse téméraire; et on peut d'ailleurs assurer que la nécessité de remettre cette opération en pratique est tout au moins aussi grande qu'a été celle d'y remettre l'opération de la pierre dans la vessie, puisqu'il y a, tout au moins, autant de malades qui meurent de la pierre dans les reins, que de la pierre dans la vessie. — Les auteurs de l'Histoire (1) des maladies de Breslaw (2), sont dans la même opinion précisément que M. Méry sur cette opération. Quand il se trouve dans les reins, disent-ils, une pierre trop grosse pour qu'elle puisse descendre, par les uretères, dans la vessie, et qu'il y a suppression d'urine, les anciens étaient dans l'usage de pratiquer une opération manuelle, c'est-à-dire une incision qui nous est connue aujourd'hui, et au moyen de laquelle ils tiraient cette pierre qui s'opposait au passage des urines. *Hippocrate en a parlé*, continuent-ils encore; mais comme nous ne trouvons pas sous la main l'endroit de ses ouvrages où il fait mention de cette opération, nous nous en tenons au témoignage du célèbre chirurgien-anatomiste, M. Méry, dont ils rapportent de suite le texte même que je viens de citer à l'instant.

Benoît Sinibad (3), en particulier, part expressément du texte d'Hippocrate exposé ci-dessus, pour exhorter vivement les plus fameux chirurgiens de France et de Rome à entreprendre l'opération de la néphrotomie. Vous donc, s'écrit-il d'un ton emphatique, illustres chirurgiens français, vous, Larche et Trulle, coryphées de cette ville (Rome), faites assaut d'émulation; tentez cette épreuve sur des animaux afin de vous mettre en état de la pratiquer sur les hommes plus d'aptitude et de dextérité; ne privez pas le genre humain d'un si grand bienfait. Plût à Dieu, reprend à cette occasion Panarole (4), que ces deux célèbres chirurgiens, Nicolas Larche et Jean Trulle, pussent glorieusement parvenir au but qu'on leur propose! Nous nous en réjouirions bien véritablement, et nous n'aurions plus la douleur de voir périr tant de calculeux. — M. Bernard (5) observe judicieusement que ces différents

(1) De Libr. propr. circa sinem.
(2) Observation sur la manière de tailler, p. 2 et suiv.

(1) Uratistavienses collegæ Academiæ naturæ curiosorum.
(2) Ann. 1702, p. 356.
(3) Hippocr. Antiphonon. 4, lib. v.
(4) Obs. med., Pentecost. 5, obs. 42.
(5) Trans. phil., ann. 1696, n. 225, art. 2.

auteurs, et surtout Sinibad, paraissent inférer des expressions d'Hippocrate beaucoup plus qu'elles ne comportent ; car, selon les conseils mêmes qu'Hippocrate nous donne en cet endroit, il ne suffit pas de tirer nos indications des symptômes communs de la pierre, quelque évidents et palpables qu'ils puissent être, mais il faut encore qu'il y ait abcès, et que cet abcès se manifeste au dehors par une tumeur. Dans ce dernier cas, il est certain qu'on ne peut se refuser aux motifs qui rendent cette opération nécessaire, et d'ailleurs il y a heureusement si peu d'obstacles qui s'opposent à son exécution, que personne ne doit hésiter de la pratiquer. On ne manque pas d'exemples d'abcès dans les reins, originairement occasionnés par la pierre, qui se sont manifestés par une tumeur, à l'ouverture de laquelle les pierres sont sorties conjointement avec le pus, ou ont été extraites peu de temps après. Or, c'est précisément, conclut M. Bernard, le cas que suppose Hippocrate, et à l'occasion duquel il conseille sagement d'en venir à l'opération.

Mich. Bernh. Valentin (1) et Luc. Schrockius (2) font aussi la réflexion que le précepte donné par Hippocrate, de faire une incision très-profonde sur le rein suppuré (3) lorsqu'il se manifestait une tumeur près de l'épine, avait vraisemblablement induit quelques auteurs, parce qu'ils n'en ont pas compris le véritable sens, à établir qu'on pouvait tirer également les pierres des reins par une incision faite aux lombes. En effet, sans compter Cardan, Méry, les collègues de Bressaw et Sinibad qui, comme on l'a vu plus haut, regardaient la néphrotomie comme une opération connue et pratiquée communément du temps d'Hippocrate, nous apercevons que Gasp. Bauhin (4), Bonet (5), Gasp. à Rejes (6) et

Meibomius (1), attribuent encore à cet auteur grec d'avoir conseillé, ou au moins de n'avoir pas désapprouvé la taille du rein, et que Panarole (2), Rousset (3) et Grég. Horstius (4) ont aussi cru la voir indiquée dans ses ouvrages. Mais Schrockius, imité en cela par G. H. Welschius (5), soutient avec raison qu'Hippocrate n'a jamais eu en vue l'opération de la néphrotomie, et que ce médecin, qui suivait uniquement pour guide la nature qui lui montrait la voie, recommandait seulement cette opération, non pas lorsque le rein se trouvait sain à tous autres égards, mais lorsqu'il était abcédé ou suppuré, et que la matière se portait à l'extérieur ; soit, ajoute-t-il, que la lésion du rein eût été occasionnée par une pierre, soit que l'abcès dépendît de toute autre cause. — Menjot (6) va même plus loin : Hippocrate, selon lui, prescrit à la vérité, quand il survient un abcès sous les muscles voisins du rein calculeux, d'en faire l'ouverture pour donner issue au pus qui y est rassemblé ; mais il n'ordonne pas d'ouvrir le rein. Il faut, dit-il, comme le remarque aussi Prosp. Martianus (7), ouvrir, non pas le rein même, mais la région voisine du rein. C'est pourquoi, suivant une autre réflexion de Menjot, de Welschius et de M. Van-Swieten lui-même (8), Hippocrate ne prescrit pas de tirer les graviers des reins par la plaie ; mais il se contente de recommander, après que le pus a été évacué par l'incision, de nettoyer et déterger, par le secours des remèdes diurétiques, les reins remplis de sables et de graviers. Enfin Castel (9) avait aussi adopté le sentiment de Menjot sur le sens du texte d'Hippocrate. Il n'y est pas question, dit-il, de l'ouverture du rein, mais simplement de l'ouverture de l'abcès qui

---

(1) Chirurg. medic., sect. 3, cap. vi, § 1, p. 523.

(2) M. N. C. Dec. 2, ann. 3, in Schol., obs. 139.

(3) De intern. affect., t. vii. Chart., cap. xvi, p. 650.

(4) Ex Obs. propr. apud Schenck, Obs. med., lib. iii, curat. Nephr., obs. 8.

(5) Sepulcret., lib. iii, sect. 22, obs. 20.

(6) Elys. Juc. quæst. camp. quæst. 87, n. 16.

(1) Comment. in Hippocrate. Jusjurand. cap. xvi, p. 153.

(2) Pentecost. 5, obs. 42.

(3) De Part. Cæsar, sect. 3, cap. vii.

(4) Oper. med., t. ii, lib. vi, obs. xlvi.

(5) Curat. propr. et cons. med., Dec. 7, curat. 6.

(6) Dissert. patholog., part. ii, ex Bibl. med., pract., Manget., lib. xii et Polyalth. Bonet, t. ii.

(7) Not. in Hippocr. de intern. affect., advers. 334, p. 228.

(8) Comm. in Boerh. Aph. de vulner., t. i.

(9) Lexicon. med., in verbo Nephrotomia, p. 524.

est formé sur ou proche le rein, *juxta renem*. C'est donc avec raison que M. Bernard (1) pense que nous n'avons aucune preuve qui puisse constater que du temps d'Hippocrate, ni même plusieurs siècles après lui, l'on ait réellement pratiqué la néphrotomie, en restreignant la signification de ce terme à la section du rein dans son état d'intégrité; car Celse, qui d'ailleurs entre dans un très-grand détail (2) de l'opération de la taille pour le calcul dans la vessie, ne dit pas un mot de cette autre opération; et Galien, qui s'étend assez sur les maladies des reins (3), et notamment sur la pierre, ne parle pas non plus de la tirer par la néphrotomie. En un mot, on ne peut en découvrir aucunes traces dans les anciens auteurs grecs ou latins.

C'est dans les écrits de quelques auteurs arabes que se trouvent les premiers témoignages qu'on a hasardé en faveur de cette opération, telle qu'on suppose qu'elle doit être pratiquée. Sérapion, l'un d'eux, que Wolfangus Justus (4), place entre le dixième et le onzième siècle, quoique René Moreau lui donne trois cents ans de plus d'ancienneté; Sérapion, dis-je, s'énonce là-dessus en ces termes (5) : *Quidam antiquorum præceperunt lapidem renum extrahi cum ferro incidente, retro super latus duorum iliorum in loco renum*. Quelques anciens ont prescrit de tirer la pierre des reins au moyen d'une incision faite (6) au dos sur le côté des deux îles, à la région des reins. M. Bernard (7) avoue qu'il ne peut deviner quels étaient ces anciens qui avaient conseillé la néphrotomie, à moins qu'il ne soit permis de croire que Sérapion lui-même avait aussi peu entendu le texte d'Hippocrate, que plusieurs écrivains qui lui ont succédé. Entre le douzième et le treizième siècle, Avicenne disait aussi à peu près la même chose de cette opération (8).

*Sunt qui laborant extrahere (calculum renalem) per incisionem ilii et per dorsum*. Il y en a qui s'adonnent à tirer la pierre du rein par incision faite dans l'île, et au dos. Il y a tout lieu de croire, d'après les termes exprès d'Avicenne, dit encore M. Bernard (1), que la néphrotomie était pratiquée de son temps; mais supposé qu'elle le fût, on pourrait conclure, de la façon légère dont il en parle, que ce n'était que par des hommes vils et sans qualité, tels que sont nos coureurs et nos charlatans. De pareils gens que la vie des hommes intéresse peu, et qui n'ont eux-mêmes aucune réputation à ménager, hasardent les coups les plus hardis, et quelquefois avec succès, dans des circonstances où les personnes sages et judicieuses n'oseraient rien tenter. Au reste, les autres praticiens arabes ne parlent point de cette opération : Freind (2) paraît même étonné qu'Albucasis n'ait pas dit un seul mot de la méthode que quelques chirurgiens de sa nation se sont, dit-il, hasardés de mettre en pratique pour la pierre des reins, qui était de la tirer en faisant une incision à travers les muscles du dos. Il est certain, ajoute-t-il, selon ce que Sérapion et Avicenne en disent, que plusieurs pratiquaient cette méthode en ce temps-là. Il est vrai aussi que ces deux auteurs croient cette opération extrêmement dangereuse, et qu'il est fort vraisemblable qu'elle ne peut être suivie que de la mort. M. Freind avertit, en finissant, qu'il n'a touché cet article en passant que pour faire voir que, dans ces temps-là, il n'y avait pas d'opération, quelque douloureuse, difficile, ou même dangereuse qu'elle fût, qui ne trouvât des chirurgiens assez hardis pour l'entreprendre, et des malades pour la souffrir.

Autant que j'ai pu parvenir à m'en instruire, Rousset, comme l'ont aussi observé MM. Bernard (3) et Freind (4), est le premier, parmi les modernes, qui ait recommandé formellement cette opération, et qui l'ait conseillée (5) sérieusement. A la vérité, Tulpius (6) imagine que le sentiment de cet auteur était fondé sur ce qu'il avait quelquefois remarqué que

(1) Trans. phil. loc. cit.
(2) De Med., lib. vii, chap. xxvi, sect. 2.
(3) De Ren. affect. dignot. et Med., class. 7, t. v.
(4) Chronolog. siv. tempor. supput. Medicor., veter. et recent., 1556.
(5) Prax. tract. iv, cap. xxii.
(6) Par derrière.
(7) Trans. phil., loc. cit.
(8) Canon, lib. iii, fen. 18, tract. 2, cap. xviii.

(1) Trans. phil., loc. cit.
(2) Hist. de la médec., part. ii, p. 200.
(3) Trans, phil., loc. cit.
(4) Hist. de la méd.; p. 291.
(5) De Part. Cæsar, sect. 3, cap. vii.
(6) Obs. med., lib. iv, cap, xxviii.

la pierre formait un abcès au rein, et
s'ouvrait ainsi un passage : mais il est du
moins aussi probable que Rousset, comme
le pense Freind (1), s'est appuyé,
dans ce qu'il en dit, sur le trait d'histoire
du franc-archer de Meudon, lequel sans
doute avait fait du bruit en France, et
que lui-même rapporte. Quoi qu'il en
soit, Rousset, en convenant néanmoins
de la difficulté de cette opération, croit
qu'il est permis de soutenir probablement, par le raisonnement et par l'analogie, qu'elle pourrait être tentée dans
un cas urgent, et exécutée sans un danger absolu de mort, non pas, à la vérité,
à la région lombaire, par les raisons détaillées ailleurs, mais, comme nous l'a-
vons déjà vu, dans les régions iliaques,
droite, ou gauche. — Rousset commence
par résoudre les objections qu'on pourrait tirer de l'hémorrhagie qui succéde-
rait à l'incision des téguments du bas-
ventre et à celle du rein même, et des
accidents qui naîtraient de la rétention
des matières purulentes qui s'épanche-
raient dans l'*abdomen*. Pour ce qui est
de l'hémorrhagie qu'il juge ne devoir pas
être considérable, il croit qu'un chirurgien expérimenté peut du moins prévenir l'épanchement du sang dans le ventre,
soit en le pompant, à mesure qu'il coule
de vaisseaux coupés, avec des éponges,
des linges, de la charpie, ou des étoupes,
soit en se servant d'astringents et de
styptiques. Quant à l'épanchement du
pus, s'il n'y en a, dit-il, qu'une petite quantité, et qu'il soit louable, il
sera résorbé par l'action seule de la nature : s'il est âcre, et qu'il importune
les parties qui le retiennent, il s'ouvrira insensiblement, et sans aucun risque pour la vie du malade, une issue par
la partie inférieure de la plaie. Mais s'il
s'épanche beaucoup de pus, de quelque
qualité qu'il soit, il s'écoulera certainement aussi peu à peu par la partie la plus
basse de l'incision qui ne sera pas encore
réunie ; ou, en cas qu'elle le fût déjà, on
pourrait facilement en procurer la sortie,
en rouvrant, comme on le peut faire sans
aucun danger, la cicatrice dans sa partie la plus déclive. Tous ces raisonnements de Rousset me paraissent, j'ose le
dire, hasardés bien légèrement.

On pourrait encore, poursuit le même
auteur, m'objecter le péril éminent qui
résulterait de la blessure des deux genres

de parties intéressées par l'incision, savoir : les îles et le rein. Pour ce qui est
des îles, il est évident que leur section
n'est pas plus nécessairement mortelle
que l'incision qu'on fait à la partie antérieure du ventre, pour en tirer le *fœtus*
par l'opération césarienne, et que celle
qui se pratique à l'hypogastre pour extraire la pierre de la vessie. Notre auteur
raisonne ensuite, par analogie, d'après
les ouvertures souvent énormes, que la
nature ou l'art procure en différentes
parties de la circonférence du ventre,
dont la lésion n'est pas moins périlleuse
que celle des îles, pour donner issue à
des suppurations et à des pierres, soit de
la vessie par le périnée, soit à des calculs
arrêtés dans les uretères, par les parties
latérales de l'hypogastre, ou proche des
aines, soit enfin à des pierres du rein
même, par la région des lombes : tous
cas qui arrivent néanmoins le plus souvent sans causer la perte du sujet. Delà
Rousset conclut que ces divers exemples,
dans lesquels il a fallu nécessairement
que plusieurs parties, tant intérieures
qu'extérieures, du corps, aient été griè-
vement lésées, démontrent invinciblé-
ment qu'on peut de même, et avec
beaucoup plus de sûreté, pratiquer une
ouverture pareille aux environs des îles,
lieu le plus commode pour faire l'extraction du calcul des reins. — Quant au rein
même, qui est l'autre partie qu'on estime
ne pouvoir être incisée sans un péril évident, Rousset n'en juge pas la blessure
plus nécessairement mortelle, soit que
l'on considère l'action de cet organe et
son usage particulier, pourvu que l'autre
rein soit sain et entier, et qu'il remplisse
sa fonction ; soit qu'on ait égard à la
substance même de ce viscère, puisqu'il
est assez souvent lésé, quelquefois même
pourri presque dans toute son étendue,
et que conséquemment il devient alors
inutile en tout, ou en partie. Il cite, à
ce sujet, divers exemples d'abcès et de
suppurations très-considérables dans la
substance même des reins, auxquels les
malades ont long-temps survécu ; et il en
tire la conséquence, que l'incision du
rein pourrait être exécutée facilement, et
avec succès, par un anatomiste intelligent, habile et bien versé dans de semblables opérations. C'est surtout, dit-il,
quand les deux reins sont, en même-
temps, totalement obstrués, et remplis
par des pierres si grosses, qu'elles ne
peuvent glisser dans l'uretère (ce qui se
reconnaît par la vacuité parfaite de la

_____

(1) Hist. de la méd., p. 202.

vessie) que l'on pourrait, lorsque tout autre secours manque, proposer raisonnablement ce moyen extrême, et se déterminer à ouvrir l'un des deux reins ; ce qu'on obtiendrait, ajoute-t-il encore, sans beaucoup de difficulté, des malades qui sont si cruellement tourmentés de la pierre, que souvent ils demandent eux-mêmes, et à tous risques, qu'on leur fasse cette opération.

Eh! pourquoi, poursuit toujours le même auteur, ne pourrait-on pas, en employant toute leur attention et l'adresse requises, faire avec une entière sûreté une simple incision au corps du rein pour en tirer la pierre, puisque nous voyons fréquemment, par le seul bénéfice de la nature, sortir d'un rein fort lésé, suppuré, et presque tout pourri, des pierres par une ouverture plus grande que ne serait l'incision que l'on ferait, et certainement avec une déperdition si considérable de sa substance intérieure, qu'il ne reste souvent d'entier que sa seule tunique extérieure qui renferme une grosse pierre, ou plusieurs médiocres? Puis donc, conclut-il, qu'une pierre du rein s'ouvre quelquefois une issue par les régions lombaire ou iliaque, qui est-ce qui peut empêcher qu'on ne cherche quelque voie plus commode et plus sûre, pour remédier à un mal aussi désespéré? Rousset fait observer néanmoins, qu'on ne doit pratiquer la néphrotomie que sur un sujet vigoureux, et après s'être muni d'un bon conseil; et qu'il faut ouvrir le rein dans l'endroit où l'on sent la pierre : il avertit aussi, (comme si on y voyait) de prendre garde, autant qu'il sera possible, de blesser l'insertion des vaisseaux émulgents, ou l'uretère à sa sortie du rein. Il veut enfin qu'on abandonne ensuite à la nature le soin de la consolidation de la plaie, qu'on peut, avec raison, se flatter qu'elle procurera. — Des préceptes si essentiels, mais si dépourvus de sûreté pour l'exécution, ne servent qu'à démontrer le danger d'une telle opération dans le cas où une pierre serait enclavée dans le rein, où il n'y a pas de cavité qui en facilite la perquisition, et où elle soit libre ; dans un cas où une pierre serait fort petite, où il faudrait la chercher avec un instrument incisant, en découpant aveuglément l'intérieur du viscère, dans des endroits indéterminés où l'opération ne peut être assujettie à aucune précision, et où les parties qu'il ne faut pas offenser sont les plus exposées à l'action de l'instrument. Ceux qui prescrivent une telle opération la voient clairement dans leur imagination, et n'aperçoivent pas les ténèbres qui la couvrent dans l'exécution : c'est la lumière d'un rêve qui fait illusion, et qui n'éclaire point les objets réels. Rousset avertit cependant qu'on ne doit pas se persuader qu'il veuille absolument conseiller à personne d'entreprendre témérairement cette opération, à moins qu'on n'en ait plusieurs fois répété les expériences (sans doute sur des cadavres), d'autant plus qu'une seule épreuve ne suffirait pas pour faire reconnaître toutes les difficultés qui peuvent se rencontrer dans son exécution. Il est d'ailleurs persuadé qu'un lithotomiste ne tentera jamais une pareille opération, sans s'être auparavant assuré, avec un instrument convenable, du lieu que la pierre occupe, quand bien même il y aurait plusieurs signes univoques de sa présence : mais il est forcé de convenir que cette perquisition de la pierre, qu'il est facile de faire dans la vessie, n'est absolument point praticable sur le rein, supposé dans son intégrité.

Schenckius (1) avait eu vraisemblablement aussi le dessein d'accréditer la pratique de la taille du rein ; car, en parlant de la cure chirurgicale du calcul rénal, il annonce, dans le titre de la première observation, qu'il va prouver, par le raisonnement, et par des exemples fameux, que la néphrotomie, qui a été, selon lui, pratiquée par les anciens (opération épineuse, dit-il, quoique souvent nécessaire, mais négligée et abandonnée des modernes, par rapport à sa difficulté, par leur impéritie et par la délicatesse des malades), n'est pas si fort à redouter, ni aussi impraticable qu'on le pense communément. Malheureusement les preuves qu'il promet, et les fameux exemples, sur lesquels il tâche d'étayer son opinion, se réduisent au récit confus de l'opération faite sur l'archer de Bagnolet, aux textes équivoques d'Hippocrate, de Sérapion, d'Avicenne, de Cardan, qu'on a précédemment rapportés, et aux arguments de Rousset, qui ne paraissent rien moins que convaincants, pour déterminer une pareille pratique. C'est cependant aussi, sur la simple autorité de

_____

(1) Obs. med., lib. III, calcul. ren. chirurg. intitul., obs. 1.

ces mêmes histoires, qui se trouvent rassemblées dans les œuvres de Schenckius,
que Zacutus Lusitanus (1), se demandant à lui-même si l'on peut quelquefois. avoir recours à la lithotomie des
reins pratiquée par les anciens, croit
entrevoir que ces différents exemples,
qui sont tirés des auteurs les plus recommandables, démontrent que cette opération n'est pas impraticable. — Nous trouvons encore, dans un ouvrage anglais,
intitulé : *Nouveau traité complet de la
gravelle et de la pierre, par Nicolas
Robinson, médecin du collége de Londres* (1), quelques arguments en forme
de défense, pour démontrer la possibilité de la néphrotomie, et la probabilité
du succès de cette opération. Je n'ai pas
cru pouvoir me dispenser de les rapporter ici, pour ne rien omettre de ce qui
peut être relatif à l'objet de ce Mémoire,
d'autant mieux qu'ils sont d'un auteur
des plus modernes. Il arrive quelquefois,
dit M. Robinson, qu'une pierre, logée
dans le rein, est d'une consistance trop
dure pour être dissoute, et d'un volume
trop gros pour pouvoir passer dans l'u-
retère, et, en pareil cas, elle occasionne
pour l'ordinaire des douleurs intolérables,
et au-dessus des forces de la nature humaine. Ne pourrait-on, dans cet état désespéré, découvrir aucun moyen pour
délivrer le malheureux patient des souffrances énormes qu'il éprouve? N'y aurait-il aucun soulagement, aucun récon-
fort à espérer de l'art de guérir? N'y
aurait-il point d'opération à tenter, par
laquelle on pût extraire, avec sûreté de
la vie, cette concrétion, source de maux
si atroces? Pour moi, continue l'auteur,
j'oserai répondre affirmativement, persuadé que je suis, que l'opération de la
néphrotomie, qui a été pratiquée plus
d'une fois avec succès, ne saurait qu'être
extrêmement avantageuse dans ces cas
qui ont été regardés jusqu'ici comme
incurables, et qu'on pourrait raisonnablement l'entreprendre encore, sans
qu'il y ait même aucun apostème du rein
qui s'annonce par une tumeur extérieure. Mais, comme il n'est pas possible de
s'efforcer d'introduire de nouvelles expériences en médecine, ni d'accréditer

des opérations extraordinaires en chirurgie, sans rencontrer des contradicteurs,
qu'on ne peut convaincre que par des
exemples et par des succès, et que, d'ailleurs, il n'y a que de pareilles autorités
qui puissent les forcer de convenir que
la néphrotomie a déjà été exécutée, et conséquemment qu'elle serait encore praticable avec assurance pour la vie du malade; je vais, continue-t-il, pour satisfaire
les adversaires de cette opération, en
produire deux exemples incontestables,
et qui, en prouvant la possibilité d'ouvrir le rein à la région des lombes pour
en extraire une pierre qui y serait arrêtée, démontreront au moins, suivant moi,
le succès qu'on pourrait légitimement se
flatter d'obtenir d'une pareille opération.
Les faits que M. Robinson rapporte en
cet endroit sont encore la prétendue
néphrotomie exécutée publiquement à
Paris sur l'archer de Bagnolet, et l'histoire de l'opération faite par Marchettis
au consul Hobson, et qu'il a tirée litté-
ralement du récit fait par M. Bernard,
dans les Transactions philosophiques.

M. Robinson s'attache ensuite à combattre la plupart des judicieuses réflexions que ce médecin, son compatriote,
avait ajoutées à la description de l'espèce d'opération faite au consul anglais,
et dont nous avons parlé en différents
endroits de ce Mémoire. Qoique M. Bernard, dit-il d'abord, semble vouloir favoriser, dans ses remarques, le sentiment
des auteurs qui se sont déclarés contre
la néphrotomie, il avoue néanmoins lui-
même, à la fin de la dissertation, que le
succès de la taille du rein, pratiquée par
Marchettis, paraît prouver évidemment
que les plaies qui pénètrent dans le bassinet du rein ne sont pas absolument
mortelles, comme l'ont pensé la plupart
des pathologistes. En effet, ce qui a causé
la méprise des anciens praticiens à cet
égard, ç'a été l'opinion où ils étaient,
que, les reins étant des parties vitales, il
ne pouvait arriver de blessures à des organes si nécessaires à la vie, sans les suites les plus funestes. Quant à ce que
conclut M. Bernard, d'après le texte
d'Avicenne, que cette opération avait
été seulement pratiquée de son temps,
par des personnes viles et sans qualité,
M. Robinson prétend inférer que cela
devrait être suffisant pour l'accréditer
chez des hommes éclairés et judicieux.
Je voudrais bien savoir, dit-il, si on ne
pourrait pas faire la même objection, et
avec plus de raison encore, pour la plu-

---

(1) De Med. princip. Hist., lib. ɪɪ,
histor. 128, in paraphras.

(2) A compleat. Treatise of the Gravel
and stone. London. 3ᵉ édit. augment.,
1754, 8ᵉ, part. ɪɪ, chap. ᴠ, p. 226 et suiv.

part des maladies des yeux? La méthode d'abattre la cataracte avait été abandonnée, en Angleterre, à des charlatans vagabonds et illettrés, jusqu'à ce que M. Chéselden, et quelques autres chirurgiens de nom et distingués dans l'art, revendiquèrent cette noble branche de la chirurgie, et l'arrachèrent des mains profanes de ces vils imposteurs : les heureux succès de leur pratique les ont rendus chers et précieux à l'humanité. Au surplus, on sera toujours dans le même cas : les hommes, tourmentés de cruelles douleurs, chercheront du secours entre les mains des plus grands empiriques et des charlatans, lorsqu'ils n'en pourront trouver chez les habiles gens de l'art, ou qu'ils s'en verront abandonnés. En effet, on aurait de la peine à me citer l'exemple d'une maladie extraordinaire, dans le cours de laquelle le malade n'ait eu recours à tous les charlatans de la ville, plutôt que de se soumettre avec résignation à toute la rigueur de sa destinée, quoique persuadé que son mal était supérieur à tous les remèdes : tant il est naturel à l'homme de faire tous ses efforts pour prolonger sa vie, quelque misérable qu'elle puisse être.

Au reste, quoique la néphrotomie, poursuit encore M. Robinson, puisse être envisagée comme une opération fort laborieuse, cependant le péril, qui peut l'accompagner, est beaucoup moindre qu'on ne l'imaginerait, pour peu que l'on en examine, et que l'on en considère attentivement toutes les circonstances. En premier lieu, l'opérateur peut s'éloigner des gros vaisseaux, et par conséquent ne pas craindre une hémorrhagie considérable. En second lieu, il fera son incision aux muscles du dos, et pénétrera par degrés jusque dans le rein : comme ces organes sont d'une substance charnue, je ne pense pas qu'on mette en question s'ils pourront se consolider après l'extraction de la pierre. En troisième lieu, je ne puis pas concevoir que cette opération puisse être plus douloureuse que celle qui se pratique pour tirer la pierre de la vessie; car il y a beaucoup moins de nerfs qui se distribuent aux reins et dans les régions lombaires qu'il ne s'en trouve au périnée et dans toutes les autres parties intéressées par l'opération de la taille de la vessie. C'est sans doute par cette raison que les pierres des reins ne causent que très-peu ou point de douleurs, tant qu'elles sont logées dans leur propre substance. Pour

ce qui est du péritoine qui recouvre immédiatement les reins, je ne saurais me persuader que la blessure (1) de cette membrane pût être suivie d'aucun danger, puisqu'il arrive tous les jours qu'on en emporte de grandes pièces dans les opérations de la hernie, sans que le malade en souffre de préjudice. — M. Robinson tire enfin, des deux exemples qu'il allègue en faveur de son opinion, cette conséquence, que, lorsque une opération a réussi dans deux épreuves, il est à présumer qu'elle réussirait également dans la troisième, la quatrième et la cinquième fois, dans les mêmes circonstances; et il en infère qu'un pareil succès est sans contredit un fondement, ou une raison suffisante pour autoriser les chirurgiens à pratiquer cette opération, toutes les fois que les malades voudront s'y soumettre; d'autant plus, remarque-t-il, que les adversaires les plus déterminés de la néphrotomie ne sauraient démontrer qu'elle ait manqué de réussir une seule fois. L'auteur ajoute néanmoins, comme Rousset, qu'il ne conseillerait pas à un chirurgien peu expérimenté d'avoir la hardiesse de se charger d'une pareille entreprise. Il faut, dit-il, beaucoup de jugement pour la conduite de cette opération, une main ferme et assurée pour faire l'incision juste des parties qui doivent seules être coupées, et la plus grande habileté pour la terminer avec toute sûreté de la vie du malade. Il n'appartiendrait donc, ajoute-t-il encore, qu'à un Chéselden, à un Bamber, à un Nourse, ou à d'autres maîtres également instruits, et aussi habiles que ceux-ci, de l'entreprendre. M. Robinson conclut enfin, de tout ce qu'il a dit jusqu'ici, que la néphrotomie est, à la vérité, une opération de la plus grande conséquence, mais sans être absolument fort dangereuse.

Je laisse au lecteur le soin d'apprécier la valeur des preuves alléguées par le docteur Robinson, en faveur de la pratique de cette opération, et la solidité de son opinion, tant sur la possibilité de son exécution, que sur la probabilité de la réussite : mais toujours n'aperçoit-on,

_____

(1) Le péritoine ne doit pas être intéressé dans la néphrotomie, pratiquée à la région lombaire, puisque le rein est situé hors de ce sac membraneux; mais peut-être l'auteur prend-il le tissu cellulaire pour la lame externe du péritoine, comme beaucoup d'auteurs ont fait.

dans le plaidoyer de ce médecin, que des raisonnements, des règles et des préceptes vagues, imaginaires et insuffisants pour déterminer et diriger le manuel d'une opération qui doit être assujetti à une précision rigoureuse, sans laquelle elle ne peut être envisagée que comme une opération téméraire et meurtrière. Ce n'est pas assez, pour établir la possibilité d'une opération, que de présumer qu'elle n'est pas mortelle, relativement aux parties sur lesquelles elle serait exécutée : il faut encore que l'art puisse en assurer l'exécution. Tout projet d'opération extraordinaire, destitué des règles sûres que l'art exige, ne peut suggérer que des recherches et des vues qui puissent conduire, s'il est possible, à déterminer sûrement et exactement le manuel de cette opération. Les grandes opérations, quoique assujetties à une manuduction sûre, sont toujours fort dangereuses par elles-mêmes; ainsi une opération, dont l'exécution est encore plus incertaine que le succès, n'est point une opération licite, une opération qu'un chirurgien qui a de la probité et de la religion puisse entreprendre.

C'est sans doute encore d'après les divers raisonnements et arguments employés par Rousset et par Robinson, d'après les différents exemples cités par Schenckius, ou d'après quelques autres considérations semblables, que M. de Bordeu conclut affirmativement, dans une thèse soutenue aux écoles de médecine le 28 février 1754 (1), que, lorsque il se trouve une pierre dans le rein, comme lorsqu'il y a suppuration dans ce viscère, il faut d'abord appliquer une pierre à cautère à la région extérieure du rein, à l'endroit suffisamment désigné par le point fixe de la douleur, ou par la tumeur qui s'y présente ; et, après l'effet du caustique, porter l'instrument tranchant (2), jusque dans la substance du

rein même, ce qui se fait, dit-il, sans aucune crainte d'hémorrhagie ; la pierre sortira d'elle-même par l'incision, ou l'on en fera l'extraction avec un instrument le plus commode, après l'avoir reconnue avec la sonde. *Satius ergo pyroticum admovere exteriore renis regioni, qua parte tumet vel maxime dolet, dein ferrum ad renis usque substantiam, nullo hemorrhagiæ metu, adigere, quo vel sponte calculus exeat, vel, inventus, cathetere, commodo instrumento extrahatur.* — Enfin, Etienne Blancard (1) avance, je ne sais sur quel fondement, que quelques gens de l'art ont pensé que, dans le cas où les reins sont calculeux, ou ulcérés, l'on pouvait pratiquer la néphrotomie d'un côté, après avoir lié les vaisseaux du rein, de la même manière qu'on le pratique pour enlever la rate : il est vrai qu'il ajoute aussitôt que peut-être cette opération ne s'exécute jamais. Schurrigius (2) observe avec raison, que la ligature des vaisseaux émulgents et l'extirpation du rein n'ont point de rapport à la néphrotomie : en effet, il est bien évident que Blancard, qui est le seul, à ce que j'ai pu trouver, qui ait fait mention de cette espèce particulière de néphrotomie, n'entend point parler de l'incision du rein, mais de l'extirpation totale de ce viscère, pour emporter sans doute, en même-temps, et la maladie et la partie malade. Un praticien hardi et entreprenant, tel, par exemple, que les chirurgiens arabes et grecs, que Freind dépeint si bien (3), ne se croirait-il pas d'abord autorisé à reconnaître (4) la possibilité de cette extirpation téméraire du rein ulcéré et calculeux, sur les suc-

---

(1) Page 4.
(2) F. Ant. le Dran (dans une thèse soutenue à la Faculté en novembre 1713, sous la présidence d'Arm. Jos. Collot) paraissait moins persuadé de l'utilité et de la sûreté de cette opération : la pierre arrêtée dans le rein, dit-il, est-elle d'un volume trop considérable pour pouvoir être chassée par l'uretère, croyez que c'en est fait de la vie du malade, et ne conseillez pas la néphrotomie, qui n'a jamais été tentée qu'une seule fois, et qui est des plus dangereuses. « De salute con-

clamatum puta, neque nephrotomiam semel solum tentatam et periculo plenissimam suadeas. »
(1) Lexic. med. renovat. sub. titul. Nephrotomia.
(2) Lithol. Hist. med., cap. XIII, § 13.
(3) Hist. de la méd., p. 200.
(4) J. Jac. Waldschmidius, Prax. Med. ration. succinct. per casus tradit. ( Casu. 43, p. 123) après avoir mis en question si l'on peut tirer par incision la pierre des reins, se décide sans balancer pour l'affirmative, et fonde sa décision sur la réussite étonnante qu'a eue l'extirpation des reins faite à des chiens sans péril pour leur vie. Néanmoins, Frank de Franckenau, qui rapporte l'opinion de Waldschmid, juge prudemment qu'on ne doit pas entreprendre cette ridicule opération. (Satyr. médic. 7, not. 3, p. 112.)

cès favorables qu'eut une pareille épreuve tentée sur des animaux par Zambeccarius(1), et répétée depuis par Blancard(2). —Zambeccarius, qui avait déjà diverses fois emporté la rate de plusieurs chiens, convaincu d'ailleurs, dit-il, par les exemples qu'on lit dans les ouvrages d'habiles médecins, qui rapportent n'avoir souvent trouvé qu'un rein dans des animaux bien constitués, et qui avaient paru bien sains, parce que vraisemblablement ce rein remplissait parfaitement la fonction des deux; ce médecin, dis-je, voulut essayer aussi de faire l'extirpation d'un des reins. Il prit donc un chien, et, après avoir rasé les poils dans la région des lombes, il ouvrit le dos de cet animal dans le moment de l'extirpation, parce que, comme il le remarque, c'est dans cet instant que le diaphragme se voûte du côté de la poitrine, et ne fait plus effort contre les viscères du bas-ventre. Cette première incision faite, il y introduisit un doigt, par le secours duquel il ouvrit le péritoine en long, et de l'étendue de cinq travers de doigts. Zambeccarius observe que les intestins se présentèrent aussitôt à l'ouverture (parce qu'il avait ouvert le péritoine), et qu'ils ne laissèrent pas que de former un obstacle aux progrès de l'opération. Il écarta doucement les intestins, et, portant la main sur le rein, il en sépara, non sans peine, la membrane adipeuse, qui y est assez étroitement unie. Lorsqu'il eut ainsi dépouillé le rein, il le tira facilement hors de la plaie, et, après avoir lié l'urètere, il le coupa près du rein. Il embrassa ensuite, en un faisceau, les vaisseaux de cet organe pour en faire la ligature, il les coupa, emporta le rein, et, après avoir réduit les intestins, il fit la suture de la plaie. L'observateur avertit que cette opération demande beaucoup d'attention et d'adresse; au reste, il ajoute que l'animal y survécut, et qu'il ne parut pas moins sain qu'il l'était auparavant.

Le lecteur aura sans doute remarqué, que parmi les écrivains qui ont essayé d'établir, soit par des exemples, soit par des simples raisonnements, la possibilité de la néphrotomie, il s'en trouve quel-

ques-uns qui jouissent d'une haute réputation, et qui sembleraient par conséquent devoir captiver, sans aucune restriction, la confiance du public. Mais je suis persuadé qu'on conviendra aisément que leur témoignage n'en deviendrait que plus dangereux encore pour les jeunes chirurgiens, qui sont assez dans l'habitude de ne se conduire que par autorité; puisque les raisonnements des uns ne sont fondés sur aucune raison décisive, et que les exemples allégués par les autres n'ont ni l'exactitude, ni l'authenticité requises : ils sont même en si petit nombre, si obscurs, et si éloignés de la vraisemblance, qu'on ne peut y avoir aucune confiance. Nul opérateur, nul témoin oculaire ne paraissent dans ces récits : l'opération attribuée à Marchettis, et qui est la seule qui semble avoir, à certains égards, quelque réalité, n'est point rapportée par l'opérateur même. Marchettis est un grand maître, un auteur respectable : son silence, dans ses écrits, sur une opération extraordinaire qu'on lui attribue, ne nous permet pas d'ajouter foi au récit des gens qui n'ont connu, ni la maladie, ni l'opération qui a été pratiquée. On peut juger de là combien l'on doit être en garde contre une multitude d'histoires merveilleuses, rassemblées par des auteurs trop crédules, et dans lesquelles on découvre, par un examen rigoureux et par une critique judicieuse, que les faits sont si équivoques, ou si exagérés, et les circonstances si discordantes et si indéterminées, qu'il semble que ceux qui les rapportent, pour appuyer leurs opinions, aient été plus attentifs à surprendre qu'à instruire.

SECTION SECONDE. — *Raisons qui s'opposent à la pratique de la néphrotomie.*

Si le désir de délivrer les hommes des tourments cruels et intolérables que cause ordinairement la présence d'une ou de plusieurs pierres dans le rein, et si la persuasion de la possibilité de pratiquer la néphrotomie, ont engagé quelques auteurs à écrire en faveur de cette opération, nous trouvons un beaucoup plus grand nombre de praticiens distingués, qui se sont déclarés ouvertement contre une entreprise aussi redoutable, et qui en ont démontré les dangers évidents et insurmontables. Les Arabes, qui, les premiers, ont parlé de la pratique de

(1) Experim. circa divers. e var. animal. viv. exsect. viscer. et supplem. ad Act. nov. erudit. Lips., t. i, sect. 6, p. 275.

(2) Prax. med., t. ii, cap. xiii, p. 252 et 255.

cette opération, en ont été eux-mêmes
effrayés. Sérapion (1), et Avicenne (2),
la désapprouvaient formellement, soit
qu'on la pratiquât aux lombes, soit qu'elle
se fit à la région des îles, à cause de la
difficulté, ou, pour mieux dire, de l'impossibilité de l'exécuter, et plus encore,
par rapport au péril imminent de mort
qui en accompagnerait l'exécution. Ces
deux auteurs avaient la même opinion
sur la pratique de cette opération et sur
ceux qui osaient la tenter : ils ne diffé-
raient dans leur sentiment qu'en ce
que l'un regardait cette entreprise comme l'action d'un insensé, *operatio ejus
qui rationem non habet*, et l'autre comme l'acte d'une audace portée à l'excès,
*audacia sublimis*, *vehemens*, etc. Arculanus jugeait l'incision du rein, pour
l'extraction de la pierre, pernicieuse et
même mortelle (3) ; il suivait, à cet
égard, l'avis de Guy de Chauliac, qui
était aussi celui de Brunus et de Théodoric. Le chirurgien, disait cet auteur(4),
n'a pas à considérer directement la pierre des rognons, attendu qu'il n'advient
pas qu'il la guérisse par bénéfice de la
chirurgie ; et plus encore (5), aux rognons la pierre ne doit être taillée. *Chirurgus directe non habet considerare
de lapide renum, cum non contingat
ipsum curare beneficio chirurgiæ, ut
Bruni* (Chirurg. magn., lib. 2, cap. 17.)
*Theodoricus* (Chirurg., lib. 3, cap. 44.)
*experientia docet. Et peu après : Lapis
in renibus non debet incidi.* — Malgré
le zèle avec lequel Rousset (6) avait
cherché à introduire la néphrotomie,
qu'il tâchait même de justifier en s'appuyant sur l'autorité d'Hippocrate (7),
il paraît fort éloigné de conseiller sérieusement cette opération, puisqu'il déclara
même ouvertement quelques années
après, dans un autre ouvrage (8), qu'il
n'oserait la pratiquer lui-même, n'y ayant
aucun lieu de se flatter qu'elle pût réus-

sir. D'ailleurs, quelque captieux que
soient les raisonnements qu'il allègue en
faveur de cette nouvelle opération, il
semble, comme l'observe très-bien M.
Bernard (1), qu'il n'était pas parvenu à
se procurer beaucoup de partisans de
sa cause : car, à prendre le sens exact des
auteurs qui, depuis Rousset, ont fait,
dans leurs ouvrages, mention de la néphrotomie (il faut avouer qu'ils sont en
petit nombre), on voit que presque tous
se sont déclarés décisivement contre
cette opération.

Pigray (2) enseignait, au commencement du dix-septième siècle, que la curation de la pierre se fait par médicament
seulement, et non par opération manuelle, quand elle est au rein. Fienus(3)
décidait aussi positivement que le calcul
des reins ne peut se guérir par la chirurgie, quoique Rousset, dit-il, prétende
qu'on peut aussi en tirer la pierre par
une incision à l'abdomen ; mais ce conseil, ajoute-t-il tout de suite, me paraît
trop déraisonnable et téméraire, et l'on
doit, à bon droit, s'en moquer : c'est
pourquoi je ne dis mot d'une pareille
opération. Quelques praticiens, dit aussi
Beverovicius (4), ont osé avancer que,
lorsque, dans la néphrétique, le cours
des urines est entièrement intercepté, et
que l'on ne tire aucun secours des autres remèdes, l'on pouvait, avec sûreté,
faire une ouverture à la région des lombes,
et, par ce moyen, extraire du rein la pierre
qui y est arrêtée. Mais, poursuit-il, c'est
avec raison que Sérapion et Avicenne
rejetaient cette pratique ; car, par une
pareille manœuvre, nous tomberions facilement de Scylla en Charybde, et non-
seulement nous mettrions la vie du malade
en danger, mais même nous l'exposerions
presque toujours à une mort prompte.—
Si nous consultons Paul Zacchias (5),
nous l'entendons prononcer que l'extraction de la pierre des reins, proposée par
quelques auteurs, ne doit pas être conseillée, et ne peut être exécutée, en aucune manière, sans donner dans une er-

(1) Prax. tract. 4, cap. xii.
(2) Canon. lib. iii, fen. 18, tract. 2,
cap. xviii, p. 864.
(3) Pract. seu exposit. 9, lib. Alman-
zor, cap. de lapid.
(4) Chirurg. trait. 6, doctr. 2, chap. vii.
(5) Ibidem.
(6) De Part. Cæsar., sect. 3, cap. vii.
(7) Il était cependant assez ingénu pour
convenir, præsente tumore, nec aliter
Hippocratem imperasse sectionem.
(8) Problem. de Arciger. Mudón. in
Hysterotomotok. tract. 3.

(1) Trans. phil., loc. cit.
(2) Epitom. de préc. de méd. et de chir.,
lib. vii, chap. iv.
(3) De præcip. art. chirurg. contro-
vers., tract. 19.
(4) De calcul. ren. et ves., cap. iii, p.
99.
(5) Quæst. med. legal., lib. viii, titul.
2, quæst. 13.

reur des plus répréhensibles, d'autant plus qu'elle est accompagnée d'un péril présent et certain ; par conséquent, conclut-il, non-seulement un malade n'est pas tenu de se soumettre à cette opération, même dans un danger urgent de mort, vu l'horreur qu'elle doit inspirer, la difficulté de la mettre à exécution, et l'incertitude plus que probable de la guérison. Mais il ferait peut-être une faute de se livrer, dans cette intention, entre les mains du chirurgien. Joan. Jac. Harderus (1) termine l'histoire de l'archer de Bagnolet, qu'il rapporte d'après Mezeray, en disant qu'il n'a pas encore ouï dire qu'aucun praticien ait osé tenter une telle opération, par rapport au risque évident de la mort. Etmuller (2) et Menjot (3) paraissent un peu moins décidés que tous les auteurs précédents : ils se contentent de dire que, si l'incision du rein n'est pas impraticable, elle est du moins peu sûre et fort remplie de danger. — Si nous parcourons les ouvrages des auteurs les plus modernes, nous ne les trouvons pas plus disposés à admettre la possibilité de la lithotomie des reins. Ruysch (4) envisageait la pierre des reins comme un mal d'autant plus cruel, lorsqu'elle est considérable et qu'elle ne peut enfiler l'uretère, que la chirurgie ne peut être d'aucun secours en cette occasion. Blancard (5) et Dionis (6) prononcent décisivement que les grosses pierres, arrêtées dans les reins ou dans les uretères, ne peuvent point être tirées par la chirurgie. Nébelius (7), au rapport de Mich. Bernh. Valentin, qui pensait de même (8), décidait avec autant d'assurance que la néphrotomie est une entreprise fort périlleuse, même mortelle, et que conséquemment on ne doit pas la pratiquer. Stockhausen (9) est absolument du même avis, et déclare affirmativement que l'opération, qui est le secours le plus efficace pour la cure de la pierre de la vessie, est entièrement impossible pour le calcul des reins. Enfin, l'on avait mis en question, dans les Actes des médecins de Berlin (1), s'il était possible de tirer, par incision, la pierre des reins. Quelle en fut la réponse? C'est, dit-on, un problème à résoudre par la négative, à moins qu'on n'y joigne d'autres circonstances qui d'ailleurs déterminassent à embrasser l'affirmative. Au reste, ajoute-t-on encore, qui que ce soit, pour peu qu'il soit versé dans les opérations de chirurgie, ne se laissera persuader qu'on puisse tirer le calcul des reins par l'opération manuelle.

Il y a, à la vérité, suivant la remarque judicieuse de Schurrigius (2), différentes raisons péremptoires, et j'ose dire sans réplique, qui doivent absolument dissuader tout chirurgien sensé de pratiquer une telle opération. En effet, Juncker (3) fait d'abord observer avec justice que la lithotomie des reins est une manœuvre qui entraînerait un risque imminent, et dont il n'est aucunement permis d'attendre un heureux succès, principalement à raison de la difficulté de parvenir à consolider la substance parenchymateuse des reins, et par rapport à la section immanquable des vaisseaux qui se distribuent dans ces organes ; sans oublier que l'indication directe, qui pourrait seule déterminer de recourir à ce moyen extrême, est tout-à-fait équivoque et incertaine. En effet, dit cet auteur, comme l'incision du rein ne serait tout au plus indiquée que pour le cas d'une pierre enclavée dans l'uretère, ou d'un volume trop gros pour enfiler ce canal, il est aisé d'apercevoir combien il y aurait d'incertitude dans les signes propres à nous annoncer de pareilles circonstances. Rousset (4) avait aussi remarqué lui-même, comme nous l'avons déjà vu, qu'il ne pouvait y avoir de signes univoques qui désignent la présence de la pierre dans le rein, comme il y en a d'infaillibles pour reconnaître la pierre dans la vessie. — D'ailleurs, l'épaisseur, la nature et la profondeur des parties qui se trouvent placées depuis les téguments extérieurs jusqu'au rein, forment encore par elles-mêmes un grand obstacle à la

(1) Apiar. Obs. med., schol., obs. 78.
(2) Colleg. Pract., sect. 9, memb. 2.
(3) Dissert. pathol., part. ii, de Nephrit.
(4) Obs. anat. chir., obs. 15.
(5) Prax. med., t. ii, cap. ix.
(6) Opér. de chir., démonst. 3.
(7) Dissert. de lithotom., 1710.
(8) Chirurg. med., sect. 3, cap. vii, § 7; et cap. vi, § 1, p. 323.
(9) Diss. inaug. med. calcul. ren. et ves. pathol. Hippocr., confir., 1718.

(1) Décad. 2, vol. ii, articul. 5, p. 87.
(2) Lithol. Hist. med., cap. xiii, § 9.
(3) Consp. chirurg., tab. 98.
(4) De Part. Cæsar, sect. 3, cap. vii.

pratique de la néphrotomie; car il faudrait nécessairement, comme l'ont très-bien observé Schurrigius (1), Bacchanellius (2), Panarole (3), de Sorbait (4) et Rousset (5) lui-même, inciser, non sans un danger évident, outre les enveloppes communes et la graisse, plusieurs muscles, tant intérieurs qu'extérieurs, tout près de leurs attaches. — Au surplus, le voisinage des deux dernières fausses côtes, des vertèbres de l'épine et de leurs apophyses transverses, pour ne rien dire des nerfs qui se distribuent en ces parties, ni des gros vaisseaux sanguins et de leurs ramifications voisines des lombes, dont la section serait suivie de syncope, et même de la mort, ils ajoutent que la proximité du canal thorachique, du mésentère, du pancréas, du foie, de la rate, du ventricule, doit empêcher aussi de tenter cette opération. Ils supposent sans doute qu'on ouvrirait le péritoine, ce qui ne doit pas arriver, du moins en opérant par les lombes, puisque le rein est placé, hors de ce sac membraneux, dans son tissu cellulaire. Tulpius (6) ajoute de plus, à ces divers obstacles, la large ouverture qu'il faudrait faire au péritoine (dans la supposition qu'on opérât par les îles) et l'incision du rein même, dont l'événement, suspect à tous égards, causerait immanquablement au malade beaucoup plus de préjudice que d'avantages réels, puisqu'il est impossible, selon lui, de faire une pareille ouverture à la substance même du rein, sans une mort infaillible. Quoiqu'on puisse, dit encore à ce sujet M. Bordenave (7), faire, dans la région lombaire, une incision qui ne pénètre pas dans l'abdomen, néanmoins la situation profonde des reins, leur position sur les fausses côtes, et la difficulté de rencontrer la pierre sont autant d'obstacles qui doivent s'opposer à la pratique d'une opération aussi épineuse. Il s'appuie du sentiment de Tulpius, Beverovicius, Méeckren, Hildanus, etc.

On me permettra de rapporter ici, pour exemple de la difficulté qui se rencontre nécessairement dans l'exécution de cette opération, le récit que fait M. J. Douglas, chirurgien d'Edimbourg (1), d'une épreuve qu'il en fit sur le cadavre d'un calculeux âgé de cinquante-trois ans. Ce chirurgien, qui avait toujours été, dit-il, persuadé que ce sujet portait une pierre dans le rein droit, commença par faire l'opération que les auteurs appellent la néphrotomie, et qu'on dit avoir été pratiquée avec succès par D. de Marchettis; mais il rencontra, ajoute-t-il, tant de difficultés dans cette opération, qu'il aurait souhaité que Marchettis nous eût laissé la manière de la faire, ou qu'il nous eût donné du moins le détail des symptômes qui caractérisaient la maladie du consul Hobson, afin de nous mettre à portée de nous assurer qu'il y a eu vraiment extraction de la pierre des reins mêmes, et pour nous convaincre que cette extraction a déjà été faite par cette voie, à travers le grand nombre de parties, peut-être même des organes dont les reins sont enveloppés. Les difficultés qui se rencontrent dans cette opération, poursuit toujours M. Douglas, viennent de l'épaisseur des téguments communs et des muscles; épaisseur qui, dans ce sujet, était d'environ trois pouces et demi. Lorsque le péritoine fut découvert, j'observai que le colon était placé entre cette membrane et la surface convexe du rein (2). Après que j'eus écarté cet intestin, il se présenta un gros nerf qui passait précisément sur l'endroit du rein où il aurait fallu faire l'incision; mais la plaie était déjà si profonde, qu'il me parut impraticable de pénétrer, à travers la substance du rein, jusque dans le bassinet. C'est pourquoi, ayant remis le cadavre dans la situation ordinaire, j'ouvris le rein selon la méthode usitée, et j'en tirai deux pierres; l'une, triangulaire, qui pesait une demi-once; l'autre, qui pesait seulement seize grains, et avait la forme d'un carré irrégulier.

---

(1) Lithol. Hist. med., cap. XIII, § 9.
(2) De Conseus. med. in curand. morb., lib. III de ren. et ves. calcul., p. 775.
(3) Pentecost. 5, obs. 42.
(4) Med. pract., tract. 1, cap. 70, quæst. 1.
(5) De Part. Cæsar., sect. 3, cap. VII, et Hysterotomotok. probl. de Arcig. Mudon.
(6) Obs. med., lib. IV, cap. XXVIII.
(7) Thes. anat. chir. de calcul. renal., § 2, p. 7.

---

(1) Essais de médec. d'Édimb., t. I, art. 21.
(2) M. Douglas a voulu sans doute dire que le péritoine avait été poussé par le colon derrière le rein: car ce chirurgien n'ayant pas ouvert le péritoine, la partie de l'intestin, qui se trouva derrière le rein, devait être recouverte de cette membrane.

On ne peut effectivement contester qu'il n'y ait divers obstacles qui apportent beaucoup de difficulté à l'opération de la néphrotomie, soit aux lombes, soit dans les régions iliaques, au moins dans l'état d'intégrité des reins, et dont les principaux sont relatifs à la position particulière de l'un et de l'autre de ces organes, ou aux différentes parties qui les recouvrent et qui les avoisinent; car l'inspection anatomique nous apprend que les reins sont situés dans le tissu cellulaire du péritoine, et sous la voûte du diaphragme, vers la première vertèbre des lombes; qu'ils sont appliqués, par leur face supérieure et postérieure, sur les deux dernières fausses côtes; de manière que ces os semblent embrasser, par leur courbure, toute la convexité de ces organes glanduleux, en s'avançant obliquement jusque vers la partie moyenne et inférieure de cette même face postérieure. A la vérité, l'on remarque que le rein droit est placé un peu plus bas que le gauche, et qu'il s'étend, par son bord inférieur, jusqu'environ un pouce de la crête de l'os des îles. L'on doit observer encore que les reins sont appuyés, par différents points de leur partie postérieure, sur le diaphragme, sur le muscle carré des lombes, sur la partie latérale du corps des vertèbres lombaires, et sur le muscle psoas, et qu'ils sont d'ailleurs tous deux recouverts extérieurement par le muscle transverse. Enfin l'on aperçoit que le rein droit touche, par sa partie antérieure, à la capsule atrabilaire, au grand lobe du foie, à une portion de l'intestin duodenum et du colon, et que le rein gauche touche aussi au colon et à la rate, à la vérité, par l'entremise du tissu cellulaire du péritoine, qui se trouve entre deux. On voit, par ce détail, que les os s'opposeraient au trajet de l'opération, et qu'il serait très-difficile, avec toute l'attention et toute la dextérité imaginables, d'arriver, soit par les lombes, soit par les îles, jusqu'aux reins, sans intéresser les viscères principaux qui les avoisinent; de faire ensuite une incision assez étendue sans s'exposer à des hémorrhagies funestes, et enfin de chercher la pierre enclavée dans le rein, et de la saisir avec un instrument, sans engager avec elle quelque portion de la substance de cet organe.

Sylvaticus avait sans doute mûrement réfléchi à tous ces différents obstacles qui pouvaient s'opposer à la pratique de la néphrotomie; car il avertit bien précisément (1) que si cette opération se fait aux lombes dans la région des reins, elle est accompagnée d'un risque manifeste, parce qu'on coupe les muscles du dos, et qu'on peut blesser des nerfs, l'aorte (2), la veine-cave, et qu'on exposerait le malade à une mort certaine. Si on la fait par les îles, on peut, à la vérité, après avoir écarté les intestins, parvenir jusqu'aux reins; mais, ajoute ce praticien, quoique cette dernière méthode soit moins périlleuse, comme l'observe Rousset (3) lui-même, cependant l'écoulement et l'épanchement de sang, qui peuvent se faire des parties incisées dans la capacité de l'abdomen, menacent aussi d'un danger évident. Ces raisons, auxquelles il joint la difficulté de la cicatrisation du rein, le déterminent à décider, avec Bacchanellius (4), Panarole (5) et Gerard Blasius (6), que cette opération est insoutenable et ne doit pas être pratiquée, ou du moins qu'il ne faudrait l'entreprendre qu'après avoir préalablement porté son pronostic de mort. — Je conviendrai néanmoins, avec M. Freind (7), de toute l'attention que semblent mériter les arguments que Rousset (8) tire de l'analogie en faveur de cette opération extraordinaire. « Car il y a tout lieu de » croire, comme dit à cette occasion l'his- » torien de la médecine, d'après l'auteur » que nous venons de citer, que la litho- » tomie fut regardée d'abord comme une » très-dangereuse opération; d'autant » plus qu'Asclépiades et toute sa secte » la rejeta comme une méthode très-per- » nicieuse, et qu'Hippocrate, de toutes » les opérations de la chirurgie, veut » qu'on laisse celle-là à une sorte de gens » qui en fassent leur unique profession.» En effet, continue M. Freind, il est bien difficile de déterminer, dans tous les cas, ce qui est impraticable dans la chirurgie; il y a des entreprises de cette nature, faites par les anciens, lesquelles ont si

---

(1) Consil. et resp. med., cent., consil. 54.

(2) Le danger n'est-il pas un peu outré?

(3) Histerotomotok. probl. de Arciger. Mudon.

(4) De cons. med. in curand. morb., lib. III, de ren. et ves. calcul., p. 775.

(5) Pentecost. 5, obs. 4.

(6) Commentar. in Veslingii syntamg., anat., cap. 5, p. 79.

(7) Hist. de la médec., p. 202.

(8) De Part. Cæsar, sect. 3, cap. VII.

grande apparence de hardiesse, que je ne doute nullement que nous ne soyons trop portés à les croire impossibles, et cela uniquement parce que nous ne voyons pas qu'on les fasse de nos jours. (On observera cependant que des raisons aussi vagues sont trop hasardées ; les comparaisons ne sont plausibles qu'après avoir examiné si les choses sont comparables.)

Je supposerai donc que quelque nouveau partisan de la taille du rein vienne, en se prêtant aux doutes de M. Freind, ou en adoptant les premières idées de Rousset et l'opinion du docteur Robinson, m'objecter que plusieurs exemples analogues, tirés de la pratique heureuse de la taille hypogastrique, de la section césarienne et d'autres grandes opérations faites en différents endroits de l'abdomen, dont la lésion n'est pas moins dangereuse que celle du rein ; que la guérison des abcès des uretères et des reins, par l'ouverture desquels on a souvent tiré, avec tout le succès possible, de très-grosses pierres ; que les exemples mêmes des malades qui ont fort longtemps survécu à de grands dépôts dans la propre substance du rein, par lesquels tout le parenchyme a été si parfaitement détruit qu'on n'en apercevait quelquefois plus aucun vestige après la mort de ces sujets, suivant le témoignage d'un grand nombre d'observateurs (1), sem-

blent devoir établir assez clairement la possibilité de la néphrotomie ; que d'ailleurs, dans les cas où la nature est entièrement impuissante, les malades ne peuvent trouver de ressources que dans l'art ; que la chirurgie, après avoir tenté en vain les secours ordinaires, doit présenter encore d'autres moyens, qui, quoiqu'extrêmes et peut-être peu certains, ne doivent pas être absolument rejetés ; qu'enfin la présence d'une pierre enclavée dans le rein est sans contredit un des cas urgents où les chirurgiens doivent avoir le courage de pratiquer une opération insolite, quoiqu'effrayante et périlleuse, pour délivrer le malade de ce corps étranger dont le séjour va bientôt le conduire à une mort inévitable. — Il ne me sera pas difficile de répondre à ce raisonnement, qui est purement spécieux ; je n'y opposerai qu'une réflexion, qui se trouve insérée dans le premier volume des *Mémoires de l'Académie royale de Chirurgie* (1) : l'analogie, y est-il dit, est à la vérité, une des sources qui contribuent le plus à l'accroissement des arts ; mais son application a des lois bien rigoureuses. En effet, quelque ressemblance qu'une chose ait avec une autre, il s'y trouve toujours quelques disconvenances auxquelles on doit être fort attentif ; c'est pourquoi la comparaison est un guide peu sûr lorsqu'on le suit inconsidérément, surtout dans les sciences ; mais, dans les arts, il peut moins égarer, parce que l'on voit plus clairement les différents rapports sur lesquels on doit se décider. On voit ici effectivement, en y apportant un peu d'attention, que la nature, qui ouvre aux pierres, par la suppuration, une voie à travers la substance de nos parties, agit autrement que le chirurgien qui procéderait à la même opération par l'instrument tranchant. La suppuration s'établit dans le tissu cellulaire, qui se trouve partout dans la texture de presque toutes les parties ; elle le détruit doucement et lentement ; elle macère quelques plans de fibres, quelques lames membraneuses, et peu à peu elle les perce dans les endroits les plus faibles ; elle ménage ordinairement les nerfs, les veines et les artères, qui sont un peu considé-

(1) Sennert, Med. pract., lib. III, part. IX, cap. XI ; Fel. Plater, Prax., t. II, cap. XII, et t. III, cap. X ; Lommius, Obs. med., lib. II, p. 194 ; Fernel, Patholog., lib. VI, cap. XII ; Lœli. à Fonte, Cons. med., ons. 37, p. 241 ; Le Dran, Obs. chir., t. II, obs. 66 ; Stalp. Vand-Wiel, Obs. rar., cent. 1, obs. 52 ; Barbet, Prax., lib. IV, cap. VIII ; Ruysch, Obs. anat. chir., obs. 13 ; Rhodius, Cent. 3, obs. 22 ; Pallonius, Epidem., p. 197 ; Beverovicius, Epist. Quæst., p. 109 ; Van-Swieten, Comm. in Boerhaav., Aph., t. III, § 1002 ; Piso, De morb. a se rosa colluv., sect. 3, cap. II, p. 296 ; Bonet, Sepulcr. anat., t. II, p. 567 ; Sylvaticus, Conf. et resp. med., cent. 3, cons. 54 ; Blancard, Prax. med., t. II, cap. IX, et Anat., Pract. rat., obs. 79 ; Segerus, Miscell. cur., 1670 ; Scholiograph. ad cap. XLVII, lib. I ; Holler, De morb. intern. ; Joan. Bauhin, De obs. propr. ex Schinckio, Obs. med., lib. III ; Cabrol., obs. 28 ; River, Communic. ; Rousset, De part. Cæsar, sect. 3, cap. VII ; Frid. Hoffmann, Histor. corpor. human. anatom., cap. XV,

§ 427 ; Méeckren, Obs. med. chir., cap. XXXIX et XLIV ; Denis, Obs. chir. de calculo, cap. I, p. 16.

(1) Mém. sur les corps étrangers arrêtés dans l'œsophage.

rables. L'instrument tranchant, au contraire, coupe tout ce qui se présente à lui ; l'artiste qui le dirige ne peut pas toujours éviter qu'il ne rencontre des parties qui ne peuvent être coupées sans un danger extrême, quelquefois même sans causer une mort certaine, et que la suppuration épargnerait. En un mot, on sait par l'expérience qu'il n'y a aucune comparaison à faire entre les suppurations et les plaies ; car il est très-certain que la destruction des viscères, qui arrive par les suppurations, causerait la mort dans l'instant, si elle était produite par des plaies. Ainsi il ne convient pas à des maîtres de l'art de juger de la possibilité d'une opération par les effets de la suppuration.

Ce serait donc sortir des bornes de l'analogie, si l'on voulait établir que l'art, en entrant dans les vues de la nature, et en l'imitant, doit par une entreprise extraordinaire tenter l'extraction de la pierre du rein, et que cette opération peut encore donner du moins quelque espérance dans ces circonstances désespérées, parce que les faits que la nature nous présente, et les procédés de l'art n'ont point ici de ressemblance. Rousset lui-même, quelque prévenu qu'il fût d'abord en faveur de la néphrotomie, fut dans la suite convaincu de cette vérité, puisqu'il avoue (1) que l'art ne peut, en pareil cas, imiter l'opération de la nature, d'autant plus qu'il n'est pas en sa puissance de copier ce que la nature exécute par ses propres facultés, et d'une manière toute particulière.—Heister (2) semble, ainsi que M. Bernard (3), avoir eu dessein d'établir, à la vérité avec plus de vraisemblance, un autre point d'analogie, fondé sur la guérison des plaies du dos pénétrantes dans les reins. La plupart des auteurs qui ont écrit sur cette matière, dit Heister dans l'endroit de ses ouvrages où il examine si la néphrotomie est possible, paraissent regarder cette opération comme impraticable ; les preuves, les raisons et les exemples qui sembleraient pouvoir l'autoriser dans certains cas ne leur en imposent pas ; ils la rejettent absolument, quoiqu'on ait plusieurs exemples de personnes qui ont été

guéries de plaies dans le dos qui pénétraient jusqu'aux reins. Je n'en rapporterai, continue Heister, qu'un seul exemple d'un homme qui reçut une blessure au dos, dans la région du rein droit, et qui fut guéri en un mois, quoiqu'il eût rendu, pendant plusieurs jours, du sang et de l'urine sanguinolente par la plaie et par l'urètre. Il s'ensuit donc, conclut-il, que les plaies des reins, surtout celles qu'on reçoit dans le dos, et qui ne pénètrent pas dans la cavité du ventre, ne sont pas mortelles, comme quelques-uns le croient, mais qu'elles peuvent souvent guérir ; et que par conséquent l'incision du rein même, qu'Hippocrate n'a pas craint, quand elle est indiquée, n'est pas aussi formidable qu'on le pourrait croire.

Si donc des blessures aux reins, faites par des instruments, pourrait-on m'objecter, n'ont pas fait périr les blessés, et si elles ont au contraire été parfaitement guéries, comme beaucoup d'observateurs (1) en font foi ; et si même on a vu emporter des portions assez considérables du rein, sorties ou par des plaies ou par des abcès (2), et que les malades aient survécu à ces lésions extraordinaires, pourquoi ne serait-il pas permis d'espérer un succès aussi heureux d'une ouverture faite avec art, par un instrument bien tranchant ? Que l'on compare, ajouterait-on, l'état désespéré du malade avec le danger qu'on peut craindre d'une telle opération, et l'on conviendra aisément que cette opération, malgré toute la crainte qu'elle peut inspirer, est encore dans cette extrémité une dernière ressource qui laisse quelque espérance. — Il est aisé d'apercevoir que ces exemples, qui sont l'effet d'un heureux hasard, sont insuffisants pour établir la possibilité de la néphrotomie ; car si l'on compare la différence qu'il y a entre une plaie faite par le simple trajet d'un instrument à un rein supposé sain auparavant, qui n'aura heureusement ouvert que de très-petits vaisseaux, avec la multiplicité des procédés que les circonstances peuvent exiger dans l'opération dont il s'agit, où l'on serait toujours exposé à couper inévitablement un nombre de

---

(1) Hysterotomotok. probl. de Arciger. Mudon, p. 486.

(2) Institut. chirurg., part. ii, sect. v, cap. cxl, § 14.

(3) Trans. phil., loc. cit.

(1) Fallop, lib. de Vulner. capit., cap. xii ; Bohnius, de Vulner. lethal., p. 157.

(2) Gemma, lib. i, cap. vi, Cosmocrit. Dodonæus, in Schol. ad cap. 32, Obs. med.

vaisseaux de tous genres plus ou moins considérables, la comparaison ne préviendra pas en faveur de cette opération. Qu'on fasse d'ailleurs attention à l'état du rein malade par le long séjour d'une grosse pierre, souvent inégale et raboteuse, à l'introduction successive de différents instruments pour la recherche et le dégagement du corps étranger, aux incisions hasardées, ou aux déchirements que peut exiger son extraction, on concevra assez toute la témérité d'une telle entreprise, même dans les cas où la maladie serait l'accident le plus redoutable pour la vie du malade, puisque ce serait précisément dans ces cas où l'on ne pourrait, à cause de l'inflammation actuelle du rein, espérer aucun succès de cette opération. Or, quelque présent que soit le danger de la maladie, il n'autorise point à tuer le malade par la pratique d'une opération qui alors serait nécessairement meurtrière. — Indépendamment de la difficulté de s'assurer de la présence d'une pierre dans les reins, et de la nature, ou de la position des parties qu'intéresserait l'incision, il se trouve encore plusieurs autres raisons convaincantes qui peuvent démontrer l'inutilité évidente, ou du moins l'insuffisance d'une pareille opération, en supposant même qu'elle fût toujours aisément praticable (1). Elles sont tirées de l'état actuel des reins, du lieu que la pierre occupe dans ces organes, et de la qualité particulière du calcul. En effet, les pierres qui se forment dans les reins ne sont pas toujours uniformes, ni de la même espèce : nous voyons au contraire qu'elles diffèrent souvent, soit par leur volume, soit par leur figure. Quelquefois même elles sont trop profondément enclavées et adhérentes, par différentes racines ou branches, à la chair parenchymateuse du rein, ou à la propre substance des parois qui les retiennent, pour qu'il fût possible de les en extraire, sans occasionner des déchirements, des inflammations, des suppurations, des gangrènes, ou d'autres accidents plus funestes que le calcul même.

Les observateurs nous ont transmis un grand nombre d'exemples de ces pierres branchues et ramifiées, qui étaient im-

plantées dans le tissu du rein même. J. Bauhin (1) y a trouvé une grosse pierre qui avait différentes ramifications. Sylvaticus (2) a vu un calcul divisé en quatre branches qui étaient enclavées dans les mamelons du rein. And. Cnœffelius (3) trouva aussi une pierre quadrangulaire, arrêtée près du pavillon de l'uretère. J. Harderus parle encore d'une pierre à trois pointes, accrochées dans la substance de ce viscère (4). Charleton (5) rapporte, d'après Eustache (6), l'exemple d'un calcul coralliforme, qui avait un tronc et huit branches fort considérables, qui répondaient par leur nombre et par leur figure aux tuyaux évasés, ou prolongements du bassinet qui embrassent les mamelons du rein en forme d'entonnoir. — M. Foubert, faisant en 1743 l'ouverture du cadavre d'un pierreux qu'il avait taillé par sa méthode, et auquel il avait d'abord tiré cinq ou six pierres, et vingt on trente autres à diverses reprises depuis l'opération, trouva les deux reins abcédés et remplis de concrétions pierreuses de différentes figures. Il observa de plus que le bassinet du rein droit était dilaté au point d'égaler le volume d'un œuf de poule d'Inde; et que, outre beaucoup de sérosité purulente, il contenait plusieurs pierres, dont une entre autres ressemblait assez bien, par ses ramifications, à une branche de corail. Il se trouva aussi quelques calculs dans la propre substance de ce rein.

On voit divers autres exemples de ces pierres rénales, tout-à-fait irrégulières et ramifiées, dans les OEuvres de Schenckius (7), de Dodonée (8), de Ferrand l'ancien (9); de Blancard (10), dans les Ob-

---

(1) De obs. propr. apud Schenck. Obs. med., lib. III, obs. 8.

(2) Cons. et respons. med. cent. 5, consil. 54.

(3) M. N. C. Dec. 1, ann. 4 et 5, obs. 57. Voyez aussi Dec. 2, ann. 8, obs. 199, et Act. Erud. Lips., tab. 7, ann. 1718.

(4) Exercit. anat. med. 1 ; et Apiar., obs. 78.

(5) De Lithias., sect. 2, cap. I.

(6) In annotat. Pini. ad cap. XLIV, lib. de Renib.

(7) Obs. med., lib. III, de calc. ren. sympt., obs. 8.

(8) Obs. 46.

(9) In Libell. de Nephritide.

(10) Prax. med., t, II, cap. IX, p. 157 et 165.

---

(1) Schurrigius, Lithol., Hist. med., cap. XIII, § 9; Tulpius, Obs. med., lib. IV, cap. XXVIII; Schroeckius, Schol. in obs. 159. M. N. C. Dec. 2, ann. 5.

servations chirurgicales de Denis (1), et dans la Bibliothèque de médecine pratique de Manget (2). Tulpius (3) trouva aussi, à l'ouverture d'un rein, une grosse pierre, enclavée dans toute sa substance par quatre branches en forme de croix, de manière qu'on n'eût pu l'en extraire qu'en déchirant en lambeaux tout le parenchyme de ce viscère. Que ceux donc, s'écrie ce praticien, qui enseignent, d'un ton si spécieux, qu'on peut tirer le calcul par incision du rein, conçoivent à quelle ignominie ils s'exposeraient eux et l'art même, s'ils venaient à rencontrer, dans cette opération, une pierre aussi fermement inhérente au rein ! — La néphrotomie ne serait pas moins infructueuse, suivant la remarque de Schurrigius (4), lorsque la substance des reins se trouve tellement occupée et parsemée, pour ainsi dire, d'un si grand nombre de graviers, ou de petites pierres, que l'instrument en rencontre partout, et ne pourrait, par conséquent, pénétrer que très-difficilement jusque dans le bassinet du rein, ou même quand toute la substance de cet organe est graveleuse ou totalement pétrifiée, comme J.-Bern. Gladbachius (5) l'a trouvée dans un sujet qu'il disséquait à Leyde, et comme on en peut voir une quantité d'exemples en parcourant les ouvrages de divers observateurs (6). Chez un homme de vingt-huit ans, on remarqua que le rein droit, qui était devenu extraordinairement gros, et d'une consistance cartilagineuse et si dure, qu'on eut de la peine à l'ouvrir, renfermait une grosse pierre du poids de six onces et demie. Le corps de la pierre occupait la cavité du bassinet, et enfilait par son bout inférieur la route de l'uretère ; de plus, il partait du corps de cette pierre un grand nombre de branches de forme extrêmement irrégulière, dont quelques-unes s'inséraient dans les cellules des vaisseaux excrétoires du rein (1). Dans un enfant, mort de suppression d'urine, on trouva que l'un de ses reins renfermait plusieurs petites pierres, et que d'ailleurs tout l'intérieur de sa propre substance était parsemé de petits calculs semblables à du mil (2). And. Cnæffelius (3), que j'ai déjà cité plus haut, a vu même, dans une fille de huit ans, qui avait été long-temps tourmentée de strangurie et de suppression totale d'urine, le rein droit très-dur, tout-à-fait incrusté, et, pour ainsi dire, pétrifié, et tellement recouvert dans toute sa circonférence d'une sorte de concrétion calculeuse, qu'il semblait qu'on l'eût enduit d'une matière gypsée.

D'ailleurs, les pierres se forment dans les reins en tant d'endroits différents, que souvent il ne serait pas possible de les découvrir ; car il peut arriver, comme l'observe M. le Dran (4), qu'elles ne soient pas renfermées dans le bassinet du rein, mais qu'elles soient seulement enchâssées ou enkystées dans la propre substance parenchymateuse de cet organe, sous sa tunique particulière ou dans la membrane graisseuse qui l'enveloppe, comme plusieurs observateurs l'ont remarqué (5) en différentes ouvertures de cadavres ; et, en ce cas, la lithotomie des reins serait encore absolument infructueuse, à moins que, par un pur hasard, la pierre ne se rencontrât alors dans le trajet de l'incision. Blancard (6) rapporte, à ce sujet, que, dans le temps même d'une opération qu'on faisait en Frislande pour tirer une pierre par l'incision du rein, l'opérateur

---

(1) De calculo, cap. I, p. 16.
(2) In Verb. Nephritis, lib. XII, p. 45.
(3) Obs. med., lib. II, cap. XLIV.
(4) Lithol. Hist. med., cap. XIII, § 10.
(5) Prax. med., p. 297.
(6) Schmidius, Miscel. Curios., dec. 1, ann. 8, obs. 89 ; Jac. Sachs. ibid., 1670, et Bonet, Med. Septentr., lib. III, sect. 24, cap. V ; Jac. Moccius et Esaias Meichsner, ex Schenckio, Obs. med., lib. III, de renibus, p. 468 ; Chr. Fr. Paulini, M.N.C. dec. 2, ann. 6, append., obs. 40, p. 48 ; Blancard, Prax. med., t. II, cap. IX, 167, et Anat. Pract. rat., obs. 45 ; Gockel, Cons. med., cent. 2, consil. 99, p. 612.

(1) Mémoire de l'Académie des sciences, Hist. ann. 1750, et Biblioth. de Médecine, au mot *Calcul*, p. 198 et suiv.
(2) Bonet, Sepulcr., lib. III ; sect. 24, ex Aicholtzio.
(3) M. N. C. Dec. 1, ann. 4 et 5, obs. 64.
(4) Traité des opér. de chir., p. 263.
(5) Barth. Eustach., De ren. struct., cap. XLIX. Opuscul., Chesneau, Obs., lib. III, cap. IX. Heurnius, Not. in Fernel. Univ. Med. Pathol., lib. VI, cap. XII. Segerus M. N. C. Dec. 1, ann. 3, obs. 227. Garmannus, De mirac. mort, lib. III, tit. III, § 65. Plater, Prax., lib. II, cap. XII. Van-Swieten, Comm. in Boerhave Aph., t. III, § 1004. Mémoire de l'Acad. royale de chir., t. II, p. 235 et 237.
(6) Prax. med., part. I, cap. LXII. Ex Schurrig, Lithol. Hist. med., cap. XIII, § 10.

reconnut que la pierre n'était point renfermée dans le bassinet, mais qu'elle était adhérente et enclavée dans la propre substance du rein même. L'auteur ne dit pas en quelles circonstances on pratiquait cette néphrotomie. Était-ce dans le cas de tumeur abcédée, ou de dureté, ou de fistule à la région des lombes? —Enfin il peut encore arriver que, non-seulement les reins, mais les uretères mêmes se trouvent aussi en même temps remplis et bouchés par de gros graviers ou par des pierres, comme on le voit dans l'exemple du général de Bircholtz, rapporté par Schurrigius (1), et dans un grand nombre d'autres ; et l'on aperçoit assez quelles seraient alors l'insuffisance et l'inutilité absolue de l'incision seule du rein, en supposant de pareilles circonstances.

Rousset, l'avocat le plus zélé et le patron le plus déterminé de la néphrotomie, était lui-même forcé de convenir (2) que, supposé même qu'on pût toujours être bien assuré de l'existence de la pierre dans le rein, néanmoins l'extraction de ce corps étranger par l'opération serait le plus souvent suspecte, inutile, ou du moins rarement nécessaire. *Suspecte*, dit-il, si, par exemple, les deux reins se trouvaient également affectés en même temps ; car, s'il arrivait que l'on ouvrît l'un des deux reins, on ne retirerait que peu de fruit de cette opération, à moins qu'on ne la fît aussi sur l'autre, ce qui exposerait le malade à une mort prompte et inévitable. *Inutile* et *superflue* ou du moins *peu nécessaire*, puisque, bien que l'un des deux reins soit calculeux, ulcéré, ou affecté de quelque autre maladie, le sujet peut cependant vivre, pourvu que l'autre rein soit sain, exempt de tous vices, et qu'il remplisse sa fonction de manière qu'il supplée à la fois à celle des deux reins : ce cas arrive sans doute le plus souvent, puisque, pendant que l'un de ces organes est en suppuration ou ulcéré (ce dont nous sommes convaincus par l'écoulement abondant du pus avec les urines), celui qui est sain ne laisse pas de filtrer et d'évacuer une suffisante quantité d'urine. Cette remarque de Rousset mérite d'autant plus d'attention qu'elle conduit naturellement à ce dilemme : ou les deux reins sont calculeux, et en ce cas l'opération est impraticable;

ou il n'y a de pierres que dans l'un des deux reins, et alors l'urine pourra continuer de se séparer et de couler par celui qui est sain. Dans ce dernier cas, il y a moins de péril pour la vie du malade, et l'on ne devrait pas alors recourir à une opération plus dangereuse que la maladie, parce qu'on pourrait toujours espérer de calmer, par les secours ordinaires, l'irritation et l'inflammation excitées par la présence de la pierre. Si l'irritation et l'inflammation se communiquent à l'autre rein et causent une suppression totale d'urine, ces accidents ne céderaient pas à une opération qui ne pourrait que les rendre plus funestes; et il n'y a encore alors d'autre remède que ceux que la médecine peut procurer en pareil cas : ainsi la néphrotomie n'est indiquée dans aucune de ces circonstances. Le péril imminent n'est donc jamais un prétexte qui puisse autoriser à recourir à une opération si cruelle, et qui ne pourrait être que nuisible, sans aucun espoir de salut.

SECTION TROISIÈME. — *En quels cas seulement la néphrotomie est praticable.*

On jugera facilement, par les observations que nous venons de rapporter, que d'un côté presqu'aucun, ou du moins que très-peu de praticiens, soit de l'antiquité, soit de notre temps, n'ont cru, et avec juste raison, devoir conseiller la pratique de la lithotomie des reins, supposés dans leur état d'intégrité; mais d'autre part, nous observons au contraire, comme l'a fort bien remarqué Schurrigius (1), que la plupart de ceux qui ont parlé de la néphrotomie ne balancent pas à proposer conditionnellement cette opération, et à décider que si chez un sujet attaqué de la pierre du rein, il se fait suppuration et abcès, et qu'il se forme extérieurement aux environs des lombes une tumeur qui indique au chirurgien, par la fluctuation, le lieu précis où il pourra opérer, il doit alors en faire l'ouverture avec un instrument convenable, tant pour favoriser l'évacuation du pus rassemblé que pour en extraire le corps étranger. Les sentiments de presque tous les praticiens, depuis Hippocrate jusqu'à nous, se réunissent en ce point, comme il est aisé de s'en convain-

(1) Lithol. Hist. med., cap. xiii, § 7.
(2) De Part. Cæsar., sect. 3, cap. vii.

(1) Lithol. Hist. med., cap. xiii, § 5.

cre en consultant leurs écrits. En effet, voici comme s'exprime à cet égard le père de la médecine (1). « Si la partie qu'occupe principalement la douleur, dit-il, vient à s'élever et à se tuméfier, il faut alors faire une incision sur le rein, pour en faire sortir le pus, et chasser ensuite le gravier par le moyen des diurétiques, car cette incision peut sauver au malade une vie qu'il ne manquerait pas de perdre sans ce secours. » Et ailleurs (2) : « Lors donc que le rein est suppuré, dit-il encore, il se forme une tumeur près de l'épine; il faut, dans les circonstances, faire sur la tumeur une incision très-profonde vis-à-vis du rein : si vous y parvenez par l'incision, vous guérirez le malade; mais si vous vous écartez de la route, il est à craindre que l'ulcère ne devienne fistuleux. » M. Van-Swieten (3) fait remarquer à cette occasion qu'Hippocrate recommande expressément de faire alors une incision fort profonde, puisqu'elle doit pénétrer la peau, les graisses et des muscles épais, avant que l'instrument puisse arriver jusqu'au rein. Hippocrate fait observer de plus que, si l'on n'ouvre à propos l'abcès, il se formera un ulcère fistuleux, d'autant que pour lors le pus, quand l'abcès du rein s'est ouvert, se creuse des sinus très-profonds sous le péritoine, et se fraie quelquefois des routes étonnantes dans le tissu cellulaire qui règne entre les muscles.

Riolan, qui dans son Antropographie, écrite en 1618 (4), faisait la réflexion que, vu la situation particulière des reins dans la duplicature, ou tissu cellulaire du péritoine, ces organes pouvaient être blessés et incisés, sans pénétrer dans la capacité du bas-ventre ( ce qui formait, suivant lui, une preuve très-certaine de la sûreté de la néphrotomie), a avoué néanmoins de bonne foi en 1649 (5) que ce serait un crime de tenter cette opération, par rapport à l'épaisseur et à la profondeur des chairs, à moins que la nature ne nous guide et ne nous montre la voie; mais que si une pierre

formée dans la cavité du rein, ou arrêtée dans le commencement de l'uretère, grossit au point de causer une suppuration dans le rein, et que le pus se porte à l'extérieur des lombes, on peut ouvrir profondément cette partie, pour vider la matière purulente, et pour en extraire le calcul. Beverovicius (1) opinait aussi pour qu'on ne pratiquât jamais cette opération que lorsque la nature nous montre le chemin déterminé par une tumeur ou par un ulcère. M. A. Séverin (2) est du même sentiment que les deux auteurs précédents. Ce mal, dit-il, et cette opération n'a pas été tant en usage parmi nos ancêtres qu'elle ait été inconnue aux chirurgiens de ce temps, car Daléchamp, Rousset, Valleriola, Bayrus, font mention de quelques-uns qui ont été guéris par incision; aussi est-ce que Pigray, Sérapion, Avicenne et Bacchanelles ont jugé que c'était une opération fort périlleuse, cruelle, et laquelle les prudents n'entreprendront jamais; or, ils ont supposé, poursuit Séverin, qu'il n'y avait en ce cas aucune tumeur externe ni suppuration; mais quand la partie vient à exténuation, à cause d'un abcès, on y peut faire incision, car, en ce cas, il y a peu ou point de danger. Panarole (3) croyait de même que l'on ne devait faire cette opération que lorsque, suivant le texte d'Hippocrate, il y avait tumeur et élévation dans la région du rein; ou bien, comme il ajoute peu après, quand le rein est tombé en suppuration, parce que, dans ce cas, la nature prépare et montre la route, et que la plupart de ceux qu'on a opérés en pareille occurrence ont été guéris; mais dans toute autre occasion, il la juge absolument impraticable. Cette opération serait sans doute excellente, dit Panarole, si on pouvait la pratiquer avec sûreté; mais à l'impossible nul n'est tenu. Si quelqu'un, continue-t-il encore, venait m'objecter que, puisque la nature accomplit elle-même cet ouvrage, l'art pourrait l'imiter avec assurance, je me contenterai de lui répondre que la nature peut bien exécuter plusieurs opérations qu'il n'est pas au pouvoir de l'art d'imiter. Nous en avons un exemple dans les hydropiques, qui se trouvent

(1) De intern. affect., cap. xv, t, vii; Chartier, p. 649.
(2) Ibid., cap. xvi, p. 650.
(3) Comm. in Aph. Boer. de cogn. et cur. morb., t. iii, § 1001, p. 241.
(4) Lib. ii, cap. xxvi.
(5) Enchirid. Anat. Pathol., lib. ii, cap. xxviii.

(1) De calcul. ren. et ves., cap. viii, p. 99.
(2) Chirurg. effic., part. ii, chap. vi, n° 799.
(3) Pentecost. 5, Obs. med., obs. 42.

quelquefois guéris par des ulcères qui leur surviennent spontanément aux jambes; mais si on leur y ouvre des ulcères artificiels, la pourriture s'en empare bientôt, et la mort du malade s'ensuit.

Grég. Horstius (1) ne s'écarte pas de l'opinion des auteurs que je viens de citer, car Mich. Doringius lui ayant demandé par lettre s'il croyait en même temps possible et sûre l'incision faite aux reins pour en extraire la pierre, comme quelques-uns l'enseignaient publiquement, il lui répond qu'à la vérité il connaît le récit que fait Ambr. Paré du voleur taillé du rein et guéri, mais que c'est avec raison que cette relation a paru imparfaite à Rousset; il ajoute qu'il n'ignore pas non plus les exemples singuliers de succès rapportés par Schenckius, d'après Camerarius et Bauhin; il avoue enfin que les raisonnements et les réflexions de Rousset semblent les confirmer; cependant il borne sa réponse à confesser ingénuement qu'il regarde avec Avicenne, Sérapion, Bacchanelles et d'autres, cette opération comme pleine de danger, quoiqu'Hippocrate paraisse, dit-il, l'approuver, à moins qu'il soit évident que la nature indique, par un abcès, la route que l'on doit suivre, comme l'expérience nous apprend qu'il est quelquefois arrivé. Gasp. à Rejes (2) restreint aussi cette pratique, suivant l'avis des auteurs cités par Horstius, au seul cas où la nature découvre, par quelque abcès, la voie qu'il faut prendre pour saisir et enlever la pierre. Cette décision de Rejes paraît d'autant plus étonnante qu'il avait établi, quelques lignes auparavant, qu'on pouvait essayer, pour tirer le calcul des reins, l'opération de la néphrotomie, qui n'est pourtant plus, dit-il, d'usage aujourd'hui, vu le défaut d'adresse des chirurgiens, et le péril imminent qui l'accompagne.

Paul de Sorbait (3) envisageait encore la taille du rein comme une entreprise déraisonnable et comme une opération impraticable, par rapport au danger évident, et à la nature des parties qu'intéressait l'incision, hors les cas où la pierre occasionne un abcès qui se porte au dehors, et qui se fait distinguer par la mollesse de la tumeur. On trouve un jugement absolument semblable dans les œuvres de Sennert (1) et de Bonet (2).

Nous avons déjà fait observer ailleurs, et M. de la Faye l'a remarqué lui-même (3), que F. Collot était véritablement persuadé (4) que l'archer de Bagnolet avait en effet la pierre dans le rein; mais il jugeait que l'opération qu'il avait subie, c'est-à-dire la néphrotomie, demandait de l'explication, étant, dit-il, d'elle-même absolument impraticable sans le secours de la fonte de la substance du rein. En effet, ajoute ce chirurgien, comment pourrait-on tirer une pierre par une ouverture faite au rein qui est dans la capacité du bas-ventre, engagé dans des graisses et dans des membranes sans soutien, et d'une substance compacte et si solide, que lorsque le chirurgien ouvre un cadavre, et qu'il tient le rein avec les mains, à peine peut-il lui faire une plaie pour voir le dedans de son bassinet? Mais le rein de l'archer, fatigué par la pierre, s'enflamma et abcéda, faisant une tumeur considérable qui fut ouverte, et dont on tira aisément la pierre.

Nous apercevons, en parcourant les ouvrages des auteurs et des praticiens les plus modernes, qu'ils ont pensé tout-à-fait de même que les anciens sur la pratique de la taille du rein. Cette opération, dit M. Heister (5), ne peut qu'avoir son utilité, lorsque la nature marque l'endroit où elle doit être faite, par une tumeur ou un abcès dans les reins, causé par une pierre qui est dans ces viscères. Il appuie son sentiment de l'autorité de Schenkius (6), de Méeckren (7), de Wedelius (8), et de Lavaterus (9), qui dit en termes exprès qu'il pratiquait la néphrotomie, quand elle était indi-

---

(1) Oper. med., t. II, lib. IV, obs. 46; et Epist., sect. 8, p. 418.

(2) Jucund. quæst. Cam. Elys., quæst. 87, n° 17, p. 672.

(3) Med. pract., tract. 1, cap. LXX, quæst. 1.

---

(1) Med. pract., lib. III, part. 9, cap. IX.

(2) Sepulcret., lib. III, sect. 29, obs. 20.

(3) Comment. sur les opérat. de Dionis, démonst. 3, p. 180.

(4) Traité de la taille, p. 36.

(5) Instit. chir., part. II, sect. 5, cap. CXL, § 14.

(6) Obs. med., lib. III, curat. nephrit., obs. 8.

(7) Obs. chir., obs. 49.

(8) Dissert. de lithotom. Jenæ, 1704.

(9) Dissert. de atritæis et hypospadiceis. Trajecti. ad rhen, 1708.

quée par un abcès, et qui l'a même exécutée en pareil cas avec succès. Je ne
vois pas même, reprend M. Heister, la
raison pourquoi elle est absolument condamnée par plusieurs, et je la ferais moi-
même. Je la crois, poursuit-il, avantageuse dans ces sortes de cas, parce qu'elle
conserve la vie, et qu'elle prévient les
douleurs excessives que cause le calcul,
qu'on peut tirer avec les doigts, le crochet ou la tenette. Il renvoie, pour autoriser de plus en plus son avis, à différentes observations de Fontanus (1), de
Fabrice de Hilden (2), et de Tulpius (3).
Freind ne doutait aucunement des avantages de l'opération dont nous parlons,
pourvu qu'on n'y eût recours que dans
les circonstances supposées. Quoique,
dit-il (4), les deux exemples, savoir, celui qui est attribué à Marchettis, et celui
de la Faculté de Paris, qui, selon lui,
sont peut-être les seuls dont les histoires
ont parlé, ou dont on se souvienne, ne
soient pas suffisants pour autoriser cette
méthode, cependant on peut du moins
en conclure qu'il n'est pas impossible que l'opération, toute dangereuse
qu'elle est, ne puisse quelquefois réussir, et qu'on doit au moins la pratiquer dans des cas désespérés, surtout si
le chemin est tracé par un abcès. Schurrigius (5) croit aussi qu'il est fort raisonnable d'établir que dans un cas de nécessité, lorsqu'il y a une tumeur et des
signes d'inflammation et de suppuration,
et qu'on ne peut se promettre aucun autre secours humain, l'on peut pratiquer
la néphrotomie, suivant les conseils
d'Hippocrate, de Riolan et de quelques
autres; d'autant plus, ajoute-t-il, que
dans un cas si urgent, il vaut mieux employer un remède douteux que d'abandonner le malade à toute la rigueur de
son sort. M. de la Faye (6) décide positivement qu'il n'y a que dans ces circonstances qu'on puisse pratiquer la lithotomie des reins; il infère même de l'examen
anatomique que cette opération ne peut
réussir, à moins que le dérangement des
parties n'en prépare le succès. Il faut,
dit aussi Gunzius (7), laisser les pierres

qui sont arrêtées dans le rein, à moins
qu'elles n'occasionnent une tumeur aux
lombes, auquel cas on doit les tirer,
quand l'abcès s'est ouvert de lui-même,
ou après en avoir fait l'ouverture. Enfin,
M. de la Fitte (1) prononce formellement, ainsi que tous les auteurs précédemment cités, que l'extraction de la
pierre qui est dans le rein n'est praticable que quand il s'y forme un abcès, et
qu'il faut que la nature montre au chirurgien la route qu'il doit suivre.

Malgré toutes les autorités que nous
venons de rapporter, nous voyons pourtant quelques auteurs qui condamnent,
dans leurs écrits, l'ouverture de ces
sortes d'abcès, dans les cas mêmes où la
nécessité en paraît le plus évidemment
démontrée. Forestus (2), entre autres, rejette la pratique de la néphrotomie,
même dans les simples abcès des reins
sans pierre; à la vérité, ajoute-t-il, lorsque la matière reste renfermée dans l'intérieur de ces organes, il est ridicule,
dit-il, de proposer d'ouvrir une pareille
vomique par l'opération de la main; je
me souviens, continue-t-il, d'avoir vu
faire à l'extérieur des lombes, du consen-
tement de deux médecins, d'ailleurs très-
habiles, l'ouverture d'un abcès, d'où il
ne sortit qu'une matière crue et sanguinolente; le malade mourut le troisième jour après l'opération. Nous avons
vu aussi, dit encore Forestus (3) sortir
extérieurement du pus d'un rein par une
fistule survenue à Adrien Junius, médecin très-célèbre, à qui, dans sa vieillesse, et par son propre conseil, on avait
ouvert un abcès en la même partie; cependant il garda toujours depuis sa fistule, qui continua de rendre du pus par
intervalles jusqu'à sa mort.

Mercatus (4) ne jugeait pas non plus
que l'ouverture de l'abcès du rein, qui
ne se porte pas à l'extérieur des lombes,
dût être salutaire, parce qu'il pensait
que les plaies de cet organe ne se conso-
lidaient jamais, ou que fort rarement,
quoique les malades y survécussent, mais
en traînant une vie malheureuse et remplie de souffrances. Ces cas, il est vrai,

(1) Exempl. 42, fol. 117.
(2) Cent. 6, obs. 44.
(3) Lib. IV, obs. 28.
(4) Hist. de la méd., part. II, p. 202.
(5) Litholog. Hist. med., cap. XIII, §12.
(6) Comment. sur les opérations de Dionis, démonst. 3, p. 180.
(7) Ex Platner. Instit. chir., § 1356.

(1) Mém. de l'Acad. royale de chir., t.
II, p. 183.
(2) Obs. med., lib. XXIV, obs. 34, in
Schol.
(3) Ibid., obs. 37, in Schol.
(4) Vid. Merc. Compit. Bonet, lib. XV,
Ren. affect., n° 11.

ne regardent pas précisément l'extraction des pierres du rein ; puisqu'on n'y en suppose pas ; d'ailleurs le pus a souvent son issue libre par la voie des urines. Mais lorsque le pus est retenu et forme des abcès considérables, l'opération serait très-bien indiquée. Mercatus lui-même l'approuve dans ces circonstances, surtout, dit-il, dans le cas où l'abcès se trouverait proche de la membrane extérieure du rein. Bayrus (1) en reconnaît la nécessité ; il dit qu'il a vu mourir tabides plusieurs malades d'abcès aux reins, entre les mains des plus savants médecins, qui n'avaient osé en faire l'ouverture. Il rapporte même, à cette occasion, l'exemple de la guérison d'un abcès de ce genre dont on avait fait à temps l'ouverture ; le chirurgien voulait temporiser, mais il fut obligé de se rendre au sentiment de Bayrus, qui lui représenta bien judicieusement que le pus s'épancherait plutôt dans l'intérieur que de se rendre plus sensible à l'extérieur des lombes.

Cependant Gunzius (2) remarque qu'il y avait peu de praticiens qui, même lorsque la pierre du rein y causait un abcès, osassent y faire une incision ; et Heister (3), comme on l'a déjà fait observer, se déclare décisivement en faveur de cette opération ; il dit qu'il ne conçevait pas les raisons de ceux qui la condamnaient dans ce cas où elle est si clairement indiquée. La seule qu'on allègue, suivant Gunzius, qui la trouvait dans Forestus et Mercatus, c'est que la plaie ne se réunit pas, et qu'elle dégénère en une fistule habituelle. Je ne veux pas nier, reprend Gunzius, qu'on ne doive beaucoup appréhender qu'il ne reste une fistule, d'autant plus que les reins sont situés profondément sous les muscles du dos, et qu'ils sont revêtus d'une grande quantité de graisse. Mais s'il se présente naturellement une tumeur, et qu'elle s'abcède, qu'y a-t-il qui puisse s'opposer qu'on n'en fasse l'ouverture pour éviter que la matière ne se porte vers les parties intérieures, et ne tue le malade? Ainsi, continue encore le même auteur, si l'on doit, d'une part, s'appliquer à prévenir l'inflammation, je pense que, d'autre part, il est d'un particien

prudent de ne pas attendre que l'abcès s'ouvre de lui-même ; et qu'il convient de l'ouvrir aussitôt qu'il est en maturité : car plus le pus séjourne long-temps dans le foyer de l'abcès, plus l'on doit craindre la fistule. On a d'ailleurs, ajoute-t-il, différents exemples des succès heureux de la pratique que nous recommandons. — Rousset (1) avait remarqué bien auparavant, qu'à la vérité les abcès du rein dont la matière purulente se fait jour par les lombes, occasionnaient souvent, en ce même endroit, des fistules incurables ; mais il ajoutait avec raison que cette incommodité était fort supportable, et qu'on devrait même, en pareil cas, la souhaiter pour se soustraire à des maux beaucoup plus considérables. Rousset rapporte, à l'occasion de cette remarque, deux exemples de grands abcès aux reins, ouverts à l'extérieur des lombes : le premier des deux malades était un jeune homme de vingt et un ans ; et le second était une femme corpulente, qui conserva, pendant près de vingt-cinq ans, une fistule entretenue au moyen d'une bougie, ou d'une canule d'argent qu'on y introduisait alternativement. Ces deux sujets se portaient néanmoins assez bien, et furent délivrés des douleurs néphrétiques qu'ils éprouvaient auparavant, ainsi que de l'excrétion purulente des urines. L'auteur fait observer seulement que ces accidents se renouvelaient aussitôt que la fistule se fermait. Tulpius (2) et Bonet (3) nous ont aussi fourni précédemment des exemples de divers accidents occasionnés par la suppression subite, ou par la résorption de ces sortes de flux sanieux devenus habituels, et par conséquent de l'attention qu'on doit apporter pour en entretenir l'écoulement libre et régulier. — Cependant les plus anciens praticiens n'étaient pas aussi décidés ; ils sentaient toute la circonspection qu'exigeaient l'ouverture et les pansements des abcès des reins qui se portaient à l'extérieur de la région des lombes. Aëtius (4) avait effectivement remarqué, ainsi qu'Hippocrate (5), que ces abcès dégénéraient souvent en fistule, parce que, dans beaucoup de sujets, la matière purulente ne se fait pas jour en to-

---

(1) Pract., lib. xx, cap. iv.
(2) Ex. Platner. Instit. chir., § 1356, in notu.
(3) Instit. chir., part. ii, sect. 5, cap. cxl, § 14.

(1) De Part. Cæs., sect. 3, cap. vii.
(2) Obs. med., lib. iv. cap. xxviii.
(3) Polyalth., lib. iv, cap. lix.
(4) Serm. 1, cap. xviii, p. 170.
(5) De intern. affect., cap. xvi.

talité, mais qu'elle séjourne quelquefois pendant long-temps, avant qu'on lui donne issue par l'ouverture. Il prend même de là occasion d'avertir que, lorsqu'on a ouvert ces sortes d'abcès, il faut beaucoup de précautions et de soins dans les pansements, pour prévenir la formation de la fistule. M. Van-Swieten (1) avoue aussi, à ce sujet, que tous les remèdes, et toute la dextérité d'un très-habile chirurgien, ne purent empêcher qu'un pareil abcès, ouvert au rein droit, ne dégénérât en ulcère fistuleux. On peut inférer de là, poursuit le même auteur, combien la suppuration est une terminaison désavantageuse dans les inflammations des reins, et combien l'événement en est incertain. En effet, quoique l'abcès se porte vers l'extérieur, il pénètre quelquefois dans le tissu graisseux, avant que toutes les parties qui le recouvrent se soient assez élevées et amincies, pour que l'on puisse reconnaître la fluctuation de la matière ; et, en ce cas, le pus qui s'épanche, produit différents sinus qui s'étendent dans toutes les parties voisines ; et qui souvent deviennent intarissables. M. le Dran (2) nous en fournit un exemple des plus remarquables dans sa collection d'observations chirurgicales.

Mais, dans le cas où le rein abcédé se trouve calculeux en même temps, s'il arrive que l'ouverture reste fistuleuse, on a tout lieu, suivant la remarque de MM. de la Fitte (3) et Bordenave (4), de présumer que le sinus fistuleux est uniquement entretenu par la présence de quelque pierre ou gravier retenu dans le rein. L'observation suivante, qui a été communiquée à l'académie par M. Froumantin, chirurgien d'Angoulême, confirme parfaitement la justesse de ce pronostic en pareilles circonstances. Un ecclésiastique, après avoir ressenti pendant quelques jours une douleur des plus aiguës au lombe gauche près les vertébres, eut en la même partie une tumeur inflammatoire qui s'abcéda et s'ouvrit naturellement ; mais l'ouverture demeura fistuleuse. Le malade, après s'ê-

tre pansé lui-même pendant très-long-temps, eut enfin recours à M. Froumantin. Ce chirurgien observa, en sondant l'ulcère avec une bougie, que la fistule, qui répondait directement à la région du rein, était tortueuse et très-profonde ; mais il ne crut pas qu'il y eût aucune opération à pratiquer, tant par rapport à la profondeur et à la tortuosité du sinus fistuleux, et à l'épaisseur des muscles lombaires qu'il eût fallu inciser, qu'à cause du voisinage des vertèbres. Cependant, comme la fistule formait à l'extérieur une espèce d'excroissance fongueuse qui s'opposait souvent à l'écoulement ordinaire des matières, et que cette suppression donnait lieu à divers accidents fâcheux, tels que la fièvre, l'oppression, etc., M. Froumantin avait l'attention de détruire fréquemment ces fongosités, par l'application de la pierre infernale, pour faciliter l'issue des sucs sanieux que fournissait la fistule. Feu M. Morand le père, chirurgien en chef de l'hôtel royal des Invalides, qui fut alors consulté sur cette maladie, pensa très-judicieusement qu'il était au moins indispensable, après avoir dilaté le plus qu'il serait possible l'orifice fistuleux, d'entretenir le sinus bien ouvert, au moyen d'une canule d'argent ou de plomb, et d'y faire des injections vulnéraires et détersives. Mais l'incommodité que le malade s'imagina éprouver de ces nouveaux secours, et le peu d'avantage qu'il crut en retirer, le déterminèrent à les abandonner pour reprendre l'usage du simple emplâtre de savon dont il s'était servi précédemment. Enfin, après avoir conservé pendant plus de vingt ans, l'écoulement habituel de cette fistule, un jour, en se pansant, il sentit avec le doigt, à l'orifice du sinus, un corps dur et pointu qui vacillait, et dont il fit aussitôt l'extraction, à la vérité, en tirant avec un peu de force. M. Froumantin, qu'il avait envoyé avertir, reconnut que ce corps étranger, qui était triangulaire, et du volume d'une médiocre noix, était une pierre de la dureté d'un caillou, qu'il ne fut pas même possible de rompre avec le marteau. Peu de jours après la sortie de cette pierre, la fistule se cicatrisa, et le malade fut parfaitement guéri : il n'a même éprouvé depuis aucune incommodité relative à sa maladie. — On peut, ce me semble avec raison, conclure des différents faits qui ont été détaillés jusqu'ici, que la néphrotomie, ou l'incision du rein, n'est pro-

(1) Comment. in Aph. Boerh., t. III, § 1001, p. 241.
(2) Tome II, obs. 66.
(3) Mém. de l'Académie royale de chir., t. II, p. 183.
(4) Thes. anat. chir. de calcul. renal., § 2, p. 8.

prement praticable que dans le cas d'abcès qu'on pourrait découvrir extérieurement par quelques signes, soit que le rein soit calculeux, soit même qu'il n'y ait aucun soupçon de pierre. Même il n'y a pas de temps à perdre en pareille occurrence ; on ne doit différer que le moins qu'il est possible d'en faire l'ouverture, d'autant plus que le trop long séjour du pus peut, comme on l'a fait observer ci-dessus, causer beaucoup de désordre dans la partie où il se trouve retenu. Il faut donc nécessairement, selon le conseil de Gunzius (1), de MM. Van-Swieten (2), le Dran (3), et d'autres grands maîtres, rappelé justement par M. Bordenave (4), dès que l'on sent la fluctuation, ouvrir promptement l'abcès : si l'on soupçonne une pierre dans le rein, on doit faire toutes les perquisitions nécessaires, soit avec la sonde ou le stylet boutonné, soit même avec le doigt, pour la reconnaître et tâcher d'en faire l'extraction avec l'instrument le plus convenable. Il est bon d'ailleurs de s'opposer au rapprochement trop prompt des chairs, en garnissant convenablement l'ulcère, jusqu'à ce qu'on soit bien assuré qu'il n'y a plus ni pierre, ni gravier ; et enfin on travaille à en procurer, s'il est possible, la consolidation parfaite. — Quant au choix des moyens qu'il convient d'employer pour ouvrir ces sortes de tumeurs, Muralt (5), Rousset (6), Riolan (7), Mercatus (8) et de Bordeu (9), paraissent donner la préférence au cautère, soit actuel, soit potentiel ; MM. de la Fitte (10) et Bordenave (11) préfèrent, d'après Hippocrate, l'instrument tranchant ; mais il faut convenir, avec Chalmet (12), Laz. Rivière (13) et quelques

autres, qu'on peut recourir à l'un et à l'autre de ces deux moyens pour l'ouverture de ces abcès, selon la profondeur, et selon les diverses circonstances qui ont accompagné la formation et les progrès de ces sortes de dépôts purulents, ou sanieux, et dans le détail desquels il serait superflu d'entrer. — La profondeur de pareils abcès peut empêcher quelquefois de reconnaître manifestement au toucher la collection du pus : on ne peut donc alors conjecturer que la suppuration est faite que par les signes et symptômes de l'inflammation qui ont précédé ; par le calme apparent, mais de peu de durée, qui leur a succédé, et qui a bientôt fait place à de nouveaux accidents ; par le retour des douleurs ; par les frissons et les accès irréguliers de fièvre, et souvent aussi par une œdème pâteuse qu'on observe aux téguments qui couvrent l'abcès, quoique la couleur de la peau ne soit quelquefois point changée. Le chirurgien doit encore, en pareil cas, se rappeler avec soin toutes les diverses circonstances qui ont pu précéder, ou qui accompagnent ce période de la maladie. Si donc le sujet a eu antérieurement un ou plusieurs accès de néphrétique, plus ou moins forts et plus ou moins fréquents ; s'il a eu suppression totale, ou simplement même diminution dans la quantité d'urine ; s'il a éprouvé quelque douleur en urinant ; s'il a rendu du sang, des glaires, même du pus, des graviers et sables ; ou si l'on a trouvé, dans ses urines, un sédiment muqueux, trouble, épais, rougeâtre et purulent ; si, dans ces intervalles, il a senti de la tension, de la pesanteur ou des douleurs, soit sourdes et vagues, soit violentes et pulsatives, ou brûlantes, à la région lombaire, immédiatement sous la dernière fausse-côte près de l'épine ; si, en touchant fortement, ou en appuyant ferme sur la partie, on augmente la douleur qui s'étend le plus souvent jusqu'aux aines et aux testicules : de la réunion de ces signes commémoratifs avec les autres signes rationnels que nous avons rapportés précédemment, et qui sont les seuls par lesquels les plus grands maîtres jugent qu'il y a collection de matière dans les suppurations profondes, le chirurgien peut conjecturer la présence d'un foyer d'abcès, et se déterminer à en faire l'ouverture. Cependant il faut observer que, dans ces cas mêmes où il y aurait abcès au rein, la pierre pourrait ne plus faire d'obstacle à l'écoulement des urines, parce qu'elle

---

(1) Ex Platner. Instit. chir., § 1356.
(2) Comment. in Boerh. Aph., t. III, § 1001, 241.
(3) Traité des opérat. de chir., p. 263.
(4) Thes. anat. chir., de calcul. ren., § 2, p. 8.
(5) M. N. C. Dec. 2, ann. 3, obs. 139.
(6) De Part. Cæsar., sect 3, cap. VII.
(7) Enchir. anat. pathol., lib. II, cap. XXVIII.
(8) Ex Merc. Comp. Bonet., lib. XV, ren. affect., n° 11.
(9) Quæst. med. chir., p. 3.
(10) Mémoir. de l'Acad. royale de chir., t. II, p. 18 et suiv.
(11) Thes. anat. chir. de calcul. renal., II, p. 8.
(12) Enchir. med. pract., p. 267.
(13) Prax med., lib. VIII, cap. 3.

peut se déranger et s'écarter dans la cavité même de l'abcès, et alors les passages de l'urine se trouveraient libres. Ainsi la rétention des urines ne serait pas, en de telles circonstances, une indication pour l'opération, et la véritable indication serait l'abcès même. Il faudrait donc, en ce cas, pour l'ouvrir, être bien assuré de son existence. Mais comme il n'est guère possible, dans cette supposition, de déterminer au juste la position de l'abcès, ne pourrait-on pas, pour s'en assurer, avant que d'entreprendre l'ouverture, y porter un trois-quarts cannelé, assez long et assez gros? On éviterait du moins, par ce moyen, des incisions incertaines que l'on serait obligé de faire avec circonspection, et par degrés, pour pouvoir y parvenir. D'ailleurs la cannelure du trois-quarts servirait à conduire le bistouri jusqu'au foyer de l'abcès; l'opération se ferait plus sûrement et plus promptement, et l'on épargnerait beaucoup de douleurs au malade. Mais il faut toujours observer de diriger l'incision, plutôt vers la partie inférieure des lombes, que vers la partie supérieure, pour bien ouvrir le lieu le plus déclive de l'abcès, et pour éviter de rencontrer, avec l'instrument, les dernières fausses-côtes qui embrassent le rein vers le haut.

Ces sortes d'abcès ont quelquefois deux foyers distincts, l'un dans l'intérieur du rein, et l'autre à l'extérieur dans les graisses. Il faut donc faire en sorte de s'en assurer par le doigt, et alors, si l'on découvrait quelque bride qui fît obstacle à la communication, il faudrait la couper avec le bistouri qu'on dirigerait avec le doigt jusqu'au corps du rein. S'il arrivait une hémorrhagie par l'ouverture de quelque gros vaisseau, situé dans le trajet de l'incision, et qu'on fût obligé, pour se rendre maître du sang, d'avoir recours à l'agaric de chêne, il serait à propos d'attacher ce champignon d'un gros fil ciré et assez long, pour que l'extrémité de ce fil fût fermement assujettie au-dehors de la plaie, afin d'éviter que ce corps étranger ne vienne à glisser et à se perdre dans un foyer profond, d'autant plus qu'il est assez ordinairement fort difficile de reconnaître toute l'étendue de l'excavation qu'a pu produire l'abcès. Il faut avoir la même attention, dans la suite des pansements, de lier les bourdonnets de charpie ou lambeaux de linges, de crainte qu'ils ne se perdent dans le fond de la cavité d'un pareil abcès.—

Mais, s'il s'agissait d'une simple ulcération fistuleuse, survenue à la suite d'un abcès, ouvert depuis plus ou moins longtemps à la région lombaire, il suffirait de porter une sonde cannelée dans l'orifice du *sinus*, et on tâcherait de l'introduire jusqu'au fond de la fistule, pour s'assurer s'il n'y a pas quelque corps étranger dont le séjour aurait entretenu la fistule, soit que la nature, soit que lequel on aurait confié le soin de la rupture de l'abcès, eût fait dans cet intervalle d'inutiles efforts pour se débarrasser de ces corps étrangers; soit que leur extraction n'eût pas été possible lors de l'ouverture de l'abcès, ou qu'ils eussent échappé aux recherches faites avec le doigt ou avec la sonde. Si l'on est assez heureux pour sentir le corps étranger, il pourra être nécessaire de dilater l'ouverture fistuleuse, quelquefois même en différents sens, pour faciliter l'introduction des instruments qui doivent servir à en faire l'extraction. S'il arrivait que l'étroitesse ou l'obliquité du *sinus*, ou même la présence d'une quantité de chairs fongueuses arrêtât la sonde, et empêchât qu'on ne pût la porter jusqu'au fond de la fistule, il faudrait alors y introduire une petite bougie assez longue, ou, comme le fit en pareil cas M. de la Fitte (1), y porter une sonde de plomb flexible qui servira à diriger la sonde cannelée jusqu'au fond du *sinus* qu'on ouvrira ensuite convenablement.

Indépendamment des fistules et des abcès au rein, dont l'ouverture peut permettre d'aller chercher et de tirer les pierres qui les ont occasionnées ou qui les entretiennent, supposons qu'on ne trouve, en touchant la région lombaire, qu'une tumeur fort dure, formée vis à vis de l'un des reins, qui aura résisté aux moyens les plus efficaces, employés pour la conduire à la suppuration, et que le chirurgien ait au moins une forte présomption de la présence d'une pierre dans le rein, serait-il absolument impraticable de faire l'ouverture d'une pareille tumeur, et la dureté ne pourrait-elle point fournir par elle-même un signe sensible qui dirigerait suffisamment dans l'opération? Rousset (2), comme je l'ai fait remarquer ailleurs, prétend qu'on peut ouvrir le rein dans l'endroit où l'on

(1) Mém. de l'Acad. royale de chir., t. II, p. 185.

(2) De Part. Cæsar., sect. 3, cap. VII.

sent la pierre : ce conseil, comme l'a observé M. de la Fitte (1), paraît d'abord singulier, et l'on a peine à imaginer que, sans abcès, la pierre puisse être touchée à travers les téguments, puisque nous ne la sentons pas toujours, quoique l'abcès qu'elle a causé soit ouvert. Néanmoins Gasp. Bauhin (2) rapporte un fait qui paraîtrait montrer que la nature opère quelquefois assez favorablement pour procurer cet avantage. Une jeune fille, née de parents calculeux, fut attaquée, dit-il, d'une tumeur à la région des lombes, à la suite d'une suppression totale d'urine. Le chirurgien qui en prenait soin appliqua inutilement pendant deux mois des remèdes tant maturatifs qu'autres sur cette tumeur, espérant qu'elle s'abcéderait. Ayant enfin distingué un point fort dur dans la tumeur, il y fit une incision par laquelle il tira deux pierres ; mais l'auteur ne dit pas qu'il en sortit ni pus, ni urine ; elles coulèrent toujours par les voies ordinaires, et la malade guérit parfaitement. Gasp. Bauhin ajoute que ce fait lui avait été communiqué par le médecin Guill. Chapelle qui avait été son maître à Paris. Il n'est pas facile de juger, par ce récit, si les pierres étaient encore dans le rein, ou si elles s'étaient creusé peu à peu une voie vers l'extérieur. Ainsi on ne peut pas conclure de cette observation qu'une pierre, placée dans la substance du rein, puisse être extérieurement sensible au toucher, et le doute à cet égard reste toujours bien fondé. Mais toujours n'est-il pas douteux que, lorsqu'on sentira une dureté semblable à celle d'une pierre, on ait alors un signe suffisant pour entreprendre l'opération.

---

MÉMOIRE SUR LES PIERRES URINAIRES FORMÉES HORS DES VOIES NATURELLES DE L'URINE ; par M. LOUIS.

L'opération de la taille est un des objets de la chirurgie qui ont été le plus discutés par les modernes. Nous avons des ouvrages estimés sur le parallèle des différentes méthodes de pratiquer cette opération ; la considération de leurs avantages et de leurs inconvénients respectifs a conduit à des expériences nouvelles : elles ont suggéré des tentatives utiles et des procédés particuliers ; l'on a perfectionné les anciens instruments, on en a imaginé de nouveaux : l'appréciation de ces différents moyens serait fort avantageuse aux progrès de l'art, toujours inséparables de l'utilité publique. L'objet que je me propose dans ce Mémoire a moins d'étendue ; j'ai dessein d'examiner un point particulier sur lequel on n'a pas encore donné de préceptes, parce qu'il n'a pas été compris dans les plans généraux qui ont fixé l'attention des grands maîtres. Il se forme, plus souvent qu'on ne le croit communément, des pierres par l'urine infiltrée d'une manière particulière dans les cellules du tissu graisseux qui avoisine les réservoirs et les canaux naturels de cette liqueur. Ce cas m'a paru mériter qu'on s'en occupât : il présente des circonstances assez variées, dont il est important d'être instruit. En connaissant la cause de cet accident, on est conduit naturellement aux moyens d'y remédier, et même à ceux de le prévenir : c'est le plus grand fruit qui puisse résulter des recherches particulières, des expériences et des observations réunies dans la vue d'établir de nouveaux points de doctrine sur la nature des maladies, ou pour déterminer les règles qu'on doit suivre dans leur cure.

(Iͤ *Observation*, *par l'auteur ; sur l'extraction de six pierres formées dans le tissu graisseux du périnée.*) On me fit voir à l'hôpital de la Salpêtrière, le 27 septembre 1747, à huit heures du soir, un enfant de dix ans, attaqué d'une fièvre assez vive, à l'occasion d'une tumeur douloureuse au périnée : cette tumeur, qui était du volume d'une grosse noix, était située du côté gauche, sous une cicatrice solide, vestige de l'opération de la taille que cet enfant avait soufferte deux ans auparavant à l'Hôtel-Dieu, pour une pierre dans la vessie. Le canal de l'urètre était libre ; le malade urina en ma présence à plein jet. Pour calmer son agitation, je le fis saigner, et on appliqua sur la tumeur le cataplasme anodin avec la mie de pain, le lait et le safran. Le lendemain matin, je trouvai la tumeur aussi grosse que la veille, mais l'inflammation de la peau était tout-à-fait dissipée. Je tâtai la tumeur avec la plus grande attention ; elle était très-dure. Quoique la liberté du cours de

(1) Mém. de l'Acad. royale de chir., t. II, p. 183.
(2) Ex Obs. propr. apud Schenck. Obs. med., lib. III, curat. nephrit., obs. 8.

l'urine fit assez connaître qu'il n'y avait aucun obstacle dans le canal de l'urètre, j'y passai néanmoins une sonde jusque dans la vessie, pour plus grande certitude, et je ne sentis aucun embarras ni corps étranger. Je fis continuer, ce jour et le lendemain, l'application du cataplasme anodin, auquel on ajoutait un tiers d'onguent d'*Althæa*, dans l'intention de ramollir plus efficacement la tumeur. Le quatrième jour, en visitant le malade, j'aperçus que l'appareil était mouillé; et après avoir ôté le cataplasme, je vis vers la partie supérieure de l'ancienne cicatrice une ouverture à la peau, et un corps blanc qui faisait saillie par cette ouverture : c'était une pierre du volume de l'amande d'une grosse aveline, que je tirai avec les pincettes à anneaux dont on se sert communément pour le pansement des plaies. Je sentis, avec l'extrémité boutonnée d'une sonde, que toute la circonférence de l'espace qu'avait occupé cette pierre était fort dure, et, dans un des points, la sonde portait à nu sur une concrétion calculeuse. Je fis mettre sur-le-champ le malade en travers, les fesses sur le bord du lit : deux élèves lui tinrent les cuisses et les jambes fléchies. Avec un bistouri ordinaire, je fis une incision longitudinale sur toute l'étendue de la tumeur, jusqu'au corps étranger. Le doigt index de la main gauche, introduit dans cette plaie, me fit apercevoir vers l'angle supérieur un calcul vacillant, dont je fis l'extraction en passant une petite curette par-derrière. Il était à peu près du même volume que celui qui avait usé la peau, et qui s'était présenté à l'extérieur. Je sentais, dans toute la circonférence inférieure de la plaie, des corps durs recouverts d'une membrane. A la faveur du doigt, la pointe du bistouri était dirigée sur l'enveloppe membraneuse de chaque pierre; lorsque leur surface la plus extérieure était découverte par une légère incision, l'extraction en était facile au moyen de la petite curette. Je tirai ainsi successivement six pierres de l'intérieur de cette plaie. L'opération ne fut ni longue ni douloureuse, quoique j'eusse été obligé d'inciser à chaque fois le feuillet membraneux qui contenait chacune de ces pierres en particulier, et qui les séparait les unes des autres. Leur réunion formerait un corps du volume d'un noyau de pêche. Elles ont des surfaces convexes et concaves, assez égales, qui se répondent les unes aux autres.

Après avoir ôté tous ces corps étrangers, je pansai la plaie mollement, et je fis un bandage contentif. La cure ne fut pas longue; les pansements étaient très-simples et ne tendaient qu'à obtenir promptement la consolidation. Il s'offrait cependant quelques difficultés : toutes les fois que le malade rendait ses urines, il en passait une partie par la plaie. J'étais bien sûr de n'avoir point intéressé l'urètre dans l'opération : l'infiltration de l'urine dans le tissu cellulaire, pour la formation des pierres que j'avais tirées, n'aurait pas eu lieu, s'il n'était resté une fistule intérieure, à la suite de l'opération de la taille faite deux ans auparavant. Je ne pouvais pas méconnaître cette cause; et j'aurais manqué à un point essentiel de mon opération, en n'incisant pas l'urètre sur le trou fistuleux, si l'expérience n'apprenait qu'on peut guérir des fistules au périnée, sans incision, par l'usage des bougies : je comptais donc sur cette ressource. Je les fis faire avec les emplâtres de *vigo* et de diachylon gommé : elles excitèrent de la suppuration à l'orifice de la fistule par la fonte des callosités; et enfin je jugeai que la consolidation était aussi parfaite intérieurement que par le dehors, lorsque les bougies, après avoir séjourné plusieurs heures dans le canal de l'urètre, en étaient retirées sans être tachées de la moindre marque de purulence.

Cette observation nous montre une maladie nouvelle, facile à prévenir, et contre laquelle on n'a pris jusqu'ici aucune mesure. L'on a toujours craint que les plaies faites à l'urètre pour l'extraction de la pierre ne restassent fistuleuses, et cet accident n'est que trop commun dans la méthode ancienne du grand appareil; nous en donnerons les raisons plus bas. Mais voici une espèce particulière de fistule, une fistule incomplète, qu'on pourrait appeler borgne et interne, en se servant de la dénomination usitée pour les fistules de l'anus qui ont une ouverture vers le *rectum*, sans issue extérieure. Cette remarque est de quelque conséquence dans la pratique, puisqu'elle prouve évidemment que la parfaite consolidation des téguments, après l'opération de la taille, n'est point une marque certaine que l'intérieur de l'urètre soit bien cicatrisé. On pourrait obtenir facilement cette cicatrice parfaite par le moyen des bougies : leur usage, en assurant une guérison solide, empêcherait cette infiltration lente de l'urine qui pénètre, en petite quantité à la fois, dans le tissu cellulaire, et qui, en se décomposant, y produit, par la réunion de ses parties terrestres et salines, des concrétions pierreuses, susceptibles d'un accroissement considérable. Les pierres que j'ai tirées n'étaient pas passées de l'urètre dans le tissu cellulaire; elles avaient toutes une enveloppe distincte, preuve certaine qu'elles avaient été formées dans les cellules qui les renfermaient.

Quoique les auteurs n'aient pas fait une mention expresse de ces sortes de cas, on trouve dans leurs écrits des faits isolés qui peuvent y être rapportés, et qui sont manifestement de la même espèce. Tolet, parlant des opérations laborieuses de lithotomie faites en l'année 1680, à l'hôpital de la Charité de Paris, fait mention d'un enfant de sept ans qui avait déjà été taillé l'année précédente. On connut d'abord qu'il y avait une pierre vers le milieu du périnée, beaucoup au-dessous de l'endroit de la cicatrice. Mais M. Jonnot, qui en fit l'extraction, sentit ensuite avec le doigt qu'il y en restait d'autres; il les tira toutes successivement avec un crochet à curette, et lorsque le périnée fut débarrassé de ces corps étrangers, l'opérateur introduisit par la verge une sonde cannelée, avec laquelle il trouva une pierre dans la vessie. Cette sonde servit à continuer l'incision et à faire l'opération du grand appareil. Tolet dit qu'il fut obligé de faire la même chose à un garçon de vingt-deux ans.

Je pourrais rapporter plusieurs autres faits pour confirmer les précédents. On lit dans les observations de M. le Dran (1), qu'un garçon de douze ans, qu'il avait taillé en 1727, était sorti de l'hôpital parfaitement guéri. En décembre 1729, ce garçon ressentit quelques douleurs en urinant; elles augmentèrent pendant plusieurs jours, après quoi il se fit au périnée un petit trou par lequel une partie de l'urine s'écoulait. Peu à peu le canal de l'urètre se rétrécit, et enfin, au bout d'un mois, l'urine avait cessé de sortir par la verge. Au mois de mai 1730, trois ans après avoir été taillé, ce garçon revint à l'hôpital de la Charité; on lui trouva une pierre de la grosseur d'un petit pois, placée près du trou fistuleux précisément au-dessous de la peau. —

Ce cas, considéré dans son principe, a bien du rapport avec ceux dont j'ai parlé. Il est démontré que la guérison, qu'on avait crue radicale, ne l'était qu'en apparence, et que l'urine s'est fait jour peu à peu par la fistule intérieure du canal, qu'elle y a produit une pierre, et, à son occasion, une fistule complète. On ne peut pas dire que le canal a été percé par la petite pierre, car son volume était tel, qu'elle aurait pu continuer sa route et être rendue par l'urètre. D'ailleurs, suivant le récit de l'auteur, le canal, depuis le trou fistuleux jusqu'à la vessie, devenu extrêmement étroit, était rempli de chairs fongueuses et calleuses, pour la destruction desquelles on a employé l'instrument tranchant et des consomptifs. On voit l'origine de tous ces accidents dans la fistule interne méconnue. La réunion de la plaie extérieure avait fait illusion; on croyait la guérison parfaite lorsque le malade sortit de l'hôpital, en 1737, et elle ne l'était pas. Quoi qu'il en soit, il y a des exemples convaincants de pierres formées dans le tissu cellulaire, et qui sont incontestablement un accident consécutif de l'opération de la taille. L'Académie a reçu depuis peu une observation sur cette matière, laquelle, à raison du volume excessif du corps étranger, peut passer pour un phénomène en son genre; elle a été communiquée par M. le Gaigneau, chirurgien à Coulange-la-Vineuse, près d'Auxerre.

( IIe Observation par M. le Gaigneau, chirurgien à Coulange-la-Vineuse; sur une pierre monstrueuse tombée du scrotum. ) Un habitant de ce lieu, âgé de cinquante-huit ans, a été taillé à l'âge de huit ans, par la méthode du grand appareil. Dix-huit ans après, il s'aperçut d'une petite tumeur de la grosseur d'une noisette, sous l'os pubis, et il se fit au scrotum un trou fistuleux par lequel la plus grande partie de l'urine s'échappait. Depuis vingt ans, le trou fistuleux du scrotum se r'ouvrait à peu près de quatre années l'une, et cela est arrivé presque tous les ans depuis 1746. Après ces petites crevasses, dont il sortait un peu de pus sanguinolent, cet homme se trouvait très-bien, et n'était plus incommodé que du poids de la tumeur. Il a monté à cheval, pour ses affaires, jusqu'à la fin du mois de janvier 1754. M. le Gaigneau fut appelé pour le voir le dix-septième jour de février suivant, parce qu'il venait de rendre naturellement une pierre

---

(1) Tome II, obs. LXXVIII.

monstrueuse, du poids de dix onces et demie, enveloppée, dit-on, d'une membrane large comme la main et fort mince. On aurait pu introduire le poing dans l'endroit qu'occupait cette pierre. Le scrotum et le périnée en avaient été extrêmement dilacérés; mais, par des soins méthodiques, ces parties se sont rapprochées; les callosités de cette ancienne fistule se sont fondues par la suppuration qu'on a excitée; mais les bords des téguments se sont renversés en dedans, et une partie de l'urine sort par le trou fistuleux qui est dans le fond de cette espèce de vulve. L'examen de la pierre fait voir qu'elle a été originairement composée de plusieurs autres, formées séparément, et que ce n'est que par succession de temps qu'elles ont été comprises dans la même masse, par le progrès de la dilacération des feuillets membraneux qui les séparaient.

Ces exemples de pierres formées dans le tissu cellulaire du périnée, à la suite de l'opération de la taille, peuvent-ils laisser le moindre doute sur l'existence de la fistule incomplète et interne que j'ai dit en être la cause? Et quand on voudra faire attention à la manière dont se fait l'incision dans le grand appareil, on sera surpris que cette fistule intérieure n'arrive pas plus souvent, ou du moins que les faits qui la prouvent ne soient pas plus connus. En effet, suivant la pratique reçue, l'incision dans le grand appareil est perpendiculaire, et se fait à côté du raphé parallèlement. Cette incision ne peut être prolongée inférieurement autant qu'on le désirerait, par rapport au *rectum*. Il faut donc, pour pouvoir procurer la sortie, même d'une pierre médiocre, gagner par en haut, dans la coupe des téguments et de l'urètre. La peau du périnée est tendue et tirée vers l'os pubis par l'aide qui soutient le scrotum. Lorsque cette action cesse, l'angle supérieur de l'incision des téguments se rabat et couvre une partie de l'incision de l'urètre. De là un accident primitif assez commun, dont les apologistes du grand appareil ne peuvent disconvenir. C'est une ecchymose considérable produite par le sang que fournit le tissu spongieux de l'urètre, et qui s'infiltre dans le tissu cellulaire du scrotum. Cet accident que les opérateurs ont coutume d'imputer à l'aide qui a troussé les bourses, a souvent les suites les plus funestes, surtout dans les sujets cacochymes. On a vu cette ecchymose dégé-

nérer en gangrène; malgré les secours de l'art administrés avec le plus grand soin. C'est la fréquence de cette ecchymose qui a donné lieu à l'usage des répercussifs astringents que les anciens lithotomistes conseillaient dans le premier appareil. J'ai vu mon père en continuer l'application pendant plusieurs jours avec succès.

Il est donc démontré que, dans cette manière d'opérer, l'angle supérieur de l'incision des téguments ne correspond point à la partie supérieure de l'incision de l'urètre. Celle-ci est toujours plus haute; c'est pourquoi la cicatrice du haut de la plaie des téguments ne consolide point l'angle supérieur de l'incision faite à l'urètre. Ainsi, lorsqu'on croit la plaie parfaitement guérie, il reste une solution de continuité intérieure. Voilà le point par où l'urine s'insinue dans les cellules du tissu qui avoisine l'urètre; c'est là la cause de la fistule intérieure, et des concrétions calculeuses qui se forment consécutivement hors des voies naturelles de l'urine. Pour prévenir cet accident, il suffirait d'avoir recours aux bougies après la guérison apparente des taillés, afin de la rendre radicale par la parfaite consolidation de la plaie intérieure. Ce n'est point là le seul inconvénient qui résulte du grand appareil. L'incision de la partie de l'urètre qu'on a coutume d'intéresser sur la cannelure de la sonde au périnée, est la cause la plus ordinaire et la moins connue des fistules complètes qui restent après cette opération. On les attribue communément à la violence qu'a soufferte le col de la vessie. Les parties se rétablissent néanmoins assez ordinairement dans ceux qui ont le bonheur d'échapper aux désordres que la pierre a causés en forçant un passage étroit, qui forme une résistance si considérable, et qu'un simple débridement du col de la vessie aurait rendu si facile. La preuve du rétablissement dont je parle, se voit chez les malades qui restent fistuleux sans avoir d'incontinence d'urine, et ce cas est assez commun. La cause de ces fistules vient du rétrécissement de l'urètre dans l'endroit où ce canal a été coupé sans nécessité ni raison. Car c'est le déchirement du col de la vessie qui permet la sortie de la pierre, et l'incision de l'urètre, dans l'endroit où on la commence dans le grand appareil, est absolument inutile pour l'extraction de la pierre, puisqu'elle s'étend au-dessus de l'angle que forment les os pubis par leur union. Cet endroit ne souffre point pendant l'extraction ; c'est une plaie simple qui se fronce en se réunissant, ou qui produit des chairs fongueuses qu'on ne pense point à réprimer parce qu'elles sont cachées sous l'angle supérieur de la plaie des téguments. La suppuration du col de la vessie et des parties circonvoisines qui ont été meurtries et contuses rend nécessairement la cure plus longue que si, par la section de la prostate, on avait préparé une voie plus facile pour l'extraction de la pierre. La constriction de la portion de l'urètre qui a été incisée trop haut détermine les urines à passer en partie par la plaie, et la fistule qui en résulte devient ensuite l'occasion du rétrécissement de l'urètre dans toute son étendue, depuis le trou fistuleux jusqu'à son extrémité. Cela est confirmé par plusieurs observations. L'expérience montre aussi que le trou fistuleux se trouve communément à la partie supérieure de la cicatrice. L'usage des bougies, en entretenant le canal de l'urètre dans son diamètre naturel, préviendrait ces sortes de fistules, qu'on évitera plus sûrement en n'entamant l'urètre que dans sa portion membraneuse. Mais lorsque ces fistules sont formées, la meilleure méthode est d'avoir recours aux bougies afin de redonner au canal son calibre naturel, et de lever l'obstacle que le rétrécissement de l'urètre apporte au passage de l'urine. J'ai guéri, suivant la pratique vulgaire, plusieurs fistules de l'urètre par l'introduction d'un trochisque caustique dans l'orifice extérieur de la fistule. La chute de l'eschare fait voir des chairs vermeilles qu'on parvient souvent à consolider ; mais j'ai vu quelquefois ces fistules se renouveler parce qu'on n'avait cicatrisé que l'extérieur, et qu'il restait toujours une ouverture dans le canal de l'urètre dont on n'avait point procuré la consolidation. Ceci est une nouvelle preuve que la guérison apparente n'est pas toujours une guérison complète et permanente.

( III* *Observation par M. Mellet, chirurgien à Châlons-sur-Saône ; sur l'extraction d'une pierre au périnée.* ) M. Mellet, maître en chirurgie à Châlons-sur-Saône, vient de me communiquer un fait qui contribuera, avec ceux que j'ai déjà rapportés, à faire connaître la solidité de la doctrine que j'expose. Il m'a consulté, par une lettre du 10 mars 1756, sur l'état d'un homme de vingt-cinq ans, d'un très-bon tempérament, qui portait une tumeur au périnée depuis plusieurs

années. Il avait été taillé à Dijon, à l'âge de quatre ans, et avec succès. Quatorze ans après, il survint une tumeur sous la cicatrice ; on y appliqua un emplâtre fondant, la tumeur s'ouvrit, et toutes les fois que le malade rendait ses urines, il en passait une partie par cette ouverture ; le volume de la tumeur ne diminuait point. Ce jeune homme, envoyé à Paris, fut reçu à l'hôpital de la Charité. M. Faget, qui en était alors chirurgien en chef, reconnut qu'il y avait une pierre au périnée ; il y fit une incision et tira la pierre.

Les téguments se réunirent, on usa de quelques bougies, et le malade se crut guéri. En 1752, quatre ans après cette cure, il se forma une nouvelle tumeur au périnée ; elle occasionna des envies fréquentes d'uriner, et des démangeaisons incommodes lorsque le malade satisfaisait ses besoins ; elle s'ouvrit d'elle-même, laissait échapper une partie du fluide que le malade rendait en urinant, et se referma au bout de quelque temps sans aucun secours. La tumeur a subsisté sans douleur jusqu'au mois de mars 1756, que cet homme, à l'occasion d'une chute, y ressentit des douleurs vives. M. Mellet me fit part de tout ce qui avait précédé ; mais avant que de recevoir ma réponse, ayant reconnu que la tumeur était formée par un corps étranger dans le tissu graisseux, il se détermina à faire une incision longitudinale aux téguments, et tira une pierre oblongue. Je conseillais à M. Mellet de fendre, dans son opération, le canal de l'urètre sur le trou fistuleux, à l'aide d'une sonde cannelée, immédiatement après avoir fait l'extraction de la pierre. Mais il ne put jamais déterminer le malade à se laisser opérer une seconde fois. Un léger consomptif, mis dans le fond de la plaie, fit une eschare sur le trou de l'urètre et en détruisit les callosités. Après la suppuration, pendant laquelle on mettait l'algalie au malade toutes les fois qu'il voulait uriner, le fond de la plaie se réunit ; l'appareil cessa bientôt d'être mouillé, quoiqu'on ne se servît plus de la sonde, et M. Mellet espère avoir procuré une guérison parfaite. J'ai conseillé l'usage des bougies dessicatives avec le cérat de pierre calaminaire ou l'emplâtre *triapharmacum* pour assurer la cicatrice de l'intérieur du canal.

On devrait penser sérieusement à prévenir ces accidents consécutifs de l'opération de la taille ; l'on y parviendrait par la proscription absolue du grand appareil : c'est la méthode la plus désavantageuse de toutes celles qu'on peut pratiquer pour l'extraction de la pierre. Quelles raisons pourrait-on alléguer en faveur d'une opération qui ne débride point le col de la vessie, et dans laquelle on incise les téguments vis-à-vis la partie la plus étroite de l'angle que forment les os pubis? Quelques réussites, trop compensées par de mauvais succès, ne prouvent rien pour le grand appareil. Et en supposant qu'on ne voulût point couper la prostate, comme on le pratique dans l'appareil latéral, dans la fausse persuasion que le col de la vessie est extensible, et qu'il peut être suffisamment dilaté pour donner passage aux corps étrangers d'un assez gros volume, il serait du moins avantageux d'inciser les téguments entre le muscle érecteur et l'accélérateur, obliquement jusqu'à la tubérosité de l'ischion, en commençant au-dessus et à côté de l'endroit où finit l'incision dans l'opération ordinaire. Par ce moyen, on préparerait une voie libre à l'extérieur; les parties coupées ne fortifieraient point, pendant l'extraction de la pierre, la résistance que fait le col de la vessie; il y aurait par conséquent un peu moins de désordre du côté de ce viscère. On ne serait point obligé de faire des dilacérations du tissu cellulaire dans l'angle inférieur de la plaie, en comprimant fortement sur le *rectum* pour tirer la pierre par un endroit spacieux, entre les branches montantes de l'os ischion. On éviterait les suites fâcheuses de l'épanchement de l'urine dans ces dilacérations, si la plaie des téguments était prolongée inférieurement. Ce serait une première correction essentielle, ou plutôt une réhabilitation du grand appareil, que de faire l'incision extérieure, comme dans l'appareil que nous appelons latéral. Les anciens l'ont toujours recommandé : Franco le dit expressément, et Fabrice de Hilden, qui craignait de toucher au col de la vessie, dit que l'incision doit se faire depuis l'os pubis, à côté de l'anus, jusqu'à la tubérosité de l'os ischion. *Incisio e regione saturæ et duos circiter digitos latos juxta anum, versus coxam sinistram instituere.* Le grand appareil même est donc défectueux, lorsque l'incision des téguments n'est pas faite comme dans la taille latérale. Il est surprenant que l'habitude ait été plus forte que la raison pour maintenir l'usage d'une pratique aussi peu éclairée.

Les partisans du grand appareil retireraient quelques avantages en réformant la coupe extérieure; mais on ne peut s'en promettre de grands que de la section de la prostate. Tant qu'on ne lèvera pas, par un débridement salutaire, l'obstacle que ce corps glanduleux placé au col de la vessie apporte à l'extraction de la pierre, il faudra toujours faire quelques violences. Les expériences faites avec le plus de soin et d'attention ont fait voir que la résistance de la prostate était la cause du décollement du col de la vessie, de la mutilation d'une partie de l'urètre, des contusions et des meurtrissures qui attirent des inflammations, des abcès et autres accidents plus funestes encore : le malade y succombe quelquefois, ou il n'en échappe qu'aux risques d'accidents consécutifs, tels que les incontinences, les fistules ou la formation de pierre par une infiltration d'urine, à travers une brèche de l'urètre non réparée, qui n'a pas empêché la cicatrice de se faire extérieurement d'une manière qui flattait illusoirement le malade et le chirurgien de la guérison radicale. — C'est ici le lieu d'expliquer les circonstances particulières qui doivent concourir pour que l'infiltration de l'urine dans le tissu cellulaire y produise des pierres. Tout le monde sait que ce fluide, en croupissant dans les cellules du tissu graisseux, y cause des suppurations gangréneuses, et que la vie du malade est alors dans un danger très-pressant. Mais, pour cet effet, il faut que l'urine se dépose en assez grande quantité dans les cellules graisseuses. Pour que cette liqueur, en s'échappant de ses voies naturelles, ne fasse que s'y épaissir et former des concrétions pierreuses, il faut absolument qu'il n'y ait dans le canal de l'urètre aucun obstacle par lequel l'excrétion de l'urine puisse être empêchée. Dans ce cas, s'il y a une portion du canal qui n'ait pas été exactement consolidée après l'opération de la taille, toutes les fois que la personne rendra ses urines, quelque libre qu'en paraisse la sortie, elles agiront contre la solution de continuité. Ce sera, à la vérité, une action imperceptible; c'est précisément ce qui fait que les pierres dont nous parlons sont si long-temps à se former. Les dilacérations se faisant lentement, il n'y a pas de raison pour qu'il se fasse une irruption capable d'inonder le tissu cellulaire, et de causer les accidents formidables d'une infiltration copieuse. Le resserrement des parties cicatrisées les fait résister à cette espèce d'épanchement : mais, dans le cas dont il s'agit, l'urine pénètre comme par imbibition ; la petite quantité qui s'infiltre à la fois s'épaissit à mesure, sans pouvoir produire d'autres désordres que celui de la formation d'un corps étranger. Je suis persuadé que, si les auteurs qui ont rapporté ces cas extraordinaires de pierres urinaires d'un volume considérable rendues par le scrotum, ou sorties naturellement par le périnée; si, dis-je, ces auteurs avaient été exacts à marquer toutes les circonstances qui ont précédé, on trouverait la cause première de tous ces phénomènes dans quelque crevasse au canal de l'urètre, par laquelle l'urine aura pénétré dans le tissu cellulaire, et que la liberté du canal a empêché une infiltration plus considérable qui aurait causé des accidents plus fâcheux et très-pressants.

L'inattention des auteurs sur cet objet a été si loin, qu'ils ont écrit que ces pierres, formées hors des voies urinaires et sorties naturellement par la dilacération des téguments dont elles étaient recouvertes, venaient de la vessie. Denys de Launay, dans sa Dissertation physique et pratique sur les maladies et les opérations de la pierre, imprimée en 1700, parle d'un calculeux taillé à l'âge de cinq ans, à qui il était resté une fistule. « Il » se forma, dit l'auteur, une nouvelle » pierre, laquelle, étant devenue fort » grosse, se fendit en deux, dont une » moitié fut trouvée dans le lit du ma- » lade, alors âgé de trente ans. Il appela » un chirurgien qui, ayant examiné l'état » des choses, jugea qu'il était demeuré » une portion de la pierre dans la ves- » sie. » Il la tira sur-le-champ par la mê- me ouverture que s'était faite la précédente, et crut l'avoir tirée de la vessie. Ces deux pierres pesaient plus de dix-sept onces ; on connut, par l'application qu'on fit de l'une à l'autre, qu'elles avaient été contiguës, et n'avaient fait, pour ainsi dire, qu'une pierre en deux portions (1).

—On voit, par l'erreur où quelques auteurs ont été sur le siége de ces sortes de concrétions pierreuses, que des faits donnés pour positifs et constants ne sont rien moins que décisifs lorsqu'ils ont été mal saisis; et cela arrive souvent. Cela me rappelle la réflexion judicieuse d'un de nos anciens. *Le fruit de l'expérience,* dit Pigray, *ne consiste pas en l'histoire de ceux que l'on a traités et guéris ; mais il en faut tirer par observation de quoi former, fortifier et corroborer son jugement.* Maxime admirable dont on ne ne devrait jamais s'écarter dans la pratique non plus que dans l'étude de l'art. —Je n'ai parlé jusqu'à présent que des pierres formées hors des voies naturelles de l'urine comme accident consécutif de l'opération de la taille : il y a plusieurs exemples de la production de pareilles pierres chez des personnes qui n'avaient point été soumises à la lithotomie. On sait que l'urine peut se frayer des routes extraordinaires par différentes causes, et que, partout où elle peut séjourner, elle est très-disposée à former des concrétions, surtout lorsqu'elle charrie des parties graveleuses. Les registres de l'Académie font mention du fait suivant, communiqué, en 1734, par M. Pierceau, chirurgien-major du vaisseau du roi *le Bourbon.*

(IVᵉ *Observation, par M. Pierceau, chirurgien-major de vaisseau; sur une pierre urinaire dans le scrotum, à l'occasion d'un coup de pied.)* Un pilote le consulta sur une tumeur qu'il avait à la partie moyenne du scrotum. Elle avait été prise pour un troisième testicule. M. Pierceau la jugea d'abord squirrheuse, et il en proposa l'extirpation parce qu'elle incommodait le malade, principalement lorsqu'il urinait : il ressentait alors un picotement très-vif dans le canal de l'urètre. Le malade, déterminé à suivre le conseil de son chirurgien, fut préparé par les remèdes généraux. Pendant l'opération, M. Pierceau aperçut un canal de communication de la tumeur à l'urètre. Il continua d'emporter la tumeur, et pansa la plaie selon l'art. En disséquant ensuite la masse qu'il avait extirpée, il fut fort surpris d'y trouver une pierre du poids de deux onces et un gros. Le malade n'avait jamais rendu aucun gravier; il n'avait point eu de rétention d'urine ni de maladie vénérienne : il protestait même qu'il n'avait jamais eu de commerce avec aucune femme. Mais six ans auparavant, il avait reçu un coup

---

(1) M. Morand a tiré, il y a environ vingt-cinq ans, une pierre semblable à l'hôpital de la Charité. Elle était au milieu du scrotum. Une gouttière perpendiculaire recevait l'urètre. Cette concrétion pèse quatre onces six gros.

de pied sur le scrotum qui avait occasionné une vive douleur dans cette partie. M. Pierceau jugea avec beaucoup de fondement que le canal de l'urètre avait souffert une contusion qui donna lieu à une ouverture par laquelle l'urine s'était fait jour dans le tissu cellulaire, et qu'elle y avait formé cette pierre par addition successive de couches tartareuses les unes sur les autres. Un léger caustique, mis dans le trajet qui communiquait avec l'urètre, y fit une eschare dont la chute permit la formation d'une cicatrice solide. — L'histoire de cette maladie confirme les principes que j'ai posés sur les circonstances qui doivent se trouver, afin que l'infiltration de l'urine ne produise point d'autres accidents que sa pétrification. Ce fait est remarquable en ce qu'il fait connaître une fistule interne de l'urètre par une cause qui n'a fait aucune solution de continuité extérieure. Mais la cause la plus ordinaire des fistules urinaires vient de la rétention de l'urine à l'occasion de quelque obstacle dans le canal de l'urètre. Il se fait alors des crevasses entre l'obstacle et la vessie, et l'urine se fait jour à l'extérieur par des abcès gangréneux en différents endroits, au périnée, au scrotum, dans les aines, vers les cuisses, et quelquefois vers le haut, jusqu'au-dessus de l'ombilic. M. de Garengeot rapporte, au commencement du second volume de son Traité d'opérations, un exemple de cette nature. L'urine s'était montrée à l'extérieur par neuf tumeurs gangréneuses dont on fit l'ouverture. Les malades qui ont échappé au danger d'un pareil accident peuvent vivre avec toutes ces issues, par lesquelles l'urine bouillonne toutes les fois qu'ils satisfont au besoin de la rendre. Il n'est pas étonnant qu'il se forme des pierres dans quelque recoin de ces sinus fistuleux. Covillard, tout versé qu'il était dans la pratique des opérations de la chirurgie, et de celle de la taille en particulier, parle, dans ses observations iatro-chirurgiques (1), d'un cas de cette nature comme d'une chose extraordinaire et merveilleuse, dont il croirait, dit-il, le récit plutôt fabuleux qu'historique, s'il n'en avait été non-seulement spectateur, mais aussi acteur : ce sont ses termes. Le malade, âgé de soixante-cinq ans, avait été fort incommodé de rétentions d'urine. Il la rendait par plusieurs fistules, dont

deux pénétraient jusqu'au milieu de la partie interne de chaque cuisse. Il était sorti plusieurs pierres de ces conduits; l'auteur en tira sept de la grosseur d'une fève chacune, qui étaient contenues dans le scrotum.

Les pierres sont des corps étrangers dont il faut faire l'extraction ; voilà le principe général qui n'est pas douteux. Mais je pense que, dans le cas où il y a des fistules, ce n'est pas cette indication qu'il importe de suivre en premier lieu. Il me paraîtrait plus avantageux de procurer un cours libre à l'urine par une seule issue, soit en rétablissant le conduit naturel dans ses fonctions, ce que l'on peut obtenir de l'usage méthodique des bougies appropriées au cas ; soit en faisant une incision au périnée pour mettre une canule dans la vessie, afin que l'urine sorte directement et cesse de se porter dans tous les sinus fistuleux. Le premier parti est le plus doux, et par conséquent il est préférable si, par la disposition des fistules, on peut en espérer du succès. Il ne faut pas prendre pour modèle de la conduite qu'on doit tenir en pareil cas ces observations qui représentent un chirurgien occupé de l'ouverture de chaque sinus; qui exposent comme une belle opération d'avoir disséqué beaucoup de parties, et d'avoir sacrifié le ligament suspenseur à la recherche de l'ouverture de l'urètre par laquelle l'urine s'était fait jour. Dès qu'on a procuré une voie unique pour la sortie de l'urine, toutes les fistules qui n'étaient entretenues que par le passage contre nature de cette liqueur se guérissent presque d'elles-mêmes : les callosités, s'il y en a, ne sont là qu'accidentelles, et n'empêchent pas la consolidation des sinus. Voilà les vrais principes qui doivent guider dans le traitement de cette maladie. On a même des exemples que des malades déterminés à porter toute leur vie une canule au périnée, l'ayant ôtée parce qu'elle les incommodait en s'asseyant, ont éprouvé que l'urine, qui coula d'abord en partie par la fistule et en partie par la verge, n'a plus passé enfin que par la voie naturelle, parce que la fistule s'est resserrée naturellement peu à peu ; et le conduit artificiel s'est oblitéré sans aucun secours. — Ce ne sera qu'après avoir tari les branches multipliées du cours de l'urine, et les avoir réunies en une seule, qu'on doit penser à faire l'extraction des concrétions calculeuses. Leur situation peut exiger beau-

(1) Obs. IX, p. 44.

coup d'habileté de la part du chirurgien, et une grande présence des connaissances anatomiques, pour pénétrer dans le fond de ces fistules à travers des parties délicates qu'il faut ménager. C'est dans ces cas que l'habitude ne peut conduire la main. Les opérations qui y conviennent n'ont aucune place ni aucune étendue fixée par les préceptes; les secours de la main doivent être déterminés par la nécessité des circonstances dont on ne peut exprimer les variations. On peut conclure de ceci que, dans l'exercice de la chirurgie, il ne suffit pas d'avoir des hommes qui ne sachent marcher que dans des routes déjà frayées. On voit aussi combien s'abusent ceux qui, sans avoir égard à la diversité presque infinie des circonstances, s'arrêtent dans leurs recherches, et prennent aveuglément confiance en quelque instrument par lequel ils croient que toutes les difficultés d'une opération sont aplanies; comme si une invention particulière dispensait de l'étude des faits, ou qu'un simple moyen pût rendre court et facile un art que les plus grands génies ont trouvé long et difficile.

---

### ESSAI SUR L'ŒSOPHAGOTOMIE; par M. GUATTANI.

J'ai vu, avec plaisir, dans le premier volume des Mémoires de l'Académie, la Dissertation de M. Hévin, sur les corps étrangers engagés dans l'œsophage, confirmer ce que dit Verduc dans sa Pathologie chirurgicale. Lorsque les corps étrangers qui sont arrêtés dans ce conduit ne peuvent être ni tirés, ni enfoncés, et que le malade est en danger d'être suffoqué, cet auteur conseille de faire une incision à l'œsophage pour avoir ces corps étrangers (1). Mais Verduc n'ayant décrit cette opération que d'une manière fort vague, j'ai cru entrer dans les vues de l'Académie pour les progrès de la chirurgie, en faisant des recherches sur cette opération. Ce sont ces recherches que je présente dans ce Mémoire, et qui consistent essentiellement à déterminer au juste l'endroit où il faut, dans tous les cas, pratiquer cette incision, que l'on peut appeler l'*œsophagotomie*. Elle exige qu'on ait une idée bien exacte de la vraie position de l'œsophage.

---

(1) Tome II, chap. XXXII, art. II.

Il paraît assez vraisemblable qu'Eustachius observa le premier que l'œsophage est situé à gauche (1), et Cantius, qui reprend Vesale de ce qu'il fait voir l'œsophage derrière la trachée-artère, a grand soin de renvoyer à la planche d'Eustachius pour y reconnaître la véritable situation de l'œsophage. Le célèbre M. Winslow a aussi démontré que l'œsophage se porte constamment le long des extrémités gauches des cartilages de la trachée-artère (2). M. Haller, dans ses Commentaires sur les Institutions de Boerhaave (3), s'explique ainsi : *OEsophagus oritur ex contracto larynge, ad annularem cartilaginem, descendit ad latus sinistrum asperæ arteriæ ( ad dextrum Morg. Adv. Anat. I. Tab. I. sedis situs mihi nunquam visus est).* M. Morgagni avoue qu'il n'a point donné sa planche pour faire voir les variétés de la situation de l'œsophage : *Ego tamen ut ingenue verum fatea, cum eam tabulam paravi, has varietates non attendi* (1); ce qui ferait croire que M. Morgagni ne le suppose point toujours dans cette position : cependant elle est aujourd'hui généralement reconnue par tous les anatomistes. — Dans le grand nombre de cadavres que j'ai disséqués, j'ai toujours trouvé l'œsophage à gauche. Je l'ai observé bien distinctement pour la première fois sur un cadavre que je disséquai à l'occasion d'une tumeur qui s'était formée à la partie latérale gauche de la trachée-artère, qui n'empêchait pas le malade de respirer, mais d'avaler ; et je remarquai que la base de la tumeur était précisément sur le corps de l'œsophage qui était percé, au moyen de quoi le pus tombait dans l'estomac, où j'en trouvai une assez grande quantité. J'ai cru qu'il était nécessaire d'entrer dans cette discussion anatomique, parce que l'opération que je vais proposer est essentiellement fondée sur la situation constante de l'œsophage à gauche. Je vais commencer par rapporter l'histoire d'un malade que j'ai soigné et à qui j'ai donné tous les secours proposés jusqu'à présent, si l'on en excepte l'opération, à laquelle je ne pus jamais le déterminer.

---

(1) Tabulæ anatomicæ, tab. 41, fig. 8 et 11.
(2) Mém. de l'Acad. royale des sciences, année 1715, p. 315.
(3) Gottingæ. Val., p. 238.
(4) Epist. 11, nᵒ 48 et 49.

Cet homme, âgé de quarante ans, jeta en l'air une châtaigne bouillie ; et comme il ouvrait la bouche pour la recevoir, elle s'engagea dans l'œsophage. Il se plaignit d'abord de ne pouvoir plus avaler; ce qui fit qu'on se détermina, quelques heures après, à l'envoyer à l'hôpital du St-Esprit, dont je suis chargé à Rome. Ayant examiné et interrogé le malade, on doutait du fait, tant parce qu'il était ivre, que parce qu'il n'avait aucune difficulté de respirer, qu'il parlait aisément, et qu'il avait vomi. De plus, on ne voyait aucune tumeur au dehors ; cependant, comme il sentait de la douleur lorsqu'on lui comprimait le larynx, principalement du côté gauche, on soupçonnait que la châtaigne pouvait être effectivement engagée dans l'œsophage. On tenta tous les remèdes usités en pareil cas ; mais on trouva beaucoup de difficulté à faire usage de la bougie et semblables instruments, parce que la mâchoire inférieure était en convulsion, et qu'on pouvait à peine introduire le doigt vers le fond de la bouche : le malade avait le visage extrêmement enflammé ; la langue était médiocrement humide, le pouls fréquent: il se plaignait d'une grande chaleur au dedans ; il donnait des marques de délire, et comme il ne pouvait rien avaler, on lui fit donner plusieurs lavements nourrissants ; il ne désirait rien tant que l'eau froide, et même à la glace. Le sixième jour de sa maladie, nonobstant les fréquentes saignées qu'on lui avait faites, il eut par le nez une hémorrhagie considérable : ce qui fit dissiper la rougeur de son visage. Le huitième jour, la respiration commença à être gênée, la fièvre continua avec beaucoup de faiblesse dans le pouls ; le malade toussait continuellement; ses crachats étaient visqueux et comme purulents. Le dixième jour, il fut si abattu qu'on le croyait à chaque instant près de sa fin ; néanmoins il avala plusieurs cuillerées de vin et un peu de bouillon avec du jaune d'œuf ; ce jour-là et le suivant, on entendit un bruit extraordinaire dans le temps qu'il avalait ; la nourriture qu'il prit parut ranimer un peu ses forces. Le quinzième et le seizième jour, il survint de nouveau une hémorrhagie par le nez, et le malade tomba dans une grande faiblesse. Le dix-neuvième jour, le pouls se trouva si petit, qu'à peine pouvait-on le sentir ; la difficulté de respirer devint ensuite fort grande ; enfin le malade mourut le soir.

Je disséquai le cadavre en présence de M. Beggi, pour lors médecin de la chambre du roi d'Espagne. La trachée-artère et le larynx étaient extérieurement dans leur état naturel; la glande thyroïde était plus grosse qu'à l'ordinaire ; il y avait sous le larynx ( c'est-à-dire à la partie supérieure et postérieure de la trachée-artère) une tumeur qui creva aussitôt que je l'eus touchée ; j'y vis la châtaigne entière : le côté de la châtaigne opposé à celui qui est plat était tourné vers la partie antérieure de l'œsophage ; la pointe était engagée dans les parois du côté gauche de ce conduit, lequel avait contracté une adhérence si forte à la partie membraneuse de la trachée-artère, qu'on ne pouvait l'en séparer sans la déchirer ; j'enlevai toutes ces parties, je fis une incision longitudinale à la partie supérieure de l'œsophage : il était si étroit intérieurement, au-dessus et au-dessous de la châtaigne, qu'il s'en fallait peu que les parois ne se touchassent, cependant un peu moins au dessus et du côté droit. Le corps étranger était donc renfermé comme dans une poche, qui paraissait hors de la trachée-artère du côté gauche. La portion adhérente à la partie membraneuse de la trachée-artère était sphacélée, et percée d'un trou de la grandeur d'une lentille, par le moyen duquel il y avait communication entre la trachée-artère et l'œsophage ; cette partie membraneuse de la trachée-artère était détachée des cinq premiers anneaux cartilagineux ; les membranes internes de l'œsophage étaient pourries et détruites dans l'endroit où était la châtaigne ; les externes étaient fort minces, et la partie qui renfermait la châtaigne était située immédiatement au-dessous du côté gauche du cartilage cricoïde, de façon qu'une des éminences situées au-dessous des lettres *d, d,* planche d'anatomie d'Eustachius D. D., figure 2, qui se trouve à la fin de l'exposition anatomique de M. Winslow, retenait la châtaigne et l'empêchait de remonter.

C'est bien assurément en pareil cas que l'opération est absolument indiquée. Verduc avait bien dit *qu'on peut la hasarder ;* il avoue *que cette opération est difficile,* mais il ajoute *qu'il vaut mieux l'entreprendre, que d'avoir le déplaisir de voir mourir le malade.* Je suis entièrement de son opinion : la structure anatomique de la partie sur laquelle se doit faire l'œsophagotomie, fait connaître qu'on peut la pratiquer. — *L'on sait* que les parties qui recouvrent l'œsophage, depuis la portion moyenne et extérieure du cou jusqu'à la supérieure du sternum, sont la peau, la graisse, les membranes, les muscles bronchiques, la glande thyroïde, les artères qui se distribuent à cette glande, les veines qui en rapportent le sang, la trachée-artère, le nerf récurrent, etc. Cela posé, je me contenterai d'exposer, le plus succinctement qu'il me sera possible, comme je pense que l'opération doit se pratiquer. — Le malade assis sur une chaise, ayant la tête penchée en arrière, autant qu'on le jugera à propos, et arrêtée par un assistant de façon qu'il ne la puisse incliner ni à droite, ni à gauche, l'opérateur, situé devant le malade, et ayant pincé transversalement, avec les doigts de la main gauche, la peau du côté droit, et fait pincer de même du côté gauche par un aide-chirurgien, fera, avec un bistouri droit, une incision longitudinale aux téguments, depuis la partie supérieure du sternum ; il dégagera ensuite le tissu cellulaire, la graisse, les membranes, etc., qu'il remarquera entre les muscles sternohyoïdiens ; il observera de ne porter le bistouri ou le scalpel, dont il se servira pour séparer ces parties, qu'entre les muscles sternohyoïdiens et sternothyroïdiens gauches, et le corps de la trachée-artère du même côté : il placera ensuite deux érignes mousses à deux branches, l'une à droite et l'autre à gauche ; il écartera par ce moyen les lèvres de la plaie, et dégageant le tissu cellulaire du côté de la trachée-artère avec le doigt et quelques coups de bistouri, il verra l'œsophage sur lequel il fera une incision longitudinale avec le bistouri droit, dans l'endroit le plus bas ; laquelle il dilatera ensuite de bas en haut avec des ciseaux courbes et mousses ; et s'il y trouvait de la difficulté, il se servirait d'une sonde cannelée pour en faciliter le passage, après quoi il introduira de petites tenettes courbes, à peu près comme celles qui servent à l'extraction du polype dans le gosier, pour retirer le corps étranger. L'œsophage étant ouvert dans l'endroit indiqué, on pourra, au moyen de ces tenettes, retirer le corps étranger, soit qu'il soit au-dessus ou au-dessous de l'ouverture de l'œsophage : cette ouverture sera même avantageuse dans le cas où le corps serait si avant qu'on ne pût le retirer avec des tenettes, parce qu'on pourrait aisément le pousser dans l'estomac avec une bougie ou autres instruments semblables.

Ces tenettes me paraissent de plus fort propres à retirer par la bouche les corps étrangers, arrêtés dans le pharynx.

L'opération faite, le pansement de la plaie est un point qui mérite beaucoup d'attention par rapport à la manière d'en procurer la réunion : elle m'a très-bien réussi sur les animaux qui ont servi à mes expériences ; et si la chirurgie comparée a lieu, c'est certainement dans des cas pareils à celui-ci, où la structure de la partie paraît être à peu près la même. Il est constaté par la troisième expérience, que je rapporterai ci-après, que l'œsophage se cicatrise très-bien sans contracter aucune adhérence avec les parties voisines. Je pourrais encore faire voir que la cicatrice de l'œsophage doit se faire plus facilement que celle des intestins, par rapport à la membrane musculaire qui est beaucoup plus forte. Cependant, comme il est établi que la cicatrice des intestins ne se forme pour l'ordinaire que par les adhérences qu'ils contractent avec les parties voisines, et que, par conséquent, on pourrait croire la même chose de celle de l'œsophage, ce qui serait en quelque façon un inconvénient : les expériences que j'ai faites sont propres à nous assurer du contraire. Il est encore à propos de remarquer : — 1° Que les téguments étant coupés et les parties dégagées, si par hasard on coupe la veine qui rapporte le sang de la partie inférieure de la glande thyroïde, et va se rendre à la sous-clavière gauche, comme il est arrivé dans une de mes expériences, on peut arrêter l'hémorrhagie avec un tampon de charpie, comprimé par le doigt d'un aide-chirurgien pendant l'intervalle de l'opération ; après quoi, en faisant la réunion, ainsi que je l'ai pratiquée sur les animaux, la veine se trouve comprimée ; ou bien on fera la ligature. — 2° Que les lèvres de la plaie étant écartées, on aperçoit le nerf récurrent qui tantôt se trouve plus près et tantôt plus éloigné de la trachée-artère. Si donc on prévoyait qu'on pût l'offenser, tant en dégageant ce tissu cellulaire, qu'en faisant l'incision à l'œsophage, on l'éloignerait avec la même érigne qui sert à écarter la lèvre gauche de la plaie ; de même, avec l'érigne droite, on pourra écarter avec ménagement la trachée-artère, au cas qu'elle embarrasse l'opérateur, pour découvrir l'œsophage sans craindre de gêner beaucoup la respiration ; — 3° qu'on ouvrira l'œsophage le plus près qu'il sera possible de la trachée-artère, et surtout à la partie supérieure, sur laquelle la branche d'artère, qui de la sous-clavière va se distribuer à la glande thyroïde, serpente quelquefois ; — 4° qu'on dégagera, si on le juge à propros, la glande thyroïde de la partie latérale gauche de la trachée-artère, si le corps étranger engagé dans l'œsophage requiert une grande incision, et surtout quand cette glande est très-gonflée, parce qu'elle empêcherait de bien découvrir l'œsophage ; — 5° qu'on reconnaîtra l'œsophage ouvert, lorsqu'on aura coupé la membrane externe, qui est blanchâtre ; — 6° qu'on doit se déterminer à faire promptement l'opération, lorsqu'on l'aura jugée nécessaire, pour éviter les suites fâcheuses de l'inflammation de l'œsophage ; — 7° que, l'opération étant faite, on facilitera la réunion des parties par les moyens détaillés dans la première expérience.

Quant au régime, outre tous les remèdes généraux, requis en pareil cas, et tout ce qu'une bonne pratique peut nous indiquer, je crois qu'il serait à propos ( autant qu'il sera possible ) de ne faire prendre au malade que très-peu de bouillon de temps en temps pendant les trois ou quatre premiers jours après l'opération, pour éviter l'accident qui est arrivé à un des chiens, sur lequel j'ai fait ma seconde expérience, et même pour peu qu'on craignît que le bouillon ne causât quelque dérangement à la plaie de l'œsophage, on sait que les lavements nourrissants pourraient suffire pour soutenir pendant ce peu de temps un malade, qui, dans des cas pareils, n'a pas beaucoup perdu de ses forces.

(Ir<sup>e</sup> *Expérience.*) Le 2 février 1747, je fis, étant à Paris, en présence de plusieurs personnes de l'art, l'œsophagotomie sur un chien de moyenne grandeur ; la longueur de la plaie faite à l'œsophage était à peu près d'un pouce et demi ; l'opération faite, j'appliquai sur chaque lèvre de la plaie des compresses graduées trempées dans l'eau vulnéraire avec partie égale d'eau commune qu'on avait fait tiédir ; je fis par-dessus le bandage unissant ; on fit avaler tous les jours du lait, par force, au chien, qui commença à manger de la soupe le cinquième jour. Le sixième jour, je levai l'appareil : la plaie commençait à se cicatriser : le chien, parfaitement guéri, ayant pris la fuite, je ne pus m'assurer par la dissection de la partie, comment s'était formée la cicatrice de l'œsophage, c'est pour-

quoi je me déterminai à faire une seconde expérience.

(II<sup>e</sup> *Expérience.*) Je fis, le 9 mars 1747, la même opération sur un chien ; je réunis les lèvres de la plaie, et je fis deux points de suture à la peau, et je me servis du même appareil cité dans la première expérience. Le lendemain, on fit avaler par force du lait au chien ; le quatrième jour, il commença à manger de la soupe ; je levai l'appareil le soir, la cicatrice se trouva très-bien formée, à la réserve d'un peu de suppuration qui se remarquait dans l'endroit où je coupai les points de suture ; j'aperçus une espèce de tumeur de la grosseur d'un œuf de pigeon ; je la pressai sans en pouvoir rien faire sortir. Le chien parfaitement guéri extérieurement après sept jours, je jugeai à propos de m'assurer, par la dissection de la partie, comment s'était formée la cicatrice de l'œsophage, et quelle était la cause de cette tumeur. J'observai donc que la cicatrice de la plaie de l'œsophage s'était formée par les adhérences des parties voisines, comme il arrive ordinairement aux intestins, au moyen de quoi il y avait une petite poche dans laquelle je trouvai du liquide ; je soupçonnai que cet inconvénient était arrivé par les aliments qu'on avait fait avaler trop tôt et par force au chien.

(III<sup>e</sup> *Expérience.*) Le 15 avril 1747, je fis l'opération sur deux chiens de même grandeur, je rapprochai exactement les lèvres de la plaie de l'œsophage, et ensuite toutes les autres parties coupées ; j'appliquai sur chaque lèvre de la plaie des compresses graduées, et le bandage unissant. On ne leur fit prendre aucune nourriture par force, mais le lendemain de l'opération ils mangeaient de la soupe qu'on avait mis auprès d'eux. Enfin ils furent parfaitement guéris neuf jours après l'opération. Je fis la dissection d'un de ces chiens, comme du précédent, pour examiner la cicatrice de l'œsophage que j'avais coupé un peu obliquement ; il se trouva parfaitement réuni, sans avoir contracté aucune adhérence avec les parties voisines.

(IV<sup>e</sup> *Expérience.*) J'ai fait à l'hôpital de la Charité de Paris, et en présence de M. Faget, qui pour lors en était chirurgien en chef, cette opération sur un cadavre qui était œdémateux, et qui avait la glande thyroïde si gonflée, qu'elle recouvrait l'œsophage. Malgré tous ces obstacles qui semblent être les seuls qu'il

puisse y avoir dans cette opération, M.
Faget vit qu'il était facile d'ouvrir l'œ-
sophage sans aucun danger.

------

MÉMOIRE SUR LES DÉPLACEMENTS DE LA
MATRICE ET DU VAGIN; par M. SABA-
TIER, adjoint.

La situation, la structure, et les usages
particuliers de la matrice, l'exposent à
un beaucoup plus grand nombre de déplacements qu'aucun des viscères du
bas-ventre. Ces déplacements, fort différents les uns des autres, soit par leur
cause, soit par leur nature, soit enfin par
les circonstances qui les accompagnent,
exigent un traitement différent. Il est
donc essentiel de connaître les signes
qui les caractérisent et les distinguent
des autres maladies avec lesquelles leur
ressemblance pourrait les faire confondre. C'est à quoi les auteurs qui en ont
traité ne paraissent pas avoir fait assez
d'attention. Chacun d'eux, uniquement
éclairé par les faits que sa pratique lui a
fournis, n'en a pu rassembler un assez
grand nombre, pour reconnaître d'une
manière bien sensible en quoi diffèrent
ces déplacements, et distinguer la méthode la plus convenable selon les différentes circonstances. Instruit non-seulement par leurs écrits, mais encore par
les observations que plusieurs personnes
ont communiquées à l'Académie, j'ai cru
pouvoir entreprendre d'éclaircir cette
importante matière dans ce Mémoire. Il
est divisé en quatre parties. La première
traite de la descente de matrice; j'examine dans la seconde ce qui a rapport à
son renversement; la troisième a pour
objet les différents changements de position, et sa hernie; et la quatrième est
destinée à l'examen des déplacements du
vagin.

§ I<sup>er</sup>. De la descente de matrice. —
La descente de matrice a trois degrés
différents, auxquels on donne le nom de
relaxation, descente, et chute ou précipitation. Lorsqu'elle n'est encore qu'à
son premier, et même à son second degré, la matrice descend plus ou moins
dans le vagin ; on y sent une tumeur pyriforme, autour de laquelle il est facile
de promener l'extrémité d'un doigt, et
qui est percée à son extrémité d'une ouverture placée en travers. Cette tumeur
est située plus haut dans la relaxation de

la matrice, et plus bas dans sa descente.
Lorsqu'au contraire, cette maladie est
parvenue à son troisième et dernier degré, la matrice se précipite tout-à-fait au
dehors. Elle entraîne pour lors le vagin
retourné sur lui-même, et une partie de
la vessie qui lui est fort adhérente : plusieurs des viscères flottants du bas-ventre l'enfoncent même quelquefois dans
l'espèce de cul-de-sac formé par le vagin,
et rendent la tumeur monstrueuse. La
matrice, ainsi précipitée, forme une tumeur allongée, presque cylindrique, et
terminée par une extrémité étroite à laquelle se voit une ouverture transversale
qui laisse échapper le sang menstruel
aux temps prescrits par la nature. La figure cylindrique de cette tumeur en impose quelquefois avec une facilité d'autant plus grande que le vagin, retourné
sur lui-même et exposé à l'action de l'air,
prend une couleur semblable à celle de la
peau. C'est sans doute la raison pour laquelle plusieurs femmes attaquées de
précipitation de matrice, ont passé pour
hermaphrodites aux yeux de personnes
peu attentives (1).

Les symptômes qui accompagnent la
relaxation et la descente de matrice, se
réduisent à une pesanteur et un tiraillement incommode dans les reins, qui
augmentent beaucoup lorsque les malades se tiennent debout ou marchent
long-temps, et qui diminuent au contraire, et même se dissipent totalement,
lorsqu'elles ont resté couchées pendant
quelque temps. La précipitation de matrice est accompagnée de symptômes plus
pressants. La pesanteur et le tiraillement
dans les reins sont plus considérables,
les malades éprouvent assez souvent une
grande difficulté d'uriner, elles sont sujettes à un ténesme continuel, et ressentent quelquefois des douleurs très-vives
dans la tumeur même, qui s'enflamme
et s'ulcère aisément à cause de sa situation déclive, du frottement auquel elle
est exposée, et de l'âcreté de l'urine qui
l'arrose presque toujours.

La relaxation et la descente de la matrice se réduisent avec beaucoup de facilité : une situation favorable, qui consiste à être couchée sur le dos et les reins

------

(1) Voyez l'histoire de la fille de Toulouse, parmi les observations chirurgicales de Saviard. M. de la Faye m'a dit
avoir guéri une femme qui était dans le
même cas que la fille de Toulouse.

un peu plus élevés que la poitrine, suffit souvent pour remettre la matrice dans la situation qui lui est propre, ou, si elle ne suffit pas, le manuel le plus simple la fait aisément rentrer. La malade ne ressent aucune douleur pendant cette réduction, qui, comme nous l'avons dit, est le plus souvent spontanée, et c'est même une marque à laquelle cette maladie se distingue d'avec les polypes utérins ou du vagin, avec lesquels un léger défaut d'attention pourrait les faire confondre, car le polype n'est point susceptible de réduction, et les tentatives que l'on ferait mal à propos pour l'obtenir seraient plus ou moins douloureuses à la malade : d'ailleurs, la tumeur qu'ils présentent, quoique pyriforme, est différente de celle qui résulte de la relaxation de la matrice, en ce que la partie la plus large est en même temps la plus inférieure, et son extrémité n'est pas percée d'une ouverture longuette et disposée en travers.

La matrice totalement précipitée ne présente plus la même facilité pour la réduction. Le grand nombre de parties qu'elle entraîne avec elle, et le gonflement qui y survient quelquefois, rendent cette opération presque impossible. Il faut pour lors y disposer les parties par l'administration des remèdes généraux, et par une situation convenable qu'on fera garder plus ou moins longtemps à la malade. C'est à l'aide de ces moyens que M. le Blanc, maître en chirurgie à Orléans, parvint à réduire une matrice précipitée depuis long-temps, et devenue d'un volume extraordinaire. Voici son observation.

(1re *Observation*, par M. Leblanc, *correspondant de l'Académie.*) Une femme d'Artenay en Beauce, âgée de trente-quatre ans, commença à s'apercevoir, à la suite d'une couche assez heureuse, d'une pesanteur vers le pubis, qu'elle n'avait pas coutume d'éprouver. Six mois après, il lui sortit des grandes lèvres une masse de chair, qui rentrait d'elle-même lorsqu'elle se couchait. Cet état ne dura pas long-temps. La tumeur devenue plus considérable ne rentra plus, et causa bientôt à la malade une incontinence d'urine. Il y avait près de quatre ans qu'elle était dans cet état, lorsque M. le Blanc eut occasion de la voir. Il trouva la matrice pendante entre les cuisses, plus grosse que la tête d'un enfant à terme, mais un peu allongée. Le vagin lui servait d'enveloppe, et son orifice, par lequel l'évacuation menstruelle se faisait tous les mois, se voyait à la partie la plus inférieure de la tumeur. M. le Blanc, ne pouvant rester à Artenai, engagea cette femme à venir à Orléans. Il la saigna du bras, et fit faire pendant huit jours des fomentations émollientes et résolutives sur la tumeur ; on y appliquait ensuite un cataplasme fait avec la pulpe d'herbes émollientes. On donnait tous les jours à la malade des lavements rafraîchissants. Ce régime eut tout le succès qu'on pouvait en attendre. Le huitième jour, M. le Blanc réduisit la matrice sans peine, et la maintint en situation par l'usage d'un pessaire convenable.

Cette observation fait voir que, quels que soient le volume de la matrice précipitée et l'ancienneté de son déplacement, elle est encore susceptible de réduction, et en cela l'expérience est contraire au sentiment du célèbre Ruisch (1), qui ne veut pas qu'on réduise la matrice dans cette circonstance. Il défend encore d'en faire la réduction lorsqu'elle est ulcérée ; mais comme cette complication n'est qu'accidentelle, qu'elle n'est causée que par le frottement continuel qu'éprouve la tumeur, et par l'âcreté de l'urine dont elle est arrosée, on ne voit pas quel danger il y aurait à craindre d'une telle pratique. On entrevoit au contraire que ce qui cause et entretient les ulcères dont le vagin et la matrice sont pour lors attaqués, venant à cesser par la réduction, ces ulcères doivent se guérir, pour ainsi dire, d'eux-mêmes, lorsque la matrice est dans sa situation naturelle. L'expérience vient à l'appui de ce raisonnement, car la malade dont nous venons de donner l'histoire avait la matrice et le vagin ulcérés lorsqu'on les réduisit ; et cependant elle guérit avec la plus grande facilité. M. Hoin, maître en chirurgie à Dijon, et associé de l'Académie, lui a communiqué une observation qui a beaucoup de rapport avec celle que nous venons de rapporter, et que plusieurs circonstances rendent fort intéressante.

(II<sup>e</sup> *Observation*, par M. Hoin.) Le 20 avril 1744, ce chirurgien fut appelé auprès d'une fille de quarante-cinq à quarante-six ans. Elle lui fit voir une tumeur cylindrique de la longueur d'environ dix pouces sur sept de circonférence, et qui sortait du milieu des grandes lèvres. Ce corps était d'une du-

(1) Obs. ix.

reté semblable à celle d'un sarcocèle. Il était assez uni antérieurement, et de la couleur de la peau, lorsqu'elle est dépouillée de son épiderme : mais postérieurement, il était ulcéré dans les deux tiers de la longueur, et surtout vers les parties latérales. Un pus sanieux s'écoulait de cette surface ulcérée, et le linge de la malade en était fort taché. Ce corps, un peu plus gros vers le pubis qu'à son extrémité inférieure, était terminé par un demi-sphéroïde long d'un pouce, d'une couleur rouge et plus vive que celle du corps cylindrique, et il était percé dans son milieu d'une ouverture transversale d'environ quatre à cinq lignes, dont les lèvres formaient un petit rebord. Cette dernière sphère était entourée, près de son plus grand diamètre, d'un autre rebord pareil à celui que forme le prépuce, lorsqu'il ne recouvre que la couronne du gland.

M. Hoin conçut que ce corps cylindrique n'était que le vagin entièrement renversé; que la matrice, par sa chute, formait le demi-sphéroïde qui terminait cette tumeur; que son frottement inévitable contre les cuisses et le linge de la malade l'avait écorché dans ses parties latérales et postérieures, et que le pus sanieux n'était fourni que par cette ulcération, puisque le demi-sphéroïde était sec, et que la compression n'en faisait rien sortir. Il questionna la malade sur l'origine et les progrès de cette tumeur. Elle lui apprit que quatre ans auparavant, tandis qu'elle cassait de la glace dans une cour, elle avait glissé et fait un écart considérable, suivi d'une douleur vive dans le bas-ventre. Elle ne tomba pas et continua son ouvrage. Quelque temps après, cette fille sentit aux parties génitales une tumeur qui, excédant les grandes lèvres, la gênait en marchant et lui causait une douleur sourde. Elle repoussait de temps en temps cette tumeur, qui ne sortait que quand elle était debout. Elle resta dix-huit mois dans cet état, sans oser faire confidence de cet accident à personne, faisant toujours rentrer cette tumeur sitôt qu'elle était dehors. Au bout de ce temps, ce fut en vain qu'elle eut recours au même expédient : le corps gonflé excédait l'ouverture qui lui avait livré passage, et peu à peu, depuis deux ans et demi qu'elle n'avait pu le faire rentrer, il était parvenu au point où nous l'avons dépeint. La malade n'éprouvait d'autre incommodité qu'une pesanteur considérable et beaucoup de

cuissons à la partie postérieure de cette hernie; mais le frottement contre les cuisses, et le volume extraordinaire de ce corps ulcéré, rendaient sa marche extrêmement fatigante. Elle ne pouvait même s'asseoir sur le bord d'une chaise. La vertu de cette fille n'était pas suspecte. Nonobstant une maladie aussi incommode, elle remplissait les devoirs de son état, quoiqu'avec gêne. Elle rapporta aussi pour lors à M. Hoin que l'évacuation menstruelle n'avait jamais manqué de se faire au terme fixe, par l'ouverture transversale du demi-sphéroïde de la tumeur, et c'est ce qu'il eut occasion de vérifier lui-même pendant le traitement de la maladie.

La première intention qu'il se proposa fut de faire la réduction de cette tumeur. Il en sentait la nécessité; les chaleurs de l'été approchaient, et il craignait avec raison qu'elles n'attirassent la gangrène sur ce corps déjà ulcéré et étranglé. Il fit d'abord de légères tentatives pour la réduction; mais leur inutilité le détermina à y disposer les parties. Pour cet effet, il fit garder le lit à la malade, lui prescrivit une situation convenable, et la saigna du bras. On appliquait continuellement sur la tumeur des compresses trempées dans une décoction émolliente et résolutive, et on avait soin de les renouveler la nuit et le jour à mesure qu'elles se séchaient. Au bout de quelques jours, les compresses n'étaient plus si tachées du pus sanieux des ulcères, mais le volume de la tumeur était le même. M. Hoin essaya les lavements émollients et les fomentations de même espèce sur le bas-ventre. Trois ou quatre jours après, il s'aperçut que la matrice était un peu cachée sous le vagin. Il fit pour lors de nouvelles tentatives, qui ne réussirent pas mieux que les premières. Il ne désespérait cependant pas d'en venir au but qu'il s'était proposé. La diète, qu'il prescrivit, fut très-sévère : le bouillon et la tisane étaient les seuls aliments dont usait la malade. Ce régime eut un plein succès; le volume de la tumeur diminua, et n'égala bientôt que la moitié de celui qu'elle avait précédemment; la réduction fut enfin possible à M. Hoin, et il mit sur-le-champ un pessaire à la malade, qui depuis n'a jamais ressenti aucune incommodité. — Lorsqu'on se rappelle la situation de la matrice, la force des ligaments destinés à la soutenir, et les attaches du vagin avec les parties voisines, on conçoit difficilement que ce viscère soit susceptible d'un déplacement aussi considérable que celui dont nous venons de parler. Il est bien plus difficile encore de concevoir comment il peut arriver pendant la grossesse, et lorsque la matrice paraît être portée jusqu'à la plus grande dilatation. Cependant, ce cas se présente assez souvent dans la pratique, et je pourrais en citer beaucoup d'exemples. Je me contenterai d'en rapporter deux. L'un a été communiqué à l'Académie par M. Ducreux, maître en chirurgie à Orléans.

(IIIᵉ *Observation, par M. Ducreux, maître en chirurgie à Orléans.*) Il dit qu'ayant été appelé auprès d'une femme en travail, elle ressentit, aussitôt qu'il fut arrivé, une douleur très-vive, et s'écria que tout était sorti. Elle ne se trompait pas. M. Ducreux vit, en examinant la chose avec attention, que la matrice était pendante entre les cuisses de la malade, et que son orifice était ouvert de l'étendue d'un pouce; il le dilata doucement, perça les eaux, tira un enfant vivant, et délivra la malade. Pour lors il lui fut facile de faire la réduction de la matrice, et il n'eut pas besoin d'employer, dans la suite, de pessaire pour la maintenir dans sa situation. L'autre exemple est tiré de la pratique de Portal, Observation X.

(IVᵉ *Observation, tirée de Portal.*) Une sage-femme, appelée pour accoucher une dame, fut fort surprise de ne rencontrer qu'une tumeur prodigieuse, de la grosseur d'un ballon. Elle jugea bientôt que c'était une chute de matrice, et demanda du secours. Portal fut mandé, et porta le même jugement. Il remarqua même sur cette tumeur une fente d'une demi-ligne, par où s'écoulait une espèce de sérosité ou d'humeur muqueuse, et qu'il reconnut pour l'orifice interne de la matrice. La malade était à son premier enfant. Depuis l'âge de connaissance, elle avait une descente de matrice qu'elle faisait rentrer aisément; mais elle n'en avait pas été incommodée depuis qu'elle était enceinte, jusqu'au jour précédent, que la tumeur en question avait paru, à la suite de quelques efforts que les douleurs lui avaient fait faire. Portal, instruit de toutes ces circonstances, se détermina à dilater peu à peu l'orifice de la matrice pour pouvoir en tirer l'enfant. Il éprouva quelques difficultés, et les premiers efforts qu'il fit causèrent à la malade des douleurs si vives, qu'il fut obligé de suspendre son opération pendant une

heure. Il recommença ensuite avec plus de succès : ses doigts, introduits l'un après l'autre, firent une dilatation suffisante; les eaux s'écoulèrent, l'accouchement se termina heureusement, et la réduction de la matrice se fit avec facilité.—Cette précipitation de la matrice exige des attentions particulières. Lorsqu'elle arrive dans le courant de la grossesse, il faut essayer d'en faire la réduction, ce qui est quelquefois assez facile, surtout la grossesse étant peu avancée, si l'on fait la réduction sur-le-champ, et si, avant de la tenter, on a soin de désemplir la vessie et l'intestin rectum, au moyen de la sonde et des lavements, et de faire mettre la malade dans la situation que nous avons déjà indiquée plus haut. Si, au contraire, la grossesse est déjà avancée, ou que la chute de la matrice subsiste depuis quelque temps, la réduction devient très-difficile, et, dans ce cas, il est plus prudent de laisser cette partie ainsi pendante au dehors, que de fatiguer la mère et l'enfant par des tentatives inutiles. Il ne faut cependant pas abandonner la matrice à elle-même; on doit la soutenir par un bandage convenable, et même faire tenir la malade au lit jusqu'au terme ordinaire de la grossesse. Lorsque la chute de matrice arrive au temps de l'accouchement, toute réduction devient inutile, et même dangereuse. Il faut pour lors travailler à la sortie de l'enfant, en dilatant peu à peu la matrice, qu'on aura soin de faire soutenir pendant cette opération, qui, quoique laborieuse, ne présente pas autant de difficulté que lorsque la matrice est dans la situation naturelle. L'extraction du placenta exige beaucoup de circonspection. Il est aisé de sentir qu'on ne doit pas en confier la sortie à la nature, et encore moins tirer le cordon à la manière accoutumée. La main introduite dans la matrice, on doit faire le décollement du placenta selon la méthode indiquée par M. Levret dans son Mémoire sur la manière de délivrer les femmes. Peu après, la matrice se contracte sur elle-même, et la réduction devient assez facile.

Le célèbre Ruisch (1) croit que, dans la chute de la matrice, il faut remettre à la nature le soin de la sortie de l'enfant, lorsqu'il est encore vivant, et se contenter de retenir en même temps l'orifice interne de la matrice; mais que

_____

(1) Obs. xxxv.

s'il est mort, il faut en faire l'extraction avec la main, pendant qu'avec l'autre on retiendra la matrice. Ce sentiment est trop contraire aux idées reçues sur le mécanisme de l'accouchement, pour pouvoir être adopté. L'expulsion de l'enfant ne se fait pas moins par la contraction du diaphragme et des muscles de l'abdomen que par celle de la matrice ; d'où il est aisé de conclure que l'un de ces deux agents venant à manquer, cette expulsion devient difficile, si elle n'est pas tout-à-fait impossible, par les seules forces de la nature. Or, c'est précisément ce qui arrive ici ; car la matrice précipitée n'est plus soumise à l'action du diaphragme et des muscles du bas-ventre. Bien plus, une pareille pratique deviendrait extrêmement dangereuse, parce que les efforts que ferait nécessairement la mère pour se délivrer ne serviraient qu'à précipiter davantage la matrice, et occasionneraient un tiraillement considérable dans les parties avec lesquelles elle a des connexions. D'ailleurs, on ne voit pas la raison pour laquelle Ruisch conseille de se conduire d'une manière différente, suivant les différents états de l'enfant. Il est vraisemblable qu'il est totalement passif dans l'accouchement, et qu'il ne contribue en rien à sa propre expulsion ; ou que, s'il y contribue, ce n'est qu'en excitant, par ses différents mouvements, la matrice et les muscles du bas-ventre à se contracter. Il est donc indifférent qu'il soit vivant ou mort, quant à la conduite que l'on doit tenir, et elle doit être la même dans l'une et l'autre de ces deux circonstances.—Il y a des praticiens qui ont osé faire une incision à la matrice précipitée, dans le cas dont il s'agit ici, pour faire l'extraction de l'enfant. En voici une observation, telle qu'on la lit dans les Éphémérides d'Allemagne (1).

(V⁰ *Observation, tirée des Éphémérides d'Allemagne.*) La femme d'un tourneur, qui, depuis long-temps, était incommodée d'une descente de matrice, étant sur le point d'accoucher, fit un effort si violent, que l'enfant sortit avec ce viscère. Cette partie formait une tumeur dont le volume égalait celui de la tête d'un adulte. Une sage-femme, appelée d'abord, ne sachant quel parti prendre dans cette circonstance, envoya chercher un médecin et un chirurgien. Il ne leur fut pas difficile de voir que cette tumeur

énorme renfermait un enfant, et ils se persuadèrent qu'on ne pouvait l'en tirer qu'au moyen d'une incision. Deux autres médecins furent encore appelés, et leur avis fut le même. En conséquence, M. George Brodmannus fit sur cette tumeur une incision, par laquelle il tira un enfant mort. La matrice se referma peu de temps après par son propre ressort, et revint dans son état naturel, au moyen des fomentations fréquentes et appropriées que M. Brodmannus fit faire. Il en fit alors la réduction, et eut soin de l'assujettir avec un pessaire ordinaire. Quel qu'ait été le succès de cette opération, il me semble qu'on ne peut approuver ceux sous les yeux et par les soins de qui elle a été faite, puisque, par un procédé plus simple et beaucoup moins dangereux, ils eussent pu procurer la sortie de l'enfant, et remettre la matrice dans sa situation naturelle. — A quelque degré que soit parvenue la descente de matrice, il ne suffit pas d'en faire la réduction. Ce viscère se déplacerait de nouveau, si on ne s'y opposait, par l'usage des fomentations astringentes, et par l'introduction d'un pessaire. Dans le cas dont il s'agit ici, le pessaire doit être de la figure d'un anneau, aplati sur ses deux faces, et percé dans son milieu pour recevoir le col de la matrice et permettre l'écoulement des menstrues. On fait des pessaires d'or, d'argent, d'ivoire, et plus souvent encore de liége recouvert d'une couche de cire : ces derniers sont sujets à moins d'inconvéniens que les autres, quoiqu'ils n'en soient pas tout-à-fait exempts. M. de Gramont a rapporté à l'Académie, avoir vu une dame attaquée d'une fièvre putride, et d'une inflammation de bas-ventre, causée par un pessaire de liége garni de cire, et pourri dans le vagin ; et Rousset assure dans son excellent ouvrage *De partu cæsareo*, avoir donné ses soins à une femme qu'il croyait avoir une inflammation de vessie ou de matrice, et qui fut guérie par la sortie spontanée de quelques fragments de liége pourris, qui n'étaient que les restes d'un pessaire qu'elle portait depuis dix-huit ans. Quant aux pessaires d'argent, ils sont sujets à être corrodés par l'humeur qui suinte de tous côtés des parois intérieures du vagin. M. Morand a donné sur cela une observation intéressante à l'Académie. Les pessaires d'or sont sujets, dit-on, aux mêmes inconvéniens ; mais plusieurs praticiens croient que, s'ils souffrent quel-

---

(1) Decus 2, ann. 3, p. 375.

que érosion, ce n'est qu'à l'endroit où les pièces dont ils sont composés sont soudées entre elles.—Il n'est aucune précipitation de matrice qu'on ne puisse parvenir à faire rentrer, quel qu'en soit le volume : mais il est souvent impossible de la maintenir réduite. Si le pessaire dont on se sert est assez grand pour porter sur l'os sacrum et sur le pubis, et pour résister à l'effort des parties qui tendent à le chasser, il produit nécessairement une difficulté d'uriner et d'aller à la selle, qui est bientôt suivie d'une douleur très-vive, et d'une tension considérable dans le bas-ventre. Si au contraire il n'est que proportionné à la dilatation du vagin : ou le poids de la matrice et des viscères qu'il est obligé de soutenir, le pousse en bas au moindre effort que la malade fait pour uriner ou pour rendre des excréments endurcis; ou, malgré sa présence, la malade éprouve une pesanteur continuelle dans la région hypogastrique, des tiraillements dans les reins, et des douleurs dans les cuisses qui la mettent quelquefois dans l'impuissance de marcher. L'observation suivante, qui nous a été communiquée par M. le Blanc, servira de preuve à ce que nous venons d'avancer.

(VIe *Observation*, par M. *Le Blanc.*) Une jeune dame de Paris, qui se trouvait par hasard en province, fut attaquée d'une relaxation de matrice. M. Bourgeois, son accoucheur, qu'on consulta sur cet accident, manda qu'il fallait que la malade fît usage du pessaire. M. le Blanc, qui avait été du même avis, fut choisi pour en faire l'application. Ce pessaire était de liége, recouvert de cire, et de figure obronde, comme ils le sont ordinairement. Son application soulagea peu la malade : elle se plaignait toujours d'un tiraillement dans les reins, et de douleurs dans les cuisses qui l'empêchaient de marcher. Elle se détermina à la fin à retourner à Paris ; on lui conseilla de se servir d'un pessaire d'une structure particulière, qui mit fin à ses incommodités. — Jean Bauhin, premier médecin du prince de Wirtemberg, et Saviard, avaient déjà observé l'insuffisance des pessaires dont on se sert communément, et cette remarque les avait engagés à en faire construire d'autres qui pussent soutenir le poids de la matrice. Celui de Bauhin (1) était composé d'un cercle d'argent, soutenu par une espèce de fourche à trois branches. Il introduisait cet anneau dans la partie supérieure du vagin, et l'y maintenait au moyen d'un ruban, qui d'une part était attaché à une ceinture, et de l'autre à la tige de l'instrument. Le pessaire de Saviard (1) consistait en un ressort d'acier, dont une des extrémités s'attachait à une ceinture, pendant que l'autre, garnie d'un petit écusson, se recourbait jusque dans la vulve, et retenait la matrice dans sa situation naturelle. Ces deux instruments, et surtout le premier, paraissent répondre assez bien à l'intention de leurs auteurs, et pouvoir être employés avec succès. Un des moyens les plus sûrs pour suppléer au défaut des pessaires ordinaires, c'est d'appliquer, après la réduction des parties, une éponge ou une compresse forte à l'entrée du vagin, et de la retenir au moyen d'un bandage à ressort, avec une patte qui appuie sur l'éponge ou sur la compresse, et qui puisse se placer de côté pour faciliter la sortie des excréments ou des urines. On se sert encore avec beaucoup de succès d'un pessaire particulier de l'invention de M. Suret, dont il fait espérer qu'il donnera bientôt la description au public.

§ II. *Du renversement de matrice.* — Le renversement de matrice est incomplet ou complet. Lorsqu'il n'est qu'incomplet, le fond seul de la matrice passe par l'ouverture de son col, et se fait sentir dans le vagin ; mais lorsqu'il est complet, tout ce viscère se retourne sur lui-même, passe par son orifice, entraîne une partie du vagin avec lui, et descend jusqu'entre les cuisses de la malade. Ces deux espèces de déplacements ne diffèrent entre eux que du plus au moins, et sont les deux degrés d'une même maladie. — La mauvaise méthode de faire l'extraction du placenta lors de l'accouchement, est la cause la plus ordinaire du renversement de matrice : dans ce cas, ce viscère, porté à un degré d'extension fort considérable, n'a pas encore eu le temps de se contracter, et son orifice est autant dilaté qu'il le puisse être. Il est donc aisé de concevoir comment il peut suivre le placenta collé à ses parois intérieures, et se déplacer en se retournant. Cet accident arrive : 1o lorsqu'on fait l'extraction du placenta avant

---

(1) Voyez Gaspard Bauhin, in appendice ad partum Cæsareum Rosset.

(1) Obs. chir., p. 59.

le temps indiqué par la nature, et avant qu'elle en ait opéré le décollement; car la matrice encore lâche, affaissée sur elle-même, et pour ainsi dire flottante, cède facilement, et suit l'arrière-faix auquel elle est adhérente; 2° lorsqu'on se contente de tirer le cordon ombilical sans poser les deux doigts de la main gauche près de son insertion au placenta, selon la méthode indiquée par M. Levret; parce qu'alors il est très-difficile de surmonter sa cohésion avec la matrice; 3° enfin, lorsqu'on n'a pas soin de le tirer peu à peu, mais qu'on le tire avec force et par secousses. Il est vrai que le placenta se trouve quelquefois si adhérent, qu'en voulant en procurer la sortie, selon la méthode ordinaire, le renversement de matrice arriverait malgré la prudence de l'opérateur; mais pour lors il est aisé d'éviter cet accident en portant la main dans l'intérieur de la matrice, pour décoller le placenta avant d'en faire l'extraction.

On ne doit pas toujours attribuer le renversement de matrice, qui se fait au temps même de l'accouchement, à l'impéritie de l'opérateur. Cet accident arrive souvent, quelque précaution qu'on prenne, soit parce que les femmes font des efforts trop violents pour se délivrer, soit parce que le placenta est fort épais et fort lourd, soit enfin par une disposition naturelle dépendante de la faiblesse de la matrice, disposition qu'on ne peut prévoir, et à l'effet de laquelle on ne peut s'opposer. Ruisch (1) a vu le renversement de la matrice après la sortie de l'arrière-faix, quoique l'accouchement eût été heureux, et que la personne eût été délivrée sans aucun effort. Cette disposition au renversement, est très-fréquente aux personnes qui, par l'impéritie de leurs sages-femmes, ont été déjà attaquées de cette espèce de déplacement. On lit dans Amand, qu'une dame qui, par l'imprudence de sa sage-femme, avait eu un renversement de matrice à sa première couche, et qui en avait été guérie par ses soins, le pria de l'accoucher à sa seconde grossesse. Ce second accouchement aurait été aussi fâcheux que le premier, si Amand, ayant trouvé la matrice disposée à se renverser, n'eût introduit sa main au-dedans pour décoller le placenta avant d'en faire l'extraction. M. Hoin a aussi observé la même chose.

_____

(1) Obs. x.

(VII<sup>e</sup> *Observation*, par M. Hoin.)

Une personne qu'il avait guérie d'un renversement de matrice en fut encore attaquée un an après, dans les mêmes circonstances, quoique rien n'y eût donné occasion. Cette même dame eut dans la suite une fausse couche, et accoucha d'un enfant à terme sans avoir eu aucun signe de renversement, ce qu'il faut attribuer à la précaution qu'avait eue M. Hoin à la seconde fois, d'avertir la sage-femme de ne pas trop tirer le cordon ombilical, mais d'introduire sa main dans la matrice pour détacher l'arrière-faix et empêcher par là le déplacement de ce viscère. Dans ce cas, cette précaution devient absolument nécessaire pour prévenir un accident qui sans elle serait inévitable. —Outre les causes dont nous venons de parler, et qui sont relatives à l'accouchement, il en est d'autres qui n'y ont aucun rapport. Ces causes ont été ignorées pendant long-temps. Ruisch, Moriceau, la Motte, etc., croyaient encore que le renversement de matrice ne pouvait avoir lieu que pendant l'extraction du placenta ou peu de temps après. Ce déplacement leur semblait impossible dans tout autre circonstance, tant parce que la matrice a beaucoup d'épaisseur et de solidité, que parce que le col de ce viscère est fort étroit, et que son orifice est extrêmement resserré. Cependant il est prouvé par des faits incontestables, que cette maladie peut dépendre de causes internes, et survenir indifféremment aux filles et aux femmes. On peut mettre les polypes utérins au rang de ces causes internes. Comme leur pédicule est implanté vers le fond de la matrice, et qu'ils y sont fort adhérents, lorsque ce viscère se trouve d'une contexture lâche et délicate, ils l'entraînent avec une facilité d'autant plus grande, que l'action qu'ils exercent sur lui, et qui dépend de leur pesanteur, est constante et uniforme comme elle. Entre plusieurs observations qui prouvent ce que nous venons d'avancer, nous nous contenterons de rapporter ici celle qui est insérée, d'après M. Gaulard, dans les Mémoires de l'Académie royale des Sciences. Ann. 1732.

(VIII<sup>e</sup> *Observation, tirée des Mémoires de l'Académie royale des Sciences.*) Une femme qui, ayant eu treize enfants, avait cessé d'en avoir à quarante ans, et avait perdu ses règles à quarante-cinq, sentit à environ soixante et dix ans des douleurs plus vives que celles qu'elle avait ressenties à toutes ses grossesses, et enfin elle accoucha, pour ainsi dire naturellement, et presque sans secours, d'une grosse masse de chair qu'on eût pu prendre pour une môle. Elle était du poids de quatre livres, composée de fibres charnues, et d'un lacis d'un grand nombre de vaisseaux dont les plus gros égalaient une plume à écrire. Il n'y paraissait pas de nerfs. La malade depuis son dernier accouchement avait toujours joui d'une parfaite santé, à quelques chaleurs et quelques ardeurs près dans le bas-ventre et dans les reins. Elle était fort replète; et quand elle aperçut son ventre grossir, elle avait cru engraisser encore. Le lendemain qu'elle se fut délivrée, il se trouva qu'elle ne l'était pas tout-à-fait. Une sage-femme ayant introduit sa main dans la matrice, y sentit un corps qu'elle ne put tirer, et auquel elle ne voulut pas faire violence, mais il vint ensuite de lui-même se présenter hors du vagin en partie. Il était très-dur, de la grosseur du poing, et des déchirures de fibres marquaient que le premier corps avait été attaché à ce second. M. Goullard crut que ce second corps était la matrice qui se renversait: tous les autres médecins ou chirurgiens, que la singularité du fait attira, furent d'avis que c'était encore un corps étranger; ils disaient, et avec raison, que quand ils avaient vu, après des accouchements, la matrice se renverser, elle n'avait pas la figure de ce corps; mais M. Goullard disait que, dans neuf mois d'une grossesse, la matrice ne devait pas avoir tant souffert que pendant vingt années qu'elle avait été chargée du premier corps qui avait changé sa configuration naturelle, et l'arrangement de ses fibres. M Goullard demeurait toujours seul de son parti, et cela l'ébranlait un peu.

Pendant plusieurs jours, le second corps s'allongea de deux doigts hors du vagin, soit naturellement, soit plutôt parce que différentes personnes l'avaient tiraillé. Quand il fut à ce point d'allongement, il n'y eut qu'une voix pour en faire la ligature qu'on serrerait tous les jours de plus en plus. On jugeait ce corps squirrheux, et la ligature devait le faire tomber Il est remarquable que de tout cela il n'arriva aucun accident, et que le pouls de la malade ne sortit presque pas de son état naturel. Elle vécut dix-sept ou dix-huit jours après la ligature; mais, comme elle avait un dégoût invincible pour tous les aliments, elle

tomba dans un extrême affaissement, et mourut le trente-septième ou trente-huitième jour de sa maladie; M. le Dran l'ouvrit, et la question sur le second corps fut décidée par la dissection exacte qui en fut faite en particulier. C'était sûrement la matrice, et, selon toutes les apparences, une excroissance polypeuse, formée dans sa cavité, avait été la première cause du renversement, aidée ensuite par la compression réitérée des muscles du bas-ventre. — Les pertes de sang peuvent aussi produire la même maladie, tant parce qu'elles relâchent le tissu de la matrice, que parce qu'elles sont ordinairement accompagnées de douleurs très-vives qui déterminent le diaphragme et les muscles du bas-ventre à se contracter, et à agir sur ce viscère avec toute la force dont ils sont capables. M. le Blanc nous a communiqué à ce sujet les deux observations suivantes.

(IXᵉ *Observation, par M. le Blanc.*) Une dame fut attaquée, après une suppression de trois mois, de tranchées fort vives, et il lui survint une perte de sang considérable. Une douleur plus forte que les autres donna lieu à la sortie d'une masse charnue de la grosseur de la tête d'un enfant de six à sept mois. Cette dame crut faire une fausse couche, et s'imagina que cette masse était la tête de son enfant. M. le Blanc qu'on appela reconnut après un mûr examen que ce qu'on regardait comme un enfant n'était que le corps de la matrice renversée; il en fit la réduction, et la malade se rétablit dans la suite.

(Xᵉ *Observation, par M. le Blanc.*) Une autre personne, après être accouchée fort heureusement, ressentit le dixième jour une douleur de colique assez vive, qui fut suivie d'une perte abondante et d'un renversement de matrice. Un chirurgien qui fut appelé ne parvint à réduire ce viscère qu'avec beaucoup de peine, et après avoir extrêmement fatigué la malade: il est vrai qu'elle avait eu dix jours auparavant un pareil renversement lors de l'extraction du placenta, mais la matrice avait été réduite avec toute la facilité possible. Le poids énorme des viscères qui pèsent sur la matrice chez les personnes grasses et fort puissantes, est souvent encore une cause de renversement. On peut en juger par les observations de feu M. Puzos, que M. Gervais est chargé de publier. — Le renversement qui arrive au temps même de l'accouchement a des signes qui le font aisément reconnaître. On sait que lorsque la matrice est dans sa situation naturelle, elle se présente dans la région hypogastrique sous la forme d'une tumeur ronde et circonscrite ; mais lorsqu'elle est enfoncée et retournée sur elle-même, cette tumeur ne s'y trouve plus, et on ne sent qu'un vide, sur lequel on peut fonder ses soupçons, jusqu'à ce qu'ils soient vérifiés par le toucher immédiat. Si le renversement n'est qu'incomplet, ce toucher fait apercevoir dans le vagin une tumeur en quelque façon demi-sphérique, presqu'égale dans sa superficie, et entourée par le col de la matrice, comme par une espèce de bourrelet, autour duquel il est aisé de promener un doigt, soit du côté de la tumeur, soit du côté du vagin. Si au contraire le renversement est complet, on aperçoit hors du vagin et entre les cuisses de la malade une tumeur irrégulièrement ronde, sanglante, unie dans sa surface, et suspendue par un pédicule mollet, autour duquel se trouve un bourrelet formé par l'orifice intérieur de la matrice. Dans le renversement incomplet, les malades ressentent des douleurs aiguës dans les aines et dans les reins, une pesanteur incommode dans la région hypogastrique, et un ténesme qui, les forçant à faire de violents efforts, précipite la matrice de plus en plus, et la renverse totalement. Il se joint souvent à ces symptômes une perte de sang plus ou moins abondante. Mais lorsque le renversement est complet, les douleurs sont plus vives, la perte de sang plus considérable, et les malades éprouvent des faiblesses continuelles, qui sont bientôt suivies de sueurs froides, de convulsions, du délire, etc. La réduction est le seul moyen par lequel on puisse espérer de calmer les symptômes du renversement, dans le cas dont il s'agit ici. Elle doit être d'autant plus prompte qu'ils sont plus pressants, et le moindre délai devient extrêmement préjudiciable aux malades. On en voit très-souvent périr en moins de quatre heures ; et si elles résistent plus long-temps, la réduction devient fort difficile, tant parce qu'on éprouve des efforts contraires à cette opération dans la contraction violente et par le poids des muscles et des viscères du bas-ventre, que parce que la matrice se contracte avec beaucoup de force.

Quelques auteurs recommandent d'avoir soin de se garnir les doigts avec des bandelettes de linge fin et à demi usé, avant de procéder à la réduction de la matrice renversée. Ils craignent sans doute qu'elle ne soit endommagée dans les différents mouvements nécessaires pour la replacer ; mais outre que cette crainte est chimérique, puisque la matrice se consolide aisément lorsqu'elle est blessée par une cause extérieure ; il est évident que les doigts nus présentent une surface assez égale pour ne pas en craindre de fâcheuses impressions. D'ailleurs, il y a beaucoup moins de facilité à opérer suivant cette méthode qui ôte l'avantage du toucher, et empêche de sentir les progrès de l'opération. — Il serait impossible de donner des préceptes sur cette espèce de réduction. Le génie seul du chirurgien doit le guider dans cette circonstance ; la vie de la malade confiée à ses soins dépend pour ainsi dire, de sa réussite, et les difficultés qu'il éprouve ne doivent pas le rebuter. — Quoique pour l'ordinaire on ne puisse user de trop de promptitude pour réduire la matrice renversée, il est cependant un cas où le délai de cette opération devient nécessaire et même avantageux. Nous allons prouver cette espèce de paradoxe par l'observation suivante qui a été communiquée à l'Académie par M. Hoin.

( XIe *Observation, par M. Hoin.* )
Une dame accoucha naturellement de son premier enfant le vingt-six mai 1746. La sage-femme, pour la délivrer, tira le cordon ombilical avec assez de force. La malade s'aperçut pendant la nuit de quelque chose d'extraordinaire dans le bas-ventre, et y sentit des douleurs considérables ; les lochies ne coulaient qu'en petite quantité. Le lendemain elle fit appeler son chirurgien, qui, après l'avoir touchée, lui dit qu'elle avait une môle dont il espérait la débarrasser promptement. Il la fit mettre dans une situation favorable, et saisit une masse charnue du mieux qu'il put ; mais il s'efforça inutilement pendant près d'une demi-heure de la faire sortir. Le peu de succès qu'il avait eu le détermina à essayer d'avoir en détail la masse qu'il n'avait pu avoir toute entière, et il en déchira quelques portions avec les ongles. Les assistants, effrayés et attendris par les cris de la malade, ne lui permirent pas de remettre les mains dans la matrice, quoiqu'il eût déjà fait sortir quelques lambeaux de cette prétendue môle, et qu'il promît de la faire sortir bientôt entièrement. Un chirurgien d'un bourg voisin qu'on manda soutint qu'il n'y avait pas de môle, et que la tumeur qu'il touchait n'était

que la matrice gonflée par les lochies. Il assura ensuite avoir un élixir d'une vertu singulière. L'élixir causa une fièvre des plus violentes. Les douleurs continuaient, et les lochies ne coulaient presque pas. Le vingt-huit au matin, on envoya chercher M. Hoin. Il trouva la malade dans un fâcheux état : elle avait une fièvre violente, le visage enflammé, la respiration gênée, le ventre fort élevé, la peau brûlante. Il sentit dans la région hypogastrique une tumeur interne et très-douloureuse au toucher. La malade fut long-temps à accorder à M. Hoin la permission de toucher : il vint cependant à bout de la persuader. Il trouva un peu au-delà de l'orifice de la matrice une tumeur convexe qui ne portait que d'un côté sur le bassin, et qui lui permettait cependant de tourner le doigt tout autour de la circonférence d'un segment de sphère assez considérable. Il sentit des inégalités peu profondes, et la malade se plaignait vivement lorsqu'il poussait cette tumeur et qu'il appuyait sur la convexité. M. Hoin ne douta pas que ce ne fût le fond de la matrice à moitié renversé qui avait suivi l'arrière-faix, et il fut effrayé des lambeaux qu'on en avait arraché, comme si c'eût été une môle. Il sentit l'inutilité d'essayer la réduction de cette partie enflammée ; mais il fit des saignées successives, tant du bras que du pied, prescrivit des fomentations, des demi-lavements émollients, des potions huileuses, de l'eau de poulet, des injections émollientes et huileuses. Le succès en fut si marqué, que le lendemain après midi la fièvre se calma, les lochies coulèrent assez abondamment, et la réduction fut assez facile. Le fond de la matrice suppura ensuite ; les lochies se dégorgèrent, et la malade fut parfaitement guérie à la fin de juin. — Lorsque le renversement est complet, et que la réduction n'a pas été faite à temps, elle devient souvent impossible, parce que le col de la matrice se resserre avec beaucoup de force. Il est très-ordinaire pour lors de voir périr les malades après avoir essuyé des syncopes violentes, soit à cause des douleurs qui sont fort vives, soit à cause de l'hémorrhagie ; celles qui survivent pendant quelque temps périssent presque toutes, ou par les accidents de l'inflammation, ou par la gangrène qui s'empare de la matrice. Dans cette dernière circonstance, l'extirpation de cette partie est la seule ressource par laquelle on puisse espérer de conserver les malades.

Cette opération a été pratiquée plusieurs fois dans des cas semblables. Quoique ses succès soient peu constants, il est cependant certain qu'elle a quelquefois réussi, et cela seul doit nous encourager à le faire, puisque sans elle la perte des malades est assurée. On a vu quelques personnes survivre long-temps à un renversement complet de matrice, et n'en ressentir d'autre incommodité qu'un tiraillement continuel occasionné par la pesanteur de cette partie ; mais ces cas se présentent rarement dans la pratique, et cette espèce de déplacement n'exige qu'un bandage tel qu'il puisse soutenir le poids de la matrice. — S'il est aisé de reconnaître le renversement qui arrive peu après l'accouchement, il n'en est pas de même de celui qui arrive dans toute autre circonstance, quoiqu'il présente les mêmes signes ; car, comme il est beaucoup plus rare et moins attendu, on le méconnaît aisément. Ce renversement se fait pour l'ordinaire par degrés, et ne devient presque jamais complet. L'attention la plus légère suffit pour le distinguer d'avec les polypes utérins avec lesquels on l'a quelquefois confondu. En effet, le polype a toujours un pédicule plus ou moins étroit, il est peu sensible, et n'est pas susceptible de réduction ; au lieu que la matrice renversée forme une tumeur demi-sphérique, quelquefois un peu allongée, mais plus grosse à son principe qu'à son extrémité ; qu'elle est toujours sensible, et qu'elle se réduit plus ou moins facilement. La réduction est encore le seul moyen auquel on doive avoir recours, soit que le renversement ait été causé par la sortie d'un polype utérin, soit qu'une perte de sang y ait donné lieu ; mais elle est inutile, lorsqu'il vient d'un embonpoint fort considérable. Sa cause toujours subsistante déplacerait bientôt la matrice comme auparavant. Dans ce cas, il faut se contenter d'appliquer un pessaire à la malade, moins pour l'opposer aux progrès du renversement que pour soutenir en quelque façon le poids des viscères du bas-ventre, qui forcent la matrice à descendre par le vagin, en même temps qu'ils poussent son fond au travers de son orifice.

§ III. *Des différents changements de positions de la matrice et de sa hernie.* — On sait que la matrice est située dans la région hypogastrique entre le rectum et la vessie, et que son col est enfoncé dans la partie supérieure du vagin qui l'embrasse de tous côtés, et qui paraît être en quelque façon continu avec elle; mais ce à quoi on n'a pas fait assez d'attention, c'est que ces deux parties sont inclinées l'une par rapport à l'autre, et que le vagin est oblique de bas en haut et de devant en arrière, pendant qu'au contraire la matrice est oblique de bas en haut et d'arrière en devant. Il résulte de là que la matrice doit faire avec le haut du vagin un angle saillant du côté du rectum, et rentrant du côté de la vessie. Cet angle est plus ou moins ouvert dans les différents sujets, et le toucher suffit pour en donner une idée, en ce qu'il fait voir que la lèvre postérieure du museau de tanche, formé par le col de la matrice, descend moins bas que l'antérieure. — La grossesse augmente beaucoup cette obliquité naturelle de la matrice, car ce viscère ne peut augmenter de volume sans s'éloigner à proportion du rectum sur lequel il est, pour ainsi dire, appuyé, pendant que le vagin, dont les dimensions restent à peu près les mêmes, ne change pas de position. D'ailleurs la matrice ne s'étend pas uniformément : son fond se dilate beaucoup plus qu'aucune autre de ses parties, il s'élève au-dessus du niveau de l'attache des ligaments qui paraissent s'y implanter, et n'est pour ainsi dire plus fixé par rien ; ainsi il obéit facilement à l'action de la pesanteur qui le fait incliner en avant, et se portant vers la partie antérieure du bas-ventre, il y présente une convexité plus ou moins étendue, selon différentes circonstances, et suivant que la grossesse est plus ou moins avancée. Lorsque les muscles du bas-ventre ont assez de force pour résister à l'action continuelle par laquelle la matrice les pousse en avant, il n'arrive aucun changement dans la position de ce viscère ; mais lorsque ces muscles se trouvent trop faibles, ils cèdent et se relâchent peu à peu, la matrice se porte de plus en plus en devant et en bas, son fond passe par-dessus le pubis et tombe en forme de sac renversé sur les cuisses de la malade. C'est à ce déplacement qu'on a donné le nom de ventre en besace, et c'est lui que les auteurs latins désignent sous le nom de *venter propendulus*. Il est aisé de voir qu'il est très-différent de la descente et du renversement de matrice, et qu'il ne peut avoir lieu que pendant la grossesse.

Cette position de la matrice est facile à connaître : elle se distingue aisément à la forme du ventre des personnes qui en sont attaquées, et plus certainement encore par le toucher immédiat : car le col de la matrice est pour lors extrêmement haut, et au lieu d'être situé obliquement en arrière et en bas, il se trouve tourné presque directement en arrière. On conçoit quelles indispositions ce déplacement doit causer : les malades sont obligés de rendre leurs urines très-fréquemment ; elles éprouvent un ténesme incommode, et une espèce de tiraillement dans le bassin, auquel se joint une grande difficulté de marcher ou même de changer de position. Un simple suspensoir est le seul moyen que l'art prescrive dans cette circonstance. Il est encore fort avantageux de faire garder le lit aux malades le plus longtemps qu'il est possible pendant le cours de leur grossesse. Les praticiens, dans ce cas, recommandent de faire coucher les femmes pendant le travail de façon que le bassin soit plus élevé que la poitrine, et de leur faire soulever le ventre avec une serviette pliée en plusieurs doubles dans sa longueur, et soutenue par deux personnes fortes et intelligentes : ils donnent même des exemples de la réussite de cette méthode. M. Levret, au contraire, pense que la compression qui se fait sur la matrice ne peut servir à rien pour la maintenir dans une situation qui soit favorable à l'accouchement. La présence des intestins, qui pendant le cours de la grossesse se sont logés entre la partie postérieure de la matrice et les vertèbres des lombes, forme selon lui un obstacle invincible à la réussite de cette compression ; et il a découvert par sa propre expérience que l'accouchement se termine avec plus de facilité lorsqu'on fait tenir les femmes sur les genoux et sur les coudes, parce que le paquet intestinal, entraîné par sa pesanteur vers la voûte du diaphragme, permet à la matrice de reprendre sa place, et aux muscles du bas-ventre d'agir sur elle avec plus de force et d'efficacité. — La hernie de matrice qui se fait par les anneaux des muscles du bas-ventre, a beaucoup de rapport avec le déplacement dont nous venons de parler. Cette maladie est extrêmement rare, et on en trouve peu d'exemples dans les auteurs. M. Simon en a rapporté deux dans son Mémoire sur l'opération césarienne, l'un de Sennert, et l'autre de Ruisch. — On lit encore, parmi les observations chirurgicales de Fabrice de Hilden, une lettre de Michel Doringius, dans laquelle ce médecin donne l'histoire d'un semblable déplacement, d'après le journal de Silésie de Nicolas Polius, et dont voici le précis.

( XII^e *Observation* , *de Doringius*.) Une pauvre femme, de Nisse en Silésie, fut mère de neuf enfants en quinze ans de mariage. Sa mauvaise humeur l'avait fait abandonner des sages-femmes à son premier accouchement, et elle avait été obligée d'accoucher toute seule. Quoique dès ce temps elle se fût aperçue de quelque chose d'extraordinaire dans le bas-ventre, elle mit encore au monde sept autres enfants sans qu'il lui survînt aucun accident, et sans avoir plus de secours. A peine fut-elle enceinte pour la neuvième fois, qu'elle remarqua vers l'aine gauche et sous la peau une tumeur qui l'inquiéta. Cette tumeur augmenta dans la suite au point qu'elle égalait une vessie de bœuf distendue par le souffle, puis elle devint si monstrueuse qu'elle descendait jusqu'à ses genoux. Il fut aisé pour lors de reconnaître qu'un enfant était enfermé dans cette tumeur ; la malade ressentait beaucoup de douleur lorsqu'elle voulait la soulever ou la changer de place. Comme le terme de la grossesse approchait , le sénat de Nisse instruit de la pauvreté de cette femme en prit soin, et consulta un médecin et plusieurs chirurgiens. L'impossibilité de terminer l'accouchement à la manière ordinaire les détermina à proposer de faire une incision sur cette tumeur, quoique chacun d'eux assurât n'avoir vu ni entendu parler d'une maladie semblable. L'opération fut exécutée et procura la sortie d'un enfant , qui, quoiqu'assez fort, ne vécut cependant que quelques mois. La mère mourut au bout de trois jours, après avoir souffert des douleurs inouïes. — La grossesse, qui est la seule cause de l'inclinaison de la matrice en avant, ne suffit pas pour causer la hernie de ce viscère. Elle dépend toujours ou de quelques efforts violents, ou de quelque autre cause capable de relâcher le péritoine et les muscles du bas-ventre. Peut-être ce déplacement n'est-il pas aussi rare qu'on le pense ; mais lorsque la matrice est vide, il ne produit aucune incommodité qui puisse le caractériser. La hernie de matrice, compliquée de grossesse, se présente de manière à ne laisser aucun doute sur son existence. Ce cas est un de ceux dans lesquels l'opération césarienne est le plus indiquée , et où elle est moins dangereuse. Elle n'est cependant pas toujours nécessaire dans cette circonstance. L'observation de Ruisch,

citée par M. Simon , en est une preuve bien complète, car la sage-femme ayant fait soulever le ventre de la malade avec une serviette, la matrice rentra d'elle-même, et l'accouchement se termina par les voies ordinaires. — Les praticiens conviennent encore que la matrice est sujette à s'incliner de côté ou d'autre. Deventer prétend qu'elle peut aussi s'incliner en arrière : mais il est évident qu'étant appuyée comme elle l'est sur les vertèbres des lombes , cette espèce de déplacement ne peut avoir lieu. La position oblique et latérale de la matrice dépend très-souvent de la manière dont le placenta est attaché dans l'intérieur de ce viscère. En effet , lorsqu'au lieu de s'insérer vers son fond, le placenta s'attache sur l'une ou sur l'autre de ses parties latérales, sa pesanteur entraîne la matrice et la fait dévier de ce côté. L'obliquité dont nous parlons se connaît à la vue et au toucher. Le col de la matrice se trouve toujours situé du côté opposé à l'inclinaison de son corps. D'ailleurs la personne qui en est attaquée ne distingue les mouvements de son enfant que du côté opposé à l'inclinaison de la matrice ; de sorte que si ce viscère penche du côté droit, l'enfant se fait sentir du côté gauche. La raison en est sensible. La pesanteur de l'enfant le détermine nécessairement vers la partie la plus déclive de la matrice ; et comme de toutes ses parties , le dos est celle qui est la plus pesante, il s'incline toujours de façon que l'épine vient poser sur le placenta dont l'attache est latérale, et que les extrémités sont dirigées vers le côté opposé. — L'obliquité de la matrice produit toujours une difficulté d'uriner plus ou moins grande ; d'ailleurs les femmes qui en sont attaquées éprouvent une espèce de stupeur et d'engourdissement qui s'étend le long des extrémités inférieures, et qui est causée d'un côté par la pression qu'exerce la matrice sur le trajet des gros vaisseaux et sur les muscles destinés à mouvoir la cuisse , et de l'autre par le tiraillement de ses ligaments. On serait tenté de croire qu'un moyen sûr pour s'opposer aux progrès de cette indisposition serait de faire tenir les femmes presque toujours couchées sur le côté opposé , pendant le cours de leur grossesse ; mais l'expérience démontre le contraire, et l'on n'a pas encore trouvé d'expédients capables de soulager les personnes qui ont cette incommodité, et de prévenir les difficultés qu'entraîne après

elle la mauvaise position de l'enfant, qui
dans ce cas répond à celle de la matrice.
— L'insertion latérale du placenta à la
matrice n'est pas la seule qui puisse produire l'inclinaison de ce viscère. Peut-
être dépend-elle aussi de la faiblesse des
ligaments destinés à le soutenir. On peut
croire encore avec Ruisch (1) que ce
changement de position vient quelquefois de la mauvaise conformation, et peut
avoir lieu indépendamment de la grossesse. Cet auteur dit l'avoir reconnu par
le toucher chez des femmes vivantes, qui
se plaignaient d'une envie continuelle
d'uriner, et d'un ténesme très-fréquent.
Il ne l'a observé qu'une fois sur le cadavre, encore était-ce sur celui d'une
femme dont il n'avait pas pris soin. Quoique par cette raison il n'ait pu savoir
quelle incommodité elle en ressentit, l'extrême connexion qu'il y a entre le vagin et
le col de la vessie lui faisait croire qu'elle
avait dû en éprouver quelqu'une par le
changement de situation de ces parties.

§ IV. Des déplacements du vagin. —
Le vagin est sujet à une espèce de déplacement auquel on a donné le nom de ré-
laxation, descente, chute ou renversement
du vagin, selon qu'il est plus ou moins
considérable. Il ne faut cependant pas
croire avec les anciens qu'il soit formé
par le renversement de toutes ses tuniques. Ce n'est que la plus intérieure qui
se relâche peu à peu, se retourne pour
ainsi dire sur elle-même, et sort enfin
au-dehors. Le renversement du vagin se
présente pour l'ordinaire sous la forme
d'un bourrelet irrégulièrement plissé,
au milieu duquel, si on introduit un
doigt, il est aisé de sentir le col de la
matrice, qui pour lors est située plus
bas qu'à l'ordinaire. Cette tumeur augmente ou diminue, suivant que la malade se tient debout ou couchée pendant
long-temps, et elle est accompagnée d'un
sentiment de pesanteur dans la région
hypogastrique, d'un ténesme très-fréquent et d'une espèce de difficulté d'uriner occasionnée par le changement de
direction du canal de l'urètre. — Tel est
le renversement du vagin dans ses commencements; mais lorsqu'il est ancien,
et que les malades ont resté long-temps
sans secours, l'engorgement de la tunique intérieure de ce canal augmente de
plus en plus; la tumeur qu'elle forme
devient plus considérable, s'allonge et se
durcit. Elle conserve encore dans cet état

(1) Obs. xcviii.

une ouverture dans sa partie inférieure,
par laquelle on voit le sang menstruel
s'écouler aux temps ordinaires. Les symptômes qui surviennent pour lors sont les
mêmes que ceux qui accompagnent la
descente de matrice avec laquelle ce déplacement a beaucoup de ressemblance.
Les observations de Thomas Bartholin,
Widman, Job à Meekreen et de plusieurs
autres, prouvent combien il est aisé de
s'y méprendre. C'est sans doute ce qui a
fait avancer à plusieurs praticiens que la
précipitation de matrice ne pouvait avoir
lieu, et que ce qu'on prenait pour elle
n'était que le renversement du vagin. La
réalité de la précipitation de matrice est
démontrée par un trop grand nombre de
faits pour que nous nous arrêtions à la
constater. Il est vrai qu'il est peu de signes qui puissent la distinguer avec le
renversement du vagin parvenu à son
dernier période; elle en diffère cependant en ce que la tumeur qu'elle forme a
peu de dureté dans la partie supérieure,
qu'elle est communément terminée par
une extrémité étroite en manière de museau de tanche, et qu'on y aperçoit une
ouverture longuette et disposée en travers, au lieu que la tumeur formée par
le vagin présente partout la même dureté, qu'elle est ordinairement plus large à
son extrémité inférieure, et que l'ouverture qui s'y remarque est fort irrégulière.

Lorsque le renversement du vagin n'est
pas considérable, il est aisé d'en faire la
réduction et de prévenir la récidive au
moyen de fomentations astringentes ou
d'un pessaire approprié; mais lorsqu'il
est invétéré, la réduction devient très-
difficile, et on ne parvient à la faire qu'a-
près avoir fait usage pendant long-temps
des moyens que nous avons indiqués ci-
dessus à l'occasion de la précipitation de
matrice. Il n'est pas moins difficile de contenir cette espèce de déplacement. Des
pessaires communs sont insuffisants pour
l'ordinaire, et on est obligé d'avoir recours à un bandage à ressort qui d'une
part soit assujetti à une ceinture, et de
l'autre vienne appuyer sur une compresse
ou une éponge posée à l'entrée du vagin.
— L'engorgement de la tunique intérieure du vagin, renversée et repliée sur
elle-même, augmente quelquefois à un
tel point, que cette partie tombe en mortification. Dans ce cas, la plupart des
praticiens n'hésitent pas à en conseiller
l'extirpation. Ils s'appuient sur le succès
avec lequel Roonhuisen, Job à Meekreen,
et plusieurs autres l'ont pratiquée, et sur

le peu de danger qui paraît devoir en résulter. S'il était possible de distinguer le renversement du vagin parvenu au point dont il s'agit, d'avec la précipitation de matrice, le moyen qu'ils proposent serait sans doute le plus sûr et le plus avantageux; mais le danger inévitable de l'extirpation de la matrice qui serait faite dans cette circonstance, et le défaut de signes qui puissent la faire reconnaître, doivent retenir tout chirurgien sensé : il vaut mieux s'en tenir à l'administration des médicaments tant internes qu'externes, capables de fixer la gangrène; et si cette méthode est la moins prompte, au moins est-elle la plus sûre.

On confond souvent avec le renversement du vagin des tumeurs d'une figure plus ou moins irrégulière qui se présentent entre les grandes lèvres, et qui paraissent venir de la partie antérieure ou de la partie postérieure de ce conduit. Elles en diffèrent cependant beaucoup, soit par leur cause, soit par leur nature. Ces tumeurs n'ont pas toujours le même volume et la même consistance. Celles qui viennent de la partie antérieure du vagin sont d'autant plus grosses et plus rénitentes, que les personnes qui ont cette incommodité ont resté plus long-temps sans uriner; elles diminuent au contraire lorsque les malades ont rendu leurs urines. Ces tumeurs présentent ordinairement une sorte de fluctuation, et sont accompagnées d'un sentiment de pesanteur vers le pubis et d'une difficulté d'uriner plus ou moins grande. Celles au contraire qui viennent de la partie postérieure du vagin n'augmentent de volume que lorsque les malades ont été long-temps sans aller à la selle. Elles causent un tiraillement continuel dans le bassin, qui est d'autant plus incommode que le *rectum* est plus plein. On conçoit aisément que ces tumeurs ne sont formées que par la vessie ou l'intestin *rectum*, qui poussent en avant ou en arrière les parois du vagin sur lesquels ils posent, et avec lesquels ils ont des connexions. En effet, ces parties ne peuvent être distendues sans faire bosse dans le vagin; et s'il se trouve d'une contexture lâche et délicate, il cède et se relâche peu à peu, et produit les tumeurs dont il s'agit ici. Cette espèce de déplacement est facile à guérir dans son commencement. Il suffit de recommander aux personnes qui en sont incommodées de garder leurs urines le moins qu'il est possible et de prendre des lavements fré-

quemment; mais si le mal était invétéré, ou que ces précautions fussent insuffisantes pour en empêcher les progrès, il faudrait avoir recours au bandage à ressort, dont nous avons déjà recommandé l'usage dans plusieurs circonstances.

---

## MÉMOIRE SUR LA LIGATURE DE L'ÉPIPLOON; par M. PIPELET.

Les auteurs les plus anciens ont connu que l'épiploon, exposé à l'air dans une plaie du bas-ventre, ou étranglé dans une hernie, pouvait devenir froid, livide, et tomber en mortification; et que dans cet état il n'était pas convenable qu'on en fît la réduction sans avoir retranché tout ce qui était altéré et corrompu. Ce premier précepte amenait naturellement celui de faire la ligature de l'épiploon, dont les vaisseaux sanguins en grand nombre pourraient, sans cette précaution, donner beaucoup de sang; ce qui mettrait les malades en danger. Depuis Galien, qui a fait usage de cette ligature avec succès, tous les auteurs jusqu'à présent l'ont recommandée avec soin. On ne peut nier qu'elle n'ait été faite plusieurs fois sans inconvénient; mais nous avons aussi plusieurs observations sur les mauvais effets de ce moyen. — Je sais que les bons ou les mauvais succès des cures où l'on a employé la ligature et de celles où l'on s'en est abstenu ne prouvent rien en eux-mêmes. Comment, en effet, jugerait-on de la diversité des opinions établies sur des faits dont on ne donnerait aucune autre raison que l'événement? Il peut être déterminé par tant de causes, auxquelles la ligature pratiquée ou omise n'aurait aucune part, qu'on ne peut rien décider sur un point aussi important d'après la simple allégation des réussites ou des mauvais succès. Mais si les observateurs ont montré de l'attention à différentes circonstances essentielles, telles que sont l'état de l'épiploon sur lequel la ligature a porté, et qui était sain ou flétri, froid ou enflammé, en grande ou en petite quantité; s'ils ont eu égard à la proximité ou à l'éloignement des parties auxquelles l'épiploon a des attaches; s'ils ont bien discerné la cause des différents désordres qui se sont étendus jusqu'à ces parties par la communication des vaisseaux et la continuité des membranes, on ne pourra se refuser à la vérité des conséquences qu'on en peut déduire. C'est sur ces principes que je me propose d'examiner contradictoirement les faits et la doctrine établis sur la ligature de l'épiploon : si je ne réussis pas à jeter quelque jour sur cette matière intéressante, mes efforts n'auront pas été inutiles, pourvu que quelqu'un en prenne occasion de traiter cette question avec plus de fruit.

Le cas qui paraît présenter le moins de difficulté, c'est quand l'épiploon sort par une plaie étroite dans laquelle il est étranglé, ou simplement gêné, de façon qu'on ne pourrait en faire la réduction qu'en agrandissant la plaie par une incision. La chirurgie moderne prescrit, en général, d'éviter autant qu'il se peut cette incision ; il vaut mieux laisser l'épiploon dans la plaie, si aucune raison particulière n'exige qu'il soit réduit. Tandis que les uns disent qu'il ne faut pas en faire la ligature, et qu'il serait beaucoup mieux de le couper au niveau de à peau, ayant auparavant examiné s'il ne renferme pas quelque circonvolution d'intestin ; d'autres improuvent cette section de l'épiploon au niveau de la peau, dans la crainte que, venant à rentrer dans le bas-ventre par les mouvements du blessé, les vaisseaux récemment coupés ne fournissent du sang dans la capacité, ce qui serait très-dangereux. La portion de l'épiploon étranglée par la plaie, et exposée au froid de l'air extérieur, ne tarde pas à se flétrir ; et dès que la circulation des humeurs y est notablement dérangée, ce qui arrive en très-peu de temps, je crois qu'on ne risque rien de la couper. Je préférerais cependant d'y faire une ligature, elle procurera une chute plus prompte de la portion inutile ; et dans la possibilité de la rentrée de l'épiploon par les mouvements du malade, la ligature intercepterait tout commerce entre la partie qui doit tomber en pourriture et les parties saines. D'ailleurs cette ligature au niveau de la peau ne peut causer aucun mauvais effet par elle-même, étant faite extérieurement sur une partie privée de chaleur et de mouvement. — Les hoquets et les vomissements sont des accidents du tiraillement de l'estomac par l'épiploon étranglé dans la plaie. Il ne faut pas cependant se décider légèrement, d'après ces signes, à débrider la plaie pour faire la réduction de l'épiploon. M. Louis le père, lieutenant de M. le premier chirurgien du roi, à Metz, a communiqué à ce sujet des remarques judicieuses dans une observation dont voici le précis.

(1re *Observation, par M. Louis, médecin en chirurgie à Metz.*) Un jeune homme de dix-huit ans s'était plongé u couteau de table dans le bas-ventre, à une ligne de l'ombilic du côté droit. M. Louis ne put se rendre auprès du blessé que deux heures après l'accident. Une portion d'épiploon froide et flétrie sortait de la plaie ; le ventre était extraordinairement tendu ; le malade avait déjà la fièvre, des nausées et des vomissements. Ces accidents, s'ils avaient dépendu du tiraillement de l'estomac, auraient exigé qu'on agrandît la plaie des parties contenantes, afin de faire la réduction de l'épiploon. Mais la situation de la plaie qui était près de l'ombilic ; la certitude que la portion d'épiploon sorti était l'extrémité de cette membrane graisseuse ; et ce que M. Louis avait observé dans plusieurs autres cas, où il a vu des malades incommodés de nausées et de vomissements à la suite des plaies du bas-ventre sans issue de l'épiploon, lui firent juger que l'agacement de l'estomac pouvait venir sympathiquement du spasme et de l'irritation des parties dont la continuité était divisée, sans aucun tiraillement de cet organe par la portion étranglée de l'épiploon. M. Louis ne se détermina cependant point à laisser cette partie dans la plaie, sur la simple présomption que l'étranglement pouvait bien n'être pas la cause des accidents ; il fit essayer au blessé des positions capables de faire connaître si le tiraillement avait lieu ; mais la plus parfaite extension du tronc n'ayant produit aucune sensation douloureuse de la plaie à l'estomac, M. Louis prit le parti de conserver l'épiploon dans la plaie, estimant que cette conduite qui avait réussi plusieurs fois méritait la préférence, parce qu'elle était moins douloureuse, et qu'elle n'expose point ordinairement les blessés à la hernie ventrale. Les saignées, les fomentations émollientes, les lavements et le régime convenable, ont en effet calmé les accidents, et ont hâté la réunion de la plaie, qui s'est faite peu de temps après, en coupant la portion de l'épiploon au-dessous de la ligature. — La position qu'on a essayée pour juger si les accidents venaient du tiraillement de l'estomac pouvait être utile pour faire rentrer la portion d'épiploon que l'action des doigts pouvait réduire. Paul d'Ægine, dans les plaies du bas-ventre avec issue de l'intestin, recommande, après la dilatation de la plaie, que le blessé s'incline à la renverse, si la plaie est à la partie inférieure de l'*abdomen;* qu'il se courbe en devant, si la plaie est à la partie supérieure; et qu'il se panche sur les côtés, à droite ou à gauche, à l'opposé de la plaie des parties latérales.

(II<sup>e</sup> *Observation, par feu M. Martin.)*
Feu M. Martin, membre de l'Académie, a donné une observation qui montre combien il faut être attentif sur les accidents sympathiques dans les plaies du bas-ventre. Un homme avait une plaie à l'hypochondre droit, dont il était sorti une portion d'épiploon du volume du poing. M. Martin le fit rentrer : cette réduction, les saignées répétées, et tous les secours convenables en pareil cas, ne furent point cesser d'abord les vomissements, qui avaient été le premier accident de cette blessure. Il survint un hoquet le troisième jour : la fièvre redoublait toutes les nuits. Le huitième jour, tous les accidents commencèrent à devenir moindres, et ils se dissipèrent par la continuation des secours appropriés, à l'exception du hoquet presque continuel, et qui devenait plus violent à mesure que les autres accidents disparaissaient : il augmenta même par la suite à un point que le malade fut plusieurs fois en danger d'être suffoqué par l'interception des mouvements de la respiration. On essaya plusieurs calmants et sédatifs sans succès : enfin M. Martin, voyant ces choses dans l'état le plus fâcheux, lui fit prendre, le douzième jour au soir, dix grains de camphre en une seule prise. Le malade fut fort agité pendant toute la nuit ; le hoquet le tourmenta jusqu'à cinq heures du matin, que ce mouvement commença à diminuer. Vers les sept heures, le malade s'endormit ; et après quelques heures d'un sommeil assez tranquille, il se réveilla délivré entièrement du hoquet. Si l'épiploon avait été conservé dans la plaie, on n'aurait pas manqué de lui attribuer tous les symptômes conséculifs causés par l'irritation convulsive du diaphragme, à la suite de cette plaie. Les deux observations que je viens de rapporter, utiles par elles-mêmes, serviront encore, dans l'examen des inconvénients de la ligature de l'épiploon, à nous tenir en garde pour ne pas lui attribuer ceux auxquels elle n'aurait pas donné lieu.

La doctrine la plus généralement reçue sur cette opération prescrit la nécessité de tirer l'épiploon en dehors suffisamment, pour voir la partie saine, de crainte de faire la ligature trop bas et dans la partie altérée. Mais si l'on fait attention à la délicatesse de l'épiploon, on connaîtra que ce précepte ne peut pas être suivi dans la plupart des cas. On sait avec combien de ménagement il faut manier cette membrane, lorsqu'on veut réussir à la souffler dans les préparations anatomiques; elle se déchire très-facilement. Ainsi il y a beaucoup de risque à le tirer quand la portion sortie est froide et livide. La ligature ne pourra donc jamais être pratiquée, sans de grands inconvénients, qu'un peu au-dessus de la partie qu'on découvre à l'extérieur. Mais si cette partie, qui doit être étranglée par la ligature, est enflammée, peut-on espérer que cette ligature fasse un bon effet? Je n'entends pas examiner dans ce moment s'il est possible de l'éviter ; je ne fais attention qu'aux effets qui doivent résulter de la ligature, la nécessité de la faire étant supposée. Je dis donc que si l'on étrangle dans une anse de fil une portion de l'épiploon enflammée, l'inflammation doit faire des progrès, et le malade risque de périr ; on en sent assez les raisons; elles sont exposées dans les principes de la chirurgie sur les inflammations en général. Il y aurait bien moins de danger si la ligature était pratiquée sur une portion de l'épiploon qui ne serait pas susceptible d'être ranimée par la chaleur des entrailles. Ce n'est peut-être que dans ces cas-là qu'elle a réussi sans le moindre inconvénient. Ce que la plupart des praticiens ne feraient que par nécessité a été proposé comme un dogme par un des plus excellents chirurgiens que nous connaissions. Fabrice d'Aquapendente dit que, dans le cas où la portion d'épiploon sortie dans une plaie du bas-ventre serait devenue froide, noire ou verte, il faut le lier auprès de la partie chaude, et retrancher ce qui est corrompu. L'auteur, comme on voit, prescrit, pour la rescision de l'épiploon, la même méthode qu'il suivait dans l'amputation des membres; et nous verrons que les modernes se sont fait honneur, sur la question qui nous occupe, d'avoir proposé un procédé utile, fondé sur les mêmes principes. Je pourrais exposer les mauvais effets de la ligature de l'épiploon dans plusieurs faits que j'ai observés dans les hôpitaux, et qui sont à la connaissance de tous ceux qui ont voulu y donner attention. Je me contenterai de rapporter les observations suivantes.

(III<sup>e</sup> *Observation, par l'auteur du Mémoire.*) J'ai fait l'opération à un homme de trente-cinq ans, qui avait tous les symptômes et accidents qui sont la suite de l'étranglement de l'intestin dans un bubonocèle. La tumeur n'était cependant formée que par une portion considérable de l'épiploon : il était d'un rouge livide. Ne voyant pas que la masse considérable qui formait cette tumeur pût être réduite dans le ventre sans beaucoup de risque, je me déterminai à faire la ligature de l'épiploon au niveau de l'anneau, et je retranchai ce qui était au-dessous. Malgré tous mes soins, le hoquet et le vomissement subsistèrent, le pouls s'affaiblit, les sueurs froides parurent, et le malade mourut trente-six heures après l'opération. L'omission de la ligature n'aurait probablement pas empêché ce triste événement ; mais il est certain qu'elle ne pouvait pas contribuer à la cessation des accidents. L'ouverture du cadavre fit voir l'épiploon gangréné ; l'estomac et les intestins étaient dans l'état d'inflammation qui annonce une disposition gangréneuse.

(IV<sup>e</sup> *Observation, par M. Pouteau, correspondant de l'Académie.*) M. Pouteau le fils, chirurgien en chef de l'Hôtel-Dieu de Lyon, a envoyé à l'Académie une observation semblable, quant à l'événement, mais qui renferme une circonstance remarquable sur le mauvais effet de la ligature. Quoique M. Verdier ait fait usage de cette observation, dans son Mémoire sur deux plaies considérables dans le même sujet, je suis obligé d'en rappeler ici les principales circonstances pour appuyer la doctrine que j'essaie d'établir. M. Pouteau, après avoir fait la réduction de l'intestin dans l'opération d'une hernie, crut devoir faire la ligature de l'épiploon, parce qu'étant d'un volume considérable, il aurait fallu faire une trop grande incision à l'anneau pour pouvoir le réduire. Le malade fut soulagé sur-le-champ des accidents qui étaient l'effet de l'étranglement de l'intestin ; mais peu de temps après, il se plaignit d'une douleur dans le ventre, et malgré les secours qu'on lui donna, il mourut, trente-six heures après l'opération, de la gangrène de l'épiploon, comme l'ouverture du cadavre l'a démontré. Le mauvais effet de la ligature est si marqué dans ce cas, que M. Pouteau ne l'a plus pratiquée depuis, et

il s'est très-bien trouvé d'avoir changé sa méthode. — On pourrait attribuer ces désordres consécutifs à la disposition inflammatoire de l'épiploon, ou à la quantité de cette membrane qu'on a embrassée dans la ligature ; ils sont également dangereux, qu'on en lie une grande quantité, comme dans l'observation précédente, ou une petite, comme dans la suivante.

(V<sup>e</sup> *Observation, par M. Dupont.*) M. Dupont trouva, en faisant l'opération d'une hernie entéro-épiplocèle, une portion d'épiploon qu'il estima être du poids d'une livre, et qui commençait à se putréfier. Il la retint dans la plaie, après avoir réduit l'intestin : les choses allèrent très-bien, et une grande partie de l'épiploon, que M. Dupont n'aurait pu se dispenser de comprendre dans la ligature, s'il l'eût pratiquée, rentra naturellement. La suppuration avait entièrement détaché le quatorzième jour la portion qui n'avait pu se revivifier ; il n'en restait au bord de l'anneau qu'environ un demi-pouce de la grosseur d'une plume à écrire. M. Dupont espérait que ce reste d'épiploon ferait corps avec la cicatrice extérieure ; mais au lieu de se déprimer, il augmenta un peu de volume, et s'allongea insensiblement, jusqu'à faire environ deux pouces et demi de saillie au-dehors. — M. Dupont, par le conseil de M. Chauvin, qui avait assisté à l'opération, fit, le vingt-septième jour, la ligature de cette portion extérieure de l'épiploon. Deux heures après, le malade eut des nausées ; au bout de quatre heures, il vomit la boisson qu'on lui donna : M. Dupont, appelé huit heures après le pansement, suspendit l'usage de toute espèce d'aliment pendant vingt-quatre heures, et prescrivit, pour toute boisson, de la limonade un peu chargée qu'on ne donnait qu'en petite quantité à la fois. Les envies de vomir cessèrent au bout de vingt-quatre heures, sans doute parce que la portion d'épiploon liée s'étant flétrie, la ligature n'agissant plus comme un corps irritant sur cette membrane graisseuse, l'agacement spasmodique de l'estomac devait cesser. Tout prouve contre la ligature dans ce fait ; la portion liée était peu considérable, et son séjour dans l'anneau depuis vingt-sept jours, sans le moindre accident, fait connaître que c'est à tort qu'on croirait que les accidents fâcheux survenus après la ligature, avaient pour cause non la constriction du fil, mais la pré sence de la portion liée dans l'anneau, ou à l'orifice de la plaie qui lui a donné issue.

Les auteurs ont recommandé expressément la réduction de l'épiploon après la ligature ; mais cette ligature sera toujours dangereuse, si elle est faite sur une portion d'épiploon enflammée ; tout le monde doit en convenir. On vient de voir les accidents qu'elle a produits sur une très-petite portion qu'on aurait pu couper sans le moindre inconvénient, et les expériences que j'ai faites pour m'assurer des effets de la ligature confirmeront ce que les faits de pratique ne montreraient qu'imparfaitement, faute de pouvoir être assez multipliés, et de présenter des dispositions assez variées.

( *Expériences.* ) M. Louis, à qui j'avais communiqué mes idées sur la ligature de l'épiploon, m'a conseillé ces épreuves, et nous les avons faites conjointement sur des chiens. La plupart ont donné des marques de sensibilité lorsqu'on serrait la ligature : cette circonstance n'est pas inutile à observer. La ligature faite, j'ai retranché la portion d'épiploon qui était au-dessous, et j'ai réduit dans le ventre la partie liée, avec la précaution prescrite par les auteurs de remuer et de secouer un peu l'animal, afin, disent-ils, que l'épiploon, remis dans la capacité de l'*abdomen*, puisse s'étendre sur les boyaux, comme s'il était susceptible de cette extension, lorsqu'il est réuni en un paquet par l'anse de la ligature. Les chiens les plus vigoureux ont eu l'air souffrant pendant deux ou trois jours ; ils ne marchaient point et ils mangeaient peu. Quelques-uns ont eu des vomissements le premier jour seulement : ceux auxquels nous avons laissé pendre l'épiploon hors de la plaie sans y faire de ligature, ceux mêmes dont nous avons manié rudement l'épiploon avant de le replacer dans le ventre sans le lier, n'ont point perdu l'appétit, leur agilité ordinaire n'a paru que fort peu diminuée pendant le premier jour, et ils ont fait ensuite toutes leurs fonctions. Je suis bien sûr que, dans les premiers, les accidents qui manifestaient le sentiment de douleur ne venaient ni du tiraillement de l'épiploon, ni de la présence de cette partie dans la plaie : d'ailleurs le séjour de l'épiploon dans la plaie ne produisait pas les mêmes symptômes chez les chiens qui n'avaient point cette membrane liée. C'est donc à la ligature qu'il faut attribuer les mauvais effets que nous

avons observés. Elle tombait ordinairement le sept ou le huitième jour ; les épiploons, laissés dehors sans ligature, se détachaient par portions, et la chute n'était complète qu'au bout de quinze ou dix-huit jours. J'ai nourri tous les animaux que j'ai soumis à mes expériences, jusqu'à la cicatrice parfaite de la plaie du bas-ventre : ils paraissaient tous se bien porter. J'en ai fait l'ouverture après les avoir fait étrangler. J'ai trouvé constamment tous les épiploons qui n'avaient point été liés, dans l'état naturel, à l'exception d'une adhérence au péritoine dans l'endroit de la plaie ; mais adhérence simple, sans dureté, ni aucune autre disposition contre nature. Quelque attention que j'aie prise dans la réduction de l'épiploon après la ligature, j'ai vu que l'adhérence à la partie intérieure de la plaie était la même ; mais dans tous, sans exception, l'épiploon formait au-dessus de l'endroit que la ligature avait serré un corps calleux, sans inflammation, du volume d'un petit œuf dans ceux à qui la ligature avait embrassé une assez grande portion d'épiploon, moindre dans d'autres, à proportion de la quantité qui avait été liée : ce tubercule que nous croyions simplement squirrheux, et formé principalement par l'épaississement de l'humeur adipeuse, contenait dans son centre un abcès bien caractérisé, rempli d'un pus épais et d'un blanc verdâtre. Ce n'est point là l'effet d'une disposition particulière chez quelques animaux ; cela ne s'est vu qu'à la suite de la ligature, et nous l'avons observé constamment sur tous ceux qui l'ont soufferte ; M. Recolin, qui a assisté trois ou quatre fois à ces ouvertures, a été témoin autant de fois du fait que nous avançons. Voilà donc des accidents consécutifs de la ligature, dont les mauvais effets ne se seraient manifestés que tardivement, et lorsqu'on aurait été dans la plus parfaite sécurité sur l'événement de l'opération : je crois que cela mérite beaucoup d'égard. Je ne prétends pas néanmoins établir ces expériences comme des faits contraires aux observations qui attestent la parfaite guérison des malades, après la ligature de l'épiploon. Peut-être dans ce cas, la partie étranglée était-elle dans une disposition favorable, sans être froide ni livide ; les sucs graisseux peuvent y avoir été déjà figés, de façon que la ligature sur une partie saine en apparence n'aura réellement porté que sur une partie où la circulation des sucs était déjà suspendue, et les malades ont dû leur salut à cette conjoncture ; du moins les faits que nous avons rapportés ne me paraissent pouvoir être conciliés qu'en établissant cette disposition en faveur du succès de la ligature, succès qui n'est pas d'ailleurs constaté par un assez grand nombre d'observations, tandis que tout ce qui peut porter quelque conviction concourt à en établir les mauvais effets.

( VIe *Observation*, *par M. Lamorier.* ) M. Recolin m'a fait part d'une opération faite à Montpellier par M. Lamorier, sous lequel il a fait ses premières études en chirurgie. Un jeune homme de vingt ans avait une tumeur qui se présentait sous la forme d'une hydrocèle, et M. Lamorier entreprit la cure radicale. L'incision faite, on reconnut que l'épiploon rempli d'hydatides formait la maladie. On en fit la ligature le plus haut qu'il fut possible, et la partie qui fut coupée pesait quatre onces deux gros. Quoique la disposition de cet épiploon ne parût point le rendre susceptible d'inflammation, cette opération fut suivie d'accidents très-fâcheux: une fièvre considérable, la tension du bas-ventre et une rétention d'urine mirent le malade en danger. On eut recours aux saignées et aux narcotiques pour calmer ces accidents. Le malade resta plusieurs jours sans pouvoir uriner qu'une heure après avoir pris du *laudanum*: on voulut essayer d'en éloigner les prises de quelques heures ; mais la douleur qui se faisait sentir à l'hypogastre obligeait d'y avoir recours au plus vite. Ce malade guérit néanmoins de l'opération. — Ce que nous avons dit sur les inconvénients de la ligature de l'épiploon paraîtra suffisant pour la faire rejeter de la pratique comme un usage dangereux. Plusieurs chirurgiens très-célèbres ont déjà pris ce parti. Dans le cas où l'épiploon serait atteint de mortification, feu M. Gunz et M. Sharp recommandent d'étendre cette membrane, afin de pouvoir couper la portion corrompue tout contre la saine avec des ciseaux, et de dessécher ce qui reste d'altéré avec des huiles essentielles aromatiques. Fabrice d'Aquapendente donne une méthode, suivant laquelle la ligature est évidemment inutile, puisqu'elle n'embrasse pas l'épiploon dans sa partie saine. La ligature a l'inconvénient de réunir en un point une membrane, qui, suivant sa destination naturelle, doit être étendue, libre et flottante sur les intestins. Celse ne parle point du tout de la ligature de l'épiploon : *Il faut*, dit-il, *l'examiner, et couper avec des ciseaux les parties qui peuvent être viciées, et replacer celles qui sont saines.* Lorsque la partie viciée s'étend jusque dans le ventre, cette opération est impossible ; mais la ligature, dans ces cas-là même, ne remédierait à rien ; et nous avons déjà fait des réflexions sur la pratique dangereuse de tirer l'épiploon en dehors pour découvrir cette partie saine. — On trouve même assez souvent dans les hernies une portion d'épiploon qui n'est point altérée, mais dont le volume est si considérablement augmenté, que la réduction en est impossible. L'observation de M. Dupont nous apprend que cette portion se dégorge, et peut ensuite rentrer, au moins en partie. Pourquoi donc retrancherait-on une partie qu'on peut conserver? Il y a de l'inconvénient à la lier ; et les accidents consécutifs de l'adhérence de l'épiploon montrent la nécessité de réduire cette membrane le plus qu'il est possible.

( VIIe *Observation, par M. Guérin.*) M. Guérin a vu à l'hôpital de la Charité un homme à qui on avait lié, dans une opération de hernie, une portion considérable de l'épiploon, menacée de gangrène. La plaie fut guérie en cinq semaines; mais le malade vomissait toutes les fois qu'il mangeait debout. Il était réduit à la sujétion de manger dans son lit, ayant les cuisses et les jambes fléchies; ce qu'on ne peut expliquer que par les adhérences de l'épiploon à l'anneau, qui tiraillaient l'estomac lorsque ce viscère était rempli d'aliments, ce que cet homme évitait en prenant une situation qui relâche l'épiploon. Cette incommodité pourrait bien être la suite de l'attention trop long-temps continuée de faire tenir les malades, après l'opération, les cuisses et les jambes fléchies.

· ( VIIIe *Observation, par M. de la Faye.* ) M. de la Faye a fait, en 1740, l'ouverture du corps d'une femme qui avait été opérée d'une hernie plusieurs années auparavant. Depuis ce temps, elle n'avait pas joui d'une bonne santé. Son estomac avait été dérangé dans ses fonctions. L'épiploon était adhérent à l'anneau, et l'estomac, situé presque perpendiculairement, avait perdu sa figure ; il avait pris la forme d'un très-gros intestin.

( IXe *Observation, tirée des Mémoires d'Edimbourg.* ) On lit dans les Mémoires de la Société d'Edimbourg une observation à peu près semblable, sur un dégoût et une atrophie, causés par le déplacement de l'estomac, à l'occasion d'une adhérence de l'épiploon dans le scrotum; cette observation est de M. Lowis, membre du collége de médecine de cette ville. Ces deux observations ne font que confirmer celle de Vésale, qui rapporte, dans son Anatomie, un fait pareil sur le déplacement de l'estomac par la hernie de l'épiploon qu'il trouva du poids de quatre à cinq livres. — Ces observations montrent la nécessité d'une réduction exacte de l'épiploon, à moins que l'ancienneté de la hernie ne fasse connaître que le tiraillement consécutif n'est point à craindre. Or, dans le cas où la réduction sera nécessaire, s'il faut retrancher une portion de l'épiploon dans laquelle la circulation n'est point dérangée, se dispensera-t-on de la ligature? Le cas que je propose se présente journellement dans la pratique. Il est certain qu'on n'a jamais fait la ligature que dans la crainte de l'hémorrhagie.

(X<sup>e</sup> Observation, par M. Caqué, correspondant de l'Académie.) M. Caqué, chirurgien en chef de l'Hôtel Dieu de Reims, a communiqué à l'Académie des observations bien capables de dissiper cette crainte. Dans neuf opérations différentes, il assure avoir coupé l'épiploon dans la partie saine sans ligature, et qu'il n'en est résulté aucun accident.—Je l'ai déjà dit: la portion qui est immédiatement au-dessus de la partie froide et livide n'est pas toujours exempte d'altération, quoique fort saine en apparence, et la section peut n'y avoir aucune mauvaise suite; mais, dans le cas où l'humidité, la chaleur de l'épiploon, et la couleur vive du sang qui paraît à travers ses vaisseaux, feront connaître que les humeurs vivifiantes circulent dans sa substance, au-dessus de l'adhérence et dans l'endroit où il faudrait couper, n'aurait-on pas la ressource de pouvoir retenir, un jour ou deux, cette portion dans l'anneau, et d'arrêter l'hémorrhagie de ces petits vaisseaux en les touchant avec de l'esprit de térébenthine? on ferait ensuite la réduction sans aucun risque. La situation convenable des malades ne doit pas être négligée; elle est capable de prévenir des adhérences fâcheuses qui se font malgré l'exacte réduction. Je crois avoir démontré les dangers et les inconvénients de la ligature de l'épiploon, dans tous les cas où

l'on a cru ce moyen utile. C'est l'objet principal que je m'étais proposé dans ce Mémoire.

---

## MÉMOIRE SUR L'ABUS DES SUTURES; par M. PIBRAC.

Les chirurgiens zélés pour le progrès de leur art, toujours occupés du soin de perfectionner les opérations utiles ou d'en inventer de nouvelles, n'ont pas moins montré de sagacité en en proscrivant absolument plusieurs. Cette sage réforme a eu principalement lieu dans le traitement des plaies qui exigent la réunion: les livres modernes ne font plus mention de plusieurs espèces de sutures décrites dans les ouvrages de nos prédécesseurs. On convient même unanimement d'un principe général; c'est qu'elles ne doivent être admises dans la pratique que lorsqu'il ne serait pas possible de maintenir les lèvres de la plaie rapprochées par la situation et à l'aide d'un bandage méthodique; mais je crois que ces circonstances sont extrêmement rares. — L'objet de ce Mémoire est de prouver qu'on peut restreindre l'usage des sutures, en étendant le principe reçu au plus grand nombre des cas qui peuvent se présenter. Les observations que je rapporterai sur l'efficacité du bandage dans plusieurs occasions où l'on aurait pu pratiquer la suture, sans déroger aux règles ordinaires; le détail des inconvénients qui peuvent résulter de cette opération; enfin l'examen des ressources de la nature, lorsque les sutures qu'on avait cru nécessaires ont manqué leur effet, seront autant de moyens que l'expérience fournira, pour établir qu'il n'y a presque point de cas où l'on ne puisse, et par conséquent où l'on ne doive se dispenser de faire des sutures: je ne négligerai point de m'autoriser du suffrage des auteurs qui ont eu la même idée, et à laquelle il paraît qu'on n'a pas donné assez d'attention; j'espère que toutes ces preuves réunies pourront ramener les partisans de la suture à la méthode que je propose, plus douce et préférable à tous égards.

§ I<sup>er</sup>. Plaies du bas-ventre. — ( I<sup>re</sup> Observation, par l'auteur. ) M. de \*\*\*, officier réformé, après un souper dans lequel il avait bu immodérément, reçut d'un soldat du guet un coup de baïonnette à la jambe, et un autre dans le

22,

bas-ventre, du côté gauche, à deux travers de doigts au-dessus et à côté de l'ombilic. Je ne parlerai que de cette dernière blessure, pour ne point m'écarter de mon objet. Le blessé fut porté chez moi : il avait beaucoup vomi, et était tourmenté d'un hoquet continuel ; je trouvai hors de la plaie une portion de l'épiploon plus grosse qu'un œuf de poule d'Inde, qui était étranglée : ce qui n'arrive pas ordinairement dans une division aussi étendue. — Après avoir fomenté cette portion de l'épiploon pour y ranimer et entretenir la chaleur naturelle, je fis la dilatation de la plaie suivant les règles de l'art, et n'ayant trouvé aucune altération à l'épiploon, je le réduisis dans la capacité du ventre. — La plaie des téguments avait alors plus de trois grands travers de doigts de longueur, et celle du péritoine à peu près la moitié de cette étendue. Ces dimensions auraient pu déterminer un chirurgien, moins persuadé que moi de l'inconvénient des sutures, à pratiquer la gastroraphie ; je ne jugeai pas à propos de la faire. Les lèvres de la plaie furent rapprochées et maintenues dans cet état par des compresses appliquées aux parties latérales du ventre suivant la direction de la plaie ; j'en mis d'autres faites d'un linge plus fin sur la plaie ; elles avaient été trempées dans un mélange d'eau simple et d'eau-de-vie, dans lequel j'avais fait battre quelques blancs d'œufs ; le bandage de corps et le scapulaire servirent à contenir tout l'appareil. — L'ivresse du malade ne me parut point une contre-indication pour la saignée. On lui en fit trois depuis minuit jusqu'à cinq heures du matin ; le hoquet fut calmé par l'effet de la première. A sept heures, le blessé se réveilla fort surpris de se trouver dans un endroit qu'il ne connaissait pas, et à la garde de deux hommes qui lui tenaient chacun une main : c'étaient deux élèves en chirurgie que j'avais eu soin de placer à côté de lui, dans la crainte que, dans l'agitation de la nuit, il ne dérangeât l'appareil que j'avais posé avec la plus grande attention dont j'avais été capable, et duquel j'espérais la réunion de la plaie. Je tranquillisai le malade autant qu'il pouvait l'être par l'espoir d'une prompte guérison ; il n'avait aucune idée de tout ce qui lui était arrivé. — Il était tourmenté d'une soif excessive ; pour l'apaiser, je lui fis boire un verre d'eau pannée, qu'il vomit presque sur-le-champ ; il prit

quelque temps après un verre d'eau de poulet, qu'il ne garda point non plus ; pour modérer la soif, j'eus recours à l'expédient de ne faire prendre qu'une petite quantité de boisson à la fois, et d'en réitérer les doses de temps en temps : le malade but alternativement de l'eau de poulet et de l'eau pannée ; par ce moyen l'estomac ne fut point agacé par le poids de la boisson, et les vomissements cessèrent tout-à-fait. Le jour suivant, le malade fut mis au bouillon et à la tisane, suivant l'usage ordinaire.

Je ne levai l'appareil que le troisième jour ; je m'étais contenté jusque-là de resserrer le bandage de corps dans les endroits où il me paraissait s'être un peu relâché : je ne touchai point aux compresses latérales. Je trouvai l'extérieur de la plaie presque réuni ; mais comme il était essentiel que la réunion se fît également bien dans toute l'épaisseur des parties divisées, je pansai le blessé avec les mêmes précautions que dans le premier appareil ; je continuai le même pansement toutes les vingt-quatre heures pendant douze jours. Je commençai alors à diminuer les compresses latérales, et je pansai ainsi le malade pendant un mois, aimant mieux m'assurer de la solidité de la réunion par un excès de précaution, que de risquer, par un bandage plus négligé, de ne point parvenir au but que je m'étais proposé. Je pourrais rapporter deux autres cures peu différentes de celle-ci dans lesquelles j'ai eu le même succès ; mais le détail que j'en donnerais ne serait qu'une répétition inutile du procédé que j'ai décrit.

(II<sup>e</sup> *Observation, par* M. *Vacossain, maître-chirurgien à Abbeville.*) M. Vacossain, maître en chirurgie à Abbeville, a fait part à l'Académie d'une observation qui a quelque rapport à la mienne. Un homme reçut un coup de baïonnette qui pénétrait dans le bas-ventre, entre les deux dernières fausses-côtes, avec issue d'une portion considérable de l'épiploon ; M. Vacossain en fit la réduction ; la situation de la plaie entre deux côtes ne permettait pas, à la vérité, qu'on fît l'opération connue sous le nom de gastroraphie ; mais il ne fit pas même de suture aux téguments, et le malade guérit parfaitement. — Il arrive fort rarement au bas-ventre une plaie aussi considérable que celle qu'on est obligé d'y faire pour l'extraction d'un enfant à terme dans l'opération césarienne, et on y a toujours pratiqué la suture.

(IIIe *Observation*, *par M. Caqué*, *correspondant de l'Académie à Rheims.*) M. Caqué, chirurgien en chef de l'Hôtel-Dieu de Rheims, a communiqué à l'Académie un fait qui prouve à la fois le danger et l'inutilité de la suture après l'opération césarienne. Cet habile chirurgien nous apprend que les points qu'on avait faits dans ce cas, pour la réunion de la plaie, ayant manqué, l'on avait guéri la malade par la simple application du bandage ; on aurait donc pu se dispenser de la suture ; on aurait épargné à la malade et la douleur de cette opération, et le déchirement encore plus douloureux qui a fait manquer les points. — L'exemple le plus frappant que nous ayons sur la réussite de l'opération césarienne, et qui s'est passé sous les yeux de plusieurs membres de l'Académie, montre l'inconvénient des points de suture (1). On rapporte que quelques jours après l'opération, la suppuration s'établit, et que les vidanges sortirent par la plaie : mais on paraît avoir négligé de faire remarquer que de trois points de suture, deux manquèrent en déchirant les parties comprises dans l'anse du fil ; on réunit la plaie par le bandage, et la malade guérit ; elle jouit encore aujourd'hui d'une parfaite santé. — Les partisans de la suture pourraient chercher à éluder les conséquences que je tire des faits multipliés où cette opération a manqué son effet, en rejetant le défaut de succès sur la manière peu méthodique avec laquelle elle a été pratiquée : c'est sous ce point de vue qu'on pourrait envisager une observation insérée dans le premier volume des Mémoires de l'Académie, page 640. On y fait le détail d'une opération césarienne, après laquelle la plaie fut réunie par le moyen de quelques points de suture. Trois jours après, les sutures se rompirent ; le chirurgien voulut en substituer d'autres ; mais la malade s'y opposa, parce qu'elle avait senti beaucoup de douleurs lorsqu'on fit les premières. On ajoute qu'on s'était servi pour cela d'une grosse aiguille à coudre. Mais cette circonstance n'empêche point que cette observation ne soit très-concluante en faveur du sentiment que je soutiens ; car la plaie, malgré le délabrement qu'elle avait souffert, et qui l'avait rendue livide pendant plusieurs jours,

étant ensuite devenue vermeille, fut entièrement consolidée au bout de trois semaines : on aurait pu se flatter d'une guérison plus prompte si la plaie n'eût point été fatiguée inutilement par plusieurs points de suture.

(IVe *Observation*, *par M. Pipelet*, *chirurgien à Coucy-le-Château.*) M. Pipelet, lieutenant de M. le premier chirurgien du roi, à Coucy-le-Château, nous a fait part d'une observation sur une plaie pénétrante de l'abdomen, à deux travers de doigts de l'ombilic, avec issue d'une portion de l'épiploon, qu'il réduisit sur-le-champ. La plaie était transversale et longue d'un grand pouce. M. Pipelet fit deux points de suture enchevillée pour la réunir. Le hoquet et le vomissement qui avaient paru dès l'instant de la blessure, continuèrent, malgré les saignées et les autres secours convenables. Le quatrième jour, la plaie était enflammée et fort douloureuse : on jugea prudemment qu'il fallait couper la suture et abandonner la plaie à des pansements simples, pour diminuer la tension et le gonflement. L'effet répondit à l'intention : dès le moment que la plaie cessa d'être gênée par les points de suture, le malade se trouva soulagé ; les accidents diminuèrent à mesure que la suppuration s'établissait : au bout de huit jours, le blessé fut tout-à-fait hors de danger, et la plaie se cicatrisa. — On ne peut attribuer dans ce cas les accidents qu'à la suture : aucune circonstance étrangère n'a contribué à la faire manquer. La continuation du vomissement doit plutôt paraître un effet de l'irritation occasionnée par la suture qu'une cause capable de la déchirer ; c'est une remarque à laquelle on peut d'autant moins se dispenser de faire attention, que quelques auteurs, qui ont rapporté des faits dont on tire naturellement des inductions contre l'usage des sutures, semblent trouver la raison des accidents qui en ont résulté dans les causes extérieures qui n'avaient aucun rapport avec la plaie. L'un rapporte que la suture a manqué son effet dans l'opération césarienne, parce que la malade avait été fatiguée par une toux opiniâtre ; l'autre rejette le mauvais succès d'une opération de bec de lièvre sur l'inadvertance d'un homme qui avait râpé du tabac auprès du lit du malade, ce qui le fit éternuer quinze ou vingt fois avec violence, etc. Mais je ne veux point donner prématurément mes réflexions sur l'abus des sutures dans les

_____

(1) Volume des Mémoires de l'Académie royale de chirurgie, in-12, part. III, p. 253.

plaies des lèvres ; je dois conclure des exemples dont j'ai fait mention sur les plaies du bas-ventre, qu'ils doivent paraître suffisants pour faire proscrire les sutures du traitement de ces sortes de plaies. — On doit néanmoins en excepter quelques-unes, et surtout les plaies transversales qui auraient une étendue considérable.

(V<sup>e</sup> *Observation, par M. Louis.*) M. Louis nous a dit avoir vu une femme qui avait eu le ventre ouvert transversalement d'un côté à l'autre par un coup de corne de taureau. Le chirurgien avait fait dix-sept points de suture pour procurer la réunion de cette énorme division ; si la suture a été indispensable dans ce cas, on peut, je pense, assurer qu'on aurait pu se dispenser d'en multiplier les points autant qu'on l'a fait. Le succès ne doit point servir à autoriser un semblable abus.

(VI<sup>e</sup> *Observation, par feu M. Gérard.*) Feu M. Gérard a pansé un homme à qui un coup de sabre avait coupé transversalement les muscles droits à la région hypogastrique ; les intestins sortaient par la plaie : c'était une vraie éventration. M. Gérard fit coucher le malade sur le dos, il réduisit les intestins dans la capacité du ventre, il plaça plusieurs oreillers pour relever les fesses et les épaules, afin de courber l'épine du dos et de relâcher les muscles du bas-ventre : cette situation maintenait les parties divisées dans le rapprochement nécessaire pour la réunion. M. Gérard ne fit point de suture ; le bandage et la bonne situation suffirent, la guérison fut prompte. — Ce célèbre chirurgien a fait part de cette cure dans une assemblée du collége de chirurgie, en interrogeant un de nos candidats : ce fait de pratique est digne de remarque.

§ II. *Bec de lièvre.* — La réunion de la plaie qui résulte de l'opération du bec de lièvre, ou de l'extirpation d'un cancer aux lèvres, a toujours paru exiger la suture ; la pratique en a même consacré une espèce particulière à ce cas ; on la nomme suture entortillée. Elle contient plus fortement que la suture entrecoupée simple ; et j'ose assurer que c'est la résistance qu'offre la suture entortillée qui la rend plus nuisible. On a imaginé cette suture pour contenir avec plus d'efficacité ; on a cru que cela était nécessaire à raison de la déperdition de substance ; mais c'est précisément à cause de la déperdition de substance que cette suture

devient un moyen fautif : j'en trouve l'aveu positif dans les expressions mêmes des praticiens qui ont employé la suture sans inconvénient, parce qu'ils ont pris des précautions qui en ont prévenu les mauvais effets ; et ces précautions, c'est le bandage qui les leur a fournies. Voici comment M. de la Faye s'exprime dans le premier volume des Mémoires de l'Académie, au sujet d'une opération de bec de lièvre très-compliqué, in-12, part. 3, pag. 187... « Plus les parties de la lè- » vre sur laquelle j'opérais laissaient » d'intervalle entre elles, plus je devais » craindre leurs efforts sur les épingles : » ainsi il fallait que l'appareil aidât les » épingles à leur résister ; car c'est sou- » vent de là que dépend le succès de ces » opérations...... Voilà qui est formel. » De cette réflexion, qui est très-judicieuse, il n'y a qu'un pas à faire pour apercevoir la nécessité de proscrire absolument la suture, du moins dans le plus grand nombre des cas ; car je ne veux point outrer la doctrine que j'embrasse, et je sens qu'il n'est pas possible de prévoir toutes les circonstances qui pourraient faire quelque exception à la règle que je crois devoir être établie.

On lit dans le même Mémoire que je viens de citer, sur les becs de lièvre venus de naissance, une seconde observation de M. de la Faye, page 190, dans laquelle des circonstances étrangères à l'opération firent manquer les points de sutures avec déperdition de substance, des languettes d'emplâtre agglutinatif réparèrent tellement le désordre, et corrigèrent si bien la difformité, ce sont les propres termes de l'auteur ( page 194, *ibid.*), qu'il ne parut presque pas que l'on eût fait l'opération. — Nous rappellerons ici une observation très-importante, citée dans le même Mémoire. M. Quesnay en est l'auteur. Il y est question d'un bandage de son invention, fait d'un morceau de baleine, plat, large et souple, auquel doivent être attachées des languettes d'emplâtre d'André de la Croix, et qu'on recouvre d'une bande unissante pour tenir fermement les parties rapprochées jusqu'à ce que la plaie soit parfaitement réunie. M. Quesnay s'est servi de ce bandage dans un bec de lièvre dont les bords étaient extrêmement écartés : une des aiguilles avait manqué, et avait laissé à la partie inférieure de la plaie un déchirement qui empêchait qu'on pût y appliquer, ou du moins que très-difficilement, une autre aiguille. M. Quesnay y suppléa parfaitement par le moyen de son bandage. Le succès de cette méthode, qui fut très-heureux et très-prompt, amène naturellement une conséquence bien simple, et que je crois sans réplique. Le bon effet du bandage appliqué après le déchirement de la lèvre aurait été produit avec bien plus de facilité, si l'on y avait eu recours d'abord ; le malade n'aurait pas souffert et la douleur de l'opération et celle du déchirement ; il n'aurait pas été exposé aux accidents qui auraient pu en résulter, ni au risque d'une difformité permanente et incurable, dont il n'y a que trop d'exemples. — Le bandage est un moyen plus doux que la suture ; et puisqu'il peut en réparer efficacement les désordres, quelle raison aurait-on de ne le regarder que comme une ressource dans ce cas ? Pourquoi n'en pas faire le moyen capital et primitif de la réunion des plaies des lèvres, même avec déperdition de substance. — Je rapporterai ici, pour preuve confirmative des réflexions que je viens d'exposer, une observation de M. Boscher.

(VIIᵉ *Observation, par M. Boscher.*) Un enfant de trois ans s'était fendu la lèvre supérieure dans une chute ; M. Boscher, qui fut appelé, fit deux points de suture qui échappèrent quelques jours après. Cet accident l'embarrassa ; et comme c'est le propre du talent de se défier toujours de lui-même, M. Boscher eut la prudence de consulter un habile praticien sur le parti qu'il y avait à prendre dans cette circonstance. L'avis fut de laisser cet enfant dans cet état, jusqu'à un âge plus avancé, et qu'alors on lui ferait l'opération du bec de lièvre. M. Boscher fit des réflexions sur l'état de son malade et sur le résultat de la consultation ; il pensa judicieusement que, comme la plaie suppurait encore, le bandage pourrait maintenir les lèvres intimement collées l'une à l'autre ; il essaya ce moyen, et il réussit. La guérison fut prompte, et ne laissa aucune difformité.

(VIIIᵉ *Observation, par M. de Garengeot.*) M. de Garengeot a été appelé pour une demoiselle qui avait reçu un coup de pot de faïence, dont elle eut la lèvre supérieure fendue depuis la narine du côté droit jusqu'à la bouche. Les deux lèvres de la plaie étaient gonflées et fort écartées, de manière que l'on apercevait les dents et les gencives ; il voulut pratiquer la suture ; mais la malade sentit une si vive

douleur au premier point d'aiguille, qu'elle se retira tout d'un coup, et qu'elle manqua tomber à la renverse. Elle ne voulut point permettre que l'on réunît la plaie par la suture, aimant mieux rester avec la difformité d'un bec de lièvre que de se soumettre à de nouveaux points d'aiguille. M. de Garengeot prit le parti de tenter la réunion par un bandage ; il l'appliqua méthodiquement ; et cette demoiselle fut guérie deux jours après.

§ III. *Des plaies de la langue.* — Les sutures ont prévalu dans presque tous les cas sur les autres moyens de réunion, parce qu'il a toujours été plus facile d'en faire usage que d'appliquer son esprit, dans des circonstances difficiles, à imaginer un bandage qui remplit, par un procédé nouveau, toutes les intentions de l'art et de la nature. Ambroise Paré, le premier auteur qui ait parlé expressément du traitement des plaies de la langue, rapporte trois observations de plaies à cette partie, auxquelles il a fait la suture avec succès. Elle avait été coupée entre les dents à l'occasion de chutes sur le menton. Ce grand praticien prescrit les précautions de tenir la langue avec un linge, de crainte qu'elle ne glisse pendant qu'on y fait la suture en dessus et en dessous, comme cela est nécessaire, lorsqu'ou croit devoir faire cette opération, et que toute l'épaisseur de la langue est coupée dans une grande étendue de sa largeur. Malgré cette précaution, la suture me paraît fort difficile à pratiquer, pour peu que la division soit éloignée de l'extrémité ; Ambroise Paré ne désespérait pas qu'on ne réussît à trouver un meilleur moyen. La cure que j'ai faite dans un cas de cette nature me paraît mériter une place dans ce Mémoire. Elle est naturellement liée à mon sentiment sur la proscription des sutures, et elle établira la possibilité de réunir les plaies, qu'on n'aurait peut-être pas cru pouvoir l'être par le moyen des bandages.

(IXᵉ *Observation, par l'auteur.*) Une demoiselle sujette à l'épilepsie depuis sa naissance, en a de fréquentes attaques ; elle est âgée d'environ dix-neuf ans ; il y en a quatre ans que, dans un accès très-fort, sa langue, qui se trouvait engagée entre les dents d'environ un travers de doigt de longueur, fut coupée obliquement depuis sa partie latérale jusqu'au bord ou environ de la partie latérale droite. Les dents étaient toujours serrées, et cette portion de la langue pendait presque sur le menton ; les mouvements convulsifs la faisaient vaciller et la portaient de droite à gauche. Appelé par les parents effrayés de cet accident, j'essayai d'abord inutilement d'ouvrir la bouche avec une cuillère; les assistants, avec toutes leurs forces, ne purent même assujettir la tête. Les mouvements convulsifs étaient insurmontables; je craignais toujours, et j'avais lieu de craindre, que la langue n'achevât d'être coupée. Il y a des exemples de cet accident par la cause dont nous parlons. — Je me hâtai donc de préparer un morceau de bois avec lequel je formai une espèce de coin, et après quelques efforts, je parvins à l'introduire entre les dents du côté droit, où le morceau de la langue tenait encore. Je le fis rentrer dans la bouche; mais il fut rejeté dehors deux ou trois fois avec l'écume que l'air de la respiration poussait. Pour remédier à cet inconvénient, je fis prendre un morceau de linge en double, et je le fis mettre transversalement, en forme de bande, entre les dents; cela fut exécuté par les assistants, tandis qu'avec le morceau de bois je tenais la bouche un peu ouverte, soin que je n'osais confier à personne. Je fis ensuite couper un bouchon de liége en deux pour le placer entre les dents; une moitié fut appliquée entre les canines, et l'autre fut placée fort avant entre les molaires; ce qui remplaça le coin de bois que je retirai.

Cette manœuvre me fatigua beaucoup, parce que les mouvements convulsifs continuaient. Ils durèrent encore plus d'une demi-heure; mais le morceau de bande, placé transversalement, avait retenu dans la bouche la portion de la langue coupée. Je pensai dès-lors à épargner à cette demoiselle les douleurs que la suture lui aurait causées; je fis faire une petite bourse de linge fin pour loger exactement la langue, et je trouvai le moyen de l'assujettir en l'attachant à un fil d'archal replié sous le menton, et qu'il était facile de fixer par deux rubans liés derrière la tête, à peu près dans la forme d'un bridon. Rien n'est plus commode que ce petit instrument pour réunir les plaies de la langue et maintenir cette partie sans craindre le moindre dérangement; il sera plus avantageux pour le malade, et plus aisé pour le chirurgien d'y avoir recours qu'à la suture. — La plaie en question guérit en peu de temps. Je ne l'avais fomenté qu'avec du vin, dans lequel j'avais fait fondre du miel rosat; la malade s'en rinçait la bouche de temps en temps. Quoique la guérison

fût parfaite au bout de huit jours, je fis porter encore ce bandage pendant dix jours pour plus grande sûreté. La petite bourse de toile, bien humectée, devient transparente et permet de voir l'état de la plaie; s'il s'amasse quelque espèce de limon dans le petit sac, il est aisé de le nettoyer avec un pinceau trempé dans le vin miellé, et d'entretenir par ce moyen la plaie toujours nette.

Dix-huit mois après sa guérison, la même personne eut un accès d'épilepsie encore plus fort, dans lequel elle se coupa la langue presque au même endroit. Cet accident arriva pendant la nuit; je fus appelé: la première tentative m'avait trop bien réussi pour ne pas tenir la même conduite; elle eut le même succès, mais avant la guérison, cette demoiselle eut encore une attaque d'épilepsie; elle n'avait point quitté le bridon, et on observa que les mâchoires n'avaient point été serrées par la convulsion. Les gouvernantes, qui ne perdent jamais la malade de vue, m'ont assuré qu'elles connaissaient souvent le temps auquel l'accès devait commencer; je leur recommandai de mettre le bridon dans ces occasions, et même de l'appliquer toutes les nuits par précaution, pour prévenir les accidents. Depuis qu'on a eu cette attention, l'on a vu avec surprise que, dans les accès qui sont fréquents, les dents ne se serrent plus, et qu'on n'est plus menacé d'aucun accident par cette cause. Pourrait-on croire que le bridon produisit cet effet? L'événement semble le démontrer; mais aucune raison physique ne m'éclaire sur une telle vertu, et je ne m'épuiserai point en conjectures pour lui faire honneur de cette prérogative; il est au moins vrai que cet instrument sera très-utile si l'on veut en faire usage dans le cas que j'ai cité, j'entends pour réunir les plaies de la langue; je ne l'ai présenté que sous ce point de vue.

§ IV. *Plaies transversales de la gorge.* — Les plaies transversales de la gorge méritent qu'on en fasse une mention expresse dans un Mémoire destiné à combattre l'abus des sutures. Tout le monde conviendra que la situation de la partie suffit pour rapprocher les lèvres de ces sortes de plaies; mais si la conduite contraire n'est montrée répréhensible par des exemples frappants, la bonne méthode ne passera qu'avec peine dans la pratique; nous avons assez d'exemples de la lenteur funeste avec laquelle les bons principes prennent chez les gens prévenus pour une manière d'agir sur certains points, ou inattentifs aux progrès de leur art. Magatus et Septalius s'étaient élevés en Italie contre l'usage des tentes et le tamponage des plaies; leur autorité ne put prévaloir sur la multitude des praticiens assujettis à une vieille routine. Belloste, après avoir éprouvé par des expériences réfléchies le mauvais effet des tentes, écrivit un excellent Traité contre leur usage; son zèle, tout éclairé qu'il était, n'eut pas tout le fruit qu'il devait s'en promettre; quelques chirurgiens ont continué de panser les plaies durement, et M. de Garengeot s'est cru obligé de crier contre cet usage et d'en reprendre les sectateurs, presque nommément, pour leur faire en quelque sorte une honte d'être livrés à une mauvaise pratique décriée avec tant de raison par les bons auteurs. — Qu'il nous soit permis de nous expliquer avec la même liberté sur l'abus des sutures dans les plaies transversales de la gorge. Le premier volume des Mémoires de l'Académie royale de chirurgie contient sur ce cas trois observations que je prendrai pour sujet de mes remarques; je ne blâmerai point les auteurs de la conduite qu'ils ont tenue, puisqu'ils y étaient autorisés par l'usage et par les préceptes établis d'après les grands maîtres; mais il n'en est pas moins certain qu'ils ont pratiqué la suture aussi inutilement qu'elle a été recommandée; c'est ce que nous verrons par leur propre exposé. Dans la première de ces trois observations rapportées, t. 1, part. III, p. 133 (édit. in-12), il est question d'un homme qui s'était fait avec un rasoir une plaie à la partie antérieure de la gorge; cette plaie s'étendait transversalement depuis la jugulaire externe du côté droit jusqu'à la jugulaire externe du côté opposé; le larynx était ouvert dans la même direction. La première intention du chirurgien fut de tenter la réunion de la plaie. Il en rapprocha les lèvres et les tint en place par quelques points de suture entrecoupée (ce sont les propres termes de l'observation), et par un bandage qui tenait le menton approché de la poitrine pour favoriser de toutes manières la réunion des parties divisées. Il survint des accidents qui obligèrent de couper les points de suture le troisième jour; on obtint la guérison par le bandage. Je suis convaincu que ce bandage seul aurait été suffisant, et que les sutures ont été inutiles pour la réunion. Pourquoi exposer

un malade à des opérations inutiles, quand même il ne pourrait en résulter aucun accident? — La seconde observation est à la suite de celle dont je viens de parler. Le fait était à peu près semblable; on rapprocha les téguments, on fit quatre points de suture entrecoupée, dans lesquels on ne comprit, dit-on, que la peau et les muscles.

La plaie, comme l'auteur de cette observation (1) l'avait prévu, fournit des suppurations abondantes par les intervalles des points de suture; il ajoute qu'il y avait à la lèvre inférieure de la plaie une dilacération qui formait une poche ou sac dans lequel les matières purulentes séjournaient; tout l'appareil fut contenu par un bandage qui, tenant la tête penchée en devant, tendait à maintenir les parties divisées rapprochées les unes des autres; dans ce cas, les quatre points de suture qui ne comprenaient que les téguments, ont certainement été superflus. Ces réflexions sont nécessaires afin que personne ne s'autorise de cette circonstance, qui n'est point essentielle au point de vue de l'académicien qui a fait usage de ces observations dans son Mémoire, pour croire qu'il faille se conformer à cette pratique. — M. de Garengeot (2) fut appelé pour voir un homme qui s'était fait avec un rasoir une grande plaie transversale de huit travers de doigts de longueur, entre les cartilages thyroïde et cricoïde; la partie supérieure de la trachée-artère fut entièrement coupée; l'œsophage fut divisé dans plus de la moitié de son diamètre; tous les muscles de la partie antérieure du cou, et la veine jugulaire externe gauche, furent totalement coupés. La section de tous ces muscles faisait que la tête du blessé était fort renversée en arrière, et que les lèvres de la plaie étaient très-éloignées l'une de l'autre. M. de Garengeot ne jugea pas à propos de faire de suture à la plaie; il crut que le simple bandage unissant qui maintiendrait la tête penchée en devant suffirait pour en procurer la réunion: le blessé fut guéri en dix-huit jours.

(Xᵉ Observation, de Tulpius.) Tulpius, fameux médecin, raconte dans la cinquantième observation de son premier livre, page 91, sixième édition, l'histoire d'un jeune homme mélancolique qui,

---

(1) Mémoire de l'Acad. royale de chir., t. I, part. III, p. 137.
(2) Ibidem, p. 153.

voulant se défaire soi-même, se coupa les cartilages de la trachée-artère. Un chirurgien, qui vint pour le panser, se hâta de faire quelques points de suture aux bords de la plaie; mais le jeune homme furieux déchira si inégalement la suture, qu'il n'était presque plus possible de la refaire; de sorte que le chirurgien rapprocha les lèvres de la plaie, appliqua l'emplâtre agglutinatif, et eut la satisfaction de la voir cicatrisée dans un mois, quoique le blessé se fût encore efforcé de déchirer la plaie et d'en empêcher autant qu'il pouvait la guérison.

§ V. *Plaies des tendons.* — Les anciens faisaient la suture des tendons; les mauvais succès de cette opération la firent abandonner, et la correction d'une aiguille que M. Bienaise y avait appropriée ne put en fixer l'usage dans la pratique. Les plaies des tendons, soit extenseurs, soit fléchisseurs des poignets et des doigts, se réunissent par la seule situation de la partie, aidée d'un bandage convenable; et la machine de M. Petit, pour la réunion du tendon d'Achille, sera toujours, par son utilité, l'éloge de ce célèbre praticien, qui connaissait bien tous les inconvénients, j'oserais même dire les dangers de la suture dans ce cas, et l'utilité d'un bandage qui, en tenant le pied invariablement en extension, et la jambe fléchie, empêche la rétraction des muscles jumeaux et solaire, et l'action de leurs antagonistes. Il n'y a donc que le bandage qui puisse prévenir les effets funestes d'une suture faite au tendon d'Achille, et le bandage doit suffire seul, puisqu'il tient les parties dans le rapprochement qui permet à la nature de les consolider. — MM. Andouillé et Sereis ont réuni, par le moyen du bandage, le tendon d'Achille qui avait été coupé en entier transversalement, et ce moyen, dont on a tant d'autres exemples, leur a parfaitement réussi.

§ VI. *Des plaies en général.* — Suivant ce principe, dont la raison et l'expérience sont les fondements, on peut juger de l'inutilité des sutures dans presque toutes les plaies. Si elles intéressent les muscles, plus la division sera profonde, plus il y aura à craindre que la suture ne manque son effet; et elle le manquera toutes les fois que le bandage n'empêchera point l'action rétractive de ces organes. Si les plaies n'intéressent que la peau et le tissu graisseux, les bandes d'emplâtre et le bandage, mis avec soin, offrent tous ce qui est nécessaire pour réunir la division. — La suture a souvent réussi, je ne prétends pas nier cette vérité; mais n'aurait-on pas pu obtenir le même avantage sans avoir recours à la suture? Voilà ce qu'il faudrait pouvoir nier pour établir la nécessité des sutures, dont l'on a vu d'ailleurs les inconvénients, même dans les cas les plus simples. En effet, la peau et la graisse que comprend l'anse du fil s'enflamment; il se fait un gonflement suivi de douleur; les saignées et l'application des remèdes les plus adoucissants ne calment pas toujours ces accidents; on voit sortir par les trous que l'aiguille a faits, et qui servent à loger l'anse du fil, une matière purulente; on se trouve obligé de couper ce fil et de le retirer. Si on le fait à temps, et qu'un bandage méthodique soutienne les parties, la plaie se tiendra réunie; mais si l'on tarde trop à supprimer la suture, la plaie se rouvrira. Le fil était un corps étranger qui avait causé tout le désordre; à peine est-il ôté, que le calme se rétablit; on ne fait point une nouvelle suture; le bandage procure la réunion des lèvres de la plaie, et l'on connaît qu'elle n'a été différée, cette réunion, que par les inconvénients que la suture avait déterminés, par les nouvelles plaies que font les points d'aiguille, par la gêne et le tiraillement des parties comprises dans l'anse du fil, par le gonflement de la peau et des chairs. Enfin, il y a peu de praticiens qui, pour peu qu'ils aient fait l'opération de la suture, ne se soient souvent trouvés dans l'obligation d'en couper les points pour faire cesser les accidents, même dans les blessures les moins considérables. Ceci n'est point l'effet d'une prévention qui grossit toujours les objets, c'est l'expérience qui m'a désabusé; j'ai pratiqué la suture, et je n'en ai pas toujours retiré les avantages que je m'en étais promis. Je me contenterai de citer à cet égard les deux observations suivantes.

(XI^e *Observation, par l'auteur.*) M. le chevalier de ***, brigadier des armées du roi, reçut un coup de sabre qui lui coupait le nez dans sa partie cartilagineuse, et la joue transversalement jusqu'à l'oreille; le nez tenait encore à la cloison des narines, tout auprès de la lèvre supérieure; le coup avait pénétré dans l'os de la mâchoire. Appelé au secours du blessé, je suivis l'usage ordinaire, je fis plusieurs points de suture, feu M. Guerin le père y était présent; il survint un gonflement très-considérable à la blessure, à toute la joue, et à l'œil du même côté, avec inflammation et douleur. Trois saignées, faites en quatorze heures de temps, n'empêchèrent point l'augmentation de ces accidents, je fus obligé de couper les points de suture, et d'avoir recours au bandage méthodique. Ce procédé fit cesser la douleur; le lendemain, à la levée de l'appareil, je trouvai l'inflammation dissipée, et le gonflement beaucoup diminué. La plaie fut pansée de la manière la plus simple, et la guérison fut prompte. — J'ai remarqué que dans l'usage de la suture faite pour la réunion des plaies du visage, il se forme, dans l'intervalle d'un point à l'autre, un bourrelet dur et élevé, qui est long-temps à s'affaisser. L'impression du fil reste sur la peau, et l'on porte toute la vie les marques ineffaçables de la suture. Le bandage procure une guérison plus douce et plus prompte, et laisse moins de difformité.

(XIIᵉ *Observation*, par *l'auteur*.) Lorsque j'étais chirurgien-major du régiment royal, un dragon de la compagnie de M. de Flamenville, alors capitaine dans ce régiment, reçut la nuit, au corps-de-garde, un coup de sabre qui lui coupait transversalement le muscle deltoïde gauche; M. Alexandre, chirurgien de Lille en Flandres, où nous étions en garnison, le pansa, et fit quatre points de suture. Le lendemain vers la pointe du jour, le blessé fut conduit aux casernes, et commis à mes soins. Je le trouvai agité de douleurs violentes avec des mouvements convulsifs aux bras. Je me hâtai de couper les points de suture, et il fut soulagé dans le moment; j'appliquai des compresses trempées dans de l'eau fraîche, qui furent soutenues par le bandage. Je mis le bras dans une situation convenable, afin que les lèvres de la plaie se tinssent rapprochées; en continuant cette attention, j'eus la satisfaction de guérir cette plaie sans y employer aucun médicament, et sans que le blessé éprouvât le moindre accident. — En voilà sans doute assez pour prouver que les sutures ne remplissent pas toujours l'intention du chirurgien, et qu'elles sont nuisibles à la prompte réunion. Mais ce sentiment n'est pas simplement fondé sur quelques observations et expériences particulières; on se trouve autorisé à l'embrasser par l'examen même des faits rapportés par les auteurs, et qui n'ont conseillé la suture que parce qu'ils en ont trouvé l'usage adopté dans la pratique vulgaire.

Rien n'est plus opposé aux progrès de l'art; il serait encore au berceau, si nos anciens n'avaient aboli les usages dangereux ou inutiles, à mesure que les faits et les découvertes les éclairaient sur le défaut des principes qu'ils avaient pris pour guides.

Je sens tout ce qu'on peut dire en faveur des sutures, mais en fera-t-on jamais une apologie aussi bien raisonnée, aussi solide, et aussi conséquente que celle que nous lisons dans Ambroise Paré, pour soutenir l'efficacité de la ligature des vaisseaux dans les amputations des membres? Cependant l'usage de l'agaric, rétabli dans la pratique, vient de faire abandonner presque universellement la ligature des vaisseaux. Je pense qu'on doit tenir la même conduite à l'égard des sutures. L'esprit de contradiction et la prévention pourront néanmoins en maintenir l'usage, et faire méconnaître les avantages qu'on retirerait de leur proscription. Je le répète, on ne ferait presque aucun progrès dans les sciences et dans les arts, si l'on s'obstinait à suivre aveuglément les routes battues : nous avons supprimé, dans l'amputation du cancer à la mamelle, la double anse de fil portée par deux points d'aiguille sous la tumeur, et les tenettes helvétiennes qu'on avait voulu substituer à cette double anse. Ces moyens préparatoires formaient une opération presque aussi douloureuse que l'amputation même; je ne citerai que ces exemples pour faire connaître avec quel succès la chirurgie moderne s'applique à diminuer les douleurs qui étaient attachées aux anciennes méthodes d'opérer. Je ne prétends pas m'ériger en législateur; mais le sujet que je traite me permet de rappeler les travaux des grands hommes dont je ne puis être l'imitateur que par mon zèle pour la perfection de l'art. — Je ne veux point priver la chirurgie d'un moyen de guérison autorisé par l'usage qu'en ont fait les plus habiles chirurgiens avec succès. Mon intention n'est point de rien ôter à la chirurgie; mais je recommande par préférence l'application méthodique d'un bandage pour réunir les plaies, au lieu des points d'aiguille douloureux, sujets à inconvénients, et qui ne procurent pas, lors même qu'ils réussissent, une guérison plus prompte qu'un bandage bien fait. Je trouve dans les faits même qu'on pourrait croire contraires à mes principes, les preuves les plus concluantes en leur faveur.

Un de mes confrères m'a fait une objection à laquelle j'ai déjà répondu par anticipation, mais qu'il n'est pas hors de propos d'exposer ici pour plus grand éclaircissement. Il m'accordait que le bandage pourrait réussir pour la réunion d'une plaie transversale aux extenseurs de la jambe, sur un sujet de douze à quinze ans; mais que je ne devais pas me flatter du même succès sur un homme fort et vigoureux, et que dans ce cas la suture serait indispensable pour ramener et maintenir les parties divisées dans leur lieu naturel. — Nous avons déjà prouvé que plus il y avait de parties à embrasser, et plus leur effort était grand contre les anses du fil; dans le cas que l'on suppose, la suture manquera bien plus facilement. Son usage sera donc moins favorable encore que dans une autre circonstance; il n'y a que la situation de la partie, et l'application méthodique des compresses et du bandage, qui puisse s'opposer à l'action des muscles, qui sera d'autant plus forte que le sujet sera plus vigoureux. Or si le bandage peut seul procurer ce bon effet, sans lequel la suture serait nuisible, il n'est pas possible de justifier l'usage superflu de sutures. — Au reste, ce n'est point un dogme nouveau, ce n'est point un système imaginaire, c'est un sentiment dont plusieurs grands hommes ont connu la vérité, et dont ils ont laissé des témoignages dans leurs écrits. Je n'applaudirai point ici aux termes injurieux dont Paracelse accable les partisans de la suture : « La nature, dit-il, qui procède à » la guérison d'une manière douce et » exempte de douleur, a horreur d'être » entre les mains de ces barbares qui » cousent les plaies; la suture est étran- » gère à l'art; c'est une cause de dou- » leur, d'inflammation, et d'accidents » fâcheux. » Cet article mérite d'être lu dans l'auteur, et il est écrit avec toute l'éloquence que peut donner la plus forte indignation. — Belloste, grand partisan de la même doctrine, s'appuie du sentiment de Fabrice d'Aquapendente, qui désapprouve les sutures dans les plaies de la face, et qui prescrit l'usage des bandes agglutinatives, afin d'éviter la difformité. — Je ne chercherai point à grossir ce Mémoire de citations étrangères, je le terminerai par quelques observations qui m'ont été communiquées par plusieurs membres de l'Académie, sur la réunion des plaies par le seul secours du bandage.

( XIII⁰ *Observation, par M. Desmont.*) M. Desmont s'en est servi avec tout le succès possible pour la réunion d'une blessure très-considérable, dans laquelle les muscles jumeaux et solaire avaient été coupés transversalement.

(XIV⁰ *Observation, par M. de Grammont.*) M. de Grammont a donné à l'Académie le détail d'une plaie au nez, faite de façon qu'il formait un lambeau qui tombait sur la bouche; il ne jugea pas à propos de faire des sutures; un bandage méthodique a suffi pour la réunion. — Enfin, si l'inflammation, les douleurs et autres accidents qui peuvent survenir après la suture, obligent, comme cela arrive fort fréquemment, de la couper pour prévenir de plus grands accidents; ou si les points ont manqué, et qu'à la levée de l'appareil on trouve la plaie béante, je demande aux partisans de sutures ce qu'ils feront en pareil cas? Ils ne feront point une nouvelle suture, ils mettront le bandage en pratique, et ce moyen procurera la réunion. Je crois avoir rempli mon objet en montrant la préférence des bandages sur les sutures, par la raison et par l'expérience; j'ai suivi la pratique ordinaire, je m'en suis mal trouvé; j'ai eu recours à une méthode plus douce et plus salutaire, ceux qui voudront en faire usage en connaîtront, comme moi, les avantages et l'utilité.

## OBSERVATIONS SUR LES FISTULES DU CANAL SALIVAIRE DE STÉNON.

### I.

*Sur une plaie compliquée à la joue, où le canal salivaire fut déchiré; par feu M. Duphénix.*

Au mois de novembre 1726, un piqueur de l'équipage du cerf de S. A. S. M. le duc, chassant à trois lieues de Chantilly, fut enlevé de dessus son cheval par le cerf qu'on poursuivait, et jeté à une distance de près de six pas, où il resta sans aucune connaissance : on me l'amena peu d'heures après; je lui trouvai deux plaies faites par les andouillers du cerf, l'une à la partie moyenne supérieure et postérieure du bras gauche, et l'autre au visage du même côté. Cette dernière plaie, qui fera le sujet de ce Mémoire, commençait précisément sur l'angle de la mâchoire inférieure, pénétrait le corps du muscle *masséter*, et se continuait sous l'os de la pommette. Ayant porté mon doigt dans le fond de la plaie, je reconnus très-sensiblement que la portion de cet os, qui forme la partie inférieure de l'orbite, était fracassée en plusieurs pièces, que la suture qui le joint au coronal du côté du petit angle était - désunie, et qu'il y avait d'un os à l'autre une séparation de près de trois lignes. Le gonflement était considérable ; toutes les parties voisines et le dedans de l'œil étaient pleins de sang extravasé. J'ajustai d'abord du mieux qu'il me fut possible les pièces d'os qui avaient perdu leur situation ; et pour les contenir, je plaçai dans le fond de la plaie sous l'os de la pommette des lambeaux de linge fin, soutenu de compresses et d'un bandage convenable : l'assoupissement et la perte de connaissance continuaient, et ne permettaient pas de douter qu'il n'y eût une commotion considérable au cerveau causée par le coup d'andouiller, ou par la chute violente que le blessé avait faite après avoir été enlevé de son cheval, et peut-être par ces deux causes ensemble.

Il était important d'en prévenir les suites par de grandes et nombreuses saignées du bras et du pied, faites aussi près les unes des autres que l'état du pouls pouvait le permettre. A la huitième saignée, l'assoupissement se dissipa, la connaissance revint un peu, les urines, qui avaient été supprimées, commencèrent à couler, et le ventre s'ouvrit. Je commençai alors à faire prendre au malade de l'eau de poulet, et de la tisane de chiendent avec un biberon qu'on était obligé de faire passer entre la joue et les dents, parce que la mâchoire inférieure était extrêmement serrée contre la supérieure. Malgré les grandes évacuations, il survint au visage un gonflement très-considérable. — La plaie fut pansée méthodiquement, et la suppuration s'établit. Du trente-neuvième au quarante-unième jour de la blessure, il sortit plusieurs esquilles d'os, et peu de jours après, la plaie se réduisit à peu de chose en apparence : mais quand le blessé commença à mouvoir sa mâchoire, il sortit par la petite ouverture qui restait une grande quantité de salive, ce qui acheva de me persuader que le canal de la glande parotide avait été déchiré et rompu par le coup d'andouiller, ainsi que je l'avais annoncé dès les premiers jours. — Si ce canal avait été divisé dans l'en-

droit où il passe sur le muscle buccinateur, je n'aurais pas hésité à faire sur-le-champ une communication dans la bouche, afin de conserver en dedans un conduit artificiel pour le passage de la salive ; mais étant ouvert presque à la partie postérieure du muscle masséter, je ne crus pas pouvoir, dans ce lieu, pratiquer avec succès une communication dans la bouche : premièrement, parce que la cicatrice était large et enfoncée en conséquence de plusieurs eschares que la suppuration avait séparées ; en second lieu, parce qu'on ne pouvait former ce passage sans percer ce qui restait antérieurement du muscle masséter ; et enfin, parce que l'apophyse coronoïde de la mâchoire inférieure, lorsqu'elle s'abaissait, passait en avant et beaucoup plus loin que l'endroit où il aurait été absolument nécessaire de pratiquer la communication.

Ces difficultés me déterminèrent à essayer si les compressions extérieures ne pourraient pas interdire le passage de la salive par la fistule. — Pour cet effet j'appliquai sur l'extrémité du canal des compresses graduées, soutenues par un bandage assez serré. Pendant que la mâchoire restait dans l'inaction, il ne sortait effectivement point de salive ; mais au moindre mouvement, la salive forçait le point d'appui, pénétrait les compresses et le bandage ; ce qui m'engagea à mettre en usage une autre sorte de compression. — Je pris un morceau de liège d'environ un demi-pouce d'épaisseur, à peu près autant de largeur, et de deux pouces de longueur ; je l'enveloppai d'un linge fin, je l'appliquai proche l'oreille depuis l'arcade zygomatique jusque sur l'angle de la mâchoire inférieure ; et je mis par-dessus des compresses, et un bandage, pour contenir le tout : au moyen de cette compression, le blessé prenait des aliments, et même les mâchait un peu, sans qu'il sortît par la fistule une seule goutte de salive ; mais dès le lendemain, la glande parotide commença à se gonfler assez considérablement, et à devenir douloureuse ; ce qui me fit douter du succès de cette compression ; mais avant d'ôter l'appareil, je voulus être présent lorsque le blessé prendrait des aliments ; je remarquai qu'à mesure qu'il mâchait, il se faisait au travers de la peau qui couvre la parotide une transudation d'une liqueur claire et transparente, qui formait un nombre infini de petites gouttelettes, lesquelles, en se réunissant, en formaient de plus considérables, et celles-ci, se joignant les unes aux autres, faisaient une ou plusieurs traînées de liqueur qui coulait le long du col, de façon qu'on était obligé de mettre un linge au-dessous pour la recevoir. Cette évacuation diminua un peu la douleur considérable qui s'était fait sentir dans la glande, douze heures après l'application du morceau de liége, sans cependant que le gonflement parût diminué ; mais craignant que la glande ne s'enflammât, et qu'elle ne vînt à suppuration, ne pouvant d'ailleurs espérer aucun avantage de cette compression, je la supprimai. L'extrémité du canal s'étant trouvée libre, la salive commença aussitôt à couler par le trou fistuleux.

Je fis mâcher au blessé une croûte de pain, ce qui augmenta tellement l'évacuation de la salive, qu'un moment après, le gonflement de la glande fut presque entièrement dissipé, ainsi que la douleur. Il est évident que la liqueur qui sortait à travers la peau n'était autre chose que la salive dont le cours naturel avait été interrompu par la compression. — Cependant la salive coulait continuellement de dessous une mouche d'emplâtre appliquée sur la petite ouverture ; et lorsque le blessé prenait ses repas, elle venait si abondamment, qu'elle tombait par gouttes qui se suivaient de très-près, de manière que toutes les fois qu'il mangeait on était obligé de mettre une serviette en plusieurs doubles sur son épaule pour recevoir cette excrétion. Curieux de savoir ce qu'il perdait de salive dans un repas, je la fis recevoir dans un gobelet. — La première fois que je fis cette épreuve, je trouvais qu'il s'était écoulé en quinze minutes deux onces un gros de salive. Une seconde fois, en dix-huit minutes, il en sortit deux onces six gros. Un autre jour, en vingt-trois minutes, j'en reçus trois onces deux gros et demi. Enfin, à la quatrième expérience, on en ramassa quatre onces un gros en vingt-huit minutes. — Il est aisé de voir par cette expérience, que les glandes parotides seules fournissent, pendant la mastication, une quantité bien considérable de salive. Si l'on pouvait mesurer au juste celle qui vient des autres glandes salivaires, on serait étonné de la quantité qu'il s'en emploie pendant un repas, surtout lorsque nous faisons usage d'aliments solides et un peu durs. — A la fin du mois de janvier 1727, ce piqueur commença à reprendre ses exercices ordinaires, à l'exception de l'usage de sa trompe, de laquelle il ne pouvait tirer aucuns sons, à cause de l'impossibilité où il était de rapprocher la lèvre supérieure de l'inférieure du côté de la blessure ; la première étant restée insensible, et comme paralytique, avec des mouvements convulsifs momentanés, de façon que l'air passait involontairement de ce côté-là, de même que l'humeur salivaire qui humecte la bouche en tout temps, comme il arrive à tous ceux qui sont attaqués de paralysie dans cette partie.

Il continua d'aller à la chasse jusqu'au 15 mars de la même année, espérant toujours que sa lèvre se rétablirait, et qu'il pourrait donner de la trompe ; je ne pensais pas comme lui, n'étant pas douteux que la plus grande partie des nerfs, qui se distribuent à la lèvre et à ses muscles, n'eussent été détruits par le délabrement considérable que l'andouiller avait fait. L'écoulement de salive qui se faisait continuellement par-dessous l'emplâtre, devenait si incommode à ce piqueur, et si désagréable à ceux qui le voyaient journellement, que, pressé par M. le duc et par le malade lui-même, je travaillai à y remédier. Je me déterminai donc, malgré les obstacles dont j'ai parlé, à lui pratiquer une communication dans la bouche, et je l'exécutai de la manière suivante, après avoir préparé le malade par les remèdes généraux. — Je disposai d'abord un appareil qui consistait en bandes, compresses, fil ciré, aiguilles, et une canule de plomb de la grosseur d'un tuyau de plume à écrire, de la longueur de treize lignes, taillée en bizeau à l'une de ses extrémités, et percée à l'autre bout, de deux ouvertures parallèles, par lesquelles je passai deux cordonnets de soie. — Toutes les choses nécessaires étant ainsi préparées, je fis mettre le malade dans une situation convenable, j'examinai exactement la cicatrice qui était enfoncée, et d'une figure irrégulière ; difformité inévitable qui dépendait, comme on l'a dit, de la perte considérable de substance qui s'était faite par la chute des eschares ; cette cicatrice avait environ vingt-six lignes de longueur, et quatorze lignes de largeur dans son milieu. — Comme mon dessein était de faire une suture à l'extérieur, après avoir établi une communication dans la bouche, il fallait nécessairement emporter toute la cicatrice, et en même temps faire en sorte de conserver le plus de peau qu'il serait possible. Pour cet effet, je mesurai toutes les distances qu'il y avait entre les points irréguliers de cette cicatrice, et lorsque j'eus pris les dimensions justes, je marquai des points dans les endroits convenables, afin que les angles de la plaie que j'allais faire pussent se rapporter et se rapprocher suffisamment pour faire une prompte réunion ; je fis un trait de plume avec de l'encre tout autour, en passant par les points que j'avais marqués ; j'emportai ensuite cette cicatrice avec un bistouri droit, en suivant le trait de plume que j'avais fait. Je conduisis mon instrument de manière qu'après que la pièce fut enlevée, il restait une plaie fort large à l'extérieur, et fort étroite dans le fond, ne pénétrant qu'un peu plus de la moitié de l'épaisseur du muscle masséter.

Je portai ensuite mon doigt indicateur de la main gauche dans la bouche, j'examinai le lieu où il était nécessaire de pratiquer la communication, sans ôter mon doigt, je pris un bistouri droit et fort étroit, je portai sa pointe dans le fond de la plaie, vis-à-vis le canal de la parotide ; je le poussai de dehors en dedans, dans ce qui restait du muscle masséter, en le conduisant de derrière en devant, et de haut en bas, jusque dans la bouche : pour lors je tournai le tranchant de mon instrument de tous les côtés, et je coupai dans tous les sens, afin de pouvoir faire un logement à ma canule ; je retirai mon bistouri, et j'introduisis à sa place un stylet fait en forme d'aiguille, armé des deux cordonnets attachés à la canule ; je fis sortir le stylet par la bouche, et ayant pris avec la main gauche les bouts des cordonnets, je les tirai en dedans, et par leur moyen, je plaçai avec mon autre main dans le trou de communication la canule, et je la conduisis jusque dans la bouche ; elle fut située de manière que son extrémité taillée en biseau, et qui regardait l'extérieur, était placée dans le fond de la plaie, et la partie la plus éminente du biseau répondait au-dessous, et vis-à-vis l'extrémité du canal. Après avoir essuyé la plaie et avoir passé dans la canule une sonde pour faire sortir le sang qui s'y était coagulé, je fis rapprocher les lèvres de la plaie, je passai trois aiguilles à distance convenable, et fis une suture entortillée à la manière ordinaire : j'arrangeai les cordonnets de la canule dans la bouche entre la joue et les gencives,

afin de les pouvoir prendre avec facilité, lorsqu'il serait temps de retirer la canule. J'appliquai sur la suture un simple plumasseau trempé dans le vin chaud, les compresses nécessaires, et un bandage qui contenait exactement la mâchoire inférieure, assujettie contre la supérieure, afin qu'elle ne pût faire aucun mouvement, qui aurait causé un écoulement de salive nuisible à la réunion de la plaie extérieure. Cet homme se mit dans son lit, et je lui recommandai très-expressément de se tenir toujours couché sur le côté opposé à la maladie, afin de déterminer la salive qui viendrait par le canal à passer par la canule, et de-là dans la bouche.

Pour prévenir l'inflammation, il fut saigné trois fois fort promptement, et ne prit pour toute nourriture, pendant les huit premiers jours, que du bouillon très-léger qu'on lui faisait prendre, aussi bien que sa tisane, avec un biberon, de la même manière qu'on avait été forcé de le faire dans le temps de son premier accident. — Le lendemain de cette opération, le malade s'aperçut que la salive commençait à passer par la canule et qu'elle tombait dans la bouche ; et comme il avait la facilité de la pousser en dehors en soufflant, j'observai, en l'examinant, qu'elle était mêlée d'un peu de sang. Le quatrième jour, la salive passait plus abondamment par la canule et était beaucoup plus claire, j'y remarquai même des points de matière purulente. — Ce fut ce jour-là que je levai mon appareil pour la première fois. La plaie me parut réunie, et sans aucune humidité, ce qui me fit bien augurer du succès de mon opération ; je ne me servis, dans ce pansement, d'autre chose que de vin chaud dans lequel je trempai le plumasseau et les compresses, comme je l'avais fait dans le premier appareil. — Le septième jour de l'opération, je pansai mon malade pour la deuxième fois ; je trouvai la plaie parfaitement réunie sans autre suintement que celui de la suppuration qui s'était faite par les points de suture. J'ôtai les aiguilles devenues inutiles, je seringuai les trois points avec du vin chaud, et trois jours après, ils furent entièrement cicatrisés. — Le seizième jour de l'opération, je tirai la canule par la bouche, au moyen des cordonnets que j'avais placés entre la joue et les gencives. Ce canal artificiel s'est conservé ; la salive y a toujours passé avec facilité, et la cicatrice est restée

ferme et solide. La déperdition de substance qui s'était faite, et l'approche des
parties par la suture ayant considérablement diminué la peau de la joue, et la
commissure des lèvres de ce côté là étant
tirée vers l'oreille, je conseillai à cet
homme le voyage des eaux de Bourbon
pour y prendre les douches. Leur usage
produisit un effet si sensible, que la
bouche se redressa à peu de chose près.
Mais le mouvement involontaire momentané dont j'ai parlé, de même que la
difficulté de rapprocher sa lèvre supérieure de l'inférieure, ont toujours per-
sisté, au point qu'il ne pouvait faire aucun usage de sa trompe.

Après avoir eu l'honneur de conférer
plusieurs fois, avec M. le duc, sur cet
inconvénient et sur les moyens d'y remédier utilement, S. A. S., qui avait un
goût naturel pour les mécaniques, imagina un instrument qu'elle dessina sur-
le-champ, et dont elle ordonna l'exécution : c'était une embouchure de trompe
armée d'une espèce de cuvette ou de
plaque, avec un ressort pour la tenir
appliquée sur la lèvre défectueuse. L'é-
vénement répondit aux idées du prince ;
il n'y eut jamais de succès plus entier que
celui de cet instrument, que je nommerai obturateur des lèvres ; le ressort
obéissait à l'action de l'air, et le retenait
dans la bouche. Ce piqueur se servait si
avantageusement de cet instrument, qu'il
sonnait presque avec la même facilité et
autant de force qu'il faisait avant sa blessure. L'utilité de cette machine ne se
bornera pas au cas pour lequel elle a été
imaginée. Elle donne l'idée d'en construire d'autres sur le même principe, dans
tous les cas où les lèvres auront été mu-
tilées, afin d'empêcher l'air de s'échapper ; elles le conduiront convenablement
dans l'embouchure des instruments à
vent, comme hautbois, basson, flûte,
cor-de-chasse et autres.

## II.

*Sur un moyen nouveau de guérir la fis-
tule du canal salivaire*; par M. Mo-
RAND.

Il y a quinze ans que M. le prince de
Carignan me recommanda un peintre
qui, depuis une année, portait à la joue
gauche une fistule au canal salivaire, à la
suite d'un abcès qu'on lui avait ouvert.
Cette fistule fournissait une si grande
quantité de salive, surtout pendant les

repas (comme l'on sait que cela doit
être) que, pour satisfaire aux occupations
de son commerce et ne point avoir ses
habits mouillés d'une façon désagréable
aux autres et à lui-même, il était obligé
de porter sous la mâchoire inférieure
une cuvette en forme de bassin à barbe,
mais moins large, dans laquelle était
contenue une éponge destinée à retenir
la salive. — Je n'avais sur cela qu'une
observation dont j'eus été témoin aux Invalides. J'avais vu mon père faire une
petite incision perpendiculaire à la joue,
qui n'intéressait que la peau ; il enfila les
deux lèvres de cette petite plaie avec une
aiguille à tête, pareille à celle qu'on emploie à la suture entortillée du bec de
lièvre, et il roula un fil autour de l'aiguille, comme les tailleurs le font sur
leurs manches. On l'ôta au bout de quelques jours, et dans le temps qu'on crut
la réunion devoir être faite. L'écoulement fut moindre, il tarit peu à peu, et
la fistule guérit, mais cela fut un peu long.

J'avais vu M. Petit démontrer une
méthode de guérir cette maladie, en
changeant la fistule externe, disait-il, en
interne. Que la salive arrivée à la fistule
trouve un conduit coudé qui la dirige
dans la bouche, plus haut qu'à l'extrémité du canal, cela importe peu au malade, pourvu qu'il n'en soit pas incommodé : c'était-là la base de la doctrine
de M. Petit ; et pour la réduire en pratique, il conseillait de percer la joue dans
toute son épaisseur, de manière que l'incision interne fût beaucoup plus grande
que l'externe ; d'entretenir l'ouverture
du dedans de la bouche par un petit
morceau d'éponge fine, changée tous les
jours et conservée jusqu'à ce que l'ouverture externe fût cicatrisée ; et pour
cela, il conseillait de mastiquer, pour
ainsi dire, cette même ouverture. —
C'est à cela, à peu près, que se réduisait ce que j'en ai dit moi-même pendant
plusieurs années dans l'amphithéâtre des
écoles. Le peintre qui venait de me demander mes soins me donna lieu de réfléchir sur des moyens de le guérir plus
analogues à la structure de la partie. Il
me sembla que, dans l'opération de M.
Petit, il fallait supposer que la portion
du canal, depuis l'ouverture fistuleuse
jusqu'à l'ouverture naturelle dans la bouche, serait oblitérée ; mais pourquoi,
avant tout, ne pas examiner si elle est
réellement oblitérée ou non ? Je commençai donc par sonder la fistule avec
une petite sonde d'argent très-fine, ar-

mée d'un petit bouton et dirigée suivant l'obliquité des parties que le canal avait à traverser pour arriver à sa fin. J'insinuai cette sonde fort aisément ; elle sortit par la bouche sans effusion de sang, et dans l'endroit où j'aurais placé l'orifice du canal dans la bouche, si j'avais eu à le démontrer. Cela fait, je fis le projet de guérir cette fistule par une nouvelle méthode que je ne connaissais décrite nulle part. Je mis dans la fistule une portion d'escharotique assez petite pour n'user que la callosité de la peau ; la suppuration que devait produire la petite eschare étant établie, je portai dans le canal salivaire une sonde à séton, proportionnée à son diamètre, et garnie de trois brins de fil déroulés pour faire mèche ; je joignis le bout sorti par la bouche avec le bout extérieur, je les nouai ensemble sur la joue, ne mettant sur la plaie qu'un emplâtre ordinaire. Dès le second jour, le malade sentit sa bouche mouillée de la salive qu'y conduisait le fil, et il en sortait peu par la joue. Lorsque je crus le trajet assez arrondi et assez dilaté, je laissai, du matin au soir seulement, le séton pris dans le canal, de manière que le bout fort court dans la plaie servît, comme dans l'expérience des filtrations, à s'imbiber de la salive qui venait de la parotide ; le soir je l'ôtai tout-à-fait, et le lendemain matin, le malade se réveilla guéri. Cette cure fut parfaite en huit à neuf jours, et s'est toujours soutenue depuis quinze ans. — Le commentaire sur la préférence justement due à cette méthode serait facile à faire ; mais je me contente de donner simplement le fait pour être joint au Mémoire que M. Louis a donné à l'Académie sur cette matière.

### III.

*Sur l'écoulement de la salive par la fistule des glandes parotides et par celle de leur conduit excréteur ; par M. Louis.*

Les découvertes anatomiques nous ont éclairés sur un grand nombre de phénomènes qui se présentent dans les maladies, et ces phénomènes ont servi réciproquement à donner des notions plus exactes sur les fonctions de divers organes. Les anciens ne se doutaient pas que la glande parotide, située sous l'oreille, derrière l'angle de la mâchoire inférieure, servît à la filtration de la salive ; ils ne connaissaient point le conduit excréteur qui vient de cette glande et va s'ouvrir dans la bouche vers le milieu de la joue. Il a été découvert en 1660 par Stenon. Les plaies de ce canal ont fait penser depuis que les glandes parotides étaient la source la plus abondante de l'humeur salivaire. M. Helvétius rapporte dans les Mémoires de l'Académie royale des sciences, année 1719, qu'un soldat, à qui un coup de sabre sur la joue avait divisé le canal salivaire, resta avec une petite fistule, par laquelle, chaque fois qu'il mangeait, il sortait une abondance prodigieuse de salive, jusqu'à mouiller plusieurs serviettes pendant ses repas qui n'étaient pas fort longs. M. Helvétius dit aussi que, sans cet exemple, il serait impossible d'imaginer que les glandes parotides fournissent une quantité de salive si extraordinaire. Les faits que je vais citer montrent que l'écoulement copieux de l'humeur salivaire pouvait être connu par beaucoup d'exemples antérieurs ; et un écoulement de cette humeur, causé par une plaie à la joue qui a dégénéré en fistule, ne nous paraît point une preuve certaine que le conduit excréteur ait été blessé, puisqu'on observe le même symptôme dans la fistule de la glande parotide. Cette remarque est de conséquence dans la pratique ; elle doit constamment nous porter à discerner quelle est précisément la partie affectée, afin de ne pas nous méprendre au choix des moyens convenables pour la guérison de ce genre de maladie.

(I<sup>er</sup> *Cas. Fistules de la glande parotide.*) Ambroise Paré (1) nous a conservé l'histoire d'un soldat qui fut blessé, en l'année 1557, d'un coup d'épée au travers de la mâchoire supérieure (ce sont les termes de l'auteur), et qui pénétrait dans la bouche. Quelques précautions qu'on ait prises pour obtenir la parfaite réunion de cette plaie, il resta un petit trou près de la jonction de la mâchoire inférieure avec la supérieure. Ce trou, dans lequel on aurait à peine pu mettre la tête d'une épingle, fournissait une grande quantité d'eau fort claire lorsque ce soldat parlait ou mangeait. Paré assure avoir souvent observé la même chose. La situation de ce trou fistuleux, et les moyens dont on s'est servi pour parvenir à la guérison radicale, montrent

(1) Liv. x, chap. xxvi.

également que la glande parotide seule était affectée. Il a suffi de cautériser le fond de l'ulcère avec de l'eau forte, et d'y appliquer quelquefois de la poudre de vitriol brûlé ; traitement qui serait absolument inutile, et même préjudiciable dans la perforation du canal salivaire, comme nous le prouverons plus bas.— Fabrice d'Aquapendente fait mention de l'écoulement de la salive, à l'occasion des plaies des joues (1). Il a remédié efficacement à ce cas d'une manière fort simple. L'expérience m'a appris, dit cet auteur, que les plaies qui sont auprès des oreilles se guérissent fort bien, à la réserve d'un très-petit trou qu'on a de la peine à apercevoir. Il en sort, surtout quand les blessés mangent, une grande quantité d'eau limpide qui ressemble assez aux larmes qu'on verse en pleurant. Cela dure souvent un mois ou deux. Je ne sais en vérité pas, ajoute-t-il, d'où ni comment elle sort : *Unde et quomodo effluat, ego certe nescio.* Mais, pour tarir une humidité si copieuse, j'ai appliqué des compresses trempées dans les eaux thermales d'Appone, ou des cérats puissamment dessicatifs. — L'expérience et la raison nous permettent d'assurer que de tels moyens seraient insuffisants pour l'ulcère fistuleux du canal de Stenon, et nous devons croire que Munnicks n'a jugé que par les apparences trompeuses de l'écoulement de la salive sur la joue, lorsqu'il dit (2) avoir guéri radicalement, et en peu de jours, la fistule de ce conduit, après en avoir détruit la callosité par l'introduction d'une petite tente faite avec le précipité rouge et l'esprit de vitriol. Comment, en effet, l'application d'un caustique qui agrandit l'ulcère d'un canal excréteur pourrait-elle mettre obstacle au passage de l'humeur, dont l'écoulement continuel est une cause permanente et nécessaire de fistule ? Il est donc certain que, dans toutes les observations dont nous venons de donner le précis, c'était une portion de la glande qui fournissait la matière séreuse, dont l'écoulement continuel empêchait la consolidation de l'ulcère. M. le Dran, qui a eu un cas de cette nature à traiter, n'y a pas été trompé : il fit l'ouverture d'une parotide suppurée à un jeune homme de dix-huit à dix-neuf

ans ; la plaie se détergeait fort bien, il n'y eut bientôt qu'un petit endroit à cicatriser. Il en sortit, pendant plus de trois semaines, une grande quantité de salive, surtout lorsque le jeune homme mangeait. M. le Dran prit le parti d'appliquer sur ce trou un petit tampon de charpie trempée dans de l'eau-de-vie, et, par-dessus, quatre petites compresses graduées, qu'il contint avec un bandage assez serré. Cet appareil compressif ne fut levé qu'au bout de cinq jours. Pendant ce temps, on défendit au malade de parler ; il ne vécut que de bouillon ; l'ulcère fistuleux se trouva parfaitement cicatrisé. La compression avait effacé le point glanduleux dont l'ulcération fournissait cette grande quantité de salive (1). Roonhuis parle d'une fistule de même nature dont il ne put tarir l'écoulement par l'application du cautère actuel, et qu'il guérit avec un emplâtre agglutinatif composé de trois onces de résine de pin et d'une once d'huile de mastic, avec la précaution de comprimer fortement la partie (2).

(I^re *Observation*, par M. *Beaupré*.) M. Beaupré a réussi, par la seule compression, à arrêter l'écoulement de la salive dans une fistule, à la suite d'un abcès gangréneux de la glande parotide, causé par une fièvre maligne. La conséquence de ces différentes observations se déduit naturellement. Nous voyons que l'écoulement de la salive n'est point un symptôme particulièrement propre à la perforation du canal salivaire, et que, pour tarir cet écoulement lorsqu'il vient de la glande parotide, l'application des remèdes dessicatifs, ou des cathérétiques dans quelques circonstances, et même la simple compression, sont des moyens suffisants.

( II^e *Cas. Fistules du canal salivaire. Méthode ordinaire de les guérir.*) La consolidation du canal salivaire ne s'obtient pas si facilement : l'inutilité bien reconnue des remèdes dont nous venons de parler a obligé de recourir à des moyens plus efficaces. C'est un chirurgien de Paris à qui l'on est redevable de la première cure que nous connaissions en ce genre. Saviard nous en a transmis l'histoire dans le recueil de ses observa-

---

(1) Append., lib. II, de Vulnerib. particularib.

(2) Prax. Chirurg., lib. II, cap, XVI.

(1) Observ. de M. le Dran, t. I, obs. 2.

(2) Voy. Stalp. Vander-Wiel. Obs. var., t. II, comm. in obs. 46.

tions (1). Un homme avait une plaie à la joue droite, située précisément au milieu de la ligne qu'on pourrait tirer depuis la jonction des deux lèvres, jusqu'à la racine de l'oreille. Malgré l'attention que M. de Roy donna au traitement de cette plaie, elle dégénéra en un ulcère fistuleux, entretenu par l'écoulement d'une grande quantité de salive. Ce chirurgien, jugeant bien qu'il ne pourrait en tarir la source, ni par les dessicatifs les plus puissants, ni par les consomptifs les plus efficaces, pensa qu'il fallait faire une nouvelle route, par laquelle la salive serait portée dans la bouche, comme dans l'état naturel. L'idée de percer la joue, du fond de l'ulcère dans la bouche, avec un instrument tranchant, se présenta à l'esprit de M. de Roy; mais, considérant qu'une plaie simple, par sa prompte réunion, pourrait tromper son espérance, il préféra l'usage d'un cautère actuel, semblable à celui dont on se servait alors pour percer l'os unguis dans l'opération de la fistule lacrymale. Son dessein était de causer une déperdition de substance, afin que la salive pût passer librement, sans qu'on eût à craindre l'obturation de ce conduit artificiel avant la consolidation de l'ulcère extérieur. L'effet répondit à son attente : l'ouverture fistuleuse externe fut guérie en fort peu de temps, et avec beaucoup de facilité. — C'est en suivant les mêmes principes, quoique par un procédé un peu différent, que M. Monro s'est conduit dans la cure d'un ulcère de même nature, dont il a donné l'observation dans les Mémoires de la Société d'Édimbourg. Un jeune homme d'un tempérament délicat, après une course à cheval, pendant une nuit froide, fut attaqué d'une tumeur fort dure vers le milieu de la joue gauche; cette tumeur suppura, et le chirurgien l'ouvrit, avec la lancette, par le dedans de la bouche; il fit ensuite une ouverture extérieurement, et appliqua des caustiques pour consommer les duretés qui restaient encore de la tumeur. Il ne s'agissait plus que de conduire la plaie à une bonne cicatrice; mais la décharge constante d'une lymphe fluide et séreuse y mettait obstacle. Le chirurgien dilata de nouveau l'ouverture, et y appliqua pendant long-temps des astringents et des dessicatifs sous différentes formes, et sans aucun succès. M. Monro fut consulté;

l'ulcère de la joue était assez large pour recevoir l'extrémité du pouce. Lorsque le malade remuait la mâchoire, la salive coulait abondamment par un petit trou, du fond de l'ulcère; il n'en sortait qu'une petite quantité lorsque la mâchoire ne faisait aucun mouvement; mais, pendant le temps que le malade dînait, il mouillait entièrement une serviette en huit doubles, qu'on mettait par-dessus l'emplâtre qui couvrait l'ulcère. — On convint, à l'inspection de cette maladie, qu'il fallait faire couler la salive dans la bouche par une ouverture artificielle. M. Monro pratiqua cette opération en dirigeant la pointe d'une grosse alène de cordonnier dans l'ouverture du conduit, obliquement vers le dedans de la bouche et en devant. Il avait introduit deux doigts d'une main dans la bouche pour tendre les téguments et les pousser en dehors pendant qu'il perçait la joue. Il passa un cordon de soie dans cette ouverture, et en lia les deux bouts vers l'angle de la bouche, sans serrer la ligature. Le passage dans lequel le cordon était engagé devint calleux; ce qu'on reconnut, dit M. Monro, par la liberté qu'on avait de mouvoir le séton dans cette ouverture, sans causer de la douleur au malade. Au bout de trois semaines, on retira le cordon, et l'ulcère guérit en très-peu de temps. M. Cheselden avait déjà proposé l'ouverture de la joue pour la guérison des plaies du canal salivaire; mais il ne dit pas l'avoir pratiquée. — Telles ont été jusqu'à présent les ressources connues de la chirurgie moderne contre la maladie qui fait le sujet de cette dissertation. La méthode d'ouvrir une route artificielle est ingénieuse, elle a été adoptée par tous les maîtres de l'art, et je n'avais eu aucun doute sur son utilité absolue avant qu'il se fût présenté des occasions particulières de réfléchir sur les inconvénients qu'elle pouvait avoir. Ces réflexions m'ont ramené à une méthode plus simple, plus douce, et beaucoup plus naturelle.

(II⁰ Observation, par l'auteur, dans laquelle il propose un nouveau moyen de guérir les fistules du canal salivaire.) M. Ballay, lieutenant de M. le premier chirurgien du roi à Bordeaux, me consulta au commencement du mois de février 1751, pour M. de Cordes, maître en chirurgie, et commis aux rapports à Cadillac, incommodé d'un écoulement de salive par un petit trou fistuleux, à la suite d'un abcès à la portion de la glan-

---

(1) Obs. 121, p. 531.

de parotide qui s'avance sur le muscle *masséter*. Pour répondre convenablement à la confiance qu'on avait en moi, je crus devoir faire une étude particulière du cas sur lequel on demandait mon conseil. J'imaginai que si l'écoulement de la salive venait de l'ouverture du canal de Stenon, il serait plus simple de rétablir la route naturelle de cette liqueur, que d'en faire une nouvelle en perçant la joue. Je proposai donc de porter un stylet assez délié, par l'ouverture fistuleuse du conduit, jusque dans la bouche, pour y passer un fil, au moyen duquel on pût placer par la bouche, dans l'orifice du conduit, une petite canule; je pensais que, par ce moyen, la salive pourrait reprendre la route naturelle; je ne conseillais la perforation de la joue qu'au cas que ce premier expédient ne pût être employé, ou qu'il ne réussît pas. Il y a apparence qu'on n'a pas suivi mon avis, puisque, malgré diverses instances, je n'ai jamais pu recevoir une réponse sur le parti qu'on a pris pour la cure de cette maladie. — Ce n'était pas simplement pour essayer une méthode préférable à différents égards, que je recommandais le rétablissement de la route naturelle. Je regardais dès-lors la perforation de la joue, comme un procédé très-imparfait, qui ne pouvait pas être suivi dans tous les cas, et dont le succès devait être douteux dans ceux mêmes où il serait possible de pratiquer cette opération. Il est certain d'abord, qu'il ne convient pas d'en faire usage toutes les fois qu'il y a ouverture au canal salivaire. L'anatomie nous montre que ce canal vient du centre de la glande, et qu'il monte de derrière en devant sur le muscle *masséter*, où il est recouvert d'une portion glanduleuse, laquelle se prolonge assez souvent jusqu'au lieu de son insertion dans la bouche. Ainsi, lorsque la fistule sera à la portion de ce conduit qui répond au muscle *masséter*, la formation d'une route artificielle qui exigerait qu'on traversât ce muscle, sera impraticable; elle serait dangereuse et assurément très-inutile, l'on en sent assez la raison. Dans la circonstance la plus avantageuse, c'est-à-dire lorsqu'il n'y aura que le muscle buccinateur et la membrane interne de la bouche à percer, cette opération, malgré les succès qu'elle a eus, me paraît bien éloignée de sa perfection; car l'orifice supérieur de l'ouverture artificielle qu'on pratique se trouve plus éloigné de la source de la

saline que la fistule qu'on se propose de guérir par cette opération : cet inconvénient est sensible, et il paraît que l'humeur doit avoir plus de facilité à sortir par le trou fistuleux extérieur qu'à parcourir le nouveau trajet qu'on lui a préparé pour tomber dans la bouche. Je ne serais pas surpris qu'après cette opération il restât un trou fistuleux à la joue, qui permettrait à la salive de se partager également, et de couler en partie sur la joue, et en partie dans la bouche. L'analogie confirme le sentiment que je viens d'avancer sur l'imperfection de la méthode dont il est question. Nous guérissons tous les jours des fistules du canal de l'urètre en rendant à ce conduit son diamètre naturel, et en levant les obstacles qui s'opposaient au cours de l'urine. Mais si les circonstances nous obligent à faire une incision au périnée pour procurer une issue prompte et facile à l'urine, l'incision ne serait-elle pas absolument inutile, si elle se faisait en deçà de l'obstacle et de la fistule? Il faudrait, et la raison en est manifeste, que dans le cas où l'on croirait devoir faire une ouverture artificielle dans la bouche pour la guérison de la fistule du canal salivaire, il faudrait, dis-je, que la perforation de la joue se fît obliquement de devant en arrière, afin que la salive pût tomber dans la bouche sans être obligée de passer devant le trou fistuleux. Une légère compression sur cet orifice ferait aisément rétrograder l'humeur par l'ouverture artificielle, telle que je viens de la proposer. Le précis d'une observation que M. Coutavoz a communiquée à l'Académie sur la cure d'une fistule au canal salivaire, pourra servir de preuve aux raisons que j'ai avancées sur les inconvénients de la méthode ordinaire de percer la joue.

(III^e *Observation*, par M. *Coutavoz, sur une fistule du canal salivaire.*) Un homme avait eu successivement plusieurs abcès à la joue, dont il avait été traité dans le lieu de sa résidence. Il vint à Paris pour demander avis sur son état. M. Coutavoz, qui fut consulté, trouva un sinus fistuleux avec altération de l'os de la pommette, et une tumeur qu'il vida en la comprimant légèrement. Il en sortit du pus très séreux : la tumeur se reformait lorsque le malade parlait ou mangeait, et la compression en faisait sortir une liqueur très-limpide. M. Coutavoz fit l'ouverture de cette tumeur : il donna ses soins à procurer l'exfoliation de l'os de la pommette ; l'ulcère fut ensuite détergé et cicatrisé, à la réserve d'un petit endroit, d'où il sortait une quantité plus ou moins grande de salive, selon que le malade mangeait plus ou moins long-temps. On employa sans succès les remèdes astringents, les emplâtres agglutinatifs, et la compression la plus exacte qu'il fût possible de faire. M. Coutavoz se détermina enfin à percer la joue du dehors au dedans, pour procurer une route artificielle à la salive. Le séton qu'il plaça dans ce nouveau conduit gênait beaucoup le malade ; il ne pouvait remuer la mâchoire qu'avec des douleurs assez vives, parce que le séton passait à travers le muscle *massé-ter*. Il fallut avoir recours à une seconde ponction faite plus obliquement, suivant la direction du canal. Le séton qu'on mit dans cette seconde plaie y fut tenu pendant un mois. M. Coutavoz, en le supprimant, jugea à propos de lui substituer un fil simple : sa précaution ne fut pas inutile. L'orifice intérieur était devenu calleux, suivant l'intention, par la présence du séton ; il en était arrivé autant à l'ouverture extérieure. Pour en détruire la callosité, on se servit d'un trochisque de *minium* : après la chute de l'eschare, l'ouverture diminua beaucoup, mais la salive continuait de couler extérieurement, malgré la compression et l'usage des remèdes dessicatifs. On replaça un séton à la faveur du fil qu'on avait laissé dans le trajet du nouveau conduit : M. Coutavoz s'aperçut, après l'y avoir retenu pendant quinze jours, que la salive coulait presque toute par le dedans de la bouche, et que l'ouverture extérieure avait de la disposition à se fermer. Il diminua alors la grosseur du séton ; et il le tira par le dedans de la bouche, de façon qu'il n'en paraissait point du tout à l'extérieur de la plaie. On ne supprima tout-à-fait cette mèche qu'après la consolidation, qui ne se fit pas long-temps attendre. Quoique la plaie fût fermée, il sortait encore une espèce de rosée au travers de la cicatrice, lorsque le malade mangeait, M. Coutavoz remédia à ce léger accident : il mit sur la cicatrice de la colophone en poudre, et par-dessus un emplâtre d'André de la Croix. En levant cet emplâtre au bout de cinq ou six jours, il trouva la guérison parfaite. Cette cure a duré environ trois mois.

(IV° *Observation, par M. Maison-neuve, chirurgien-major de cavalerie, sur une plaie du canal salivaire guérie par compression.*) La compression a été employée avec succès pour procurer la guérison du canal salivaire de Stenon, dans une plaie de la joue. Les registres de l'Académie m'en ont fourni un exemple singulier dans une observation qui lui a été communiquée en 1737, par M. Maisonneuve, chirurgien-major du régiment de Sassenage, cavalerie. — Un cavalier reçut sur la face un coup de sabre, qui fit une plaie considérable avec déperdition de substance. M. Maisonneuve pansa méthodiquement cette plaie; il s'aperçut seulement, au bout de quinze jours, que la matière qui en exudait ne diminuait point en proportion des progrès que faisait la cicatrice de la circonférence au centre. En pressant la glande parotide, il vit rayer l'humeur salivaire par un petit trou, du milieu de la joue. M. Maisonneuve attendit que la plaie fût cicatrisée jusqu'auprès de cet orifice contre nature; il imagina alors de se servir de compression, non pas en faisant le point d'appui sur l'ouverture qui donnait passage à la salive, comme on l'a tenté plusieurs fois sans succès; mais en comprimant le canal sur la partie saine, entre son ouverture et la glande. C'était une digue qu'il opposait au cours de la salive, pour en tarir la source dans la plaie, afin qu'étant ainsi à sec, on pût cicatriser solidement le petit trou par lequel la salive s'échappait. On continua cette compression pendant vingt jours, jusqu'à ce que la cicatrice fût parfaite. Le malade ne prit, pendant cet intervalle, que du bouillon, par le moyen d'un biberon, pour éviter tout mouvement capable de déranger le bandage. Ce procédé fait honneur au génie de M. Maisonneuve; mais il n'est pas sans quelque inconvénient. L'excrétion de l'humeur salivaire, retenue, causa un gonflement considérable à la glande, et une inflammation œdémateuse qui occupait toute la face et s'étendait le long du col jusqu'à la poitrine. Il est vrai que cet accident céda heureusement à l'application des topiques convenables.

(*Nouvelle méthode de guérir la fistule du canal salivaire supérieur.*) C'est sur les maladies organiques qu'on peut faire les observations les plus sûres et les plus solides; elles ont un caractère déterminé, leurs effets sont constamment les mêmes, et elles ne sont susceptibles d'aucune complication qui puisse faire perdre de vue l'objet principal, ou imposer par des apparences qui déguisent la nature du mal aux yeux de ceux qui les observent avec la connaissance et l'attention suffisante. La méthode curative qui convient le mieux dans ces sortes de cas étant une fois déterminée, l'on est aussi sûr du succès qu'elle opère, que de la certitude de l'indication invariable qui la prescrit. Je crois pouvoir donner, pour preuve de cet exposé, l'observation suivante sur la cure que j'ai faite d'une fistule au canal salivaire par un procédé particulier, dont personne n'avait encore fait mention.

( V⁰ *Observation, par l'auteur, sur la cure de la fistule du canal salivaire.*) Au mois de mars 1753, M*** se confia à mes soins, après avoir consulté MM. Winslow et Verdier sur son incommodité : âgé d'environ trente ans, il avait eu, depuis sa plus tendre enfance, les glandes parotide et maxillaire du côté gauche fort tuméfiées, et d'un caractère scrofuleux. Plusieurs personnes l'avaient traité sans le moindre succès. Il s'était livré, au mois de septembre de l'année 1752, entre les mains d'un empirique, renommé, lui avait-on dit, à l'occasion de plusieurs cures heureuses de loupes détruites par l'application d'un caustique. Cet homme attaqua d'abord la glande maxillaire; mais, voyant que, malgré la suppuration qu'il y avait établie, elle ne diminuait pas de volume, il persuada au malade que la tumeur inférieure restait toujours au même point, parce qu'elle recevait les humeurs qui distillaient de la tumeur d'en haut. En conséquence d'une assertion aussi heureusement trouvée, le caustique fut mis à la joue sur la portion de glande parotide qui couvre le muscle *masséter.* La chute de l'eschare laissa un ulcère qu'on tâcha en vain de cicatriser. Le malade perdait par une petite ouverture une quantité considérable de salive, et surtout lorsqu'il parlait, ou qu'il prenait ses repas : cette incommodité lui était fort à charge; il ne pouvait se présenter nulle part, et il sentait que son tempérament s'altérait par l'écoulement excessif de cette humeur. Il estima que chaque jour il en perdait environ huit onces.

L'ouverture était assez près de l'oreille; le caustique qui l'avait produite avait, comme je l'ai dit, été appliqué sur la glande tuméfiée. Ces considérations ne me permirent pas de déterminer d'abord si le conduit salivaire était per-

cé. Je crus devoir faire préliminairement une compression sur l'orifice de la fistule, et observer ce qu'il en résulterait. J'empêchai absolument le cours de la salive. Le second jour, la parotide était un peu gonflée : le troisième jour, le gonflement parut plus étendu, et la tumeur était plus molle : le quatrième jour, elle était œdémateuse, l'impression du doigt y restait. Je vis alors distinctement que la compression, qui était fort modérée, agissait sur le canal même. Cette tentative produisit deux bons effets : elle augmenta la circonférence de l'ulcère extérieur; ce qu'il aurait fallu faire par des moyens plus violents, tels que l'application d'un léger caustique; et lorsque par la soustraction du bandage et des compresses graduées, j'eus permis un libre cours à la quantité de salive qui avait été retenue dans la glande parotide, elle s'est réduite à un volume beaucoup moindre que celui qu'elle avait auparavant, à l'aide des embrocations avec les huiles de lis et de camomille qui furent continuées pendant quelques jours. J'étais fort aise d'avoir ce temps pour penser sérieusement aux moyens d'obtenir la guérison radicale de cette fistule, par les voies les plus douces que je pourrais imaginer. J'examinai l'intérieur de la bouche : elle était aussi humectée du côté gauche que du droit. Les sources de la salive sont si multipliées, qu'il n'est pas surprenant qu'on ne s'aperçoive d'aucune sécheresse dans la bouche, quoiqu'on perde beaucoup de salive par la fistule du conduit de Stenon. Les recherches les plus exactes, avec un stylet qui pût pénétrer dans l'orifice naturel de ce conduit, furent inutiles. Je comptais bien le sonder par l'ouverture fistuleuse; mais pour le faire avec plus de fruit, à tous égards, je jugeai qu'il était convenable que je me rappelasse, par quelques dissections, la route précise que tient le canal salivaire supérieur pour se rendre dans la bouche.

( *Remarques sur la direction et l'embouchure du canal de Stenon.*) Quelques anatomistes ont dit que le conduit de Stenon s'ouvrait dans la bouche par un orifice assez grand. M. Morgagni a relevé cette faute, qu'on avait empruntée de Verrheyen. C'est aussi d'après lui que Palfin a donné une description défectueuse de ce canal dans son Anatomie chirurgicale. Le conduit salivaire supérieur, après avoir passé sur le muscle masséter, se porte intérieurement et profondément dans la graisse qui forme l'embonpoint de la joue, et il va s'ouvrir dans la bouche, entre la seconde et la troisième dent molaire (en comptant par celle du fond), à trois lignes ou environ de l'angle que fait la joue avec la gencive de la mâchoire supérieure. M. Morgagni dit que sa direction est oblique: *oblique antrorsum descendens* (1). J'ai cru le voir horizontal dans les premières dissections que j'ai faites pour examiner sa direction avec la plus grande exactitude, et Regnier de Graaf en parle de même, d'après Stenon, dans le premier chapitre de son Traité sur le suc pancréatique. *A glandulis maxillaribus superioribus recto ductu, supra musculum buccinatorem excurrentes, in partem oris anteriorem, e regione dentium molarium superiorum salivam suam deponunt.* Malgré cette autorité et mes premières observations, j'ai vu depuis, en prenant la précaution de découvrir simplement ce canal sans le détacher des adhérences qu'il a avec le tissu graisseux, j'ai vu, dis-je, qu'il se portait un peu obliquement, depuis le bord du muscle masséter jusqu'à la bouche. Mais cette remarque n'est pas de grande importance. — Bien assuré de la direction du conduit salivaire, je me déterminai à le sonder par le trou fistuleux. Le stylet passa facilement jusqu'auprès de la membrane interne de la bouche. Je n'essayai point de surmonter l'obstacle que je trouvai à pénétrer dans sa cavité. Je voulais m'instruire et connaître positivement ce qui m'arrêtait : je retirai le stylet, et je donnai à mon malade, qui connaissait les opérations qu'on avait pratiquées en pareil cas, la plus grande espérance, en lui apprenant que le conduit était libre. L'inspection anatomique m'a montré d'où venait la difficulté qui m'avait empêché de pénétrer dans la bouche. Le conduit salivaire ne passe pas obliquement entre les fibres du muscle buccinateur; il y passe directement en se repliant en dedans, et il fait ensuite un petit chemin obliquement en devant, dans l'épaisseur de la membrane intérieure de la bouche; en sorte que, quand on tire le canal de Stenon dans la direction qu'il tient entre les fibres du buccinateur, l'orifice de ce conduit se trouve anté-

rieurement à côté de l'enfoncement qu'on fait faire à la membrane de la bouche par cette traction. La résistance venait donc de ce que le bouton de mon stylet rencontrait le coude que fait le conduit salivaire pour entrer dans la bouche. Cette structure bien connue m'a été utile dans mon opération.

Je pris un petit stylet, à l'extrémité duquel est un œil, ou chas, comme aux aiguilles ordinaires à coudre. J'y avais passé un fil dont les deux bouts étaient noués en anse. Le malade étant assis, je fis aisément l'introduction du stylet dans le canal salivaire jusqu'auprès de son orifice. Je portai alors le doigt indicateur et celui du milieu dans la bouche, et en soulevant la joue, aux côtés de l'extrémité du stylet que je conduisais avec l'autre main, je donnai aux parties la direction nécessaire pour qu'il pénétrât dans la bouche. Je le tirai avec la plus grande facilité, et l'anse du fil me servit à passer dans le canal un séton composé de six brins de soie blanche assez grosse et peu torse. Ce séton, que je tirai facilement jusque dans l'orifice du conduit, ne pouvait plus avancer dès qu'il y fut engagé; la disposition bien connue de l'extrémité du canal salivaire me fournit sur-le-champ la raison de cette difficulté. Ce conduit est fort lâche, afin de n'être point tiraillé dans les différents mouvements de la mâchoire et des joues. Ainsi, en tirant le séton, je repliais le canal sur lui-même. Cet inconvénient ne se serait peut-être pas présenté si la mèche eût été moins grosse; mais, pour y remédier, je pris, avec les doigts de la main gauche, le fil dans lequel l'anse du séton était engagé; j'appuyai doucement deux doigts de la main droite sur la joue, suivant la direction du canal, l'un au-dessus et l'autre au-dessous, afin de l'étendre, en tirant la joue, de la commissure des lèvres vers l'oreille. Le séton passa alors très-librement; j'en attachai le bout postérieur, avec deux épingles, à une calotte de coton que le malade portait habituellement sous sa perruque, et qu'il garda sous son bonnet de nuit; et le bout antérieur fut contenu extérieurement par une mouche de taffetas gommé près de la commissure des lèvres. Cette opération ne causa pas la moindre douleur. Dès le jour même que le séton fut placé, il servit de filtre à la salive; il n'en coula plus sur la joue que quelques gouttes pendant que le malade mangeait. Les jours suivants, j'eus

(1) Advers. Anatom. VI, animadvers. 99.

le soin de passer légèrement la pierre infernale sur les chairs de l'ulcère, parce
qu'elles étaient fort molles. Cessant d'ê-
tre abreuvées par la salive, elles devinrent bientôt fermes et vermeilles. Les
affaires du malade l'ayant obligé de sortir, il fut saisi de froid au visage; c'était
dans les premiers jours du mois d'avril,
et, le lendemain de cette sortie, je m'a-
perçus d'un peu de tension le long du
canal. Je crus devoir diminuer le séton de
deux fils; il en restait encore quatre pour
conserver la cavité du conduit au-delà
du diamètre naturel. Je conseillai l'eau
de guimauve tiède pour humecter fréquemment la bouche. Le lendemain, la
tension formait au milieu de la joue, et
en suivant la direction du canal, une
corde dure et assez grosse. La fluxion
avait gagné la joue, et fait beaucoup de
progrès en peu de temps; je pris le parti
de supprimer tout-à-fait le séton. C'était
le onzième jour de son application; la
cicatrice de l'ulcère extérieur n'avait pas
fait assez de progrès pour m'obliger à
ôter le séton plus tôt; je mis un cataplasme de mie de pain et de lait sur la joue;
on le renouvela toutes les trois heures;
la fluxion se dissipa, et il n'en fut plus
question au bout de trois ou quatre jours.
Il restait encore un peu de dureté le long
du conduit; mais elle disparut insensiblement d'un jour à l'autre. J'avais prévenu
le malade sur la nécessité qu'il pourrait
y avoir de remettre le séton; mais je ne
fus point dans cette obligation, il sortait
à peine quelques gouttes de salive pendant les repas. Je continuai de passer, à
chaque pansement, la pierre infernale
sur les chairs; enfin, lorsque la cicatrice
des téguments fut assez avancée, je mis,
sur la petite plaie qui restait, un plumasseau trempé dans le baume du commandeur, et, par-dessus, deux compresses
imbibées de vin chaud, qu'on renouvelait le matin et le soir. Par ce traitement,
la consolidation fut parfaite en peu de
jours. Si la fluxion qui est survenue ne
m'avait pas obligé de supprimer le séton,
mon dessein était de le conserver jusqu'à
ce que la cicatrice fût parvenue près de
la mèche; alors, après l'avoir coupée au niveau de la joue, j'aurais tiré, de quelques
lignes seulement, le bout qui était dans la
bouche : en conservant la mèche dans le
canal, j'aurais cru assurer la filtration de
la salive pendant que l'ulcère extérieur
aurait achevé de se consolider. — La raison du succès de la méthode que j'ai suivie mérite d'être examinée. A considérer

simplement les choses suivant les principes que j'ai posés contre la perforation
de la joue plus antérieurement que l'ouverture fistuleuse, la tentative du rétablissement du conduit naturel paraîtrait
avoir les mêmes inconvénients. Mais si
l'on fait attention à la manière dont le
conduit salivaire s'ouvre dans la bouche, il n'y aura plus de difficultés. Quand
ce canal est ouvert dans quelque point
que ce soit, la salive trouvera toujours
moins de résistance à s'échapper par cette
division contre nature, qu'à parcourir le
reste du conduit. Son extrémité, con-
tournée de la façon dont nous l'avons
décrit, forme un obstacle qui rend encore
l'issue de cette humeur plus facile par
l'ouverture accidentelle. Mais, lorsque le
séton a été placé dans le canal pendant
un temps suffisant pour resserrer son extrémité et augmenter son diamètre, la
salive doit y passer très-facilement. La
seule dilatation des orifices des conduits
excréteurs suffit pour procurer un écoulement abondant de l'humeur au passage
de laquelle ils servent. C'est une vérité
générale, et, pour la prouver, nous ne
chercherons point d'exemples étrangers à
la question présente. J'ai vu très-souvent,
dans les hôpitaux, des personnes chez lesquelles les purgatifs réitérés, les bains et
les tisanes sudorifiques n'avaient pu arrêter ni détourner la salivation que les
frictions mercurielles avaient procurée,
et cette salivation s'arrêter par l'usage
simple des gargarismes qui donnaient un
peu d'astriction.

(V<sup>e</sup> *Observation, par l'auteur, sur
l'écoulement abondant des humeurs,
par la seule dilatation des canaux excréteurs.*) M. Van-Swieten (1), en parlant de la salive, dans ses Commentaires
sur les aphorismes de Boerhaave, fait
une remarque de pratique qui confirme
ce qui vient d'être dit sur les effets de la
dilatation de l'orifice des tuyaux excréteurs. « Si un grand nombre d'aphtes
» couvre généralement et pendant long-
» temps toute la surface des parties in-
» ternes de la bouche; lorsqu'elles vien-
» nent à tomber, il sort une quantité in-
» croyable de salive par les vaisseaux
» dilatés; et si l'on n'avait pas soin d'ar-
» rêter ce flux immodéré par les secours
» ordinaires, les malades périraient sou-
» vent de faiblesse, ou, quelque temps

_____

(1) Comment. in Aphorism. 377, de
inflamm.

» après, ils seraient accablés sous le poids
» de quelque maladie de longue durée,
» parce qu'un écoulement considérable
» de salive enlève au sang une quantité
» de fluide qui le divise, et, par cette
» privation, il devient moins propre à
» traverser les vaisseaux. » — Ces réflexions, et la raison de l'utilité de la salive pour la digestion, prouvent que la
fistule du canal salivaire peut devenir
aussi dangereuse qu'elle est incommode.
Cette considération donne un nouveau
mérite aux moyens que la chirurgie emploie pour la guérison de cette maladie.

*P. S.* Ce que je viens de dire a rappelé à M. Morand qu'il avait pratiqué,
il y a quinze ans, l'opération que j'ai décrite. L'observation est imprimée dans
ce volume, et précède mon Mémoire. Ce
fait confirme la doctrine que j'ai établie;
c'est une autorité qui lui donnera sans
doute plus de poids qu'elle n'en aurait
par mes observations particulières.

## IV.

*Sur les tumeurs salivaires des glandes
maxillaires et sublinguales, et sur
les fistules que cause leur ouverture;*
par M. LOUIS.

Les glandes qui servent à la filtration
de la salive sont sujettes à toutes les maladies qui peuvent affecter les autres parties glanduleuses du corps; elles sont
susceptibles d'engorgement, d'inflammation et d'abcès; elles deviennent squirrheuses, etc. Ce n'est point de ces affections communes à toutes les glandes qu'il
est question dans ce Mémoire; mon dessein est de donner quelques observations sur les tumeurs formées par l'humeur salivaire même, amassée dans les
vaisseaux des glandes qu'elle dilate, contre l'ordre naturel. On a vu dans le Mémoire précédent ce qui résulte de la compression du canal excréteur des glandes
parotides. La salive, retenue, dilate d'a-
bord les vaisseaux qui la contiennent; la
glande se tuméfie, l'humeur transude
ensuite dans les cellules du tissu graisseux, et forme l'œdématie qu'on a observée dans ces sortes de cas. L'obstruction des glandes, par des causes internes, donne lieu à des dilatations considérables sans cet inconvénient, sans
doute parce qu'elles se font lentement,
et que toute la masse des parties solides
contribue alors à former une enveloppe

unique d'un tissu très-serré, qui contient
la liqueur amassée dans un seul foyer.
C'est ce qu'on remarque aux ovaires et
aux reins qu'on a trouvés quelquefois si
prodigieusement dilatés. La structure particulière des différents organes peut d'ailleurs donner la raison des circonstances
accidentelles qui sont l'effet de leur excessive dilatation. Les glandes salivaires
inférieures peuvent être tuméfiées par
l'excrétion retenue, et en imposer pour
des abcès dont l'ouverture ne se ferait
point en dehors sans l'inconvénient d'une
fistule qui pourrait n'admettre aucun
moyen curatif. Muys (1) parle d'une fille
d'environ 24 ans, qui eut un abcès au
cou, dans l'endroit où l'on sent les glandes amygdales lorsqu'elles sont fort gonflées. L'abcès s'ouvrit de lui-même. On
pansa l'ulcère pendant un mois avec les
remèdes convenables; il resta un trou
fistuleux, duquel il ne sortait aucune
matière purulente, mais seulement une
liqueur limpide dont l'écoulement était
fort abondant, surtout lorsque la malade mangeait. Le docteur Muys et plusieurs autres chirurgiens ne purent réussir à guérir cette fistule. La situation de
l'ulcère, telle que l'auteur l'indique, fait
connaître que la maladie avait son siége
dans la glande maxillaire. L'observation
que je vais rapporter donnera un second
exemple bien caractérisé de la tuméfaction de cette glande par la rétention de la
salive.

(Ire *Observation, par l'auteur, sur la
dilatation de la glande maxillaire par
la salive.*) Mon frère me fit voir à Metz,
au mois de juillet 1754, une grenouillette qu'il n'avait guérie radicalement
qu'à la troisième opération, ayant pris le
parti de l'inciser exactement dans toute
son étendue. Elle n'avait jamais été que
du volume d'une noix; mais elle était
accompagnée d'une autre tumeur du volume d'un petit œuf, placée extérieurement sous le menton, vers l'angle de la
mâchoire. Celle-ci était avec fluctuation
sensible, et elle avait une circonscription bien distinguée de la tumeur sublinguale. Quelqu'un, qui l'avait examinée
légèrement, en avait conseillé l'ouverture pour donner issue au fluide qui y
était contenu; mais l'incision étendue de
la grenouillette fit disparaître la tumeur
extérieure. Si l'on n'avait pas exactement

_____

(1) Prax. Chir. ration., dec. VI, obs.
VI.

remarqué deux foyers bien distincts, on pourrait présumer que la tumeur, qui se montrait au dehors, était formée par la dilatation de la glande sublinguale ; cela paraîtrait d'autant plus vraisemblable, que l'ouverture de la grenouillette a suffi pour donner issue à l'humeur qui était contenue dans cette autre tumeur. En admettant, avec quelques anatomistes, que les tuyaux excréteurs des glandes maxillaire et sublinguale ont un orifice commun, l'obstruction de cet orifice produirait également la dilatation de deux glandes ; mais M. Walther ayant démontré incontestablement qu'elles avaient chacune leur conduit excréteur particulier (1), le défaut d'issue par ces conduits a causé l'engorgement particulier de ces glandes, et l'ouverture de celle qui faisait éminence sous la langue a servi à l'évacuation de l'autre tumeur, parce que le canal excréteur de celle-ci a été compris dans l'incision. Quoi qu'il en soit, l'ouverture de la tumeur extérieure, à sa partie déclive, aurait produit une fistule salivaire, puisque cette tumeur était la glande même, tuméfiée par la rétention de la salive ; et cette fistule aurait peut-être été incurable, par l'impossibilité de rétablir la route naturelle, ou d'en faire une nouvelle dans la bouche, que la salive eût pu suivre.

*Remarques sur la grenouillette.* La grenouillette est manifestement une tumeur salivaire. Tous ceux qui en ont parlé, avant la découverte des organes qui servent à la sécrétion de la salive, n'ont pu avoir des idées précises sur la nature de cette maladie. On croit que Celse en parle dans le douzième chapitre du septième livre qui a pour titre... *De l'abcès sous la langue. De abcessu sub lingua.* Ambroise Paré dit que la grenouillette est formée de matière pituiteuse, froide, humide, grosse et visqueuse, tombant du cerveau sous la langue. Fabrice d'Aquapendente met cette tumeur au nombre des enkystées, et ajoute qu'elle est de la nature du melliceris. Dionis est aussi de ce sentiment, et il estime que la grenouillette tient un peu de la nature des loupes. Munichs, instruit par les connaissances de l'anatomie moderne, ne s'est pas mépris sur la nature de cette espèce de tumeur : il dit positivement qu'elle vient d'une salive

trop âcre et trop épaisse, laquelle ne pouvant sortir par les canaux salivaires inférieurs, s'amasse sous la langue, et y produit une tumeur (1). Une idée si conforme à la raison et à la nature des choses n'a pas été suivie par M. Heister ; il a emprunté d'Aquapendente tout ce qu'il dit sur la grenouillette ; et M. Col de Villars, médecin de Paris, dans son cours de chirurgie, dicté aux écoles de la Faculté, dit que la ranule est causée par le séjour et l'épaississement de la lymphe qui s'accumule sous la membrane dont les veines ranines sont couvertes. — M. de la Faye, dans ses Notes sur Dionis, tient le langage de l'expérience, et, par conséquent, celui de la vérité, sur la matière que contient cette sorte de tumeur. « On reconnaît, dit-il, deux espèces de » grenouillettes : les unes rondes, pla-» cées sous la langue, semblent n'être » produites que par la dilatation du ca-» nal excrétoire de la glande sublingale ; » les autres sont plus longues que ron-» des, placées à la partie latérale de la » langue, et formées par la dilatation du » canal excrétoire de la glande maxillaire » inférieure. La liqueur qui remplit ces » tumeurs est la salive qui y séjourne et » s'y amasse peu à peu, à cause de son » épaississement et de l'atonie du canal.» Voilà le précis des diverses opinions qu'on a eues sur la nature et le siége de la grenouillette.

Ce n'est point une maladie rare, il n'y a point de praticien qui n'ait eu occasion de voir un grand nombre de tumeurs de cette espèce. Quand elles ne sont pas invétérées, la liqueur qui en sort ressemble parfaitement par sa couleur et sa consistance à du blanc d'œuf. La matière est plus épaisse, si elle a séjourné plus long-temps : elle devient quelquefois plâtreuse, et peut même acquérir une dureté pierreuse. J'en ai vu plusieurs exemples. Il semblerait donc plus naturel de penser que l'épaississement de la salive n'est point la cause de la grenouillette, puisque cette humeur ne s'épaissit que par son séjour. Je ne crains point d'avancer que la cause de la grenouillette vient de la disposition viciée des solides, qu'elle dépend de l'oblitération du canal excréteur : et, en effet, on guérit toujours ces maladies sans avoir recours à aucun moyen capable de dé-

---

(1) De lingua et sublingualibus salivæ rivis. Lipsiæ, 1724.

(1) Prax. Chir., lib. I, cap. XXVI de tum., p. n.

layer la salive et de changer le vice qu'on suppose dans cette humeur. C'est une maladie purement locale. L'atonie du canal ne serait point une cause capable de retenir la salive ; et j'ajoute qu'on n'obtient jamais la guérison de cette maladie que quand il reste un trou fistuleux pour l'excrétion de la salive, dans un des points de l'ouverture qu'on fait pour l'évacuation de la matière renfermée dans la tumeur. J'en ai ouvert plusieurs, et il est presque toujours arrivé, lorsque l'incision n'avait pas été assez étendue, que les lèvres de la plaie se réunissaient, et la tumeur se reproduisait quelque temps après. Les anciens ont fait la même observation : c'est la raison pour laquelle Paré préfère le cautère actuel à la lancette, dans ces sortes de cas. Dionis dit aussi qu'il a vu des grenouillettes qui revenaient, parce qu'on s'était contenté d'une simple ouverture avec la lancette. Pour prévenir cet inconvénient, il prescrit de tremper dans un mélange de miel rosat et d'esprit de vitriol un petit linge attaché au bout d'un brin de balai, avec lequel on frottera rudement le dedans du kyste pour le faire exfolier ou le consumer. Il n'y a point d'auteur qui ne semble regretter que la situation de la tumeur ne permette pas la dissection totale du kyste. Les succès que Fabrice d'Aquapendente a eus, en incisant seulement la tumeur dans toute son étendue, ne lui ont point ôté cette prévention ; et M. Heister conseillait l'extirpation comme un excellent moyen, si la nature des parties voisines, qu'on pourrait blesser, n'y apportait, dit-il, le plus grand obstacle. Mais si ce prétendu kyste, si cette poche n'est autre chose que la glande même ou son canal excréteur dilaté par la rétention de l'humeur salivaire, on conviendra qu'il serait très-dangereux d'irriter le fond de la tumeur, pour en détruire les parois, au défaut de l'extirpation qu'on estime nécessaire, quoiqu'elle ne soit pas possible. Toutes les fois que j'ai fait une assez grande incision qui a permis l'affaissement des lèvres de la plaie, je n'ai point vu de récidive. Munichs recommande cette incision, et Rossius (1) met la petite ouverture qu'on fait dans ce cas au nombre des fautes principales qu'on peut commettre dans la méthode de traiter cette

maladie, et d'où dépend le renouvellement de la tumeur. Il ne faut pas dissimuler qu'il recommande aussi la destruction du kyste ; mais pour parvenir à ce but, il ne propose que des remèdes astringents et dessicatifs, de l'eau d'alun distillée et du sirop de roses, dont l'usage est très-bon pour donner du ressort aux parties qui ont souffert une trop grande extension, et les réduire, autant qu'il est possible, à leur état naturel. C'est donc par pure prévention que cet auteur croyait dissoudre et consumer insensiblement le kyste avec des remèdes de cette nature. — Les tumeurs salivaires ne sont point enkystées, suivant l'idée qu'on attache communément à ce terme. Ce sont les glandes mêmes et leurs tuyaux excrétoires dilatés par la matière de l'excrétion retenue. C'est ainsi qu'on voit le sac lacrymal se dilater, lorsque l'issue des larmes est empêchée par l'obstruction du canal nasal, et qu'on voit un uretère acquérir le volume d'un gros intestin par la rétention de l'urine, à l'occasion d'une pierre qui bouche ce conduit : telle est aussi la tuméfaction du testicule dans le spermatocèle. Si l'on peut donner le nom de tumeurs enkystées à ces sortes de dilatations, au moins conviendra-t-on qu'elles ne sont pas du genre de celles dont on doit détruire et extirper le kyste, lors même qu'il serait possible de le faire.

Je ne prétends pas néanmoins blâmer, par cette assertion, le retranchement des lèvres de l'incision, dans le cas où ses bords seraient tuméfiés, durs et comme squirrheux, ou incapables de se rétablir à peu près dans l'état naturel, à cause de la grande extension que ces parties auraient soufferte par le volume considérable de la tumeur. Quelquefois même la grenouillette n'est que l'accident d'une tumeur charnue, qu'il faut nécessairement extirper. Enfin, je crois avoir prouvé par la raison et par l'expérience que, dans les cas simples et ordinaires, une petite incision ne sert communément qu'à une cure palliative de très-courte durée, et que, pour prévenir le renouvellement de la tumeur, il faut, si l'on a recours à l'instrument tranchant, que l'incision soit aussi étendue que la tumeur : il n'y a aucun danger à la prolonger ainsi. Je crois cependant qu'on pourrait faire quelque chose de mieux en faveur des malades attaqués de la grenouillette. J'ai toujours observé que la guérison radicale dépendait d'un trou fis-

_____

(1) Voy. Stalp. Vander-Wiel, cent. I, obs. xx.

tuleux qui restait pour l'excrétion de la salive. J'ai sondé cette ouverture chez quelques personnes, long-temps après la guérison : le stylet pénétrait dans une cavité que j'ai quelquefois trouvée assez spacieuse, sans doute parce qu'il ne s'était point fait de recollement des parties que l'engorgement précédent avait dilatées. J'ai encore observé que cette ouverture fistuleuse, étant restée inférieurement derrière les dents incisives, il y avait dans certains mouvements de la langue une éjaculation de salive très-incommode. Muys avertit les chirurgiens de prendre bien garde à la lésion du conduit salivaire dans l'opération du filet. Il paraît avoir puisé ce précepte dans une dissertation de Van-Horn (1). Cet auteur, sur l'autorité de Riolan (2), dit que si l'on intéresse le canal salivaire, en coupant le filet, il en résulte un écoulement involontaire de salive. — Il est au moins certain que l'ouverture qui reste après l'incision de la grenouillette, ne peut pas retenir la salive, comme un orifice excrétoire organisé suivant l'intention de la nature. De là, il est aisé de concevoir que la situation inférieure de cette ouverture peut être fort incommode, comme j'ai eu occasion de le remarquer. On peut prévenir cet inconvénient. Pour la guérison parfaite, il suffit de procurer à l'humeur salivaire retenue une issue qui ne puisse pas se consolider. Il semble que la perforation de la tumeur avec le cautère actuel, comme Paré l'avait proposée, serait un moyen aussi efficace que l'incision, mais moins douloureux, et préférable en ce que l'on serait assuré de fermer l'ouverture de la tumeur, pour l'excrétion permanente de la salive, dans la partie la plus éloignée du devant de la bouche, et de mettre les malades à l'abri de l'inconvénient de baver continuellement, ou d'éjaculer de la salive sur les personnes à qui ils parlent.

### OBSERVATION SUR UN ÉTRANGLEMENT PARTICULIER D'INTESTIN, par M. MOSCATI.

Le nommé Ricco, domestique, âgé de trente-trois ans, qui, pendant sa vie, a presque toujours joui d'une par-

(1) Disquis. Anat. de ductibus salivalibus, 1656. Vid. Collect. Haller, t. I.
(2) Anthropog., lib. IV, cap. X.

faite santé, après avoir mangé dans le carême, en 1754, beaucoup de légumes, fut attaqué subitement de douleurs excessives dans le bas-ventre, et d'un vomissement continuel qui l'obligeait de rendre, à peu de choses près, tout ce qu'il prenait. Son ventre devint douloureux, enflé et tendu : la soif était ardente, la fièvre médiocre, le pouls petit et serré, avec des sueurs froides ; enfin tous les symptômes d'un véritable étranglement parurent chez ce malade, si ce n'est qu'il allait quelquefois à la selle. Malgré plusieurs saignées, les fomentations et les lavements émollients, les accidents n'ont pas discontinué : le malade a vécu cinq jours dans cet état pitoyable. Le lendemain de sa mort, j'ai fait l'ouverture du cadavre en présence de plusieurs chirurgiens. Nous trouvâmes presque tous les intestins enflammés : l'iléon en particulier était fort noir, et d'une épaisseur considérable aux environs des parties étranglées. J'ai remarqué que cet intestin, à deux pieds et demi ou environ de son extrémité inférieure, se divisait en deux branches, dont la plus considérable est véritablement la continuation du canal intestinal : elle se replie différemment, et forme une double anse qui va se terminer dans le cœcum. La petite branche, qui a environ cinq pouces de longueur, est faite, à son origine, en entonnoir, semblable au commencement de l'uretère ; elle forme ensuite une espèce de lacs ou de petit cordon ligamenteux qui entortille deux fois les anses susdites de l'intestin, et se termine ensuite à une portion du mésentère, comme on peut le voir par la pièce même que j'envoie à l'Académie.

### OBSERVATIONS SUR DES TUMEURS A LA VÉSICULE DU FIEL, par M. MORAND.

Il serait difficile de rien ajouter à l'excellent Mémoire que M. Petit le père a donné dans le premier volume de l'Académie, pour établir des signes desquels on puisse déduire la différence d'un abcès au foie d'avec une tumeur faite par la bile retenue dans la vésicule du fiel. Je me contenterai d'y joindre deux exemples que M. Petit n'a pas connus, et que j'ai indiqués à la page 140, tom. IV, édition in-12. — Il est possible que des phlegmons se forment sur la vésicule du fiel, et que le pus corrodant le péritoine et les muscles du bas-ventre, pour prononcer un abcès extérieur, affaiblisse les tuniques mêmes de la vésicule. — MM. Maréchal et Guerin le père furent appelés pour une dame de condition, d'un certain âge, qui avait une tumeur de cette espèce, les téguments extérieurs étant rouges et enflammés. La tumeur fut ouverte comme un abcès extérieur, et il en sortit du pus sans mélange. Quelque temps après que l'ouverture fut faite, la bile cystique sortait par la plaie. Cet abcès était si décidément un phlegmon ordinaire, dans l'étendue duquel la vésicule fut comprise, que les adhérences pratiquées, en pareil cas, se trouvèrent toutes établies lorsque la bile se présenta; au moyen de quoi, aucun des dangers qui auraient nécessairement résulté de la vésicule du fiel ouverte sans abcès préliminaire, n'eut lieu; la bile coulait librement au dehors sans s'échapper dans le ventre.

J'étais présent, lorsqu'à un pansement on sentit un corps étranger avec la sonde; les adhérences de la vésicule du fiel au péritoine permirent qu'on dilatât la plaie sans danger par une incision assez grande pour tirer de la vésicule une pierre biliaire grosse comme le plus gros gland de chêne; après quoi, la cicatrice se forma peu à peu, formant au pourtour de la plaie une espèce d'entonnoir; il y resta une fistule, et la dame, morte très-vieille, survécut plusieurs années à cette opération, se portant bien d'ailleurs.— Quelque temps après l'histoire de cette malade, il y en eut une autre à peu près pareille. Un officier du régiment du roi eut au-dessus de l'ombilic une tumeur avec fluctuation; on en fit l'ouverture, et il en sortit du pus très-fétide; quelques jours après, en sondant sa plaie, on trouva une route sinueuse de la profondeur de deux pouces, et l'on sentit au fond un corps dur qui paraissait mobile; à force de l'agiter, on le détacha de ce qui l'environnait, et, moyennant une légère dilatation, on vint à bout de le tirer avec de petites pincettes : c'était une pierre biliaire, grosse comme le pouce. Après celle-là, deux autres plus petites sortirent par la plaie, et il y resta un écoulement continuel de matière bilieuse. Je conviens, avec M. Petit, qu'il ne faut point confondre une tumeur faite par la vésicule du fiel dilatée avec un abcès au foie, comme je crois qu'il est nécessaire de distinguer un abcès au foie d'une dilatation de la vésicule du fiel; mais s'il arrive une tumeur à cette der-

nière partie, que cette tumeur ait les caractères du phlegmon suppuré, que par l'ouverture qu'on y fera elle fournisse du pus, le chirurgien ne sera point blâmé d'avoir fait cette ouverture, quand même elle fournirait de la bile par la suite, parce que, dans ce cas, l'écoulement de la bile par la plaie est la suite de l'action de la matière purulente sur la vésicule du fiel, dont le dépôt a nécessité l'ouverture. — La même chose précisément arrive dans quelques abcès au périnée, qui fournissent d'abord beaucoup de pus, quelquefois très-fétide, et d'où l'urine coule quelque temps après, et lorsque la plaie paraissait viser à cicatrice. Cela suppose sans doute la vessie urinaire ouverte par l'impression du pus, et cela doit arriver lorsque l'eschare faite à ce viscère se détache.

---

MÉMOIRE SUR LES GRANDS ABCÈS DU FONDEMENT, par M. FOUBERT.

On a donné pour précepte, dans tous les cas où il se forme un abcès dans le voisinage du fondement, lorsqu'il s'étend un peu dans les graisses et que le rectum est découvert, qu'il ne suffisait pas de faire une ouverture pour l'évacuation des matières purulentes; mais qu'il fallait encore inciser ou fendre cet intestin jusqu'au fond de l'abcès (1). L'on a cru que cela était nécessaire, pour que l'intestin pût se réunir avec les parties voisines; et que, sans cette précaution, il se ferait de nouvelles collections de matières, et que la plaie ne pourrait manquer de devenir fistuleuse. Le succès que j'ai obtenu, en ne me conformant pas à cette maxime générale dans quelques cas particuliers où il aurait été fort dangereux de la suivre, et l'examen des motifs sur lesquels on a fondé ce principe, m'ont fait abandonner; je me propose de le détruire par un nombre de faits et de raisons, qui, à ce que j'espère, ne laisseront aucun doute sur cet objet.

(1re *Observation*, par l'auteur.) Je fus mandé pour une femme enceinte qui avait un abcès considérable à la marge de l'anus : la circonstance particulière dans laquelle se trouvait la malade me porta à faire une simple ouverture à la partie

(1) Voy. les Mémoires de l'Académie royale de chirurgie, t. I, part. II, p. 257. (Edit. in-12.)

déclive de la tumeur, pour l'évacuation des matières purulentes. On ne pansa la plaie qu'avec l'onguent de la mère; la malade fut parfaitement guérie en douze à quinze jours.

( IIe *Observation, par l'auteur*.) J'eus tout lieu d'être satisfait des bornes que prescrivit à l'ouverture d'un pareil abcès l'état d'une femme qui, sur une fin de grossesse, se laissa tomber dans un escalier. Le talon de sa chaussure lui fit à une des grandes lèvres une forte contusion, laquelle fut suivie d'une très-grande suppuration : le foyer de l'abcès s'étendait jusqu'à la marge de l'anus. Je ne fus appelé qu'au moment de l'accouchement, parce que le volume de la tumeur paraissait un obstacle à la sortie de l'enfant. Je crus ne devoir faire que la plus petite ouverture qu'il serait possible, pour vider exactement la tumeur. La femme accoucha heureusement, et fut guérie en peu de jours de cette plaie, à laquelle on ne donna que quelques soins de propreté, sans aucune application de médicaments. — J'ai souvent remarqué que les grandes ouvertures, dans lesquelles on comprenait l'intestin, avaient des suites fâcheuses, sur des sujets épuisés par une grande maladie qui avait précédé la formation de l'abcès au fondement ; sur ceux auxquels il survenait un flux de ventre bilieux ou dysentérique, ou qui avaient besoin d'être purgés plusieurs fois ; sur des personnes avancées en âge ou d'une mauvaise constitution. J'ai réussi dans ces différents cas, en ouvrant les dépôts comme de simples abcès ; et je suis convaincu que c'est la seule pratique qu'on puisse suivre avec sûreté. Je ne citerai à ce sujet que l'observation suivante.

(IIIe *Observation, par l'auteur.* ) Un homme, âgé de plus de soixante ans, était dans le marasme à la suite d'une maladie très-grave. Il lui survint un abcès énorme qui occupait toute la circonférence de l'anus. Le mauvais état de ce malade semblait à peine permettre qu'on pratiquât la moindre opération : je crus néanmoins ne rien risquer à faire sur le point le plus saillant de la tumeur, du côté de la fesse droite, une incision de huit à dix lignes. Je tirai par cette incision une grande quantité de pus très-fétide ; il en sortit encore beaucoup les jours suivants avec plusieurs lambeaux de tissu cellulaire tombés en pourriture. On ne mit rien dans la plaie ; elle fut simplement couverte d'un emplâtre qu'on renouve-

lait deux fois le jour. Le malade fut guéri dans l'espace de trois semaines, et n'a ressenti depuis aucune incommodité dans cette partie. — Aurait-on pu se flatter d'une pareille réussite, si l'on eût fait à cet abcès une ouverture proportionnée à son volume, et que, suivant le principe général, on eût fendu l'intestin dans toute l'étendue de sa dénudation? Le mauvais état du sujet était bien capable de retenir sur une telle opération. L'hémorrhagie, qui pourrait en être la suite, obligerait à remplir la plaie de charpie jusque dans son fond. Le tamponnage, devenu nécessaire pour l'accident d'une incision inutile, retient les matières purulentes et putrides dans quelques recoins de l'abcès : la résorption de ces matières produit des dépôts sur le poumon ou sur d'autres viscères, des fièvres colliquatives, des cours de ventre, tous accidents qui peuvent être suivis de la mort des malades : je n'avance rien ici que d'après l'expérience. L'observation que je viens de rapporter prouve au moins l'inutilité d'une plus grande opération que celle que j'ai pratiquée ; elle a suffi ; l'autre n'aurait pas été sans danger. — La possibilité du recollement exact des parties dilacérées au rectum paraît suffisamment prouvée par les faits dont j'ai exposé le précis : je ne crois pas qu'on puisse regarder les circonstances qui m'ont déterminé comme de pures contre-indications qui laisseraient subsister le précepte général, auquel on n'opposerait mes observations que comme des exceptions. L'observation suivante, que M. Ruffel second a communiquée, présente un cas rare dont il est à propos de faire mention. Il détruira tous les préjugés qui pourraient rester sur les ressources de la nature pour le recollement des parties qui avoisinent le rectum.

( IVe *Observation, par M. Ruffel second.* ) Une femme de trente ans se crut grosse, sur les signes ordinaires qui annoncent cet état. Au bout de trois mois, elle ressentit une pesanteur à la matrice, avec des douleurs et des élancements. M. Ruffel toucha la malade ; la dilatation du col de la matrice, le volume de la tumeur au-dessus de l'os pubis et la douleur que la moindre pression y occasionnait, donnèrent de l'inquiétude. On appela en consultation plusieurs médecins et chirurgiens de réputation. Les avis se réunirent à rejeter le soupçon de grossesse ; on jugea que la maladie était un squirrhe à la matrice. Malgré l'usage des bains et des remèdes fondants, le ventre augmentait de volume; les douleurs continuelles parvinrent à un degré de violence qui faisait craindre pour les jours de la malade. Elle en fut délivrée subitement par la sortie d'un corps polypeux dans le vagin, et attaché dans la matrice par un pédicule que l'orifice de ce viscère comprimait si exactement, qu'au bout de trois jours le polype tomba, comme s'il eût été serré par la plus forte ligature. — Le calme que la malade éprouva ne fut pas de longue durée. Les douleurs se réveillèrent et devinrent fort vives. Elles se faisaient principalement sentir vers le fondement. Le ventre avait le volume de celui d'un hydropique; les cuisses et les jambes étaient extraordinairement gonflées. La malade resta près d'un mois dans cet état. Elle fit usage des remèdes intérieurs qu'on croyait convenables. On délibéra plusieurs fois sur l'opération de la paracentèse, parce qu'on imaginait qu'il y avait un épanchement dans le bas-ventre. Une nuit, la malade crut avoir besoin du bassin pour aller à la selle; dans un effort, elle remplit successivement trois bassins d'un pus très-blanc et d'une puanteur insupportable, avec des portions assez grandes de tissu cellulaire. Cette évacuation a continué pendant trois ou quatre jours : la malade paraissait avoir passé de la mort à la vie. On soutenait ses forces par un régime convenable. Au bout de trois semaines, elle eut une semblable évacuation, dont elle se tira aussi heureusement que de la première : on estime qu'il est sorti en tout quinze pintes de pus. L'abcès s'est fait jour par une crevasse dans le vagin : son foyer était dans le tissu cellulaire, entre la matrice et le rectum ; jamais dilacération n'a été portée si loin. Il n'est sorti aucune matière par le fondement ; cependant on aperçut sur la fin de la cure que les lavements qu'on donnait à la malade passaient en partie dans le vagin, de même que les injections qu'on faisait dans le vagin sortaient en partie par le fondement. Enfin les choses se sont rétablies peu à peu dans l'état naturel en trois mois de temps : il ne reste pas le moindre vestige de cette grande maladie ; les parties se sont parfaitement recollées.

Les abcès qui se forment à la marge de l'anus sont le plus souvent un effet de fistule interne. Lorsque l'intestin rectum est ouvert intérieurement, les humidités stercorales s'insinuent dans cette ouverture et produisent un abcès. Quand cet abcès n'est qu'un tubercule, son ouverture rend la fistule complète. Ce n'est pas de ces petits abcès qu'il est question dans ce Mémoire ; j'en parlerai ailleurs en traitant des fistules à l'anus. Je n'ai actuellement pour objet que les abcès considérables qui s'étendent profondément dans les graisses, et qui mettent l'intestin à découvert dans une grande surface. C'est dans ces abcès, qui sont la suite d'une fistule interne, qu'on trouve que la réunion ne se fait pas exactement, et que la plaie reste fistuleuse. Mais cet inconvénient doit-il porter à fendre l'intestin dans toute l'étendue de l'abcès? C'est ce qu'il est à propos de déterminer. Un examen réfléchi de la nature des choses fera voir combien le précepte, trop général sur ce cas, est contraire à la saine pratique. L'intestin est plus ou moins à découvert, suivant la grandeur de l'abcès; et l'orifice de la fistule dans le rectum peut se trouver et se trouve effectivement pour l'ordinaire près de la marge de l'anus. L'abcès n'est qu'un accident de la fistule : la grande dilacération est donc purement accidentelle. Si l'on se contentait d'ouvrir cet abcès fistuleux, simplement pour procurer l'évacuation du pus, on obtiendrait sans difficulté le recollement de toutes les parties qui n'ont été dilacérées qu'accidentellement par la formation et le séjour du pus. Il restera peut-être une fistule, mais le traitement en sera simple et sans danger ; au lieu qu'on aurait fait une opération fort grave, en fendant l'intestin, lors de l'ouverture de l'abcès, jusque dans son fond. D'ailleurs, si cette incision de l'intestin, si recommandée, ne comprend pas le trou fistuleux dans son trajet, il pourra encore rester une fistule : voilà donc une opération très-laborieuse qui pourra être faite sans fruit. Toutes ces raisons me font conclure qu'il serait beaucoup plus à propos de s'en tenir d'abord à la simple ouverture de l'abcès. Quelques observations achèveront de prouver la solidité de cette proposition.

( Ve *Observation*, *par M. Louis.*) Une fille de vingt-huit ans souffrait depuis plusieurs jours des douleurs fort vives au fondement, sans en parler à personne. Il s'y formait un abcès considérable, qui s'ouvrit de lui-même. M. Louis fut appelé sur-le-champ pour voir cette personne, qu'il trouva dans son lit, gâtée d'une grande quantité de pus très-fétide. Après l'avoir fait nettoyer, il visita exactement les environs de l'anus ; il reconnut à la couleur et à la disposition œdémateuse des téguments, que l'abcès était du côté gauche ; mais il ne voyait point d'ouverture à la peau, ni aucune marque que le pus se fût fait jour par le *rectum*. L'abcès s'était crevé par le vagin, tout auprès de la vulve. M. Louis porta une sonde de poitrine dans cette crevasse pour soulever les téguments à la marge de l'anus, où il fit une incision convenable pour l'évacuation du pus qui séjournait encore dans le vide de l'abcès. Il passa une mèche de linge effilé, de cette plaie dans le vagin, pour faire dégorger ce trajet par une bonne suppuration. Dès que le pus fut louable, il supprima ce séton et pansa la plaie à plat. Le recollement de toutes les parties dilacérées se fit en peu de temps ; mais il resta une fistule complète à l'anus, dont l'orifice interne ne s'étendait pas à un pouce au-dessus de la marge. Ce sinus fut fendu simplement, et la malade guérit sans aucun accident.

Ce grand abcès avait vraisemblablement pour cause première la fistule interne dont on ignorait l'existence. Elle ne s'est manifestée qu'à la fin de la cure de l'abcès, et elle ne pouvait se montrer plus tôt. Si l'on fendait l'intestin, dans les abcès du fondement, dans toute l'étendue de la dilacération, on ferait le plus souvent une opération inutile, puisque dans le cas où il n'y aura point de fistule primitive, ni d'ouverture consécutive au *rectum*, l'on est sûr d'obtenir une guérison parfaite. Mais si l'abcès est un accident de la fistule, on peut remédier par une simple ouverture à cet accident, sans le moindre danger. La maladie principale se déclarera ensuite, et l'on y donnera alors les secours nécessaires. La prudence ne permet pas de fendre une grande portion d'intestin, par une incision dans laquelle on ne serait pas assuré de pouvoir comprendre le trou fistuleux ; circonstance sans laquelle on s'expose sans fruit à tous les risques d'une pareille opération. Aucun signe n'indiquait, dans l'observation de M. Louis, qu'il y eût une fistule interne à l'anus ; il a donc bien fait de s'en tenir à la simple ouverture de l'abcès. La raison n'autorisait point d'autres procédés.

Dans le cas de complication du virus vénérien, scorbutique ou autres, qui exigent qu'on ait recours à l'administration des remèdes internes capables de corriger la mauvaise disposition du sang et des humeurs, on exposerait beaucoup les malades dans l'ancienne pratique ; au contraire, en suivant la méthode que je propose, je me suis souvent vu dispensé d'une seconde opération, les malades se trouvant guéris en même temps et du virus et de la fistule qui avaient causé l'abcès qu'il avait fallu ouvrir d'abord.

J'ai eu plusieurs occasions d'observer la nécessité importante de se borner à la seule évacuation du pus dans les abcès de la marge de l'anus ; car ils peuvent être occasionnés par la crevasse de l'urètre, et alors de quel danger ne serait-il pas de fendre le *rectum*, sur la crainte de la fistule qui reste quelquefois à l'ouverture de ces sortes d'abcès.

( VI<sup>e</sup> *Observation, par l'auteur.* ) Un homme eut un dépôt purulent au voisinage du fondement, et qui s'étendait vers la région du périnée. On en fit l'ouverture avec soin, et l'on fendit les parties qui recouvraient le foyer de la matière, dans toute son étendue. Un mois après, le chirurgien se crut obligé de faire de nouvelles incisions ; enfin, après trois mois de pansements, je fus mandé par le malade. Je vis plusieurs cicatrices et deux ou trois ouvertures fistuleuses que je pansai avec de la charpie sèche. Le lendemain j'aperçus que le pus était fort séreux. Les cicatrices qui avoisinaient le *rectum* me parurent bien solides ; je soupçonnai que les fistules avaient un orifice intérieur dans le canal de l'urètre. Je fis uriner le malade pendant que j'avais les yeux sur les ulcérations extérieures ; je vis distinctement qu'il y passait de l'urine. Le malade avait eu quelques gonorrhées virulentes : je terminai la cure par le seul usage des bougies dans l'urètre, et la guérison radicale fut prompte.

( VII<sup>e</sup> *Observation, par l'auteur.* ) On apporta à l'hôpital de la Charité, en 1744, un malade à qui l'on avait ouvert l'intestin dans l'opération d'un abcès à la marge de l'anus. L'on n'avait pu parvenir à consolider l'ulcère : il touchait au raphé et était accompagné de duretés et de callosités. Le doigt introduit dans l'anus ne sentait rien à cette partie contre l'ordre naturel ; le pus était séreux ; le stylet me fit reconnaître que la direction du sinus était vers l'urètre. J'appliquai un caustique dans l'orifice de ce conduit fistuleux pour en détruire les callosités ; je passai des bougies dans le canal de l'urètre pour consolider l'orifice interne de cette fistule. Par les pansements méthodiques, j'obtins aisément la guérison parfaite de cette maladie. — Ces deux exemples suffisent pour montrer combien l'on devrait être circonspect dans les ouvertures des abcès de la marge de l'anus puisqu'ils peuvent être causés également par une fistule interne de l'urètre, comme par la fistule interne du *rectum*. L'insinuation de l'urine dans le tissu cellulaire produit le même accident que l'infiltration des humidités stercorales : à la vérité, dans le cas de fistule à l'urètre, la tumeur s'étend vers le périnée ; mais on ne peut pas donner ce signe pour exclusif, puisque l'abcès qui suit la fistule interne de l'anus, peut se former aussi bien vers le périnée que dans tout autre point de la circonférence du fondement. Cela dépend de la situation de l'orifice de la fistule. Enfin, il n'y a ni prudence ni certitude à opérer pour la cure d'un vice local, dont on ne connaît ni la nature ni les dispositions relatives. C'est sur la fin de la cure de l'abcès que le caractère propre se détermine positivement ; il faut donc attendre et se contenter d'abord de remédier à l'accident, c'est-à-dire qu'il faut se borner à procurer l'évacuation du pus par l'ouverture simple de l'abcès. — Le seul inconvénient qu'on puisse m'objecter, c'est que cette ouverture ne mène pas toujours à une cure radicale, et qu'il reste une fistule à l'anus. Je conviens qu'il serait avantageux de pouvoir opérer de façon que le malade ne restât point exposé à une seconde opération ; mais si l'on pèse les raisons que nous avons données d'après plusieurs faits de pratique, l'on conviendra qu'il serait souvent inutile et quelquefois dangereux de procéder à l'incision de l'intestin dans toute l'étendue d'un grand abcès. A cette opération, que la nature des parties intéressées rend assez grave, je propose de substituer l'ouverture simple de l'abcès, qui suffira quelquefois pour la guérison parfaite. On aurait bien à se reprocher, après un événement favorable, d'avoir fendu l'intestin sans nécessité. S'il reste une fistule, l'opération qui devient nécessaire par la suite se fait avec la plus grande connaissance de l'étendue et de la direction qu'il faudra donner aux incisions. Il y aura moins de parties à fendre et à emporter ; le recollement des parois de l'abcès sera fait et marquera précisément quelles sont les parties qu'on doit attaquer. L'on ne risquera

point d'étendre l'opération au-delà des bornes prescrites par la nature du mal, et d'entamer des parties saines qu'on ne peut trop respecter. Enfin, l'ouverture de l'abcès et l'incision de la fistule sont, à la vérité, deux opérations ; mais ce sont des opérations tout-à-fait simples et de beaucoup moindre conséquence que les grandes incisions qu'on pratiquerait suivant le précepte que nous avons entrepris de réfuter. J'ajouterai encore que plus les abcès ont été considérables par leur étendue et leur profondeur, plus il est à propos de différer l'opération de la fistule qui reste après l'ouverture : j'ai observé que si les parois de l'abcès ne sont pas solidement réunies, elles se décollent et se dilacèrent de nouveau, après des opérations prématurées, par l'inflammation et la suppuration qui en sont les suites inévitables. — Ce qui rend l'opération de la fistule un peu grave, c'est la présence des callosités qu'on est obligé d'emporter par l'instrument tranchant ou de détruire par le caustique. Cette complication ne se trouve point ordinairement dans la fistule complète qui succède aux grands dépôts. Il suffit de fendre avec connaissance de cause une très petite portion des parties qu'on aurait fendues au hasard dans une plus grande étendue, lors de l'ouverture de l'abcès, en suivant la maxime que nous rejetons. Il n'est même pas toujours nécessaire d'avoir recours à l'instrument tranchant dans ces fistules consécutives. Vers la fin de la cure, à la faveur du doigt introduit dans l'anus, je porte un stylet de plomb par la plaie, dans le trou intérieur ; je le retire en dehors et je laisse cette anse en place pour me servir de guide, en cas que l'opération soit nécessaire dans la suite. Mais si les parties comprises dans cette anse n'ont pas beaucoup d'épaisseur, elles peuvent être facilement coupées par la torsion du fil de plomb, et le malade en pareil cas est promptement guéri.

( VIII<sup>e</sup> *Observation, par l'auteur.* )
Je fus appelé pour voir un homme de 70 ans, qui, à la suite d'une grande maladie, avait eu un abcès à la marge de l'anus. Les téguments étaient dilacérés dans une assez grande étendue. La sonde que je portai dans le foyer de l'abcès pénétra dans le *rectum*. Je pris le parti de passer un fil de plomb pour former une anse. Je serrai médiocrement les parties en contournant les deux bouts de ce stylet flexible. Le malade fut pansé simplement avec de la charpie et des compresses imbibées

de vin chaud, soutenues du bandage convenable. Je continuai de serrer le fil de plomb à cinq ou six reprises, dans l'espace de quinze où vingt jours, pour couper les parties comprises dans l'anse. La guérison radicale suivit de près et s'est toujours soutenue. — Je pourrais rapporter un plus grand nombre de faits où cette pratique m'a réussi aussi heureusement. J'aurai occasion d'en parler dans un Mémoire sur les fistules du fondement. Celse décrit le moyen de guérir les fistules de l'anus, en les serrant avec un fil retors. La cure dure plus ou moins, suivant le degré auquel on serre le fil. Celse

dit que dans cette méthode le malade peut vaquer à ses affaires, se promener, se baigner et manger comme s'il était en parfaite santé. Suivant Fabrice d'Aquapendente, cette pratique était adoptée de son temps par tous les chirurgiens. Je ne sache pas que personne la suive aujourd'hui. Elle n'est point, à la vérité, convenable dans tous les cas; mais Celse lui-même dit très-judicieusement qu'il est indispensable d'avoir recours à l'instrument tranchant, lorsque la fistule a différents sinus (1).

_____

(1) Cornel. Cels., lib. vii, cap. iv.

_____

## MÉMOIRE SUR LES ABCÈS DU FOIE, QUI SE FORMENT A L'OCCASION DES PLAIES DE TÊTE ; par M. BERTRANDI.

On a observé depuis long-temps des maladies du foie à la suite des plaies de tête ; et l'on a cru que l'affection sympathique des nerfs, ou le reflux de la matière purulente, était la cause de ces maladies. Les notions anatomiques ne permettent pas d'adopter la première de ces causes; comment en effet pourrait-il arriver que les viscères qui reçoivent des distributions des mêmes nerfs, ne fussent pas affectés de la même manière ? Le reflux de la matière n'arrive pas si constamment, quand même nous admettrions la doctrine de la métastase, pour nous faire croire qu'il produit toujours, ou qu'il accompagne l'abcès du foie : on a en effet observé que ce viscère était en suppuration à la suite de l'apoplexie, du *coma*, et d'autres maladies de la tête, où il n'y avait ni cause, ni signe de purulence. Toutes les fois que j'ai eu occasion d'examiner avec soin ces sortes de cas, j'ai cru reconnaître la cause de la maladie dans un dérangement de la circulation du sang. Je ne chercherai point à faire une hypothèse; je me contenterai de donner en peu de mots quelques observations, et d'indiquer quelque conjeccure qu'on en peut tirer par rapport à la pratique.

Nous connaissons, par un assez grand nombre de faits bien observés, que l'abcès du foie est principalement à craindre après les plaies de tête, lorsque les blessés vomissent, peu après la blessure, une bile verdâtre; que le délire et les con-

## DE HEPATIS ABCESSIBUS QUI VULNERIBUS CAPITIS SUPERVENIUNT ; auctore D. BERTRANDI.

« Capitis in vulneribus jecoris morbos » quandoque subsequi vetus observatio » est. Nervorum sympathicis, ut aiunt, » affectionibus, vel refluenti materiæ ip- » sorum causam tribuerunt. Quorum al- » terum anatomiæ omnino repugnat; qui » enim fieri posset, ne viscera quoque » alia, quæ iisdem occupantur nervis, » eodem pacto afficerentur? Alterum, et- » si metastaseos doctrinam admittere- » mus, non ita constans est, ut hepatis » abscessum perpetuo promovere, aut » concomitari videatur ; hepar enim » quandoque, affecto capite, in pus col- » liquatum observaverunt, velut in apo- » plexia, morbis comatosis, etc., ubi » nullum puris indicium vel causa pros- » taret. Ab ipsa potius vitiata sanguinis » circulatione, hujusmodi affectum re- » petendum esse mihi videbatur quoties » casus, in quibus hi eveniebant, sedulo » persequerer. Hypothesim non inquiro, » observationes potius aliquas quam bre- » vissime proponam, ex quibus conjectu- » ram aliquam, quæ ad praxim quodam- » modo referri possit, indicabo.


» Vulnerato capite hepatis abscessum » tunc maxime pertimescendum esse mul- » tiplici observatione percepimus, quan- » do æger ab accepto vulnere bilem vi- » ridem evomit, delirio corripitur, con- » vellitur, sanguinem ab ore, oculis, vel

vulsions surviennent ; que le sang sort de la bouche, du nez et des oreilles ; lorsque la face se tuméfie, que la région des veines jugulaires palpite, et que les hypochondres sont en convulsion : et pour ne pas paraître avoir rien passé sous silence, j'ajouterai que cet accident arrive aussi quand le blessé reste dans l'assoupissement, comme hébété, qu'il parle sans suite et sans raison ; alors le cou est ordinairement gonflé et livide, et il y a une tension douloureuse aux hypochondres. N'est-il pas visible que dans ce cas le mouvement du sang dans le cerveau est dérangé ? La direction ascendante des artères du cerveau, leur délicatesse, la mollesse de ce viscère, et sa structure favorisent beaucoup le désordre de la circulation, dès qu'elle est une fois dérangée : les sinus qui sont entre les artères et les veines, reçoivent facilement le sang avec quelque violence qu'il se porte à la tête ; et leur pente et la facilité qu'ils ont à se décharger dans les veines jugulaires, fournissent une voie aisée pour le retour du sang, et pour en recevoir une très-grande quantité. De là celui qui revient avec trop de précipitation, ou qui pèse trop par sa masse dans la veine cave descendante, fera facilement effort contre celui qui monte par la veine cave inférieure ; parce qu'il n'y a dans le confluent de ces deux veines, ni *sillon cartilagineux*, ni *isthme*, ni *tubercule*, qu'Hygmore, Vieussens et Lower ont décrits ; il n'y a pas même le plus petit angle : et quand ces dispositions existeraient, elles ne pourraient empêcher le sang qui revient par la veine cave inférieure de souffrir dans l'oreillette droite l'effort qui s'exercerait sur lui. Et comme les pressions des liqueurs homogènes se font en raison de leur hauteur et de leur base, et que la base et la hauteur de la veine cave ascendante sont beaucoup plus grandes, l'excès, ou plutôt la force augmentée du sang de la veine cave supérieure, ne sera jamais capable d'empêcher le cours du sang de la veine cave ascendante ; il en résulterait une syncope mortelle. Cela doit cependant y apporter quelque obstacle : et comme les pressions agissent dans les liquides suivant leurs couches, et que la pression est en raison réciproque de la distance et de la résistance, il s'ensuit que c'est dans le lieu où il y aura moins de distance et de résistance que la force augmentée se fera principalement sentir. Si l'on considère actuellement que les rameaux hépatiques,

» oribus emittit, genæ tument, jugula palpitant, hypochondria convelluntur : » quandoque etiam, ne quidpiam ultro » omississe, aut dissimulasse videar idem » affectus accidit, si vulneratus comato- » sus decumbat, stupidus, vaniloquus, at- » que tunc jugula potius tument, et livent ; » hypochondria intenta dolent. Nonne » ergo in hujusmodi ægrotis sanguinis mo- » tus per cerebrum vitiatus erit? Ascensus » arteriarum cerebri, earum tenuitas, vis- » ceris mollities et structura, sinus arte- » riis et venis intercepit, horumce ad » jugularium venarum alveos declive, » breve et facile iter, semel perturbato » motui maxime favent, et irruenti san- » guini amplam et expeditam viam ce- » dunt, vel massam majorem facile ad- » mittunt ; hinc sanguis vel nimium » præceps, vel nimia massa gravis, per » venam cavam descendentem propul- » sus, ascendenti facile vim faciet, quo- » niam nulla est ad harumce venarum » confluxum *striga cartilaginosa* Hygh- » mori, nullus Vieussenii *isthmus*, nul- » lum Loweri *tuberculum*, et nequidem » ipsarum venarum minimus angulus ; » quæ machinamenta, etsi, essent, nec » quidem agere possent ne ad auriculam » dexteram vim pateretur a cava infe- » riore affluens sanguis. Quum vero li- » quidorum homogeneorum pressiones » ita se habeant, quemadmodum altitu- » dines et bases, basis autem, et altitudo » cavæ ascendentis longe majores sint ; » descendentis excessus, seu majores sin- » ta numquam erit, ut infringat omnino, » et superet ascendentem, alia senim le- » thalis, syncope contingeret ; aliqua ta- » men esse debet ; at siquidem pressiones » per annulos et segmenta in liquidis un- » datim agant, pressio autem sit in ratione » reciproca distantiæ et resistentiæ ; ubi » ideo minor erit distantia et resistentia, » ibi præcipue vis suæ excessum exeret. » Quis ergo considerando cavæ ascen- » dentis ramos hepaticos duarum vena- » rum confluxui propinquiores esse in » amplo reconditas, inerti visceri et gre- » gatim in cavam venam ascendentem » confluentes, quis inquam, non perci- » piet, ibi descendentem sanguinem eo » pacto vitiatum primum agere, ascen- » dentis motum remorari, et perpedire, » atque ideo stasim promovere, ex qua » inflammatio tandem contingat, in gan- » grenam, aut abcessum, qui certe fre- » quentior est, terminatura.

24.

sortent d'un viscère considérable et sans
action, qu'ils se réunissent pour se rendre par plusieurs ouvertures dans la veine cave ascendante assez près de son
confluent avec la veine cave descendante : si, dis-je, on considère ces choses,
on verra que le sang qui revient par cette
veine avec les dispositions vicieuses que
nous avons exposées, doit agir d'abord
dans ce confluent sur le sang qui revient
par la veine cave ascendante, et qu'il
ralentit son mouvement. En voilà assez
pour produire une stase laquelle donnera lieu à une inflammation qui doit se terminer par gangrène, ou par suppuration : cette seconde terminaison est la plus
ordinaire.

Les abcès du foie se forment le plus
souvent sans qu'on s'en aperçoive. J'en
ai trouvé dans plusieurs cadavres après
des blessures de têtes, dont on n'avait
pas eu le moindre soupçon. Cela ne paraîtra pas surprenant, puisque Boerhaave
dit que les médecins connaissent très-
rarement l'inflammation idiopathique de
ce viscère. Et en effet, les artères sont si
petites, eu égard à la masse du foie, le
système veineux y est si lâche, et le sang
circule avec tant de lenteur dans la veine porte, qu'il ne peut pas résulter des
symptômes violents, et par conséquent
qui soient remarquables. L'inflammation
qui occupe la masse des viscères, ne
cause qu'une douleur sourde, et ce sentiment est encore plus obtus dans les
embarras du foie, principalement lorsque c'est le système veineux qui est affecté : et Galien même, lorsqu'il y avait
des symptômes plus aigus et plus marqués, jugeait qu'ils étaient causés par
l'obstruction des dernières ramifications
de l'artère hépatique ou des artères qui
viennent du diaphragme et des parties
voisines pour se distribuer sur la superficie de ce viscère. En général, l'inflammation des membranes produit des douleurs plus vives que celles des autres
parties : et la suppuration, lorsqu'elle
se termine par cette voie, se manifeste
vers quelque point des surfaces ou de la
circonférence, où la matière s'amasse en
un foyer. Cela est connu par beaucoup
d'observations. Mais j'ai remarqué que
les abcès qui surviennent à la suite des
plaies de tête, étaient cachés profondément.

Un jeune homme d'un bonne constitution, auquel on avait appliqué trois
couronnes de trépan, mourut dans les
convulsions. Nous ne remarquâmes rien

» Subdole ut plurimum fiunt hujus-
» modi abscessus in hepate, et pluries ego
» certe vidi in cadaveribus vulnerato-
» rum capitis in quibus nequidem suspi-
» cabatur. Quid porro, si et ipsi medici,
» teste Boerhaavio, de ipsamet hujus
» visceris? idiopathica inflammatione ra-
» ro cogitent? Arteriæ enim, habita ra-
» tione ad molem tanti visceris; ea est
» parvitas, systematis porro venosi ea
» laxitas, et tam parvus sanguinis venæ
» portarum impetus, ut symptomata nec
» vehementia, nec adeo perspicua gi-
» gnant. Viscerum inflammationes, quan-
» do ipsorum massam occupant, obtusum
» habent dolorem, qui longe obtusior
» erit in hujusmodi hepatis affectibus,
» quando venosum systema obstructione
» præcipue afficitur; atque recte ab ipso-
» met Galeni tempore graviora sympto-
» mata hepatidis designabantur, et per-
» spicue definiebantur, si sanguis in-
» farctus esset ad finem arteriæ hepaticæ,
» vel arteriarum, quæ a diaphragmate,
» vel aliis proximis partibus illuc per-
» tingunt, et superficiem hepatis per-
» reptant. Membranarum inflammatio ge-
» neratim præceteris majorem dolorem
» et reliqua inflammationi symptomata
» longe graviora habet; atque si in sup-
» purationem abeant, hæc ad alterutram
» visceris faciem, aut extremos limbos,
» sæpe sæpius fluere, et adunari multis
» observationibus compertum est; verum
» in capite vulneratis, profunde laten-
» tem abscessum sæpius observavimus.

» Juvenis robustus post ter institutam
» cranii terebrationem convulsus tan-
» dem moriebatur; præter piæ matris
» levem necrosim reliqua in cadavere op-

de particulier à l'ouverture du cadavre, que la gangrène de la pie-mère. On allait finir cette opération, lorsqu'on nous fit remarquer une petite pustule blanche sur la surface antérieure du foie. Il en sortit environ sept onces d'un pus très-blanc, et dont l'odeur n'était point absolument mauvaise. Ce cas a réveillé mon attention dans de pareilles recherches ; et depuis j'ai souvent eu occasion de faire voir qu'il se faisait très-fréquemment des abcès au foie, lorsqu'on s'en doutait le moins. J'ai vu dans les hôpitaux des personnes parfaitement guéries des blessures qu'elles avaient eues à la tête, et passées entre les mains des médecins pour quelques lésions dans les fonctions animales, devenir jaunes, avoir une difficulté de respirer avec ou sans douleur, des urines briquetées, des déjections purulentes, mourir enfin au bout de quelques mois dans l'épuisement et le marasme. L'inspection anatomique ne nous montrait d'autre vice que la pourriture du foie. L'observation que je vais rapporter prouvera que ces sortes d'abcès peuvent durer long-temps sans se faire connaître et sans beaucoup incommoder.

Un paysan, âgé de quarante ans, était depuis deux mois à l'hôpital de Saint-Jean à Turin, pour une plaie de tête qui avait pénétré jusqu'à la dure-mère. Il sortit au mois de juin pour aller travailler à la terre : on le ramena au même hopital vers la fin de juillet. Sa tête était si prodigieusement enflée, et tellement défigurée par un emphysème, que nous ne pûmes le reconnaître. Sa face était comme mouchetée de taches érysipélateuses. L'enflure œdémateuse s'étendait sur la poitrine au-dessous des clavicules et des omoplates ; la respiration était très-laborieuse, et avec sifflement. Le malade mourut peu d'heures après. J'ai fait l'ouverture de son corps. Il n'y avait rien à la tête qu'une croûte, qui se détacha fort aisément à l'endroit de la blessure. La bonne disposition des parties fit croire que l'emphysème venait de l'impression de l'air extérieur, et qu'il n'avait fait tant de progrès en six jours, que parce que le malade avait été exposé à la chaleur du soleil. Mais je trouvai à la partie convexe du foie, sous le diaphragme, une petite pustule blanchâtre, dont le folicule était fort mince ; et l'ayant percé, je tirai du foyer une grande quantité de pus. On nous rapporta que cet homme était devenu jaune depuis quelques jours,

» time constituta, et sana videbantur : » et jam cadaver linquebamus, quando » ad superiorem jecoris faciem, parva » alba pustula nobis ostendebatur, ex » quia dum rumpertur, albissimi, nec » adeo male olentis puris unciæ septem » educebantur, atque ab eo tempore in » perquirendo diligentiores facti, fre- » quentiores esse hujusmodi hepatis af- » fectus, quando nedum ulla erat suspi- » cio, sæpe commonstravimus. Et quidem » vidi ego capite vulneratos, quorum » vulnus bene restitutum videbatur, nec » amplius sub chirurgi cura erant, quo- » rum tamen functiones animales non » ita bene restitutæ videbantur, ictero » tandem corripi, respiratione difficili, » atque cum dolore, vel non, laborare, » urina lateritia, dejectionibus purulen- » tis languidos, emaciatos post aliquot » menses obiisse, quibus nil, nisi hepar » purulentum observabatur, ceu veri es- » sent hepatici, dum tamen a vulneris » accepti die usque ad mortem in noso- » comio sub medicorum cura, quibus » chirurgi commiserant, durassent. His- » toriam referam, quæ horumce absces- » suum diutinam durationem, subdolam, » nec adeo incommodam ostendet.

» Rusticus quidam quadraginta anno- » rum, Taurini in nosocomi D. Joannis, » per duos menses de accepto capitis vul- » nere, quod usque ad duram matrem » penetraverat, curabatur ; mense junio » ad agriculturæ opera redibat, verum » ad finem mensis julii æger ad idem » nosocomium iterum deferebatur, cui » caput erat monstrose tumidum, atque » emphysemate ita deformatum, ut non » novissemus illum hominem esse, quem » de eo vulnere curaveramus : facies » erat hic illic erysipelatosis maculis in- » terdistincta tumor emphysematicus ul- » tra claviculas et scapulas ad pectus » extendebatur ; respiratio difficilis, an- » helosa, cum sibilo ; atque æger intra » paucas horas moriebatur. Ipse ego ca- » daver inçidi, atque in capite nil aliud » observavi, nisi crustam levem facile » deciduam ad antiqui vulneris locum, » quæ ulcusculum obtegabat ; reliqua in » capite sana, ut ingens illud emphysema, » quod intra sex dies ad eam molem ob » solis calorem, ut opinabantur, perve- » nerat, nisi ab aere exteriore enatum » crederetur. Verum ab hepate ingentem » puris copiam eduximus, perforato quo- » dam albo tenui folliculo, ad convexam » jecoris faciem sub diaphragmate pro- » tuberante. Ictericum jam a pluribus

qu'il était comme hébété, et qu'il tenait des propos sans suite. Il ne s'était jamais plaint de douleur au côté, mais seulement de sentir une espèce de poids dans cette partie.

M. Molinelli, qui a fait quelques remarques sur cette matière, dit que les abcès ne se forment pas plutôt à la partie convexe du foie qu'à la concave, comme Baillou l'avait dit, et qu'il en a également vu dans l'une et dans l'autre. Mes observations sont conformes à ces faits. Mais j'ai dit que pour l'ordinaire j'avais trouvé les abcès occuper profondément le centre du viscère, plutôt que ses surfaces. M. Molinelli a quelquefois observé une collection de pus dans d'autres parties, le foie étant sain; mais c'était toujours quelques parties du bas-ventre qui étaient attaquées. Il a ouvert un homme, mort à la suite d'une plaie de tête. Le bas-ventre était tendu et tuméfié, la surface des intestins, et principalement des grêles, était couverte de légères ulcérations avec beaucoup de sanie, et il y avait çà et là des tubercules. On a vu dans d'autres cas du pus dans la substance des poumons. Le sentiment que j'ai proposé, paraît pouvoir également servir à l'explication de cette différence. On trouvera dans la disposition des veines hépatiques la cause de la formation du pus dans le foie, et la cause de l'abcès aux poumons dans le dérangement du mouvement du sang par le concours des deux veines caves dans l'oreillette droite du cœur. Je sacrifie volontiers les différentes preuves, et les raisons dont je pourrais orner mon sentiment : car j'en ai déjà trop dit, si je me suis trompé ; et si je puis me flatter d'avoir approché du but, je sens que j'en ai dit assez en parlant devant les maîtres de l'art.

Je rappellerai seulement ici la conjecture relative à la pratique, dont j'ai promis de parler au commencement de ce Mémoire. Il est question de savoir si la saignée du pied, que l'on fait et qu'on répète si souvent dans l'augmentation des symptômes des plaies de tête, ne peut pas être nuisible, lorsque le foie commence à s'embarrasser? Et en effet, comme la saignée du pied retarde le cours du sang dans la veine cave ascendante, celui qui vient de la tête par la veine cave supérieure, et dont le mouvement était déjà accéléré, ou la masse augmentée ; ce sang, dis-je, exercera encore une plus forte action, et procurera

» diebus devenisse, stupidum quando-
» que, vaniloquum nobis narrabatur,
» nunquam vero de lateris dolore esse
» conquestum, sed tantum de gravitatis
» quodam sensu.

» Clarissimus Molinellius, qui consul-
» to hanc materiam posuit, potius quam
» pertractavit, abscessus non sæpius in
» gibba parte hepatis, quam in concava
» oriri, quemadmodum Ballonius tradi-
» derat, sed pariter in utraque, observa-
» vit, atque meæ consentiunt observa-
» tiones ; sed abscessus, aiebam sæpe
» profundus fuit, et non æque ad exte-
» riora latus stagnare interdum saniem
» etiam in aliis partibus comperit, cum
» hepar esset integrum ; quæ porro par-
» tes, nunquam ex iis non erant, quæ
» abdomine continentur. In quodam ho-
» mine, qui ob capitis vulnus moriebatur,
» abdomen intentum, et tumens compe-
» rit ; atque in eo cadavere superficies
» intestinorum, tenuium præsertim, qui-
» busdam in locis, quasi ulcusculis cum
» multa sanie, et tuberculis quam pluri-
» mis huic illucque dispersis, depravata
» erat. Viderunt et alii in pulmonibus
» saniem fuisse coactam. Utrumque vero
» ex proposita sententia explicari posse
» videtur. Alterum enim in systemate
» venarum hepaticarum comprehenditur ;
» alterum ex vitiato sanguinis motu, ob
» cavarum venarum confluxum ad dexte-
» rum cor, hinc ad pulmones, facile in-
» telligitur. Ornamenta porro et ratio-
» nes, quas ulterius possem referre,
» libenter prætermitto ; nam si forte er-
» raverim, nimium jam dixero ; si vero
» rem proprius attigerim, satis quidem
» dixisse coram artis magistris probe sen-
» tio.

» Hanc unam tamen, quam ab initio pol-
» licitus sum conjecturam proponam : si
» nempe ex hujusmodi causa hepatis affec-
» tus post capitis vulnera contingunt, san-
» guinis missiones e pedibus, quas adeo
» celebrant, et sæpe repetunt, si ingra-
» vescant vulneris symptomata, instante
» hepatis morbo, au nocuæ potius non
» erunt? Cum enim ex aperta pedis vena
» fluxus sanguinis per cavam ascendentem
» imminuatur, hinc, et ejus resistentia, qui
» vel nimium præceps, vel nimia massa
» gravis a capite descendit, vis excessum
» majorem habebit, unde hepar magis ma-
» gisque repleatur, depleatur difficilius.
» Non ignoro, nec ultro præterfugio,

de plus en plus l'engorgement du foie. Je sais, et je ne prétends pas dissimuler les difficultés que d'habiles gens ont trouvées dans la doctrine de la dérivation et de la révulsion, et qui paraissent établir qu'il n'y a aucun choix, ni plus de bien à espérer d'un côté, que de mal à craindre de l'autre : cependant, comme le cours des liqueurs et de leur vitesse sont en raison composée des hauteurs et des orifices, et en raison inverse des résistances, toutes choses égales d'ailleurs, qui est-ce qui ne voit pas que la saignée du pied, en diminuant la résistance dans la veine cave ascendante, doit augmenter la vitesse et la décharge du sang par la veine cave supérieure ; et d'autant plus que cela se passe dans un tuyau veineux continu et sans pulsation? J'ai vu plus d'une fois dans ces cas, les malades devenir jaunes tout-à-coup, par l'ictère qui suivait immédiatement la saignée du pied : et je crois que ce fait mérite d'être observé.

Il ne paraît pas que les auteurs qui ont donné l'histoire de ces sortes d'abcès au foie, aient connu leur existence avant l'ouverture des cadavres. C'est sans doute la raison pour laquelle nous ne trouvons rien sur leur curation. J'ai donné une observation abrégée d'une maladie de cette nature, dans une dissertation sur le foie, que j'ai publiée en 1748. Je vais la rapporter plus au long.

Un homme robuste avait été trépané pour une plaie assez large, faite au crâne par un instrument tranchant, qui avait frappé de biais. La fièvre, la soif et la chaleur augmentaient ; il devint jaune, l'hypochondre droit était considérablement tendu et douloureux; il parut une tumeur qui soulevait les dernières fausse-côtes, et même qui les écartait un peu. Elle ne s'étendait pas plus loin. Les remèdes qu'on appliqua, n'ayant presque pas produit d'autre effet que de procurer une tuméfaction œdémateuse des téguments, on jugea qu'il fallait ouvrir la tumeur près du bord des deux dernières fausses-côtes; ce lieu parut le plus convenable. L'incision fut faite obliquement. Il en sortit beaucoup de pus qui venait de loin; et il continua d'en couler beaucoup pendant six jours que le malade survécut. Je fis l'ouverture du cadavre. On vit que la matière purulente avait son foyer profondément à côté du ligament large, le long de la partie convexe du lobe droit, et se continuait presque à sa partie supérieure. Le pus s'étendait au

» quæ in doctrinam revulsionis et de-
» rivationis a sapientibus viris allatæ
» sunt difficultates, ut ex delectu alter-
» utrius venæ sectionis, nihil boni ex-
» pectandum, aut mali pertimescendum
» videatur. Quemadmodum vero deces-
» sus, et velocitates liquidorum sint in
» ratione composita altitudinum et ori-
» ficiorum, et in ratione inversâ resisten-
» tiarum, cæteris paribus, quis, inquam,
» non viderit venæ sectionem in pede,
» hanc ita in vena cava ascendente im-
» minuere, ut velocitates et decessus in
» superiori augmentum capiant, ut pote
» etiam in continuo venoso canali non
» pulsatile. Vidi ego non semel in
» hujusmodi casibus, post institutam
» venæ sectionem in pede ægros mox
» ictericos devenisse, et ut videant alii
» auctor sum.

» Hujusmodi abscessuum historiæ, quæ
» apud chirurgiæ scriptores prostant,
» nusquam ita sunt descriptæ, ac si fue-
» rint prævisi; e cadaveribus omnes sunt
» depromptæ, adque ideo eorum etiam
» curationes desiderantur. In disserta-
» tione de hepate, quam anno 1748, evul-
» gavi, brevem historiam ipse descripse-
» ram, eamque modo totam dabo.

» Homini robusto, ob capitis vulnus
» cranii diacope, et late sparsa fissura,
» post institutam cranii terebrationem,
» febris adaugebatur, sitis, color icteri-
» cus devenerat, cum dolore, et tensione
» quam maxima ad hypochondrium dex-
» trum, ibique oborto tumore, qui ulti-
» mas costas mendosas elevaret, atque
» pene disjiceret, quin tamen ultra ipsas
» extenderetur, et incassum quibusdam
» adhibitis remediis, quæ nil forte præs-
» titerant, nisi integumentorum intumes-
» centiam leucophlegmaticam, consul-
» tum fuit, ut tumor aperiretur ; eoque
» prope marginem duarum postremarum
» costarum, qui locus magis congruus
» videbatur, oblique inciso, multa puris
» copia quotidie per dies sex e longinquo
» prodibat ; at tandem æger moriebatur.
» Cadaver ego incidendum insumpsi, at-
» que observatum fuit puris materiam ab
» eo loco ad latus ligamenti lati, juxta
» lobi dextri convexitatem, alte insedis-
» se, quæ ad ipsius lobi verticem pertin-
» geret, ibique late expanderetur in plice
» ligamenti lateralis dextri, quæ a dia-

large dans le repli du ligament latéral droit qu'il avait détaché du diaphragme, et en avait fait une grande poche. Dans tout ce côté , le lobe du foie était adhérent au diaphragme , comme nous voyons les poumons se coller à la plèvre, à la suite de l'inflammation de ces parties.

J'ai vu un abcès de cette espèce, dont la tumeur se manifestait à l'épigastre. Il en sortit une si grande quantité de pus, que le malade mourut en peu de jours. Hildanus ayant observé deux fois le pareil cas, dit positivement qu'il est toujours mortel. Le malade dont je parle perdit beaucoup de sang , et du côté intérieur, et extérieurement par l'incision. Vesale rapporte un fait, qui mérite bien qu'on en fasse mention, sur cette espèce d'hémorrhagie, à l'occasion de la pourriture du foie. Un célèbre jurisconsulte, dont la santé était depuis long-temps fort languissante, en parla à Vesale par curiosité. Celui-ci jugea qu'il y avait une obstruction aux environs du foie; et le malade lui promit que, pour examiner attentivement le siége de son mal, il assisterait à l'administration anatomique des parties du bas-ventre, que Vesale devait faire le lendemain. Mais ce jourlà même, quelques heures après, le malade se plaignit, en soupant, d'une grande défaillance; et la respiration lui ayant manqué , il mourut peu d'heures après. Vesale voulant chercher la cause d'une mort aussi prompte, trouva tout le sang du corps, encore chaud, épanché dans la cavité du péritoine par la rupture du tronc de la veine porte. Le foie était blanc, et sa surface remplie de tubercules. Toute la partie antérieure, et la totalité du viscère du côté gauche, étaient comme pétrifiées ; la partie postérieure à laquelle la veine est attachée était en pourriture et molle.

S'il m'est permis de dire quelque chose sur les abcès du foie en général , après les Mémoires solides et si instructifs qu'ont donnés sur ce sujet des principaux membres de cette Académie, ce qui aurait dû m'empêcher de toucher cette matière, j'exposerai quelques observations que j'ai eu occasion de faire.

On a quelquefois ouvert des abcès à la région du foie, qu'on avait jugé appartenir à ce viscère, et qui n'en étaient pas. Un président de la grand'chambre, qui avait eu précédemment la jaunisse, se plaignait d'une tumeur douloureuse qui s'étendait depuis le cartilage xiphoïde

» phragmate non parum fuerat divulsa , » atque adeo ampliata ; per totum illud » latus, hepatis lobus diaphragmati erat » coalitus, quemadmodum post progres- » sas inflammationes, pleuræ pulmones » adhærere solent.

» Semel hujusmodi abscessum vidi, » qui ad epigastrium turgeret, quo tamen » inciso, tanta puris vis effluxit, ut æger » intra paucos dies obierit ; quam certe » fortunam bis expertus Hildanus, perpe- » tuo lethalem pronunciaverat. In eo » autem ægroto multa sanguinis copia » intus et extus effluxerat. De hujusmodi » hemorrhagia propter exesam hepatis » substantiam , memorabilis casus habe- » tur apud Vesalium. Celebris juriscon- » sultus, qui langida valetudine dudnm » vixerat, cumque nonnulla per transen- » nam Vesalius percunctatus fuerat de » morbo suo, qui circa hepar hærere obs- » tructionem dixit, promisit sequenti die » se ad futurum anatomicæ administra- » tioni circa viscera abdominalia insti- » tuendæ, ut nempe morbi sui sedem at- » tente consideraret. Verum eodem die, » paucis postea horis, inter cœnam, de » mira corporis imbecillitate conquestus » fuit, ac impedita respiratione, et paulo » post expiravit. Vesalius sequenti die, » tam subitæ mortis causam in cadavere » inquirens, invenit universum corporis » sanguinem adhuc calentem in perito- » nei cavum confluxisse, rupto venæ » portarum trunco. Hepar totum candi- » dum erat, et multis tuberculis aspe- » rum, et tota anterior jecoris pars, et » universa sinistra sedes instar lapidis » erat indurata; posterior vero pars, ubi » vena cava hæret, putredine vitiata, et » mollis apparebat.

» Si vero de hepatis abscessibus in » universum aliquid audeam dicere, post- » quam summi hujus Academiæ viri tam » solidos, et optimæ doctrinæ plenos » commentarios scripserunt, qui a per- » tractando hujusmodi argumento me » deterrere debuissent, nonnulla, quæ » mihi observare contigit , proponam. » Aliquando ex hepatis regione abs- » cessus fuerunt judicati , atque ideo » aperti, qui tamen ad ipsum non per- » venerant. Vir quidam in summa curia » præses, ictero jam diu laboraverat, » cum dolore et tumore, qui a cartilagi- » ne ensiformi ad tertiam usque costam

jusqu'à la troisième des fausses-côtes. Presque tous les chirurgiens qui avaient été mandés plusieurs fois pour examiner cette maladie, avait senti la fluctuation de la matière, et jugé que c'était un abcès du foie qu'il fallait ouvrir. Le malade ne se rendit pas à leur avis, et mourut quatre mois après, consumé par une fièvre lente qui ne l'avait point quitté. A l'ouverture du cadavre, nous trouvâmes un kyste qui s'étendait depuis le cartilage xiphoïde, jusqu'à la partie inférieure droite du ventricule ; de l'autre côté, il était adhérent au bord du foie, et s'étendait un pouce plus bas, et antérieurement à la ligne blanche. Ce sac n'avait aucune communication avec le foie qui était d'ailleurs en bon état. Le pus venait d'une tumeur squirrheuse et ulcérée des glandes qui sont près du pylore. Elles étaient fort tuméfiées, et la matière épaisse et jaunâtre ; de sorte que si l'on avait fait l'ouverture de la tumeur du vivant du malade, le lieu, le caractère de l'humeur et les symptômes, tout aurait servi à confirmer le sentiment de ceux qui avaient cru que c'était un abcès au foie, quoiqu'il n'y fût point.

Si la sortie d'une matière jaune n'est point une preuve certaine que l'abcès est au foie, il ne faut pas moins soupçonner que le foie est affecté, parce que la matière est blanche. Ces différences étaient déjà connues du temps d'Hippocrate. Ceux auxquels on applique le feu pour l'abcès du foie, recouvrent, dit-il, la santé, si le pus qui sort est blanc et pur ; car ce pus est contenu dans la membrane qui couvre le foie : mais si ce pus ressemble à la lie de l'huile, ils en meurent. Et en effet, quand la suppuration est louable, dit le célèbre M. Van-Swieten, dans ses Commentaires sur cet aphorisme (1), le pus est assemblé dans un seul foyer circonscrit ; et cela doit être, surtout lorsque l'abcès est aux environs de la partie extérieure et convexe du foie, et qu'il est renfermé et recouvert par la membrane externe de ce viscère. Mais lorsque l'abcès se forme dans l'intérieur du foie, toute la substance qui est affectée paraît se convertir en un putrilage qui ressemble à de la lie d'huile, et alors il n'y a aucune espérance. L'expérience nous apprend néanmoins qu'il ne faut pas croire que les choses réussissent toujours dans un cas,

» spuriam extendebatur, materiam fluidam contineri, pene omnes chirurgi, » qui sæpe fuerant convocati, præsentiebant, atque ideo hepatis abscessum » esse, quem aperire consulebant. Renuebat æger, atque post quatuor menses, per quos febre consumptiva continue laboraverat, moriebatur. Instituta » cadaveris anatome, abscessum in cysti » conclusum reperimus, qui a cartilagine » ensiforme desuper inferiorem dextram » partem ventriculi, ex uno latere hepatis limbo coalitus, cui etiam per pollicis longitudinem subjacebat, ex altero lineæ albæ, qui porro nullo » pacto cum hepate, cæteroquin sano, » communicaret : sanies vero prodierat » ex tumore skyrroso, ulcereso, glandularum pyloro adjacentium, quæ multum intumuerant ; et sanies ipsa sublutea, mucosa erat, ita ut si tumor ille, » dum viveret æger, fuisset incisus, locus » sanies, et symptomata eorum sententiam probassent, qui hepatis abscessum esse pronunciaverant, etsi non » fuisset.

» Quemadmodum lutea depluens materia hepatis abscessum perpetuo non » indicaverit, ita quoque si alba fluat, » hepar affectum esse quandoque non minus est suspicandum. Utrumque jam » agnoverat Hippocrates. Qui suppurato hepate uruntur, si pus purum et album » fluat, scripserat (ipse in Aphoris. 45, sect. » 7), evadunt ; in tunica enim hispus inest » si vero qualis amurca fluat, pereunt. » Ubi enim bona suppuratio fit, commentatus est Cl. Swieten, in uno loco » circumscripto pus colligitur : et forte » hoc tunc imprimis fit, quando circa » exteriorem hepatis convexam partem » vomica hæret, per externam hepatis » membranam coercita, et tecta. Ubi vero in intima substantia hepatis abscessus fit, tunc in amurcæ similem putrilaginem omnia convertuntur, et nulla » spes superest. Utrumque vero ita intelligendum esse experientia comperimus, ut alterum, neque ita semper bene vertat, neque alterum perpetuo sit lethale : » in primo enim casu, propter nimiam » puris copiam, quæ multam hepatis, » partem exederit, hujusmodi vomicas » lethales evadere posse, Hildani, et Drelincurtii observationes, ut plures alias » antiquiores prætercam, ostenderunt, » et ratio ipsa suadet. Aliquando per » multos dies puris copiam effluxisse vi-

---

(1) Aphorism, 45, sect. 7.

et que le succès soit toujours mauvais dans l'autre. Les observations d'Hildanus, de Drelincourt, et plusieurs autres plus anciennes et plus modernes, qu'il est inutile de rapporter, et la raison d'accord avec ces observations, nous montrent que dans le cas que nous disons être le plus favorable, ces abcès peuvent être mortels; comme s'il y a beaucoup de pus, et s'il a détruit une grande partie du foie. On a quelquefois vu le pus sortir en grande quantité pendant plusieurs jours, et une matière bilieuse couler ensuite, sans qu'il soit résulté rien de fâcheux. Lyster rapporte dans une lettre à Bartholin, qu'il sortit pendant plusieurs jours beaucoup de pus d'un abcès au foie, qui avait été ouvert par le cautère actuel. Le chirurgien, voulant sonder la profondeur de la cavité de l'ulcère, fit sortir plus de trois livres de matière citrine. Le pus reparut ensuite, et continua de couler pendant un an, mais en petite quantité, et il resta un ulcère dans l'hypochondre droit. Nous lisons dans les Mémoires de l'Académie des sciences, année 1730, l'histoire de la cure d'un abcès au foie, dont la suppuration était si acrimonieuse, qu'il fallait couvrir le tour de l'ulcère avec une lame de plomb, pour éviter l'excoriation de la peau.

J'ai vu un abcès de cette nature, qui fournissait une matière épaisse et fétide, quelquefois teinte de sang; on arrêtait celui-ci, et on corrigeait la mauvaise qualité de la matière en faisant hardiment des injections avec une décoction vulnéraire, animées d'un peu d'esprit de vitriol. J'ai remarqué qu'il y avait tout à craindre de l'événement, lorsque la matière épaisse devient plus jaune, et qu'étant mise dans de l'eau, on n'aperçoit plus aucuns flocons pulpeux et vasculaires; car alors c'est une marque que toute la substance du foie se dissout, et la mort est inévitable, quelque voie que la matière prenne pour s'évacuer; et elle en a plusieurs. On l'a vu sortir par l'estomac, par les intestins, et même se faire jour dans la cavité de la poitrine. Stalpart Vander-Wiel rapporte qu'une personne a rejeté par les crachats une vomique du foie, parce que ce viscère et le poumon communiquaient ensemble par un ulcère commun qui perçait le diaphragme auquel ils étaient adhérents.

» sum est, cui tandem materies biliosa » adjungebatur, neque tamen lethales » fuerunt. Ita Lysterus in epistola ad » Bartholinum notat, quod hepate suppurato, per candens ferramentum via » facta fuerit puri copiose erumpenti, » quod per plures dies confertim effluxit. » Dum autem chirurgus stylum profunde » in ulceris cavum demitteret, materiæ » citrinæ copia ad tres libras et ultra » profluxit, quo fluxu cessante, pus iterum prodiit et perrexit ultra annum » exire, sed mediocri quantitate, et relicta fuit fistula in hypochondrio dextro; atque in Commentariis Acad. reg. » scienciarum anno 1730, abscessus hepatis curati historiam legimus, qui biliosam materiam adeo acrem evomeret, » ut lamina plumbea vulnus defendere » oporteret, ne a depluente liquido acriori » cutis excoriaretur.

» Vidimus hujusmodi abscessum, qui » talem amurcam fœtidam, et quandoque sanguine permixtam stillaret, atque hic sistebatur, illa corrigebatur » audacter instituta injectione decocti » vulnerarii, cui parum adjectum fuerat » spiritus vitrioli. Cæterum illud pejoris » ominis esse tunc percepimus, quando » ea amurca magis fusca ejicitur, atque » si in aquam projiciatur, nulli amplius » flocculi pulposi, vasculares observantur; tunc enim tota substantia in liquamen habita, vel resorbetur, mortem » quam citissime illatura quocumque » traducatur. Quantis enim viis, per » ventriculum, intestina aut etiam pectoris cavum ab hepate effluisse hujusmodi materies visa est: vidit Stalpart » Vander Wiel vomicam hepatis per » sputa purulenta evacuatam, cum hepar, et pulmo dexter insimul perfracto » diaphragmate coaluissent, atque commune ulcus habuissent. »

OBSERVATIONS SUR LE MÊME SUJET ;
par M. ANDOUILLÉ.

Lorsque M. Bertrandi fit à l'Académie la lecture de son Mémoire sur les abcès du foie à la suite des plaies de tête, je fus frappé de l'explication qu'il donne sur la formation de ces dépôts, et de la conséquence qu'il en tire par rapport à la pratique ; j'ai eu depuis ce temps occasion de confirmer ce qu'il avance, et je rapporterai cinq observations à ce sujet.

(Ire *Observation.*) Dans l'année 1754, j'appliquai deux couronnes de trépan sur le pariétal pour une fracture en étoile avec enfoncement: je tirai les pièces d'os, la dure-mère était saine, et il y avait peu de sang épanché, le blessé fut saigné plusieurs fois au bras; mais comme l'assoupissement, le délire et la fièvre persistaient, on proposa la saignée du pied; persuadé par les raisons de M. Bertrandi, je m'y opposai; elle fut néanmoins faite, et dès le soir même l'ictère parut à la poitrine et à la face; le lendemain la région du foie se tendit, le malade y sentait une douleur sourde et profonde avec difficulté de respirer, la fièvre augmenta et fut accompagnée de frissons et de redoublements; la plaie de la tête devint sèche, et le malade mourut le neuvième jour après l'opération, et c'était le quatrième depuis la saignée du pied. A l'ouverture du crâne, je trouvai la dure-mère en suppuration vis-à-vis le trépan, le reste de cette membrane et le cerveau étaient sains; mais l'état du foie confirma mon pronostic. Il y avait en effet plusieurs foyers purulents, situés profondément vers la partie de ce viscère qui s'attache au diaphragme.

(IIe *Observation.*) L'année suivante, j'ai observé un fait à peu près semblable. Une fracture qui traversait une grande partie du pariétal, et se prolongeait jusqu'à la partie écailleuse de l'os des tempes, m'obligea d'appliquer quatre couronnes de trépan. Le blessé, après plusieurs saignées du bras, fut saigné au pied une seule fois : peu de temps après l'ictère se répandit de même à la face et à la poitrine, la respiration devint laborieuse, et le malade mourut le onzième jour après l'opération. Le foie, dans ce sujet, paraissait être porté au-delà de son volume naturel; il était fort engorgé de sang, sa surface paraissait enflammée, il n'y avait aucun point de suppuration ni de pourriture; la vésicule du fiel était fort dilatée, et contenait une grande quantité de bile noire et visqueuse.

(IIIe *Observation.*) Convaincu par ces faits de la conséquence des observations de M. Bertrandi, je m'opposai à la saignée du pied dans le traitement d'une plaie à la partie moyenne et latérale gauche du pariétal, à un charpentier qui était tombé d'un échafaud de trente pieds de haut; il avait perdu connaissance dans l'instant de sa blessure, et avait rendu beaucoup de sang par le nez et par les oreilles ; on le saigna plusieurs fois du bras, et il n'entra à l'hôpital de la Charité que le cinquième jour de son accident. La tête et le visage étaient œdématiés, les bords de la plaie, qui était fort petite, étaient boursouflés, la fièvre était ardente ; il y avait un grand assoupissement et du délire; je dilatai la plaie, tant pour débrider le péricrâne que pour reconnaître si l'os était fracturé : il n'y avait point de fracture. Les incisions et plusieurs saignées du bras procurèrent un prompt dégorgement, la suppuration s'établit très-bien, et on pouvait regarder les accidents qui avaient paru comme dépendants seulement de la tension et de l'inflammation du péricrâne, suites de la contusion qu'il avait souffert. Le douzième jour, tous les accidents étant cessés, et la suppuration étant abondante, la plaie semblait ne demander que les pansements ordinaires et le temps convenable pour sa guérison. Le quatorzième jour, il survint des vomissements bilieux avec des faiblesses fréquentes, de l'assoupissement, du délire et beaucoup de fièvre; on employa en vain différents remèdes. La suppuration fut supprimée, et le blessé périt le vingt-unième jour. Aucun symptôme, si ce n'est le vomissement bilieux, n'avait pu faire présumer que le foie fût malade.— On trouva à l'ouverture du cadavre un épanchement assez considérable de sang, en partie coagulé, en partie fluide, à la base du crâne, du même côté, sur la dure-mère, et le lobe moyen du cerveau était affecté dans cet endroit; quoique cet épanchement seul eût pu causer la mort, j'examinai dans quel état était le foie. Ce viscère était extrêmement gros et gangréné, sa membrane était plus épaisse que dans l'état naturel et de couleur blanchâtre ; sa substance s'en allait en *putrilage* dans sa plus grande partie. — La différence que l'on remarque entre ces observations, ne dérange point le système de M. Bertrandi, car il ne regarde pas la saignée du pied comme la cause principale du dépôt au foie ; mais il prouve, par les lois de la circulation, qu'elle peut y avoir beaucoup de part, et même l'accélérer, lorsqu'il y a un commencement d'engorgement. — Il suit des mêmes principes une conséquence qui n'est point à négliger dans la pratique : le vomissement est un symptôme ordinaire à beaucoup de plaies de tête, l'estomac en convulsion chasse d'abord les aliments qui y sont contenus, et le vomissement devient ensuite bilieux ; mais si, dans les plaies où le cerveau a souffert quelque dérangement, le sang circule plus lentement dans le foie, parce que celui qui revient par la veine cave supérieure présente plus de résistance à celui qui est rapporté par la veine cave inférieure, le vomissement continuant, ce viscère sera comprimé par l'action du diaphragme, de l'estomac et des intestins, le mouvement du sang de la veine porte sera accéléré, et s'il ne peut vaincre cette résistance, l'engorgement se fera en peu de temps. La sécrétion de la bile sera interrompue, cette humeur, retenue dans le sang et changeant de caractère, ne contribuera pas peu à l'augmentation des accidents, la fièvre s'allumera, le dépôt se fera très-promptement, et ce dépôt se terminera par suppuration ou par pourriture. On sait d'ailleurs que la bile exaltée peut produire, indépendamment de l'affection primitive du cerveau, des fièvres ardentes, putrides, malignes, qui donnent les mêmes symptômes que la lésion du cerveau par cause externe, et qui peuvent former une complication dans les plaies de tête.

Si on examine l'état des blessés à la tête, qui ont souffert une violente commotion, ou dans lesquels le cerveau est comprimé, il est semblable à celui des apoplectiques ; les symptômes sont en effet les mêmes, suivant les degrés de l'une et de l'autre maladie. On observe aussi que l'apoplexie est quelquefois suivie d'abcès au foie par les mêmes raisons détaillées dans le Mémoire de M. Bertrandi : or, dans l'apoplexie, les évacuations ne produisent-elles pas un bon effet, pendant que les saignées outrées affaissent souvent les vaisseaux et éteignent le principe vital. On pourrait donc employer de bonne heure les mêmes moyens dans les affections du cerveau produites par des agents extérieurs, après avoir ôté les causes sensibles qui blessent immédiatement cet organe. On conviendra que ces moyens seront de nul effet dans les plaies que les circonstances rendent à l'instant mortelles, et qu'ils seront dangereux, surtout les vomitifs, lorsque l'engorgement est déjà fait dans le foie ; autrement cette méthode, dont on a craint de se servir, peut être suivie de succès, et on doit en sentir les raisons ; car, en débarrassant de bonne heure les premières voies, le foie sera moins comprimé, la circulation se fera avec beaucoup plus de liberté dans tous les vaisseaux du bas-ventre qui forment la veine porte par leur réunion, parce que l'évacuation fournie par l'orifice des tuyaux excréteurs du canal intestinal sollicité par les purgatifs, met ces parties plus à l'aise, et cause en même temps une déplétion, même dans les vaisseaux sanguins ; en second lieu, ces évacuations entraînent des matières hétérogènes, et dérobent cette partie de la bile séparée dans le foie, que nous ne supposons pas totalement affecté ; bile mal préparée, qui, en repassant dans le sang, peut produire une complication de maladie, comme je l'ai dit plus haut. — Cette pratique est confirmée par l'expérience.

(IVᵉ *Observation*.) Un officier fut blessé par une balle qui fractura le pariétal gauche, on le conduisit à l'hôpital de l'armée ; il n'y avait point d'accidents marqués : on se contenta de faire les incisions nécessaires ; douze heures après, l'assoupissement, le délire et les nausées parurent, on fit le trépan, on enleva les pièces de la table interne, qui, par leur embarrure, comprimaient le cerveau. Le malade fut saigné plusieurs fois, et les accidents diminuèrent sensiblement. Il restait cependant de l'assoupissement, et il était tourmenté de nausées fréquentes ; ces nausées, qui auraient pu être regardées comme sympathiques, avaient pour cause la plénitude de l'estomac, je lui fis donner trois grains d'émétique dans une chopine d'eau. Ils procurèrent un vomissement abondant d'une bile verte, et des selles copieuses ; je soutins l'évacuation pendant plusieurs jours avec une décoction de tamarins aiguisée de tartre stibié. Ces symptômes disparurent, et le blessé a été parfaitement guéri.

(Vᵉ *Observation*.) Cette année 1756, un manœuvre se fit une contusion considérable à la partie moyenne du pariétal gauche, par une chute d'environ vingt pieds de haut, il perdit connaissance et vomit ; il fut conduit à l'hôpital de la Charité où on ouvrit la tumeur : l'os n'était point fracturé. Le malade avait néanmoins de l'assoupissement, du délire, des mouvements convulsifs, et la fièvre au troisième jour était fort ardente. Il fut saigné plusieurs fois, et ces accidents ne cédèrent qu'après des évacuations fort abondantes, procurées par l'émétique et soutenues par les purgatifs.

---

DESCRIPTION DE PLUSIEURS TUMEURS CARCINOMATEUSES, SITUÉES SUR LE NEZ ET AUX ENVIRONS, EXTIRPÉES AVEC SUCCÈS ; par M. CIVADIER.

Un voyage que je fis au Quesnoy, en 1753, me procura l'occasion d'y voir M....., qui avait au visage cinq tumeurs. La plus considérable, prenant naissance à la racine et à la partie un peu latérale du nez, pendait jusque sur la lèvre inférieure, en sorte que, quand il voulait prendre des aliments, il était obligé de la relever à chaque fois. Cette tumeur, qui, dans son origine, c'est-à-dire il y a dix-huit ou dix-neuf ans, était à peu près grosse comme une noix, le devint enfin comme une grosse poire ; une seconde, formée depuis six à sept ans, et grosse comme une noix, était située au-dessus du nez, et presque entre les deux yeux ; la troisième, un peu moins grosse, était placée au-dessous du grand angle de l'œil droit ; la quatrième, attachée à l'aile droite du nez, ressemblait en grosseur et en figure à une amande dans sa coque ; la cinquième, située un peu au-dessous de l'aile gauche du nez, avait la grosseur d'une petite aveline, et la forme d'une crête de coq. — Je fus appelé pour donner mon avis sur la manière de détruire ces tumeurs ; les incommodités qu'elles causaient au malade, surtout la tumeur principale, me déterminèrent à lui en conseiller l'extirpation, dont je fus chargé.

M..... était âgé de cinquante-trois ans, d'un tempérament vif et sanguin, ayant le visage couperosé, ayant souvent des érysipèles au visage, et né d'une famille à peu près sujette aux mêmes infirmités. C'est pourquoi je crus devoir le préparer à l'opération par des saignées, des purgations douces, des bains, des bouillons rafraîchissants, etc.—Le 11 octobre, j'extirpai la plus grosse tumeur, qui était fort dure, et qui faisait corps avec le nez et les cartilages. Je fis l'incision de manière à former pour ainsi dire un nez, avec toutes les précautions nécessaires pour ne point endommager les petits muscles de cette partie et ses cartilages ; et pour cela, je fendis la tumeur par le milieu, et depuis le haut jusqu'en bas, après quoi j'emportai la partie droite en dédolant, et ensuite la partie gauche : le tout pesait environ six onces. Une hémorrhagie assez considérable me mit dans la nécessité de panser le malade promptement, avant que de songer à extirper les autres tumeurs. Je laissai l'appareil trois jours, après lequel temps il tomba de lui-même, et je trouvai la plaie en suppuration. Comme il survint un érysipèle considérable au visage, avec une grosse fièvre, je fus dans la nécessité de recourir à la saignée, qui, jointe à des fomentations sur le visage, dissipa en quelques jours l'érysipèle et la fièvre.—Après un court intervalle, j'emportai la tumeur située au-dessus du nez ; il survint un nouvel érysipèle au visage et aux deux mains, mais qui n'eut pas de suites, s'étant terminé en six jours sans fièvre.—J'emportai ensuite la tumeur située sous le grand angle de l'œil droit, et successivement les deux autres. La plaie faite dans la première et la plus considérable de ces opérations était presque guérie, et tout fut terminé en cinq semaines. Les cicatrices sont si bien faites qu'il n'en restera presque point de marques. Tous les amis du malade, après son rétablissement, avaient peine à le reconnaître. Je lui ordonnai le régime convenable, et un cautère au bras pour tâcher de le garantir des indispositions trop communes dans sa famille.

Je joindrai à mon observation celle que M. Theulot, maître-chirurgien à Châlons-sur-Saône, a communiquée à l'Académie, et qui représente une maladie de même espèce, mais bien plus considérable.—En 1732, un particulier, âgé pour lors de soixante-huit ans, se trouvait porter à la partie supérieure des deux ailes du nez quatre tumeurs, qui, ayant commencé à se former depuis trente ans, avaient acquis, surtout depuis cinq ans, un accroissement si prodigieux qu'elles lui fermaient les narines, couvraient entièrement la bouche, et tombaient jusqu'au bas du menton. Dans cet état, il ne pouvait respirer et prendre ses aliments qu'avec une peine extrême, et le volume de ces tumeurs était si considérable, qu'elles semblaient menacer d'une mortification prochaine. Une de ces tumeurs était grosse comme un œuf de poule, deux autres chacune comme le point, et la plus grosse avait le double de ce volume. Dans celle-ci, la colonne du nez était confondue, et, descendant jusqu'au menton, elle couvrait du côté gauche toute la base de la mâchoire inférieure. — Je crus devoir préparer le malade à l'opération par les remèdes les plus convenables ; ensuite je me déterminai à emporter les deux tumeurs moyennes, je les fis environner d'un cordonnet plat que je crus commode pour rétrécir un peu la base des tumeurs, et pendant l'effusion du sang, lors de l'opération, en reconnaître la circonférence un peu plus aisément. Huit jours après, je fis l'amputation de la plus grosse, et à pareil intervalle de temps, j'ôtai la plus petite. Après les deux premières opérations, je garnis les narines de canules courtes, et propres à former un point d'appui opposé à la compression extérieure ; j'arrêtai l'hémorrhagie, qui arriva à chaque opération, avec de l'eau styptique ; je ne pansai les plaies qu'avec un digestif ordinaire, et j'eus le plaisir de voir le malade exactement guéri en vingt jours, et débarrassé de quatre masses monstrueuses, dont le poids, au total, se trouva de cinq livres, lorsque l'extirpation en fut faite.

———————

OBSERVATION SUR UNE HERNIE INTESTINALE, SUIVIE DE POURRITURE ; par M. VACHER.

Un laboureur du village de Grandfontaine, à une lieue et demie de Besançon, âgé de soixante-douze ans, était affligé, depuis vingt-cinq ans, d'une hernie au côté droit qui était devenue complète ; comme il ne connaissait point l'usage des bandages et des suspensoirs, il continua pendant tout ce temps son travail ordinaire, sans se servir d'aucun de ces secours. Au mois de juin 1752, comme il ramassait du foin, il appuya le manche de sa fourche contre sa hernie et se blessa. Bientôt il survint inflammation à sa descente, il eut de la fièvre, et en fort peu de temps le sac herniaire fut sphacélé. On appela un chirurgien qui dit qu'il fallait laisser mourir ce pauvre homme en repos, sans le fatiguer par des secours inutiles ; après quoi il se retira, laissant le malade entre les mains de plusieurs personnes, qui appliquèrent au hasard sur la tumeur différents remèdes. Enfin le sphacèle se borna au sac herniaire et aux téguments, et à mesure que l'exfoliation se faisait, toute la superficie des intestins qui formaient la hernie resta à découvert ; peu à peu ils se collèrent, à leur circonférence, avec les bords sains des téguments : de sorte qu'ils y étaient retenus et se soutenaient entre eux mutuellement, faisant une saillie semblable à une grosse tête d'homme ; ils ont conservé leurs circonvolutions, comme dans l'état naturel, si ce n'est qu'ils sont fortement soudés les uns aux autres par leurs parties latérales ; ils ont une couleur d'un gros rouge, comme du sang de bœuf, et il en suinte de toutes parts une humeur muqueuse très-abondante qui enduit leurs tuniques. — A la partie la plus déclive de cette masse intestinale, dans une portion que je crois être du colon, il s'est fait un orifice en forme de paupière, par où s'évacuent involontairement, et presque continuellement, les matières fécales que cet homme reçoit dans un pot de terre à deux anses, qu'il porte entre ses cuisses, attaché par des cordons à un bandage de corps ; marchant en cet état sans autre incommodité que celle d'écarter les jambes, et n'éprouvant jamais ni constipation ni dévoiement.

Ce qu'il y a de remarquable dans cette grosseur, c'est : 1° un mouvement vermiculaire remarquable dans une partie de l'intestin iléon. 2° Une boursouflure de la grosseur d'un gros marron, faite par une partie de cet intestin, et qui se trouve à la partie presque supérieure de la hernie. Elle rentre en dedans lorsque l'orifice, qui donne issue aux matières stercorales, avance en dehors pour en faciliter l'évacuation, et s'enfle au contraire avec une forte tension, lorsque le même orifice se retire en dedans, ce qui arrive alternativement à chaque demi-minute au plus. 3° Malgré le peu de soins que prend ce vieillard de ses boyaux tout découverts, il n'éprouve jamais aucun accident fâcheux. Son linge est tout trempé de cette humeur, qui suinte continuellement de la surface des intestins, et quoiqu'il n'en change que tous les sept à huit jours, les frottements continuels d'un linge aussi rude ne causent aucune altération sur des parties si sensibles et si délicates. — Je ne dois pas omettre qu'elles sont mal défendues du froid ; car le bon vieillard, au lieu de culotte, dont il ne saurait faire usage, porte, en hiver ainsi qu'en été, un fort mauvais jupon de toile, qui ne lui des-

cend qu'à moitié des jambes, et le laisse
exposé à toutes les rigueurs du froid.
Enfin, son incommodité ne l'empêche
point, quand il ne peut mendier, de couper du bois pour son usage et pour celui
de ses voisins ; et l'on voit peu d'hommes
à son âge qui ait plus de vigueur, une
santé plus ferme et plus constante. —
Quoiqu'il demeure à une lieue et demie
de Besançon, il ne laisse pas d'y venir
toutes les fois que je le demande, pour
satisfaire ceux qui sont curieux de le
voir et de reconnaître son état, et s'en
retourne le même jour sans être incommodé de ce voyage. — Je lui ai offert
plusieurs fois de lui solliciter une place
dans un des hôpitaux de la ville, mais il
l'a refusé constamment ; le lieu de sa demeure se trouvant sur la grande route de
Paris, il préfère la liberté d'y mendier
aux secours assurés qu'il trouverait dans
un hôpital. — Cette observation, qui présente un fait rare, surtout par rapport à
la dénudation permanente des intestins,
va très-bien à la suite du Mémoire de
M. Louis, sur la cure des hernies intestinales avec gangrène.

---

MÉMOIRE SUR LES POLYPES DE LA MATRICE
ET DU VAGIN ; par M. LEVRET.

On donne en général le nom de polypes à toutes les excroissances carniror-
mes qui prennent naissance de quelques
points des parois intérieures de la matrice ou du vagin. — Cette maladie a été
peu connue dans l'ancienne chirurgie :
on aperçoit du moins qu'elle a été souvent confondue avec d'autres affections de la matrice et du vagin, et même
des parties extérieures de la génération (1). — Guillemeau, célèbre chirurgien, qui vivait dans le seizième siècle,
est un de ceux qui a le mieux reconnu
cette maladie par tous ses caractères distinctifs, et qui l'a décrite le plus clairement. « Il se trouve, dit cet habile prati-
» cien (2), une autre supercroissance de
» la chair, que l'on peut appeler mole
» pendante, qui est lorsque le col inté-
» rieur de la matrice, et même du dedans,
» il sort une masse de chair, laquelle est,
» de son origine où elle est attachée, de

(1) Voyez les observations de l'auteur
sur les polypes utérins, p. 10, 26 et suiv.
(2) Œuvres de chir. heur. Accouch.,
liv. I, chap. IV, p. 267.

» la grosseur d'un fuseau au doigt, allant
» toujours en grossissant, comme une
» poire ou clochette, laquelle est pendante
» dedans le col extérieur, dit *vagina*, de
» la matrice, occupant touts on orifice, dit
» *pudendum*, sortant quelquefois hors
» d'icelui de la grosseur du poing, et plus ;
» ce que j'ai vu à quelques femmes, et,
» de récente mémoire, à une demoiselle
» à laquelle, maître Honoré et moi, nous
» l'extirpâmes fort heureusement, l'ayant
» premièrement fort attirée au dehors,
» puis liée en sa pointe et origine le plus
» haut qu'il nous fut possible. Telle li-
» gature fut faite pour la crainte qu'il y
» avait de quelque flux de sang. » On
ne peut méconnaître dans cette description le polype utérin.

Quoique cette maladie soit beaucoup
mieux connue de nos jours que par le
passé, j'ai cru travailler utilement pour
le progrès de l'art, en tâchant d'éclaircir
de plus en plus la théorie d'une maladie
si commune : rien, sans doute, n'était
plus capable de concourir à mes vues,
que l'emploi d'une nombreuse collection
des faits qui ont été en différents temps
communiqués à l'Académie depuis son
établissement, et qui, dans un examen
analytique, mis en comparaison et en
opposition les uns avec les autres, peuvent, mieux que tous les raisonnements,
fournir des lumières capables de guider
dans la connaissance des causes et des
signes de ces maladies, et fixer les véritables indications qui doivent diriger
dans leur traitement. C'est l'objet que je
me suis proposé dans ce Mémoire, que
je diviserai en cinq articles. — Dans le
premier, j'explique comment la conformation extérieure des polypes utérins a
pu faire illusion au point qu'ils ont été
pris pour des descentes et des renversements de la matrice et du vagin. — J'é-
tablis, dans le second, des moyens de
distinguer ces polypes d'avec les descentes de matrice, et je fais voir le danger des pessaires en pareil cas. — Dans
le troisième, je donne des observations
qui prouvent la possibilité de la conception chez une femme attaquée d'un polype utérin, même très-considérable. —
Des observations qui apprennent que la
matrice se débarrasse quelquefois des polypes utérins, feront le sujet du quatrième article. — Dans le cinquième, je
traite des différents moyens de détruire
les polypes utérins, entre lesquels je
donne la préférence à la ligature, et je
propose une nouvelle manière de la faire.

ART. 1er. — DES CIRCONSTANCES PAR LES-
QUELLES ON A SOUVENT CONFONDU LES
POLYPES UTÉRINS AVEC LES DESCENTES ET
RENVERSEMENTS DE LA MATRICE ET DU
VAGIN.

Les excroissances charnues ou fongueuses qui prennent naissance des parois de la matrice ou du vagin, acquièrent quelquefois, par leur accroissement
successif, un volume si considérable
qu'elles s'étendent en tout sens, et sortent enfin au dehors de la vulve ; elles
peuvent alors en imposer pour des descentes de la matrice à des chirurgiens
peu attentifs. De pareilles méprises ne
sont pas rares ; les observateurs nous en
fournissent un nombre d'exemples (1).
Nous rapporterons ici différents faits de
ce genre qui ont été communiqués à
l'Académie, et dans le détail desquels
j'aurai soin de faire remarquer les circonstances apparentes qui ont pu séduire
les auteurs des observations et les induire en erreur.

§ Ier. La conformation extérieure du
polype sorti de la vulve est une des principales causes qui peut le faire prendre
pour une descente de matrice avec renversement ; puisque, dans l'un et l'autre
cas, la tumeur est pyriforme, c'est-à-dire
que sa partie inférieure est plus large
que sa supérieure. Voici un fait de cette
espèce.

(Ire *Observation, par M. Ducevisse,
chirurgien à Beaumont-les-Lomaignes,
près Montauban.*) M. Ducevisse fut appelé, le 20 juillet 1733, pour voir une
dame qu'il croyait attaquée, depuis cinq
ou six ans, d'un relâchement de matrice.
Il trouva cette partie hors de la vulve
à peu près de la longueur d'un pied. La
tumeur était de figure cucurbitaire, et
du volume d'une bouteille capable de
contenir environ trois chopines de liqueur. Un autre chirurgien, qui avait vu
la malade, avait fait plusieurs tentatives
inutiles pour réduire cette tumeur ; ses
attouchements répétés avaient causé la
mortification de la partie sortie. M. Ducevisse s'occupa d'abord du soin de borner les progrès de la gangrène par l'application des topiques convenables, et il
y réussit. Après la chute de l'eschare,
l'ulcère se cicatrisa en peu de temps. Il
essaya ensuite lui-même à son tour de
réduire ce qu'il croyait être la matrice,
mais il lui fut également impossible d'en
venir à bout. Il croit même que ses tentatives répétées furent cause que la tumeur grossit par la suite de plus en plus,
et qu'il s'y établit un écoulement d'une
matière fétide et cadavéreuse ; ayant enfin aperçu que la tumeur était devenue
presque insensible, il se détermina à en
faire la ligature, il la plaça le plus près
du vagin qu'il lui fut possible, il eut soin
de la serrer soir et matin, et le sixième
jour il amputa la tumeur. La malade
n'éprouva aucun accident, et sa santé se
rétablit promptement.

(IIe *Observation, par M. Thomas,
chirurgien à Villers-Cotterets.*) M. Thomas fut mandé en consultation par un de
ses confrères, qui voyait depuis long-
temps une femme tourmentée de douleurs de coliques assez vives. Le bas-
ventre était tuméfié, et il sortait du
vagin une tumeur considérable qui pendait sur les cuisses de la malade. La tumeur rentrait néanmoins assez facilement, mais elle ressortait à l'instant ;
M. Thomas, par l'introduction du doigt
dans le vagin, reconnut que la tumeur
était continue à ce canal. Déterminé par
la figure même de cette tumeur, il crut
que c'était la matrice sortie et renversée. Ce qui le confirma de plus en plus
dans son opinion, c'est qu'il sortit du
sang avec abondance, à de légères scarifications qu'il jugea à propos de faire en
quelques endroits de la tumeur qui lui
parurent gangrénés. — M. Thomas consulta par écrit M. Morand, qui jugea que
c'était une tumeur qu'il fallait extirper.
On suivit ce conseil. Après avoir placé
la malade convenablement, M. Thomas
lia la tumeur dans sa partie supérieure,
et la coupa au-dessous de la ligature. Il
vit à l'ouverture de la tumeur que c'é-
tait une masse charnue comme graisseuse
et glanduleuse, du poids de trente onces,
recouverte d'une membrane très-forte ; il
il y avait quelques cellules remplies
d'une liqueur aqueuse. — M. Sorbier,
qui fut nommé par l'Académie pour examiner cette observation, conclut avec
raison qu'il était facile de juger qu'on
n'avait pas extirpé la matrice, mais seulement un *fungus* utérin, et qu'il n'é-
tait pas douteux que l'avis de lier et d'enlever la tumeur n'eût été fondé sur la
même persuasion. Je passe à un autre
exemple de même genre, qui a été
communiqué à l'Académie par M. Mellis.

_____

(1) Voyez l'ouvrage de l'auteur sur les
polypes utérins, p. 27, 28 et 106.

(III.e *Observation, par M. Mellis, chirurgien à Revel, près Castelnaudary, en Languedoc.*) Une femme de 35 ans, après une chute, fut attaquée d'une perte de sang, qui avait déjà duré seize mois, quand elle s'aperçut qu'il lui était descendu dans le vagin un corps étranger qui s'étendait presque jusqu'aux lèvres de la vulve. Les travaux rudes auxquels cette femme était exposée, forcèrent bientôt ce corps de descendre plus bas, et la compression qu'il causait au col de la vessie et au canal de l'urètre était telle, qu'il empêchait l'issue libre des urines; elles ne pouvaient couler que lorsque cette femme avait l'attention de faire rentrer la partie sortie. La malade supporta cette incommodité, sans consulter personne, pendant deux mois ; mais un matin, voulant rendre ses urines, il sortit tout-à-coup du vagin une masse considérable, et la perte devint si abondante, que la malade fut contrainte de se remettre au lit. M. Mellis, qui la vit cinq jours après, trouva un corps charnu, du volume d'un pain de deux livres et de la figure d'un cœur de bœuf. Persuadé que c'était une chute complète de matrice, il fit, mais en vain, toutes les tentatives que l'art prescrit pour la réduire ; mais, voyant que la malade s'affaiblissait par la continuation de la perte, il se détermina à emporter la tumeur. Il fit préalablement une ligature à la partie supérieure, afin de retenir le reste du col de la matrice, et de pouvoir panser commodément ; mais il fut bien surpris de le voir remonter subitement dès qu'il eut lâché la ligature. Il se contenta de faire, les jours suivants, dans le vagin, de simples injections avec l'eau et de l'eau-de-vie ; et le sixième jour, en examinant si la partie liée se détacherait, elle lui tomba dans la main. Il ajoute qu'il ne sortit ni sang ni pus, et que la malade se trouva parfaitement guérie. — Après avoir pesé avec attention toutes les circonstances de ce récit, il ne fut pas difficile à M. Hévin, que l'Académie chargea de l'examen de cette observation, de juger que M. Mellis n'avait pas amputé la matrice, mais seulement une tumeur polypeuse, adhérente à quelques points de la circonférence de l'intérieur de cet organe ; ce sentiment est appuyé sur la description même que M. Mellis a donnée. Ce corps charnu pesait deux livres, il ressemblait à un cœur de bœuf, c'est-à-dire qu'il avait une base étroite qui allait en s'élargissant ; sa substance intérieure était composée de plusieurs corps, comme glanduleux, assemblés les uns sur les autres. Au reste, il n'est pas étonnant que cette tumeur, par son volume et sa consistance solide, eût occasionné, par compression, la difficulté d'uriner. Quant à la perte de sang, qui dura pendant dix-huit mois, et qui réduisit la malade à l'extrémité, il est à présumer qu'elle dépendait de la rupture des vaisseaux variqueux de la tumeur, qui existaient vraisemblablement avant qu'elle sortît de la vulve.

§ II. Si les excroissances polypeuses de la matrice et du vagin peuvent, comme on vient de le voir, par leur simple conformation extérieure et par leur figure pyriforme, en imposer à quelques observateurs, faute d'un examen suffisamment réfléchi, il peut aussi arriver des circonstances capables de les confirmer de plus en plus dans leur opinion ; par exemple, si, après l'extirpation de la tumeur, ces masses charnues étaient trouvées caves intérieurement, de façon à imiter en quelque sorte la cavité naturelle de la matrice renversée, cette circonstance accidentelle aurait bien pu tromper les auteurs de quelques observations que nous allons rapporter. En voici une qui nous a été communiquée par M. Hoin, d'après un manuscrit de feu monsieur son père, où il était inséré sous le titre de *matrice extirpée.*

(IV.e *Observation, par M. Hoin.*) Une femme de trente-cinq ans, qui, s'étant mariée à trente, avait fait de suite plusieurs fausses-couches, sans avoir pu porter aucun enfant à terme, fut incommodée pendant cinq mois d'une perte de sang et d'une tumeur d'un volume considérable à l'hypogastre, mais sans autre douleur que la forte distension des téguments de l'*abdomen.* Cette tumeur, que l'observateur crut être la matrice, sortit tout-à-coup par la vulve, le 24 février 1734. M. Midan, qui fut appelé pour secourir la malade, fit inviter plusieurs de ses confrères, du nombre desquels fut M. Hoin le père, pour examiner la maladie. La masse que nous trouvâmes entre les cuisses de la malade ressemblait, dit-il, à une de ces grosses retortes dont se servent les chimistes, et dont la partie, qu'ils appellent le col, était fortement implantée dans le fond du vagin : la surface de cette tumeur était très-lisse, mollette et sans ondulation. Tous les consultants convinrent d'une voix unanime qu'elle n'était autre chose que la matrice renversée et précipitée hors du ventre, et ils se décidèrent à en faire l'amputation. Mais on jugea à propos ( et cela était très-prudent ) de sonder auparavant la malade, tant pour évacuer les urines qui étaient retenues, que pour s'assurer si la vessie occupait encore sa place naturelle, ou si elle ne se trouverait pas engagée dans cette masse : la vessie fut sondée facilement, et on reconnut qu'elle n'était point déplacée, ce qui aurait bien dû désabuser tous ces praticiens. — Après cette sage précaution, M. Midan plaça une ligature, mais sans la serrer, au col de la tumeur, tout près de la vulve; et par un surcroît d'attention, il fit un peu au-dessous, et avec ménagement, une incision circulaire pour découvrir s'il ne se rencontrerait pas en cet endroit quelqu'une des parties flottantes du bas-ventre qui aurait pu s'y glisser; mais n'y ayant remarqué qu'un corps charnu, il serra la ligature et emporta la tumeur, sans autre effusion de sang que celui qui sortit de la masse amputée. Ayant ouvert ce corps, dont on a évalué le poids à douze livres, on y aperçut plusieurs loges distinctes qui, outre un grand nombre de vaisseaux sanguins devenus variqueux, renfermaient quelques masses charnues semblables à des môles. — L'auteur fait observer que la femme fut guérie et qu'elle commença à sortir six semaines après l'opération : ses règles reparurent quatre mois après; elle assura M. Hoin qu'elles avaient été deux ou trois fois plus abondantes qu'elles n'étaient avant sa maladie; elle ajouta que ses parties lui étaient restées douloureuses, et que l'acte du mariage lui était plus pénible. Cependant, le 12 septembre 1737 ( trois ans et plus après sa guérison ), cette femme fit une fausse-couche d'un embryon de quatre mois, dont elle fut délivrée par M. Midan. Cet événement était plus que suffisant pour détromper l'auteur de l'observation sur la prétendue amputation de la matrice. — Le polype celluleux dont on vient de voir la description, paraît avoir quelque rapport avec un fongus utérin dont parle Moriceau (1). Ce corps étranger fut rendu par une femme de soixante-quatorze ans, après une perte qui durait depuis six mois; et l'on découvrit, par l'ouverture qu'on en fit, que la substance était spongieuse et avait beaucoup de cellules.

(1) Traité des accouchements, t. II, obs. 145.

Il eût été plus facile encore de s'en laisser imposer au premier coup d'œil par la ressemblance plus apparente avec la cavité de la matrice, dans l'examen de la masse poiypeuse qui fera le sujet de la dix-septième Observation de ce Mémoire, et que M. Boudou présenta à l'Académie, puisque cette tumeur formait précisément une espèce de poche, tissue de fibres charnues dans toute son étendue, et que l'intérieur de sa cavité était parsemé de rides longitudinales qui se terminaient à la partie qu'on pouvait en regarder comme l'orifice. Cette observation me rappelle cette excroissance charnue, du volume d'un cœur de bœuf, que M. Saviard (1) trouva attachée par un pédicule au fond de la matrice, et dans le milieu de laquelle il rencontra, après l'avoir fendue, une cavité considérable qui s'étendait depuis sa base jusqu'à sa pointe. Mais ces cavités accidentelles, que l'on voit quelquefois dans les polypes utérins, ne sont pas toujours exactement vides, comme dans les deux derniers cas dont on vient de parler : en effet, on a déjà vu dans la tumeur que nous avons décrite ci-dessus, d'après M. Hoin, qu'elle contenait quelques masses charnues, semblables à des môles : les deux faits que nous allons rapporter, démontreront qu'il peut aussi s'y former et s'y rassembler d'autres substances étrangères, et d'une nature toute particulière.

( V⁰ *Observation, par M. Cailhava, chirurgien à Poussan, en Languedoc, près Montpellier.*) M. Cailhava fut mandé avec plusieurs médecins pour une femme qui, depuis quatre ans qu'elle n'était plus réglée, portait dans le vagin une tumeur grosse comme le poing, et qu'il reconnut par le toucher être adhérente par un pédicule court et grêle au col de la matrice, qui s'en trouvait même allongé et tiré par le bas. L'observateur, qui n'eut aucun doute sur le caractère de la maladie, proposa d'en faire la ligature et l'extirpation; mais, comme les consultants furent d'un avis opposé, et qu'ils prétendaient que c'était le corps de la matrice même, on appela un second chirurgien, dont le sentiment conforme à celui de M. Cailhava détermina l'opération projetée. On fit donc une ligature assez forte au pédicule de la tumeur, qui fut coupée un pouce au-dessous. On fit des injections vulnéraires détersives

(1) Observ. 36, p. 170.

dans le vagin ; la malade n'éprouva aucun accident, la ligature se détacha le huitième jour, et M. Caillava aperçut au toucher que le col de la matrice était remonté vers sa place naturelle. — Par l'ouverture de la tumeur polypeuse, on découvrit qu'elle était cave, et que sa cavité contenait une matière gélatineuse et plusieurs pelotons de filaments qui ressemblaient assez à des cheveux. M. Guiot a vu une pareille tumeur formant un sac membraneux de l'épaisseur d'un écu de trois livres en quelques endroits et un peu moindre dans d'autres, dont la cavité renfermait une grande quantité d'une espèce de bouillie ou de matière atéromateuse, semblable à de l'axonge de porc, fondue et épaissie ; au milieu de cette substance, on trouva un peloton de poils, du volume d'un gros œuf de poule, et dont chaque poil était long de trois à quatre travers de doigts. Son observation sera rapportée ailleurs dans un plus grand détail, sous un autre point de vue ; elle est la quinzième de ce Mémoire (1).

§ III. Il est une autre particularité qui pourrait aussi induire en erreur dans une perquisition trop peu exacte sur le caractère des tumeurs dont nous parlons ; c'est lorsqu'il se rencontre vers la base des excroissances polypeuses qui prennent naissance de la matrice ou du vagin, une ouverture quelconque, ou simplement même une dépression, une sinuosité un peu enfoncée, qui paraît représenter l'orifice de l'utérus.

(IVᵉ Observation, par M. Collin, chirurgien et accoucheur stipendié de Nancy). M. Collin fut appelé, le 20 septembre 1745, pour voir une fille de trente-huit ans, qui avait une tumeur pendante hors des grandes lèvres, et qu'il prit pour la matrice. On regardait les pertes de sang abondantes que la malade avait depuis deux ans, comme la cause essentielle de cette maladie ; l'auteur dit que la matrice était devenue extrêmement épaisse, que la solidité tenait de la nature du carcinome, et qu'on voyait fort distinctement l'orifice de ce viscère. La malade était si affaiblie qu'elle ne

pouvait marcher ; ses urines ne coulaient qu'avec beaucoup de peine et goutte à goutte ; elle sentait des douleurs très-vives dans les reins ; elle vomissait les aliments ; elle était tourmentée d'insomnie et épuisée par une fièvre lente.

Dans cet état presque désespéré, M. Collin crut entrevoir une ressource unique dans l'extirpation de la tumeur ; elle fut décidée unanimement dans une assemblée de plusieurs médecins et chirurgiens. Il procéda à cette opération en passant une aiguille courbe, garnie d'un cordonnet convenable, à travers la portion de la tumeur saillante hors des grandes lèvres, il lia et serra la tumeur des deux côtés, et amputa l'autre portion qui se trouvait en-deçà de la ligature ; elle était de la grosseur du poing. Dès le lendemain de l'opération, la fièvre et les douleurs diminuèrent, le sommeil revint, les urines passèrent avec facilité, l'estomac soutint les nourritures ; en un mot, les forces se rétablirent en fort peu de temps. « La partie de la matrice où la ligature avait été placée (ajoute-t-il), et qui descendait auparavant jusqu'aux grandes » lèvres, était déjà remontée si haut par » le ressort de ses ligaments, qu'à peine » pouvait-on l'atteindre avec l'extrémité » du doigt. » On a déjà vu une circonstance semblable dans l'observation III, par M. Mellis. — M. Collin envoya cette observation à l'Académie en 1746. Feu M. Puzos, qui se chargea de l'examiner, dit que la tumeur que M. Collin avait liée, était un polype de la matrice, et non une partie de cet organe. M. Collin eut de la peine à se rendre à cette décision. Il fondait ses doutes sur les tiraillements que la malade ressentait dans les ligaments larges ; sur la facilité qu'elle avait à réduire la tumeur qui restait en place jusqu'au retour de la perte de sang ; sur l'inflammation arrivée à cette tumeur, qui, comme polype, n'en est pas (disait-il) susceptible ; sur la consistance ; sur ce qu'il croyait avoir vu dans le centre de la tumeur l'orifice de la matrice qui paraissait comme rentré en lui-même : mais ce n'était autre chose que la trace d'une ulcération qui s'y était faite ; enfin, si c'eût été une excroissance fongueuse, la partie qui était restée à l'orifice du vagin, après l'extirpation faite, serait-elle rentrée le cinquième jour de l'opération, et si haut, qu'à peine pouvait-on l'atteindre avec l'extrémité des doigts ? Mais on ne peut, suivant moi, résoudre d'une manière plus convenante de pa-

---

(1) Je conserve les débris d'un ovaire suppuré, dans lequel on voit une cellule très-lisse, qui contient un peloton de cheveux bruns, du volume d'un œuf de canne, dont quelques-uns, qui en ont été tirés, avaient plus d'un pied de long.

reils doutes, qu'en leur opposant des faits incontestables qui démontrent que tous ces symptômes peuvent appartenir aux polypes ; et c'est ce qui va faire le sujet de l'article suivant.

ARTICLE II.—DES MOYENS DE DISTINGUER LES POLYPES UTÉRINS D'AVEC LES DESCENTES DE MATRICE ET DU VAGIN, ET AUTRES TUMEURS DANS LE VAGIN.

§ Ier. Ces moyens sont de comparer les signes essentiels des polypes utérins avec ceux qui caractérisent les différentes espèces de descentes de la matrice et du vagin, et même de quelques-unes des parties contenues dans le bas-ventre, faisant tumeur dans cette gaîne. 1º Les signes qui distinguent le polype utérin qui n'est pas encore sorti du vagin, de la descente incomplète de la matrice sans renversement, sont que dans la descente, la tumeur qui est plus large par en haut que par en bas, faisant comme le cul-de-lampe, a une ouverture naturelle très-visible et profonde à sa partie la plus basse ; au lieu que les polypes utérins sont plus larges par en bas que par en haut, et pendent du col de la matrice, ou passent à travers son orifice, sans avoir aucune ouverture naturelle. 2º Dans la descente complète de la matrice sans renversement, outre que l'on trouve toujours l'orifice au bas de la tumeur, comme dans le cas précédent, et que celle-ci est plus large en haut que par en bas, elle est recouverte du vagin retourné : en sorte qu'au dedans de la vulve, le doigt ne trouve point de vide pour passer ; au lieu que le polype utérin, en conservant toutes les différences que nous avons déjà exposées, n'est point recouvert du vagin, cette gaîne étant restée en sa place, au fond de laquelle on trouve toujours l'orifice de la matrice. 3º Il est plus difficile en apparence de distinguer le polype utérin de la descente de matrice avec renversement incomplet de son fond par son orifice, parce que, dans l'un et l'autre cas, la tumeur passe à travers l'orifice de la matrice qu'elle tient dilaté ; mais le polype est ordinairement indolent, et ne souffre absolument aucune réduction, au lieu que le fond de la matrice est doué d'un sentiment exquis, et permet qu'on le réduise avec quelque sorte de facilité ; mais souvent il redescend l'instant d'après. 4º Le polype utérin, sorti de la vulve, diffère de la descente complète de la matrice

avec renversement total de son fond, et même de son corps et de son col, au travers de son orifice, en ce que la descente, parvenue à ce degré, entraîne nécessairement la vessie urinaire et le vagin, de manière à faire ensemble un col creux à la tumeur, lequel est attaché circulairement à l'entrée de la vulve, qu'il bouche par continuité ; au lieu que le polype le plus gros n'entraîne jamais la vessie avec lui, quoique sorti du vagin, et il a son col isolé dans cette gaîne. 5º On distingue la hernie de vessie par le vagin du polype de cette gaîne par les signes suivants : le siége de la hernie de vessie est toujours supérieur, et celui du polype peut être indistinctement dans tous les points du vagin ; d'ailleurs la hernie de vessie est compressible, sa compression excite la femme à uriner, et la tumeur diminue en se ramollissant considérablement, à mesure que les urines sortent ; au lieu que le polype du vagin, loin de diminuer par la compression, augmente de volume, et est sujet à arrêter le cours des urines. 6º Les signes qui caractérisent les hernies d'intestin et d'épiploon par le vagin, et qui distinguent ces tumeurs des polypes de ce canal, sont que ces hernies déplacent le museau de la matrice, et peuvent souvent être réduites, sinon en totalité, et pour toujours, au moins en partie et pour un temps ; au lieu que le polype du vagin ne déplace point le col de la matrice, et ne souffre aucune réduction, que du dehors de la vulve au-dedans du vagin seulement. — Le petit nombre de signes que nous venons d'exposer pour distinguer les polypes de la matrice et ceux du vagin des descentes utérines et des vaginales que nous avons spécifiées, ne sont pas les seuls qui peuvent se présenter ; il y en a encore quantité d'autres, dont la plupart sont équivoques, parce qu'ils sont communs aux polypes utérins et aux descentes utérines, etc.: ainsi on ne doit point y compter, car l'on risquerait souvent de se tromper, comme nous l'avons fait pressentir dans l'article précédent, et comme nous allons le prouver dans celui-ci.

(VIIᵉ Observation, par M. Espagnet, chirurgien à Mont-Gaudy.) M. Espagnet fut mandé au mois d'août 1752 pour voir une femme de quarante-trois ans, à laquelle il trouva, au-dehors des grandes lèvres, une tumeur du volume de la tête d'un enfant nouveau-né, d'une figure irrégulière, d'une dureté considérable, et qui exhalait une odeur cadavéreuse. Cette tumeur avait une espèce de col, qui occupait toute l'étendue du vagin, dont la grosseur égalait celle de l'avant-bras ; le canal de l'urètre était comprimé, ce qui causait de grandes difficultés d'uriner. La malade avait de la fièvre ; elle éprouvait des tiraillements, et de vives douleurs dans les lombes et dans la région hypogastrique. — M. Espagnet prit pour première indication la nécessité d'évacuer les urines retenues, mais n'ayant pu réussir à introduire la sonde dans la vessie (1), il se détermina sur-le-champ à faire une incision longitudinale à la partie supérieure de la tumeur. La quantité de sang qui s'en écoula, et le dégorgement de l'excroissance ayant diminué la pression qu'elle occasionnait au col de la vessie, la malade urina d'elle-même aussitôt. Cette incision, que nous n'approuvons point à cause de l'hémorrhagie qu'elle pouvait occasionner, donna néanmoins à l'auteur la facilité de porter dans le vagin son doigt, au moyen duquel il reconnut que la tumeur n'avait aucune adhérence avec ce canal. Il proposa à deux chirurgiens consultants d'embrasser le pédicule de la tumeur par une ligature, qu'on aurait soin de serrer de jour en jour ; ce qui fut exécuté de la manière suivante.

Après avoir porté la ligature au moyen d'une aiguille passée à travers le pédicule, M. Espagnet forma avec les fils sur les côtés de la tumeur deux anses dans lesquelles on passa de petits garots qu'on eut soin de serrer deux fois par jour, et qu'on arrêtait ensuite à d'autres anses dépendantes d'une serviette qui entourait le corps de la malade ; le succès confirma l'efficacité de ce procédé, puisque le cinquième jour, la masse polypeuse se sépara d'elle-même, dans un effort que la malade fit pour aller à la selle. M. Espagnet avait eu l'attention de lui appliquer continuellement sur le ventre une flanelle imbibée d'une décoction émolliente chaude ; on fit dans le vagin des injections vulnéraires jusqu'à

la guérison qui fut parfaite le onzième jour de l'opération. — Ce fait a beaucoup de rapport avec l'Observation de M. Collin, par la plupart des symptômes qui accompagnaient la maladie, et particulièrement la rétention des urines, par le tiraillement des ligaments larges, par la traction de la matrice dans le vagin, par le volume et le poids de la tumeur, qui sont tous des signes communs aux descentes de matrice et aux polypes utérins. On en trouvera d'autres exemples dans les observations III, IV, VIII, IX, XIV, XVIII, XXIV et XXX de ce Mémoire. — L'observation suivante démontrera évidemment que dans le cas du polype utérin, la matrice descend quelquefois assez bas dans le vagin, pour que la partie du pédicule où l'on a placé la ligature, soit promptement entraînée fort haut par le remplacement subit de la matrice après l'extirpation de la tumeur ; comme cela est arrivé à M. Collin, qui convient n'avoir pu y atteindre avec le doigt qu'avec beaucoup de peine.

(VIII⁰ *Observation, par M. Vacoussain, chirurgien à Abbeville, en Picardie.*) Une femme de trente-cinq ans, dans des douleurs semblables à celles de l'accouchement, s'aperçut de la descente d'un corps pesant dans le vagin, qui sortit tout-à-coup hors des grandes lèvres. M. Vacoussain, mandé à l'instant, trouva une masse charnue fort grosse qui ressemblait à une matrice renversée : cette tumeur, qui était livide, et qui, par l'odeur cadavéreuse qu'elle exhalait, paraissait disposée à la mortification, était suspendue par un pédicule de la grosseur du pouce, auquel on apercevait, au toucher, une pulsation manifeste. L'observateur, qui n'eut aucun doute sur le caractère polypeux de la tumeur, se disposa à en faire l'amputation ; mais il commença par placer sur le pédicule, et le plus haut qu'il lui fut possible, une forte ligature qu'il laissa pendant l'espace de huit heures, au bout desquelles il en fit une seconde au-dessus de la première, et emporta sur-le-champ la tumeur au-dessous. Cette double précaution le mit à l'abri de l'hémorrhagie, qui eût été inévitable à raison des artères dilatées qui se distribuaient dans la tumeur. A peine la section fut-elle faite, que la partie liée rentra totalement dans le vagin. Cette circonstance, jointe aux douleurs et aux tiraillements qu'avait éprouvés la malade à la sortie de cette masse fongueuse, persuada M. Vacoussain qu'elle avait son attache

<hr/>

(1) Il y a grande apparence que M. Espagnet s'était servi d'une algalie pour femme, mais dans ce cas la rectitude de cet instrument ne permet pas son introduction ; ce que je sais par expérience. Je sais aussi que l'algalie pour homme y réussit, en s'en servant à la façon complète de sonder les hommes par-dessus le ventre.

dans l'intérieur de la matrice, et que ce viscère avait été entraîné par le poids de l'excroissance, mais que s'en étant trouvée dégagée, elle avait repris sa situation naturelle par le ressort propre de ses ligaments (1). Les ligatures tombèrent le troisième jour, la guérison fut prompte, la tumeur emportée excédait le poids de deux livres, et sa substance, qui était fongueuse et parsemée de quelques tubercules glanduleux, se trouvait extérieurement revêtue d'une forte membrane charnue. — On verra dans l'observation suivante que les polypes utérins, descendus dans la cavité du vagin, et sortis hors de la vulve, se réduisent pour l'ordinaire avec facilité, quand ils n'ont pas séjourné pendant un espace de temps assez long pour y avoir acquis un volume trop considérable (2); et il n'est pas rare de les voir contenus plus ou moins long-temps dans le vagin sans en sortir, pourvu que les malades ne soient pas exposées à des exercices pénibles et à des travaux fatigants.

(IX⋅ *Observation, par feu M. Baget.*) On appela, au mois de janvier 1734, M. Baget, pour voir une femme de trente-deux à trente-trois ans, infirme depuis plusieurs années. On lui rapporta qu'en 1720, et l'année suivante, elle avait fait deux fausses-couches très-prématurées; qu'après la dernière elle avait été dix-huit mois sans être réglée; que depuis environ trois ans, elle avait eu une perte de sang des plus abondantes, et qui avait toujours duré plus ou moins fort, mais qui n'avait jamais cessé; que depuis environ six mois, il lui avait paru, à l'entrée de la vulve, une tumeur mollasse, qui avait assez la figure d'un gésier de dindon, et qui rentrait dans le vagin très-facilement. M. Baget découvrit que cette tumeur remplissait le vagin, qu'elle faisait effort du côté des grandes lèvres, du côté du *coccyx* et du *pubis*. Voilà ce que son doigt lui fit reconnaître, il eut assez de peine à le porter jusqu'au principe de la tumeur, qu'il reconnut sortir de la matrice, et par de légères compressions qu'il fit sur ce corps étranger, il vit couler du vagin une quantité de matière purulente qui y séjournait. La malade ne pouvait se tenir que couchée sur

le dos, parce qu'elle souffrait continuellement des tiraillements dans les lombes, et des douleurs gravatives dans les parties basses; elle avait de plus de la difficulté de respirer et des envies de vomir; elle ne pouvait aller du ventre, et ne rendait qu'à peine ses urines; enfin une fièvre continue avec des redoublements, une insomnie opiniâtre, et le hoquet donnaient tout à craindre pour sa vie (1). M. Baget opina pour la ligature et la section de la tumeur, mais on ne s'y détermina que huit jours après, lorsqu'elle fut avancée entre les cuisses de la malade; la tumeur était considérablement augmentée, puisqu'elle avait le volume et la figure d'un cœur de bœuf; la malade souffrait plus que jamais du tiraillement et des douleurs que cette tumeur occasionnait, quoiqu'elle fût soutenue par un suspensoir. Enfin l'écoulement purulent du vagin était supprimé, et la gangrène prochaine s'annonçait par la lividité et l'odeur qui en exhalait. Malgré cet état pressant, la ligature fut faite, et la tumeur emportée presque sans hémorrhagie.

La malade dormit six à sept heures la nuit même de l'opération; la fièvre se déclara deux jours après; la suppuration, qui se rétablit bientôt, la fit tomber, et cesser tous les autres accidents; la ligature se sépara le vingt-deuxième jour, et la matrice était déjà rétablie à tous égards dans sa parfaite intégrité, ce qui fut confirmé par les suites; car les règles reprirent leur cours périodique, et la malade est accouchée plusieurs fois depuis. La tumeur enlevée pesait deux livres quatre onces; elle avait dix-neuf pouces et demi de circonférence et sept pouces dix lignes de long; son pédicule avait trois pouces de diamètre; la surface antérieure du polype était de six pouces et demi, et la postérieure de cinq pouces et quelques lignes. On y remarquait un ulcère qui avait environ sept pouces de circonférence. L'intérieur était partout carniforme, et son extérieur recouvert d'une membrane inégalement épaisse, dans les endroits qui n'étaient point ulcérés. — L'observation dont on vient de voir le détail prouve assez, avec plusieurs autres ( II, III, IX ), que les excroissances polypeuses de la matrice et

---

(1) Voyez un effet semblable dans l'Obs. III.

(2) Voyez les Obs. II, III, IX, XVII, XXI et XXV.

(1) Cet état est semblable à celui de la malade de M. Collin, et la maladie était un vrai polype utérin.

du vagin peuvent, après être sorties de cette gaîne, y rentrer pour un temps même assez long, et ensuite en ressortir sans pouvoir être réduites, à cause du volume qu'elles acquièrent promptement. Elles peuvent aussi s'enflammer, s'ulcérer et se mortifier ; nous allons donner quelques exemples qui confirmeront que ces tumeurs, qui sont souvent dures et comme squirrheuses, sont véritablement susceptibles d'inflammation et de gangrène.

(X<sup>e</sup> *Observation, par feu M. Manne.*) Une demoiselle âgée de vingt-sept ans, et d'un tempérament sanguin bilieux, éprouva, dans le temps de ses règles, un chagrin violent qui en occasionna la suppression subite. Dix jours après, il lui survint une perte qui ne la quitta plus pendant trois ans; dans le temps qui répondait précisément au période des règles, elle augmentait considérablement pendant quelques jours. La malade éprouvait en conséquence des lassitudes dans toutes les parties, un grand accablement et des étouffements importuns. Il y avait un an que la perte durait, lorsque la malade s'aperçut, pour la première fois, en urinant, qu'une tumeur, qui lui parut grosse comme une noix, et qui se présentait à l'orifice du vagin, interrompit le jet des urines. Elle sentit, depuis ce temps, une pesanteur dans les parties basses qui augmenta tous les jours par gradation. L'hémorrhagie ne fut point suspendue, mais le sang que la malade continuait de perdre se trouva toujours mêlé d'une quantité de sérosités purulentes. Enfin, dans un effort qu'elle fit, étant à la garde-robe, elle poussa au-dehors, avec grande douleur, une masse squirrheuse, ulcérée et de la grosseur du poing. La mère, qui accourut aux cris, joignit ses efforts à ceux de sa fille pour faire rentrer la tumeur qu'elles ne regardaient que comme un relâchement ou chute du vagin. Ces tentatives rudes et répétées y attirèrent une inflammation qui devint bientôt gangréneuse. Il coulait, des ulcérations qui s'y firent, une sérosité d'une puanteur insupportable. Ces accidents avaient donné lieu à une fièvre très-forte avec redoublement.

M. Manne fut appelé avec plusieurs chirurgiens ; ils virent que la tumeur était suspendue par une attache unique, du diamètre de trois pouces ou environ, qui remplissait le vagin, et qui était d'une dureté squirrheuse comme le reste de la tumeur. Mais, en cherchant à en reconnaître l'origine, ils trouvèrent l'orifice de la matrice dilaté, et parvinrent à s'assurer que la tumeur prenait naissance du fond même de cet organe. Cet examen fait, on se décida unanimement pour l'extirpation que M. Manne fit à l'instant ; il amputa la tumeur un travers de pouce au-dessous de la ligature ; il ne sortit que très-peu de sang. M. Manne employa les injections convenables, et la ligature tomba dès le huitième jour ; néanmoins la fièvre se soutint pendant un mois, et la suppuration ne tarit qu'au bout de cinquante-deux jours ; mais la guérison de la malade fut bien constatée depuis, non-seulement par la cessation totale des pertes et de l'écoulement purulent occasionnés par sa maladie, mais plus encore par le rétablissement parfait de ses règles et de sa santé. — Je pourrais rapporter ici un plus grand nombre d'exemples pareils pour prouver combien les tumeurs polypeuses et les sarcômes de la matrice sont disposés en certains cas aux inflammations gangréneuses ; mais ces faits trouveront leur place dans la suite de ce Mémoire pour servir à d'autres preuves. — Je crois avoir prouvé que les tumeurs polypeuses de la matrice peuvent, par leur pesanteur, entraîner la matrice dans le vagin, et occasionner le tiraillement des ligaments larges, dont le ressort propre doit ramener la matrice dans son lieu naturel, dès qu'on a soustrait la tumeur; qu'il y a souvent des polypes utérins solides, durs et squirrheux, en un mot de vrais sarcômes ; et qu'enfin ces différentes espèces d'excroissances ne sont pas de leur nature exemptes d'inflammation, d'ulcération et de gangrène. Il me paraît superflu de démontrer que ces tumeurs, surtout lorsqu'elles tirent leur origine de l'intérieur de la matrice, peuvent, en certains cas, être précédées et accompagnées d'hémorrhagies, puisqu'il suffira, pour s'en convaincre, de parcourir les différentes observations qui se trouvent rassemblées dans cet ouvrage. Je me réduirai donc simplement à faire sentir ici l'utilité et la nécessité qu'il y a de toucher les femmes dans toutes les pertes de sang, pour en reconnaître la cause ; puisque si elle dépendait d'un polype utérin, on pourrait facilement et promptement remédier à un symptôme aussi urgent, qui résisterait opiniâtrément à tous les autres secours qu'on peut y opposer, et ferait enfin périr les malades.

§ II. Il peut néanmoins y avoir des polypes utérins sans hémorrhagie; ceux qui prennent naissance dans le col et au bord de l'orifice de la matrice n'occasionnent pas ordinairement des pertes de sang, parce que le pédicule n'étant pas comprimé dans ces deux cas, comme dans celui où la tumeur a son attache au fond de la matrice, les vaisseaux de leur superficie ne sont pas si sujets à devenir variqueux, et par conséquent à se rompre et à occasionner des hémorrhagies. Mais il arrive quelquefois que ces excroissances sont accompagnées de fleurs blanches ou d'un écoulement lymphatique très-abondant, en sorte qu'il peut devenir aussi nécessaire de toucher les femmes qui ont des pertes blanches habituelles, pour s'assurer si elles ne seraient pas produites et entretenues par la présence de pareilles tumeurs, comme on en verra un exemple dans l'observation xxx⁰ de ce Mémoire et dans les deux suivantes.

( XI⁰ *Observation, par M. Froumantin, chirurgien à Angoulême.* ) Une religieuse consulta, en 1732, M. Froumantin, pour une perte blanche qu'elle avait depuis quatre ans, et qui n'avait cédé à aucun des remèdes que le médecin et le chirurgien ordinaires de la maison lui avaient administrés; elle était réduite à ne pouvoir se coucher ni s'asseoir, par rapport aux douleurs qu'elle ressentait à l'*anus*. L'observateur dit, qu'ayant d'abord porté un doigt dans le *rectum*, il y trouva dans la partie adossée à la matrice une dureté qui était le siége de la douleur. Mais, ayant passé à l'examen du vagin, il y aperçut avec le doigt une excroissance charnue, fongueuse, longue de trois travers de doigts, attachée au col de la matrice, et qui lui parut ulcérée vers la partie inférieure. Il proposa l'extirpation de la tumeur; la masse polypeuse fut liée par un cordonnet, où l'on avait pratiqué un nœud coulant pour pouvoir embrasser l'excroissance par son pédicule. La section ne fut pas suivie d'hémorrhagie, et la malade, qui se trouva à l'instant soulagée, eut la force de s'asseoir six heures après, ce qu'elle n'avait pu faire depuis longtemps. La cure fut terminée par les injections qu'on crut nécessaires. La malade n'a plus ressenti depuis aucune incommodité relative à sa maladie, et ses évacuations périodiques se sont rétablies dans l'ordre naturel.

(XII⁰ *Observation, par M. Melleraud, chirurgien à Verteuil.*) Une veuve de quarante-huit ans, qui n'avait point en d'enfants, mais qui, depuis dix ans, éprouvait un écoulement continuel et abondant de fleurs blanches, d'une odeur très-fétide, s'aperçut, après un vif accès de colère, qu'il lui était sorti tout-à-coup hors du vagin une tumeur d'un volume fort considérable. M. Melleraud, qu'elle fit appeler le 25 septembre 1738, dit que la tumeur était longue d'un demi-pied et de la grosseur de la tête d'un enfant nouveau-né, mais aplatie; il ajoute que les tentatives qu'il fit pour réduire cette tumeur, qu'il prenait pour la matrice, ainsi qu'un de ses confrères, qui avait vu la malade avant lui, furent absolument infructueuses, parce que le pédicule, dont le diamètre était six ou sept fois moindre que celui de la tumeur, se trouvait fortement étranglé par l'orifice du vagin. M. Melleraud, n'envisageant d'autre ressource que d'emporter cette masse qui était déjà fort livide, porta sur le pédicule, et le plus près qu'il put des caroncules myrtiformes, une ligature qu'il serra à double nœud, et amputa tout de suite, un peu en-deçà de la ligature, la tumeur qui pesait trois livres et demie. La malade ne perdit pas beaucoup de sang et ne souffrit que très-peu. Dès le lendemain, les fils de la ligature étaient plus de la moitié rentrés dans le vagin; et le dixième jour, cette ligature se détacha au plus léger effort, et amena avec elle la portion du pédicule que la suppuration avait séparée; on fit usage dans cet intervalle, et depuis, de fréquentes injections vulnéraires. Il ne survint pas d'accident, et la malade fut parfaitement guérie le vingt-cinquième jour. — Ces deux exemples de polypes utérins suffisent pour prouver que, comme il peut se trouver de ces tumeurs accompagnées de pertes blanches seulement, il n'est pas nécessaire de toucher les femmes affligées d'écoulements blancs, pour tâcher d'en découvrir la vraie cause, que lorsqu'elles ont des pertes de sang. — Je ferai observer qu'autant les pessaires sont utiles pour maintenir réduites les descentes, soit de la matrice, soit du vagin, autant ces mêmes pessaires peuvent devenir nuisibles, si on les emploie dans les cas de polypes utérins, comme nous allons le prouver dans le paragraphe suivant qui terminera cet article.

§ III. ( XIII⁰ *Observation par M. Fronton, chirurgien et accoucheur à*

*Toulouse.* ) Une femme, âgée de soixante-dix ans, portait depuis long-temps dans le vagin une tumeur sarcomateuse, du volume de la tête d'un enfant à terme, et qui était attachée à la partie supérieure du col de la matrice par un pédicule assez grêle, et long d'un demi-pied : on avait voulu se servir d'un pessaire pour retenir cette tumeur qu'on avait toujours mal à propos prise pour une chute ou renversement de la matrice. — M. Frenton, qui reconnut la maladie, ne balança pas d'y porter une ligature le plus près qu'il put de la naissance du pédicule, et quelques jours après il l'emporta avec l'instrument tranchant, deux doigts ou environ au-dessous de la ligature ; les injections détersives furent employées ; la ligature tomba au bout de quatre jours ; la malade guérit parfaitement et sans qu'il lui restât aucun écoulement. — On essaya aussi en vain de contenir une semblable tumeur, dont il sera parlé dans l'Observation XXI qui est de feu M. de la Peyronie ; l'auteur fait remarquer que le polype qu'on prenait pour la matrice avait très-souvent chassé le pessaire, comme cela arrive presque toujours en pareil cas. Ces deux observations, jointes à celles de M. Boudou ( XVII ) et de M. Vacoussain ( XXIV ), prouvent l'inutilité des pessaires dans les cas de polypes utérins ; mais en voici d'autres qui démontrent combien ils peuvent être nuisibles et même pernicieux.

(XIVᵉ *Observation*, par feu M. Silvy.) Feu M. Silvy a donné à l'Académie un exemple de rétention totale d'urine, occasionnée par la présence d'un pessaire appliqué en semblable circonstance. Dans les demandes qu'il fit à la malade, pour tâcher de découvrir la cause de cette rétention d'urine qui durait déjà depuis trois jours, elle lui avoua qu'elle portait un pessaire que sa sage-femme avait placé pour s'opposer à la chute d'une tumeur du vagin. M. Silvy lui fit ôter son pessaire ; deux heures après les urines coulèrent en abondance. La malade ne voulut pas se laisser lier cette tumeur. — M. Silvy fut encore appelé pour voir la malade qui fera le sujet de l'Observation XXII, par M. Dupuis, laquelle, tourmentée alors de vives douleurs dans les parties, en attribuait justement la cause à un pessaire qu'elle portait depuis long-temps. M. Silvy eut beaucoup de peine à en faire l'extraction, parce qu'il était comme enchatonné dans un corps charnu que renfermait le

vagin ; on s'aperçut des anfractuosités ou espèces de rigoles qui séparaient plusieurs mamelons que le pessaire qui s'y était chatonné avait produits dans cette masse (1).

Tous ces différents faits prouvent suffisamment, non-seulement l'inutilité de l'application des pessaires qu'on opposerait aux excroissances polypeuses de la matrice et du vagin, mais même le préjudice notable que le pessaire pourrait occasionner en pareil cas. D'ailleurs l'usage de ce moyen est entièrement contraire aux intentions que la nature semble chercher à remplir, et aux vues que l'art doit se proposer, c'est-à-dire que le pessaire doit empêcher que la tumeur polypeuse, si elle est encore totalement ou en partie renfermée dans la matrice, ne puisse franchir entièrement l'orifice de cet organe pour se porter toute entière dans le vagin ; et en la supposant déjà totalement descendue dans ce canal, le pessaire empêche qu'elle ne se présente hors des grandes lèvres : circonstance qui est néanmoins le plus souvent favorable pour faciliter la ligature et la section du pédicule du polype, selon la méthode ordinaire. Il faut donc, en pareille occurrence, s'attacher à reconnaître si la tumeur qui se rencontre dans le vagin est la matrice elle-même, tombée ou renversée, ou si c'est une excroissance polypeuse, afin d'employer ou de supprimer ce moyen si nécessaire dans le premier cas, si utile, au contraire, et même si pernicieux dans le second.

ARTICLE III. — DANS LEQUEL ON PROUVE PAR DES EXEMPLES QUE LES POLYPES UTÉRINS NE S'OPPOSENT PAS TOUJOURS A LA CONCEPTION, QUOIQUE LE PÉDICULE SOIT IMPLANTÉ DANS L'INTÉRIEUR DE LA MATRICE.

( XVᵉ *Observation*, par M. Guiot. ) Au mois d'avril 1752, M. Guiot fut prié de voir une femme nouvellement accouchée, dont on croyait la matrice renversée et tombée, et trouva une tumeur considérable sortie du vagin, qu'au premier aspect il crut être un renversement de l'*utérus* ; mais trouvant le pouls de la malade assez bon, et cinq heures s'étant écoulées depuis l'accouchement sans

_____

(1) Voyez la description de cette tumeur dans l'observation XXIII de ce Mémoire.

perte de sang considérable, et la sage-femme lui ayant dit que la tumeur avait paru avant la sortie de l'enfant, il conjectura qu'il s'agissait de toute autre maladie. Il examina donc les choses avec beaucoup d'attention, et il reconnut que c'était une espèce de polype utérin, dont la racine, qui partait de l'intérieur de la matrice, se prolongeait à travers son orifice, au côté droit duquel elle était attachée. Le pédicule, qui se trouvait isolé et libre dans tout le reste de son étendue, était aplati, large de deux travers de doigts, de différente épaisseur, d'une substance solide. Le corps de la tumeur sortie du vagin avait le volume de la tête d'un enfant nouveau-né. M. Guiot prit aussitôt le parti de lier la tumeur le plus près qu'il put de l'orifice de la matrice. La tumeur fut soutenue par des serviettes ; on prescrivit un repos exact à la malade. Mais les vives douleurs qui se firent sentir aux lombes et dans l'aine droite déterminèrent le lendemain M. Guiot à couper la tumeur au-dessous de la ligature (1) qui tomba dès le troisième jour ; l'extrémité du pédicule, qui paraissait à l'entrée du vagin, commençait à suppurer ; pendant la suppuration, le pédicule rentra dans l'intérieur. Au reste, la malade n'eut aucun accident ; elle allaita son enfant, et elle fut bientôt parfaitement rétablie. — Ce fait prouve incontestablement que pendant la grossesse il existait un polype utérin. Le fait suivant prouvera que le polype utérin peut exister avant la conception.

(XVI⁰ *Observation, par l'auteur.*) Je fus consulté, en juin 1750, pour une dame résidant à Utrecht, qui s'était déjà trouvée plusieurs fois en danger de périr des suites d'une perte de sang qu'elle avait depuis plusieurs années ; elle dépendait de la présence d'un corps charnu dans le vagin, qu'on avait en vain tenté d'extirper en différents temps. Voici comme s'exprimait le chirurgien de la malade. — « La tête de la tumeur, qui est du volume d'une bille et de la forme d'un demi-globe, passe à travers l'orifice de la matrice, et s'étend tout droit, de la longueur d'un grand doigt, jusque dans le vagin, le long de l'intestin *rectum*. Ainsi je ne saurais, pour l'ordinaire, atteindre ce demi-globe qu'avec le bout du doigt ; et même quand la

malade a ses règles, ou qu'elle est récemment quitte de cette évacuation, je ne puis qu'avec peine, en portant le doigt par-derrière le corps de la tumeur, découvrir l'origine de son col, qui, en montant obliquement et antérieurement, est attaché dans la matrice même, en sorte qu'il ne m'a pas été possible jusqu'ici de parvenir au principe de son attache. Si j'avais pu, en quelque manière que ce fût, y réussir, j'y aurais passé un nœud coulant, pour en faire la ligature, et en procurer la chute, persuadé que je suis que c'est l'unique moyen d'opérer la guérison de la malade. C'est dans cette vue que j'ai prescrit l'usage de différents bains, espérant que le relâchement des parties et le ramollissement de la substance, même de la tumeur, pourraient me procurer la facilité de pénétrer jusqu'à l'origine de son pédicule ; mais quoique la malade les ait pris exactement, ils n'ont pas produit l'effet désiré, et la tumeur ne s'est pas présentée plus bas. »

J'ai appris depuis que la malade, étant devenue grosse, accoucha heureusement à terme, que la tumeur polypeuse avait absolument disparu pendant la grossesse, et qu'après les couches, on l'avait retrouvée, à l'augmentation du volume près, dans le même état qu'auparavant, mais sans être sortie de la vulve ; ce qu'on attendait expressément pour en faire la ligature. — Ce second exemple ne peut laisser aucun doute sur l'existence d'un polype utérin avant la conception ; l'on pourrait objecter que le volume de la tumeur, qui, à la vérité, était beaucoup moindre que celui du polype précédemment décrit, a pu former aussi moins d'obstacle à l'opération naturelle qui précède la grossesse, et ne pas s'opposer d'ailleurs à l'accroissement du *fœtus*, ni à son séjour dans la matrice jusqu'à son état de perfection. Mais voici une Observation sur une tumeur beaucoup plus grosse, qui n'a pas empêché la conception.

(XVII⁰ *Observation, par feu M. Boudou.*) Une femme de quarante-huit ans portait dans la vulve une tumeur grosse à peu près comme une bouteille de pinte, mesure de Paris, dont la partie inférieure pendait entre les cuisses, et le col paraissait attaché à la circonférence de l'orifice de la matrice. Cette tumeur, qui avait paru seize ans auparavant pour la première fois à l'entrée du vagin, à la

---

(1) Voyez la description de la tumeur à la fin de l'Obs. v.

suite d'une couche fort heureuse, disparut aisément en la repoussant; mais par la suite elle reparaissait souvent au moindre effort, sans néanmoins avoir beaucoup augmenté de volume pendant l'espace de douze ans; un exercice plus pénible qu'à l'ordinaire la rendit bientôt plus considérable; jusque-là elle n'était pas encore sortie de la vulve, alors elle se porta hors des grandes lèvres; cependant la réduction n'en devint pas plus difficile, il suffisait que la malade se couchât pour la faire rentrer. Cette alternative de chute et de réduction de la tumeur se soutint pendant quatre ans, au bout desquels cette femme devint grosse pour la seconde fois. La tumeur ne se présenta point de toute la grossesse, mais cette femme ne fut pas plus tôt relevée de ses couches que la tumeur reparut, comme auparavant. L'incommodité qu'elle éprouva de la présence d'un pessaire lui fit préférer la sujétion de la réduire chaque fois qu'elle tombait, ce qui était très-fréquent. — Il est essentiel d'observer que les règles ne s'étaient point encore dérangées, malgré cette tumeur utérine, et quoique la malade eût atteint l'âge de quarante-huit ans. Mais un jour le polype étant sorti, elle ne put le réduire; ce fut même en vain que, pour y parvenir plus aisément, elle s'exposa à l'air froid, dont elle avait tiré quelque avantage pour la réduction en plusieurs circonstances; la tumeur devint en très-peu de temps extrêmement douloureuse; elle prit le volume désigné ci-dessus, et même une couleur rouge, brune et livide, ce qui détermina la malade à venir chercher du secours à l'Hôtel-Dieu.

M. Boudou, instruit de ces différentes circonstances, se détermina à faire l'extirpation de cette tumeur, mais il ne jugea pas, dans la crainte de l'hémorrhagie, devoir l'emporter par l'instrument tranchant; il préféra de porter une ligature sur le pédicule du polype; il eut soin de resserrer cette ligature deux fois par jour, et le quatrième jour, il trouva la tumeur séparée. Il porta aussitôt son doigt fort avant dans le vagin, et n'y rencontra aucune trace du pédicule; l'orifice de la matrice était seulement un peu plus épais et dilaté que dans l'état naturel. La malade sortit de l'hôpital huit jours après, entièrement rétablie.— Les trois observations du même genre que nous venons de détailler prouvent avec évidence que des tumeurs polypeuses d'un volume considérable, qui avaient pris origine des parois intérieures de la matrice, et avaient déjà franchi totalement ou en partie l'orifice de cet organe, n'ont cependant pas empêché les femmes qu'elles incommodaient de concevoir, qu'elles n'ont porté aucun préjudice au developpement du *fœtus*, et n'ont pas même accéléré le terme de l'accouchement. — Il peut aussi arriver que la présence de ces corps polypeux, soit par le point de leur attache, soit par leur volume joint à leur grande solidité, soit par leur position particulière, ou par quelques autres circonstances fortuites, s'oppose à l'accroissement de l'enfant, et donne lieu à un accouchement très-prématuré. Cela est démontré par le fait suivant, qui est fort singulier.

(XVIIIe *Observation, par M. Thoumain, chirurgien à Nancy.*) Une dame, âgée de vingt-neuf ans, de complexion faible, accoucha heureusement pour la seconde fois au mois d'octobre 1752; mais elle eut toujours depuis une santé fort chancelante, quoiqu'elle eût été bien réglée les premiers mois qui suivirent sa couche. Dans le cours de l'année, cette évacuation périodique dégénéra peu à peu en pertes de sang qui, malgré tous les remèdes qu'on y opposa, devinrent des plus fréquentes, et qui réduisirent la malade dans le marasme; elle commença de sentir alors au côté droit une douleur assez sensible à la plus légère pression, et il se déclara une tumeur avec pesanteur au haut du vagin. Ces derniers accidents déterminèrent la malade à faire appeler, en juin 1754, M. Thoumain, qui trouva, en touchant le côté douloureux du ventre, une tumeur placée longitudinalement au milieu de la partie latérale droite de la région hypogastrique, et près de la face interne de l'os des îles. Elle avait un pouce ou environ d'épaisseur, elle était large de près de deux pouces, et longue de quatre grands travers de doigt; elle était d'une dureté squirrheuse, et exactement circonscrite; l'orifice interne de la matrice était dilaté de la largeur d'un écu de six livres, et rempli par une tumeur oblongue, de la grosseur d'un œuf de poule, lisse et polie, mais dont il ne put toucher que la partie inférieure, la matrice étant trop haute. Il fait cependant remarquer qu'il passa fort aisément son doigt autour de la tumeur, dont il distingua parfaitement la solidité. Après ces perquisitions, qui furent un peu douloureuses, M. Thoumain retira son doigt chargé d'un sang noirâtre mêlé de quelques humidités de l'*utérus* ; il y eut même une légère hémorrhagie qui cessa par le repos, mais la crainte de la renouveler empêcha l'observateur de répéter ses recherches le lendemain. Il fit appliquer un emplâtre émollient sur la tumeur du ventre, prescrivit des fumigations et des injections de même qualité, dans la vue de relâcher les attaches qu'il soupçonnait à la tumeur, et de procurer conséquemment sa descente dans le vagin, afin d'avoir la facilité de la toucher dans ses dimensions, et de reconnaître distinctement le lieu et la nature de son adhérence à la matrice.

On suivit pendant dix ou onze jours les remèdes et le régime prescrits. Dans cet espace de temps, la perte se renouvela et s'apaisa alternativement, mais la tumeur du vagin augmenta de volume, au point de causer à la malade un poids considérable dans les parties basses. Alors on joignit en consultation M. Collin à M. Thoumain, afin de décider du parti qu'il y avait à prendre pour le soulagement de la malade. L'observateur reconnut que la tumeur s'était accrue au moins des deux tiers, tant en grosseur qu'en longueur, et comme elle était proportionnellement descendue plus bas dans le vagin, il découvrit aisément qu'elle était attachée par sa partie latérale gauche à la paroi intérieure de l'orifice de la matrice. Cette découverte, que M. Collin vérifia ensuite lui-même, leur fit reconnaître la maladie pour un polype utérin, mais comme ils n'avaient encore pu toucher la tumeur dans toute son étendue, quoiqu'ils eussent fait prendre à la malade différentes situations, ils crurent devoir insister sur l'usage des moyens qui paraissaient avoir déjà réussi à faire avancer la tumeur dans le vagin. Trois examens, répétés en des temps différents pendant douze jours, ne firent apercevoir autre chose que l'accroissement de la tumeur, tant en grosseur qu'en longueur, et conséquemment un peu plus de dilatation à l'orifice de la matrice.

M. Thoumain fait remarquer que chaque attouchement ramenait la perte, et il ajoute que M. Collin et lui, ne prévoyant pas qu'il fût encore possible de tenter si tôt l'extirpation de la tumeur, d'autant plus qu'ils craignaient, en portant avec violence la main dans la matrice pour tirer ce polype en dehors,

d'augmenter par cette irritation la perte, qui n'était déjà que trop fréquente, ou même de donner lieu à de plus grands désordres par l'arrachement inopiné du pédicule de la tumeur, ils conseillèrent à la malade d'attendre un temps plus convenable, et de continuer le secours des injections émollientes. Mais quel fut leur étonnement, lorsque la malade leur dit qu'elle se croyait enceinte, fondée sur ce qu'elle éprouvait des symptômes semblables à ceux qui lui avaient annoncé ses grossesses précédentes. Ils crurent le fait impossible, vu la dilatation considérable et permanente de l'orifice de la matrice, occasionnée par la présence de la tumeur, et qui devait former, suivant eux, un obstacle invincible à la conception ; mais ils furent bien plus surpris, quand la nuit suivante on leur annonça que la malade venait de faire une fausse-couche ; ils trouvèrent effectivement un embryon qu'ils jugèrent de deux mois et demi ou de trois mois. Cet avortement qui, de leur propre aveu, leur parut un phénomène inexplicable, inquiétait beaucoup la malade et sa famille, parce que le *placenta* était resté dans la matrice ; mais ils parvinrent à rassurer les esprits, en pronostiquant que l'arrière-faix trouverait une issue libre pour sortir seul, d'autant plus que la présence de la tumeur entretenait toujours l'orifice ouvert. Ils ne jugèrent pas néanmoins à propos de toucher la malade, de peur de renouveler la perte.

Ce qu'ils avaient prédit arriva fortuitement le huitième jour ; mais les efforts de la matrice pour l'expulsion du *placenta* causèrent une perte considérable qui mit la malade en grand danger, et qui cessa après la sortie du délivre. Cependant la malade avait des douleurs expulsives, comme dans un vrai travail d'accouchement, mais elles étaient si faibles et de si courte durée, qu'ils désespéraient de pouvoir rien entreprendre ; ils n'osaient pas même la toucher, dans l'appréhension où ils étaient de rappeler l'hémorrhagie. — Trois heures après, la malade sentit renaître ses forces et son courage ; son pouls se releva ; les douleurs expulsives, qui devinrent en même temps plus fortes et plus fréquentes, ranimèrent aussi les espérances de MM. Thoumain et Collin, qui, après avoir conféré sur le parti qu'il convenait de prendre en pareille occurrence, se placèrent chacun à l'un des côtés du lit de la malade ; et à chaque douleur qui se déclarait, ils introduisaient alternativement un doigt dans l'orifice de la matrice, et le promenaient autour de la tumeur pour la faire avancer à mesure que l'orifice se dilatait de plus en plus. — Par ce procédé, ainsi continué pendant quelques heures, ils remplissaient une partie de leur projet, car la tumeur descendit plus bas dans le vagin : mais la compression qu'elle occasionna par son volume sur le col de la vessie causa la rétention des urines ; on eut recours à la sonde. La tumeur s'avançait insensiblement hors des grandes lèvres, au point qu'elle se présenta d'un volume considérable, et de trois bons travers de doigt de longueur. Il ne fut guère possible alors d'introduire l'algalie pour vider les urines, parce que le méat urinaire se trouvait couvert par la portion saillante de la tumeur, et qu'on ne pouvait l'abaisser suffisamment pour découvrir son embouchure ; mais comme on n'avait pu y réussir qu'en repoussant la tumeur à chaque fois dans le vagin, et que l'épuisement de la malade n'aurait pas permis les efforts nécessaires pour l'en faire ressortir, on se détermina à lier la partie de cette tumeur qui excédait les grandes lèvres. On passa à cet effet une aiguille garnie d'un fil ciré en plusieurs doubles, dont on la traversa de haut en bas, et après avoir fait de chaque côté une forte ligature qu'on répéta ensuite en embrassant toute la tumeur, on coupa toute la portion qui se trouvait comprise au-dessous de la ligature, et qui était d'une substance fort solide ; cette section ne procura d'autre avantage que la facilité de sonder la malade, car on s'aperçut que la portion de la tumeur qui restait rentrait aussitôt que la douleur était passée. Pour obvier à cet inconvénient, on décida d'y passer une nouvelle ligature avec laquelle on fit une anse, dont on se servait pour faciliter la sortie de la tumeur pendant le tenesme de la matrice, et pour empêcher sa rentrée après la cessation de la douleur. A ce moyen, l'on ajouta le secours des doigts qu'on passait toujours dans l'orifice, et tout autant de fois qu'il fut nécessaire, jusqu'à ce que le total de la tumeur eût entièrement franchi l'orifice de la vulve. Cette portion de tumeur était du volume de la tête d'un enfant nouveau-né, elle n'était attachée que par un pédicule de la grosseur d'un doigt, sur lequel on plaça une ligature serrée, avant que d'amputer la masse polypeuse, qui pesait trois livres ;

sa surface extérieure était lisse, polie, et de couleur brune ; sa substance était dure, vésiculaire, et comme glanduleuse, à peu près semblable à une tétine de vache.

M. Thoumain fait observer (ce qu'il n'était pas difficile de présumer) que la tumeur qu'on avait trouvée dans l'hypogastre et celle du vagin n'étaient qu'une seule et même maladie, puisque la première disparut totalement par l'extraction de la seconde. Au reste le soulagement et la tranquillité de la malade furent complets ; la ligature se sépara dès la nuit même ; il ne survint aucun accident, et la guérison suivit de près l'opération. — S'il y a tout lieu d'être surpris que la conception ait pu se faire dans les circonstances singulières où se trouvait la malade qui fait le sujet du récit qu'on vient de lire, on ne sera point du moins étonné, je pense, que le volume excessif de la tumeur, joint à l'état d'épuisement où était réduite cette malade, n'ait pas permis à l'enfant de prendre accroissement dans la matrice, et que sa sortie ait été si prématurée.

ART. IV. — DE L'EXPULSION SPONTANÉE DES POLYPES UTÉRINS.

Les excroissances polypeuses, une fois formées dans la cavité de la matrice, y acquièrent peu à peu un volume considérable. S'il arrive alors que le polype se trouve comprimé par une contraction plus forte des parois de la matrice, il est contraint de céder et de s'alonger plus ou moins ; il s'insinue bientôt, mais insensiblement, dans le col de cet organe, où il éprouve une moindre résistance : il force ensuite peu à peu l'orifice même, dans lequel il s'introduit en forme de coin, et il parvient enfin par degrés à descendre presque entièrement dans la cavité du vagin, où il a toute la facilité de s'étendre et de croître en tous sens. La compression du pédicule de la tumeur par l'orifice de la matrice gêne le retour du sang ; les veines extérieures comprimées se dilatent de plus en plus, elles deviennent variqueuses, se rompent, et leur rupture donne lieu à ces pertes de sang plus ou moins abondantes, continuelles ou seulement périodiques, qui, comme on le voit dans le plus grand nombre des observations, accompagnent si ordinairement les polypes qui ont déjà franchi, en totalité ou en partie, l'orifice utérin. Quelquefois la nature parvient elle seule à se débarrasser de ces excroissances, lorsqu'elles sont descendues de la matrice dans le vagin. Nous en allons donner des exemples remarquables.

(XIX⁰ *Observation, par M. Mercadier, chirurgien à Montauban.*) Une dame âgée de soixante-cinq ans, ayant perdu ses règles depuis dix-sept, veuve depuis quatre ans, fut attaquée, le 7 janvier 1748, de violentes douleurs dans le bas-ventre, qui répondaient aux parties basses, et consécutivement d'une perte qui dura avec plus ou moins de violence jusqu'au dixième jour; alors elle rendit par la vulve un corps charnu de la grosseur d'un œuf d'oie, mais de figure un peu plus pyramidale. — M. Mercadier, qui prit cette tumeur pour une mole, dit que sa substance était en partie compacte et en partie spongieuse, partout recouverte d'une tunique très-fine fort adhérente, et percée d'un grand nombre de petits trous. Ce corps étranger avait, au bout de sa partie la moins considérable, un alongement ligamenteux long d'un travers de doigt, et large de la moitié moins, qui servait sans doute d'attache à la tumeur; c'était là probablement le pédicule que l'orifice de la matrice avait étranglé suffisamment pour faire périr la tumeur, et conséquemment la faire tomber, en la séparant du lieu où elle avait pris naissance. Les cellules de ce corps étranger étaient remplies d'un sang très-noir coagulé. Le fait suivant confirme le précédent.

(XX⁰ *Observation, par M. Louis.*) Une femme de soixante-dix-sept ans, mère de plusieurs enfants, fut délivrée d'une perte de sang qu'elle avait depuis trois mois, et des douleurs qu'elle sentait dans la région de la matrice, par la sortie d'un *fongus* qui se détacha naturellement, et que la malade trouva un matin dans son lit. Ce corps étranger, que M. Louis a montré à l'Académie, pesait six onces; il était un peu moins gros que le poing, et l'on y remarquait un pédicule. M. Louis fit toucher cette femme à MM. Puzos et Gervais; le vagin était fort sain, et la partie de la matrice qui y répond bien conformée.

J'ai vu un fait pareil que j'ai rapporté dans mon ouvrage sur les polypes utérins; la masse comme charnue qui sortit spontanément était du même volume au moins que celle dont parle M. Louis. Mais elle pesait plus d'une livre, parce qu'elle était beaucoup plus compacte. Il y avait aussi un endroit de sa circonfé-

rence qui était comme frangé, et que la pourriture avait endommagé; c'était là sans doute le pédicule sur lequel l'orifice utérin avait puissamment exercé toute la vertu de son ressort, comme dans les deux exemples précédents. Au reste, ces faits ne sont pas les seuls; on en trouve dans Mauriceau, Ruysch, Donatus, Rhodius, F. Hoffman et autres. — Tous les exemples que nous venons de citer prouvent incontestablement que c'est imiter la nature et la prendre pour guide que d'enlever les excroissances polypeuses utérines de bonne heure et aussitôt que cela est possible, pour délivrer les femmes du péril pressant dont les menacent les pertes de sang opiniâtres qui accompagnent très-souvent ces maladies.

ART. V. — DES DIFFÉRENTS MOYENS DE GUÉRIR LES POLYPES UTÉRINS.

Les principaux moyens recommandés par les auteurs et employés par les praticiens, pour la destruction des tumeurs polypeuses de la matrice et du vagin, sont : la cautérisation, la section pure et simple, l'arrachement avec torsion et la ligature. Ces observations nous fournissent des exemples de la guérison de ces maladies par la plupart de ces différentes méthodes. Examinons, par les faits, les avantages et les inconvénients réels que chacun de ces moyens peut avoir.

§ I⁰. Plusieurs auteurs, et entre autres Celse (1), Junckèr (2), Verduc (3), et Volterus (4), proposent l'usage des caustiques pour détruire les excroissances utérines et vaginales. Mais cette méthode, aussi cruelle qu'incertaine, serait des plus difficiles à pratiquer. En effet, quelque sages précautions que le chirurgien pût prendre, ce ne serait qu'avec beaucoup de peine qu'il pourrait garantir les parties saines voisines de l'impression douloureuse de ces médicaments; d'ailleurs l'expérience n'a que trop souvent confirmé que ces excroissances, surtout quand elles ont par elles-mêmes un certain degré de solidité qui approche du squirrhe, ou pour peu qu'il se trouve quelque vice dans les liqueurs, dégénèrent facilement en cancers, par l'application du feu ou des remèdes corrosifs. Je crois donc, par cette double considération, qu'aucun chirurgien mé-

(1) Lib. VI, cap. XVIII, nᵒ 11.
(2) Consp. chirurg., tab. 101.
(3) Pathol. chirurg., cap. LXII.
(4) Schola obstetricum.

thodique ne se déterminera à recourir à de semblables moyens, capables d'occasionner le plus souvent des accidents plus fâcheux que ne l'est la maladie même à laquelle on les opposerait.

§ II. La section du pédicule des tumeurs polypeuses est conseillée par Ætius (1), Fabrice d'Aquapendente (2), Dionis (3), Platner (4) et quelques autres. Nous avons vu dans les observations précédentes plusieurs faits qui semblent confirmer le succès de cette méthode. C'est ainsi que, pour emporter l'excroissance polypeuse qui fait le sujet de la onzième observation de ce Mémoire, M. Fròumantin se contenta, après avoir tiré à lui la tumeur le plus qu'il put, de couper le pédicule avec un instrument tranchant; et cette section ne fut pas suivie d'hémorrhagie qui pût faire craindre pour les jours de la malade. On voit un semblable exemple de réussite dans une observation de Tulpius (5), qui rapporte qu'une femme, après avoir eu pendant quelque temps un flux immodéré de ses règles, fut attaquée d'une difficulté d'uriner pressante, avec un ténesme, comme dans un vrai travail d'accouchement. — Quoiqu'il ne se présentât aucun corps solide au-dehors, néanmoins l'orifice de la vulve, qui était fort étroit, se dilata au point qu'une sage-femme qu'on appela pour secourir cette malade, eut la facilité de sentir dans le vagin une excroissance fongueuse, qui était si fermement adhérente par sa base, qu'elle ne put, quelque effort qu'elle fît, la déplacer. Elle fit venir un chirurgien, qui, ayant reconnu la nature de la tumeur, porta hardiment un bistouri dans le vagin, et amputa heureusement ce fungus utérin, qui égalait par son volume un gros œuf de poule. Water (6) parle aussi de l'amputation d'un pareil sarcome qui fut pratiquée avec tout le succès possible. Mais, malgré ces succès, on doit regarder cette méthode comme peu sûre et périlleuse, particulièrement par la crainte d'une hémorrhagie abondante et subite dont elle pourrait être suivie, du moins dans de certains cas, et dont

on aurait bien de la peine à se rendre le maitre. Eût-il été prudent, par exemple, de se contenter de la simple section du pédicule de la tumeur, sans y avoir placé préalablement une forte ligature, dans le cas de ce polype utérin, dont nous avons donné le détail d'après M. Vacoussain (Obs. viii), et au pédicule duquel on apercevait, au toucher, une pulsation considérable, qui annonçait assez le volume des branches artérielles qui se distribuaient dans le corps de la tumeur? Au surplus, la crainte de l'hémorrhagie en pareilles circonstances n'est pas chimérique. Zacutus Lusitanus (1) nous fournit un exemple remarquable des suites fatales qu'eut l'amputation d'une de ces tumeurs, faite sans la précaution préliminaire de la ligature. Un empirique, qui traitait une pauvre femme de douleurs dans l'hypogastre, ayant aperçu dans le vagin une excroissance de chair spongieuse, de la grosseur d'une amande seulement, d'abord la toucha d'huile de vitriol; mais voyant ses tentatives infructueuses, il coupa la tumeur avec des ciseaux. Cette section fut suivie d'une hémorrhagie si considérable que la malade périt d'épuisement. Un pareil exemple est suffisant pour en conclure qu'il est au moins téméraire de couper ces sortes de tumeurs utérines, sans avoir auparavant lié leur pédicule.

§ III. Quelques praticiens, du nombre desquels sont Dionis (2), Juncker (3), Heister (4), ont conseillé de tordre le pédicule des tumeurs polypeuses, pour en procurer la séparation d'avec la partie de la matrice ou du vagin où elles sont implantées. L'Académie a reçu deux exemples de succès de cette méthode, que je crois devoir rapporter ici. Le premier a été communiqué, le 19 novembre 1735, par feu M. la Peyronie, qui envoya en même temps le corps charnu qui en fait le sujet.

(XXIᵉ *Observation, par feu M. la Peyronie*.) Une femme, de soixante ans, portait, depuis douze ou quinze ans, dans le vagin, une tumeur qu'on avait toujours prise pour une descente de matrice, et qu'on avait essayé de contenir par un pessaire, après en avoir fait la réduction. Dans l'espace des quatre ou cinq dernières années, la tumeur avait

(1) Lib. iv, Serm. 4, cap. civ.
(2) Chirurg., chap. lxxxv.
(3) Operat. de chirur., demonstr. 5.
(4) Instit. chir., § 1447.
(5) Obs. méd., lib. iii, cap. xxxiii, p. 247.
(6) Dissert. de sarcom. ex pudend., sect, 1728.

(1) Prax. med., lib. ii, obs. 86.
(2) Opérat. de chir., démonst. 5.
(3) Conspect. chir., tab. 101.
(4) Instit. chir., cap. civ.

plusieurs fois chassé le pessaire, et forcé l'orifice du vagin, qui était néanmoins fort resserré, ce qui avait rendu la réduction de la tumeur assez difficile et douloureuse. La dernière fois qu'elle sortit, on manda une sage-femme pour la réduire ; mais, dans les tentatives répétées qu'elle fit machinalement pour cette intention, elle en tordit sans doute le pédicule qui était grêle et menu, puisque la tumeur se détacha et lui resta entre les mains. La sage-femme fut d'autant plus alarmée de cet événement, qu'elle s'imaginait sur l'hémorragie peu considérable qui avait suivi cette espèce d'opération inopinée, et sur la nature de la tumeur qu'il reconnut n'être autre chose qu'un polype, dont le pédicule prenait naissance de la matrice, et qui remplissait le vagin. M. la Peyronie terminait son observation en faisant la réflexion, qu'on aurait épargné à la malade beaucoup d'incommodités et de souffrances si, lorsqu'elle commença à se plaindre, on eût reconnu et extirpé la tumeur ; et il ajoutait que de pareilles méprises doivent rendre les chirurgiens attentifs à ne s'en pas laisser imposer dans l'examen qu'ils font des chutes de matrice.

( XXIIe *Observation, par feu M. Boudou.* ) Le second exemple est rapporté par feu M. Boudou. Il fut mandé, le 6 juillet 1743, pour voir une demoiselle, âgée de trente-huit ans, qui avait, depuis cinq ans, un écoulement utérin de matières, tantôt lymphatiques et tantôt sanguinolentes, accompagné de douleurs vives en cette partie. Il reconnut, avec MM. Herment, médecin, et Peyrat, accoucheur de la reine, qui prenaient soin depuis long-temps de la malade, qu'il se présentait dans le vagin une tumeur dure et carcinomateuse, qui prenait naissance dans la matrice, dont le fond était tiré vers son orifice par le poids de la tumeur. Il ajoute qu'elle remplissait la cavité du vagin, au point que ce ne fut qu'avec beaucoup de difficulté qu'il put parvenir jusqu'à l'endroit où sa racine était implantée. — Etant convenu avec les consultants de la nécessité d'en faire l'extirpation, on la proposa à la malade, qui y consentit. On fait observer que ses règles ne s'étaient point dérangées pendant le cours de sa maladie. M. Boudou se mit en devoir de porter une ligature sur le pédicule de la tumeur, mais n'ayant pu y réussir, quoiqu'il eût fait prendre à la malade la position la plus avantageuse,

il se détermina, afin d'éviter l'hémorragie qu'il craignait, à tordre doucement et avec beaucoup de ménagement, et toujours dans le même sens, le pédicule du polype : ce qu'il exécuta alternativement avec les doigts indicateur et du milieu de chaque main introduits dans le vagin.

Par ce procédé, la tumeur, dont le pédicule était heureusement fort grêle, se sépara sans qu'il survînt d'hémorragie ; cependant M. Boudou prit la précaution de faire saigner deux fois le même jour la malade. — L'observateur remarque qu'il n'y eut aucun écoulement dans le vagin, ce qui le dispensa de faire des injections. La tumeur était du volume d'une balle de paume, et presque aussi dure, mais livide : elle pesait trois onces. On observait dans un endroit de sa circonférence une éminence frangée, qu'on reconnut pour le pédicule qui pouvait avoir un pouce de long sur cinq ou six lignes de diamètre. — Les deux faits qui viennent d'être rapportés, sembleraient devoir déposer en faveur de la méthode d'extirper les polypes utérins par la torsion de leur pédicule ; mais on ne peut se dissimuler que le dernier exemple, quoique donné par un praticien de réputation, est une de ces tentatives que nous ne pouvons nous dispenser de désapprouver, à cause des risques que l'on courrait souvent de tordre en même temps la partie de la matrice où la tumeur aurait son attache : ce qui serait susceptible de grands accidents, que M. Boudou craignait sans doute, puisqu'après l'opération, il prit les précautions nécessaires pour prévenir l'inflammation du bas-ventre, qu'il y avait lieu de craindre. Cependant, je croirais que si cette méthode pouvait devenir praticable avec moins de danger en quelques circonstances, ce serait tout au plus dans le cas où il serait possible de s'assurer, par le toucher, que le pédicule de la tumeur serait fort grêle, menu et allongé, et seulement attaché aux parois du vagin, ou extérieurement au bord de l'orifice utérin ; encore serait-il très-prudent, en pareille occurrence, de prendre la précaution qui est si sagement indiquée dans une thèse, soutenue, en 1753, au collège de chirurgie, sous la présidence de M. Hévin (1), et qui consisterait à saisir alors fermement avec une

_____

(1) De polypo uteri, § 13.

pince, ou une tenette, le pédicule de la tumeur, pour empêcher que la distorsion de ce pédicule, quoique pratiquée avec ménagement, ne s'étendît dans les parois même de l'utérus ou du vagin, au-delà du point de l'attache de la tumeur. — Ce n'est pas sans fondement que nous combattons la méthode de l'arrachement des polypes utérins ; car nous trouvons, dans les Ephémérides d'Allemagne (1), un exemple effrayant des désordres occasionnés par la tentative que l'on fit imprudemment d'arracher une tumeur de cette sorte, qu'à la vérité l'on ne prenait pas pour ce qu'elle était. Teod. Zwinger, qui en fait le détail, rapporte qu'une paysanne, âgée de cinquante ans, qui avait été tourmentée, pendant deux ans, de pertes de sang fréquentes et abondantes, accompagnées de douleurs aux lombes et dans les aînes, avec des envies continuelles d'uriner, commença à sentir dans le vagin un corps qui faisait effort pour sortir, et qui l'empêchait de s'asseoir. Elle fit venir deux sages-femmes, qui, peu au fait de ces cas extraordinaires, et prenant ce corps étranger pour une masse de sang coagulé, se proposèrent d'en faire l'extraction. L'une d'elles le saisit avec la main, et voulut l'arracher ; mais, au lieu d'un caillot, elle s'aperçut qu'elle tirait une masse charnue, presque de la longueur de deux palmes, qui descendait de l'intérieur de la matrice. Les cris de la malade, occasionnés par les violentes douleurs qu'elle éprouva de la part du tiraillement, obligèrent la sage-femme de renoncer à son projet. Mais il survint bientôt les symptômes les plus graves. La personne qu'on appela au secours de la malade, reconnut que la matrice, qui avait suivi le polype, avait été renversée ; elle enleva ce polype qui était sphacélé, et fit la réduction de ce viscère. Mais la gangrène s'en empara, et la mort suivit peu de jours après.

§ IV. Il est aisé d'apercevoir, par tout ce qui a été dit précédemment, combien chacun des moyens dont nous avons parlé jusqu'ici présente peu de sûreté dans son exécution. Mais, s'il est une méthode qui paraisse véritablement analogue au mécanisme que la nature emploie quelquefois pour procurer spontanément la séparation et la chute des tumeurs polypeuses, c'est sans doute la constriction du pédicule par une ou plusieurs ligatures suffisamment serrées pour l'étrangler. — Le sentiment des meilleurs praticiens et les succès de ce moyen, employé dans un grand nombre de cas, confirment assez la préférence qu'il convient de lui donner sur tous les autres, avec d'autant plus de raison, que je me propose de démontrer qu'il est presque généralement praticable dans toutes les espèces d'excroissances polypeuses de la matrice. Examinons d'abord les différents procédés qui ont été suivis par les auteurs des observations qui sont insérées dans ces Mémoires, et voyons jusqu'à quel point chacun des moyens qu'ils ont employés peut être utile pour la destruction des polypes utérins. — Tout paraît se réduire à deux méthodes principales, dont l'une consiste à embrasser simplement le pédicule avec la ligature, et l'autre à traverser de part en part ce même pédicule avec une aiguille garnie de plusieurs fils, destinés à former une ligature de chaque côté, avant que de l'embrasser dans sa totalité, c'est-à-dire ; de la même manière que l'on fait la ligature de l'épiploon dans les cas qui la requièrent. La première de ces méthodes, qui paraît devoir suffire lorsque le pédicule du polype est grêle, mollet ou peu solide, a été suivie par MM. Ducevisse (Obs. i), Thomas (Obs. ii), Mellis (Obs. iii), Midan (Obs. iv), Cailhava (Obs. v), Vacoussain (Obs. viii), Fronton (Obs. xi) et Dejean (Obs. xxv). La seconde méthode a été pratiquée par MM. Collin (Obs. vi), Espagnet (Obs. vii), Baget (Obs. ix), Manne (Obs. x), Thoumain (Obs. xviii) et autres.

Mais après avoir placé et suffisamment serré les ligatures, quelques-uns de ces praticiens n'ont pas balancé à amputer sur-le-champ les tumeurs ainsi liées ; et c'est ainsi que ce sont comportés les auteurs des observations ii, iii, iv, v, vi, ix et xi. D'autres ont apporté un délai plus ou moins long avant que d'en faire l'amputation, comme on le voit dans les observations viii, xii et xiv. Quelques-uns même, après s'être contentés de serrer et d'étrangler le pédicule, ont laissé séparer et tomber d'elles-mêmes les tumeurs polypeuses, comme MM. Espagnet et Boudou (Observations vii et xvii). Il faut néanmoins observer que, malgré ces variations, tous ces praticiens ont également réussi dans leurs procédés ; d'où l'on peut conclure avec raison, que le point

_____

(1) M. N. C. Dec. 1, ann. 2, obs. 176, p. 413.

essentiel en pareille circonstance est de lier et de contraindre convenablement le pédicule de ces sortes de tumeurs pour en procurer la destruction radicale. — Mais on aura sans doute remarqué que, pour placer une ligature sur le pédicule du polype par les méthodes que nous venons d'exposer, il faut nécessairement que ces tumeurs soient sorties en totalité, ou du moins pour la plus grande partie, hors du vagin. Ainsi, malgré tous les succès heureux rapportés précédemment, on aperçoit que presque toutes les femmes qui ont fait le sujet de ces observations, en attendant cette circonstance favorable à l'opération par les moyens usités, ont couru plusieurs fois le risque de périr des suites de l'hémorrhagie qui accompagnait leur maladie. Cette considération importante est suffisante par elle-même pour faire pressentir les avantages d'une méthode par laquelle on pourrait lier promptement, facilement, avec sûreté, et sans aucun danger, le pédicule de ces sortes de tumeurs, lorsqu'elles sont encore renfermées en entier dans la cavité du vagin. Ce fut pour satisfaire à cette intention si avantageuse, que j'imaginai et fis exécuter, en 1742, plusieurs instruments particuliers, que je rendis publics en 1749, ainsi que la manière de s'en servir (1) et les preuves de l'utilité de cette nouvelle méthode confirmée par des faits authentiques. D'ailleurs, plusieurs praticiens ont éprouvé depuis moi ces nouveaux moyens, et en ont vérifié la certitude (2). Mais, quoique ma méthode ait eu des succès réitérés, elle me paraissait toujours difficile dans son exécution ; j'ai donc travaillé à la rendre la plus simple qu'il serait possible, et je

crois y être parvenu à tous égards, comme je le démontrerai, lorsque j'aurai fait voir, par plusieurs exemples funestes, de quelle importance il est en général de ne pas différer trop long-temps la ligature des polypes utérins, puisque les femmes sont si souvent exposées à périr misérablement dans le délai nécessaire pour attendre que ces tumeurs soient sorties en totalité, ou pour la plus grande partie, hors du vagin.

§ V. Le défaut de succès est quelquefois plus utile aux progrès de l'art que les réussites. Les observations que nous allons rapporter prouveront la vérité de cette proposition, et ajouteront de nouvelles lumières à la doctrine que je cherche à établir.

(XXIII° *Observation*, par *M. Dupuis.*) M. Dupuis fut prié d'aller au secours d'une femme qui, attaquée depuis plus de dix ans de pertes de sang habituelles, avait une fièvre lente, accompagnée d'engorgement au foie, ictère, bouffissure, etc. Elle portait depuis long-temps un pessaire par les conseils d'une sage-femme qui l'avait jugée atteinte d'une descente de matrice ; mais les douleurs qu'elle sentait en cette partie l'avaient forcée depuis huit mois de faire ôter son pessaire. Feu M. Silvy, qui fut alors appelé, et qui le trouva chatonné dans un corps charnu étranger au vagin, ne put jamais obtenir de la malade la permission de la toucher une seconde fois pour s'assurer de la nature de ce corps. Enfin une continuation de pertes, suivie d'épreintes, fit paraître à l'orifice du vagin ce corps charnu, dont M. Dupuis trouva l'extrémité entre les grandes lèvres. Il reconnut avec un doigt porté dans le vagin que non-seulement cette masse en remplissait exactement la cavité, mais même qu'elle y était exactement serrée ; toute la surface de cette tumeur, qui était ulcérée, rendait un pus sanieux très-fétide ; et le pédicule qui l'attachait à la matrice était court, mais ferme et isolé dans le cercle de l'orifice de ce viscère. La tumeur elle-même n'avait contracté aucune adhérence aux parois du vagin. — M. Dupuis profita des efforts involontaires de la malade pour faire, conjointement avec le secours de ses doigts, sortir du vagin cette excroissance polypeuse qui en fit le trajet fort aisément. Ce fut alors qu'il aperçut sur cette masse charnue plusieurs rigoles entre les mamelons que le pessaire chatonné y avait occasionnés. La base qui était aussi

---

(1) Voyez mes Observations sur la cure radicale des polypes de la matrice.

(2) M. le Blanc, chirurgien d'Orléans, et correspondant de l'Académie, vient de l'informer qu'il a fait depuis peu avec les mêmes instruments, en présence de M. Fauvin, son confrère, la ligature de deux polypes du vagin, qui prenaient naissance des rides de cette gaîne, à une fille fort saine d'ailleurs ; et qu'au moyen de deux anses de fil goudronné, avec lequel il les a liées, ces deux petites masses polypeuses sont tombées le quatrième jour ; il ajoute, dans la même lettre, qu'en suivant la même méthode, il a opéré avec succès un polype du nez, et un dans une oreille, à deux personnes différentes.

la plus ferme, et le pédicule qui suspendait le tout était de la grosseur du petit doigt. — M. Dupuis plaça une ligature, par le moyen de laquelle on aurait obtenu en peu de jours la chute de la tumeur, si les complications de la maladie et l'extrémité fâcheuse où la malade était ne l'eussent fait périr quelque temps après. L'observateur en fit l'ouverture et sépara la matrice et l'excroissance. — Il n'est pas douteux, et ce fut la réflexion de feu MM. Puzos et Silvy, dans le rapport qu'ils en firent, que ce polype n'eût été formé depuis très-long-temps, que son accroissement gradué n'ait été la cause principale et des pertes de sang et des écoulements sanieux que la femme rendait habituellement par la vulve, et que l'usage des remèdes contraires n'ait augmenté la maladie. En effet, la malade essuya pendant dix ans les effets des remèdes de toute espèce, sans qu'on eût songé à la faire toucher par quelqu'un en état d'en juger. Ce toucher, qui ne doit jamais être négligé dans les pertes rebelles, eût fait reconnaître à temps la vraie cause de la maladie, ou y aurait opposé de bonne heure la ligature de la tumeur, au lieu d'y placer un pessaire, et on aurait pu sauver la malade. Mais ce fait n'est malheureusement pas le seul.

(XXIV⁰ *Observation, par M. Vacoussain.*) Une fille de 42 ans, qui depuis très-long-temps avait une perte de sang des plus opiniâtres, portait dans le vagin une tumeur si considérable, qu'elle remplissait toute cette cavité. Cette tumeur étant tombée tout-à-coup hors des grandes lèvres, en occasionnant de vives douleurs, elle se montra suspendue par un pédicule qui avait trois ou quatre lignes de long sur cinq ou six de diamètre. M. Vacoussain en fit la ligature, et se proposait de l'amputer le soir même; mais la mort de la malade le prévint. Il reconnut, par l'ouverture du cadavre, que le fond de la matrice, où était attaché le pédicule du polype, s'était renversé et avait suivi cette tumeur dans le vagin. Ce polype pesait près de quatre livres. — Nous avons dit que la tumeur remplissait le vagin et qu'elle pesait près de quatre livres lors de sa sortie des grandes lèvres; d'où il est aisé de juger de son ancienneté. En effet, il y avait alors quatre ans que M. Vacoussain fut appelé pour la première fois au secours de cette fille, pour une rétention d'urine; il fut obligé de la sonder; mais,

comme il ne rencontra aucun obstacle du côté de la vessie, il crut devoir porter son doigt dans le vagin pour s'assurer s'il n'y découvrirait pas la cause de l'empêchement du cours naturel des urines; il y sentit effectivement une tumeur qui sortait de l'orifice de la matrice, grosse comme un œuf de poule, lisse et polie, exactement ronde, et qui offrait beaucoup de résistance au toucher. Il ne douta plus que ce corps ne fût l'unique cause de la rétention d'urine, qui, par la suite, devint périodique comme le flux menstruel, et qui l'obligea de recourir plus de deux cents fois à la sonde, pendant les quatre dernières années de sa vie. Dans cet intervalle, la tumeur fit un si grand progrès, que ne pouvant plus par son volume être contenue dans le vagin, elle en sortit. — L'observateur avoue qu'il avait plusieurs fois conseillé à la malade de porter un pessaire, mais que les incommodités qu'elle en éprouvait ne lui avaient pas permis de le supporter. On voit, par cet exposé, que si l'auteur eût connu des moyens propres à porter une ligature sur le pédicule de cette tumeur, quand elle était encore renfermée dans le vagin, il lui eût été facile, en les employant à temps, de délivrer la malade de ce corps étranger. — L'observation suivante nous fournira encore une autre preuve du danger auquel le délai de la ligature expose les femmes qui ont des polypes utérins.

(XXV⁰ *Observation, par M. Dejean, chirurgien d'Orléans.*) En 1745, M. Dejean vit une femme de 55 ans, sujette depuis quatorze ans à des pertes de sang plus ou moins fréquentes et toujours fort abondantes; elle avait des envies fréquentes d'aller à la garde-robe et des difficultés d'uriner, et elle portait une tumeur dans le vagin, qui souvent, au moindre effort, lui causait un embarras qui la gênait beaucoup à marcher. M. Dejean, qui connaissait les moyens que j'avais inventés, proposa à cette femme de la toucher, pour s'assurer de la nature de la tumeur, qu'il soupçonna être un polype utérin; mais il ne put venir à bout de la persuader. En 1749, M. Dejean apprit de la malade la cessation de sa perte, qui, jusque-là, avait été plus abondante et plus fréquente que jamais; elle ajouta qu'en montant quelque temps auparavant à une échelle, elle avait senti tout-à-coup un déplacement de parties, et que la tumeur était apparente au dehors. M. Dejean exhorta de nouveau la malade à se laisser secourir, mais elle résista jusqu'au 23 août 1752. Ce jour-là, s'étant tenue à genoux l'espace d'un quart-d'heure, elle tomba en faiblesse, et l'on s'aperçut, en voulant la relever, qu'elle était inondée de sang. M. Dejean la trouva presque sans pouls, sans parole et dans une sueur froide générale, par l'hémorrhagie qui continuait avec la même abondance. — L'observateur, convaincu de la nécessité de faire plutôt une tentative infructueuse que de laisser périr cette femme sans aucun secours, trouva le polype à demi-sorti hors des grandes lèvres qui le comprimaient fortement ; et reconnut que son pédicule, qui était court, se trouvait attaché au fond de la matrice qui était renversée ; il y plaça une ligature, et il eut la satisfaction de voir cesser l'hémorrhagie sur-le-champ ; la parole revint à la malade, qui néanmoins mourut trois heures après. M. Dejean, n'ayant pu obtenir l'ouverture du cadavre, fut obligé de se contenter d'enlever le polype, qu'il envoya à l'Académie. — L'intérieur de cette tumeur était formée de quantité de corps ronds ressemblant beaucoup à des glandes : tous ces corps étaient intimement adhérents de tous côtés à une autre substance assez uniforme, et comme pulpeuse, recouverte extérieurement d'une membrane très-compacte et d'inégale épaisseur, ayant dans quelques endroits jusqu'à près de deux lignes, mais également solide partout. — J'ajoute à toutes les preuves données sur la nécessité de lier de bonne heure les polypes utérins, celle que fournit une observation que je dois à M. Fonson, médecin à Bruxelles. Il eût été à souhaiter d'avoir l'histoire de la maladie ; mais l'auteur ne pouvait lui-même me représenter que la pièce tirée du cadavre, qui, toute isolée qu'elle est, me paraît très-intéressante pour mon objet. — En profitant des lumières que ce cas particulier nous donne, pour en faire usage dans ceux qui pourront lui être rapportés, il sera toujours prudent de bien examiner le volume, la figure, la situation de la tumeur polypeuse et la nature de son attache, avant que de se décider d'y porter une ligature. Ces recherches pourront souvent être faites avec les doigts, si la tumeur est d'un volume médiocre, quoiqu'elle soit encore renfermée dans le vagin, et si son volume s'y oppose, en l'attirant au dehors de la vulve avec un *forceps*, comme on

le pratique pour désenclaver la tête d'un enfant à terme(1). Mais on observera que, dans ce dernier cas, il faut soustraire la tumeur immédiatement après en avoir fait la ligature, afin d'éviter tous les accidents qu'occasionnerait indubitablement le tiraillement des parties par leur déplacement subit ; au lieu que, dans le premier cas, on peut faire la ligature dans le vagin même, et attendre la mortification parfaite de la tumeur, et cela sera prouvé dans son lieu. — Les quatre observations précédentes prouvent incontestablement que le délai de la ligature des tumeurs polypeuses a été l'unique cause déterminante de la mort des sujets : dans le premier cas, faute d'avoir reconnu assez tôt le caractère de la maladie ; dans le second, parce qu'on ne connaissait pas les moyens convenables pour y porter une ligature ; dans le troisième, par le refus obstiné de la malade d'accepter le secours qui lui était offert ; et dans le quatrième, je ne sais par quelle cause. Mais, quoi qu'il en soit, il est plus que probable, et par le raisonnement et par la plupart des faits rapportés dans ce Mémoire, que ces quatre malades eussent pu guérir, si on les eût opérées avant qu'elles fussent réduites à la dernière extrémité, et c'est ce que je m'étais proposé de démontrer. — Nous n'avons traité jusqu'à présent que des polypes de nature bénigne. Mais comme leur caractère peut quelquefois dégénérer en cancéreux, il convient d'exposer notre sentiment sur ce sujet, avant que de passer à la nouvelle méthode curative que nous avons annoncée pour détruire les polypes utérins, afin de savoir à quoi s'en tenir lorsque le cas se présentera.

§ VI. Les polypes utérins qui sont de nature squirrheuse, et il y en a beaucoup, peuvent par succession de temps devenir cancéreux. Il est donc fort utile d'examiner si ces tumeurs ainsi dégénérées sont susceptibles de curation. — Il est très-probable que la méthode de la ligature peut s'étendre aux polypes cancéreux qui auront un pédicule, pourvu qu'il soit sain, et que les femmes peuvent en guérir par l'extirpation. D'ailleurs, en admettant même l'incertitude de la guérison en pareille circons-

_____

(1) Voyez pages 202 et suiv. de mon Traité des polypes ; et à la pl. 5, fig. 14 et 15 de ce même livre, le petit forceps que j'ai imaginé pour saisir les tumeurs utérines.

tance, ne serait-il pas plus raisonnable
de tenter un moyen douteux, que d'a-
bandonner la malade à une mort certaine, puisque toutes les ressources de l'art
ont été jusqu'ici absolument infructueuses pour la destruction des cancers de
la matrice et du vagin? — Mais si l'on
a l'attention de toucher toutes les femmes
attaquées de flux utérins opiniâtres, on
reconnaîtra de bonne heure l'existence
des polypes; et la ligature du pédicule
de ces tumeurs, lors même qu'elles sont
encore renfermées entièrement dans le
vagin, empêchera qu'elles ne dégénèrent
en cancers. Dans le cas même où ces
tumeurs seraient dégénérées, voici des
faits qui prouvent l'utilité de la ligature
à leur pédicule.

(XXVII<sup>e</sup> Observation, par M. Melleraud, chirurgien à Verteuil.) M. Melleraud fut mandé pour voir une malade
d'environ trente-cinq ans, qui sentait
depuis long-temps des douleurs lancinantes dans le vagin, d'où il s'écoulait
une matière sanguinolente, et quelquefois
purulente. Ayant porté son doigt dans
le vagin le plus avant qu'il lui fut possible, pendant qu'il appuyait de son autre main sur la région hypogastrique, il
découvrit une excroissance de chair fongueuse; elle était de la grosseur du
doigt, et lui parut attachée au col de la
matrice près de son orifice. Les douleurs
devenaient plus vives dans le temps des
règles; il semblait alors que cette excroissance se raidissait, et que son extrémité, qui sans doute se montrait alors
au dehors, devenait fort rouge. M. Melleraud proposa l'extirpation de ce polype
pour mettre fin aux douleurs et à l'écoulement sanieux, il y prépara la malade
par les remèdes convenables; ensuite la
malade située convenablement, un aide-
chirurgien, qui comprimait l'hypogastre,
fit paraître l'excroissance à l'orifice du
vagin. M. Melleraud la saisit alors dans
toute sa longueur jusqu'auprès de son attache, avec un bec de corbin qu'il donna
à tenir à l'aide-chirurgien; il eut par ce
moyen la facilité de placer une ligature
sur le pédicule du polype; ce qui étant
fait, et le bec de corbin ôté, il fit tenir
et tirer la ligature, pendant qu'il portait
dans le vagin son doigt indicateur de la
main gauche, sur lequel il conduisit un
bistouri courbe dont la pointe était mousse, qui lui servit à amputer la tumeur à
quelque distance de la ligature. L'opération fut suivie dès la nuit même de la
cessation des douleurs, elles n'ont eu depuis aucun retour. On fit des injections
vulnéraires, et la cure fut terminée heureusement en trois semaines.

Nous trouvons dans les observateurs
quelques preuves de réussite qui nous
autorisent à faire de pareilles entreprises. On lit dans l'Histoire de l'Académie
royale des sciences (1), que M. Duvernay
le jeune extirpa avec succès une tumeur
carcinomateuse, du volume d'un œuf,
qu'une fille de vingt-quatre ou vingt-cinq
ans portait dans le vagin. A l'ouverture
de la tumeur, on ne trouva qu'une masse
dure et blanchâtre. On peut voir encore
dans la Médecine Septentrionale de Bonet (2) un autre exemple de la guérison
d'une pareille tumeur. — Voilà assez de
faits capables d'autoriser notre doctrine:
mais ne peut-il pas être permis de soupçonner les praticiens de caractériser trop
légèrement de cancers les tumeurs squirrheuses, lorsqu'elles commencent à avoir
de la sensibilité? Stalpart Vander-Wiel
n'en jugea pas ainsi dans l'observation
que je vais rapporter (3). — Une veuve
de quarante ans portait dans le vagin une
tumeur qui, outre beaucoup d'autres incommodités, lui occasionnait des douleurs
pongitives continuelles; elle avait remarqué que cette tumeur, dont il s'exhalait
une odeur très-fétide, se gonflait et prenait
un volume plus considérable à l'approche
des règles. On reconnut par un examen attentif que cette tumeur était un véritable *fongus* de la matrice, plus large par
en bas que par en haut. C'est pourquoi on
opina qu'il fallait lier l'attache de cette
tumeur, et serrer de plus en plus tous les
jours cette ligature, jusqu'à ce que l'excroissance se détachât de la partie saine.
Ce moyen réussit, de manière qu'au bout
de quatre ou cinq jours l'excroissance
privée de nourriture se sépara et tomba.
Il n'est pas douteux néanmoins que la
malade ne fût morte misérablement avec
sa tumeur, si on se fût décidé légèrement
à juger cette tumeur carcinomateuse d'a-
près les douleurs aiguës et lancinantes
que la malade éprouvait depuis long-
temps, ou bien que, reconnue cancéreuse, on n'eût pas voulu l'opérer.
Je finirai ce paragraphe par une observation qui prouve combien l'on doit être
circonspect dans le pronostic qu'on
porte du caractère de ces tumeurs polypeuses.

---

(1) Ann. 1705, p. 5.
(2) Tom. II, lib. IV, obs. 21, sect. 2.
(3) Obs. rar., cent. 1, obs. 87.

(XXVIII<sup>e</sup> *Observation, de l'auteur.*)
Le 9 juin 1754, une femme de trente-
deux ans vint me consulter pour une tumeur qu'elle avait dans le vagin, et qui
la mettait souvent en danger de perdre
la vie par les pertes de sang auxquelles
elle était habituellement sujette depuis
sept ans. — J'appris, par ses réponses
aux diverses questions que je lui fis pour
découvrir la cause de sa maladie, que
dans une chute qu'elle fit à l'âge de
douze ans, de sa hauteur, l'une de ses
jambes ployée sous elle, le bout de son
sabot lui était entré dans le vagin, et
qu'outre la douleur qui fut très-vive, il
était survenu une hémorrhagie qu'on avait
eu beaucoup de peine à arrêter ; que ses
règles, qui avaient paru pour la première fois un an après, ne s'étaient point dérangées jusqu'à dix-sept ans, qu'elle
avait commencé à éprouver de temps à
autres de petites pertes de sang; que s'é-
tant mariée dans sa vingtième année, son
mari n'avait jamais satisfait au devoir
conjugal sans lui faire beaucoup de mal,
et même sans renouveler la perte; qu'elle
avait ainsi passé trois ou quatre ans, au
bout desquels s'étant enrhumée, la violence de la toux lui fit descendre entre
les grandes lèvres la tumeur en question.
Elle m'ajouta qu'effrayée de cet événement imprévu, elle s'était confiée à
une sage-femme, qui, n'ayant pu par
elle-même décider de la nature de sa
maladie, l'avait engagée à consulter successivement plusieurs personnes en réputation dans l'art de guérir; que les
unes, prétendant que c'était une ancienne maladie vénérienne, l'avaient condamnée à passer par le grand remède; et
que les autres, ayant prononcé que c'était
un cancer du vagin dont on ne pouvait
espérer la guérison, l'avaient exhortée
de s'en tenir à la cure palliative.—Après
tout ce détail que je n'ai pas cru devoir
supprimer, j'examinai la tumeur avec
feu M. Lachaud. Elle était de la figure
et du volume d'un très-gros œuf de
canne; son extrémité ressemblait assez
bien à une tête de chou-fleur, par les crêtes anfractueuses dont elle était garnie;
la surface du reste de la tumeur, quoique lisse, se trouvait garnie, tout autour
de la base des crêtes, de rides transversales qui paraissaient appartenir à la
membrane interne du vagin. Mais, afin
de m'instruire de plus en plus, j'embras-
sai de ma main gauche toute la tumeur,
et la tirant un peu à moi, je portai le
doigt indicateur de la main droite assez

avant dans le vagin, et je reconnus qu'elle partait du milieu du fond de cette gaîne, dont la longueur était au moins diminuée de moitié, et représentait, pour
ainsi dire, un cul-de-sac annulaire autour de la tumeur. J'augurai de là que
cette tumeur était essentiellement formée par le fond du vagin qui s'était retourné. Mais, pour m'en assurer plus
positivement, je cherchai à travers les
crêtes qui bordaient la tumeur, s'il n'y
aurait pas moyen de passer un doigt
dans le centre de la tumeur, afin de découvrir l'orifice de la matrice : ma tentative ne fut pas infructueuse, puisque,
par la partie inférieure et un peu postérieure, je parvins sans peine à introduire
un doigt jusque vers la moitié de la longueur de la tumeur, où je fus arrêté par
l'orifice de la matrice que je trouvai fermé et comme froncé. M. Lachaud, qui
était présent, s'en étant convaincu par
lui-même, il ne restait plus qu'à se déterminer sur le parti qu'il convenait de
prendre.

Il était constaté que la maladie était
une chute du vagin compliquée d'excroissances fongueuses et de descente de la
matrice, mais qu'elle était de cause bénigne : ce qui présentait deux indications
différentes à remplir ; l'une de détruire
les excroissances, et l'autre de réduire
les parties déplacées et de les maintenir
réduites ; mais, comme il nous parut plus
facile d'opérer sur les excroissances pendant qu'elles étaient hors du vagin, nous
convînmes de commencer par attaquer les
crêtes avec la ligature.—Pour le faire convenablement, nous décidâmes de n'embrasser d'abord qu'une partie de ce chou-
fleur, afin de ne point faire un bourrelet
qui se serait opposé à l'écoulement des
matières qui sortaient de la matrice. Je
préparai donc un ruban composé de fils
cirés et posés à côté les uns des autres,
comme on le pratique dans la plupart
des sutures. Mais, comme la portion de
ces excroissances, qui étaient situées antérieurement, était beaucoup plus considérable que la portion postérieure, ce
fut la première que j'attaquai le plus près
de sa base qu'il me fut possible, en comprenant circulairement par la ligature
toutes les crêtes de cette portion, sans
intéresser la membrane du vagin. Après
avoir embrassé ce paquet dans l'anse de
la ligature que je terminai par le nœud
du chirurgien, je le serrai peu à peu,
afin de donner au fil le temps de se loger solidement à la base des crêtes, qui

avaient trois pouces ou environ de circonférence. Je terminai cette première ligature sans que la malade se plaignît de douleurs, si ce n'est vers la fin, qu'elle sentit une pression dans le centre de la tumeur. Je fis alors un second nœud sur le premier, et je réduisis la masse polypeuse, en laissant pendre au dehors les deux chefs de la ligature.

Le lendemain, nous trouvâmes les excroissances diminuées de volume, pâles, et en partie flétries ; mais la tumeur vaginale, qui était ressortie, était devenue plus rouge et plus ferme, et elle paraissait avoir un peu augmenté de volume, surtout dans sa largeur ; la malade, à laquelle nous avions prescrit le régime convenable, avait ressenti pendant tout le jour une douleur sourde à l'endroit de la ligature ; elle avait de la fièvre et de l'altération ; j'examinai la ligature, qui, à raison de la diminution du volume des excroissances, n'en serrait plus la base que très-peu ; ce qui me permit de reconnaître qu'elle était posée sur le rebord antérieur de l'orifice de la matrice qui paraissait lui servir de racine. Je résolus d'y appliquer une nouvelle ligature, et par la même raison une autre le troisième jour. Les excroissances, au lieu d'être pâles comme la veille, étaient devenues livides ; la tumeur, qui leur servait de base, était si considérablement diminuée de volume, qu'elle ne pouvait presque plus sortir de la vulve ; mais il exudait de cette masse fongueuse une très-grande quantité de sérosités, d'une odeur très-fétide. C'était dans la vue de remédier à la mauvaise odeur, et pour m'opposer à la résorption de cette matière putride, que j'avais prescrit dès la veille de faire dans le vagin de fréquentes injections avec du vin tiède camphré. — Le quatrième jour, tout étant à peu près dans le même état, j'appliquai encore une ligature sur les trois premières, et je liai aussi à part les excroissances postérieures, auxquelles je n'avais pas encore touché. Ces dernières, qui étaient ensemble d'un petit volume par comparaison aux premières, n'eurent pas besoin d'être liées une seconde fois, et toute la masse du chou-fleur tomba le neuvième jour avec les ligatures ; mais il ne fut pas possible de rien recueillir de cette tumeur fongueuse, parce qu'elle était réduite en pourriture, et ne paraissait plus qu'une espèce de limon. Enfin, dès cet instant, les douleurs et la fièvre cessèrent, et la malade fut parfaitement

guérie en moins de trois semaines. — On observera que la chute de la matrice et du vagin n'a plus reparu depuis, et qu'un pessaire, que j'avais mis par précaution, est devenu inutile au bout d'un mois. J'ajouterai qu'ayant touché cette femme un an après sa guérison, j'ai trouvé toutes les parties dans leur état naturel. — Je passe à la description du moyen simple que j'ai inventé pour opérer avec une très-grande facilité, et sans aucun danger, les polypes utérins renfermés encore en totalité dans le vagin.

§ VII. L'instrument destiné à conduire et à serrer la ligature sur le pédicule des polypes utérins est composé de deux tuyaux d'argent soudés parallèlement ensemble, et qui ont chacun huit pouces de longueur sur deux lignes ou environ de diamètre : l'extrémité supérieure de chaque tuyau est terminée en larme, et l'extrémité inférieure porte à sa partie externe un petit anneau qui y est soudé. La ligature qui doit être d'un fil d'argent de coupelle bien recuit, et d'une grosseur médiocre, peut avoir trois pieds de long ou environ. — Pour se servir de cet instrument, on introduit le fil d'argent par l'extrémité supérieure de l'un des deux tuyaux ; on arrête le bout de ce fil à l'anneau qui y répond, en l'y tortillant deux ou trois fois, et on enfile ensuite le second tuyau de l'autre chef du fil d'argent qu'on y fait glisser jusqu'à ce qu'il n'en reste qu'une anse, de la circonférence d'un écu, ou à peu près. Mais ce chef ne doit point être arrêté au second anneau comme le premier ; il faut, au contraire, qu'il pende librement au bout du tuyau dans lequel il est enfilé. — Supposons présentement un polype sorti de la matrice et suspendu dans le vagin. Après avoir placé convenablement la malade, il faut d'abord présenter à la vulve l'anse seule de la ligature, en la dirigeant dans le sens de la grande fente, mais obliquement, pour l'introduire par une des parties latérales du vagin, la courbure en bas, entre la paroi de ce canal et la tumeur ; puis on saisit le second chef de la ligature, avec deux doigts seulement ; on le pousse peu à peu dans le vagin, en faisant glisser en haut à côté de la tumeur, jusqu'à ce que l'on sente une légère résistance, laquelle annonce qu'on est arrivé au fond du vagin, ce qui est désigné par le cercle ponctué. Alors on introduit un doigt, par où ont passé les deux chefs du fil d'argent, pour reconnaître s'ils sont écartés l'un de l'autre ; et si on reconnaît qu'ils le soient, on retire un peu à soi le bout du fil en même temps qu'on fait passer la tumeur dans l'anse agrandie de la ligature, en introduisant les tuyaux dans le vagin, et en les transportant du côté opposé, jusqu'à ce qu'on s'aperçoive d'une nouvelle résistance. Lorsqu'on en est venu là, on reporte de nouveau un doigt dans le vagin pour reconnaître si l'anse de la ligature est montée au plus haut possible ; et si elle y est, le pédicule de la tumeur se trouvant ainsi embrassé par le fil d'argent, on retient l'instrument en place, et on tire à soi le fil, jusqu'à ce qu'il n'en puisse plus sortir. Cela fait, on arrête ce fil à l'anneau qui était resté libre, et par le moyen de la torsion on serre et on étrangle l'attache du polype ; on incline ensuite la partie inférieure de l'instrument vers l'une des cuisses de la malade ; et pour éviter qu'il ne glisse, ou qu'il ne s'accroche, on l'y assujettit avec une bandelette, qui, après avoir été enfilée à travers les deux anneaux de l'instrument, affermie par un nœud, et avoir entouré la cuisse, va s'arrêter à une autre bande qui entoure de même le corps de la malade ; on a enfin la précaution d'interposer une petite compresse longuette entre la cuisse de la malade et l'instrument, pour éviter que celui-ci ne la blesse. Il ne s'agit plus que de réitérer soir et matin la torsion du fil d'argent autant que l'exigent le volume et la solidité du pédicule de la tumeur.

Je me suis fait une loi de mesurer : 1° la longueur du fil d'argent avant que de préparer la ligature ; 2° la portion que je tortille autour de l'anneau ; et 3° l'excédant de la ligature, après avoir embrassé exactement le pédicule du polype : en sorte que par ce moyen, la longueur de l'instrument étant connue, je sais à quelques lignes près le diamètre de ce même pédicule, et par le degré de résistance dans le temps de la torsion, celui de la solidité de la partie liée ; ce qui sert à pronostiquer que la tumeur tombera plus tôt ou plus tard, ce que les malades et les assistants sont ordinairement curieux de savoir. — Ce court exposé contient, comme on en peut juger, la méthode la plus simple et la plus facile à tous égards de lier et d'étrangler les tumeurs polypeuses. Or, comme je n'imagine pas qu'on puisse révoquer en doute la préférence que la ligature mérite sur tous les autres procédés en usage pour procurer la destruction de ces tumeurs,

que d'ailleurs on a démontré, par un grand nombre de faits incontestables, que la ligature qui embrasse simplement le pédicule des polypes n'est pas moins efficace que celle qui le traverse ; et qu'enfin la guérison a été aussi parfaite dans les cas où l'on a laissé périr en place ces tumeurs, que dans ceux où la ligature a été immédiatement suivie de l'amputation ; il ne me reste plus qu'à établir par la comparaison les avantages qu'a la dernière méthode que je viens de décrire, sur les premiers moyens que j'avais proposés et mis en usage, dans mon ouvrage publié en 1749.

1° Au lieu d'être obligé de faire successivement deux nœuds à la ligature, comme je le faisais pour assurer la forte constriction du pédicule, pour remplir cette intention dans l'instant même, sans avoir à craindre que la ligature se relâche pendant qu'on est occupé à porter le second nœud sur le premier.

2° Outre la multiplicité des instruments, et le manuel différent de chacun d'eux, qui, dans la première méthode, exigeaient beaucoup d'habitude, il arrivait souvent qu'on avait besoin de multiplier les ligatures ; au lieu que la ligature une fois placée et serrée, suivant la dernière méthode, suffit toujours, pouvant être resserrée à mesure qu'elle paraît lâche par l'amaigrissement de la portion étranglée du pédicule.

3° Indépendamment de la simplicité de cette nouvelle méthode, elle a encore l'avantage, par la facilité qu'elle offre de serrer la ligature aussi fortement et de répéter la constriction autant de fois que le cas l'exige, de procurer beaucoup plus promptement la chute des tumeurs polypeuses, quoiqu'encore renfermées entièrement dans le vagin : ainsi la douceur de l'application et la célérité de la guérison doivent la rendre plus acceptable aux femmes, naturellement effrayées de tout ce qui s'appelle opération.

4° Lorsque je proposai l'autre méthode, on m'objecta la difficulté presque insurmontable que je trouverais à ôter ma ligature, si, par cas imprévu, on était indispensablement obligé d'en venir là ; l'objection était des mieux fondées, mais elle est entièrement levée dans notre dernière méthode ; l'observation suivante en fait la preuve.

(XXIXe *Observation*, *par l'auteur*.)

J'ai lié un polype utérin de la grosseur du poing ou environ, le 20 juin 1756, en présence de MM. Duclos, Berdolin et

Vespa (1). Le pédicule, qui avait une consistance charnue, avait trois pouces ou environ de circonférence ; la ligature fut serrée peu à peu, soir et matin, pendant quatre jours, et toujours avec fruit ; il ne survint aucun accident ; cependant la malade, qui était des plus indociles, ayant entièrement perdu patience, voulut absolument que j'ôtasse la ligature, ce que je fis avec beaucoup de répugnance, mais avec assez de facilité : voici comme je m'y pris. — Après avoir détaché la partie inférieure de l'instrument, des liens qui le retenaient en place contre la cuisse de la malade, je le tirai un peu à moi, pendant que j'introduisais le doigt indicateur de la main gauche dans le vagin pour le porter sur l'extrémité supérieure de l'instrument ; ayant donc posé le doigt sur le fil d'argent, je me mis à le détordre en tournant l'instrument à contre-sens de celui qui avait servi à faire la torsion, et sitôt que j'eus senti les fils séparés l'un de l'autre, je dégageai les chefs du fil d'argent d'autour des anneaux de chaque tuyau, et les coupai en cet endroit au niveau de l'instrument, ce qui me donna la facilité de les défiler promptement ; en étant là, je coupai un des deux bouts du fil près de la vulve, et en tirant l'autre avec ménagement, à mesure que je repoussai le restant de celui-ci au fond du vagin, je fis sortir l'anse écartée de la ligature de dedans le sillon circulaire que cette même ligature avait fait pendant les quatre jours qu'elle avait été successivement serrée soir et matin ; il ne sortit pas même une goutte de sang, quoique cette femme fût aux abois par les pertes consécutives qu'elle avait autrefois essuyées pendant plus d'un an. — Ce fait prouve incontestablement, qu'en cas de nécessité absolue, on pourrait ôter la ligature avec facilité ; et le suivant démontrera l'utilité de ce moyen, lorsqu'on ne l'ôtera pas. Mais comme la pratique m'a prouvé que des différentes espèces de polypes utérins, il n'en est pas, toutes choses d'ailleurs égales, de plus facile à opérer que celle dont le pédicule est implanté dans la cavité de la matrice, et qu'au contraire, après l'espèce qui prend son origine de l'une des lèvres de l'orifice utérin, le polype utéro-vaginal est celui qui présente au chirurgien le moins de facilité, il me suffira

pour prévenir toutes sortes d'objections, d'exposer le succès qu'a eu cette nouvelle méthode dans le traitement de l'espèce de ces tumeurs, qui, à plus d'un égard, présentait les plus grandes difficultés.

(XXX° *Observation*, par M. *Delaporte.*) Une dame de trente-cinq à trente-six ans, d'une forte constitution, et mère de quatre enfants, du dernier desquels elle était accouchée depuis trois ans, avait plusieurs fois pris le conseil de M. Delaporte pour des difficultés d'uriner dont elle était fréquemment incommodée ; mais elle n'avait reçu qu'un soulagement incomplet par des moyens qu'il lui avait indiqués, et qui sont ceux qu'on emploie en pareil cas. Le 28 mai 1755, cette dame tourmentée plus que jamais, non-seulement de la difficulté d'uriner, mais encore de tiraillements douloureux dans les reins, se rendit d'autant plus volontiers à la proposition que M. Delaporte lui fit de la toucher, qu'elle sentait depuis plusieurs jours une grosseur considérable qui se présentait pour sortir du vagin. En effet, il trouva une tumeur du volume de la tête d'un enfant parvenu au terme de six à sept mois, et qui débordait les grandes lèvres d'environ deux travers de doigts. Ayant glissé le long de la tumeur son doigt vers l'orifice de la matrice, il reconnut que cette tumeur était attachée, à son bord postérieur, par un pédicule d'environ un pouce et demi de circonférence ; la pointe de cette tumeur, qui avait à peu près la figure et la solidité d'un cœur de veau, inclinait du côté droit : sa couleur était rouge, sa surface lisse et fort tendue, et il en exudait une quantité considérable d'une humeur lymphatique d'assez mauvaise odeur. — L'observateur fait remarquer que depuis deux ans la malade était sujette à des fleurs blanches très-abondantes, et peut-être était-ce là l'époque de la formation du polype. Nous convînmes avec M. Delaporte, qui m'avait fait appeler en consultation, de la nécessité de porter une ligature sur le pédicule de la tumeur, par le moyen du dernier instrument que j'avais déjà présenté à l'Académie. Le 6 juin, après dix jours qu'on employa à quelques remèdes généraux, M. Delaporte plaça en ma présence cette ligature à la racine de la tumeur polypeuse, tout près du bord postérieur de l'orifice utérin, et il la serra peu à peu, jusqu'à ce que la malade se plaignît de sentir une légère douleur. Le

_____

(1) Chirurgien florentin, l'un de mes élèves, pensionnaire de S. M. Impériale.

soir même, nous trouvâmes la tumeur
plus tendue et beaucoup plus rouge; la
membrane interne du vagin, qui était tuméfiée et comme entraînée par la masse
polypeuse, était rouge, excoriée et froncée; elle formait en dehors une épaisseur
assez considérable qui embrassait la tumeur. Nous nous déterminâmes à serrer
encore un peu son pédicule afin d'en accélérer la mortification; et nous convînmes de faire une saignée dans la nuit, si
les douleurs augmentaient; ce qui n'arriva pas, car le lendemain matin nous
apprîmes que la malade avait peu souffert; la tumeur était d'un rouge violet,
et commençait déjà à s'altérer du côté du
pédicule; l'odeur qui exhalait de ces parties fatiguait la malade; mais, pour prévenir les effets de la résorption de quelques sucs putrides dans la masse des humeurs, nous délibérâmes, après avoir
serré de nouveau la ligature, de faire
des injections d'eau camphrée dans le vagin, et de donner à la malade un bol de
quatre grains de camphre incorporé dans
la conserve de roses, à répéter toutes les
six heures, dans le cours de la journée.
— Le troisième jour, la malade sentit de
la douleur vers les régions lombaires;
elle avait quelque peine à uriner : ce
dernier accident dépendait de la compression que faisait la tumeur au canal
de l'urètre, ainsi que du gonflement du.
col propre de la matrice, et de la plus
grande partie du vagin, qui formait en
dehors des rides tendues et tuméfiées,
semblables à celles qu'on voit à la membrane interne du rectum, lorsqu'il y a un
peu de temps qu'il est renversée; nous
décidâmes de saigner la malade. et de
faire sur le vagin des fomentations avec
une décoction de racine de guimauve et
de fleurs de sureau, animée d'un peu
d'eau-de-vie; on renouvelait fréquemment ces lotions; on appliqua même avec
soin dans la suite, sur les parties boursouflées du vagin et à la circonférence de
la vulve, des compresses imbibées de la
même liqueur, afin d'empêcher que le
contact de la tumeur polypeuse, déjà fort
altérée par la mortification, ne communiquât la même altération aux tuniques
du vagin, où elle était en partie renfermée. Ces secours eurent tout le succès
qu'on pouvait désirer.

Il est à propos de remarquer que ces
légers accidents, qu'on peut en quelque
sorte regarder comme inséparables de la
cure, loin de nous effrayer, nous déterminèrent à serrer de plus en plus la liga-

ture à chaque pansement, afin d'accélérer
la chute du polype : en sorte qu'à mesure
que la mortification de la tumeur paraissait augmenter, nous faisions une compression plus forte, c'est-à-dire qu'au
lieu de deux tours de torsion dont on
s'était contenté les premières fois, on en
faisait trois ou quatre, et même cinq.
La malade urinait par le secours de la.
sonde. La tumeur, au lieu de se flétrir,
devenait de plus en plus dure et rénitente, elle était parsemée de taches gangréneuses. Enfin le septième jour depuis
la ligature, cette tumeur tomba sans aucun effort, et dès le lendemain la partie
tuméfiée du vagin était mollette et déjà
beaucoup diminuée de volume : deux
jours après la séparation du polype, on
fit rentrer le vagin sans peine en le repoussant doucement en sa place, comme
on le pratique à l'égard de la matrice
renversée. On eut l'attention de faire
dans le vagin des injections vulnéraires,
pour enlever le peu de suppuration qui
suintait : la cure fut entièrement terminée dans l'espace de seize jours, et la
malade ne s'est pas depuis ressentie de
la moindre incommodité (1). — Je pourrais joindre au témoignage de M. Delaporte quelques autres preuves aussi favorables à ma nouvelle méthode de lier
les polypes utérins, ayant fait plusieurs
de ces opérations en présence de MM.
Morand, de la Faye, Dupont, et autres
de mes collègues; mais pour éviter d'être
prolixe, je les passe sous silence, préférant de mettre en leur place toutes les
réflexions qu'une pratique de vingt années m'a suggérées sur la matière qui
fait le sujet de ce Mémoire; et c'est à
quoi va être employée l'addition suivante.

ADDITION. — *Remarques particulières
sur la théorie des polypes utérins et
sur ma nouvelle méthode de détruire
ces sortes de tumeurs.*

1° Tout polype de l'intérieur de la
matrice a, dès sa naissance, un pédicule,
et cela se remarque même dans les plus
petits.

————————————

(1) La tumeur a été présentée à l'Académie, où elle fut ouverte en différents
sens pour juger de son intérieur; sa
substance était uniforme et élastique,
elle était aussi recouverte de même d'une
membrane épaisse, et comme charnue.

2° Lorsque le polype a son attache près de l'orifice de la matrice, il est souvent difficile d'en reconnaître le pédicule, surtout si la tumeur est d'un volume assez considérable pour remplir le vagin, parce que cette tumeur, étant alors comme refoulée vers son attache, par la résistance de l'entrée du vagin, cette même attache se confond avec la portion de la lèvre de l'orifice où elle a pris naissance. D'où il résulte que ces sortes de polypes ont rarement un pédicule distinct, et que si, de bénins, ils deviennent cancéreux, ils sont alors incurables par la raison que le col de la matrice se trouve aussi affecté de la même maladie.

3° Il n'en est pas de même des polypes qui viennent de la cavité utérine ; car ceux-ci ont toujours un pédicule plus ou moins long, quoique plus ou moins gros, mais fort distinct, de manière qu'il y a très-souvent lieu d'espérer que la malade guérira, si on ne diffère pas trop de faire la ligature.

4° Quand un polype, dont le pédicule est implanté au dedans de la matrice, prend un accroissement considérable dans cette cavité, il repousse le fond de cet organe en haut, jusqu'à ce qu'ayant forcé l'orifice à s'ouvrir, il puisse descendre dans le vagin : alors le fond de la matrice reprend, à peu de chose près, sa situation naturelle ; mais, dès que le polype a franchi l'ouverture de la vulve, le fond de la matrice se renverse en partie vers l'orifice utérin, où il se présente près des grandes lèvres. Dans la première des trois circonstances que je viens d'exposer, on trouve une tumeur dans l'hypogastre, le bas-ventre est plus ou moins douloureux, et la malade sent des tiraillements dans les aines et vers les hanches. Dans la seconde circonstance, le bas-ventre cesse d'être douloureux, et paraît moins tuméfié. Dans la troisième, il y a des douleurs aux régions lombaires.

5° Si le polype attaché au dedans de la matrice, entraîne, comme cela est commun, la paroi de cet organe à travers son orifice, dès que le corps de la tumeur a franchi la vulve, du moins il n'entraîne pas le vagin au-dehors ; au lieu que le polype qui prend du museau de la matrice est sujet à entraîner avec lui le vagin hors des grandes lèvres, en le retournant comme un doigt de gant.

6° Le polype qui part de l'intérieur de la matrice tient toujours l'orifice et le col de ce viscère dilatés circulairement, sitôt qu'il est devenu assez gros pour remplir entièrement l'un et l'autre : au contraire, ceux qui prennent origine extérieurement d'une portion du museau de cet organe, n'en dilatent point le col ; mais ils changent toujours plus ou moins la conformation de l'orifice, et le rendent ordinairement d'une figure qui approche assez du bec d'une flûte, et c'est lorsque la tumeur n'a pas encore acquis assez de volume pour remplir tout le vagin, ou bien qu'elle est sortie de cette gaîne depuis quelque temps ; car, dans les dispositions opposées, il peut arriver quelque chose de très-différent.

7° Tous les polypes qui ont leur pédicule attaché dans l'intérieur de la matrice, sont lisses et polis, quoique leur surface soit inégale ; et l'on remarque qu'ils ne s'ulcèrent que par quelques causes extérieures, si on en excepte les polypes squirrheux, lorsqu'ils dégénèrent en cancers. Au surplus, je ne sache pas qu'on en ait encore trouvé qui aient contracté des adhérences dans les cavités qui les renferment. Il en est de même des polypes qui partent, soit intérieurement, soit extérieurement, du col de la matrice, quand bien même le fond du vagin serait intéressé dans le point de leur attache, comme il l'est toujours, lorsque le polype est utéro-vaginal. Cette remarque est d'une grande importance pour la pratique, puisqu'elle prouve que le passage de la ligature reste toujours libre, et dans tous les cas.

8° Il y a des espèces de polypes utérins que j'appellerai vivaces. Ces excroissances, quoique souvent bénignes en apparence, puisqu'elles ne sont ordinairement accompagnées, ni de douleurs lancinantes, ni d'écoulement sanieux, mais toujours de pertes de sang, comme la plus grande partie des polypes bénins, doivent néanmoins être censées incurables, parce que ce ne sont que trop communément des végétations de quelque ulcère de l'intérieur de la matrice. J'en ai vu plusieurs de chacune des deux espèces suivantes. Dans l'une, ce sont des végétations digitales plus ou moins grosses, plus ou moins longues, et quelquefois en très-grand nombre, desquelles il tombe de temps en temps des portions, mais en pure perte pour l'amélioration de l'état de la malade. La seconde espèce a de particulier qu'elle ne présente qu'une seule masse, mais avec cette différence cependant, qu'étant ordinairement demi-globuleuse, elle rend toujours la matrice plus ou moins grosse et douloureuse dans tous les temps de la maladie, et, quoique le vagin se remplisse de la tumeur, la matrice n'en est pas plus débarrassée. Ainsi, comme il est communément impossible de parvenir à détruire la cause immédiate de ces fongosités, c'est peine perdue de travailler à les retrancher. J'en suis convaincu par ma propre expérience, les ayant vues se repulluler à mesure que je les retranchais. Il ne faut donc pas employer la ligature dans ces cas, puisqu'on ne peut remplir l'intention qu'on se propose toujours par ce moyen, d'autant plus que le défaut de succès pourrait lui faire perdre son crédit pour les cas curables auxquels il convient seul. C'est dans ces vues que je vais ajouter aux deux signes que je viens de donner des *fongus* utérins *vivaces* et incurables, que les fongosités de la matrice ne sont point recouvertes de membranes, ou du moins que si elles en ont une, elle est si mince, qu'on se persuaderait volontiers qu'elles n'en ont pas; au lieu que les vrais polypes en ont une qu'on ne peut méconnaître, et qui est souvent très-épaisse, comme on a pu le voir dans les descriptions des tumeurs polypeuses qui font dans ce Mémoire le sujet des observations II, VIII, XV, XVII, XXIII, XXV et XXVI.

9° Les remarques précédentes nous conduisent naturellement à découvrir pourquoi on guérit au contraire avec tant de facilité, par le moyen de la seule ligature, des polypes quelquefois d'un volume énorme; en effet, dans ce dernier cas, la matrice n'est point ulcérée, elle n'est simplement qu'engorgée dans un point de sa substance très-proche de sa tunique intérieure. Ce point d'engorgement venant à acquérir du volume de plus en plus, et soulevant peu à peu la membrane *interne* de l'*utérus*, qui est d'autant plus disposée à se prêter, que le vide de sa cavité favorise de son côté l'élévation et la saillie de cette petite tumeur en dehors, il en doit résulter que cette même tumeur, une fois abandonnée à son propre poids dans le vagin, ou même hors de la vulve, doit tirer à elle la tunique intérieure de la matrice et l'allonger en proportion; et par conséquent, l'engorgement local et primitif d'un point de la paroi de cet organe s'éloigne d'autant plus de la propre substance de ce même organe, que le tirail-

lement a été forcé, et que la membrane utérine a été peu engorgée à la circonférence de la tumeur polypeuse qu'elle recouvre de toutes parts. Cette explication étiologique démontre évidemment que le plus souvent le pédicule du polype n'est formé que de la tunique interne de la matrice, que c'est cette membrane épaissie qui se trouve étranglée par la ligature, et qui se retire quelquefois si subitement, aussitôt que la tumeur est séparée, qu'on a ordinairement bien de la peine à retrouver le reste de son pédicule. Au surplus, cette même membrane, dans les environs de l'attache de la tumeur, se consolide souvent très-facilement et en fort peu de jours.

10° On ne doit pas croire que, parce que j'ai dit que le polype est recouvert de la membrane interne de la matrice, épaissie, tiraillée, allongée, etc., il en doive résulter qu'après la chute du polype par la ligature la substance de la matrice doive rester à découvert dans le lieu où la tumeur avait son attache, c'est-à-dire, comme si cette membrane avait été trouée avec un emporte-pièce; car, comme il n'y a pas de vide dans le pédicule, il ne peut y avoir de la substance de la matrice à découvert; et comme la ligature rapproche continuellement la circonférence de cette membrane du centre du pédicule, après la séparation de la tumeur, elle se consolide centralement avec elle-même, d'où résulte la guérison parfaite, sans que la substance de la matrice ait souffert d'autre déperdition que celle du point primitif engorgé qui avait fait la maladie locale de cet organe.

11° Voilà pour les pédicules grêles et membraneux, et voici pour ceux qui sont gros et charnus. Comme il reste dans ceux-ci une portion de la matière pulpeuse du polype, mais contuse par la ligature, ils suppurent plus ou moins long-temps, suivant que le pédicule s'est trouvé plus ou moins gros, et qu'il en est resté plus ou moins; au lieu que les autres fournissent communément si peu de suppuration, qu'il serait très-souvent fort difficile de reconnaître s'il en sort quelque chose, quoique cela doive naturellement être pour un temps, mais durer peu. Je pense qu'on sentira aisément que ce raisonnement est juste, si on veut se donner la peine de lire avec attention la plus grande partie des observations qui entrent dans la composition de ce Mémoire. La théorie que je viens d'exposer paraît établir assez clairement la nature du pronostic, qu'il est facile de porter avec connaissance de cause sur la curabilité parfaite des polypes utérins, en pareilles circonstances ; et par la raison des contraires, l'incurabilité des excroissances fongueuses produites et entretenues par l'ulcération de la matrice.

12° La plupart des polypes qui ont leur attache dans le fond de la matrice, une fois parvenus à franchir l'orifice de ce viscère, ont passé par trois états différents, qui occasionnaient chacun des effets particuliers. Dans les commencements, ces polypes sortent librement de la vulve ; ce sont ceux dont le pédicule est en même temps menu et long, les malades les réduisent assez facilement (1). Lorsque par la suite ils ont acquis trop de solidité, et un diamètre trop considérable pour pouvoir sortir du vagin avec facilité, ils y restent. C'est en ce cas qu'ils occasionnent quelquefois un poids fatigant sur le *rectum*, et même des rétentions d'urine par compression. Enfin, lorsqu'ils remplissent toute l'étendue du vagin, ils forcent ordinairement pour toujours l'entrée de la vulve, et le volume énorme qu'ils prennent alors en peu de temps s'oppose quelquefois à la sortie des urines, et à l'introduction de l'algalie dans la vessie.

13° Il ne faut pas tarder de lier, suivant la manière ordinaire, un polype qui est considérable, s'il sort subitement du vagin, surtout dans le cas où le pédicule de la tumeur part de l'intérieur de la matrice; sans quoi le tiraillement subit et considérable de la paroi de cet organe où se trouve attaché le pédicule du polype, ne tarderait pas de produire des accidents considérables : ce qui indique alors la nécessité de soustraire sans délai la tumeur, sitôt que la ligature est faite.

14° Le polype qui a son attache dans la cavité de la matrice et qui pend dans le vagin, est d'un volume plus ou moins gros, d'une dureté plus ou moins considérable, et suspendu par un pédicule plus ou moins grêle, et plus ou moins solide. Mais, en général, la solidité du pédicule des polypes dépend de l'ancienneté de la maladie, et son diamètre est bien plutôt relatif à l'état primitif de la tumeur, lorsqu'elle a forcé l'orifice de la matrice, qu'aux accroissements qu'elle a pris dans le vagin. Ainsi, en supposant des tumeurs polypeuses d'un volume égal, si le polype a été primitivement mol, le pédicule sera très-long et fort grêle ; il sera au contraire gros et court, si la tumeur a été ferme et solide dès son principe. Par conséquent, dans le premier cas, l'excroissance tombera peu de jours après l'application et la torsion de la ligature ; et dans le second cas, sa séparation sera plus tardive.

15° Plus le polype de l'espèce dont nous venons de parler est gros, plus on trouve de facilité à porter la ligature et à l'assurer sur le pédicule : mais plus le volume de la tumeur est petit, moins il y a de facilité à placer le fil d'argent, surtout si on manque à la précaution de saisir auparavant la tumeur avec les pinces destinées à cet usage (1).

16° Mais il y a une remarque essentielle à faire, qui est relative à la manière dont se tortille le fil d'argent qui forme la ligature, suivant deux circonstances différentes, déterminées ordinairement par l'espèce de polype, sans que le chirurgien y ait, pour ainsi dire, aucune part. Dans les tumeurs polypeuses de l'intérieur de la matrice qui approchent plus de la figure pyriforme que de toute autre, et dont le pédicule est long, quand bien même il serait gros, il arrive qu'une des deux portions de l'anse de la ligature ne change absolument ni de figure, ni de situation, pendant que l'autre portion se replie par-dessus l'extrémité de l'instrument, et l'embrasse à peu près comme s'il entourait la bobine d'un dévidoir ou d'un rouet ; au lieu que dans le polype attaché au bord de l'orifice de la matrice, et surtout dans le polype utéro-vaginal, les deux extrémités du fil d'argent se contournent naturellement l'une sur l'autre, entre le bout de l'instrument et le pédicule du polype. Il n'est pas difficile d'apercevoir d'où dépend la diversité de ces deux effets; car, dans le premier cas, on peut porter fort haut l'extrémité de l'instrument, puisque le pédicule de la tumeur sort de la cavité même de la matrice; et qu'en ce cas, l'orifice utérin est comme béant,

---

(1) J'ai lié le 9 juillet 1756, et par la méthode ordinaire, un petit polype utérin de cette espèce, et qui tomba le surlendemain. Cette ligature fut faite en présence de M. Benomont.

(1) Voyez-les dans mon ouvrage cité, p. 201, et pl. II, fig. 10.

en sorte qu'on y entre en serrant la ligature ; ainsi le milieu du fil et qui en fait l'anse, se trouvant pour l'ordinaire portée moins haut que l'extrémité de l'instrument, lorsqu'on vient à tourner cet instrument pour faire la torsion des fils, l'un des deux chefs, qui fortuitement devient l'antérieur, doit se replier dessus, parce que sa situation est oblique de bas en haut, eu égard à celle de l'extrémité des tuyaux. Au contraire, dans le second cas, le pédicule du polype étant le plus souvent fort gros et très-court, toutes choses d'ailleurs égales, et le vagin se trouvant en partie retourné, cette même partie moyenne du fil d'argent qui fait l'anse de la ligature, ayant beaucoup moins de volume que l'extrémité de l'instrument, pour monter plus haut que celui-ci ; d'où il résulte que l'anse du fil étant oblique de haut en bas, quand on commence la torsion, les deux fils se contournent également l'un sur l'autre entre la tumeur et le bout des tuyaux ; par conséquent, on ne doit pas être surpris de l'obligation où l'on est dans ce dernier cas de tourner l'instrument un grand nombre de fois pour serrer la ligature, pendant qu'avec très-peu de tours on parvient dans le premier cas à étrangler un pédicule supposé du même volume dans l'une et l'autre de ces deux circonstances différentes.

17° Si le corps du polype est sain et entier, c'est-à-dire qu'il ne soit pas entamé, et que son pédicule soit bien serré par la ligature, la tumeur se gonflera d'autant plus, que le pédicule sera gros et solide, elle pourra même incommoder la malade ; ce qui n'arrivera pas dans la circonstance opposée, c'est-à-dire si le pédicule est grêle, ou que le corps du polype soit ulcéré. Au reste, on remédie facilement à abréger la durée de cette incommodité, qui n'est autre chose qu'une douleur tensive dans les parois du vagin et dans les parties extérieures voisines, en resserrant plus souvent la ligature, et en tordant le fil autant de fois que la malade pourra le supporter, et que le pédicule paraîtra s'y prêter. Mais il faut avoir l'attention d'exécuter chaque torsion avec ménagement, et d'y employer tout le temps nécessaire, plutôt que de les faire avec trop de précipitation, soit pour ne pas risquer de casser le fil, soit pour éviter d'entamer le pédicule de la tumeur.

18° Si le polype est ulcéré en sa surface, il ne se gonfle point, ou il ne le

fait que très-peu après la ligature de son pédicule, mais il s'en écoule beaucoup de matière lymphatique : cet écoulement, néanmoins, diminue de quantité après la seconde, et plus encore après la troisième torsion de la ligature, etc.

19° On ne doit point s'alarmer de la fièvre qui se déclare quelquefois, pendant le cours de la cure, plus tôt ou plus tard, et qui continue plus ou moins de temps; d'autant plus que c'est ordinairement la fièvre de suppuration, qui est même d'un très-bon augure. On en peut dire autant des légères douleurs qui surviennent quelquefois au ventre de la malade peu de temps après la torsion de la ligature qui embrasse le pédicule de la tumeur. Quelques femmes m'ont assuré sentir alors dans la matrice des battements semblables à ceux qui annoncent la suppuration dans les parties extérieures; et j'ai observé que plus tôt ce symptôme se déclarait, et plus promptement arrivait la chute de la tumeur, et la guérison de la maladie.

20° Quant aux médicaments qu'il est à propos d'employer depuis la ligature des polypes jusqu'à leur séparation totale, les pansements se réduisent à faire, toutes les quatre, cinq ou six heures, des injections d'eau et de vin tiède à grands flots dans le vagin, afin d'entraîner la lymphe putride qui enduit en pareil cas la surface de la tumeur : il faut aussi faire prendre intérieurement de petites doses de camphre pour s'opposer aux effets préjudiciables de la résorption de ces sucs putrides dans la masse du sang, surtout quand il y a des excoriations aux parties, comme cela est commun.

21° Il s'écoule quelquefois du vagin, peu d'heures après l'application de la ligature, une certaine quantité de sang, dont l'écoulement se répète chez quelques femmes, après chaque torsion de la ligature. Cet événement n'a rien d'effrayant, puisque ce sang s'échappe par les crevasses survenues à quelques varices de la tumeur : ce qui est assez ordinaire aux polypes qui ne sont pas ulcérés, et qui, en pareille occurrence, ne se gonflent pas tant à beaucoup près que de coutume. Au reste, cet écoulement de sang, qui n'est que momentané, n'affaiblit point les malades.

22° Aussitôt après la séparation du polype qui était attaché au fond de la matrice, que le pédicule soit mol ou grêle, qu'il soit gros ou ferme, on observe que l'orifice de ce viscère est plus dilaté que dans l'état naturel ; cependant la dilatation est toujours proportionnée au volume qu'avait le pédicule ; mais lorsque ce pédicule s'est trouvé fortuitement implanté dans le col propre de la matrice, le museau de cet organe reste en même temps plus gros et plus solide que dans le cas précédent ; cependant il se réduit par la suite à son volume naturel, dans l'un et l'autre cas.

23º On remarque que l'instrument s'enfonce comme de lui-même, d'une torsion de ligature à l'autre, lorsque le pédicule du polype vient de la cavité de la matrice ; au lieu que ce même instrument sort de plus en plus au dehors, quand la tumeur est suspendue au museau de cet organe. Ces deux effets sont d'autant plus remarquables, que l'excroissance non-ulcérée a plus de volume, et que son pédicule a plus de diamètre : la raison de ces effets opposés, c'est que dans le premier cas, la tumeur étant ordinairement pyriforme, la ligature doit remonter aussitôt que le gonflement de la tumeur commence à se déclarer, particulièrement si le pédicule a de la consistance. Dans le second cas, le boursouflement de la partie où la tumeur est attachée doit repousser la ligature en avant, mais sans cependant la déplacer de dessus la tumeur. Cette remarque nous indique clairement la nécessité qu'il y a dans l'un et dans l'autre cas de ne serrer d'abord que médiocrement le fil d'argent ; dans le premier, pour que la ligature puisse, avant que d'avoir fait un sillon considérable sur le pédicule, remonter et laisser le moins de pédicule que faire se pourra ; et dans le second cas, afin qu'elle puisse, en descendant un peu, ménager la partie supérieure.

24º Lorsque le polype est utéro-vaginal, il reste ordinairement après la séparation de la tumeur une descente du vagin plus ou moins considérable, dont la réduction, qui n'est pas difficile, se fait quelquefois spontanément par les dégorgements des parties tuméfiées. Au contraire, si le polype n'intéresse que le museau de la matrice, le vagin ne se gonfle et ne descend point ; mais le museau de la matrice, qui, en se tuméfiant, s'était approché des grandes lèvres, se retire peu à peu dans sa place naturelle, à mesure qu'il se réduit à son premier volume.

25º Il arrive quelque chose de semblable dans les polypes qui sont attachés au fond de la matrice ; car le fond de cet organe, qui s'était trouvé entraîné à travers l'orifice par le poids de la tumeur, reprend aussi sa situation naturelle : la seule différence qu'il y ait, c'est que, dans ce dernier cas, c'était la maladie seule qui occasionnait le renversement incomplet de la matrice, dont la réduction se fait subitement aussitôt après la soustraction de la tumeur.

26º Lorsque le pédicule du polype est grêle et peu résistant, il se mortifie avant la tumeur ; et lorsqu'il est gros et compact, c'est la tumeur qui périt la première : d'où il résulte que, dans la première occurrence, le polype tombe sans avoir souffert beaucoup d'altération, et que, dans la seconde, il se détache souvent sous la forme d'une substance limoneuse putride. Cette remarque est essentielle, tant pour assurer le pronostic, que pour rappeler la nécessité des précautions que nous avons plus haut indiquées, pour prévenir les effets de la résorption des sucs putrides dans la masse des humeurs.

27º Il est nécessaire, dans ces mêmes circonstances, de préserver la malade de l'odeur fétide qu'exhale alors la tumeur putréfiée. On doit, pour cet effet, lui faire flairer du vinaigre, et en faire évaporer de temps en temps dans la chambre ; elle ne doit point d'ailleurs sortir de son lit que la tumeur ne soit détachée, pour éviter le tiraillement de la ligature. Mais il y a une observation à faire, et que le hasard m'a mise sous les yeux, chez une malade à qui on avait lié avec succès un polype utérin suivant ma dernière méthode. Dans la vue de remédier à la mauvaise odeur, on appliqua des compresses trempées dans du vinaigre sur la vulve, au-dehors de laquelle la tumeur sortait en partie, et il arriva que cette liqueur altéra si fort la matière de l'argent, que la ligature se cassa tout auprès de l'extrémité de l'instrument ( 1 ) ; on doit donc éviter l'application du vinaigre sur la tumeur.

28º Il est encore une autre observa-

---

(1) C'était de ce vinaigre distillé et parfumé dont on fait tant d'usage aujourd'hui : les ingrédients qui entrent dans sa composition sont peut-être assez actifs pour corroder l'argent, ou du moins pour lui donner une sorte de rigidité, qui, en lui faisant perdre son liant, le rend aigre et cassant.

tion essentielle, et relative à la ligature faite avec le fil d'argent ; il faut avoir l'attention de tourner toujours l'instrument dans le même sens, lorsqu'il est question de resserrer le pédicule de la tumeur ; non-seulement parce que la torsion à contre-sens relâcherait la ligature au lieu de la serrer, mais encore parce qu'elle altérerait la solidité du fil d'argent, surtout si après s'être aperçu de la méprise on voulait le resserrer. Cet inconvénient m'est arrivé, et c'est la seule fois que la ligature d'argent m'ait manqué, quoique je l'aie employée pour lier des polypes, dont le pédicule était assez gros et assez compact pour résister plus de quinze jours, et que j'eusse été obligé de resserrer la ligature toutes les douze heures. Au reste, la rupture du fil d'argent ne retarda en rien le succès de l'opération, puisqu'en moins d'un demi quart-d'heure ce léger inconvénient fut réparé ; et je n'en ai fait mention ici que pour avertir les jeunes chirurgiens de ne pas songer à vouloir détordre les chefs du fil appartenans à l'anse même de cette ligature, dans l'intention de porter plus haut le bout de l'instrument, s'il arrivait qu'ils crussent avoir besoin de serrer plus immédiatement le pédicule d'un polype dont la longue résistance leur ferait craindre le défaut de succès de la ligature.

2³⁰ Enfin il est à remarquer que le fil d'argent, qui a un quart de ligne de diamètre, m'a paru suffire jusqu'à présent pour lier les plus gros polypes : mais, outre qu'il faut qu'il soit absolument de coupelle, il faut qu'il soit recuit, et éteint dans de l'huile pour lui donner cette souplesse par laquelle il mérite la préférence sur toute autre matière.

3⁰ La méthode que nous avons décrite pour lier les polypes de la matrice et du vagin est applicable à ceux des narines ; mais, quoiqu'elle m'ait déjà réussi plusieurs fois, et que je ne sois pas le seul qui en ait fait usage, je n'en dirai rien ici, réservant d'en parler dans un autre Mémoire, en traitant des polypes de la gorge, pour lesquels la même méthode ne pouvant pas servir, j'en ai imaginé une autre, que je décrirai alors dans toute son étendue.

---

MÉMOIRE SUR QUELQUES HÉMORRHAGIES PARTICULIÈRES, ET SUR LE MOYEN D'Y REMÉDIER ; par M. BELLOQ.

Les hémorrhagies sont quelquefois accompagnées de circonstances singulières, qui n'ont pas été prévues par ceux qui nous ont donné des préceptes sur les différents moyens pratiqués contre cet accident ; ces cas particuliers, pour lesquels on a été obligé de recourir à des moyens nouveaux, méritent d'être rapportés, et la chirurgie ne peut que gagner en ajoutant de nouveaux faits à ceux qui sont connus. — On sait que l'hémorrhagie qui survient après l'extraction des dents cède ordinairement et avec facilité à une compression méthodique, employée par des chirurgiens expérimentés. Il peut néanmoins se présenter des circonstances très-embarrassantes, indépendamment des difficultés qui pourraient avoir pour cause un vice particulier du sang même ; il est des causes locales qui peuvent les occasionner ; par exemple, l'ouverture du vaisseau peut se trouver enfoncée et couverte en quelque façon dans le canal osseux de la mâchoire ; et, soit cette disposition, soit celle dont je donnerai un exemple, il peut se faire que la compression immédiate du vaisseau, ne se faisant point par les moyens ordinaires, l'hémorrhagie conduise à la mort. Cela s'est vu en 1754, à Fontainebleau, et l'on pourrait rassembler un assez grand nombre de ces sortes d'accidents, mais ils ne présenteraient qu'un tableau effrayant ; il est plus essentiel de connaître les moyens de les prévenir. Je vais donner celui qui m'a réussi.

(I<sup>re</sup> *Observation.*) Un jeune homme se fit arracher les racines d'une dent molaire, à la mâchoire inférieure ; cette opération fut suivie d'hémorrhagie, le sang coula par intervalles toute la journée, le malade ne fut point secouru, et il se trouva, sur la fin du jour, si affaibli qu'il alarma ceux chez qui il demeurait ; je fus appelé, et l'on m'apprit les circonstances que je viens d'exposer. Je rapai du linge, je fis plusieurs pelotons de charpie que j'imbibai d'eau de Rabel ; j'en remplis l'alvéole, je les comprimai avec un morceau de liége taillé mince, je le couvris de compresses ; la dent supérieure, étant de niveau à l'appareil, aidait puissamment la compression ; je pris la précaution de fixer la mâchoire avec la fronde à quatre chefs. — Toutes ces attentions furent inutiles : le sang se fit jour ; j'appliquai un second appareil qui n'eut pas un meilleur succès ; alors je débarrassai l'alvéole, et je tâchai de reconnaître si quelque éclat d'os renversé sur l'ouverture du vaisseau n'empêchait pas la compression ; il y avait quelque chose d'équivalent, c'était des portions de gencives incrustées d'une espèce de tartre, formant au fond de l'alvéole une petite voûte, qui opposait assez de résistance pour empêcher la compression immédiate du vaisseau, et favoriser la sortie du sang. — Cette conjoncture me fit imaginer que la cire molle serait l'unique moyen propre à remplir mes intentions ; j'avais de la bougie connue sous le nom de bougie citronnée, je ramollis ce qu'il en fallait pour former un bouchon ; je le poussai avec force dans l'alvéole, afin que la cire s'insinuât dans les plus petits espaces ; mon objet fut rempli, toutes les issues furent bouchées, le sang ne sortit plus ; le malade, extrêmement affaibli par celui qu'il avait perdu, était menacé d'une mort prochaine ; il se rétablit peu à peu par un bon régime et le repos. L'observation suivante donne une nouvelle preuve de l'efficacité du moyen dont je viens de parler.

(II<sup>e</sup> *Observation.*) Un homme se fit arracher une dent molaire à la mâchoire inférieure ; le sang coula abondamment après l'opération : le dentiste appliqua inutilement dans la journée plusieurs appareils chargés de poudres astringentes ; le malade avait perdu beaucoup de sang, il tombait fréquemment en syncope, et sa famille en était effrayée avec raison. Appelé à son secours, je lui fis laver la bouche, pour nettoyer l'alvéole des poudres astringentes dont on l'avait remplie ; je fis avec un morceau de cire ramollie un bouchon que j'employai avec les précautions décrites dans le traitement précédent, le sang fut arrêté, et le malade rétabli en peu de jours.—S'il est difficile d'arrêter le sang dans un endroit favorable au succès de la compression, que n'a-t-on pas à craindre lorsque le vaisseau est ouvert dans l'épaisseur d'une partie dépourvue de point d'appui, et qui est dans un mouvement continuel. Cette hémorrhagie peut arriver après l'opération de la paracentèse ; et, quoiqu'elle soit rare, les moyens de l'arrêter sont d'autant plus recommandables que, faute d'en être informés, plusieurs chirurgiens, qui n'auraient pas le génie de l'invention dans une pareille circonstance, pourraient avoir la douleur de voir périr sous leurs yeux un malade à l'occasion d'une opération qui devait lui être salutaire. Les réflexions que les faits précédents m'avaient suggérées

m'ont été utiles dans cette occasion.

(III<sup>e</sup> *Observation.*) Ayant évacué les eaux d'un hydropique, je sentis, en retirant la canule du trois-quart, qu'elle faisait une résistance qui n'est pas ordinaire, le sang jaillit par la piqûre comme d'une grosse veine ouverte avec la lancette ; je n'en fus point alarmé ; j'appliquai l'appareil ordinaire, dans le moment il fut imbibé de sang ; j'en appliquai un second, mieux garni de compresses, que j'assujettis avec le bandage de corps, et des tours de bande bien serrés, le sang l'eût bientôt pénétré. Le domestique du malade avait une ceinture à courir la poste, elle était garnie de boucles et de courroies qui permettaient de la serrer autant qu'on le désirait ; je m'en servis pour appuyer un troisième appareil, et le sang parut arrêté. Le malade était placé sur un fauteuil garni d'oreillers, il se tenait penché en arrière pour sa commodité, le sang dirigé par l'attitude du malade était porté du côté des lombes par les sillons de la ceinture ; je n'apercevais point cette route détournée, et mon inquiétude était dissipée, lorsqu'on vint m'avertir que le parquet était couvert de sang ; je n'en fus point troublé ; la confiance que le malade avait en moi me servit à dissiper la terreur dont il était saisi ; ayant promptement levé l'appareil, j'appliquai sur la piqûre, d'où le sang ruisselait, une compresse que je fis maintenir par un domestique.

Le cas était embarrassant, je ne voyais aucun moyen propre à être mis en usage, les succès du bouchon de cire se représentèrent à mon imagination ; je détachai quelques parcelles d'une bougie que je ramollis, j'en fis un cylindre de la grosseur du trois-quart et de la forme d'un fausset, je l'insinuai dans le trajet de la piqûre ; j'aplatis le bout extérieur, je le collai à la peau, et je le couvris de compresses maintenues du bandage de corps, le sang fut arrêté ; il se fit une ecchymose qui s'étendit beaucoup à l'extérieur sans produire d'accident. Voulant ôter le bouchon, lorsque la suppuration parut favoriser sa sortie, il se rompit ; je ne tentai point de le faire sortir, de crainte qu'en comprimant les parties qui l'environnaient, je ne le fisse tomber dans le ventre ; je me contentai d'appliquer plusieurs fois par jour, des feuilles de poirée enduites de beurre frais ; ce topique procura une légère suppuration, et l'action seule des parties chassa au dehors le petit corps étranger.

( IV° *Observation.* ) On préviendra cet inconvénient avec un bouchon fait de bougie menue; la mèche qui entre dans sa composition, soutenant la cire, l'empêchera de se rompre; j'en ai fait l'épreuve sur un hydropique, dont les eaux, après l'opération de la paracentèse, sortaient par la piqûre, imbibaient continuellement ses linges, et, en se refroidissant, incommodaient beaucoup le malade, attaqué d'une toux violente ; je me servis avec le plus grand succès de la bougie à mèche pour suspendre l'écoulement des eaux. — Les inventions ingénieuses, et aussi utiles qu'elles paraissent simples, enrichissent l'art, et l'on ne saurait trop en recueillir de cette espèce. M. Breban, chirurgien aide-major de l'armée, a fait part à l'Académie d'un moyen d'arrêter le sang de la saignée, qu'il a pratiqué sous les yeux de M. Morand, pour lors son chirurgien-major aux Invalides. Ayant exactement essuyé et rapproché les lèvres de la petite plaie faite par la saignée, M. Breban y applique une feuille d'or plus grande que la plaie; alors il abandonne les lèvres de la plaie, et la feuille d'or s'y colle de façon que le sang se trouve exactement arrêté, sans qu'on ait besoin d'appliquer ni compresse ni bandes, et en ordonnant seulement au malade de tenir l'avant-bras ployé. L'Académie ayant nommé des commissaires pour vérifier les expériences de M. Breban, ils en firent un rapport avantageux.

---

COLLECTION DE PLUSIEURS OBSERVATIONS SINGULIÈRES SUR DES CORPS ÉTRANGERS, LES UNS APPLIQUÉS AUX PARTIES NATURELLES, D'AUTRES INSINUÉS DANS LA VESSIE, ET D'AUTRES DANS LE FONDEMENT; par M. MORAND.

La division reçue des corps étrangers capables de blesser le corps humain, toute ancienne qu'elle est, ne peut être meilleure. Ces corps étrangers sont formés au-dedans du corps, ou lui sont apportés du dehors. L'on a fait de ces deux classes très-générales des sous-divisions relatives à la doctrine qu'on se propose d'expliquer; et la seconde classe des corps étrangers apportés du dehors a été distinguée en ceux qui pénètrent quelques parties du corps en y faisant une division plus ou moins simple, et ceux qui entrent par quelques ouvertures naturelles. C'est une partie de la chirurgie tous les jours susceptible d'accroissements, soit par rapport à la variété des corps étrangers qui se forment chez nous, soit par la multiplicité des événements bizarres qui peuvent occasionner l'introduction des corps étrangers venus du dehors. Aussi avons-nous des ouvrages intéressants qui en conservent l'histoire; les uns ont traité des différentes pierres engendrées dans le corps humain; d'autres, comme M. Hevin (1), nous ont donné leurs recherches sur les corps étrangers avalés.

Je ne me suis proposé, dans ce Mémoire, que de rassembler plusieurs observations singulières sur des corps étrangers, les uns appliqués aux parties naturelles, les autres insinués dans la vessie ou dans le fondement. De ces corps étrangers, plusieurs, à bien dire, n'étaient point tels par leur destination, puisqu'ils ont été employés comme moyens curatifs; cependant ils sont devenus, par accident, nuisibles aux malades, quoiqu'employés par des gens de l'art; d'autres ont été imaginés par les malades mêmes, dans la vue de se procurer du soulagement, et l'on pourrait dire qu'il y a eu de la stupidité dans quelques-uns, par rapport à l'effet, qui n'a pas été prévu, mais qui pouvait l'être. Le plus raisonnable des moyens inventés pour soulager certaines maladies de l'urètre et de la vessie est sans contredit l'introduction des sondes de plomb; cependant, l'expérience a fait voir qu'il faut se méfier même de celles qui sont préparées avec art, à plus forte raison de celles qui seraient faites, comme l'on dit vulgairement, à la serpe. Des unes comme des autres, il peut en rester, et il en est réellement resté des morceaux dans la vessie. — A l'égard des corps étrangers appliqués aux parties naturelles, je pense sur cela ce que dit Montaigne dans ses Essais, au chapitre de l'oisiveté. « Et n'est ni folie, ni rêverie, » que ne produisent les esprits mal embesognés et déréglés dans le vaste » champ des imaginations. » Ces corps étrangers ne devraient, ce semble, faire qu'une classe fort courte; cependant il

---

(1) Mémoires de l'Académie royale de chirurgie, t. I, part. II, p. 349.

y en a nombre d'exemples; et je suis persuadé qu'il y en a beaucoup qui sont ignorés, ou par la honte des malades, qui les ont cachés, ou par le secret recommandé aux chirurgiens, qui néanmoins n'y manqueraient point en faisant passer leurs observations à l'Académie, sans nommer les sujets pour lesquels ils auraient été appelés. Quelque ridicules que paraissent et que soient en effet plusieurs de ces aventures, elles n'en auraient pas été moins funestes à ceux qui les ont imaginées, si la chirurgie n'était venue à leur secours. Par conséquent, l'on doit savoir gré à l'Académie de publier les moyens que la sagacité des chirurgiens appelés leur a suggérés, pour débarrasser les dupes de ces sottes expériences. — Dans l'énumération des histoires que cet article fournit, j'en ai rappelé quelques-unes qui peuvent être connues, pour rendre la collection plus complète, et parce qu'elles ont un grand rapport avec les autres.

I. *Morceau de sonde de plomb dans la vessie: par M. Morand.* — La première taille que j'ai faite à l'hôtel royal des Invalides, fut sur un cavalier du régiment de Beaujeu, qui m'assura avoir perdu dans sa vessie un bout de sonde de plomb qu'il avait faite lui-même. L'algalie m'avait simplement fait reconnaître un corps étranger solide, ce qui détermina l'opération de la taille. Je le chargeai avec ma tenette, et je ramenai le morceau de sonde que j'avais pris par le milieu, et qui n'en fut pas plus difficile à extraire, parce qu'elle fut ployée en deux. Elle était incrustée dans presque toute son étendue d'une pierre graveleuse, assez facile à briser. Le malade guérit très-bien. J'en ai fait mention dans mon Traité de la taille au haut appareil.

II. *Aiguille à cheveux poussée dans la vessie, communiqué à M. Morand par le célèbre M. Morgagni.* — Un laboureur étant mort de douleurs très-vives et très-opiniâtres à la vessie, on fit l'ouverture de cette partie en présence de plusieurs médecins et étudiants, et on y trouva une pierre de la grosseur et de la figure d'une petite noix, qui s'était formée autour de la tête d'une aiguille à cheveux, de laiton, longue de trois travers de doigts, et qui, ce qui est à remarquer, était parfaitement droite. J'ai observé sans étonnement la même chose chez deux femmes, mais jamais dans aucun homme, et si celui dont il s'agit n'eût avoué, quelque temps avant sa mort, qu'il s'était introduit cette aiguille dans l'urètre, je n'aurais jamais cru qu'on eût pu, par cette voie, faire entrer une aiguille de cette sorte dans une vessie d'homme.

Voici, au reste, comment s'exprime Morgagni :

« Vir quidam agricola, ex diuturnis acerbissimisque urinariæ vesicæ cruciatibus mortuus, in hac, sub oculis doctorum et studiosorum aperta, lapidem gerebat parvæ nucis magnitudine et forma, qui accreverat circa capitulum crinalis acus ex orichalco, tres digitos transversos longæ; et quod animadvertendum, non curvatæ sed rectæ. Bis in feminis, minime admirans, talia inveni, nunquam in viris : quod nisi hic paulo ante mortem fassus fuisset, se sibi acum per uretram, nescio quam ob causam, immisisse, non facile credidissem ejusmodi acum posse illa via in virilem pervenire vesicam. »

III. *Fève insinuée dans la vessie; par M. Durrieux Desparos, chirurgien-major du régiment de la Rochefoucault.* — Au mois de septembre 1751, un jeune homme de vingt-cinq ans fut taillé à l'appareil latéral dans l'Hôtel-Dieu de Lyon, par M. Pouteau, pour lors chirurgien principal, en présence de MM. Faure, Cablat et plusieurs autres, tant maîtres que chirurgiens ordinaires de la maison. La pierre étant examinée, fut trouvée d'une surface inégale, d'une consistance molle et graveleuse, ce qui fit qu'elle avait été un peu rompue lors de l'extraction. Il ne fut pas difficile de briser le reste. M. Durrieux Desparos, voulant voir les couches dont elle était formée, fut fort surpris d'y trouver pour noyau une fève d'haricot bien enchatonnée dans la pierre; la pellicule encore conservée en partie, et la fève fut fendue en deux. Un phénomène si singulier interdit les assistants, qui n'osèrent rien prononcer sur cela, et ils crurent devoir être d'autant plus réservés, que l'on ne put jamais avoir du malade l'aveu qu'il s'était introduit cette fève dans le canal.

IV. *Autre exemple de la même espèce; par M. Bournave, maître-chirurgien à Nantes.* — Un jeune homme, âgé de vingt-un ans, eut une difficulté d'uriner qui fut suivie de douleurs supportables, et resta dans cet état environ trois mois. Ces douleurs augmentèrent, et le malade, soupçonnant quelque obstacle dans le canal des urines, s'imagina qu'il élargirait ce canal, en essayant d'y insinuer trois fèves d'haricot. Il eut soin de les faire cheminer si avant, qu'elles entrèrent dans la vessie, où elles servirent de noyau à trois pierres; elles acquirent en un an chacune le volume d'un œuf de pigeon. Alors les douleurs étant excessives, M. Bournave fut appelé; il sonda le malade, lui trouva la pierre et le tailla fort heureusement; car il lui ôta ces trois pierres en quatre minutes, et guérit son malade en vingt-deux jours. — M. Bournave a envoyé deux de ces pierres à l'Académie; les grosses, ayant été sciées par leur milieu, font voir la fève très-entière au milieu de la pierre, qui n'est point formée par couches sensibles.

V.ᵉ *Epi de blé poussé dans la vessie; par M. Michel, chirurgien-major de Maubeuge.* — Un bourgeois de Mons, âgé de soixante-deux ans, fréquemment incommodé de rétention d'urine, appela M. Michel, chirurgien-major de Maubeuge, qui jugea à propos de le sonder, et lui trouva la pierre. Le malade s'étant soumis à l'opération, fut taillé par M. Michel, qui fut fort étonné de tirer une espèce de pierre en grappes. L'opération fut très-heureuse, et le malade guérit en vingt-cinq jours. La pierre en question étant examinée, se trouva avoir pour noyau un épi de blé, que le malade avoua s'être introduit lui-même dans l'urètre, étant en plein champ, et se trouvant violemment tourmenté d'une rétention d'urine, dont il avait cru pouvoir se soulager par cet étrange moyen. — L'Académie a vu une grande portion de l'épi incrusté, dont quelques couches s'étaient détachées et d'autres restées en place.

VI. *Bougie introduite dans la vessie; par M. Maurain, premier.* — L'on conseilla à un homme qui se lassait d'un écoulement opiniâtre, de s'introduire une bougie dans la verge, et pour cela, on lui en donna une fort longue qui composait en grande partie un petit pain de celle qu'on emploie pour les petites lanternes à papier. Le malade, aussi mal endoctriné sur la façon d'employer la bougie que sur le choix, en fit entrer dans la vessie un bout si long, que s'étant ramollie et ayant été poussée en différents

sens, elle se noua dans la vessie. Le jeune homme, après l'y avoir laissée quelque temps, eut beaucoup de peine à la retirer, et la ramena enfin ainsi nouée. Mais cette extraction forcée fut suivie d'une grande hémorrhagie, tension au ventre, gonflement de la verge, fluxion aux bourses, etc. C'est dans cet état qu'il fut habilement soigné et guéri par les soins de M. Maurain, premier, qui nous a donné l'observation.

VII. *Canule portée dans la vessie par l'urètre; par M. Mongober, chirurgien à Grenoble.* — Un citoyen de Grenoble, âgé d'environ soixante ans, était sujet à une dysurie, pour laquelle il avait coutume de se sonder avec une espèce de canule longue de quatre pouces et demi, et plus grosse à un bout qu'à l'autre. L'on conçoit que cette canule étant si courte, le malade était obligé de l'introduire de toute sa longueur pour parvenir au sphincter de la vessie; enfin il l'enfonça si avant qu'elle lui échappa et glissa dans la vessie. Son chirurgien ordinaire tenta inutilement de la faire sortir. Il y avait quatre heures que cet accident était arrivé, lorsque M. Mongober fut appelé, et il projeta sur-le-champ de faire une incision au col de la vessie pour tirer ce corps étranger. Il plaça le malade comme il devait l'être pour l'opération de la taille; et l'un de ses confrères, ayant troussé les bourses, il passa le doigt sur le périnée, ce qui lui fit reconnaître un bout de l'instrument; ensuite il introduisit le doigt du milieu de l'autre main dans l'anus, pour tâcher de rapprocher l'autre bout, et de porter le bout supérieur plus précisément contre les téguments sous lesquels il le sentait, ce qui aurait facilité l'opération; mais il ne put exécuter son projet. Il entreprit donc l'opération au petit appareil, par une incision faite d'abord entre les muscles érecteurs et accélérateurs, puis dirigé vers le col de la vessie et la prostate. Cette manœuvre lui réussit; il tira le corps étranger et il traita la plaie à l'ordinaire. Le malade fut parfaitement guéri au bout de trois semaines.

VIII. *Tente tombée dans la vessie; tirée de l'ouvrage posthume de M. Collot (François).* — En 1669, M. Collot, taillant une femme de soixante-quatorze ans, tira avec sa tenette une tente de linge, grosse et longue comme le petit doigt, recouverte d'une assez grande quantité de matières graveleuses pour faire une croûte de l'épaisseur d'une de-mi-ligne. M. Dalencé, présent à cette opération, dit que cette dame, à l'âge de quarante ans, avait eu un abcès en la région hypogastrique; que cet abcès s'é-tait ouvert par pourriture, et qu'il avait été pansé pendant long-temps, et fort mal à propos, avec de longues tentes. Ce-pendant l'ouverture faite à la vessie (ap-paremment par le contact des parties pourries) s'était si bien fermée, que l'on avait souvent rempli la vessie d'injec-tions qui n'avaient point d'autre issue que celle par où elles avaient été intro-duites. (*Traité de l'opération de la Taille; Ouvrage posthume de M. Col-lot.* 1727, p. 49.) La tente dont il est ici fait mention était dans le cabinet de M. Winflow, qui a eu la complaisance de la donner à M. Morand.

IX. *Aiguille à tête d'ivoire, insinuée dans la vessie; par M. Morand.* — J'ai communiqué à l'Académie royale des sciences (1) l'histoire d'une fille de Par-me, de basse condition, âgée d'environ vingt ans, accoutumée à coucher avec une autre fille qui aurait voulu faire avec elle les fonctions dont elle était in-capable : elle se servit d'une grosse ai-guille à tête d'ivoire, de la longueur d'un doigt, qui, dans une action particulière entre les deux compagnes, entra par l'u-rètre de Dominica et tomba dans la ves-sie. Peu de jours après, Dominica com-mença à n'uriner que goutte à goutte et avec de très-grandes douleurs. La honte de déclarer son aventure lui fit cacher son mal pendant cinq mois; mais enfin, maigrissant et ayant de la fièvre, elle eut recours à un chirurgien qui, ayant introduit le doigt dans le vagin, et ayant senti une dureté, découvrit avec un in-strument un bout de l'aiguille, emporta les matières pierreuses qui étaient à l'en-tour, et crut avoir fait une belle opéra-tion; mais la malade, continuant d'être dans le même état, et n'ayant eu par cette manœuvre aucun soulagement, M. Zam-pollo fut appelé. Il introduisit la sonde dans la vessie qui était déchirée et ulcé-rée du côté du vagin, et il sentit un corps dur. Pour soulager les vives douleurs, il fit prendre à la malade beaucoup d'hui-le d'olives, et quelques jours après, la pierre qui s'était formée autour de l'ai-guille parut à l'orifice du vagin par le

trou fait à la vessie, et on la tira avec la main sans l'aide d'aucun instrument. La fille cessa de souffrir et fut en état d'agir; mais il lui resta une incontinence d'urine, avec de légères inflammations dans ses parties qui lui arrivaient de temps en temps. — L'Histoire de l'Aca-démie des sciences donnant simplement le fait sans la figure, j'ai cru qu'on ver-rait volontiers l'une et l'autre rassem-blées dans nos Mémoires. La pièce m'a été donnée par M. Darigran, chirurgien-major du régiment de Bourbon, infanterie.

X. *Cure-oreille porté dans la vessie; par M. Lachèse, chirurgien d'Angers.* — En 1751, M. Lachèse fut appelé pour voir une fille âgée de vingt ans, qui, la veille, s'était introduite un cure-oreille dans le canal de l'urètre, et l'avait per-du. Il fut informé de cet accident par la mère de la malade, qui le pria de ne fai-re nulle question à sa fille. Il porta d'a-bord une sonde à femme dans la vessie, et ne sentit rien. Il introduisit ensuite une algalie et trouva le corps étranger. Il porta des pinces ordinaires dans la ves-sie sans pouvoir le tirer. Il saigna plu-sieurs fois la malade pour prévenir l'in-flammation, et fit faire des injections dans la vessie, avec les émollients et les hui-leux pour relâcher les parties et faciliter l'extraction du corps étranger. Enfin, après plusieurs tentatives et au bout de deux mois, il vint à bout de le tirer après avoir dilaté l'urètre sans y faire incision, et il n'est resté aucune incommodité à la malade. Le cure-oreille était incrusté dans une grande partie de sa longueur.

XI. *Pessaire d'argent oublié dans le vagin; par M. Morand.* — Une femme d'environ soixante ans me consulta sur un renversement du vagin pour lequel il lui fallait un pessaire, et après lui en avoir pré-senté de convenables pour la grandeur, elle me pria de lui en procurer un d'argent. Ce pessaire étant placé, je fus plusieurs années sans entendre parler de la per-sonne incommodée, quoique je l'eusse prévenue de la nécessité de se faire exa-miner quelquefois. Elle souffrait depuis quelque temps et rendait par le vagin une matière de mauvaise odeur, lors-qu'elle m'envoya chercher; l'ayant tou-chée, je trouvai son pessaire environné d'excroissances fongueuses plus ou moins dures, et je décidai qu'il fallait l'ôter; mais je m'y trouvai fort embarrassé. Le pessaire semblait être attaché, et comme fixé en plusieurs endroits; et je ne pus le retirer qu'avec quelque violence, et

---

(1) Hist. de l'Académie royale des sciences. Ann. 1735, p. 22.

en déchirant plusieurs de ces mamelons qui le retenaient. — Lorsque j'eus retiré le pessaire, je fus fort étonné de le voir troué en plusieurs endroits, apparemment par l'effet des matières âcres qui exudaient de la partie. Ces trous irréguliers étaient remplis par des portions de la membrane interne du vagin, lesquelles s'étant gonflées et allongées dans le creux du pessaire, y avaient formé des excroissances chaperonnées, qui retenaient dans la cavité du pessaire une matière infecte. Les lambeaux de ces excroissances étaient encore aux ouvertures creusées dans le pessaire. — Cette extraction fut suivie d'une légère hémorrhagie et de quelques douleurs qui cédèrent aisément aux remèdes appropriés et aux injections, par le moyen desquelles l'espèce de pourriture locale fut enlevée. Mais ce qu'il y a de fort singulier, c'est que l'arrachement que j'avais fait, ayant produit dans le vagin une plaie à peu près circulaire, il en résulta une cicatrice de même, qui laissa un étranglement capable de soutenir les parties dans leur état naturel, et la femme n'eut besoin depuis ce temps-là d'aucun pessaire. M. Sabatier fait mention de cette observation dans son Mémoire, tome VIII.

XII. *Clé dans l'anneau de laquelle la verge fut passée; par feu M. Bourgeois le père.*— Un jeune homme, d'une complexion vigoureuse, fit passer sa verge dans l'anneau d'une clé, le plus haut qu'il put vers le pubis, avant de se coucher, et ne fut pas long-temps sans en être incommodé. Les mouvements qu'il se donna pour ôter la clé occasionnèrent bientôt, par des raisons faciles à comprendre, un étranglement dans l'endroit de l'anneau et un gonflement au-dessus et au-dessous, tel que lorsque M. Bourgeois arriva à son secours, il trouva la verge d'une grosseur énorme, à peine pouvait-on voir l'anneau. La première pensée qui lui vint fut de verser de l'huile sur toute la verge, et d'en faire des onctions pendant un peu de temps, ce qui fort heureusement donna la facilité de faire couler l'anneau jusqu'à la couronne du gland, mais il ne put aller au-delà. L'état du malade lui paraissant pressant, il prit le parti d'enlever avec le bistouri plusieurs rouelles de la partie saillante de la couronne, pour mettre le reste à niveau de l'endroit où était arrivé l'anneau, et par ce moyen le retira. L'endroit où s'était faite la plus forte impression du corps étranger menaçait de

la mortification et fut pansée avec un mélange d'esprit de vin camphré et de thériaque. On fut obligé de sonder le lendemain le malade, et ce ne fut pas sans difficulté. La plaie traitée avec les digestifs et les détersifs convenables, il tomba des eschares du prépuce, des enveloppes et même du corps de la verge; la cicatrice qui se faisait tendait à laisser la verge recourbée en bas et de côté, on s'y opposa du mieux qu'il fut possible par une sonde de plomb conservée dans le canal; malgré cela, la partie a conservé une figure fort étrange, mais le malade fut guéri dans l'espace d'environ deux mois.

XIII. *Anneau de cuivre dans lequel la verge fut passée; par feu M. Boudou.* — Un jeune homme d'environ quinze ans fit passer sa verge dans un gros anneau de cuivre qu'il porta à un pouce au-dessus du gland. Peu de temps après, la verge s'étant gonflée, il voulut le retirer, mais il ne lui fut pas possible. Le gonflement augmenta si considérablement, qu'il y survint un paraphymosis, et il fut porté dans cet état à l'Hôtel-Dieu. Je fis d'abord plusieurs tentatives pour ôter l'anneau, mais en vain. Alors j'imaginai que je rendrais l'anneau aisé à rompre en l'attaquant avec la dissolution de mercure dans l'esprit de nitre; pour cela, j'environnai la partie d'un linge imbibé d'huile, fenêtré vis-à-vis des endroits de l'anneau que je voulais toucher. Je le touchai effectivement, et à plusieurs reprises, avec cette eau; après quoi, j'essayai de le couper avec de forts ciseaux, à l'effort desquels il prêta aisément et fut retiré. Le malade fut saigné et guéri en peu de jours par l'application des fomentations émollientes et résolutives. — Quelques années après, la même chose arriva à un homme de soixante ans, porté de même à l'Hôtel-Dieu, et à peu près traité de la même façon.

XIV. *La verge passée dans une virole de fer; par M. Delabarre, chirurgien à Soissons.* — En 1753, un homme de soixante-cinq ans fit passer sa verge, jusque vers la partie moyenne, dans une virole de fer d'un pouce d'ouverture, épaisse de deux lignes et assez mal polie; sa verge enfla peu de temps après, et beaucoup d'efforts inutiles que le malade fit pour la retirer, l'obligèrent au bout de quatre jours de se montrer; mais alors le bourrelet au-dessus et au-dessous de la virole était si considérable, que l'on n'en voyait plus que le milieu. Le chirurgien consulté pour secourir le malade dans cet état, fit venir un serrurier pour limer la virole ; mais le serrurier déclara impossible de faire cette opération sans blesser le malade. Alors le chirurgien imagina de faire passer dessous la virole deux petits morceaux de bois très-minces qui tenoient la peau écartée du lieu qui devait être entamé par la lime ; effectivement, la partie fut mise à l'abri de la lime par cette précaution, mais cela dura trois heures. La partie tendait déjà à la mortification ; on fut obligé d'y appliquer des fomentations animées, l'on y joignit les autres secours ; les urines qui avaient été retenues jusqu'alors commencèrent à couler : le malade fut hors de danger au bout de neuf jours, et entièrement guéri dans le mois.

XV. *La verge passée dans une bague* ; *par M. le Teinturier, médecin au Hâvre-de-Grace.* — Un homme des environs du Hâvre se présenta à l'hôpital, et montra au chirurgien sa verge, qui était prodigieusement gonflée, tendue, et menacée de gangrène jusqu'au pubis, disant qu'il avait été, pendant son sommeil, piqué par une bête. M. le Teinturier faisait alors sa visite, et se joignit au chirurgien. Il fut décidé qu'on ferait des scarifications, et qu'on fendrait le prépuce, qui excédait le gland de plus d'un pouce, formant un bourrelet avec étranglement. Le chirurgien se disposant à opérer, s'aperçut d'une ligature près le pubis, et prit ses ciseaux pour la couper, mais il fut étonné de voir que c'était un anneau, et en demandant la raison au paysan, il n'en eut d'autre réponse, sinon que, la bête étant venimeuse, il y avait quatre jours qu'il y avait mis sa bague, de crainte que le venin ne gagnât le ventre. Il cachait le vrai de l'histoire ; il avait été la dupe d'un conte qu'on lui avait fait sur les vertus de la bague de sa maîtresse, appliquée dans cet endroit-là. — L'anneau se découvrant difficilement, à cause du gonflement prodigieux des téguments, on eut assez de peine à le couper avec une petite lime ; cependant l'on en vint à bout. On fit ensuite les scarifications nécessaires ; le malade fut pansé selon l'art ; les urines, qui avaient été suspendues, reprirent leur cours, et le malade fut bien guéri dans l'espace de deux mois, ayant perdu, par la chute des eschares gangréneuses, la peau de toute la verge et de la partie antérieure du scrotum. — M. Derchigny, ancien intendant du Hâvre, assura M. le Teinturier que pareille chose était arrivée à un matelot il y a vingt-cinq ans, et qu'il fut guéri par les mêmes moyens.

XVI. *La verge et les bourses passées dans un briquet ; par M. Gauthier, maître en chirurgie à Versailles.* — En 1753, un jeune homme de seize ans s'avisa de faire passer ses testicules l'un après l'autre, et sa verge ensuite, dans l'ouverture d'un instrument de fer, ovale, que l'on nomme en français un *briquet.* L'instrument ainsi disposé, la racine de la verge se trouva comme enclavée dans une extrémité de l'ovale, et les bourses vers le périnée prises dans l'autre. Le jeune homme ne fut pas long-temps à s'apercevoir de son imprudence ; il fit tout son possible pour retirer le corps étranger, mais inutilement. Le gonflement augmentait à proportion des efforts qu'il faisait pour s'en débarrasser. Cependant il resta dans cet état pendant cinq jours, sans oser découvrir son mal ; enfin pressé par de vives douleurs, qui lui causaient des faiblesses à chaque instant, il fut contraint de se déclarer, et eut recours à M. Gauthier.

La surprise du chirurgien fut grande, quand il apprit du malade que c'était un briquet qui le réduisait dans cet état, car le gonflement des parties étranglées était devenu si considérable qu'on ne pouvait en aucune manière apercevoir le corps étranger. — L'embarras était de le couper, et cela était impossible, il était inaccessible à toute espèce de scie ou de lime. M. Gauthier imagina un moyen qui lui réussit, et qui, par sa singularité, mérite bien d'être détaillé. Il employa deux petits étaux à main. Ayant fait mettre le malade sur une table, les fesses fort élevées pour que les parties incarcérées fussent fort saillantes, il présenta un étau à la partie supérieure du briquet en l'enfonçant dans l'épaisseur des parties gonflées jusqu'à ce qu'il eût saisi une petite portion du briquet avec les pinces de l'étau, qu'il vissa fortement, et le donna à tenir à un aide ; il saisit et arrêta le bout inférieur du briquet avec un autre étau ; ensuite, tirant celui-ci par le bas, il trouva moyen d'apercevoir le sillon marqué derrière le briquet dans l'épaisseur des parties, et il y glissa une plaque de cuivre mince enveloppée d'un linge fin des deux côtés, et parallèlement le long des cordons spermatiques, auxquels il craignait de faire une violente contusion, lorsqu'il viendrait à exécuter son projet. — Tout étant ainsi disposé, il remua avec les deux mains les deux étaux en sens contraire, et à force de réitérer ces mouvements, le briquet se cassa en trois parties sans aucun accident. Les bourses et la verge étant dans un gonflement énorme et de couleur livide, l'on y appliqua d'abord de l'eau-de-vie marinée, ensuite l'onguent de styrax, à la faveur duquel tombèrent quelques eschares entamées; le cours des urines, qui était presque entièrement interrompu, fut rétabli; les remèdes et le régime convenables remirent tout en ordre, et le malade fut parfaitement guéri.

XVII. *Un affiquot introduit dans le rectum; par feu M. Gérard.* — Il se présenta à l'hôpital de la Charité un homme âgé d'environ soixante ans, qui se plaignit d'avoir dans le fondement la canule d'une seringue à lavement qui y était entrée toute entière, et malheureusement restée. J'introduisis mon doigt dans le *rectum*, je sentis un corps étranger, et j'eus recours, pour le tirer, à des tenettes pour la taille. Je n'avais point cru devoir prendre aucune précaution pour cette opération. L'homme incommodé était debout; j'introduisis la tenette, et lorsque le sujet sentit que le corps étranger était saisi, il acheva l'opération en fuyant subitement, et nous laissant contempler un gros affiquot de buis (1), long d'un bon demi-pied, dont nous ne pûmes savoir l'histoire; celui qui venait d'en être délivré s'étant sauvé de l'hôpital sans nous la faire.

XVIII. *Une navette introduite dans le rectum; par M. Bonhomme, chirurgien à Avignon.* — Un homme de soixante ans était incommodé de constipation depuis plusieurs jours; ayant entendu parler fort vaguement des suppositoires qu'on met aux enfants, il imagina d'en employer un que son métier de tisserand lui présentait; ce fut une navette qui se trouva pour lors garnie de son rocher portant son fil. Il n'en voulait peut-être employer que la moitié, cependant il se l'introduisit toute entière dans le *rectum*. Il fit des tentatives inutiles pour la retirer, et cinq jours après, il se présenta à l'Hôtel-Dieu pour avoir du secours. M. Bonhomme fut obligé d'employer des tenettes pour la taille, avec lesquelles il saisit la navette dans toute son épaisseur,

_____

(1) C'est un instrument dont les femmes se servent pour tricoter.

et l'ayant ramenée hors du fondement jusqu'à l'ouverture qui renferme le rochet, il y introduisit son doigt pour achever l'opération. On fit au malade des injections convenables dans le *rectum*, des fomentations sur le bas-ventre, qui était tendu, des saignées, etc., et le malade fut guéri en vingt jours.

XIX. *Une fiole introduite dans le rectum; tirée des observations de M. Nolet.* A cette occasion, M. Louis cita une observation tirée d'un ouvrage peu connu, et que nous rapporterons telle qu'elle est imprimée. « Un religieux voulant se » guérir d'une colique qui le tourmentait » violemment, on lui conseilla de s'introduire dans le fondement une bouteille d'eau de la reine de Hongrie, où » il y aurait une petite issue au bouchon, » de laquelle l'eau distillât peu à peu dans » l'intestin (ces sortes de bouteilles sont » ordinairement longues), tellement » qu'il la poussa si bien qu'elle entra » toute entière dans le *rectum*, ce qui » l'étonna étrangement. Il ne pouvait » aller à la selle, ni recevoir de lavement; on appréhendait l'inflammation, » et ensuite la mort. On envoya quérir » une sage-femme, voir si elle pourrait » introduire sa main afin de retirer la » bouteille, ce qu'elle ne put faire. Pinces, becs de corbin, et tous les *speculum ani* n'y firent rien; on ne pouvait pas la casser, ce qui aurait été » même plus fâcheux, car les pièces de » verre l'auraient blessé. Enfin, on trouva moyen de faire introduire la main » d'un petit garçon de huit à neuf ans, » qui eut assez d'adresse pour guérir ce bon religieux. » (*Observations curieuses sur des phénomènes extraordinaires qui regardent particulièrement la médecine et la chirurgie, par J. N. (Joseph Nolet), chirurgien du roi dans l'hôpital de la marine à Brest.* (Obs. XXXIII, p. 33.)

XX. *Queue de cochon introduite dans l'anus; tirée des observations de Marchettis.* — A ces dernières observations, l'on peut joindre celle de Marchettis (*Obs. med. chir. rarior. Syllog., cap. 7*), sur une queue de cochon introduite par malice dans l'anus à une fille publique, et retirée par Marchettis, par un procédé très-ingénieux. Il se servit d'un bout de roseau creux, et l'introduisit dans l'anus, de façon qu'il engagea là queue de cochon dans sa cavité, et retira le tout ensemble.

Rapport des expériences faites par l'Académie royale de chirurgie, sur différentes méthodes de tailler, par M. Louis.

La préférence des diverses méthodes de faire l'opération de la taille a toujours été un sujet de grande controverse; jamais on n'en a proposé de nouvelles qu'elles n'aient eu des partisans et des adversaires également outrés dans la défense de leur opinion. La dispute rend problématiques les sujets les plus simples; elle fait naître quantité de questions incidentes, et, tandis qu'on cherche à les résoudre, on perd de vue les vrais principes de la chose, en substituant l'explication des faits équivoques et accessoires à la considération pure et simple des points essentiels. Pour peu que durent ces disputes, il est bien rare que les passions n'y jouent un rôle, et qu'elles ne dégénèrent en querelles personnelles. Les faits ne sont plus présentés de la manière la plus instructive; les gens de l'art qui ne sont point à portée de les vérifier, ou qui n'y donnent pas toute l'attention dont ils seraient capables, peuvent être induits en erreur sur la foi d'autrui. D'ailleurs, ces contestations diminuent nécessairement la confiance, et elles ajoutent au malheur des personnes attaquées de la pierre la crainte des secours qu'on leur indique, puisque le moyen que les uns croient salutaire est rejeté par d'autres comme dangereux et meurtrier. Il est donc également utile et nécessaire de s'occuper de la recherche de la vérité sur un objet aussi intéressant; l'Académie s'en est fait un devoir. Pour parvenir au but qu'elle s'est proposé, d'éclaircir les doutes, d'aplanir les difficultés, de lever toute incertitude, et de rappeler les esprits à une doctrine solide par des observations judicieuses, il a paru convenable de faire des expériences sur les différentes méthodes de tailler et de les comparer ensemble, pour juger, sans partialité ni prévention, de leurs avantages et de leurs inconvénients respectifs par la voie de l'examen et de la discussion. Ces expériences ont été autant multipliées que l'importance de la matière l'exigeait. Elles ont été faites par ceux des chirurgiens de Paris qui sont le plus versés dans la pratique de l'opération de la taille, et qui ont été honorés de l'estime et de la confiance particulière du public à cet égard. On y a invité des li-thotomistes qui jouissent de la même réputation dans leurs provinces; enfin M. le premier chirurgien du roi n'a rien négligé de ce qui pouvait contribuer à les rendre utiles au progrès de l'art et au bien de l'humanité.

(I. *Expériences et jugement sur le grand appareil.*)—Si les succès cités en faveur d'une méthode en établissaient suffisamment la bonté, le grand appareil aurait continué d'être regardé comme une des plus sûres opérations de la chirurgie. Les Collots se sont immortalisés par la pratique du grand appareil, et l'on n'a pas plus loué leurs cures, presque toujours heureuses, que l'habileté singulière avec laquelle ils opéraient. C'est ainsi que M. Perrault, dans la Vie des Hommes Illustres qui ont paru en France pendant le siècle de Louis XIV, parle de Philippe Collot, en ajoutant qu'autrefois, pour des hommes pareils, les éloges n'auraient pas suffi, et qu'il aurait fallu leur élever des statues. La méthode des Collots consistait à ouvrir, avec un instrument fort large, les téguments et l'urètre à côté du raphé, entre le scrotum et l'anus, et à faire ensuite, au moyen d'un instrument particulier introduit dans la vessie, une dilatation et un déchirement proportionnés au volume de la pierre. L'opération de la taille cessa d'être un secret dans la famille des Collots: MM. Jonnot et Tolet l'ont pratiquée publiquement à l'hôpital de la Charité, et ce dernier assure, dans l'ouvrage qu'il a donné sur cette matière, que le plus grand nombre des malades y guérissait. M. Mareschal rectifia les instruments, que ses prédécesseurs avaient déjà corrigés; il se servit d'un lithotome moins large, et il perfectionna cette opération par une incision à l'urètre, prolongée intérieurement en glissant le bistouri le long de la cannelure de la sonde pour s'approcher du col de la vessie; c'est cette incision, plus étendue, qu'on a nommée *le coup de maître*. M. Mareschal avait si bien réussi dans cette opération, que M. Fagon, premier médecin du roi, le choisit de préférence au frère Jacques, pour se faire tailler, malgré la réputation dont ce moine jouissait alors à la cour et à la ville, et qui était fondée sur quelques cures d'éclat; des succès particuliers peuvent bien être la règle des jugements de la multitude, mais ils ne suffisent pas pour déterminer les vrais connaisseurs; c'est néanmoins le genre de preuves le plus frappant, et les maîtres de l'art ne se sont pas toujours garantis de ses illusions. Lorsqu'on parlait avantageusement de l'opération du haut appareil, il y a environ trente ans, et depuis, lorsqu'on voulut introduire en France l'appareil latéral, les anciens lithotomistes, dans leurs préventions pour la méthode à laquelle ils étaient habitués, n'opposèrent que leurs succès. Malgré ces témoignages, nos expériences nous ont confirmé tout ce qu'on avait dit sur les imperfections de cette méthode d'opérer. L'incision commence trop près du pubis, et ne peut pas être assez étendue pour permettre l'extraction des pierres un peu grosses. Si on voulait la continuer du côté du *rectum*, on risquerait de blesser cette partie; en prolongeant l'incision du côté du pubis, on entamerait le tissu cellulaire du *scrotum*; aussi, dans ce cas, arrive-t-il souvent une ecchymose qui y attire, et dans toutes les parties voisines, une inflammation et la gangrène, lorsqu'on n'a pu prévenir la pourriture du sang qui s'est épanché. Mais ce qu'il y a de plus désavantageux dans l'opération du grand appareil, c'est que l'incision n'approche pas de la vessie de plus près que deux travers de doigts; les instruments ne peuvent donc être portés dans la vessie, avec quelque légèreté qu'on les y introduise, qu'en forçant les parties. L'introduction préliminaire du doigt, recommandée pour faciliter l'entrée de la tenette, commence le déchirement; l'écartement des branches de cet instrument, substitué à l'usage du dilatatoire, étend violemment et sans aucune règle le déchirement des parties, qu'il serait bien plus sûr et beaucoup moins douloureux d'inciser; cette plaie meurtrie et déchirée se trouve exposée, par le passage de la pierre, à de nouveaux efforts plus ou moins violents, suivant son volume; son extraction cause au col et au corps de la vessie une contusion et un déchirement considérables, suivis quelquefois de la mort, ou d'une incontinence d'urine, ou d'une fistule. Voilà les propres termes dont se servait M. Mery, il y a plus de cinquante ans, dans le jugement qu'il porta sur le grand appareil. M. le Dran, dans les épreuves des différentes méthodes rapportées dans le parallèle des tailles, a remarqué que l'incision de l'urètre, dans le grand appareil, finissait à peu près à un pouce et demi de la prostate, et que les efforts nécessaires pour faire prêter le reste du trajet

jusqu'à la vessie y causent un déchirement. Nous avons vu en effet, dans nos expériences, que l'extraction de la pierre était constamment fort difficile par le grand appareil; que les prostates se trouvaient fort contuses et souvent séparées du col de la vessie, et que la vessie elle-même était quelquefois séparée de l'os pubis par la rupture des ligaments qui l'y attachent. Ce délabrement est principalement l'effet de la résistance que la prostate oppose au passage de la pierre. La mauvaise disposition de la coupe extérieure y contribue aussi, puisqu'elle est trop directe, qu'elle répond à la partie la plus étroite de l'angle que forment les os pubis par leur union, et qu'elle exige qu'on fasse effort en bas et sur le *rectum* pour tirer la pierre de la vessie. On peut donc conclure, par la considération des parties intéressées dans le grand appareil, et des violences qu'elles souffrent par l'extraction de la pierre, et par les désordres qui en sont les suites, que c'est une opération très-imparfaite et fort dangereuse. L'énumération des succès ne prouve rien en sa faveur; aucun chirurgien n'aurait eu la témérité de la pratiquer habituellement, si elle produisait toujours tous les accidents qui peuvent en résulter. La bonne constitution du sujet, le bon état de la vessie, le volume médiocre de la pierre, l'intelligence du chirurgien à prévenir les accidents, et son attention à combattre ceux qui surviennent, toutes ces choses peuvent diminuer les inconvénients d'une opération mal imaginée, et meurtrière par sa nature. Ce sont les succès qui attachaient les anciens lithotomistes aux méthodes qui avaient fait leur réputation, tout imparfaites qu'elles étaient; ils ne comptaient que leurs victoires, et s'aveuglaient sur les vraies causes de leurs défaites. Nous n'adopterons point leurs préventions; bien instruits du fond de la méthode du grand appareil, nous jugeons qu'il n'est pas prudent de suivre une route aussi dangereuse, et qu'on ne peut, sans témérité, s'exposer à une opération qui a des suites si fâcheuses, dont les lumières et la dextérité du meilleur lithotomiste ne pourraient pas garantir.

( II<sup>e</sup> *Expérience, et jugement sur la taille latérale* ). La connaissance des inconvénients attachés à la méthode du grand appareil nous éclaire sur la perfection de la taille latérale. La raison n'y montre que des avantages, et l'expérience les a confirmés. Les parties qui font la principale résistance dans l'ancienne méthode sont coupées dans celle-ci; on ouvre une voie libre à la pierre; on évite autant qu'il est possible la contusion de ces parties délicates, qui sont nécessairement déchirées et meurtries dans le grand appareil. L'incision des téguments peut être proportionnée au volume de la pierre; elle est oblique à côté de l'anus; elle s'étend inférieurement jusqu'à la tubérosité de l'os ischion; elle répond, dans son étendue, à l'intervalle que laissent entre eux les muscles érecteur et accélérateur, auxquels elle ne donne aucune atteinte. L'on attaque directement le col de la vessie. C'est du bourrelet que la prostate y forme que dépend la plus grande difficulté de l'extraction de la pierre dans l'opération du grand appareil. Dès qu'on a incisé la prostate, il n'y a plus d'obstacle; la plaie forme un triangle dont la base est aux téguments et la pointe au col de la vessie; cela est très-avantageux pour l'extraction de la pierre. Cette opération, dont nous avons fait des épreuves répétées, nous a paru satisfaire plus parfaitement aux vues qu'on doit avoir dans la lithotomie.

(III<sup>e</sup> *Expérience avec le lithotome caché*). Nous avons fait beaucoup d'expériences avec le lithotome caché, et nous aurions souhaité que son auteur ne se fût pas refusé à l'empressement que nous avions de le voir opérer. M. le premier chirurgien du roi l'a invité à nos expériences; ses avances les plus polies ont été inutiles. La surprise d'un premier refus n'a pas empêché de faire de nouvelles démarches; elles n'ont pas eu plus d'effet. L'auteur du nouveau lithotome a renvoyé à la description qu'il a publiée de sa méthode; aucune considération n'a pu faire changer sa résolution. Il s'agissait de chercher la vérité, le motif du bien public nous aurait tous réunis. Il n'était pas question de paraître devant des juges, l'auteur du lithotome caché aurait été le nôtre; persuadé de l'excellence de son instrument, il ne pouvait prévoir que plus de réputation et de gloire, en venant partager ses lumières avec nous.

(*Description de cet instrument*). Le lithotome caché est un bistouri dont la lame tranchante a quatre pouces et demi de long; cette lame a une gaîne dont la soie passe dans toute la longueur d'un manche de bois qui peut tourner sur elle. Ce manche est à six pans; chaque surface est à une distance inégale de l'axe de l'instrument. Au moyen d'un ressort à bascule, dont l'extrémité inférieure entre dans des engrainures sur la virole du manche, on fixe la surface, qu'on juge à propos, sous la queue de la lame tranchante, de façon qu'on peut à volonté faire sortir la lame de sa gaîne de 5, de 7, de 9, de 11, de 13, ou de 15 degrés. Des chiffres gravés sur chaque surface indiquent le degré d'ouverture qu'elles permettent. Voici la manière dont l'auteur enseigne qu'il faut se servir de cet instrument.

(*Manière de s'en servir.*) Le malade étant en situation, on met la sonde cannelée ordinaire dans la vessie; un aide, qui relève le scrotum d'une main, tient la sonde de l'autre, en angle droit avec le corps. L'opérateur, placé vis-à-vis du malade, tend la peau, en la tirant du périnée vers le scrotum, avec le doigt indicateur et celui du milieu de la main gauche; il fait, avec un instrument tranchant, une incision à côté du raphé, depuis le milieu du muscle accélérateur, en descendant vers la tubérosité de l'ischion. Elle doit avoir au moins deux pouces et demi de longueur dans les adultes. Par cette première incision, l'on coupe la peau et l'épaisseur des graisses. Le doigt indicateur gauche, porté dans la plaie, sert ensuite à diriger la pointe du bistouri dans la cannelure de la sonde; on doit la découvrir de sept à huit lignes. L'opérateur porte alors l'extrémité de la gaîne du lithotome caché dans la cannelure de la sonde; il en tient le manche avec la main gauche; puis, en faisant glisser le bec du lithotome le long de la cannelure, sous l'os pubis, il introduit son instrument dans la vessie, et en retire la sonde, qui n'est plus d'aucune utilité. Il faut reconnaître la pierre, et, suivant le volume dont on la juge, on règle, par le manche de l'instrument, la grandeur de l'incision dont on croit avoir besoin. Ces choses étant disposées, on porte le dos de la gaîne du lithotome sous l'arcade du pubis; on ouvre l'instrument, et on le retire tout ouvert jusqu'au dehors, en conduisant le tranchant de la lame suivant la direction de l'incision extérieure. Les parties sont coupées bien net, l'introduction des tenettes se fait facilement, et l'on achève l'opération par l'extraction de la pierre.—On attribue de grands avantages à cette manière d'opérer; on dit qu'elle n'a point les inconvénients du déchirement et de la contusion, dont les suites peuvent être si funestes dans l'opération du grand appareil, et qu'elle est aussi moins douloureuse, puisqu'on peut tirer le corps étranger, sans violence, par la voie libre qu'on a ouverte. Mais ces avantages, nous les avons reconnus dans la taille latérale. L'auteur du nouveau lithotome, que nous n'appellerons plus lithotome caché, puisqu'il n'agit qu'étant ouvert, part d'un bon principe : il ne reconnaît pour avantage supérieur, dans l'opération de la taille, que l'incision par laquelle on débride entièrement et nettement le trajet par où il faut extraire la pierre ; et il prétend que l'ouverture de son instrument, qu'il croit pouvoir proportionner au volume différent des pierres, fait, avec toute la précision possible, le degré convenable d'incision. C'est l'avantage qu'il dit être particulier à sa méthode, et qu'il assure ne se trouver dans aucune autre. — Dans les questions de faits, telle que celle-ci, la vérité se montre aisément à ceux qui veulent bien sincèrement la découvrir, et se dépouiller de toute prévention. Nous avons désiré l'auteur du nouveau lithotome parmi les témoins de nos expériences ; il aurait été satisfait des attentions que nous avons données à la recherche de tout ce qui pouvait favoriser l'usage de cet instrument. La bonne opinion que nous avons de sa sincérité ne nous permet pas de douter qu'il ne fût convenu de même de ce que nous y avons trouvé de répréhensible ; nous exposerons ces divers résultats, en rappelant à propos les principes qui doivent être admis pour la règle invariable des jugements sur les avantages et les inconvénients positifs des différentes méthodes de tailler.

( *Inconvénients de cette manière d'opérer.* ) La coupe extérieure, telle qu'on la prescrit, est manifestement défectueuse. Comme elle ne dépend pas du nouveau lithotome, nous ne lui imputerons pas les suites fâcheuses qui peuvent en résulter. Quelle nécessité y a-t-il de couper une partie du muscle accélérateur, et d'ouvrir l'urètre aussi haut qu'on le fait? Cette plaie de l'urètre ne facilite en rien l'extraction de la pierre ; c'est ce que plusieurs auteurs ont remarqué très-judicieusement contre la méthode du grand appareil. La peau, qui est tirée vers le scrotum pendant cette première incision, se rabat ensuite sur l'angle supérieur de l'incision de l'urètre ; le sang qui en sort s'infiltre dans les cellules du tissu adipeux, et c'est la principale cause de l'ecchymose du scrotum, accident si fréquent en pareil cas. L'urine peut prendre la même route ; de là ces abcès putrides et gangréneux qui produisent les désordres dont parlent tous les praticiens qui ont écrit sur cette opération. L'auteur du nouveau lithotome a vu ces funestes effets dans la personne d'un ecclésiastique attaqué d'une hydrocèle, et qu'il a taillé au mois de juin 1754. On aurait pu vider les eaux épanchées dans le scrotum, par une ponction, quelques jours auparavant l'opération qu'exigeait la pierre dans la vessie. Il aurait été prudent de profiter de ce temps pour l'application de cataplasmes vulnéraires et aromatiques, afin de donner du ressort aux parties relâchées par le volume des eaux. Malheureusement, on ne prit pas ces précautions : le malade est mort de la pourriture gangréneuse du scrotum, quelques jours après l'opération de la taille. Cet événement a peut-être été la suite de l'omission des pansements convenables ; au moins n'est-il pas juste de le mettre sur le compte du lithotome, parce qu'en effet il est certain que, par lui-même, il n'y a eu aucune part. Cet exemple apprendra aux jeunes chirurgiens qu'il faut joindre, à la dextérité dans l'art des opérations, la connaissance des maladies et des secours qui leur conviennent. Cette connaissance sera le fruit de l'étude et de l'expérience ; elle apprend à éviter beaucoup de dangers, et elle fournit les moyens de combattre les accidents qu'on n'a pu prévenir. Nous pouvons rapporter ici un exemple tout récent, bien fâcheux, quoique moins funeste, de l'ecchymose du scrotum. Tout Paris sait que l'opération faite à M. l'abbé de B***, doyen des comtes de Lyon, a été très-laborieuse, et a duré vingt-neuf minutes. L'hémorrhagie a été considérable, et a mis le malade dans un danger très-pressant ; on l'a arrêtée par le secours d'une canule et d'une compression extérieure. Le sang s'est épanché dans les cellules graisseuses du scrotum, et l'on n'a pu prévenir la gangrène qu'en y faisant des incisions. Le gonflement causé par l'épanchement du sang dans le tissu cellulaire de cette partie n'a jamais lieu dans la taille latérale bien faite, parce que l'angle supérieur de l'incision est beaucoup plus bas que le repli de la peau entre le scrotum et le périnée.

( *Principe général sur la perfection de la taille.* ) L'auteur du nouvel instrument donne pour principe, sur l'opération de la taille, que celle-là est la plus parfaite qui ouvre une voie aisée à la sortie des pierres. Nous adopterons volontiers cette proposition capitale, pourvu qu'on n'entende pas que l'incision doive se faire sans égard aux parties qui peuvent être intéressées sans danger, et à celles qu'il est à propos de ménager. Nous ne pensons pas que personne ait des idées contraires sur cela; l'anatomie ne cessera jamais d'être le flambeau de la chirurgie et le guide de ses opérations. Quand on est d'accord sur les principes, les discussions ne sont plus embarrassantes, et l'éclaircissement des difficultés devient facile. Considérons d'abord ce qui regarde l'incision extérieure. On doit lui donner plus ou moins d'étendue, suivant le volume de la pierre et l'âge du sujet. Il ne faut point d'instrument nouveau pour inciser les téguments, non plus que pour diviser le muscle transversal et les graisses qui sont entre les muscles érecteur et accélérateur jusqu'au bulbe de l'urètre. Toutes les épreuves qu'on a faites montrent que c'est le bourrelet que la prostate forme au col de la vessie qui s'oppose à l'extraction de la pierre. Cet obstacle est facile à vaincre par la taille latérale. La sonde qui est dans la vessie, et qu'un aide soutient dans la direction convenable, a une cannelure sur laquelle on coupe ce bourrelet que forme la prostate; dès qu'il est coupé, il n'y a plus de résistance : les tenettes entrent facilement. La vessie est fort extensible; elle prête plus ou moins, suivant le volume du corps étranger. Dans l'extraction d'une grosse pierre, le tissu de la vessie, à raison de son extensibilité, n'est exposé qu'à un léger déchirement, pourvu qu'on agisse avec douceur et ménagement. La vessie aura moins à prêter dans l'extraction des pierres qui ont moins de volume; mais l'opération ne doit pas changer par rapport aux parties intéressées. Tout l'obstacle est au col de la vessie; c'est le col de la vessie qu'il faut débrider. Il suffira néanmoins d'entamer la prostate avec un petit bistouri, dans le cas d'une pierre très-médiocre; on étendra un peu plus l'incision, ou on la fera avec un instrument un peu plus large, si la pierre est d'un volume considérable; mais la plus grande incision doit être bornée intérieurement à la section de la prostate, jusqu'au corps de la vessie exclusivement. C'est un dogme très-dangereux que de recommander vaguement une plus grande incision à l'intérieur pour les grosses pierres que pour celles d'un volume moyen. Ne faut-il pas compter sur la souplesse des parties? Et dès qu'on convient qu'il n'y a

que le corps de la prostate qui résiste, ce n'est que la prostate qu'il faut attaquer. Les incisions graduées, autrement que de la manière dont nous venons de l'exposer, peuvent faire illusion à ceux qui n'envisagent les objets que d'une vue superficielle; mais la raison et l'expérience en démontrent également le danger à ceux qui jugent d'après un examen réfléchi. Le lithotome, ouvert à cinq degrés, peut fendre entièrement la prostate, et il nous a paru, dans plusieurs épreuves, que cette ouverture avait donné le même résultat que la taille latérale. Dans quelle intention voudrait-on se servir de cet instrument, ouvert à un plus grand degré? Ce ne sera pas pour faire une plus grande coupe extérieure; car il est absurde d'ouvrir une grande lame tranchante dans l'intérieur de la vessie, pour couper les téguments et les parties qui sont en-deçà de son col. S'il s'agit uniquement de couper la prostate, nous le faisons avec bien de la sûreté par le dehors, en glissant un instrument tranchant le long de la cannelure de la sonde. Le nouveau lithotome ne doit couper que la prostate, et nous avons trouvé qu'il le pouvait faire au n° 5. Quel est donc le but qu'on se propose en ouvrant cet instrument, comme on le fait souvent, jusqu'au n° 13 ou au n° 15? Ce ne peut être que dans la vue de couper des parties plus éloignées, ou d'entamer plus profondément celles qui le seraient moins par un moindre degré d'ouverture de la lame du lithotome. Mais l'incision, portée plus haut que le col de la vessie, sera dangereuse et tout-à-fait inutile pour l'extraction de la pierre. Si l'on entame plus profondément, on coupera les vésicules séminales et le rectum. Voilà les dangers de cette pratique; la raison les fait sentir; des épreuves réitérées sur les cadavres nous les ont fait apercevoir, et les opérations sur le vivant ne les ont que trop confirmés. L'impartialité dont nous nous piquons, et qui nous fait rapporter tous les avantages que nous avons trouvés dans l'usage du nouvel instrument, ne nous permet pas d'en dissimuler les inconvénients. Les gens les plus prévenus aujourd'hui nous sauraient quelque jour mauvais gré de la complaisance que nous aurions eue de nous être trop prêtés à leur préoccupation. Nous devons apprécier la valeur des choses, sans considérer le prix que le hasard et l'opinion ont pu y mettre.

( *Dangers dans l'usage du nouvel in-*

*strument.*) Dire, en général , qu'il faut ouvrir une voie libre, et proportionner l'incision au volume de la pierre, c'est un précepte trop vague, que la connaissance de la structure des parties ne permet d'admettre qu'avec restriction. Le champ n'est point libre, et l'on ne coupe pas impunément mal à propos dans des parties aussi délicates que celles qui sont intéressées dans l'opération de la taille. L'anatomie nous apprend ce qu'on peut et ce que l'on doit couper sans danger pour faire l'extraction de la pierre, ce qui est le but de l'opération. L'on ne doit inciser que les parties qui font la résistance ; toute la résistance est au col de la vessie ; on ne doit donc pas couper par-delà : on ne le pourrait pas sans s'exposer à de grands dangers, comme nous l'avons déjà dit. Or, si le lithotome, ouvert au cinquième degré ou au septième, coupe entièrement la prostate, on ne voit, dans l'effet d'un plus grand écartement de sa lame, qu'une incision prolongée au-delà des bornes que prescrit la nécessité de l'opération. Voilà l'argument que la raison oppose aux degrés différents du nouveau lithotome, et nos expériences nous en ont fait voir le danger, non pas en appuyant l'instrument contre le fond de la vessie et sur le rectum, comme on pourrait l'objecter, mais en suivant à la lettre les descriptions données pour s'en servir méthodiquement, et en prenant la précaution recommandée de maintenir le dos de cet instrument contre l'arcade des os pubis pour le retirer en droite ligne jusqu'au dehors. Dans différentes épreuves, le corps de la vessie était coupé entièrement d'un pouce ou d'un pouce et demi par-delà la prostate. Dans des vessies plus étroites, la membrane nerveuse se trouvait même effleurée de la longueur de sept ou huit lignes au-delà de la division entière ; dans d'autres, la vésicule séminale ou le rectum a été blessé. On conçoit quels peuvent être les inconvénients de la lésion de ces différentes parties : l'incision, portée au-delà de ses justes bornes sur le bas-fond de la vessie, peut attirer une inflammation dangereuse, et donner lieu à l'infiltration de l'urine dans le tissu cellulaire qui joint l'intestin rectum au corps de la vessie. Les vaisseaux en grand nombre qui arrosent ces parties sont communément variqueux chez les personnes qui ont souffert de la présence d'une pierre. L'hémorrhagie de ces vaisseaux, divisés par-delà le col de la vessie, sera d'autant plus

fâcheuse, qu'elle sera hors de la portée des secours de l'art.

Nous avons vu , au mois de mai 1751, feu M. Lesne faire, à l'hôpital de la Charité, l'opération de la taille, avec le nouveau lithotome, à un curé du diocèse de Sens. Il y eut une hémorrhagie considérable, qu'on arrêta par le moyen d'une canule mise dans la plaie. Cette hémorrhagie reparut trois différentes fois en quinze jours ; le malade mourut le dix-huitième jour de l'opération, épuisé par la perte de son sang, dont on trouva la vessie toute remplie à l'ouverture du cadavre. L'auteur du nouvel instrument sait que le sieur Forceville, marchand de tabac, rue Saint-Antoine, qu'il a taillé au mois de juin 1756, est mort le septième jour, épuisé par une hémorrhagie lente qui n'a pas discontinué un moment depuis l'opération. —Voici un fait de toute autre conséquence ; il nous a été communiqué par un chirurgien, spectateur de l'opération faite à M. Crin, juge de la ville de Compiègne, par l'auteur même du nouvel instrument. Il arriva en cette ville le 9 du mois de novembre 1754, à sept heures du matin, et il opéra à neuf heures. L'incision fut faite avec le lithotome ouvert au n° 7. L'opérateur se servit d'abord de tenettes droites, et fit plusieurs tentatives inutiles pour charger la pierre ; il les retira de la vessie, et eut recours à des tenettes courbes. Après avoir assez fatigué le malade , il parvint à faire l'extraction d'une pierre molle et plate, du poids de demi-once. Le malade fut mis dans son lit sans aucun appareil, suivant la manière ordinaire de cet opérateur, malgré l'hémorrhagie qui avait fort affaibli le malade. Deux heures après l'opération, le sang continuant à couler, l'opérateur fut obligé de porter dans la vessie une sonde d'argent entourée d'agaric de chêne. Ce pansement n'eut aucun succès. Vers midi, le malade demandait avec instance qu'on le fît uriner ; l'opérateur fit alors dans la vessie une injection d'eau chaude, à la faveur de la canule, qu'il ôta à l'instant. Sur les six heures du soir, l'hémorrhagie continuant toujours, le malade tomba en syncope, et mourut en présence de l'opérateur. Nous croyons dispensé de faire des réflexions sur la conduite qu'on a tenue dans ce cas ; mais il semble que la canule garnie d'agaric aurait arrêté l'hémorrhagie si elle n'eût eu pour source un vaisseau ouvert par une incision prolongée au-delà des bornes nécessaires. La canule arrête toutes les hémorrhagies dans la taille latérale , et les lithotomistes anglais, qui pratiquent cette opération avec tant de succès , font l'ouverture extérieure si grande, qu'ils peuvent faire la ligature de la branche d'artère, dont l'ouverture pourrait leur donner quelque inquiétude.

( *Ouverture du rectum par le nouvel instrument.* ) La possibilité d'ouvrir le rectum avec le nouveau lithotome a été connue dans plusieurs essais. Si le témoignage des commissaires de l'Académie pouvait être suspect, nous citerions sur cet accident les autres témoins de nos épreuves, qui l'ont vu dans toutes les écoles anatomiques où nous avons opéré, les uns aux Invalides et à l'Hôtel-Dieu, les autres aux hôpitaux de la Charité, de Bicêtre et de la Salpêtrière ; car l'on s'est transporté plusieurs fois dans toutes ces maisons pour multiplier et varier les expériences. Il serait bien à désirer qu'il n'y eût point d'autres preuves de l'accident dont nous parlons, que des essais sur des cadavres. On nous a assuré qu'on avait trouvé le rectum ouvert à un prêtre de la paroisse Saint-Roch , mort après l'opération qui lui a été faite par l'auteur du lithotome caché. Il est difficile d'avoir exactement le détail des accidents arrivés entre ses mains. Il prend un grand soin d'opérer le plus secrètement qu'il lui est possible ; il n'admet que des témoins affidés, autant qu'il le peut. Cette conduite est tout-à-fait différente de celle qu'ont tenue Raoux , le frère Jacques, et tous ceux qui se sont donnés pour inventeurs des méthodes particulières. La confiance que quelques succès leur avaient inspirée les portait à augmenter le nombre des témoins de leurs procédés ; ils cherchaient des approbateurs ; le concours des spectateurs de leurs opérations était prodigieux. On sent les motifs d'une conduite opposée : Raoux et le frère Jacques étaient plus sûrs de leur pratique ; leur habileté contribuait peut-être beaucoup aux succès qu'ils ont eus, et ils gagnaient par là ce qu'ils perdaient par l'imperfection de leur méthode. Il leur est arrivé plus d'une fois d'inciser le rectum. Cet accident, qui est très-constaté, avait pour cause le défaut de guide ; le nouveau lithotome a le même inconvénient. M. Bouquot, maître en chirurgie de Paris, établi à Troyes, où il pratique la lithotomie avec succès, y a taillé, le 2 avril 1755, un homme de quarante-neuf ans, avec le lithotome ouvert au

n° 15. La pierre pesait quatre onces; elle fut tirée avec promptitude et facilité. A la levée du premier appareil, on s'aperçut, par l'irruption de l'air et des matières fécales dans la plaie, que le rectum avait été blessé. On ne soupçonnera point qu'un lithotomiste éclairé, jaloux de sa réputation, n'ait pas pris toutes les précautions possibles pour bien faire l'opération avec un instrument dont il s'est servi avec confiance, séduit par la bonne opinion qu'on lui en avait donnée.

( *Objections contre l'invariabilité d'effet , supposée dans le nouvel instrument.* ) Nous avons donné des preuves démonstratives de l'inutilité et du danger des incisions graduées, sous le point de vue qu'elles ont été présentées , et qu'on a regardées comme un mérite particulier du nouveau lithotome. On a cru que l'invariabilité de son effet n'était pas moins avantageuse ; mais cette invariabilité n'est rien moins que prouvée. On assure que le lithotome, ouvert au degré qu'on juge convenable, fait avec précision et certitude la section , de même qu'un compas fait sûrement le cercle qui doit résulter de l'ouverture donnée de ses branches, soit qu'une main habile le conduise, ou qu'une maladroite le dirige. De là on a conclu que le nouveau lithotome pouvait être mis avec confiance entre les mains de toute sorte de chirurgiens , de différents degrés de génie et d'adresse ; que tous feront uniformément la même opération , sans crainte de manquer de précision ; qu'elle sera exécutée aussi parfaitement par l'homme qui a le moins d'expérience , que par le lithotomiste le plus consommé. Ce sont les propres expressions de ceux qui ont loué le nouveau lithotome ; mais la comparaison de cet instrument avec un compas ne peut être trouvée bonne que par ceux qui ne se donnent pas la peine de rien approfondir, et qui admettent, sans examen, comme excellentes les choses qu'on loue comme telles. L'une des pointes du compas est fixe, et l'endroit sur lequel elle porte sera invariablement le centre du cercle que l'autre branche doit tracer. Il n'en est pas de même de la main du chirurgien : on a beau prescrire que le dos du lithotome soit appuyé contre l'os pubis , et qu'on doit le retirer en droite ligne jusqu'au dehors, une inclinaison du poignet, si légère qu'on ne pourrait s'en apercevoir, fera une grande différence par rapport à l'autre extrémité de la lame tranchante, car elle a quatre pouces et demi.

Il est néanmoins certain que le lithotome ouvert à un certain degré ne peut pas faire une section ni plus ni moins étendue. Ce n'est pas là la question ; mais seront-ce toujours les mêmes parties qu'on coupera par le même écartement de la lame ? Voilà ce qu'il faudrait pour établir l'invariabilité et la précision qu'on dit résulter de l'usage de cet instrument. Le contraire nous paraît démontré : l'espace plus ou moins grand de l'intérieur de la vessie, et la disposition variée de cet organe et des parties circonvoisines font que l'instrument, dans la même direction, n'a point les mêmes rapports avec les parties sur lesquelles il doit agir. La lame tranchante, ouverte au n° 9, par exemple, ne blessera pas une vessie spacieuse. Et qui peut douter qu'à ce même numéro elle ne doive faire une plaie très-dangereuse sur une vessie racornie. Cependant, l'ouverture de l'instrument ne se mesure pas sur le plus ou le moins de capacité de la vessie. C'est le volume de la pierre qui est la règle de l'écartement qu'on donne à la lame tranchante. Or, nous voyons journellement des pierres considérables dans des vessies étroites et fort racornies ; ce sera donc sur celles-ci qu'il faudra communément une plus grande ouverture de la lame tranchante. Mais une vessie spacieuse se contracte souvent dans le temps même de l'opération, lorsque l'urine, échappée par la plaie, ne soutient plus ses parois, et que sa tunique nerveuse est agacée par la présence et le jeu des instruments. Il est donc certain qu'eu égard à toutes ces variations, l'invariabilité d'effet est une supposition gratuite, puisqu'en faisant une incision d'une grandeur déterminée, les parties peuvent être intéressées différemment. Le compas décrit un cercle d'un diamètre certain, et le lithotome fait, suivant chaque degré de son ouverture, une incision qui sera toujours d'une même étendue ; cela est incontestable. Mais le plan sur lequel on trace un cercle est immobile et invariable ; et, à raison de l'action de la main, qui est sans point fixe, et de la disposition variée des parties, l'effet du lithotome devient très-incertain, quoiqu'il fasse certainement l'incision d'une étendue déterminée. Enfin, pour revenir à la comparaison si défectueuse d'un compas et du lithotome, en traçant un cercle, c'est le compas lui-même qui fixe et assujettit la main ; et, dans le cas de la lithotomie, c'est la main qui conduit l'instrument.

(*Erreurs sur l'étendue précise de l'incision, par un degré donné de l'instrument.*) Une autre variété dans le résultat de l'incision relativement aux parties, c'est l'effet du plus ou du moins de longueur dont la lame sera portée dans l'intérieur de la vessie. Nous avons vu plusieurs fois la prostate coupée bien net, et l'opération donner en tout une taille latérale parfaite. Si les choses étaient toujours ainsi, il n'y aurait pas lieu de s'étonner des succès que pourrait avoir cette opération. Mais, avec le même instrument, monté sur le même numéro, et porté plus ou moins avant dans la vessie, la coupe varie, et les parties sont incisées différemment. Nous avons quelquefois trouvé l'incision moins étendue au n° 15 et au n° 13, que dans d'autres opérations avec l'instrument à des numéros qui avaient permis un moindre degré d'écartement de sa lame tranchante. On sent assez la raison de ces différences, si trompeuses dans la pratique. Ce n'est pas seulement entre nos mains, dans des expériences faites sur les cadavres, que l'instrument a été infidèle dans ses effets ; son auteur même a eu sur le vivant plus d'une occasion très-constatée d'éprouver le défaut que nous relevons : il a taillé, le septième jour de juin 1753, à Rosoy en Brie, M. de Chevry, lieutenant-colonel du régiment de Saintonge. Après avoir porté vingt-huit fois les tenettes dans la vessie, et avoir amené dix fois la pierre, chargée, jusque sous l'os pubis, sans pouvoir en achever l'extraction, tentatives fatigantes et douloureuses qui ont duré quarante-cinq minutes, on a été obligé de reporter le lithotome dans la plaie pour faire une incision plus grande, qui enfin a permis de tirer la pierre. Le malade est mort des suites de cette opération. Si la prostate avait été bien divisée, la difficulté de l'extraction de la pierre ne serait venue que de l'incision trop peu étendue des parties extérieures. On éprouve souvent, dans le grand appareil, combien la résistance de la peau et du muscle transversal cause de peines et d'embarras ; mais, pour diviser ces parties extérieures, faut-il porter une lame tranchante dans l'intérieur de la vessie. Il y a donc apparence que le point principal de l'opération avait été manqué, que la prostate n'avait point été coupée comme il faut. En effet, lorsque la pierre se trouvera tout-à-fait au col de la vessie, et qu'on tiendra le bout du lithotome en-deçà, à quelque degré qu'on ouvre l'instrument, il ne fera qu'effleurer la prostate. On sait qu'ici les instruments tranchants ne coupent pas en appuyant, mais en glissant. Dans le cas que nous exposons, le lithotome, quel que soit le degré de son ouverture, ne fera guère mieux que ce qui se pratique au grand appareil. Il faut bien croire que c'est dans ces circonstances que les opérations ont été longues et laborieuses, et que les malades ont essuyé des douleurs qu'un parfait débridement du col de la vessie leur aurait épargnées ou abrégées. On ne trouverait peut-être pas extraordinaire que, dans la difficulté de l'extraction d'une pierre très-considérable, on reportât l'instrument tranchant pour surmonter l'obstacle que les parties opposent. C'est ce qui est arrivé à l'auteur du nouveau lithotome, en taillant, au commencement du mois d'octobre 1756, un prêtre lazariste de Fontainebleau. L'opération a duré une demi-heure; on a réincisé à trois différentes fois; le malade est mort dans les vingt-quatre heures. Mais voici un fait tout différent : M. Moreau, professeur de philosophie au collège de Montaigu, a été taillé, le dixième jour de septembre 1756, par l'auteur du nouveau lithotome. Il a eu de la peine à introduire les tenettes dans la vessie, et n'y a réussi qu'après plusieurs tentatives, et à l'aide de deux sondes à bouton ou conducteurs. La pierre, qui n'était pas plus grosse qu'un œuf de pigeon, s'est écrasée au passage. On a reporté six fois les tenettes dans la vessie, et presque toujours avec autant de difficulté que la première fois. On ne voit pas dans une telle opération cette voie libre, ouverte à la pierre par un débridement fait avec toute la précision possible, au degré qu'on juge convenable, sur l'estimation du volume de la pierre; en sorte qu'il n'en doit résulter qu'une plaie simple, dont la réunion n'exige même aucun pansement. Le malade a été une demi-heure entre les mains de l'opérateur. L'hémorrhagie n'a pu être arrêtée que par une canule garnie d'agaric. Le malade est mort le dix-neuvième jour de l'opération. M. Lorry, médecin de la Faculté de Paris, y a été présent, et peut rendre témoignage de la conduite qu'on a tenue dans la suite du traitement.

L'opérateur vient d'avoir une nouvelle preuve de l'infidélité de son instrument, en même temps que de la fausse estimation qu'il avait faite du volume de la pierre à un jeune homme de vingt-un ans qu'il a taillé à l'Hôtel-Dieu de la ville de Nantes. La pierre était engagée dans le col de la vessie; il jugea qu'elle en remplissait exactement la capacité, et se servit de son instrument sur l'idée qu'il avait prise du volume excessif de la pierre; après des tentatives inutiles, il fallut revenir à l'instrument tranchant. Le malade souffrit beaucoup, et, pour l'empêcher de crier, on lui faisait fermer la bouche par un infirmier. Après un grand quart-d'heure de travail, on tira la pierre, qui n'était point grosse, et pour l'extraction de laquelle on aurait dû pratiquer tout simplement le petit appareil, et se servir du crochet à curette dont tous les praticiens connaissent l'utilité en pareil cas. L'hémorrhagie a été arrêtée avec une canule garnie d'agaric. Nous apprenons par une lettre du 22 janvier dernier, le cinquantième jour de l'opération, que les urines passent encore par la plaie, et qu'il y a toute apparence que ce jeune homme restera fistuleux. Les incisions réitérées dans les quatre derniers cas que nous venons de citer prouveraient suffisamment l'illusion des différents degrés du nouveau lithotome, s'il pouvait rester quelque doute sur cet objet, après l'exposé du résultat de nos épreuves.

Ce que nous avons remarqué de répréhensible ne contredit point les succès qu'on pourrait alléguer en faveur de cet instrument. Nous avons vu, en parlant du grand appareil, quel fond on pourrait faire sur ce genre de preuves. Nous croyons avoir fait connaître en quoi consistait la perfection d'une opération par laquelle on se propose de tirer la pierre par l'incision du col de la vessie : on peut juger d'après le principe que nous avons posé quel est le mérite du nouvel instrument. L'opération qu'il exécute n'est pas déterminée; elle est bonne lorsque la prostate est bien divisée; elle s'éloigne de cette perfection avec plus ou moins de danger, suivant la lésion des parties, qu'on trouve quelquefois insuffisante ou portée au-delà des bornes que les connaissances anatomiques prescrivent. Nous pouvons même ajouter, en faveur des succès, que les suites ne sont pas toujours aussi funestes que les fautes sont graves. Nous ne dissimulerons pas que des chirurgiens instruits et fort attentifs ne puissent se servir de cet instrument avec des précautions qui leur feront éviter les dangers que nous avons indiqués. Les instructions que nous pou-

vons donner sur l'usage du nouveau lithotome sont trop nécessaires pour ne
pas les rendre publiques dans un ouvrage où nous nous sommes essentiellement
proposé le bien de l'humanité et les progrès de la chirurgie.

( *Circonspections nécessaires dans
l'usage du nouveau lithotome.* ) L'Académie, informée que M. Caqué, son
correspondant et l'un des chirurgiens
en chef de l'Hôtel-Dieu à Reims, se
sert du nouveau lithotome avec succès,
l'a invité à nous faire part des divers
procédés qu'il suit dans ses opérations.
Les remarques qu'il a faites sur le danger marqué de cet instrument lui ont
suggéré les moyens d'éviter, sur le vivant, les inconvénients qu'il a aperçus
en opérant sur des cadavres. Il a corrigé
l'instrument, et il le conduit avec des
précautions qui ne lui permettent que
de débrider le col de la vessie, en sorte
que le résultat de l'opération soit exactement la taille latérale. — M. Caqué a
observé d'abord que la pointe de l'instrument pouvait léser le bas-fond postérieur de la vessie : pour prévenir cet accident, non-seulement il a fait émousser
la pointe de l'instrument, réforme qui
avait déjà été proposée, mais il a fait
ôter quelques lignes du tranchant à l'extrémité de la lame. Il a vu que l'incision
pouvait être plus ou moins profonde,
suivant le plus ou le moins d'inclinaison
de la main de l'opérateur, quoique la lame
fût au même degré d'écartement ; et
qu'on ne pouvait fournir deux pouces de
lame dans la vessie, et l'ouvrir aux derniers degrés, sans blesser les parois de ce
viscère, couper la vésicule séminale, ouvrir le *rectum* et des branches considérables de l'artère honteuse ; accidents
d'autant plus funestes qu'ils dépendent
essentiellement de l'instrument, sans
qu'on puisse les imputer à la maladresse
du chirurgien.

Pour éviter tant d'inconvénients, rien
ne paraîtrait plus convenable que de se
servir des instruments ordinaires, si bien
appropriés à la taille latérale, qui est le
but de l'opérateur dans le cas dont il s'a-
git. Mais M. Caqué, que des circonstances particulières engagent à se servir du
nouveau lithotome, s'est fait une méthode
qui a été jusqu'à présent à l'abri des suites formidables dont il a connu le danger,
dans les épreuves par lesquelles il s'est
formé. Il s'assure avant l'opération, autant qu'il est possible de le faire, du volume de la pierre, tant par les signes ra-

tionnels que par l'introduction de l'algalie. Pendant que cet instrument est dans
la vessie, il porte le doigt dans le *rectum*.
Par là il juge plus sûrement du corps
étranger et de l'épaisseur de la prostate.
C'est sur les connaissances qui résultent
de cet examen, et sur l'âge du sujet,
qu'il détermine ordinairement le degré
d'ouverture du lithotome. Dans l'exposé
des faits qu'il nous a communiqués, nous
avons vu qu'il taille les petits enfants au
n° 5, les enfants plus avancés en âge au
n° 7, et les grandes personnes au n° 9.
Il a taillé, le troisième jour de novembre
1756, un homme de vingt-sept ans au
n° 11, pour tirer une pierre qui pesait
quatre onces et deux gros. Il y a eu une
hémorrhagie que la canule garnie d'agaric a arrêtée. Voici comment M. Caqué
opère. Lorsqu'après la coupe extérieure
des téguments et l'incision de l'urètre,
il a conduit le nouveau lithotome dans
la vessie, il porte le dos de l'instrument
sous l'arcade des os pubis, en observant
que la lame cachée dans sa gaîne réponde
à la direction de la plaie extérieure. Alors
il retire le lithotome toujours caché, de
façon qu'il n'en reste qu'environ un
pouce au-delà du sphincter. Il regarde
comme essentielle la précaution de baisser un peu le poignet ; il ouvre ensuite
l'instrument et le retire jusqu'au dehors.
Il ne fait que débrider le col de la vessie,
plus ou moins profondément, suivant le
degré d'écartement de la lame tranchante ;
et, malgré toutes ces attentions, il n'a jamais osé tailler au n° 13 et au n° 15. —
L'exposé succinct que nous venons de
faire montre l'infidélité de l'instrument,
et combien il est peu vrai de dire qu'il
peut être mis entre les mains de toutes
sortes de chirurgiens, et qu'ils opéreront
tous avec la plus exacte précision. On
voit que la sûreté de l'opération ne dépend pas de l'instrument, mais des lumières et de la dextérité de celui qui le
conduit. Il est démontré, par les remarques que nous venons de rapporter sur
l'usage du nouveau lithotome, qu'il prescrit beaucoup de retenue et des attentions
très-scrupuleuses, pour ne faire avec lui
que ce qu'on doit. Il exige manifestement
plus de précautions pour éviter les dangers qui peuvent résulter de son usage,
qu'il n'en faut pour conduire nos instruments. Ils sont beaucoup plus simples,
et nous sommes très-assurés qu'ils ne
feront que ce que nous jugerons à propos de leur faire faire. Dans le cas le
plus favorable au nouveau lithotome,

lorsque l'opération se trouvera avoir le plus d'avantages, c'est la taille latérale qu'on aura faite. L'auteur du nouvel instrument ne prétend rien au-delà ; il ne fait donc alors que ce que nous faisons avec la plus grande sûreté par les instruments ordinaires convenables à cette opération : le nouveau lithotome n'a donc point enrichi l'art. Quand on s'en servirait toujours bien, l'opération ne serait point simplifiée par son usage; et ne suffit-il pas qu'il puisse produire tous les mauvais effets qu'on a remarqués, pour le faire regarder comme un instrument fort dangereux ?

(*Erreur funeste sur l'omission des pansements.*) Le nouveau lithotome ne change ni la mauvaise constitution des malades, ni le mauvais état d'une vessie engorgée, suppurante, graveleuse, qui a besoin d'être lavée par des injections, d'être détergée, etc. La plaie ne demande pas toujours une prompte réunion : cependant on n'a pas craint de donner l'omission des pansements comme un avantage annexé à l'usage de cet instrument. M. de Chevry, dont nous avons déjà parlé, en fit venir l'auteur à Rosoy, en Brie, dans la fausse persuasion qu'on était guéri radicalement au bout de six jours, sans faire aucun pansement. Les introductions réitérées de la tenette, avec quelque ménagement qu'on ait pu les faire, ont dû meurtrir la plaie dans tout son trajet : si légère qu'on puisse supposer la contusion, elle exigeait quelques pansements. La plaie ne s'est point réunie ; l'urine et quelques graviers y ont passé continuellement ; la gangrène s'est emparée du périnée, et le malade est mort au bout de six semaines. La réunion parfaite de la plaie n'exempte pas le chirurgien des reproches qu'il mérite dans le cas où il aurait dû s'opposer à cette réunion. Les malades peuvent en être la victime, quoique l'événement semble disculper l'opérateur. L'auteur du nouveau lithotome a taillé à Nantes, le cinquième jour de décembre dernier (1756), M. de la Menardière, âgé de soixante-douze ans. Il lui tira trois pierres, chacune du volume d'un gros marron. La plaie a été lavée avec de l'eau tiède et de l'eau-de-vie pour tout pansement. Les urines fort chargées ont passé en totalité par la plaie pendant les quinze premiers jours, et elle a été parfaitement cicatrisée au bout d'un mois. Le malade, pendant tout ce temps, ressentait des cuissons fort vives en urinant ; les dou-

leurs étaient les mêmes qu'avant l'opération, au point qu'on craignait qu'il n'y eût encore une pierre dans la vessie. Les urines n'ont pas changé de nature. Ces circonstances ne prescrivaient-elles pas qu'on lavât cette vessie par des injections, et qu'on ne se pressât pas d'obtenir la réunion de la plaie. Il fallait même faire suppurer la prostate. On en a connu la nécessité à l'ouverture du sujet, mort dans les derniers jours du mois de janvier. Cette glande était dure, et du volume d'un œuf ; le repli du péritoine qui recouvrait la vessie était gangréné; il y avait aussi des taches gangréneuses au col de cet organe. Les grands maîtres ont remarqué expressément l'abus de la trop prompte consolidation de la plaie dans certains cas. C'est, suivant *Fabrice de Hilden* (1), une grande témérité, et qui répugne aux préceptes de l'art, que de donner indistinctement des soins pour réunir promptement la plaie. Il ne suffit pas, dit-il, que le malade soit bientôt guéri, il faut qu'il le soit sûrement et sans danger pour les suites.

Ce célèbre auteur semble avoir peint le cas de M. de la Menardière dans les accidents qu'il rapporte au sujet de l'abus dont nous parlons. L'opération ne remédie proprement qu'à la cause des douleurs : après qu'on a ôté la pierre, il reste souvent à réparer les désordres que son séjour a produits. Pourquoi négliger les préparations qui assurent le succès de l'opération la mieux faite, et sans lesquelles il est souvent incertain. Il y a peu de cas assez urgents pour dispenser de prendre quelques mesures préliminaires relatives à l'état particulier des sujets. On fait plus : on abandonne, pour ainsi dire, les malades après l'opération, et l'on vante comme une chose admirable de ne les point panser. Il est vrai qu'il y a des circonstances favorables où l'on peut regarder l'incision comme une plaie simple, susceptible d'une très-prompte réunion sans le moindre inconvénient ; mais, dans ce cas, tous les praticiens réduisent les pansements à la simple propreté et à l'application d'une compresse qu'on renouvelle lorsque les urines l'ont mouillée.

_____

(1) Lib. de lithotomia vesicæ, cap. XXIII, de horrendis ac perniciosis quibusdam erroribus qui ante operationem, in ipsa operatione, et post operationem, a multis vulgaribus lithotomis committuntur.

On fait aussi, dans les premiers jours, une onction sur le bas-ventre, avec de l'huile rosat tiède, et l'on applique une flanelle pour entretenir la chaleur des entrailles et la souplesse des parties. Voilà ces simples pansements qu'on ose décrier ; ce ne sont que des précautions aussi louables que leur omission mérite de blâme. L'auteur du nouveau lithotome aurait bien fait de n'en pas négliger l'usage sur M. de Montagu, grand-bailli de Besançon, mort à Paris, rue du Bouloy, le troisième jour de décembre 1755, vingt et un jours après l'opération : elle fut très-laborieuse. La plaie, qui, suivant le système de l'auteur, ne mérite aucune considération, ne s'est point réunie ; les urines n'ont pas cessé d'y passer ; le malade a toujours eu de la fièvre, et le ventre tendu et enflammé. A l'ouverture de son corps, on a trouvé la vessie remplie de cellules qui contenaient des concrétions pierreuses. Cette circonstance, qu'un opérateur attentif sait discerner, n'exigeait-elle pas qu'on fît des injections dans la vessie, pour détacher et entraîner les matières graveleuses qui y étaient contenues. Louerait-on un chirurgien, appelé au secours d'un homme qui viendrait de recevoir un coup d'épée dans le bas-ventre, sans aucune lésion des parties antérieures, et qui dédaignerait de mettre sur cette plaie, toute simple qu'on la suppose, un appareil convenable ? La plaie, dans l'opération de la taille, est-elle de moindre conséquence? Mais que n'admire-t-on point ! Charles Drelincourt nous apprend, dans la relation d'une méthode de tailler, prétendue nouvelle, que la renommée parlait de celui qui la pratiquait avec tant d'estime et de passion, qu'on allait jusqu'au mensonge pour le rendre illustre. Le bruit courait, entre les femmes de Paris, qu'il tirait la pierre aux hommes sans les tailler. On me trouvait stupide, ajoute ce savant médecin, de ne point encenser l'idole. L'opérateur dont il parle rejetait aussi les canules et les injections; aujourd'hui, l'on veut proscrire, dans tous les cas, les pansements, et l'on sacrifie des moyens salutaires à la vogue qu'on est presque sûr de se procurer dans une grande ville par une conduite extraordinaire. Le public est l'arbitre de la réputation et du crédit : l'histoire du frère Jacques est trop frappante pour ne pas la remettre sous les yeux. A son arrivée à Paris, il fut regardé comme un homme admirable, envoyé du ciel pour le soulagement des malheureux attaqués de la pierre. Si l'exemple de nos jours ne nous apprenait pas jusqu'où l'on peut porter la prévention, l'on aurait de la peine à ajouter foi à ce que les auteurs contemporains rapportent de ce moine. Dans sa plus grande vogue, lorsque sa réputation paraissait la mieux établie, il fit environ soixante opérations dans les hôpitaux de Paris, sous les yeux des magistrats. On était tellement entêté que sa méthode était la meilleure, qu'on croyait que dorénavant elle serait pratiquée exclusivement. L'événement ne fut point favorable au plus grand nombre des taillés: Dionis nous apprend qu'il en mourut jusqu'à sept dans un jour, à la Charité. Mais, ajoute cet auteur, cette quantité de morts qui devait ouvrir les yeux aux partisans trop zélés de frère Jacques, fit un effet tout contraire; car, ne voulant pas avouer qu'ils avaient porté leur jugement en sa faveur avec trop de précipitation, ils rejetaient la cause de tant de malheurs sur les chirurgiens de la Charité : on les noircissait par des calomnies odieuses. Cependant, l'ouverture des corps les justifia. Les mauvais succès du frère Jacques, reconnus assez tard, l'obligèrent de quitter le royaume. Le zèle éclairé qui anima M. Raw contre lui, en Hollande, fut soupçonné de jalousie ; les magistrats prirent d'abord le frère Jacques sous leur protection, jusqu'à ce que le malheur de ceux qui se mettaient entre ses mains eût fait succéder de toutes parts les plaintes aux éloges. Le compte que nous rendons de nos travaux est fidèle et désintéressé ; nous espérons que le public judicieux nous saura gré de nos soins ; nous ne nous sommes proposé d'autre but dans nos recherches que son instruction ; il serait bien fâcheux que, conduits par un motif aussi louable, nous n'eussions pas réussi à mériter son approbation.

( IV. *Expériences et jugement sur la méthode de M. Foubert.* ) Quoiqu'on dise, en général, que le débridement du col de la vessie ouvre une voie libre pour l'extraction des pierres, il est néanmoins certain que cette opération ne prépare pas toujours, aux pierres d'un volume un peu considérable, une issue suffisante qui mette les parties par où elles passent à l'abri d'une violence dont les suites ne seraient pas exemptes de danger. Diverses épreuves nous ont montré des inconvénients dans l'extraction des pierres extrêmement grosses, telles qu'il s'en présente assez souvent. L'incision du col de la vessie se prolonge intérieurement par

un déchirement capable d'attirer l'inflammation et la gangrène au corps de la
vessie. La prostate soutient les vaisseaux
éjaculateurs qui sont nécessairement déchirés et meurtris par la contusion et le
délabrement de cette glande. La connaissance de l'usage des parties fait assez sentir quels peuvent être les inconvénients
de ces désordres, lors même qu'on a le
bonheur de sauver les malades, sous les
apparences du succès le plus heureux.
La méthode de M. Foubert, par laquelle
on pénètre dans le propre corps de la
vessie, à côté de son col, permet l'extraction des plus grosses pierres, et les
voies naturelles de l'excrétion de l'urine
et de la matière prolifique ne sont lésées
en aucune façon. C'est cette méthode
qu'on peut appeler proprement taille latérale ; on peut en lire la description et
les avantages dans le premier tome des
Mémoires de l'Académie : l'expérience
en a justifié l'utilité. M. Foubert se propose de détruire, dans un nouveau Mémoire, la plupart des objections qu'on a
formées contre cette méthode, et de donner des éclaircissements sur quelques difficultés. Les opérations qu'il a répétées
sous les yeux des commissaires de l'Académie, dans le cours de nos expériences,
ont donné lieu à quelques observations
utiles. Nous avons remarqué dans cette
méthode que l'incision du corps de la
vessie se bornait à la division que produit la pointe du bistouri lithotome en
pénétrant dans cet organe. Le mouvement
que fait l'opérateur en baissant le poignet
pour relever intérieurement la pointe de
la lame tranchante, dont la base fait angle avec le manche de cet instrument, ne
procure pas une plus grande ouverture,
ainsi qu'on l'avait cru, parce qu'alors le
tranchant ne glisse pas sur les parties qu'on
se propose de couper par ce mouvement,
et que ces parties cessent d'être tendues
par le fluide que la vessie contenait, et
qui s'échappe par la plaie. C'est ce qu'on
a examiné avec soin, en considérant le
jeu des instruments dans des vessies ouvertes au-dessus des os pubis. Aussi, M.
Foubert se sert-il d'un gorgeret dilatatoire pour écarter les lèvres de la division faite par son lithotome. Mais le tissu
de la vessie est si extensible, qu'une pierre
fort grosse peut passer presque sans effort par une ouverture peu proportionnée
à son volume ; et l'on peut assurer que
la facilité de l'extraction des pierres les
plus considérables est frappante, et séduit en faveur de cette méthode. On a

objecté qu'elle n'est pas applicable à tous
les cas ; mais son auteur n'a jamais prétendu la donner comme universelle. Outre les raisons de préférence qu'il peut y
avoir de pratiquer cette méthode pour
tirer une grosse pierre, lorsque la vessie
contiendra assez d'urine pour pouvoir
faire cette opération, il y a d'autres circonstances où elle peut être employée
avantageusement, comme dans les rétentions d'urine et les abcès urineux causés
par l'engorgement squirrheux de la prostate, et par des embarras du canal de l'u-
rètre, qui ne permettent absolument
point l'introduction du cathéter dans la
vessie. L'opération de M. Foubert a donc
enrichi la chirurgie, en multipliant les
ressources de l'art ; c'est aux chirurgiens
à en faire avec discernement l'application convenable.

( V. *Expériences d'une nouvelle méthode inventée par M. Thomas.* ) M.
Thomas, persuadé des avantages de la
méthode dont nous venons de parler, a
travaillé à la rendre plus facile, et a cru
pouvoir y ajouter des perfections en la
pratiquant de haut en bas ; au lieu que
M. Foubert incise les parties de bas en
haut. Dans le fond, c'est la même opération ; il n'y a guère que le procédé qui
soit différent. M. Foubert, bien averti,
par les signes décrits dans son Mémoire,
d'une quantité suffisante d'urine, met
son malade en situation, et fait une ponction à la vessie, à côté de son col, avec
un trocar particulier dont il a donné la
description et la figure. Cette ponction
se fait avec d'autant plus de facilité,
qu'on abaisse la vessie vers le périnée,
au moyen d'une compression méthodique sur la région de l'hypogastre. Le
trajet du trocar formera la partie inférieure de l'incision, par la raison que la
ponction se fait le plus bas qu'il est possible, et qu'on coupe ensuite sur la cannelure de cet instrument, de bas en haut.
M. Thomas agit différemment : il porte
le trocar immédiatement au-dessous de
l'os pubis, un peu latéralement. Le trajet de cet instrument forme la partie supérieure de l'incision. Par cette inver-
sion de méthode, si l'on peut se servir
de ce terme, M. Thomas craint moins de
manquer la vessie ; il y pénètre sûrement,
quoiqu'elle contienne une moindre quantité d'urine. L'incision se fait ensuite de
haut en bas ; et l'instrument tranchant,
après avoir fait l'ouverture suffisante au
corps de la vessie, coupe, en glissant
vers l'extérieur, du côté de la tubérosité

de l'ischion, et fait aux téguments une gouttière qui diminue la résistance extérieure des parties dans le temps de l'extraction de la pierre. M. Foubert se sert quelquefois d'un bistouri courbe boutonné pour faire accessoirement le débridement des parties dans le cas de résistance à la sortie des pierres considérables ; mais il le borne aux fibres du muscle transversal. La section prolongée jusqu'à la peau est essentiellement de la méthode de M. Thomas, et elle empêche l'infiltration de l'urine dans le tissu cellulaire du bas-fond de la plaie ; infiltration dont M. Foubert reconnaît avoir observé les mauvais effets, et qu'il prévient par l'usage d'une canule. Mais, dans la méthode de M. Thomas, cette canule ne sera plus nécessaire que pendant les premiers jours, en cas d'hémorrhagie seulement; et l'expérience a montré que cet accident n'était point ordinaire. Cette méthode a eu des succès brillants sous les yeux de M. Senac, premier médecin du roi; et M. de la Martinière, qui a assisté à toutes les opérations qui en ont été faites sur le vivant, et qui s'était assuré, par des épreuves multipliées, de la possibilité de la pratiquer, en porte le témoignage le plus avantageux. M. Thomas a imaginé, pour son opération, un instrument particulier : il réunit au trocar une lame tranchante qui s'ouvre à différents degrés, et un petit gorgeret pour conduire les tenettes dans la vessie lorsque l'incision est faite. Cet instrument a paru susceptible de perfection : sa tige, un peu grosse, peut être beaucoup diminuée ; on peut borner les degrés d'ouverture de la lame tranchante. Les expériences de la méthode de M. Foubert ont fait connaître qu'une division assez médiocre au corps de la vessie pouvait donner passage à de grosses pierres ; en procédant sur ce principe, l'opération de M. Thomas acquerra encore plus de sûreté, parce qu'on craindra moins d'étendre la division au-delà des bornes nécessaires. Si l'angle inférieur de la plaie de la vessie était au-dessous du niveau de son orifice, comme on l'a vu dans plusieurs preuves, l'urine trouvant moins de résistance à passer par là qu'à reprendre sa route naturelle, la plaie pourrait rester fistuleuse. Nous avons vu un suintement d'urine fort claire, par un petit trou resté dans l'angle d'une cicatrice, d'ailleurs bien faite, sur un jeune homme de dix-huit ans ou environ, deux mois après avoir été taillé par M. Thomas, à sa nouvelle méthode. Il est vrai que ce malade avait essuyé, depuis l'opération, la petite-vérole, qui avait été suivie d'une fièvre lente et d'une leucophlegmatie. Nous relevons cet inconvénient avec d'autant moins de répugnance, que les moyens de l'éviter se présentent facilement. La situation du taillé sur le côté opposé à la plaie, et une algalie mise par le canal de l'urètre dans la vessie, pour déterminer le cours des urines par cette voie, suffiront pour obtenir en peu de jours la consolidation parfaite de la plaie, lorsqu'il n'y aura rien d'ailleurs qui s'y opposera. Quant à la section des parties extérieures, le chirurgien n'a pas besoin d'un instrument qui s'ouvre à différents degrés, puisqu'en appuyant plus ou moins en retirant l'instrument, il peut graduer l'incision au point convenable. Il faut que le jugement du chirurgien conduise ses instruments. Nous ajouterons, sur celui de M. Thomas, qu'il a paru, par le résultat des expériences de cette méthode, faites par ceux qui n'y étaient pas versés, qu'elle exige qu'on s'y exerce avec grand soin pour pouvoir la pratiquer avec sûreté. C'est le défaut de tous ces degrés, imaginés, à ce qu'on prétend, pour rendre une opération plus sûre. Ils la rendront plus incertaine lorsqu'on voudra que les instruments fassent tout. Doit-on attacher aux moyens mêmes l'intelligence qui doit les diriger ? Nous avons vu, dans l'examen de ces lithotomes composés, combien leur usage peut éloigner de la précision qu'on croyait avoir trouvée par leur invention. Une opération ne peut pas être uniquement assujettie à la mécanique d'un instrument. Il paraît néanmoins qu'ici, au moyen des différents degrés, et avec les précautions nécessaires, on peut déterminer avec plus de justesse l'étendue de l'incision intérieure, où l'œil du chirurgien ne peut suivre le tranchant de l'instrument ; mais l'habileté et les lumières de l'opérateur en feront toujours la principale sûreté. Ces difficultés, bien constatées, seront utiles ; on pourra les regarder comme un frein à la témérité de ceux qui ne s'ingèrent dans la pratique de la plupart de nos opérations, sans des études suffisantes et des exercices assez suivis, que parce qu'ils ne sentent pas la conséquence des fautes qu'on peut commettre en faisant les opérations qui paraissent les plus faciles. M. Thomas fera connaître sa méthode dans un Mémoire particulier.

HISTOIRE DE L'ACADÉMIE ROYALE DE CHI-
RURGIE, DEPUIS SON ÉTABLISSEMENT JUS-
QU'A 1743.

La chirurgie est la partie la plus ancienne de l'art de guérir, et celle dont
l'effet est le plus évident. Celse, en lui
rendant cet hommage, n'en recherche
pas l'origine au-delà d'Hippocrate, qui
l'a cultivée et traitée avec plus de soin
que ses prédécesseurs. On a conservé
les noms de plusieurs hommes célèbres
qui en ont écrit depuis ce père de la
médecine : la chirurgie se perfectionna
en Egypte dès qu'elle commença à y
avoir des maîtres particuliers, qui l'ont
exercée et enrichie de leurs découvertes.
Des chirurgiens se distinguèrent aussi à
Rome par leur habileté ; on cite, entre autres, un Megés, reconnu pour le plus
savant, ainsi qu'on pouvait en juger par
ses écrits : la chirurgie, dit Celse, est
redevable de ses progrès aux changements heureux que ces grands hommes
y ont introduits. — Des auteurs plus
modernes (1) ont cru devoir remonter
aux temps héroïques : ils nous représentent Chiron occupé du traitement des
plaies, et formant des élèves, parmi lesquels on voit des princes que l'antiquité
a mis au rang des dieux, en reconnaissance du bien qu'ils ont fait aux hommes : tel a été Hercule et ses descendants,
dont Esculape tirait sa naissance. Poda-
lire et Machaon, fils d'Esculape, Patro-
cle, et autres, après avoir été la terreur
de l'ennemi, à la tête des troupes qui
combattaient sous leurs ordres, méritaient
de nouveaux lauriers par leur science et
leur dextérité dans le traitement des
blessés. Pour prouver l'illustration de la
chirurgie, par le rang de ceux qui en ont
exercé les fonctions, nous sommes dis-
pensés de rappeler les temps héroïques
et fabuleux : nous avons une époque remarquable et intéressante dans notre
fondateur ; saint Louis se plaisait au service des malades, et s'exposa à un danger plus certain dans les hôpitaux, en
pansant les pestiférés, que dans les occasions les plus périlleuses de la guerre,
en se signalant par des prodiges de valeur. — Les chirurgiens de Paris, réunis
en société sous son règne, formèrent

dès-lors un corps académique. Ce prince
s'était fait accompagner dans ses voyages
à la Terre-Sainte par Jean Pitard, son
premier chirurgien, qui dressa nos plus
anciens statuts. Ils règlent l'ordre, la
police et la discipline du corps, et prescrivent de quelle manière on peut y être
admis, tant en qualité de maître qu'en
celle de simple élève. Par un édit de
Philippe-le-Bel, du mois de novembre
1311, l'exercice de la chirurgie est sévè-
rement défendu à d'autres qu'à ceux qui
auront été examinés, approuvés et licenciés. Ce réglement est le principe fondamental d'une bonne législation sur notre
art, et l'utilité publique le dicte nécessairement. Le roi Jean donna, au mois
d'avril 1352, un édit conçu presque en
mêmes termes que celui de Philippe-le-
Bel, pour réprimer le désordre de tous
ceux qui, sans la science et la capacité
suffisantes, s'ingéraient de pratiquer la
chirurgie.

Des lois si utiles au public, et si nécessaires au progrès de l'art de guérir,
ont été faites en des temps que nous
osons taxer de barbarie : mais quel nom
la postérité donnera-t-elle à notre siècle,
si elle est instruite que jamais la charla-
tanerie n'a été plus en vogue, ni aussi
protégée que de nos jours? Elle avilit
l'art, et lui porte les coups les plus funestes. L'humanité gémit de la facilité
qu'on trouve à obtenir, au mépris de la
loi, les prérogatives qu'elle ne réserve
que pour les hommes dignes de l'estime
des citoyens. Hippocrate a écrit à ce
sujet un petit Traité qu'il a appelé *la
Loi*, parce qu'ainsi que dans les répu-
bliques il y a une loi qui apprend à distinguer le juste d'avec l'injuste, il doit y
avoir de même dans les arts une règle
certaine qui enseigne à discerner ceux
qui les professent avec droit, d'avec les
charlatans qui les déshonorent. La médecine, dit ce savant législateur, et l'on
sait que par là il désignait aussi la chirurgie, « la médecine est le plus illus-
» tre de tous les arts ; mais par l'igno-
» rance de ceux qui la professent, et de
» ceux qui prennent ces charlatans pour
» des médecins, elle est devenue de tous
» les arts le plus vil et le plus méprisa-
» ble. Cette erreur vient de ce que la
» médecine est la seule profession qui
» n'est punie que par l'ignominie quand
» elle est mal exercée ; or l'ignominie
» ne blesse point ceux qui en sont comme
» pétris et qui en subsistent, tels que
» sont les charlatans. La science a be-

_____

(1) Marc. Aurel. Severinus, De medicina efficaci, lib. I, cap. II. Le Clerc,
Histoire de la médecine, lib. I, chap. x
et xvII,

» soin d'un heureux naturel, de bons
» préceptes, d'un lieu propre aux études,
» de commencer jeune, d'aimer beau-
» coup le travail, et de travailler plu-
» sieurs années. » Les plus anciens statuts nous ont assujettis à ces conditions;
ils nous ont fait une obligation de joindre la pratique à la théorie. « Le défaut
» d'expérience (suivant Hippocrate, dont
» on ne peut assez admirer ce beau trait)
» est l'ennemi de la tranquillité que
» donne une conduite sage et de la bonne
» confiance, et est en même-temps la
» source de l'audace et de la timidité;
» car l'impuissance produit la timidité,
» et l'audace est fille de l'ignorance. »

Nos premiers réglements, dictés par
une sage prévoyance, se sont maintenus
assez long-temps sans de grandes alté-
rations. Quand François Ier attirait de
toutes parts les savants dans le royaume,
il trouva le corps de la chirurgie déjà
formé d'hommes célèbres. Quoique toutes les sciences, par un droit naturel que
les fausses opinions des hommes ne pourront jamais changer, soient les branches
d'une même tige, les anciens usages ne
permettaient pas d'incorporer les chirurgiens à l'Université, qui est un corps
ecclésiastique: les jeunes gens qui sortent des écoles de philosophie sont obligés d'être en habit clérical pour subir
les examens et obtenir le grade de maître-ès-arts. C'est d'un chanoine de Notre-
Dame, chancelier de l'Université; c'est
sous l'autorité du saint-siège apostolique, que les docteurs en médecine paraissent recevoir, par une bénédiction,
le droit d'exercer leur profession; mais
la chirurgie, cette partie efficace de la médecine, exige souvent l'effusion de sang,
que l'église abhorre. Il semble que celui
qu'on répand pour la conservation des
hommes, suivant des principes scientifi-
ques, ne devrait pas être compris dans
cet anathème; néanmoins les canons de
l'église ont jugé à propos d'interdire
l'exercice de la chirurgie à ceux qui sont
initiés dans les ordres sacrés; en conséquence, les professeurs de cet art salutaire, ont toujours éprouvé quelque obstacle de la part de l'Université.— De si
faibles motifs ne pouvaient faire impression sur l'esprit d'un monarque persuadé
que les sciences illustrent et décorent
les règnes les plus glorieux. François Ier,
considérant « la grande utilité, bien,
» profit et commodité de l'art de chirur-
» gie, et de quel aide et secours il est à
» la conservation de la vie des hommes,

» sujets aux accidents et inconvénients
» de nature et de fortune, ne voulut pas
» que les professeurs de cet art fussent
» de pire qualité ni condition, en leur
» traitement, que les suppôts de l'Uni-
» versité. » Ce sont les expressions mêmes des lettres d'octroi données au collége des chirurgiens de Paris, au mois
de janvier 1544: on y déclare que les
professeurs, licenciés et maitres en chirurgie, tant mariés que non mariés,
jouiront de semblables priviléges que
les écoliers, docteurs-régents, et autres
gradués et suppôts de l'Université. —
On a cru que ce prince avait prétendu
honorer l'état des chirurgiens en les associant à l'Université: mais d'où la chirurgie pourrait-elle tirer un plus grand
lustre que de son propre fonds? La noblesse et la dignité de l'art dépendent
du savoir qu'il exige, de l'objet et de la
fin qu'il se propose; par quel autre genre
d'études pourrait-on mieux mériter de
la patrie, rendre des services plus importants à ses contemporains, et laisser aux
générations futures des fruits plus utiles
de ses lumières et de son travail? Un
père de famille, une épouse chérie, un
enfant précieux devront la vie, que nous
saurons leur conserver aujourd'hui, aux
connaissances dont l'art a été enrichi
par nos prédécesseurs, qui peut-être ne
l'auraient pas cultivé avec tant de zèle,
sans les priviléges accordés par Fran-
cois Ier. Il protégea les lettres en prince
éclairé, et rendit ses bienfaits plus du-
rables que sa faveur, qu'il jugeait pouvoir finir avec son règne.

Ses patentes, dont l'effet devait être
*chose ferme et stable à toujours*, donnaient des droits réels et utiles: elles
défendaient « qu'aucune chose fût de-
» mandée, prise, levée, ni exigée des
» chirurgiens, à cause des tailles et oc-
» trois, droits sur le vin vendu en gros,
» emprunts généraux et particuliers,
» guets et gardes des portes, et autres
» subsides, tributs et impositions quel-
» conques ordinaires ou extraordinaires,
» mis et à mettre en la ville de Paris,
» pour quelque cause et occasion que ce
» soit. » Telles étaient alors les franchi-
ses et exemptions dont jouissaient les
suppôts de l'Université. Le monarque
voulut que les chirurgiens fussent dignes de ces graces distinctives; il ordon-
nait expressément, par ces mêmes lettres,
que personne ne pût parvenir au degré
de maître en chirurgie, qu'après y avoir
été préparé par l'étude des humanités,

et que les examens continueraient à se faire en langue latine. En confirmant ces anciens usages, il consultait l'utilité publique ; et dans cette vue, il prescrivit, par une disposition nouvelle, à tous les maîtres de l'art « de s'assembler tous les » premiers lundis des mois de l'an, en » l'église paroissiale de S. Cosme et S. » Damien, rue de la Harpe, et y demeu- » rer depuis dix heures jusqu'à douze, » pour visiter et donner conseil en » l'honneur de Dieu, et gratuitement, » les pauvres malades, tant de notre-dite » ville de Paris, que autres lieux et en- » droits de notre royaume, qui se pré- » senteront à eux, pour avoir aide et » secours de leur art et science de chi- » rurgie. »

Le concours des malades était si grand, qu'il fallut bientôt faire construire de nouveaux emplacements pour les contenir : cet établissement formait en même temps une chambre de consultations, une académie et une école pratique : les pauvres y recevaient des conseils salutaires ; et l'art se perfectionnait nécessairement dans ces conférences académiques, où le zèle des maîtres ainsi rassemblés les obligeait de communiquer les lumières acquises par leur expérience particulière. Ils étaient souvent consultés sur des maux rebelles à toutes les méthodes, ou qui se présentaient sous un aspect extraordinaire : les plus habiles trouvent toujours à s'instruire dans l'examen des faits nouveaux. Nous pouvons parler avec connaissance du fruit de ces assemblées charitables : la loi qui les a prescrites ayant paru inviolable, on a continué jusqu'ici de remplir ce devoir d'humanité et d'émulation ; plusieurs membres du corps ont contribué à cette bonne œuvre par des fondations qui y sont relatives : on distribue aux pauvres une partie des remèdes que nos candidats fournissent pour les examens qu'ils sont obligés de subir sur la matière médicale externe ; et nous ne nous dispenserons jamais de cette obligation, quoiqu'on ne jouisse plus des exemptions qui l'avaient imposée. — Ces assemblées produisirent d'autres avantages au public : le désir de la perfection forma bientôt un nombre de chirurgiens dignes de sa confiance ; il subsiste des monuments de la haute réputation à laquelle ils sont parvenus ; leurs savants ouvrages sont encore lus et consultés de nos jours avec fruit, et nous n'avons pas cessé de les respecter comme nos maîtres. Thieri de

Hery, chirurgien de l'armée française en Italie, alla à Rome après la bataille de Pavie : enfermé dans l'hôpital de S. Jacques-le-Majeur, où l'on traitait les maladies vénériennes suivant la méthode de Carpi, il observa avec discernement la marche variée de ces maux, les différents symptômes apparents, et leurs déguisements bien plus difficiles à saisir ; il remarqua la vertu secrète du mercure, l'impuissance des autres remèdes, et il finit par laisser des leçons dans le lieu où il était venu pour s'instruire. Le livre qu'il a écrit sur cette matière est le résultat de l'expérience la plus réfléchie et le germe de connaissances lumineuses qui nous guident encore dans les sentiers épineux de la pratique.

Le seizième siècle nous offre les jours brillants et l'âge d'or de la chirurgie française : jamais elle n'a été si honorée, ni estimée avec plus de justice. Ambroise Paré était déjà dans la carrière, lorsque Thieri de Hery, son ami, terminait la sienne. Né avec le génie de l'art, Paré en a enrichi toutes les parties par ses judicieuses observations : ses talents lui ont mérité une considération dont peu d'hommes ont joui, et qui flatterait ceux mêmes que la naissance ou les faveurs de la fortune élèvent aux plus hauts rangs. Les princes et les généraux, chargés du commandement des armées, entraient en campagne avec confiance quand ils avaient pu déterminer Ambroise Paré à les suivre. En 1552, cinq à six mille hommes, avec l'élite de la noblesse du royaume, ayant sept princes à leur tête, sont enfermés dans Metz, que l'empereur Charles-Quint assiége en personne avec une armée de cent-vingt mille combattants. Presque tous nos blessés mouraient ; on réclame le secours d'Ambroise Paré. Henri II, informé du vœu de ses fidèles serviteurs, envoie ses ordres aux maréchaux de Saint-André et de Vielleville : ils font gagner un capitaine italien, qui moyennant quinze cents écus, somme considérable pour le temps, promet d'introduire Paré dans la place. Son arrivée est un événement heureux, regardé comme un bienfait de la Providence : on ne craint point de troubler le sommeil du duc de Guise ; on lui amène au milieu de la nuit un homme dont la présence était si ardemment désirée. « Ce général le reçut de » bonne grace, étant bien joyeux de sa » venue ; » il lui recommande de se trouver le lendemain sur la brèche ; dès

qu'il paraît, les démonstrations de joie
éclatent de toutes parts. Les princes
l'embrassent avec l'affection la plus tendre, et s'écrient : *Nous ne craignons
plus de mourir s'il arrive que nous
soyons blessés.* Le courage renaît, et la
confiance en l'habile chirurgien contribue à la conservation d'une place devant laquelle une armée formidable a
péri. Metz était alors le boulevart de la
France; sa perte aurait pu entraîner
celle du royaume (1).

Les services qu'Ambroise Paré avait
rendus à l'état ne furent point oubliés à
la mort de Henri II ; mais le règne de
François II, son fils aîné, a été trop
court et trop chargé d'événements singuliers, pour apercevoir la chirurgie à
travers les troubles et les divisions de ce
temps malheureux. — Sous Charles IX,
la chirurgie fut en grande estime. Au
retour du siège de Rouen, en 1562, où
le roi de Navarre fut blessé au bras d'un
coup de feu, dont il mourut, le roi, la
reine-mère, et plusieurs princes et sei-
gneurs demandèrent à Ambroise Paré
pourquoi la plupart des gentilshommes
et soldats blessés mouraient de plaies si
petites en apparence. Paré composa à
ce sujet un discours, dans lequel il ré-
fute, en physicien intelligent, les opinions, assez accréditées alors, sur la qualité vénéneuse de la poudre à canon, et
sur la cautérisation qu'on attribuait à la
chaleur des balles et des boulets : il
trouva la cause des dérangements mortels qui troublent l'économie animale,
dans la forte commotion que souffrent
les parties frappées, et il compare judicieusement l'effet du canon à celui de la
foudre. — En 1564, la peste désola le
royaume et chassait, pour ainsi dire,
d'une ville à l'autre, Charles IX, qui
visitait ses provinces. La cour étant à
Lyon, Ambroise Paré fut chargé, par
exprès commandement de sa majesté,
« pour l'amour et souci du bien de ses
» sujets, de mettre par escrit, et faire
» imprimer tout ce qu'il auroit pu savoir

---

(1) Le zèle et la valeur des habitants
avaient secondé celle des troupes : ils
n'ont point dégénéré de la vertu de leurs
ancêtres, et ne le cèdent à personne pour
l'amour qu'ils portent à leur souverain :
c'est dans cette ville que Louis XV,
échappé des bras de la mort et rendu
aux vœux ardents de la nation, a reçu
le titre de Bien-Aimé.

» et cognoître des remèdes à ce propres,
» par la longue pratique qu'il en avoit
» faite. » Paré avait secouru les pestiférés pendant les trois années qu'il avait
été chirurgien de l'Hôtel-Dieu de Paris,
et il avait été attaqué lui-même de cette
cruelle maladie. Son livre, publié en
1568, est rempli d'observations intéressantes. Il est dédié à Castellan, médecin
ordinaire du roi et premier médecin de
la reine. Les termes de bon ami marquent qu'il y avait entre eux l'intimité si
désirable entre des gens qui, dans l'exercice de l'art de guérir, doivent concourir
au même but, chacun dans la partie à
laquelle il s'est particulièrement dévoué.
Le Traité de la Peste est un bon ouvrage
de médecine. « J'ai volontiers entrepris
» cette œuvre, dit Paré à Castellan,
» combien que je susse, avant qu'y met-
» tre la main, que plusieurs doctes per-
» sonnages avaient traité cet argument
» si doctement, qu'il ne fallait pas que
» je pensasse y ajouter quelque chose,
» et encore moins reprendre ou corriger.
» Mais quoi? si sa majesté a voulu en-
» tendre de moi ce que Dieu m'en a dé-
» parti, et par ce même moyen le faire
» entendre à un chacun, je ne puis autre
» chose que lui obéir. » — Les historiens
du temps ont parlé de l'attention singulière que le roi eut pour cet habile
homme, à la Saint-Barthélemi. « Il n'en
» voulut jamais sauver aucun, dit Bran-
» tome, sinon maistre Ambroise Paré,
» son premier chirurgien et le premier
» de la chrétienneté, et l'envoya quérir
» et venir le soir dans sa chambre et
» garde-robe, lui commandant de n'en
» bouger, et disoit qu'il n'étoit raison-
» nable qu'un qui pouvoit servir à tout
» un petit monde, fût ainsi massacré. »
Henri III protégeait et aimait la chirurgie : en 1579, Ambroise Paré fit imprimer dans un cahier à part les figures
d'anatomie et des instruments de chirurgie, répandues dans son grand ouvrage.
« On pourra me blâmer, dit-il, de cette
» dépense superflue ; mais je ne me sou-
» cie point des frais, pourvu que mes
» desseins réussissent à leur fin, qui ne
» tendent qu'à complaire au roi mon bon
» maître : la majesté duquel n'ayant le
» loisir de lire tout ce livre, à cause des
» sérieuses affaires et urgentes négocia-
» tions qui de jour à autre se représen-
» tent à sa majesté, se contentera de
» voir ces portraits et figures : et cepen-
» dant y aura toujours quelque savant
» homme, lequel durant ces contempla-

» tions et visites, aura le loisir de lui en
» déchiffrer l'interprétation, sans qu'il
» faille que ce grand roi laisse le plus
» important, qui est le salut de son
» royaume, pour le moins nécessaire qui
» est la lecture de ce livre. » — Le marquis d'Avret, d'une des plus grandes
maisons de Flandres, était à la dernière
extrémité, par les accidents d'une blessure reçue sept mois auparavant à la
cuisse, avec fracture, par un coup de
feu. Le duc d'Ascot envoya un gentilhomme au roi, avec une lettre par laquelle il suppliait humblement sa majesté « de lui faire tant de bien et d'hon-
» neur, que de permettre et commander
» à son premier chirurgien de venir au
» secours de son frère. » Ambroise Paré
lui donna ses soins avec tout le succès
qu'on s'était promis de son savoir et de
son habileté; il rétablit, contre tout
espoir, la santé de ce seigneur extrêmement chéri. En reconnaissance d'une si
belle cure, la ville de Mons donna une
fête publique à celui qui l'avait opérée;
il fut traité splendidement à Anvers par
les plus riches habitants, et refusa, par
modestie, la réception qu'on se proposait de lui faire à Bruxelles et à Malines,
disant « que ce n'était à lui à qui appar-
» tenait tant d'honneur. »

Tandis que la chirurgie procurait toutes ces distinctions à l'homme célèbre
qui l'exerçait avec le plus grand succès,
des émules, dignes de l'éloge qu'il en fait
en cent endroits de ses ouvrages, parta-
gaient avec lui la confiance du public.
Elle les rassemblait souvent pour les cas
où le danger fait chercher de nouveaux
secours dans un plus grand nombre d'a-
vis. L'honneur, la probité, l'amour du
bien présidaient aux consultations de ces
hommes aussi savants qu'expérimentés;
leurs connaissances réunies, en présentant des ressources aux malades qui les
invoquaient, ont produit un foyer de
lumières qui éclaire notre art. Le zèle
pour ses progrès se manifestait aussi
dans les écoles, où l'on admettait, aux
conférences académiques, des médecins
et des chirurgiens qui jouissaient d'une
haute réputation en d'autres villes du
royaume. Au mois de février 1579, Jacques d'Amboise, maître-ès-arts et bachelier en chirurgie, qui a été depuis docteur-régent de la Faculté de médecine
de Paris, et médecin du roi, avait pour
ses examens d'anatomie le cadavre d'une
jeune femme, pendue dix jours après son
accouchement, pour avoir détruit son

fruit. On y observa la mobilité des os
pubis entre eux, et de l'os sacrum avec
l'os des îles de chaque côté. Ambroise
Paré a été témoin de ce fait rapporté
dans un plus grand détail par Séverin
Pineau, l'un des plus savants hommes de
l'ancien collège de chirurgie : il nous
apprend que ce jour-là, outre les membres du corps, distingués par leur mérite,
dont il rapporte les noms, il y eut parmi
les spectateurs des étrangers connus par
leur grande capacité dans la science de
l'anatomie; tels que Laurent Joubert,
docteur en médecine et professeur de la
Faculté de Montpellier, depuis chancelier de cette université; Barthélemi Cabrol, chirurgien, et prosecteur royal
d'anatomie dans cette même université;
Gaspard Bauhin, alors élève de Séverin
Pineau, et dont le nom est devenu depuis
si célèbre par la pratique de la médecine,
et en enseignant l'anatomie et la botanique à Bâle, où il s'était réfugié. Nous
discuterons plus bas le fait intéressant de
l'écartement des os du bassin; il a fourni
des principes lumineux dont les conséquences ont été trop négligées.

On doit à Henri IV la fondation de
la chaire d'anatomiste-royal dans la Faculté de médecine de Montpellier, en
faveur de Barthélemi Cabrol, dont nous
venons de parler. La chirurgie se soutint
avec éclat sous le règne de ce grand
prince. Pigray, son premier chirurgien,
fut le disciple et le rival d'Ambroise
Paré; mais, malgré leur émulation, l'amitié et l'estime les lièrent étroitement :
tous deux perfectionnaient leur art sans
jalousie et sans chercher à s'obscurcir;
les talents de Pigray étaient, aux yeux
de Paré, des fruits qu'il avait préparés;
Pigray regardait ce grand maître comme
la source de ses lumières. C'est ainsi que
s'exprime, sur ces deux hommes illustres, l'auteur des Recherches sur l'origine de la chirurgie. — L'ouvrage de
Pigray nous a laissé est un abrégé de
celui de Paré, enrichi de nouvelles connaissances : l'ordre et la netteté y conduisent l'esprit; les préceptes naissent
de l'expérience, et chaque fait semble
ouvrir de nouvelles vues. Les anciens,
de la doctrine desquels il s'était nourri,
lui paraissent des hommes d'une taille
extraordinaire, qui nous prennent entre
les bras et nous découvrent une vaste
étendue de pays. Ainsi élevés, nous
portons les yeux sur des objets qu'ils
n'ont pas aperçus. Mais, selon Pigray,
les principales ressources sont dans le

fonds de l'esprit; c'est le champ qu'il est essentiel de cultiver. Les semences qu'il faut y jeter sont les préceptes des anciens; le travail, l'ordre, la méditation, font éclore les premiers germes; l'expérience prépare les fruits, les mûrit, les ramasse, les multiplie. — C'est à peu près ainsi que s'exprimait Hippocrate (1). « L'art subsiste depuis long» temps; on a trouvé, dit-il, par des » principes sûres et un chemin certain, » dans le cours de plusieurs siècles, une » infinité de choses dont l'expérience a » confirmé la bonté. Tout ce qui manque » pour la perfection de l'art, se trouvera, » sans doute, si des gens habiles et bien » instruits des règles anciennes en font » la recherche, et tâchent d'arriver à ce » qui est inconnu par ce qui est connu. » Mais tout homme qui, ayant rejeté les » anciennes règles, et pris un chemin » tout opposé, se vante d'avoir trouvé » cet art, trompe les autres et il est » trompé; car cela est absolument im-» possible. » Pigray a exactement travaillé sur ce plan: la chirurgie, que doivent former l'étude des anciens maîtres et nos travaux, n'est pas, selon lui, cette chirurgie mécanique, qui n'est point conduite par des principes; c'est la chirurgie rationnelle ou la chirurgie éclairée, qui mérite seule le nom de chirurgie; elle s'apprend, dit-il, par l'analyse et par la composition. L'ordre et la précision ont fait renfermer dans un petit volume, qui porte l'empreinte du génie, plus de choses qu'on n'en trouverait dans de gros livres multipliés: un lecteur attentif y verra encore le guide des élèves et l'exemple des chirurgiens consommés. Il y a eu plusieurs éditions de cet ouvrage. La seconde et la plus parfaite a été publiée en latin, en 1609; l'auteur, âgé de soixante-quinze ans, l'a dédiée à Henri IV, dont il loue l'inclination pour les sciences: on espère, dit-il, que sous son règne florissant, elles reprendront leur ancien éclat, et spécialement l'art de guérir: il en jugeait par l'attention et les soins que ce monarque avait donnés aux blessés qu'il visitait dans ses armées. C'est par ces témoignages d'affection paternelle pour ses sujets, que la mémoire de Henri IV nous est si chère: la bonté et l'humanité, qui faisaient son caractère distinctif, doivent nous toucher aussi sensiblement que nos

pères, par le bonheur que nous avons de voir les mêmes vertus dans le plus digne de ses successeurs (1). « Sa gloire, » loin de s'obscurcir avec le temps, re-» prend un nouveau lustre dans un de » ses descendants, et s'augmente de jour » en jour, comme l'on voit un arbre se » fortifier peu à peu par des accroisse-» ments insensibles. » Horace s'est servi de cette comparaison, en célébrant la renommée du grand Marcellus.

> Crescit occulto, velut arbor, ævo
> Fama Marcelli.
>
> Horat., Carm., lib. I., od. XII.

Le collège de chirurgie venait de recevoir une marque signalée de la protection de Henri-le-Grand, lorsque Pigray lui présenta son livre. Ceux qui composaient cette société, en 1579, avaient obtenu du pape Grégoire XIII un indult pour que les maîtres en chirurgie reçussent en cette qualité la bénédiction du chancelier de l'Université, après une profession de foi, qui n'était qu'une preuve de catholicité. Le recteur de l'Université en appela comme d'abus. On serait tenté de croire qu'il n'y avait pas plus de raison à lui d'interjeter appel de l'indult, que n'en avaient eu nos prédécesseurs en le sollicitant: en effet, on cherche volontiers à étendre sa domination, et les suppôts du recteur se seraient multipliés par l'adoption du corps entier des chirurgiens: mais cette bénédiction aurait mis la Faculté de chirurgie, laïque par nature, sous l'autorité apostolique; ce premier pas aurait peut-être mené à la faire reconnaître pour cinquième Faculté dans l'Université, ce qui pouvait paraître capable de déranger le régime de ce corps: quoi qu'il en soit, il y eut, comme nous venons de le dire, appel comme d'abus. Le parlement appointa les parties sur cette contestation, et l'instance ne fut point jugée. La manière dont on pense assez généralement aujourd'hui sur pareille matière, ne permet pas de croire que cette instance soit jamais reprise ni suivie: mais la récon-

---

(1) Lib. De prisca Medicina.

(1) Dans les campagnes de Flandres, le roi visita les hôpitaux pour consoler les blessés; il leur parla à tous, leur fit distribuer de l'argent, et ordonna expressément que les ennemis prisonniers reçussent dans les hôpitaux, sans aucune distinction, le même traitement que nos soldats.

naissance nous oblige de rappeler, comme un témoignage précieux de la protection de Henri-le-Grand, la lettre qu'il écrivit au parlement en faveur des chirurgiens, aux approches du jugement qui devait intervenir.

## DE PAR LE ROY.

Nos amés et féaulx. Nous désirons maintenir le collège des M<sup>es</sup> chirurgiens jurez à Paris, aux privilèges à eulx conceddez dez le temps de St. Loys notre prédécesseur et confirmés de roy en roy, et par nous aussy. C'est pourquoy ayant sceu qu'ils ont ung procez pendant en notre court de parlement sur l'indult de notre Saint-Père le pape à eulx octroyé, et que le recteur de l'Université en a appellé comme d'abbus par la suscitation des médecins, nous vous faisons la présente, ad ce que vous ayés à les conserver tant en leurs dicts privilèges, qu'en l'effect de la dicte bulle ou signature, qui ne tend à autre fin, qu'ils reçoivent bénédiction du chancelier de notre Université, comme font tous autres maistres qui deppendent de ladite Université; enjoignant outre ce à notre procureur général d'y tenir la main. Sy n'y faictes faulte : car tel est notre plaisir. Donné à Paris ce dernier jour de febvrier, mil six cent neuf.

*Signé,* HENRI. *Et plus bas,* DE LOMENIE.

*Et au-dessus :* A nos amés et féaulx conseillers les gens tenans notre cour de parlement.

Il n'y eut d'habiles chirurgiens, pendant les premières années du règne de Louis XIII, que les membres de la société savante qui avait brillé sous les rois précédents; parmi lesquels étaient aussi Guillemeau fils, de Marque et Habicot, dont les recherches sur l'origine de la chirurgie font, avec justice, une mention si honorable : l'habileté de ce dernier maître est rappelée dans un Mémoire sur la Bronchotomie, qui fait partie du tome XII. La protection accordée par nos rois au collége de chirurgie, y avait attiré des hommes dignes de la perfectionner : par une raison contraire, l'oubli, l'inattention, le défaut de récompenses, doivent étouffer le génie, ou le porter du côté où il peut prendre un libre essor. Le cardinal de Richelieu a mérité le titre de restaurateur de la monarchie; mais, accablé du poids du gouvernement, il semble n'avoir aimé les lettres que par dissipation; son goût principal était pour la poésie et l'éloquence : de mauvais poètes même, et les plus minces littérateurs profitèrent de ses bienfaits; le père de la philosophie renaissante, le grand Descartes, l'honneur de la nation privée de sa présence, n'eut en pays étranger d'autre appui que son mérite; nulle récompense ne le dédommagea des contradictions qu'il lui suscitait : on est convenu que les sciences n'avaient aucune obligation à ce ministre, et dans l'établissement de l'Académie française, qui seule aurait suffi pour le rendre immortel, il n'a fait que confirmer l'union d'un certain nombre d'hommes célèbres, que l'amour des lettres rassemblait pour l'unique plaisir de les cultiver.

On a dit, pour la justification de ce grand homme, que la France, qui fumait encore du sang répandu dans les guerres de religion, avait plus besoin des arts agréables, et de tout ce qui peut adoucir l'esprit, que des autres genres d'art ou de sciences, plus solides et réservés à des temps plus heureux. Mais la chirurgie, eu égard à son utilité, ne devait admettre aucune distinction de temps : nous avons vu ses progrès sous les auspices de nos souverains, pendant les plus grands troubles du royaume; et lorsque l'état commençait à jouir de quelque tranquillité, non-seulement elle ne fixa point l'attention du ministre, mais il souffrit qu'on lui fît outrage. — Le choix des personnes pour l'éducation du dauphin regardait principalement celui qui était devenu comme l'arbitre de la nation. Le cardinal chargea, en 1640, La Mothe le Vayer de composer un traité, qui a pour titre : *De l'instruction de monseigneur le dauphin, à monseigneur l'éminentissime cardinal duc de Richelieu.* Malgré l'érudition dont cet ouvrage est rempli, il est à peine connu et mérite peu de l'être. Son objet est de discerner les sciences et les arts dont un prince doit avoir des notions, et les fausses connaissances qu'il doit fuir, telles que l'astrologie judiciaire, la chimie et la magie. Nous ne nous intéressons qu'à ce qui concerne la chirurgie. Elle est mise injurieusement au rang des arts mécaniques, et « elle est si fort éloignée de » la royauté, dit La Mothe le Vayer, que » je ne la nomme que par force et pour » en remarquer la disproportion. Tout » ce qu'on peut dire qu'il y a de conve-

» nance entre elles, consiste en ce que
» comme le grand nombre d'incisions et
» la durée de plaies sont souvent honteu-
» ses à un chirurgien, la multitude des
» supplices et les longues maladies d'un
» état ne sont pas moins préjudiciables
» à la réputation d'un souverain. » —
Quel étrange parallèle ! Est-ce là le
langage de l'humanité ! n'est-il pas plutôt d'un sceptique, qui a usurpé le nom
de philosophe au même titre qu'on prendrait la qualité d'architecte, pour avoir
démoli des palais, et converti en un
tas de ruines une ville superbe par ses
édifices ?

Le règne suivant, le beau siècle de
Louis XIV a été un siècle de fer pour
notre art. — Les anciens chirurgiens
avaient souffert que les barbiers s'oc-
cupassent de quelques-unes de nos fonctions, connues sous le nom de chirurgie
ministérielle, ou de petite chirurgie : ils
saignaient, appliquaient des vésicatoires,
des ventouses, et étaient autorisés à panser
les plaies légères. Nos prédécesseurs se
préparaient, par cette espèce d'abandon,
toutes les disgraces qu'ils ont essuyées.
Les médecins protégèrent les barbiers
qui leur étaient subordonnés, les admi-
rent dans leurs écoles, nommèrent des
professeurs pour leur donner quelques
instructions, et traduisirent même des
livres latins en leur faveur. Introduits
dans les maisons, l'intérêt les rendait
souples, adroits, attentifs à saisir l'occasion et le moment ; ils gagnèrent la confiance par les petites choses (1). Ceux
qui avaient des dispositions naturelles
s'élevèrent au-dessus de leur sphère, et
bientôt on leur fit une brillante réputa-

tion : l'audace et l'intrigue en donnent
plus, et plus promptement, que le mérite
modeste ; l'homme instruit et éclairé qui
veut faire connaître ses talents, trouve
toujours des obstacles : ainsi l'estime accordée sans raison à des ignorants, devait éloigner d'une profession savante
et difficile des hommes d'une éducation
distinguée ; ils n'auraient vu qu'avec
douleur l'indigne préférence donnée à
des gens auxquels il y aurait eu trop
de honte à se comparer. — Les choses
étaient dans cet état, lorsqu'en 1655 des
vues d'intérêt dictèrent un contrat d'u-
nion entre le collège de chirurgie et la
communauté des barbiers, que le public,
juge aveugle du savoir, avait érigés en
chirurgiens par une sotte prévention : la
réclamation de quelques membres du
collège, zélés pour l'honneur de leur art,
ne put empêcher l'homologation de ce
contrat. — Une union si bizarre dégra-
dait la chirurgie ; l'incompatibilité de
l'ignorance et du savoir ne fut point
aperçue ; enfin, il faut le dire, par une
contradiction que rien ne peut excuser,
on traita plus défavorablement l'art de
conserver la vie des hommes que celui
de conserver sur la toile leurs physiono-
mies et leurs actions. Pour l'honneur de
la France, on avait séparé, en 1648, de
la communauté des maîtres-peintres, ces
artistes célèbres qui, par les prestiges de
leur art, immortalisent le mérite, et transmettent à la postérité les événements
mémorables qui illustrent la nation. Le
grand Colbert, qui s'intéressait vivement
à la gloire des beaux-arts, avait jugé qu'il
n'était pas convenable que des hommes
de génie fussent confondus avec des artisans, et personne n'éleva sa voix pour
s'opposer à l'union qui déshonorait la
chirurgie.

Ses dehors peu attrayants en éloignent
naturellement les personnes trop délicates ou trop sensibles aux maux qui affli-
gent l'humanité : si l'honneur ne détermine pas des élèves bien nés et disposés,
par une éducation honnête, à suivre cet
état, l'espérance de l'art et du public
sera trompée. L'avilissement de la chirurgie devait avoir et a eu des suites
funestes. On a vu des chirurgiens savants
et habiles, lorsque notre art, encouragé
par la protection des souverains, enno-
bli par leur estime, fixait l'attention du
public ; les grands maîtres formaient des
élèves intelligents, dignes de les remplacer ; pleins d'émulation et d'ardeur,
ils s'occupaient uniquement du service

---

(1) Hippocrate fait une comparaison
admirable, qui trouve ici sa juste application. « La plupart des médecins sont
» comme les mauvais pilotes. Les fautes
» que ces derniers font dans une grande
» bonace ne s'aperçoivent point ; mais
» s'ils sont surpris par un grand vent et
» battus par une furieuse tempête, alors
» on voit manifestement que c'est par leur
» faute et par ignorance qu'ils ont laissé
» périr leur vaisseau. Il en est de même
» des mauvais médecins quand ils trai-
» tent des maladies légères, où ils peu-
» vent faire les plus grandes fautes sans
» danger, et il y a beaucoup plus de ces
» petites maladies qu'il n'y en a de gran-
» des, alors toutes leurs bévues ne pa-
» raissent point aux ignorants. » Hippo-
crat. De prisca Medicina.

du public et des progrès de la chirurgie. Négligée et avilie, elle devient le partage d'un nombre d'artisans qui n'y portent que des mains et des yeux ; comme si un art si savant, si difficile, si important à l'humanité, n'avait d'autres règles que celles de l'imitation et de la routine : leur ignorance devait leur faire illusion. Louis XIV fut lui-même sur le point d'être la victime de l'opprobre dont la chirurgie avait été couverte au commencement de son règne. Il fut attaqué, en 1686, d'un petit abcès au fondement qui devint fistuleux. On appela les chirurgiens les plus célèbres. Aucun ne connaissait ni ne pouvait pratiquer l'opération convenable à cette maladie, quoiqu'elle fût décrite dans les livres des plus anciens auteurs. Huit personnes qui avaient le même mal furent envoyées, aux dépens du roi, sous la conduite de deux chirurgiens, les unes à Baréges, les autres à Bourbon. Des injections avec les eaux minérales devaient les guérir ; on les fit avec soin pendant un temps assez considérable, sans le moindre succès. M. de Louvois, ministre d'état, qui ne négligeait rien pour une santé aussi précieuse que celle du roi, avait fait meubler plusieurs chambres à la surintendance, où l'on mit tous les malades qui se présentaient, sous la direction de ceux qui proposaient différents remèdes infaillibles, en apportant des certificats authentiques des cures qu'ils prétendaient avoir opérées. Des différentes tentatives, faites sous les yeux de M. Félix, premier chirurgien du roi, aucune ne réussit : une année s'écoula pendant toutes ces épreuves, dont la cause était bien fâcheuse, puisqu'on ne peut l'attribuer qu'au peu de certitude des chirurgiens qui n'étaient pas assez instruits. Le délai de l'opération, l'unique ressource dans ce cas, aurait pu devenir funeste, si la maladie avait été de nature à faire des progrès plus rapides : voilà des conséquences simples et naturelles qu'on n'envisage point assez ; et combien d'exemples frappants et très-nouveaux ne pourrions-nous pas citer sur le danger de l'aveugle confiance qu'on donne aux charlatans ? Enfin, Louis XIV se fit opérer le 21 novembre 1687. « On ne pouvait se lasser, » dit l'abbé de Choisy (1), de don- » ner des louanges à Félix, qui, de-

» puis deux mois, s'était exercé à ces » sortes d'opérations, et l'avait pratiquée » plusieurs fois dans les hôpitaux de Pa- » ris. » L'art a fait sur ce point des progrès qui seront un jour l'objet de nos remarques.

Il y avait alors environ trente ans que le collége de chirurgie, après avoir produit tant d'hommes célèbres qui avaient honoré leur art et la nation, était flétri et condamné à être l'asile de l'ignorance. Sans aucun égard à la nature de l'art et à l'ancienne législation, un arrêt contradictoire, du 7 février 1660, avait confirmé l'union des chirurgiens et des barbiers. On fit supporter au nouveau corps le joug des servitudes que ceux-ci avaient contractées en d'autres temps, lorsqu'ils cherchaient à être protégés contre les chirurgiens, seuls en droit de les réprimer, quand ils voulaient sortir des bornes de leur profession. — Mais la raison est au-dessus des lois humaines quand elles s'éloignent de l'ordre essentiel ; les réglements n'ont de stabilité qu'autant qu'ils sont exactement conformes à la règle souveraine de l'équité. La chirurgie en a fourni l'exemple. On la dégrade en 1660 ; et lorsqu'en 1666 on établit l'Académie royale des sciences, les chirurgiens y sont admis, et tiennent un rang distingué parmi les hommes illustres que le gouvernement présente à la nation comme l'élite de ses savants. — L'histoire de cette compagnie, et les éloges de ses membres, par lesquels on a rendu les sciences si recommandables, et qui ont tant contribué à en répandre le goût, attestent l'habileté de plusieurs de nos confrères. Gayant, mort à Utrecht en 1673, chirurgien-consultant de l'armée, a été remplacé dans l'Académie (1) par Pecquet, son ami et son élève, à qui l'on doit l'importante découverte du réservoir du chyle et du canal thorachique. Duverney, dix ans après l'établissement de cette société, parut réparer la perte qu'elle avait faite de ces deux habiles anatomistes ; et en 1686, Mery, chirurgien, lui fut donné pour émule ; ils travaillèrent avec une égale application à l'histoire naturelle des animaux qui faisait alors une partie des occupations de l'Académie des sciences. Duverney le jeune, MM. Petit, Roubault et de la Peyronie, aussi membres de cette

(1) Mémoires pour servir à l'Histoire de Louis XIV, t. II, p. 145.

(1) Voyez l'Histoire latine de l'Académie, par l'abbé du Hamel, p. 140.

compagnie, ont illustré la chirurgie par des découvertes et des observations utiles : l'anatomie était la moindre partie de leurs connaissances : cette science et la physique sont un tronc commun, dont la physiologie, la médecine et la chirurgie forment les branches ; et ce sont ces branches qui portent les fruits utiles à la conservation de la vie des citoyens. Par un contraste bien singulier, les mêmes hommes jouissaient, dans l'opinion publique, d'un rang distingué, parce qu'ils étaient de l'Académie des sciences, où il leur suffisait d'avoir, par l'anatomie, les talents qui sont le fruit des premières études ; et ils étaient des artisans dans le corps des chirurgiens, où l'on exigeait d'eux une plus grande étendue de savoir, dont l'anatomie n'est qu'une partie fondamentale, et la moins difficile à acquérir.

Il est vrai qu'on ne voyait alors, dans la plupart de ceux qui exerçaient la chirurgie, que des gens occupés d'un art simplement manuel : mais c'était un malheur pour le public, et un triste effet de l'avilissement de cet état. Lorsque Félix se disposait, par des expériences répétées, à l'opération du feu roi, ce n'était pas dans la vue d'acquérir la dextérité de la main et l'habitude d'opérer : l'habileté qu'il fallait pour détruire la fistule se bornait heureusement à fendre un sinus et à emporter quelques callosités ; il ne faut pas une longue application pour une opération si facile et qui, comme une infinité d'autres, ne suppose pas de grandes connaissances anatomiques : l'habitude nécessaire dans un cas si simple, ne serait, pour l'homme le plus grossier, que le fruit de l'exercice d'une demi-heure ; parce que dans cet espace de temps, on pourrait lui faire pratiquer trente fois sur un cadavre une opération si connue, qui ne consiste que dans l'imitation de quelques mouvements aisés, désignés et prescrits, et où la main de l'opérateur, conduite par les limites du mal, ne peut pas s'égarer. L'objet des soins du premier chirurgien, en se préparant à cette opération, était de se faire, par des essais multipliés, un fonds d'expériences sur les dispositions variées des maux de cette nature ; ces différences, dans le temps de l'opération même, peuvent indiquer à celui qui opère, les routes où le génie et le savoir le conduisent avec sûreté, et celles où la prudence ne lui permet pas de suivre l'étendue du mal. La direction des mala-

des avant et après l'opération, la cure du mal substitué à celui que l'art vient de détruire, les secours qu'on doit donner à la nature pour les fonctions que l'opération a lésées ; les accidents à prévoir, les moyens de les corriger, les inconvénients qui, en plusieurs cas, seraient l'effet nécessaire de la guérison, si l'on ne prenait pas de loin les mesures convenables pour les éviter ; voilà le fonds de la chirurgie, qui n'est pas, comme on le voit, un art borné au simple manuel.

Les lumières et les connaissances que ce fonds suppose pour assurer le succès des opérations, sont bien différentes du court exercice par lequel on apprend à opérer ; mais ce qui doit fixer l'attention du public sur nos travaux, c'est l'augmentation journalière des richesses de l'art, par de nouvelles observations qui nous apprennent à prévenir, le plus qu'il est possible, la nécessité des opérations. Dans tous les temps, l'étude la plus nécessaire à un chirurgien a été celle des maladies chirurgicales qui peuvent et qui doivent se guérir sans avoir recours aux opérations : ces moyens douloureux sont toujours le dernier remède entre les mains d'un homme vraiment habile, et ils sont la première ou plutôt l'unique ressource de celui qui ne sait qu'opérer. C'est par l'étude de toute sa vie, et non par des essais très-bornés, qu'un chirurgien se procure les connaissances dont il doit faire une heureuse application dans l'exercice habituel de son art ; il doit se former, dans les hôpitaux et sous d'habiles maîtres, par un noviciat de pratique, où il apprendra à employer utilement le savoir acquis par l'étude : la réunion de la théorie et de la pratique forme ainsi un tout indivisible, qui est le fruit de l'intelligence, de la réflexion et de l'expérience. Le temps nécessaire pour apprendre le manuel des opérations, lorsqu'on est parfaitement instruit de tout ce qu'il faut observer en les pratiquant, est si court, que des manœuvres grossiers, des pâtres mêmes, en font journellement de très-délicates sur les animaux, sans avoir acheté cette habitude par aucun travail. — Si l'on avait consulté le bien de l'humanité et l'honneur de la chirurgie, l'autorité civile, loin de confirmer la réunion des chirurgiens avec les barbiers, aurait puni les premiers de s'être ainsi associés par de vils motifs d'intérêt : mais la raison, sans laquelle il n'y a rien de certain, de fixe, ni de durable, a toujours réclamé contre cette union monstrueuse. Louis XIV perfectionna un établissement où la chirurgie fut traitée d'une manière plus favorable.

Le Jardin-Royal avait été établi en 1626, pour la culture des plantes médicinales et l'étude de la botanique. On trouva convenable, en 1635, d'en faire aussi une école de pharmacie et de chirurgie. On ajoutait à la démonstration extérieure des plantes celle de « leurs » vertus, usages, facultés et propriétés ; » ensemble de toute sorte de manière de » médecine et opérations pharmaceuti- » ques : et pour la plus grande perfec- » tion et utilité dudit établissement, et » plus facile instruction des écoliers » étudiants en médecine, il aurait été » ordonné que l'un des trois docteurs in- » stitués pour faire lesdites démonstra- » tions serait particulièrement employé » pour faire la démonstration oculaire et » manuelle de toutes et de chacunes des » opérations de chirurgie, de quelque » nature qu'elles puissent être. »

Le Jardin-Royal a été long-temps du ressort du premier médecin du roi ; il en avait la direction sous le titre de surintendant. On sent ce qui a pu retarder l'enregistrement des lettres-patentes de 1635; elles ne furent vérifiées à la chambre des comptes qu'en 1638, et l'arrêt porte que c'est à condition que les professeurs seront toujours choisis dans la Faculté de médecine de Paris. Charles Bouvard, alors premier médecin de Louis XIII, était de cette faculté. A la mort de ce prince, Bouvard eut le crédit de se faire remplacer par Cousinot, son gendre, aussi médecin de Paris : celui-ci, en 1646, eut pour successeur Vautier, membre de la Faculté de Montpellier ; il avait eu, en 1624, la charge de premier médecin de Marie de Médicis. Son grand ascendant sur l'esprit de cette princesse porta ombrage au cardinal de Richelieu, qui le retint à la Bastille pendant douze ans; il n'en sortit qu'à la mort de ce ministre. Son esprit, son mérite, et, peut-être plus que ses talents, la persécution qu'il avait soufferte, le portèrent à la première place. Le premier usage qu'il fit de son crédit fut d'obtenir, en 1647, un arrêt du conseil-d'état qui lui donnait la liberté de choisir, pour professeurs et démonstrateurs au Jardin-du-Roi, tels médecins qu'il jugerait à propos. La Faculté de Paris, dans les mémoires donnés contre les médecins de la chambre royale

(1) a avancé qu'à l'abri de cet arrêt, la vénalité avait introduit dans ces places des sujets qui n'auraient pas dû y prétendre. On se permet bien des choses contre la vérité dans la chaleur d'un procès, et les moindres soupçons sont trop aisément réalisés sur les plus légères apparences (2). Mais il y avait dans cet établissement un vice radical qui ne pouvait pas échapper long-temps aux yeux des personnes éclairées sur les vrais intérêts du public. Louis XIV, par une déclaration du mois de décembre 1671, en réformant l'école royale de chirurgie du Jardin-Royal, voulut que, conformément au droit naturel, l'enseignement fût confié à un chirurgien. Par la nouvelle forme donnée à l'administration du Jardin des plantes, l'intention du roi était qu'il fût « pourvu de person- » nes de capacité et suffisance connue, » tant en médecine, chirurgie que phar- » macie, pour faire les exercices et leçons » publiques sur toutes les parties de la » médecine et opérations d'icelle. » Dionis fut nommé pour l'anatomie et les opérations. La distinction avec laquelle il s'acquitta de son emploi, en justifiant le choix du monarque, lui a fait la plus grande réputation. Il y a eu de son vivant quatre éditions françaises de ses leçons rédigées en un livre, intitulé l'*Anatomie de l'homme*; il a été traduit en

---

(1) Des médecins des universités provinciales s'étaient réunis, sous l'autorité des lettres-patentes et arrêts, et formaient à Paris un corps, nommé *Chambre royale des médecins*, pour être distingué du corps des docteurs de *la Faculté de Paris*. Cette chambre a été supprimée par une déclaration du roi, du 5 mai 1694, enregistrée au parlement, le premier juillet suivant. Les mémoires respectifs des parties contiennent de bonnes anecdotes.

(2) Guy Patin écrivait à Spon, *que ce premier médecin était le dernier du royaume; sur ce que Vautier employait dans sa pratique les émétiques antimoniaux, le laudanum et le quinquina, que Guy Patin avait en horreur, et qui sont trois des plus grandes ressources de l'art.* Ce médecin trouvait dans ses préventions et son ignorance un prétexte à sa méchanceté. M. Astruc justifie Vautier dans un ouvrage posthume tout récent qui a pour titre : *Mémoires pour servir à l'Histoire de la Faculté de médecine de Montpellier*, à Paris, chez Cavelier, 1767.

latin à Genève en 1676. Goelicke, dans son Introduction à l'histoire littéraire de l'anatomie, imprimée à Francfort-sur-l'Oder, en 1738, parle de cet ouvrage avec la plus grande estime. Il est maintenant à l'usage des médecins, dans toute l'étendue du vaste empire de la Chine. Sa traduction en langue tartare a été faite par le père Parennin, jésuite missionnaire, qui l'entreprit par ordre de Cang-Hi, empereur de la Chine, mort en 1722. Il avait ordonné en général de traduire le meilleur traité d'anatomie qu'on eût en Europe (1). Le Cours d'opérations de chirurgie par Dionis a eu parmi nous une réputation plus solide que son Traité d'anatomie, et il a été jusqu'ici un livre classique. — La réforme des abus qui s'étaient introduits au Jardin-Royal, ne se fit pas sans quelques difficultés relatives à la chirurgie : le roi jugea à propos de les aplanir par son autorité et de perfectionner cet établissement, « en ajoutant tous les avantages, commo-» dités et priviléges nécessaires ; afin » que ceux qu'il avait préposés pour la » direction desdites écoles, pussent en » toute liberté faire les opérations chi-» rurgicales, dissections et démonstra-» tions anatomiques, et que les sujets » propres à cet effet leur soient adminis-» trés, sans qu'ils soient troublés ni in-» quiétés. » Il fut ordonné à cet effet que le corps du premier criminel exécuté leur serait délivré par préférence à tous autres, même aux doyen et docteurs de la Faculté de médecine de Paris, « no-» nobstant tous priviléges à ce contraire, » et ensuite alternativement ; à la charge » que les leçons et démonstrations seront » faites par les professeurs dudit Jardin-» Royal, gratuitement en la manière ac-» coutumée. » Cette déclaration, du 20 janvier 1673, fut enregistrée au parlement, le 23 mars suivant, le roi y séant en son lit de justice. — L'arrêt solennel qui avait dépouillé le corps des chirurgiens des honneurs littéraires, n'avait pu ôter les talents et la capacité à ceux que l'étude et la pratique de l'art avaient rendus savants et habiles. Pendant que Dionis soutenait la gloire de l'ancienne chirurgie au Jardin-Royal, Mauriceau, dont l'esprit avait été préparé par l'étude des belles-lettres, s'appliquait à la partie des accouchements, et mérita, par un

Traité sur les maladies des femmes et par ses observations pratiques, l'estime de toute l'Europe, après avoir joui de celle de sa nation. La chirurgie était cultivée dans les écoles et exercée dans le public, par des hommes excellents dont le nécrologe des chirurgiens de Paris a conservé la mémoire ; tels que Paris, Passerat, Roger et autres : Beissier, Haustome, Triboulleau avaient la plus grande réputation dans les armées, où ils remplissaient la charge de chirurgien-consultant. Malheureusement il ne reste aucun vestige de leur capacité ; nous sommes privés des observations par lesquelles ils auraient dû enrichir l'art, pour l'avantage du public. Ces précieux restes de l'ancien collége de chirurgie, dans la douleur de se voir confondus avec de vils artisans, ne songeaient qu'à être utiles par leurs talents particuliers, dans l'exercice de l'art : le nouveau corps, formé de membres discordants et si mal assortis, ne pouvait pas être dépositaire de la doctrine : si les lettres ne s'exilèrent point de la chirurgie, elles ne parurent y rester que dans la honte et l'humiliation. Les lectures et les leçons publiques étant interdites, on n'avait d'autre moyen que la tradition pour faire passer aux élèves les connaissances de la chirurgie ; et l'art se ressentit bientôt de l'insuffisance de cette voie pour transmettre ses préceptes. — On devait prévoir les malheurs de la division de la théorie d'avec l'art d'opérer. Fallope et Marc-Aurèle Séverin, en Italie, s'étaient déjà plaints amèrement de l'extinction de la *race hippocratique* ; c'est ainsi qu'ils appelaient les grands maîtres de notre art, à qui la science de l'économie animale et des désordres qui peuvent en troubler les fonctions donnait des principes sur l'administration des différents moyens de remédier à ces dérangements. Ils savaient appliquer avec dextérité les secours de la main dans les cas où ils les jugeaient convenables ; mais il n'empruntaient pas les lumières d'autrui pour discerner cette nécessité, ils se dirigeaient par celles qui sont le fruit de l'étude et de l'expérience réunies. Quelle habileté pourraient avoir dans la pratique d'un art ceux qui font profession de ne le point exercer ? La science qui n'a pas sa source dans le sein de l'art ne produira jamais que de fausses lueurs capables d'égarer. C'est sur la funeste division de la théorie et de la pratique que Magatus a fait une peinture si vive du malheur de tant d'infor-

—————————

(1) Dict. Histor. de la médecine, par M. Eloy, médecin à Mons, 1756.

tunés citoyens qui se trouvaient abandonnés sans ressources, lorsqu'autrefois l'art aurait pu les sauver.

On a vu ces tristes effets en France, dans les dernières années du règne de Louis XIV. M. Petit soutenait seul, par un zèle étonnant, l'honneur de la chirurgie sur le penchant de sa ruine ; nous l'avons prouvé dans son éloge, qu'on peut rappeler ici comme faisant une partie essentielle de l'Histoire de l'Académie (1). Celle du siècle de Louis XIV rapporte d'une manière bien intéressante, tout ce que ce grand roi a fait en tout genre pour la gloire de la nation, et particulièrement pour la protection accordée aux lettres et aux arts. Par quelle fatalité la chirurgie dégénérait-elle, tandis que toutes les autres sciences prenaient une nouvelle vie par les soins généreux du monarque ? Les Académies des sciences et des belles-lettres, celles de peinture et d'architecture lui devaient leur naissance ; et notre institution, si belle dans son origine, si brillante dans ses progrès, perdait de jour en jour son ancien lustre. L'association qui l'avait dégradée, en éloignait nécessairement des hommes lettrés, et tous les sujets qui, avec moins d'étude et d'application que notre art n'en exige, pouvaient se faire une réputation distinguée dans d'autres états, dont les avenues n'ont rien de rebutant, et qui tiennent un rang honorable dans la société. Ce qui prouve la dignité inséparable de la chirurgie, c'est que dans ces temps d'avilissement mêmes, Louis XIV répandit sur les chirurgiens qui passaient pour avoir illustré leur profession des graces plus signalées qu'aucun de ses prédécesseurs. Il accorda à MM. Félix et Mareschal, successivement ses premiers chirurgiens, à Bessier, qui avait eu l'honneur d'être consulté par sa majesté, à Clément, digne élève de Moriceau et accoucheur de madame la duchesse de Bourgogne, des lettres de noblesse, dont l'objet était non-seulement de récompenser leurs talents et leurs services, mais aussi d'exciter l'émulation et d'inviter leurs confrères aux efforts nécessaires pour mériter de pareilles faveurs. Elles ne parurent pas déplacées ; en effet, il n'est pas moins utile à l'état, et par conséquent moins glorieux

d'en conserver les membres ou les défenseurs, que d'en détruire les ennemis (1).

Ces graces ne remédiaient point au vice fondamental de notre nouvelle constitution : elles comblaient seulement les vœux de quelques particuliers, en leur conférant un honneur dont leur postérité même serait illustrée. Récompense vraiment royale, et préférable à la couronne civique qu'on donnait, chez les Romains, à celui qui avait sauvé la vie d'un citoyen. Il n'y en avait pas de plus honorable ; - celui qui l'avait reçue la pouvait toujours porter. Quand il allait aux jeux publics, le sénat et le peuple devaient se lever à son arrivée. Il assistait aux spectacles parmi les sénateurs ; son père et son aïeul partageaient avec lui l'exemption des charges civiles. Par ces honneurs, la république faisait voir combien elle avait à cœur le salut et la conservation de ses citoyens. Mais dans l'exercice de la chirurgie on a journellement les occasions de rendre ce service important à la patrie. Les pauvres et les riches sont confondus dans les besoins qu'ils ont de nos secours. Le sort du prince et de l'artisan est également entre nos mains : notre habileté ou notre impéritie conserve ou ravit à l'état quelque portion de sa fertilité dans la personne du laboureur ; de son opulence, dans celle du négociant ; de son ornement, dans celle du savant ; de sa force et de sa splendeur, dans celle du guerrier et du noble ; de son appui et de son bonheur, dans celle du monarque même qui le gouverne. C'est ainsi qu'on a pensé de l'importance des fonctions de notre art ; cependant sous le règne du prince qui a protégé le plus magnifiquement toutes les sciences, on a souffert l'avilissement de la chirurgie.

Elle ne se serait jamais relevé sans M. de

(1) Ce sont les expressions de M. de Fouchy, secrétaire de l'Académie royale des sciences, dans l'Éloge de M. de la Peyronie, lorsqu'il parle des lettres de noblesse qui lui furent accordées en 1721. Cette pensée a été rendue en d'autres termes, dans le discours latin prononcé à l'ouverture du premier acte public soutenu aux écoles de chirurgie, le 25 septembre 1749 : Si gloria donandus militarem præ se ferens virtutem, qui patriæ hostes fortiter debellarit, num qui patriæ cives, ob artis suæ industriam, maximo labore partam, vigiliis acquisitam, servaverit, inglorius recedes?

(1) Voyez Mém. de l'Acad. royale de chirurgie, t. IV, p. cij, in-8°.

la Peyronie. Membre de la Société royale des sciences de Montpellier, à l'établissement de cette compagnie, en 1706, il fut fixé à Paris dès la première année du règne heureux de Louis XV. M. le duc d'Orléans, régent toujours attentif à favoriser le mérite, leva, par son autorité, tous les obstacles qui voulaient empêcher celui de M. de la Peyronie d'être utile. Ses leçons et ses démonstrations aux écoles de chirurgie et au Jardin-Royal, sa place de chirurgien en chef de l'hôpital de la Charité, la réussite dans les cures les plus difficiles, soutinrent et augmentèrent sa réputation; et, en 1717, il eut l'honneur d'être nommé premier chirurgien du roi, en survivance. — Le zèle infatigable de M. Petit pour l'instruction des élèves, dans les leçons publiques et particulières qu'il donnait depuis vingt ans; la célébrité de l'école anatomique et chirurgicale du Jardin-du-Roi; l'émulation excitée parmi les maîtres de la capitale, par les brillants succès de M. de la Peyronie, qu'on avait d'abord regardé comme un intrus; toutes ces circonstances opérèrent la plus heureuse révolution dans les esprits : une noble ardeur pour l'étude s'empara des maîtres et des élèves; M. de la Peyronie, trouvant l'occasion favorable, sollicita, de concert avec M. Mareschal, les libéralités du roi pour assurer l'enseignement nécessaire aux progrès de l'art. Il désirait un établissement durable, qui fût à l'abri de la vicissitude des temps. Sa majesté, conduite par l'amour de l'humanité, sentit combien il importait que l'instruction des élèves ne fût pas exposée aux hasards des événements, et l'on destina, en 1724, un fonds pour cinq démonstrateurs royaux, chargés d'enseigner la théorie et la pratique de la chirurgie.

Les bienfaits du roi donnèrent à l'émulation une nouvelle activité; on faisait des efforts pour se surpasser. La jalousie de nos rivaux, tranquillisée par l'ignorance à laquelle nos pères semblaient condamnés, se réveilla au bruit du succès de cette nouvelle école : dans un grand nombre d'écrits, oubliés ou méprisés dès leur naissance, on rappelait indécemment l'humiliation de la plupart de ceux à qui l'union de 1655 avait prostitué le nom de chirurgiens. Moins on aurait altéré la vérité dans la peinture de ce malheureux état, plus on devait juger de la nécessité de rappeler les choses à leur ordre naturel et primitif. La confiance et l'estime générales vengèrent la chirurgie renaissante des sarcasmes de ses adversaires. Les étrangers abondèrent de tous les pays de l'Europe à Paris, pour suivre les maîtres dans les écoles et dans les hôpitaux. De retour dans leur patrie, ils posaient, pour fondement de leur réputation, l'avantage d'avoir puisé la doctrine de l'art à sa vraie source. — Tels furent les fruits du zèle des chirurgiens; il se montrait d'une manière si avantageuse pour le public, qu'on ne tarda pas à s'apercevoir du progrès qu'ils avaient fait dans son estime. On leur rendit, en 1726, un témoignage bien flatteur devant l'auguste assemblée des premiers magistrats de la nation. On plaidait à leur tribunal une cause d'état, pour une demoiselle de qualité dont la naissance ne pouvait être prouvée incontestablement que par le registre d'un accoucheur. Toutes les ressources de l'éloquence furent déployées pour empêcher que ce livre ne devînt un titre : on en fit sentir tous les dangers pour la sûreté et l'honneur des familles; on alla même jusqu'à dire qu'un chirurgien, en tenant un registre qui transmettait à la postérité les fastes humiliants de la fragilité humaine, violait le droit naturel et les devoirs particuliers de son état. « L'obligation de garder le se-
» cret s'étend à tous les hommes que
» l'exercice d'une profession publique et
» utile à la société met à portée de deve-
» nir dépositaires du secret d'autrui : la
» raison est sans réplique. Ceux qui ver-
» sent ces secrets dans le sein des hommes
» publiques, ne le font, pour ainsi dire,
» qu'involontairement; ils y sont comme
» forcés par la loi de la nécessité, qui
» leur arrache cet aveu, en les contrai-
» gnant de recourir aux lumières et à
» l'expérience de ceux qui, par leur tra-
» vail et leur application, sont devenus,
» si l'on ose ainsi parler, les instruments
» honorables dont la Divinité se sert pour
» secourir l'humanité dans ses besoins et
» dans ses misères (1). » Voilà l'idée qu'on aura de nous, quand nos soins, pour mériter l'estime du public, répondront à l'excellence et à la dignité de notre art.

L'étroite amitié qui unissait M. de la Peyronie et M. Chirac, premier médecin du roi, était la base d'une confidence mutuelle sur les desseins qu'ils

_____

(1) Causes célèbres et intéressantes, t. VI.

avaient conçus pour les progrès respectifs de la médecine et de la chirurgie. M. Chirac avait formé le projet d'une académie de médecine, dont la correspondance avec les médecins de tous les hôpitaux du royaume aurait mis à portée de faire éprouver les remèdes convenables aux différentes maladies, de recueillir le succès de ces épreuves, d'avoir de fidèles rapports de l'ouverture des cadavres, et de former, par ces différentes observations, un corps de médecine théorique et pratique, fondée sur des faits avérés. Cette académie ne devait pas être composée des seuls médecins de la Faculté de Paris, qui regarda cet établissement comme contraire à ses droits et à ses privilèges. D'ailleurs, M. Chirac et les premiers médecins du roi, ses successeurs, auraient été présidents perpétuels de cette académie. La Faculté craignit qu'une telle prérogative ne donnât aux premiers médecins un pied dans les affaires de leur compagnie, et elle déclara qu'on exclurait tous ceux de son corps qui s'aviseraient d'entrer dans cette académie, et qu'on ne les admettrait jamais à la consultation. C'est d'après M. Astruc, si zélé pour l'honneur et les droits de la faculté, que nous rappelons cette conduite, susceptible de différentes interprétations. L'Académie de médecine n'eut point lieu; elle avait eu l'approbation du ministère, puisque les lettres-patentes pour son établissement avaient été dressées et scellées. M. de la Peyronie profita de la circonstance, et obtint, dans le corps des chirurgiens de Paris, la formation d'une académie royale de chirurgie.—Le 18 décembre 1731, il y eut une assemblée particulière qu'on regarde comme la première séance académique. Elle fut convoquée par M. le premier chirurgien du roi, qui y présida. On y lut un projet de réglement pour une académie de chirurgie, établie sous la protection du roi et l'inspection du premier chirurgien de sa majesté; ensuite une lettre de M. le comte de Maurepas, secrétaire-d'état, par laquelle il mande que sa majesté a approuvé ce projet; qu'elle approuve aussi que les assemblées académiques de chirurgie se tiennent conformément à ce projet; qu'elle a réglé le nombre des chirurgiens de Paris qui doivent composer cette société académique; qu'elle souhaite qu'on envoie à M. le comte de Maurepas un état de ceux que le premier chirurgien croira à propos d'y admettre. Après cette lettre, on lut la liste de soixante et dix académiciens présentés au roi. Dans ce nombre, il y a six places d'officiers; elles furent remplies d'abord par MM. Petit, directeur; Malaval, vice-directeur; Morand, secrétaire; le Dran, chargé des correspondances; Garengeot, chargé des extraits; et Bourgeois fils, trésorier. On lut enfin une lettre de M. le comte de Maurepas, qui mande à M. le premier chirurgien du roi, que sa majesté approuve le choix qu'il a fait, et le charge d'en donner avis à chacun des membres. On exhorta ceux qui se trouvèrent à l'assemblée, au nombre de soixante-huit, à mériter de plus en plus par leur zèle la protection du roi, qui, par ce nouvel établissement, faisait un honneur singulier aux chirurgiens de Paris.

Le réglement enjoignait à l'Académie l'obligation de perfectionner la pratique de la chirurgie, principalement par l'expérience et par l'observation. Un article marquait l'utilité d'une histoire complète de la chirurgie, qui contînt non-seulement toutes les pratiques anciennes, mais encore l'origine de celles qu'on leur a substituées, et les raisons de préférence qui les ont fait adopter. Ce travail, aussi important que difficile, ne pouvait guère être le fruit de l'application d'une compagnie naissante: aussi prescrivait-on, pour parvenir à donner un semblable ouvrage, de commencer par faire un catalogue de tous les livres anciens et modernes dont les extraits pourraient servir à l'exécution de ce dessein. Plusieurs académiciens devaient être chargés de faire ce catalogue, et de dresser le projet de la méthode des extraits. — Ces dispositions montraient que dans ces commencements il s'agissait particulièrement de former une société d'études, une école entre les maîtres de l'art, afin qu'ils se missent en état de remplir dignement, dans la suite, les grandes vues de l'instituteur. Il n'y avait que six ans que les chirurgiens enseignaient publiquement la théorie de leur art; ce n'a été qu'à l'établissement des démonstrateurs royaux, en 1724, qu'ils sont rentrés dans ce droit, qui aurait dû être imprescriptible. Il est vrai que lorsque l'intrigue et l'artifice eurent réussi, au milieu du dernier siècle, à l'emporter sur la sagesse de l'ancienne législation, le zèle et l'émulation avaient conservé un germe de connaissances, qui aurait été étouffé sans la sagesse des lois contradictoires, par lesquelles l'étude de la chirurgie a été indirectement favorisée.

Le nouvel établissement trouva encore des censeurs dans nos adversaires, et des ennemis dans le corps même des chirurgiens. Plusieurs de ceux qui n'avaient pas été préférés par le premier choix, ne pouvaient se persuader qu'on ne leur eût pas fait une injure : ceux qui, en se rendant justice sur la médiocrité de leurs talents, étaient plus occupés du service du public que de la perfection de l'art, ne regardaient pas la formation de l'Académie comme une chose indifférente. Ils craignaient que la qualité d'académicien ne donnât plus de réputation à leurs compétiteurs dans la pratique ; en conséquence de cette idée, ils se joignirent à ceux qui se croyaient lésés dans leurs prétentions. On a trouvé dans les papiers de M. de la Peyronie une quantité de plans de réforme et de nouveaux projets pour l'Académie, et il faut faire ici honneur à la patience, à la douceur et à la prudence de cet illustre chef, qui prit la peine de répondre à beaucoup d'inepties de la manière la plus propre à concilier les esprits et à soutenir l'Académie, nécessairement chancelante dans son origine. Il se prescrivait la plus grande circonspection, et elle était nécessaire. Dans le désir de cimenter son ouvrage, il avait sollicité des lettres-patentes : l'exemple de l'Académie de médecine, qui n'a existé qu'en un projet, presqu'aussitôt évanoui que conçu, avait porté M. de la Peyronie à désirer plus de stabilité pour celle de chirurgie ; mais la sagesse du gouvernement crut ne devoir rien précipiter dans cette occasion, et l'Académie n'eut, jusqu'en 1748, d'autre titre que la lettre suivante, écrite au premier chirurgien du roi, par M. le comte de Maurepas, secrétaire-d'état de la maison de sa majesté, et qui avait les autres Académies dans son département.

### A Marly, le 19 novembre 1731.

» J'ai, Monsieur, rendu compte au roi » du projet des lettres-patentes et des » statuts que vous m'avez remis pour au- » toriser l'établissement d'une Académie » de chirurgie à Paris : *sa majesté* juge à » propos de suspendre d'accorder ce titre, » jusqu'à ce que l'expérience ait fait con- » naître les avantages que le public en » peut retirer ; mais elle m'a ordonné de » vous écrire qu'elle approuve que les » assemblées académiques de chirurgie » soient continuées dans la forme pres- » crite par le réglement que *sa majesté* » en a approuvé ; elle souhaite même » être informée des progrès que fera cet » établissement, afin de juger s'il est as- » sez utile pour mériter d'être autorisé » par des lettres-patentes ; on en a usé de » la même manière pour les autres Acadé- » mies. Comme *sa majesté* a réglé le » nombre des chirurgiens de la ville de » Paris, qui doivent composer les assem- » blées académiques, vous voudrez bien » m'envoyer un état de ceux que vous » croirez à propos d'y admettre, et de le » diviser par classes, ainsi qu'il est porté » par le réglement ci-joint ; lorsque vous » m'aurez envoyé cet état, je le présen- » terai à *sa majesté*, et je vous informe- » rai des ordres qu'elle m'aura donnés. » Vous connaissez, Monsieur, les senti- » ments avec lesquels je vous suis plus » parfaitement dévoué que personne du » monde. »

*Signé*, MAUREPAS.

Nous ne rapportons pas ce réglement, parce qu'il a été perfectionné par un autre, en 1751 : ce dernier, avec les lettres-patentes qui l'ont précédé, est à la tête du quatrième tome des Mémoires de l'Académie. Les diverses classes d'académiciens dont il est fait mention dans la lettre de M. le comte de Maurepas, sont les six officiers, dix libres et soixante ordinaires, du nombre desquels étaient les officiers. La classe des libres était composée de huit anciens praticiens de réputation, que l'âge semblait dispenser de l'assiduité aux séances, et des deux chirurgiens de la reine, que leurs occupations à la cour mettaient dans le même cas. — L'Académie n'avait point alors d'existence légale ; et nous voyons, par la lecture attentive de ses registres, que quoiqu'elle fût, comme les autres Académies royales, sous la direction de M. le comte de Maurepas, ce ministre, dans ses différentes lettres pour la continuation ou le changement annuel des officiers, ou pour notifier l'agrément du roi à la nomination de nouveaux académiciens, ne l'a jamais qualifiée que par le nom de *Société académique de chirurgie*.

Son utilité ne pouvait point paraître équivoque. On savait qu'avant la formation de pareils établissements pour les sciences physiques, on se plaignait de leur stérilité : le goût des hypothèses infectait les esprits ; chaque physicien soumettait la nature à son imagination, et la théorie n'était qu'un jeu de l'esprit dans les écrits des hommes les plus célèbres. Mais dès qu'on a rassemblé des faits, les philosophes sont devenus plus sages; ils ont vu que la nature ne pouvait se dévoiler que par des observations réitérées. Cette voie seule pouvait conduire la chirurgie à sa perfection ; et c'est pour y parvenir que M. de la Peyronie avait formé, sous l'autorité du roi, une assemblée des hommes les plus éclairés dans notre art, pour en hâter les progrès, et lui rendre l'éclat qu'il avait perdu par le défaut de zèle et d'émulation. On présuma avantageusement de cette société dès sa naissance, et elle eut des suffrages flatteurs qui la dédommagèrent des propos enfantés par l'ignorance ou par la jalousie. M. de la Peyronie écrivit à l'Académie une lettre qui fut lue le premier avril 1732, pour lui apprendre le choix que le roi venait de faire de M. Chicoyneau, pour son premier médecin. La compagnie, qui connaissait les sentiments d'amitié de son chef pour M. Chicoyneau, crut lui donner une preuve de son attachement en députant six de ses membres pour complimenter M. le premier médecin, au nom de l'Académie de chirurgie. A la séance suivante, le 8 avril, M. Petit, directeur, rendit compte de la réception faite aux députés, et l'on fit lecture de la lettre écrite par M. Chicoyneau à l'Académie.

A Versailles, ce 2 avril 1732.

MESSIEURS,

« Ce n'est pas assez pour moi d'avoir » assuré MM. vos députés de ma recon- » naissance pour la politesse que m'a faite » l'Académie ; j'y suis si sensible que je » me crois obligé à de nouveaux remer- » cîments. Soyez persuadés, Messieurs, » que rien ne pouvait me flatter davan- » tage que la joie que vous a causée l'hon- » neur que le roi m'a fait. Les suffrages » d'un corps illustre et éclairé, comme » le vôtre, me sont infiniment précieux. » L'excellence de votre établissement » m'avait toujours engagé d'applaudir à » vos travaux ; je le ferai à l'avenir et par » estime et par reconnaissance. Je suis » avec une parfaite considération, Mes- » sieurs, votre très-humble et très-obéis- » sant serviteur,

» Signé, CHICOYNEAU. »

L'Académie reçut dans cette même séance une marque de considération de

la part de l'Académie royale des belles-lettres. Un article des premiers statuts porte : « Que pour hâter de plus en plus » le progrès de la chirurgie, et exciter » l'émulation parmi les chirurgiens de » l'Europe, l'Académie proposera chaque » année un prix d'une médaille d'or, qui » sera donnée à celui qui, au jugement » de l'Académie, aura fait le meilleur » mémoire sur une question importante » de chirurgie. » On s'était adressé à l'Académie des belles-lettres pour avoir le sujet de cette médaille. M. de Boze, secrétaire perpétuel de cette savante compagnie, le composa et en envoya le plan, approuvé de l'Académie des belles-lettres, au secrétaire de celle de chirurgie, avec une lettre en ces termes : « Je suis venu, Monsieur, pour avoir » l'honneur de vous voir et de vous re- » mettre le sujet de médaille que vous » trouverez sous cette enveloppe ; il ne » me reste qu'à joindre mille assurances » du plaisir que je trouve à en pouvoir » faire à votre illustre société. Je suis » parfaitement, Monsieur, votre très- » humble et très-obéissant serviteur,

» Signé, DE BOZE. »

Ce 7 avril 1732.

A cette lettre était jointe un papier, sur lequel on avait tracé deux cercles pour figurer les deux côtés de la médaille ; dans l'un était inscrit ces mots, *le portrait du roi* ; et demi-circulairement ceux-ci, LUDOVICUS XV, REX CHRISTIANISSIMUS. Le cercle qui représentait le revers de la médaille portait pour inscription : APOLLO SALUTARIS ; et dans l'exergue, *Societas academica chirurg. Paris.* M. DCC. XXXI. Le sujet était décrit dans le cercle par ces mots : *Le roi, sous la figure d'un jeune Apollon qui, ayant près de lui d'un côté les principaux instruments de la chirurgie-pratique, et de l'autre les symboles de la théorie au même art, comme livres, squelettes, fourneaux, urnes à baume, etc., semble dicter à Minerve Hygiœa des remarques sur les usages de l'une et de l'autre espèces.* — Au-dessous de ce plan était l'explication suivante : « Les » anciens regardaient Apollon comme le » Dieu de la médecine, aussi bien que » celui de la poésie ; et c'est en cette » première qualité qu'il est nommé » APOLLO SALUTARIS dans plusieurs mo- » numents, et sur quantité de médailles » d'empereurs romains, depuis Auguste

» jusqu'à Posthume, qui régna particuliè-
» rement dans les Gaules. » — « Vu et
» approuvé par l'Académie royale des
» inscriptions et belles-lettres, dans
» l'assemblée tenue au Louvre, le pre-
» mier jour d'avril 1732.

» *Signé*, DE BOZE. »

« A remettre à M. de Boullogne, pre-
» mier peintre du roi et de l'Académie,
» pour en faire le dessin, comme nous
» en sommes convenus.

» *Signé*, DE BOZE. »

M. de la Peyronie fit graver les coins
à ses dépens, et a fait annuellement les
frais de la médaille, dont la gravure sert
de fleuron au frontispice du premier
tome du recueil des pièces qui ont rem-
porté les prix de l'Académie. — Par un
article du premier réglement, il était dit
« que comme il importe que l'Académie
» soit exactement informée des faits les
» plus intéressants à la chirurgie, aussi
» bien que des livres nouveaux qui y au-
» ront rapport, elle chargera un nombre
» d'académiciens de former et d'entrete-
» nir des correspondances avec les habi-
» les chirurgiens du royaume, et même
» des pays étrangers. » — Il se trouva
bientôt une occasion favorable de mettre
cet article à exécution. M. Cheselden (1),
premier chirurgien de la reine d'Angleterre, chirurgien de l'hôpital de Saint-
Thomas, membre de la société royale de
Londres et correspondant de notre Académie des sciences, fit un voyage à Paris, et prit séance dans celle de chirurgie, le 16 septembre 1732, en qualité
d'associé étranger, en conséquence d'une
lettre de M. de la Peyronie, qu'on lut
dans l'assemblée avant que d'y introduire
M. Cheselden. La lettre était adressée à
M. Petit, directeur. — « Ayant parlé au
» roi, Monsieur, et à son éminence (1)
» du mérite de M. Cheselden, le roi m'a
» témoigné que l'Académie devait lui
» donner des marques de son estime, en
» se l'associant; en attendant les formali-
» tés nécessaires pour cette association,
» vous pouvez lui faire prendre séance à
» l'Académie. J'aurai l'honneur d'en-
» voyer incessamment à la compagnie la
» forme de cette association, après en

» avoir conféré avec M. le comte de Mau-
» repas, qui n'est point ici. Je lui parle-
» rai des places que nous avons à remplir,
» et des personnes que nous devons nous
» associer pour le commerce utile qu'elles
» entretiennent avec l'Académie. J'ai
» l'honneur d'être, Monsieur, votre, etc.

» *Signé*, LA PEYRONIE. »

A Fontainebleau, le 15 septembre 1732.

On procéda à l'élection de M. Cheselden, le 7 octobre suivant, et en même
temps à celle de M. Bellair, chirurgien
de S. A. S. M. le duc de Wirtemberg;
M. le comte de Maurepas écrivit à ce sujet une lettre au secrétaire de l'Académie,
en lui envoyant celles qui étaient destinées pour chacun de ces messieurs : nous
les rapportons ici, par ce qu'elles montrent la forme qui a été constamment suivie pour les associations.

*Au secrétaire.*

A Fontainebleau, le 14 octobre 1732.

« Je vous donne avis, Monsieur, que
» le roi a choisi les sieurs Cheselden,
» premier chirurgien de la reine d'An-
» gleterre, et de Bellair, premier chi-
» rurgien de M. le duc de Wirtemberg,
» pour associés étrangers de la Société
» académique de chirurgie; je joins ici
» les lettres que je leur écris pour les en
» informer. Je suis, Monsieur, tout à
» vous.

» *Signé*, MAUREPAS. »

« Je vous donne avis avec bien du
» plaisir, Monsieur, que la Société aca-
» démique de chirurgie vous ayant pro-
» posé au roi, pour remplir une place
» d'associé étranger de ladite société, Sa
» Majesté vous a nommé à ladite place.
» Je vous suis, Monsieur, très-sincère-
» ment dévoué.

» *Signé*, MAUREPAS. »

M. Bellair avait envoyé plusieurs observations à l'Académie, comme beaucoup d'autres chirurgiens étrangers, zélés pour le progrès de l'art, en qui cet
établissement avait excité la plus vive
émulation. M. de la Peyronie n'ignorait
pas que M. le duc de Wirtemberg conservait, dans ses cabinets de curiosités
naturelles, le fœtus pétrifié qui a séjourné quarante-six ans dans le ventre
de sa mère; et il crut que la vue et l'examen de la pièce même pourraient don-

---

(1) Voyez son éloge, dans les Mémoires
de l'Académie.
(2) M. le cardinal de Fleury, ministre
principal.

ner, sur ce phénomène, des lumières plus étendues que la description qu'on en avait faite dans quelques dissertations publiées à ce sujet. Le prince, possesseur de cette rareté, pensait trop généreusement pour tenir enfoui un trésor qui pouvait être utile à l'humanité. A peine lui manifeste-t-on le désir de M. de la Peyronie, que les ordres sont donnés pour envoyer le fœtus de Stuttgard à Paris. M. le cardinal de Fleury permit qu'il lui fût adressé. On témoigna à S. A. S. M. le duc de Wirtemberg les sentiments de respect et de reconnaissance dont la compagnie était pénétrée pour la faveur qu'elle venait d'en recevoir : ce prince honora M. de la Peyronie d'une réponse qui a été inscrite sur nos registres, après avoir été lue à la séance académique, le 17 mars 1733. La haute opinion qu'un souverain a conçue de notre société naissante nous est trop honorable pour ne pas en instruire le public. Voici la copie de la lettre de S. A. S.

Monsieur,

« Ayant reçu avec bien du plaisir la » vôtre, du premier décembre de l'année » passée, accompagnée du fœtus que je » vous fis adresser, il y a quelque temps, » j'ai été bien aise d'avoir appris par-là » que ledit fœtus ait été trouvé digne des » observations curieuses d'un corps aussi » savant et aussi habile que celui de la so- » ciété dont vous avez la gloire et le mé- » rite distingué d'être le vice-président, » et qui contribue également à la splen- » deur des états du roi, qu'à l'avantage » et l'utilité essentielle du public. » Permettez donc, Monsieur, que je » vous fasse en même temps mes justes » remercîments pour la communication » des remarques y jointes et dressées là- » dessus par ladite respectable assem- » blée, et soyez au reste persuadé que » toutes les occasions me seront fort » agréables, dans lesquelles je saurais » rendre un témoignage authentique de » l'estime et de la parfaite considération » que j'ai tant pour votre corps académi- » que en général, que pour vous en par- » ticulier, étant avec bien du plaisir et » très-véritablement,

» Monsieur,
» Votre bien affectionné
» ami et serviteur,

» Signé, EBERHARD-LOUIS,
» duc de Wirtemberg. »

A Louisbourg, ce 9 février 1733.

Dans les premières années, l'Académie reçut un très-grand nombre de faits de pratique ; et le vœu de presque tous les membres était qu'on en fît incessamment part au public. Déjà l'on avait rédigé des observations intéressantes, et elles furent mises sous la presse. Par l'examen des premières feuilles d'impression, on connut le peu d'avantage qui résulterait d'une simple compilation de faits : les efforts des écrivains qui ont suivi cette marche se sont presque toujours réduits à des répétitions inutiles. Trouve-t-on en effet autre chose, dans la plupart des observations, que des récits d'événements ? C'est l'usage des faits et des expériences qui parut devoir occuper principalement la compagnie. Nos Mémoires ne fourniraient qu'une lecture stérile, dont on tirerait très-peu de fruit, si l'on n'avait cherché à pénétrer les causes des phénomènes et à rendre raison de leurs effets : la réflexion rapproche les circonstances de différents faits qui paraissent opposés, et, par induction, il en naît des conséquences utiles. La raison est la lumière de l'esprit ; sans ce guide, on ne peut distinguer ce qui produit les bons ou les mauvais succès. Et quelle foule d'erreurs n'amène point ce défaut de discernement ? Le génie de l'art voit souvent dans l'exposé d'un fait l'omission des circonstances qui lui donneraient le plus grand prix ; elles échappent facilement à un observateur, même très-attentif, dont les lumières n'égalent pas le zèle : de là tant d'écrits multipliés qui n'ont produit aucun principe dont l'art ait pu profiter pour son progrès.

Ces vérités ont été l'objet des *Remarques* savantes de M. Quesnay, *sur l'Usage des Observations* (1). « La nature » seule, dit ce grand maître, doit parler » dans les observations ; mais son lan- » gage, lors même qu'on nous le rend » fidèlement, est presque toujours en- » veloppé ou ambigu, et même souvent » trompeur ; on ne peut l'interpréter que » par le concours des lumières qu'une » grande pratique et une profonde théo- » rie peuvent réunir. Il n'y a donc, ajou- » te-t-il, que les maîtres qui ont acquis » les connaissances que l'une et l'autre » peuvent procurer, qui puissent démêler » dans les observations la réalité d'avec les

_____

(1) Mémoires de l'Académie royale de chirurgie, t. IV, à la suite du *trépan dans les cas douteux.*

» apparences, qui puissent y remarquer
» les mauvais procédés qui y sont auto-
» risés par un succès équivoque et pas-
» sager, et y reconnaître la bonne pra-
» tique dans les cas mêmes où elle n'a
» pas été favorisée par l'événement. »

C'est d'après ces principes que les trois
premiers volumes des Mémoires de l'A-
cadémie ont été rédigés. Ce n'est point
un simple recueil d'Observations : presque toutes celles dont on peut enrichir
l'art ne peuvent être regardées que comme des moyens éloignés qui doivent servir à le perfectionner; et l'Académie,
pour y contribuer, s'est imposée l'obligation de déterminer, à l'aide de ces faits
et de ceux qui se trouvent dans les observateurs anciens et modernes, les
points de pratique douteux ou indécis,
de découvrir les mauvaises méthodes
introduites par le préjugé et favorisées
par de fausses apparences, de saisir et
fixer, dans les cas équivoques, les véritables indications qu'il faut suivre.—Ces
trois premiers volumes, que l'Académie
a eu l'honneur de présenter au roi ( en
un tome in-4°), comme un fruit des bienfaits de sa majesté, ont été favorablement
accueillis du public : nous pouvons rappeler ici le suffrage d'un homme à qui
la littérature française a les plus grandes
obligations; le jugement que l'abbé Desfontaines a porté du premier tome de
nos Mémoires a été généralement approuvé.

« Ce fruit précieux, attendu depuis
» long-temps avec tant d'impatience, vient
» enfin d'éclore, sous les auspices de sa
» majesté, à qui il est consacré par une
» épître dédicatoire de M. de la Peyronie.
» Après l'épître, qui, dans son genre, est
» un chef-d'œuvre d'élégance et de pré-
» cision, est placée une préface, digne
» d'être comparée à la fameuse préface de
» l'Histoire de l'Académie des sciences,
» et qu'un autre que moi pourrait aussi
» comparer à la préface de la traduction
» française de l'Histoire universelle de
» M. de Thou, si ce n'était peut-être
» faire à cette dernière un trop grand
» honneur. Tout ce que vous pouvez
» vous imaginer de méthode et de force
» dans le raisonnement, d'énergie et de
» graces dans l'expression, de justesse
» dans les idées, d'harmonie dans le sty-
» le, vous le trouverez rassemblé dans
» cette excellente pièce, que j'ai lue trois
» fois sans me lasser, et que je me pro-
» mets de relire encore. On y sent la
» supériorité de génie d'un philosophe-

» né, qui a beaucoup lu et vu, qui a ex-
» trêmement médité et pratiqué, qui,
» par bien des observations et des expé-
» riences, a appris à douter de plusieurs
» choses, que les praticiens vulgaires re-
» gardent comme incontestables, et qui,
» en ouvrant les yeux à tous ceux qui
» se mêlent de guérir les maladies, les
» ouvre aussi au public sur leur pratique,
» et nous apprend à nous défier du pré-
» tendu savoir de ceux à qui nous con-
» fions la conservation de nos vies. Cette
» préface m'a d'autant plus enchanté,
» qu'elle est parfaitement dans les prin-
» cipes du célèbre Clifton, médecin de
» la cour d'Angleterre, dont j'ai traduit
» en français l'excellent Traité de l'*État
» de la médecine ancienne et moderne*,
» livre approuvé non-seulement de tous
» les médecins et chirurgiens du royau-
» me, mais goûté de tous les gens du
» monde qui ont eu la curiosité de le
» lire (1). »

« Que de matières curieuses, dit ail-
« leurs l'abbé Desfontaines, et que d'ar-
» ticles intéressants, non-seulement pour
» ceux de l'art, mais encore pour tous les
» savants et pour les ignorants même du
» monde, offre le recueil de ces Mémoi-
» res, dont la préface, composée par M.
» Quesnay, est un chef-d'œuvre aux
» yeux de tous les connaisseurs, soit
» pour les réflexions neuves et profon-
» des qu'elle renferme, soit pour la clarté
» et la force du style. On n'a jamais rien
» écrit de plus important et de plus so-
» lide sur ces matières. »

Personne n'en jugea avec plus de sagacité que feu M. le chancelier d'Aguesseau. Ce digne chef de la magistrature,
aux lumières de qui rien ne pouvait
échapper, vit d'un coup d'œil tous les
avantages que la chirurgie pourrait
procurer, étant cultivée par des hommes
à qui l'étude des lettres aurait donné
l'habitude de penser, de raisonner et de
réfléchir, et les funestes effets qu'entraîne
après soi l'exercice de cette profession,
livrée à la routine et à la médiocrité,
souvent plus fâcheuse que l'ignorance (2).

_____

(1) Observations sur les écrits modernes, t. XXXII.

(2) « On se plaint, dit M. de Voltaire, et
« l'on déplore que le grec soit négligé en
» France : sans cette connaissance, il y
» a un grand nombre de mots français
» dont on n'aura jamais qu'une idée con-
» fuse. A peine y a-t-il un muscle, une

M. de la Peyronie, dont tous les moments étaient consacrés à l'illustration de notre art, qui avait fait une étude particulière de ses différentes révolutions, et qui en avait approfondi les causes, n'eut pas de peine à déterminer M. le chancelier en notre faveur : ce grand homme sachant que les progrès des sciences et des arts sont la source de l'abondance d'un état et de la gloire d'une nation, se serait reproché d'avoir laissé languir plus long-temps la chirurgie sous le poids d'une servitude qui n'était point faite pour elle ; il se hâta de rompre les liens honteux avec lesquels il était étonné qu'on eût pu s'élever et produire de grandes choses. Une déclaration du roi, du 23 avril 1743, rétablit les chirurgiens de Paris dans l'état où ils étaient avant l'année 1655. Elle est l'ouvrage de l'illustre M. d'Aguesseau, dont le nom, immortel dans l'histoire de la nation, doit être en une vénération particulière dans les fastes de la chirurgie. Il goûtait le plaisir flatteur de travailler au bonheur des hommes, en se livrant avec zèle à la rédaction de cette nouvelle loi, que sa majesté trouva digne de son amour paternel pour ses sujets. On y rappelle, avec une grande précision, l'état passé de la chirurgie, celui où elle était alors, et les avantages qu'on se promettait de son rétablissement.

« Louis, par la grace de Dieu, roi de » France et de Navarre, à tous ceux qui » ces présentes verront, salut. Le désir » de faire fleurir de plus en plus dans » notre royaume les arts et les sciences, » et l'affection paternelle que nous avons » pour nos sujets, nous ont déjà porté à » autoriser les moyens qui nous ont » été proposés pour perfectionner un » art aussi nécessaire que celui de la » chirurgie. C'est dans cette vue que l'é- » cole de chirurgie, qui est établie dans » notre bonne ville de Paris, ayant » mérité depuis long-temps, par l'habi-

» leté et la réputation de ceux qui en sont » sortis, d'être considérée comme l'école » presque universelle de notre royaume, » nous y avons établi à nos dépens, par » nos lettres-patentes en forme d'édit, du » mois de septembre 1724, enregistrées » en notre cour de parlement, cinq dé- » monstrateurs royaux des différentes » parties de la chirurgie, sur la présen- » tation qui nous en serait faite par notre » premier chirurgien ; et nous savons » que le désir de se rendre toujours de » plus en plus utiles au public a inspiré » aux plus célèbres chirurgiens de la » même école le dessein de rassembler » les différentes observations et décou- » vertes que l'exercice de leur profession » les met à portée de faire pour en for- » mer un recueil, dont le premier essai » vient d'être donné au public ; mais » quelque secours que les jeunes élèves, » qui se destinent à l'étude et à la pra- » tique de la chirurgie, puissent trouver » dans cet ouvrage, il nous a été repré- » senté qu'il est encore plus important » d'exiger de ces élèves, que, par la » connaissance de la langue latine et » l'étude de la philosophie, ils se mettent » en état d'entrer dans les écoles avec la » préparation nécessaire pour pouvoir » profiter pleinement des instructions » qu'ils y reçoivent ; que nous ne ferions » par là que rappeler la chirurgie de Pa- » ris à son ancien état, dans lequel tous » les chirurgiens de Saint-Côme, qu'on » nommait aussi chirurgiens de robe-lon- » gue, étaient gens de lettres ; que, sui- » vant leurs statuts, ils devaient savoir » la langue latine, et subir des examens » sur des matières de physique, outre » qu'ils étaient presque tous maîtres- » ès-arts ; que d'ailleurs, ils avaient in- » troduit parmi eux différents grades de » littérature, à l'imitation des degrés qui » étaient établis dans les facultés supé- » rieures du royaume ; et que les rois » nos prédécesseurs, voulant favoriser » une émulation utile au public, leur » avaient accordé des priviléges et des » titres d'honneur relatifs à ces exercices » littéraires, comme il paraît plus parti- » culièrement par les lettres-patentes des » rois Louis XIII et Louis XIV, des mois » de juillet 1611 et janvier 1644, enregis- » trées en notre cour de parlement, et » qui rappellent un grand nombre d'au- » tres lettres-patentes et ordonnances » plus anciennes ; que la chirurgie y » est reconnue pour un art savant, pour » une vraie science qui méritait par sa

---

» veine, un ligament dans notre corps, » une maladie, un remède dont le nom » ne soit grec. Donnez-moi deux jeunes » gens, dont l'un saura cette langue, et » l'autre l'ignorera : que l'un ni l'autre » n'ait la moindre teinture d'anatomie, » qu'ils entendent dire qu'un homme est » malade d'une péripneumonie, celui qui » sait le grec entendra tout d'un coup » de quoi il s'agit, parce qu'il voit de » quoi ces mots sont composés : l'autre » ne comprendra absolument rien. »

» nature, autant que par son utilité, les
» distinctions les plus honorables, et que
» l'on en trouve la preuve la moins équi-
» voque dans un grand nombre d'ouvra-
» ges sortis de l'école de Saint-Côme, où
» l'on voit que depuis long-temps les chi-
» rurgiens de cette école ont justifié, par
» l'étendue de leurs connaissances et par
» l'importance de leurs découvertes, les
» marques d'estime et de protection que
» les rois, nos prédécesseurs, ont accor-
» dées à une profession si importante
» pour la conservation de la vie humai-
» ne ; mais que les chirurgiens de robe-
» longue, qui en avaient été l'objet, ayant
» eu la facilité de recevoir parmi eux,
» suivant des lettres-patentes du mois de
» mai 1656, enregistrées en notredite
» cour de parlement, un corps de sujets
» illettrés, qui n'avaient pour tout par-
» tage que l'exercice de la barberie et
» l'usage de quelques pansements aisés
» à mettre en pratique, l'école de chi-
» rurgie s'avilit bientôt par le mélange
» d'une profession inférieure, en sorte
» que l'étude des lettres y devint moins
» commune qu'elle ne l'était auparavant;
» mais que l'expérience a fait voir com-
» bien il était à désirer que, dans une
» école aussi célèbre que celle des chi-
» rurgiens de Saint-Côme, on n'admît
» que des sujets qui eussent étudié à fond
» les principes d'un art dont le véritable
» objet est de chercher dans la pratique,
» précédée de la théorie, les règles les
» plus sûres qui puissent résulter des ob-
» servations et des expériences. Et com-
» me peu d'esprits sont assez favorisés de
» la nature pour pouvoir faire de grands
» progrès dans une carrière si pénible,
» sans y être éclairés par les ouvrages
» des maîtres de l'art, qui sont la plu-
» part écrits en latin, et sans avoir ac-
» quis l'habitude de méditer et de former
» des raisonnements justes par l'étude
» de la philosophie, nous avons reçu fa-
» vorablement les représentations qui
» nous ont été faites par les chirurgiens
» de notre bonne ville de Paris sur la
» nécessité d'exiger la qualité de maî-
» tre-ès-arts de ceux qui aspirent à exer-
» cer la chirurgie dans cette ville, afin
» que leur art y étant porté par ce moyen
» à la plus grande perfection qu'il est
» possible, ils méritent également, par
» leur science et par leur pratique, d'ê-
» tre le modèle et les guides de ceux qui,
» sans avoir la même capacité, se desti-
» nent à remplir la même profession dans
» les provinces et dans les lieux où il ne
» serait pas facile d'établir une sembla-
» ble loi. A ces causes, etc. »

Cette déclaration a été la récompense
des premiers travaux de la société académique, au commencement de la douzième année de son établissement; c'est
une époque honorable à laquelle nous
nous arrêtons : elle rappellera sans cesse
les bontés du roi ; elle le peindra aux yeux
de la postérité sous les traits de l'humanité et de la bienfaisance, et contribuera,
autant que toutes les grandes choses qui
auront illustré son règne glorieux, à lui
conserver le titre de bien-aimé.

L'Histoire de l'Académie doit exposer ce qui lui est arrivé de mémorable,
ce qui a contribué à maintenir ou à illustrer cet utile établissement : cela regarde
le corps entier. A l'égard de ses occupations, elles se manifestent dans le travail
particulier des académiciens. — Sur le
premier objet, nous avons à observer
qu'au commencement de l'année 1739,
on avait altéré la disposition des premiers
statuts. Par une attention qu'on avait
cru convenable pour ménager les esprits, les places d'académiciens étaient
devenues variables; chaque année on
procédait à une élection de nouveaux
sujets, en conséquence du réglement qui
suit :

« Sa majesté étant informée des pro-
» grès de la chirurgie de Paris, depuis
» l'établissement des assemblées acadé-
» miques qui se font à Saint-Côme, où
» l'on a déjà recueilli un grand nombre
» d'observations très-importantes pour
» l'instruction des chirurgiens et pour le
» bien public; et désirant de rendre cet
» établissement encore plus utile, en y
» faisant entrer successivement tous les
» membres de la compagnie de Saint-
» Côme qui en seront jugés les plus di-
» gnes, afin d'exciter de plus en plus l'é-
» mulation parmi eux, et les encourager
» à donner un plus grand nombre d'ob-
» servations ; sa majesté a approuvé l'ar-
» rangement proposé à cet effet, confor-
» mément aux articles suivants :

## I.

» Le nombre des académiciens vo-
» caux, non compris les officiers, sera
» et demeurera fixé à soixante, dont
» quarante seront élus à la pluralité des
» suffrages, et vingt seront choisis et
» nommés par le premier chirurgien du
» roi.

## II.

» Cette élection sera faite tous les » ans, le mardi avant la Trinité ; et, pour » cet effet, les maîtres de chaque classe (1) » s'assembleront séparément, avec le » président et les officiers de la société » académique, pour nommer entre les » maîtres présents, et à la pluralité des » suffrages, dix académiciens vocaux, » dont les noms, aussi bien que les noms » de ceux qui auront été choisis par le » premier chirurgien du roi, seront pré- » sentés à sa majesté, laquelle sera sup- » pliée de vouloir bien les agréer.

## III.

» Les dix sujets élus par chaque classe » pourront être pris entre ceux qui au- » ront passé par les charges ; et ceux qui » y auront passé, qui n'auront point été » élus, entreront dans la classe des aca- » démiciens libres ; il en sera usé de » même pour les officiers actuellement en » charge (2), et pour ceux qui seront dé- » signés pour leur succéder.

## IV.

» Les académiciens nouvellement élus » prendront séance à l'assemblée de la » Société académique, qui se fera le » mardi d'après l'assemblée publique ; » les anciens, dont les nouveaux pren- » dront la place, auront la liberté de » continuer d'y assister et d'y faire même » des objections, avec la permission du » président, sans toutefois avoir voix » délibérative dans les assemblées de la » Société académique ; tous les autres » maîtres qui n'auront pas été élus pour- » ront pareillement assister aux assem- » blées de l'Académie, et y faire lecture

---

(1) Pour mettre de l'ordre dans une compagnie aussi nombreuse qu'est le corps des chirurgiens de Paris, on les a divisés en quatre classes ; les examens se font successivement sous chacune de ces classes ; un nouveau maître, à la récep- tion, choisit ordinairement celle dans la- quelle il préfère d'être inscrit ; on ne passe jamais d'une classe dans une autre. Cette note était nécessaire pour entendre cet ancien réglement de l'Académie.

(2) Ces officiers sont les quatre prévôts qui sont à la tête du collége de chirur- gie, et dont l'exercice dure deux ans.

» des Mémoires ou des observations qu'ils » auront à communiquer, et ceux qui » auront été déjà élus, pourront être » continués.

## V.

» Seront, au surplus, les articles du » réglement de la Société académique, » approuvés par le roi en 1731, exécu- » tés selon leur forme et teneur, dans » tous les cas qui ne sont pas contraires » aux présents articles. Fait et arrêté à » Versailles, le quatrième mars 1739.

» *Signé* LOUIS.

» Et plus bas : PHELYPEAUX. »

On procéda, pour la dernière fois, à la nomination des académiciens par la voie de l'élection, le 3 mai 1742. A la séance du 23 octobre suivant, on lut une lettre écrite par M. le comte de Maurepas à M. de la Peyronie, le 17 de ce mois, dans laquelle il est dit « que le roi ap- » prouve que dorénavant le comité soit » perpétuel. » A cette lettre était joint l'état de ceux que le roi avait nommés pour conseillers de l'Académie, au nom- bre de trente-six, avec dix-huit adjoints, pour remplacer, dans le comité perpé- tuel, les conseillers absents. Cet état a été imprimé à la tête du premier volume des Mémoires de l'Académie. Les regis- tres portent en note, au-dessous de cette liste, que « ceux des adjoints qui four- » niront des Mémoires sur la théorie ou » sur la pratique, seront préférés aux » autres adjoints pour remplir à l'avenir » les places qui vaqueront au comité ; » tous les autres membres de l'Académie, » qui donneront des Mémoires reçus et » approuvés par le comité, auront de » même la préférence sur les adjoints » qui n'auront donné que des observa- » tions ; car les observations ne concou- » rent point avec les Mémoires. » Dans l'espace de temps qui s'est écoulé entre l'établissement de l'Académie et la publication des trois premiers volumes, la compagnie a perdu deux membres, dont l'éloge a été prononcé dans la pre- mière séance publique tenue après leur mort. Ce sont MM. Mareschal et Petit le fils. M. Morand, alors secrétaire de l'A- cadémie, a rendu à leurs vertus et à leurs talents un juste hommage, en 1737 et 1738. Ces éloges ont été publiés dans le quatrième tome de nos Mémoires, en 1753. — M. Quesnay, dans les trois premiers tomes, ne prit pas l'Académie royale des sciences pour modèle. Ce sont les membres de cette compagnie qui fournissent les Mémoires dont les volumes sont composés ; les observations qui lui viennent d'ailleurs sont placées dans l'histoire de l'année qu'on les a présentées. Ce plan serait fort défectueux pour l'Académie de chirurgie. Toutes les observations qui nous sont communiquées par différents particuliers doivent entrer dans le corps même de nos Mémoires ; si elles peuvent servir à étendre ou à réformer les préceptes de l'art, si elles confirment ou développent quelque vérité utile, enfin si, par leur moyen, on peut détruire ou concilier les notions différentes et souvent opposées qui se présentent sur un même point de théorie ou de pratique. M. de Fontenelle a certainement bien mérité du public, par la forme qu'il a donnée à l'histoire de l'Académie royale des sciences. Il y fait l'office d'un journaliste éclairé et intelligent, en rendant compte, dans la première partie de chaque volume, des ouvrages mêmes que contient l'autre partie. Cette division, en histoire et en Mémoires, donne lieu à beaucoup de doubles emplois. Elle peut être agréable pour les gens du monde ; le secrétaire de l'Académie met à leur portée, par un sommaire précis et élégant, des matières hérissées de termes et de choses qui, sans cette méthode, seraient moins intelligibles. Quand les Mémoires fournis par quelques membres de notre Académie paraîtront susceptibles d'être enrichis, ou par des faits qu'ils n'auront point eus à leur disposition, ou par le résultat des entretiens académiques dignes d'être recueillis, toutes ces choses seront mieux placées à la suite des Mémoires mêmes auxquels elles auront rapport, que dans la partie de l'histoire. C'est ainsi que nous en avons usé dans ces trois derniers volumes, en donnant un supplément à quelques-unes de nos dissertations. Si nous ne pouvions nous conduire que par imitation, ce serait au plan des Mémoires de l'Académie des belles-lettres que nous croirions devoir donner la préférence.

Son histoire est composée des extraits de plusieurs pièces qu'on ne veut ni donner en entier, ni perdre totalement. Nous prendrons quelquefois ce parti ; mais les matières de chirurgie ne peuvent pas être traitées comme les ouvrages de goût et de littérature. Les Mémoires donnés par M. Quesnay, dans nos trois premiers volumes, sur le trépan dans les cas douteux, sur la multiplicité des trépans, sur les exfoliations du crâne et sur les plaies du cerveau, sont le précis de diverses observations communiquées à l'Académie en différents temps, et par plusieurs auteurs qui n'avaient ni la même doctrine, ni le même fonds d'instructions. Quel avantage aurait-on retiré de la publication de ces faits non réunis en corps de doctrine? C'est par leur rapprochement et une juste appréciation, c'est par les conséquences qu'un homme profond et réfléchi a su tirer de l'examen des matériaux que nous savons les raisons qui peuvent déterminer au trépan, ou à éviter cette opération : qu'on connaît les cas dans lesquels il est nécessaire de multiplier les couronnes du trépan, etc. — Nous réunirons, autant qu'il sera possible, les faits épars ; nous les lierons entre eux et nous tâcherons de les présenter sous la forme la plus instructive. La question de l'écartement des os du bassin nous fournit un sujet qui servira à faire voir comment les opinions et les faits doivent être rapprochés pour l'intérêt de la vérité et le progrès de l'art.

## De l'écartement des os du bassin.

La mobilité des os du bassin, en conséquence de l'augmentation du volume des cartilages qui recouvrent les surfaces par lesquelles ces os s'entre-touchent et sont contigus, est une question de fait dont l'affirmative a été incontestablement prouvée il y a près de deux cents ans. C'est une chose bien déplorable que l'art soit continuellement le jouet des diverses opinions. Séverin Pineau a donné, en 1579, une dissertation excellente sur cette matière ; l'autorité, la raison et l'expérience lui ont servi à prouver solidement la vérité qu'il se proposait d'établir ; il a réfuté victorieusement toutes les objections qu'on pouvait lui opposer ; les faits se sont multipliés depuis en faveur de son sentiment, de sorte qu'il n'y a rien de plus certain dans la nature que l'existence du phénomène dont il s'agit ; malgré cela, les auteurs les plus modernes mettent le fait en question, et plusieurs en soutiennent la négative ; les partisans mêmes de la vérité, sur ce point de physiologie, ne le considèrent que comme un objet de simple curiosité. Nous ne laisserons pas échapper les conséquences pratiques qu'on peut en tirer, et nous ferons voir qu'elles ont été négligées jusqu'ici, au grand préjudice de l'art et de ceux à qui il aurait pu être utile.

Les os du bassin servent de base et de soutien aux os du tronc : l'os sacrum forme la partie postérieure du bassin ; c'est sur lui que porte la colonne de l'épine, dont toutes les parties deviennent insensiblement plus petites à mesure qu'elles s'éloignent de cet os, qui est comme le piédestal de cette colonne. Les os des innominés sont joints aux deux côtés de l'os sacrum par plusieurs inégalités, revêtues d'une croûte cartilagineuse ; ces inégalités font que l'os sacrum reçoit et est reçu mutuellement ; cette sorte de jonction, par engrenures étendues, est mise au rang des synchondroses. Les os innominés se touchent antérieurement par les os pubis ; un cartilage sépare leur tubérosité antérieure et forme la symphise, qui répond antérieurement à la ligne verticale par laquelle le corps serait séparé en deux parties égales.—On convient que les cartilages, interposés à l'union des os pubis et dans les connexions de l'os sacrum avec chaque os des îles, sont plus épais aux femmes qu'aux hommes, et parmi les femmes, ces mêmes cartilages sont manifestement plus épais, plus souples et plus flexibles, toutes choses égales d'ailleurs, chez celles qui ont eu des enfants. Voilà d'abord un préjugé remarquable sur la possibilité de l'écartement des os ; mais la solution de la difficulté ne peut pas dépendre de simples apparences ; ce n'est ni d'après des conjectures et des probabilités que nous devons nous décider ; il faut examiner les choses dans la nature même ; après avoir connu son opération par des faits constants et sagement observés, il nous sera permis d'examiner comment on a pu se livrer à de faux raisonnements, et s'égarer sur un point si peu susceptible d'erreur.

Hippocrate (1) a traité cette question : il assure qu'il se fait un écartement des os du bassin, au moins lors du premier enfantement. Les femmes souffrent principalement, dit-il, la première fois qu'elles accouchent, parce qu'elles ne sont point accoutumées à ces douleurs : tout le corps en est ébranlé ; elles se font particulièrement sentir dans la région des lombes et des hanches qui s'écartent dans le travail. *Ex puerperis autem præcipue laborant quæ primos partus experiuntur, eo quod doloribus non assueverint : et totum quidem corpus dolor occupat, præcipue vero lumbos et coxendices, quæ ipsis diducuntur.* — C'était une opinion reçue chez le peuple juif. Séverin Pineau rapporte un passage du rabin Zoar, tiré de ses commentaires sur le premier chapitre de l'Exode : il y est dit, d'après le témoignage de deux sages-femmes égyptiennes, que les épouses des Hébreux n'avaient besoin d'aucun secours pour accoucher (1). Le commentateur cité, qui écrivait il y a plus de dix-sept cents ans, a pris cette proposition dans le sens physique, et dit positivement qu'il n'y a rien de plus admirable dans toute la nature que l'écartement des os pubis, pour faciliter l'accouchement ; que c'est un secours de la Providence divine, dont la nature est le ministre ; et que les plus grands efforts ne produiraient pas une pareille opération : Zoar se sert, à ce sujet, de la comparaison des bois de cerf, qui tombent d'eux-mêmes et renaissent chaque année. — Avicenne avait sûrement lu les livres cabalistiques ; on voit en comparant les textes d'après les interprètes, que ce prince des médecins arabes, qui vivait mille ans après Zoar, avait adopté, sur l'écartement des os du bassin, la même opinion que le docteur juif, et il l'a exposée à peu près dans les mêmes termes. Avicenne dit expressément que c'est une des plus fortes actions qui se fassent dans la nature : *Validissimum ex naturæ operibus* (2). — L'attachement de Fernel à la doctrine des Arabes s'est démenti sur ce point : il croit réfuter le sentiment d'Avicenne, en disant que la raison et l'expérience lui sont également contraires (3). Mais ce que les anciens ont écrit sur ce sujet a fait autorité pendant plus de deux mille ans ; ils sem-

---

(1) Lib. de natura pueri.

(1) Non sunt hebrææ sicut ægyptiæ mulieres, ipsæ enim obstetricandi habent scientiam, et prius quam veniamus ad eas, pariunt. (Exod., cap. I, ỳ. 19.)
(2) Lib. III, Fenic. II, tract. I, cap. II.
(3) Avicennas in ea est opinione, ut existimet pubis ossa tum necessario sejungi, horumque commissuram quasi dissolutam patere : quod tamen fieri nulla ratione potest, nec est usu apprehensum. (Fernel, de hominis procreat. Physiol, lib. VII, cap. XI.)

blent parler d'après la nature, dont ils avaient observé l'action : et de la part de Fernel, ce n'est qu'une pure négation, fondée sur ce qu'il ne croyait pas que la chose fût possible. Mais les faits doivent toujours prévaloir sur la simple opinion; et lorsque Fernel établit ailleurs les difficultés de l'accouchement, il n'oublie pas de mettre au nombre des obstacles qui dépendent de la mère l'union trop ferme des os pubis : *Angustia et ossis pubis firmior compactio* (1). Ce qui certainement est une contradiction avec lui-même.

Cette question n'aurait pas dû rester indécise, après l'observation qui fut faite dans les écoles de chirurgie, et dont un grand nombre de personnes très-instruites ont été les témoins. Une femme d'environ vingt-quatre ans, pendue dix jours après son accouchement, pour avoir fait périr son enfant, était le sujet des opérations anatomiques et chirurgicales, au mois de février 1579. On agita la question de l'écartement des os du bassin dans l'accouchement : *An in partu mulierum, ossa pubis et ilium, hœc scilicet ab osse sacro, et illa ab invicem distrahantur nec ne?* Chacun dit son sentiment : la plupart des assistants niaient la possibilité de l'écartement; quelques-uns le soutenaient possible, et les raisonnements opposés tenaient d'autres spectateurs dans le doute : un examen exact dissipa bientôt les nuages formés par cette diversité d'opinions. Avant que de procéder à la dissection, on souleva la cuisse du cadavre, et l'on aperçut très-distinctement que de ce côté-là l'os pubis surpassait le niveau de l'autre au moins d'un demi-pouce : il y avait un travers de doigt d'intervalle d'un os pubis à l'autre; les divers mouvements qu'on fit faire à ces parties prouvèrent au doigt et à l'œil de tous les spectateurs que les synchondroses qui unissent les os des îles avec l'os sacrum étaient beaucoup plus lâches que dans l'état naturel. Tous sortirent pénétrés d'admiration et convaincus du fait.

La conduite d'Ambroise Paré en cette occasion est un exemple respectable qu'on ne doit pas passer sous silence : il avait soutenu l'opinion contraire; mais la vérité s'était à peine montrée à ce grand homme, qu'il s'empressa d'avouer

publiquement son erreur. Ce qu'il dit est si beau, si instructif, et est exposé avec une naïveté si frappante, que je crois devoir transcrire ici ses propres paroles, très-intelligibles, quoique dans un français suranné : « Comment seroit-il possible, dit Paré, qu'un enfant étant à » terme, ou deux gemeaux, s'entre-tenants, joints ensemble, pussent passer » par cette petite voie étroite, sans que » lesdits os ne fussent disjoints l'un d'avec l'autre? Or véritablement je le scai » pour avoir ouvert des femmes, subit » après avoir rendu leur fruit, auxquelles » j'ai trouvé entre les os des hanches et » os sacrum distance à mettre le doigt » entre deux. Davantage, j'ai remarqué » étant appelé aux accouchements des » femmes, ayant la main sous leur croupion, avoir ouï et senti un bruit de » crépitation, ou craquement desdits os, » pour la séparation qui s'y faisoit; et » même j'ai entendu de plusieurs femmes honorables, que quelques jours » un peu devant que d'accoucher, apercevoient avec douleur certains bruits » desdits os qui craquetoient ensemble. » De plus, les femmes qui ont récentement enfanté se plaignent fort avoir » douleur en la région de l'os sacrum, » qu'ils appellent reins; et ici je conclus » que lesdits os commencent à s'entr'ouvrir quelquefois devant l'enfantement, principalement à l'heure que » l'enfant sort. Mais véritablement les os » des hanches et pubis s'ouvrent et se séparent les uns des autres, en sorte que » plusieurs femmes (faute que nature ne » les a puis après bien rejoints) sont demeurées boiteuses.

» Il y a des hommes si fermes en leurs » opinions, qu'encore qu'on leur fît toucher au doigt et voir à l'œil la vérité » du contraire de ce qu'ils maintiennent; si est-ce toutefois que jamais ils » ne se voudront départir de ce qu'ils auront conçu et engravé en leur esprit, » en quoi ils se montrent, ou merveilleusement amoureux d'eux-mêmes, s'ils » aiment mieux leurs opinions que la raison; ou fort ennemis de la postérité, si » connoissant la vérité veulent toutefois » qu'elle reste cachée et ignorée. S. Augustin n'a point fait de difficulté de » composer lui-même un livre de ses rétractations. Pareillement Hippocrate a » écrit, comme font les excellents hommes, et qui se tiennent assurés de leur » grand sçavoir, qu'il a été déçu à reconnoître la suture de la tête d'avec la frac-

---

(1) Patholog., lib. VI, de part. quæ sub diaphragm. sunt morbis, cap. XVI.

» ture. Certes, comme écrit Celse, les
» petits et foibles esprits, parce qu'ils
» n'ont rien, ne se peuvent aussi rien
» ôter; mais il est bienséant à un géné-
» reux esprit de confesser et avouer plei-
» nement sa vraie faute, et principale-
» ment qu'on l'enseigne à la postérité
» pour le bien public, afin que nos suc-
» cesseurs ne se trompent en même fa-
» çon que nous avons été. Or, ce qui me
» fait tenir ce propos est que jusques ici
» j'avois maintenu par paroles et par
» écrit les os pubis ne se pouvoir sépa-
» rer et entre-ouvrir aucunement en l'en-
» fantement. Toutefois, il m'est apparu
» du contraire, le premier jour de février
» 1579, par l'anatomie d'une femme qui
» avoit été pendue quinze jours après
» être accouchée, de laquelle je vis la
» dissection, et trouvai l'os pubis séparé
» en son milieu d'environ demi-doigt, et
» l'os ischion séparé de contre l'os sa-
» crum. Qui ne le voudra croire, je le
» renvoyrai au livre de nature, laquelle
» fait de choses que notre intelligence
» n'est pas capable d'entendre. »

Séverin Pineau se félicite dans son
livre d'avoir persuadé beaucoup d'habiles gens de la mobilité des os du bassin; mais il ne dissimule pas que plusieurs autres, dont le nombre est toujours trop grand (1), se sont endurcis
dans l'opinion contraire et lui ont fait
des objections, sur chacune desquelles
nous trouvons qu'il a donné des solutions aussi précises que satisfaisantes.
Dulaurens, premier médecin de Henri
IV et chancelier de l'Université de
Montpellier, dans ses Histoires et Con-
troverses anatomiques, a combattu les
raisons de Séverin Pineau : l'estime qu'il
accorde à cet auteur, dans la préface de
ce même livre, semble prouver qu'il
croyait suivre le parti de la vérité en
niant la possibilité de l'écartement des os
pubis et ilium. — Suivant Pineau, pendant tout le temps de la grossesse, les
cartilages qui séparent les os du bassin
sont humectés et ramollis par une humeur qui les pénètre; les fibres ainsi ar-
rosées s'allongent, et les cartilages, en
augmentant d'épaisseur, font entre les os
l'office de coins qui donnent un plus
grand diamètre à la capacité du bassin :

cela ne répugne certainement ni à la raison, ni à l'expérience. Si l'on en croit
Dulaurens, les cartilages ne peuvent pas
s'humecter, parce que l'humeur qui
abreuve et humecte l'orifice de la matrice, et qu'il reçoit des vaisseaux de cet
organe, ou des humeurs redondantes, ou
des excréments du fœtus, ne peut être
portée aux os pubis, que la matrice ne
touche pas immédiatement, étant située
entre la vessie et le rectum.

Le vide de cette objection est facile
à apercevoir : Séverin Pineau n'a point
dit que l'épaississement des cartilages venait d'une humeur fournie par la matrice, dont ils se seraient imbibés : mais
le même mécanisme qui fournit à la matrice la surabondance de fluides nécessaires pour l'augmentation de son volume, arrose les parties circonvoisines : la
distension de ce viscère met d'ailleurs
un obstacle au cours du sang qui revient
des parties inférieures ; elles se gonflent
et se tuméfient ; les veines se dilatent,
deviennent variqueuses ; et les sucs déterminés en plus grande quantité vers les
cartilages les humectent et les gonflent.
— La ferme connexion des os du bassin
paraîtrait fournir une raison plus plausible contre leur écartement. Ces os, dit
Dulaurens, sont joints entre eux, de manière qu'aucun choc, aucun effort n'est
capable de les désunir et de les séparer :
s'ils l'étaient une fois, comment leur réunion se ferait-elle? Par quel *gluten* pourraient-ils être rejoints et resoudés ? Car,
ajoute-t-il, il ne se peut faire de nouvelles synchondroses. Il est clair que Dulaurens n'entendait pas la question ; et il se
serait épargné une objection s'il déplacée,
par un peu plus d'attention aux arguments de Pineau, qui semble avoir prévu tous les sophismes qu'on pouvait lui
opposer. Les os, dit-il, s'écartent ; mais
l'écartement ne se fait pas également chez
toutes les femmes : la distraction est plus
grande aux unes et moindre aux autres,
selon la grandeur et le volume du fœtus.
L'écartement commence plus tôt ou plus
tard, suivant la quantité de l'humeur qui
gonfle les cartilages, et relativement aux
différents exercices du corps : l'action de
se promener contribue beaucoup à cette
dilatation, pourvu qu'on ne force ce pas
exercice. Cette réflexion peut devenir
utile dans la pratique. Enfin, dit Pineau,
la sécheresse ou l'humidité de la partie
sont des causes occasionnelles d'une plus
grande ou d'une moindre dilatation des
os du bassin.

(1) Alii vero quorum maxima turba
est, cervices induruerunt, rationesque
contrarias in medium adduxerunt. (Sev.
Pinæus, Opuscul. physiol. et anatom.,
lib. II, cap. IX.)

Ce qui a trompé Dulaurens, et même les auteurs modernes qui ne conçoivent pas la possibilité de l'écartement des os du bassin, c'est la fausse acception des termes qui servent à l'exprimer. Quand on parle de diduction, de distraction, de disjonction, de désunion, de séparation et d'écartement, on y attache toujours l'idée de rupture, de solution de continuité : ce n'est point cela du tout qu'ont entendu Séverin Pineau et tous les bons auteurs, que l'expérience a rendus partisans de sa doctrine. Les os du bassin souffrent écartement et diduction, etc., parce que les cartilages intermédiaires, devenus insensiblement plus épais, donnent une plus grande capacité au bassin ; le cercle des os qui le composent en devient plus ample. Il est très-certain, comme Hippocrate l'a remarqué, que les femmes sentent de la douleur dans ces parties avant et après l'accouchement ; ce qui ne peut être occasionné que par l'extension forcée des ligaments qui fortifient la connexion cartilagineuse de ces os. Pineau fait ici une comparaison prise dans la nature : les écailles des huîtres s'entre-ouvrent facilement, lorsque ces animaux les écartent pour prendre de la nourriture : hors de cette action, elles ne peuvent être ouvertes qu'avec effort, par une personne expérimentée dans cet usage ; il faut qu'elle y emploie un couteau aigu, dont la lame courte ait beaucoup de puissance. A l'égard de la difficulté de la consolidation des os du bassin, Pineau avait prévu cette objection : c'est la nature qui répare tout ; la dissipation de l'humeur muqueuse fait rentrer les parties à peu près dans leur ancienne constitution, parce que la cause qui l'avait produite n'existe plus. On remarque cependant que le bassin, après un premier accouchement, reste toujours plus ample qu'il n'était ; il est de fait qu'après un premier enfant, une femme a les hanches beaucoup plus larges qu'auparavant, et elles le sont devenues insensiblement pendant la grossesse ; il est impossible que ces parties se rétablissent précisément dans leur premier état. Pineau avait donné pour raison que les jeunes personnes accouchaient avec bien plus de facilité que les femmes déjà avancées en âge, surtout la première fois ; parce que les cartilages étaient moins souples et moins extensibles en celles qui avaient passé la première jeunesse. Le fait est incontestable ; mais Dulaurens aimait mieux attribuer, dans ce cas, la difficulté de l'accouchement à la raideur et à la sécheresse du col de la matrice, qui ne prête pas autant à la dilatation, chez les personnes avancées en âge, que chez les plus jeunes. Instruit par la pratique de l'art, Séverin Pineau disait que l'instinct avait suggéré aux femmes ignorantes, telles qu'elles sont ordinairement à la campagne, un moyen de soulager leurs semblables en travail d'enfant : il les avait vues tirer avec force les cuisses de la femme, à droite et à gauche, afin de procurer l'écartement des os pubis : il indique un moyen plus simple et plus efficace ; ce sont les fumigations humides, le bain de vapeurs et les onctions émollientes et relâchantes, par lesquelles on peut favoriser en certains cas la souplesse des parties : c'est ainsi que les connaissances qui ne paraîtraient que de simple curiosité, sont dirigées à l'utile, quand l'intelligence et la réflexion les tournent habituellement vers ce but. Les praticiens qui se conduisent par les lumières d'une bonne théorie peuvent seuls en fournir des exemples.

De toutes les raisons qu'opposait Dulaurens à Pineau, la seule plausible était de ne vouloir pas se déterminer d'après un seul fait : il ne niait pas que la femme, dont on avait fait l'anatomie au collége royal de chirurgie, en 1579, n'eût eu les os pubis séparés, de façon que par le mouvement des cuisses on faisait hausser et baisser aisément les os des hanches : mais il assurait n'avoir rien vu de semblable sur le cadavre de plusieurs femmes qui étaient mortes en accouchant. — Les contradictions de Dulaurens ne firent pas grande impression sur l'esprit de ses contemporains. Guillemeau s'exprime à ce sujet avec toute la force que donne une grande expérience, étayée de bons principes [1]. Les femmes qui n'ont point encore accouché souffrent plus que les autres, parce que les os des îles et pubis ne peuvent si facilement se séparer. Ceci n'est que la citation du texte d'Hippocrate. « Je sais, ajoute Guillemeau, que plu» sieurs grands personnages ont débattu » cette question, et entre autres, de no» tre temps, MM. Dulaurens et Pineau, » qui sont appointés contraires : mais » pour mon regard, je crois ce que l'ex» périence m'a fait voir, m'étant trouvé » depuis quarante ans aux travaux de

_____

(1) De l'heureux accouchement, lib, II, chap. I.

» plus de cinq cents femmes, desquelles
» j'en ai délivré quelques unes, auxquelles
» j'ai manifestement entendu craquer et
» entre ouvrir lesdits os ; ayant mis en-
» tre les deux os pubis le doigt , y trou-
» vant séparation manifeste ; même tou-
» tes les femmes qui ont un travail rude,
» se plaignent en tel acte de la douleur
» qu'elles ont eue en tel endroit ; et qui
» plus est, ayant mis la main dessous leur
» croupion , je reconnaissais la sépara-
» tion desdits os. Plus à quelques femmes
» qui étaient en travail, que j'ai ouver-
» tes étant récemment mortes, afin de
» sauver leurs enfants par la section cé-
» sarienne , j'ai trouvé lesdits os séparés
» et relâchés, les ligaments souples et
» élargis. Or telle dilatation et élargisse-
» ment ne se fait, continue Guillemeau,
» ni tout-à-coup, ni en même temps que
» la femme accouche et travaille ; mon
» opinion est que lesdits os commencent
» à s'élargir, lors et comme l'enfant prend
» sa croissance au ventre de la mère ; la
» nature ayant soin de préparer sa dilata-
» tion peu à peu : car d'estimer que les
» os se dilatent tout-à-coup, cela est dif-
» ficile à croire ; non que je veuille nier
» qu'une partie , voire même la plus
» grande dilatation, ne se fasse durant
» le travail, les ligaments qui tiennent et
» lient lesdits os, se trouvant fort humec-
» tés , ramollis et beaucoup dilatés ; et à
» vrai dire, vous observez les femmes sur
» la fin de leur grossesse avoir les han-
» ches plus larges et les os barrés plus
» élargis que lorsqu'elles ne sont pas
» grosses. » On trouve dans ce passage
de Guillemeau la réfutation la plus complète des objections faites contre Séverin
Pineau par Dulaurens.

Les grands praticiens de toutes les nations se sont accordés sur ce point. Fabrice de Hilden écrivait de Berne, le 9
mai 1625 , à un médecin de Schaffouse ,
son ami , qui lui avait demandé son sentiment sur la disjonction des os pubis
dans l'accouchement : *An ossa pubis in
partu disjungantur ?* Je sais, dit Fabrice,
que les opinions sont partagées entre les
médecins et les chirurgiens rationnels sur
ce sujet ; je vous avouerai franchement
que dans ma jeunesse, voyant dans les
dissections anatomiques la connexion
très-serrée de ces os, j'ai cru que leur
écartement n'était pas possible : la pratique m'a détrompé, et j'ai observé qu'il
se faisait disjonction, non-seulement entre les os pubis , mais entre l'os sacrum
et ceux des iles ; mais plus ou moins selon la constitution de la femme et l'état
du fœtus. Quand tout concourt à un accouchement facile, les femmes ne s'en
aperçoivent pas ; il y a des circonstances
où la malade et les assistants même peuvent aisément juger de la réalité de cette
disjonction. Fabrice rapporte à ce sujet
l'exemple de sa chère épouse, lorsqu'elle
mit au monde son fils Pierre. *Hæc in
uxore mea charissima, cum filium
meum Petrum pareret , expertus sum.*
C'est de là , ajoute-t-il , qu'on voit à la
suite des accouchements difficiles, des
faiblesses de reins , et que les femmes
restent boiteuses : *Hinc plerumque in
praxi , post difficillimos hujusmodi
partus, imbecillitatem lumborum et
claudicationem consequi videbis* (1). Si
la question de l'écartement des os du
bassin n'avait pas été rendue problématique, au préjudice de l'art et du public,
on se serait appliqué à prévenir ces accidents conséculifs, très-fréquents, et auxquels il serait très-possible de remédier
efficacement. — Riolan , qu'on ne soupçonnera pas d'avoir été , sans raisons ,
le partisan d'Ambroise Paré et de Séverin Pineau, dit expressément (2) que
chez les femmes nouvellement accouchées , le cartilage qui sépare les os pubis est plus épais et d'une consistance
plus molle que dans une autre circonstance; et qu'en élevant une cuisse , on
s'aperçoit que l'os pubis de ce côté devient plus haut que l'autre , et qu'il y a
de la mobilité entre eux. Il en dit autant
de la jonction des os des iles avec l'os
sacrum , que l'on peut séparer très-aisément avec un scalpel , sur le cadavre
d'une femme nouvellement accouchée ;
ce qui ne se ferait pas de même dans tout
autre temps. Spigelius assure que dans
les accouchements laborieux, il se fait un
écartement plus ou moins considérable
entre les os sacrum et pubis ; les cartilages et les ligaments cèdent aux efforts
de l'enfant, parce qu'ils sont abreuvés
de beaucoup d'humeurs : il ajoute qu'il a
démontré publiquement cette relaxation
sur le cadavre d'une femme morte à la
suite d'un accouchement difficile. Il est
incroyable qu'une expérience aussi constante ait pu laisser quelques doutes dans
les esprits, sur la question qui nous oc-

(1) Fabr. Hild. Obs. chirurg., cent. vi ,
obs. xxxix.
(2) Anthropograph., lib. ii , capit. de
discrimin. corpor. mulieb. ac viril.

cupe. — L'autorité du grand Harvey doit donner du poids à la saine doctrine. L'accouchement approche, dit-il, lorsque les parties se relâchent et se disposent à une grande dilatation. Il y a plus, la jonction des os pubis et celle de l'os sacrum avec les os des îles, s'humectent et se relâchent, de façon qu'ils prêtent beaucoup pour favoriser la sortie de l'enfant; et leur entre-baillement rend manifestement la région hypogastrique plus ample. La nature présente dans ses ouvrages mille exemples d'un semblable écartement. Peut-on voir sans admiration, dit Harvey, la petite pointe qui commence à germer dans un noyau, dans une amande, par exemple, ou dans l'intérieur des noyaux de cerises, de prunes ou d'autres fruits, ouvrir la substance ligneuse et dure qui les enveloppe, et se faire jour à travers des corps qu'on ne peut casser qu'avec difficulté et à coups de marteau. Les fibres tendres de la racine du lierre, qui prennent attache dans la fente d'un rocher, le font éclater, et sont capables de renverser, par des effets imperceptibles, de très-gros murs. La main souveraine du créateur est marquée partout, et la nature est pleine de prodiges : *Jovis enim plena sunt omnia, et naturæ numen ubique præsens cernitur* (1). — L'ouverture du cadavre de trois femmes, qui ont péri pour n'avoir pu accoucher de leur enfant mort, a fait connaître très-positivement à Scultet, la vérité du sentiment de ceux qui soutiennent que les os pubis souffrent un écartement dans un accouchement difficile (2). Santorini a remarqué sur des femmes mortes en couches, que les os pubis étaient écartés l'un de l'autre, au point qu'il pouvait loger aisément son pouce entre leurs extrémités : il a tiré de cette observation une conséquence sur la nature des jonctions des os du bassin; il croit que ce ne sont point de simples synchondroses, comme on l'a dit : les cartilages seraient susceptibles de souplesse et d'une grande flexibilité par l'augmentation de leur volume ; cette disposition suffit pour concevoir la mobilité des pièces osseuses ;

mais elle ne sert pas à rendre raison de leur séparation (1). M. Levret pense que chaque portion d'os est encroûtée d'un cartilage particulier, et que la connexion est faite par le simple contact des inégalités respectives, retenues en place par des expansions ligamenteuses. Quoi qu'il en soit de cette structure, il n'y a point de vérité physiologique plus solidement établie par les faits, que l'écartement des os du bassin. Feu M. Verdier parle, dans son ostéologie, de deux femmes qui pouvaient à peine se soutenir, et ne marchaient qu'avec beaucoup de difficulté, parce que les os des îles avaient souffert un écartement, d'avec l'os sacrum, dans un accouchement laborieux : nous verrons plus bas quel secours on aurait pu donner à ces pauvres femmes. La jonction des os du bassin doit être très-serrée dans l'état naturel : c'est par là que nous marchons d'un pas assuré, quel que soit le poids de notre corps, et quelque pesants que soient les fardeaux que nous ajoutons à ce poids. Sans cette ferme connexion, on ne pourrait pas remplir les pénibles fonctions d'une vie laborieuse : l'union étroite, et, pour ainsi dire, immobile des os du bassin, fait qu'on peut se transporter d'un lieu dans un autre promptement ou lentement, suivant que les besoins ou les plaisirs l'exigent : on va, l'on saute ; on marche de côté ; l'on peut danser, se promener ; frapper ou travailler d'un pied, pendant qu'on est fermement appuyé sur l'autre.

Quelque solidité qu'on observe dans la jonction des os du bassin, M. Bertin dit avec raison (2) que les liens qui affermissent cette union se ramollissent par des lois purement naturelles et très-simples, pour faciliter notre naissance. La nature a si sagement disposé les vaisseaux qui se distribuent dans la matrice de nos mères, que les troncs de ceux qui vont s'y jeter pour la dilater, et nourrir l'enfant pendant neuf mois, fournissent des rameaux aux couches cartilagineuses et ligamenteuses qui lient les os du bassin et du coccyx ; il suinte de ces vaisseaux une rosée qui abreuve les os et leurs symphyses, et qui les met en état de s'écarter un peu dans les accouchements difficiles : si le bassin était, ou composé d'une seule pièce, ou que ses liens fussent

---

(1) Harveius, de partu, lib. de generat. animal.

(2) In iisque observavi, quod vera sit illorum sententia, qui ossa pubis, in difficili partu à se invicem diduci scribunt. (Scultet. Armament. Chirurg., obs. LXXVIII.)

---

(1) Santorini, Obs. anatom., cap. XI.
(2) Traité d'ostéologie, in-12, Paris, 1754, t. III, p. 247.

si serrés que l'ouverture inférieure du bassin ne pût être aucunement agrandie, la mort de l'enfant serait souvent inévitable, et la mère serait exposée aux accidents les plus funestes. — M. Bouvard, docteur-régent de la Faculté de Paris, et membre de l'Académie royale des sciences, proposa à M. Bertin de soutenir, sous sa présidence, une thèse qui aurait pour objet l'écartement des os du bassin dans les accouchements difficiles. *An ossa innominata in gravidis et parturientibus diducantur(1)?* On prit la conclusion affirmative. M. Bertin fit dans cet acte la démonstration du bassin d'une femme morte dans un accouchement difficile. Les os étaient vacillants ; et il y avait à la symphyse des os pubis un écartement assez sensible; une moitié du bassin tirée en bas glissait sur l'autre, qui était repoussée en haut : ceux qui ne purent être touchés des raisons exposées dans cette thèse, se rendirent à la démonstration anatomique des parties. Il est arrivé, en 1739, aux écoles de médecine, ce qu'on avait vu, en 1579, à celles de chirurgie : si les femmes dont le bassin a servi à l'instruction publique eussent survécu, elles auraient été dans le cas de celles que M. Verdier a connues, et qui marchaient avec peine, à cause de la mobilité des os que l'accouchement difficile avait procurée. — On ne peut se dissimuler que la disposition à l'écartement n'ait lieu dès le temps de la grossesse ; on y voit la cause des chutes fréquentes auxquelles bien des femmes sont sujettes, principalement vers les derniers mois. On sait que cela arrive surtout aux femmes jeunes et d'une faible constitution : à chaque pas qu'elles font, les os qui forment la cavité cotyloïde, sur laquelle elles jettent le poids de leur corps, remontent un peu ; et celle sur laquelle le corps était appuyé, descend, parce qu'elle est entraînée par le poids de la jambe et de la cuisse, qui se met en liberté. Les cartilages intermédiaires, ramollis, devenus plus épais, rendent la connexion des os moins serrée, et par conséquent moins ferme; la démarche est vacillante et par sauts, comme celle des cannes : cette dilatation, comme l'a dit Séverin Pineau, n'est pas assez considérable dans toutes les femmes pour

être remarquée ; la disruption n'a lieu que dans le cas où l'enfant, par l'effet du coin, fait un assez grand effort contre les parois du bassin, qui résistent à sa sortie ; mais le gonflement des cartilages, qui augmentent insensiblement d'épaisseur, surtout pendant les derniers mois de la grossesse, dispose favorablement la capacité du bassin, en la rendant plus considérable. — Tous ces faits, et ceux que nous réservons pour nos remarques sur les moyens curatifs de la mobilité contre-nature qui subsisterait après les accouchements laborieux, ne permettent pas de croire qu'on cherche dorénavant à contredire un point de doctrine aussi solidement établi. M. Morgagni, dans ses *Adversaria anatomica*, publiés en 1717 (1), et dans son traité *De sedibus et causis morborum per anatomen indagatis*, en 1761 (2), admet la possibilité de l'écartement des os du bassin dans les accouchements laborieux, suivant les principes de Séverin Pineau; M. de Haller est aussi de ce sentiment (3), auquel on opposerait en vain l'opinion contraire de Dionis, de Palfin et de quelques autres auteurs. Il est évident qu'ils ont prononcé sur une question qu'ils ne s'étaient pas donné la peine d'approfondir. — Feu M. Rœderer, professeur de Gottingue et associé étranger de l'Académie, ne croyait pas que l'écartement des os du bassin fût nécessaire à l'accouchement naturel; les raisons qu'il s'était formées contre la possibilité de cet écartement avaient prévalu dans son esprit, sur l'autorité de la chose jugée par des observations incontestables. Qu'on mesure, dit M. Rœderer, dans ses Éléments de l'art des accouchements, le diamètre de la partie supérieure du bassin ; on trouvera que cette ouverture elliptique, dans une femme bien constituée, a environ cinq pouces et trois lignes, depuis un os des îles jusqu'à l'autre ; et quatre pouces trois lignes, depuis la symphyse des os pubis jusqu'à l'os sacrum : or, la tête d'un fœtus, de proportion ordinaire, comprimée par la force des douleurs, n'a pas plus de volume que ces dimensions; elle doit donc passer librement par cette ouverture. La conséquence que M. Rœderer tire contre l'écartement des os du

(1) Elle est imprimée dans le recueil de M. Haller, intitulé : Disput. Anatom. Select., vol. v, p. 375.

(1) Adv. Anat. tertia, animad. xv.
(2) Epist. Anat. 48, nᵒ 45.
(3) Element. physiolog., t. VIII, part, I, p. 435.

bassin, des mesures de sa capacité comparées aux dimensions de la tête, n'est point juste. — e n'est pas sur le squelette, ce n'est pas sur des os décharnés qu'il fallait examiner ces proportions. Le passage est resserré, dans l'état naturel, par plusieurs parties : la portion inférieure des muscles psoas et iliaques, les obturateurs internes, la vessie, l'intestin rectum, la portion celluleuse du péritoine, le vagin lui-même et la graisse qui remplit les vides que toutes ces parties laissent entre elles; toutes ces choses, auxquelles on n'a eu aucun égard, ne rendent-elles pas fautives les mesures prises sur les os du bassin (1)? Comment le fœtus pourrait-il franchir un passage rempli de tant d'obstacles, si l'assemblage des os du bassin n'était pas capable de prêter? — Les os sont tellement unis ensemble, dit M. Rœderer, que pour leur séparation, il faudrait une violence extérieure, ou une augmentation de volume dans les cartilages ; mais on n'a jamais observé, dit-il, ni l'une, ni l'autre de ces choses ; en sorte que les os du bassin ne peuvent jamais s'écarter, selon lui, que dans des cas extraordinairement rares, lorsque les ligaments sont relâchés par une dépravation des humeurs portée au dernier degré, dans la cachexie vénérienne, scorbutique ou autre.

Mais 1° il a été démontré, par les faits les plus positifs, que les cartilages se tuméfiaient visiblement pendant la grossesse, vers sa fin, et que les os du bassin acquéraient, par des degrés insensibles, une capacité plus grande. 2° Il n'est pas difficile de concevoir de quelle part vient ensuite la violence qui pourrait écarter et séparer les os du bassin pendant le travail de l'accouchement. — Dans tout le cours de la grossesse, il y a des causes manifestes qui opèrent la dilatation du bassin. La masse du fœtus, augmentant de jour en jour, fait effort sur l'ouverture du bassin, et agit comme un coin dans le centre de cette cavité. Le cours du sang, gêné par cette com-

pression, se jette dans les vaisseaux collatéraux : les parties qu'il arrose en sont abreuvées ; elles se gonflent, se tuméfient, et sont par là capables des plus grands effets. Tout le monde sait qu'on détache d'un rocher les meules de moulins, en mettant avec force des coins d'un bois poreux et sec dans les trous qu'on a faits à la circonférence du rocher taillé en cylindre. Lorsque le temps devient humide, les vapeurs répandues dans l'air pénètrent ces coins, les gonflent, et leur donnent la force de faire éclater une couche du rocher, de laquelle on fait une meule. Mais pourquoi chercher des exemples hors de l'économie animale ? On voit le polype dans le nez, excroissance molle et fongueuse, qui, sans changer de caractère, et par la seule augmentation de volume, déjette les os du nez, du palais, et pousse en dehors ceux de la pommette, quoiqu'unis très-solidement par des engrenures, en forme de dents de scie ; c'est la jonction la plus ferme et la plus solide qu'il y ait dans la charpente osseuse du corps humain. Le globe de l'œil n'est-il pas chassé de l'orbite par la formation d'une substance fongueuse dans le sinus maxillaire, laquelle soulève par ses accroissements le plancher inférieur de la fosse orbitaire ? — Le fœtus peut produire le même effet sur les os du bassin, qui acquiert naturellement plus de capacité par l'augmentation de volume de ses cartilages. M. Rœderer rejette cette idée : mais il aurait trouvé l'exemple frappant et journalier de ce phénomène dans l'économie animale, en l'observant en d'autres fonctions naturelles. Les cartilages placés entre les vertèbres sont comprimés par le poids du corps, lorsqu'on est debout, et ont alors moins d'épaisseur que quand, étendus de notre long sur un lit, cette compression n'a pas lieu. Ils se dilatent par leur vertu élastique, et, recevant une plus grande quantité de fluides, ils deviennent plus épais. De là un homme mesuré le matin en sortant du lit après le sommeil, est certainement plus grand que le soir, lorsqu'après les actions et les travaux de la journée, il va se mettre au lit, pour réparer, par le repos et le sommeil, les dissipations qu'il a faites. La différence est dans quelques sujets de cinq à six lignes.

M. Rœderer n'admet l'écartement que dans les cas de cachexie vénérienne ou scorbutique, etc. Les faits réfutent cette objection. Les deux femmes que M. Ver-

---

(1) Ces objections ont été faites dans une dissertation latine, publiée par M. Louis, en 1754, sous ce titre : *De partium externarum generationi inservientium in mulieribus, naturali, vitiosa et morbosa dispositione.* L'auteur qui en a conféré avec M. Rœderer, à Gottingue, en 1761, l'a laissé convaincu du peu de solidité des raisons qui l'avaient séduit contre l'écartement des os du bassin.

dier a connues et qui ont survécu à la couche laborieuse, par laquelle leur démarche est restée chancelante à raison de la mobilité des os du bassin, n'avaient aucun vice : et le plus scrupuleux examen des observations fournies sur ce sujet ne peut faire admettre la préexistence d'une cause cachectique : M. Morgagni répond de deux cas dont il a été le témoin ; les deux femmes qu'il a examinées n'étaient atteintes d'aucun vice (1). La diduction est un état naturel et très-favorable à l'accouchement : elle se prépare de très-bonne heure. M. Bertin a eu l'occasion de disséquer deux femmes, l'une morte au quatrième mois de sa grossesse, l'autre au septième : les os du bassin étaient mobiles par l'augmentation de volume des cartilages intermédiaires. Ceux qui chercheraient des arguments pour prouver l'impossibilité de cette opération de la nature, se refuseraient à ce qu'il y a de plus certain et de plus solidement démontré. — Ces connaissances peuvent être de la plus grande utilité dans la pratique, et on les a trop négligées. Séverin Pineau avait déduit la possibilité d'aider la nature dans cette diduction, par l'usage des fumigations émollientes et des embrocations relâchantes. Elles seront indiquées lorsque les os mal conformés paraîtront ne pas permettre un passage assez libre ; il y a des cas où ces secours pourront favoriser un accouchement qui, sans cette précaution, aurait été impossible, autrement que par l'opération césarienne. Les fumigations disposeront à un accouchement moins difficile les personnes d'une constitution sèche, et surtout celles qui sont devenues grosses pour la première fois dans un âge un peu avancé. S'il est utile dans certains cas de donner de la souplesse aux cartilages avant l'accouchement, il ne le sera pas moins de chercher les moyens de remédier aux effets d'une disruption violente des os, et d'en raffermir l'union, lorsqu'ils ne recouvrent pas naturellement la connexion solide qui fait l'appui et le soutien de tout le corps.

Une observation de Daniel Ludovic, premier médecin du prince Saxe-Gotha, servira à confirmer celles de M. Verdier, et à nous montrer l'état de l'infirmité à laquelle il s'agit de trouver des moyens curatifs. Une femme fit son premier enfant dans un âge mûr ; l'accouchement fut pénible ; les os pubis s'écartèrent et restèrent séparés, en sorte que cette femme ne pouvait ni monter, ni descendre un escalier, en portant alternativement un pied d'une marche sur l'autre. Il faut, dit l'auteur, après qu'elle a posé un pied, qu'elle tire l'autre ensuite pour le poser à côté du premier ; et dans ces mouvements, on sent les extrémités des os pubis qui vacillent : on n'a cherché aucun moyen de remédier à cette mobilité contre nature. Ce fait est décrit dans les Ephémérides des Curieux de la Nature, année 1672. Daniel Ludovic a intitulé cette observation de la dislocation de l'os pubis dans un accouchement : *De dislocatione ossium pubis in partu.* Il n'a pas pris garde que les jonctions des os des îles avec l'os sacrum devaient avoir la même mobilité. — M. Smellie, accoucheur de grande réputation à Londres, commence le second volume de ses Observations sur les accouchements par des exemples sur la séparation des os du bassin. Une femme de trente-cinq ans, en travail de son premier enfant, sentit une douleur violente du côté gauche à la jonction des os des îles avec l'os sacrum. Dans le temps des plus fortes douleurs, il lui semblait que ces os étaient violemment écartés l'un de l'autre : une sage-femme termina l'accouchement qui fut long, quoique naturel. La douleur subsista, et de tous les maux dont la malade se plaignait, ce fut celui qui la tourmentait le plus. M. Smellie, appelé le cinquième jour, trouva le pouls dur et fréquent ; la malade avait la peau sèche et brûlante ; les lochies étaient arrêtées ; la respiration n'était pas libre, et il y avait dureté et tuméfaction à l'une des mamelles ; mais, par-dessus tout, la douleur du bassin, à l'endroit cité, empêchait la malade de prendre aucun repos. Une saignée du bras et un lavement émollient parurent la soulager : on appliqua sur les hanches des étoupes chaudes ; une boisson délayante et copieuse fit suer la malade ; les lochies reprirent leur cours, la tumeur du sein diminua : pour remédier à la douleur permanente du bassin, on fit sur la partie une embrocation avec le baume tranquille, et la malade prit un bol narcotique ; on le réitérait chaque fois, et quelquefois même dans la journée. Avec tous ces soins, on fut dix jours avant que de pouvoir tirer cette femme de son lit ; il s'en

(1) De sedibus et causis morborum. Loco citat.

passa vingt avant qu'on pût la tenir sur
une chaise. Pour peu qu'on vînt à lui
remuer la jambe droite, elle se plaignait
d'un sentiment aussi vif entre l'os sacrum
et l'ilium de ce côté-là, que si on lui
avait déchiré ces parties; et en appliquant la main sur cet endroit, M. Smellie apercevait un mouvement sensible
dans ces os. La malade ne pouvait encore ni marcher, ni se tenir debout après
un mois, à moins qu'elle ne fût soutenue
à droite par-dessous l'aisselle. Cette
triste situation dura cinq ou six mois:
elle ne pouvait marcher qu'avec une bé-
quille, ou sans s'appuyer sur le bras de
quelqu'un. On lui conseilla alors les
bains froids, qui lui furent si salutaires
qu'elle put marcher ensuite, appuyée
seulement sur une canne. Cette femme a
eu depuis plusieurs enfants, dont elle a
accouché heureusement : mais le travail
lui faisait toujours sentir des douleurs
dans la partie qui avait souffert la séparation, et elle n'a jamais repris sa première force, ni son ancienne fermeté.

Par cet exposé, il est visible que l'accident, quoique bien connu, a été un
peu négligé. Les bains froids ont été
utiles; mais on aurait dû les employer
plus tôt, sans laisser écouler six mois,
avant que d'y avoir recours. Les ner-
vins-balsamiques auraient rempli la première indication; et pendant toute la
cure, on aurait pu tirer un grand avantage de l'application d'un bandage capable de fortifier la connexion des os, en
les maintenant dans leur état naturel.
Ce qui est dit sur la luxation des côtes
montre le fruit qu'on peut attendre d'un
bandage propre à assujettir les os qui
ont souffert dans leur contiguité, et qui
sont sans déplacement. L'observation
qui suit, communiquée à M. Smellie,
par le docteur Smolett, confirmera les
faits et les raisonnements qui ont prouvé
que la dilatation du bassin se fait par
gradation, pendant tout le cours de la
grossesse. — En 1748, une dame âgée
d'environ vingt-sept ans, d'une constitution fort délicate, étant au huitième
mois de sa grossesse, se trouva incommodée en marchant, d'une sorte de douleur, accompagnée de craquement dans
les os pubis. Appelé pour savoir quelle
en pouvait être la cause, M. Smolett
sentit un relâchement extraordinaire dans
le ligament qui maintient les os pubis.
Il était si considérable que, la malade
étant couchée sur un côté, il pouvait
aisément mouvoir ces os, de manière

qu'ils paraissaient se chevaucher, et se
croiser l'un par-dessus l'autre. Après
l'accouchement, les parties ont repris
insensiblement leur *tonus*, de manière
qu'en deux mois de temps les os pubis
étaient réunis ensemble aussi parfaitement qu'ils l'eussent jamais été. M.
Smellie n'avait jamais rencontré un pareil écartement dans les femmes vivantes;
mais le docteur Laurence lui a fait voir
le bassin d'une femme peu de temps
après son accouchement, où les trois os
qui concourent à la formation du bassin
étaient écartés les uns des autres presque
d'un pouce. M. Hunter, anatomiste de
la première réputation à Londres, conserve un pareil bassin parmi les curiosités de son cabinet. M. Monro, célèbre
professeur d'anatomie à Edimbourg, dit
dans son Ostéologie, qu'il n'a jamais vu
de séparations aussi marquées que celles
dont nous venons de faire mention; cependant, il présume qu'il doit y avoir un
relâchement des ligaments qui unissent
les os innominés entre eux et avec l'os
sacrum, aux femmes de faible complexion, lorsqu'à la suite d'un travail pénible elles ressentent dans ces parties
une sorte de douleur, de faiblesse et de
mobilité qui n'est pas naturelle. Il y a
des femmes qui sont plusieurs mois sans
pouvoir demeurer debout ni assises; la
faiblesse dure quelquefois pendant un
temps bien plus long, et les malades
s'imaginent toujours que le tronc va
tomber, pour ainsi dire, entre leurs hanches : quoiqu'à l'examen des parties on
ne puisse y rien apercevoir par le toucher, il est certain que la faiblesse des
ligaments et la mobilité des os qui en
est une suite sont la cause de ce défaut
de soutien. Le marcher sera nécessairement difficile, lorsque les os du bassin ne
seront pas liés entre eux d'une manière
ferme et solide. Instruits de tous ces
faits, les chirurgiens sauront dorénavant
remédier aux désordres produits par le
dérangement de la mécanique des os du
bassin; et les femmes n'éprouveront
plus l'incertitude des gens de l'art : on
donnera des secours certains et efficaces
dans ce cas assez ordinaire, que de fausses spéculations avaient fait regarder
comme impossible.

Les bienfaits de l'art ne seront pas
même bornés aux femmes qui les récla-
meront après des accouchements difficiles. Il y a beaucoup de personnes de l'un
et de l'autre sexe dont la démarche est
vacillante, parce que la contexture de

leurs fibres est trop faible, et que les ligaments sont abreuvés d'une humidité superflue ; tels que les enfants rachitiques, à qui les bains froids seraient extrêmement profitables. Les os du bassin des hommes, principalement dans l'enfance et dans la jeunesse, ne sont pas à l'abri de l'écartement ; c'est une vérité à laquelle on n'a pas été aussi attentif que la fréquence de cet accident l'aurait exigé. M. Bassius, docteur en médecine et en chirurgie de l'Université de Hale-de-Magdebourg, rapporte dans ses Observations, publiées en 1731 (1), qu'un étudiant en droit, âgé de vingt ans, d'une constitution molle, et dont l'habitude du corps était délicate et lâche, en tirant des armes, fut serré de près par son adversaire. Ce jeune homme fit alors des mouvements assez vifs de la partie inférieure du tronc sur les os des cuisses, et dans ces mouvements, il se fit divulsion d'un des os innominés d'avec l'os sacrum. L'auteur met ce cas au nombre des diastasis, ou des subluxations : l'écartement avait une cause prédisposante dans le relâchement des ligaments ; la connexion des os était lâche et abreuvée de l'humeur articulaire ; et dans ce cas, l'effort des muscles a suffi pour opérer le déplacement que M. Bassius a observé. Le malade sentit sur-le-champ une vive douleur dans la partie, et une rétraction de la jambe ; il ne pouvait marcher ; il souffrait même étant assis, et ne pouvait pas se relever. M. Bassius, appelé le troisième jour, reconnut la maladie ; il fit des tentatives inutiles pour procurer le replacement des parties ; et s'en tint à l'indication de fortifier, de résoudre et de discuter. Dans cette vue, il fit frotter l'endroit douloureux avec l'esprit matrical de Blanckius (2), on y appliqua ensuite l'emplâtre diachylon gommé, malaxé, avec suffisante quantité d'huile fétide de corne de cerf. En quatre ou cinq jours l'usage de ces topiques dissipa la douleur, raffermit les ligaments, donna à toutes les parties le ressort qu'elles avaient perdu par la violente extension ; et le malade marcha aussi bien que par le passé.

Ce cas a été, pour M. Bassius, un objet de méditations : il a examiné depuis, avec attention, des enfants boiteux, et a reconnu que la cause en était fort fréquemment dans le vice de la connexion de l'os innominé avec l'os sacrum. Il donne à ce sujet trois observations faites sur des enfants âgés de trois, de quatre et de sept ans ; la protubérance de l'os sacrum était manifeste, et en faisant marcher ces enfants, on ne pouvait pas méconnaître que la faiblesse de la partie ne fût l'effet de la mobilité des deux os, dont l'union aurait dû être ferme et serrée. Les enfants qu'on fait tenir sur leurs pieds avant que les parties ne soient assez fortes pour soutenir le poids du corps, la négligence des nourrices qui portent sans précaution leurs nourrissons sur les bras, peuvent contribuer à l'écartement des pièces osseuses dans un âge tendre où ces parties n'ont pas encore acquis la conformation réciproque qui doit faire la solidité de leur union. Ces remarques sont très-intéressantes ; elles manquent dans l'Orthopédie de M. Andry, et dans le Traité de l'éducation médicinale des enfants ; parce que ce sont des ouvrages de pure compilation, où l'on ne rapporte que ce qui se trouve ordinairement partout. La connaissance du mal en indique le remède : les pauvres enfants ne seront plus abandonnés au malheureux sort d'être, par une infirmité habituelle, à charge à eux-mêmes, et inhabiles à remplir dans la société l'état auquel leur condition ou leur esprit les aurait appelés. Les secours donnés à propos et avec intelligence seront souvent efficaces ; et jusqu'ici on avait à peine pensé à ce genre de maladie, que l'expérience journalière aurait dû présenter à des yeux instruits. — Nous devons à M. Philippe, maître-ès-arts et en chirurgie à Chartres, un fait de pratique qui se lie parfaitement à cette doctrine : il nous a envoyé à ce sujet un *Mémoire sur la luxation de la symphyse sacro-iliaque*, dont il suffira de donner le précis.

(*Observation sur l'écartement de la symphyse sacro-iliaque ; par M. Philippe, chirurgien à Chartres.*) Le nommé Binay, jeune paysan, âgé d'environ vingt-un ans, de la paroisse de Ver, près Chartres, portait sur son dos un sac de blé du poids de 350 livres, à une charrette sur le derrière de laquelle il appuya d'abord ses mains, et ensuite la tête sur les mains, pour se mettre le

---

(1) Obs. anatom. chirurg. medic., decad. I, obs. III.

(2) La Pharmacopée de Londres donne la composition de cet esprit matrical : ℞. Mastich. Myrrh. Thur. Succin. ana., part. æqual. Spir. Vin. q. s. stilla, servetur spiritus pro usu.

tronc dans une direction à peu près horizontale. Un homme monté sur la voiture était chargé de recevoir ce sac, et de l'enlever en le redressant ; à peine l'eut-il soulevé, qu'il lui échappa, et tomba droit sur le dos de Binay, qui n'avait pas eu le temps de se retirer. Il reçut le sac sur le croupion un peu du côté droit. Ce choc ne l'empêcha pas de se faire charger successivement de trois autres sacs de pareil poids, et de les porter à la charrette. C'était à 4 heures après-midi, le 11 octobre 1763. Il se sentit ce jour-là d'un léger engourdissement dans le lieu frappé, et le lendemain il vaqua à ses travaux ordinaires, la douleur étant entièrement dissipée. Le surlendemain, 13 du mois, il souffrit légèrement ; la douleur ayant augmenté la nuit du 14, il remplit avec un peu de peine ses occupations. Le 15 au matin, la douleur le força d'appeler le chirurgien du village, qui le saigna deux fois. Le 16, il fut resaigné encore deux fois, parce que la douleur avait augmenté ; elle s'étendit les jours suivants, et se faisait ressentir dans les entrailles ; le ventre se gonfla, et le malade perdit peu à peu le mouvement des extrémités inférieures, et la faculté de retenir ses excréments et ses urines. M. Philippe fut appelé le 25 ; il examina, avec toute l'attention dont il est capable, la colonne de l'épine, croyant trouver dans le déplacement de quelque vertèbre la cause de tous les accidents ; il n'aperçut pas le plus léger défaut de conformation ; il n'y avait nulle rougeur ni le moindre gonflement extérieur ; toute l'étendue du bassin était également douloureuse, mais aucun endroit n'indiquait le siège primitif du mal. La petitesse du pouls, le froid de la peau et le défaut de sécheresse à la langue empêchèrent M. Philippe de prendre la tension du ventre pour un état inflammatoire ; il se contenta de prescrire quelques lavements émollients, et le petit-lait pour boisson. Le malade avait continué pendant trois jours entiers ses travaux accoutumés : la compression de la moelle épinière, par déplacement ou fracture d'une vertèbre, aurait produit des accidents plus prompts et immédiats. L'abolition du sentiment et du mouvement n'avait été complète qu'au bout de huit jours ; une forte commotion n'aurait pas donné ce délai. D'après ces idées, M. Philippe crut qu'il s'était fait peu à peu un épanchement de matière lymphatique par la rupture de quelques vaisseaux, et que les nerfs en souffraient consécutivement. Le malade alla de mal en pis, et mourut le 30 octobre.

La première chose qui frappa la vue, à l'inspection du cadavre, fut une saillie très-visible, de plus de trois pouces, à côté de l'os sacrum, et parallèlement à son axe : c'était l'os des îles. M. Philippe se reprocha alors de n'avoir pas examiné le local depuis cinq jours, mais les livres de l'art n'ayant fait aucune mention de la possibilité de l'écartement de la symphyse sacro-iliaque, par cause externe, elle ne s'était pas présentée à son esprit ; et il n'aurait guère pu l'accorder avec ce qu'il savait des premiers jours de l'accident, qui avait permis au blessé de marcher, d'agir et de travailler. Bien assuré de n'avoir reconnu aucun déplacement dans son premier examen, M. Philippe avait craint que de nouvelles recherches n'occasionnassent de plus grandes douleurs, sans procurer plus de lumières sur la cause. — Toute la surface interne du bassin était considérablement enflammée, surtout du côté droit ; il y avait un épanchement de matière purulente dans le bas-ventre. Les intestins étaient distendus et enflammés. L'expansion membraneuse qui recouvre la symphyse était plus épaisse que dans l'état naturel ; elle était décollée d'environ trois à quatre lignes sur l'os sacrum, et d'un pouce et demi sur l'os des îles. En poussant ces os un peu fortement, on leur faisait perdre aisément le niveau, de presque toute leur épaisseur ; et au plan de leur jonction, ils étaient plus épais que dans l'état naturel ; il y avait manifestement inflammation et engorgement dans le tissu osseux. — Le sac de blé avait porté un peu du côté droit, et pour déprimer l'os sacrum, il n'a dû agir que par une petite surface (1) ; un angle du sac aura produit cet effet ; il ne peut pas y avoir de déplacement sensible, parce que les os, après avoir été forcés dans leur jonction par le choc, se rétablissent dès que l'impression de la cause qui les a déplacés cesse d'agir. Son action a causé la contusion de la membrane ligamenteuse qui recouvre la connexion des os, et le décollement des cartilages qui encroûtent leurs surfaces respectives ; mais la restitution des os se faisant l'instant d'après leur dérangement, la progression n'est d'abord ni gênée ni empêchée ; un

---

(1) Voyez la cause de la luxation des côtes.

simple engourdissement peut être le seul symptôme primitif de la contusion profonde des parties ; l'inflammation qui survient, l'effusion des sucs par les orifices des petits vaisseaux dilacérés, sont les causes consécutives des accidents tardifs qui naissent les uns des autres, relativement aux progrès de l'inflammation, qui gagne de proche en proche, et qui peut causer, par la communication des nerfs, des spasmes convulsifs, des étranglements, etc., à des parties fort éloignées.

L'observation de M. Philippe confirme la possibilité de la luxation de la symphyse sacro-iliaque. Il est persuadé qu'il y a eu beaucoup de déplacements de cette nature qui n'ont pas été reconnus ni même soupçonnés, faute d'accidents consécutifs, soit que le déplacement ait été par lui-même trop peu considérable pour les occasionner, soit que les sujets eussent en le genre nerveux moins irritable et moins de disposition à l'inflammation que son blessé. L'auteur conclut judicieusement que dans les maladies obscures du bassin, à la suite du choc violent d'un corps mu avec une certaine force, ou sur lequel on serait tombé avec une certaine quantité de mouvement, on doit chercher, dans les signes commémoratifs et rationnels, les indices de lésion dans la contiguïté des parties osseuses.— Il faut être attentif à toutes les circonstances dont l'ensemble est nécessaire pour que cet écartement arrive. La désunion sera plus ou moins facile, suivant l'état de la connexion des os, toujours plus serrée dans un âge avancé. L'effort doit agir précisément sur la partie latérale de l'os sacrum, pour l'ébranler dans sa jonction avec un os des îles, et si la violence du choc portait sur le centre de l'os sacrum, les deux synchondroses latérales souffriraient également distraction. Le corps qui fait l'impulsion ne peut agir que par une petite surface sur un endroit déterminé, et il faut que le sujet soit situé de manière qu'il ait deux points d'appui fixes. Le blessé dont il s'agit dans l'observation de M. Philippe était appuyé sur ses jambes ; ses mains et sa tête formaient un second point d'appui sur le derrière de la charrette ; la colonne vertébrale pouvait être considérée comme parallèle à l'horizon, et le mouvement de la cause qui a blessé a été perpendiculaire. Dans cette situation, les fémurs fournissent au bassin un appui qu'on doit regarder comme inflexible ; l'os sa-crum, de la manière dont il a été frappé, devait céder, pour un instant, au mouvement qui lui a été imprimé ; la souplesse du cartilage, chez ce jeune homme, y a beaucoup contribué ; M. Philippe observe que la même force qui a désuni l'os sacrum d'avec l'os des îles, dans l'attitude où était le blessé, n'aurait certainement pas produit cet effet, si elle l'eût frappé dans une position verticale ; alors elle l'aurait renversé, et même si elle l'eût frappé debout, ayant la partie supérieure absolument immobile, il ne se serait point fait de distraction dans la synchondrose, parce que le corps aurait obéi à l'impulsion, par rapport aux articulations du fémur avec les os innominés et avec le tibia ; il faut donc, pour que la symphyse sacro-iliaque soit ébranlée, que le sujet ait deux points d'appui qui offrent plus de résistance que cette symphyse, et que l'os sacrum soit frappé d'une manière déterminée, comme dans le cas dont il est question.

Ces connaissances serviront essentiellement au diagnostic, car le dérangement n'offre pas, surtout dans les premiers temps, assez de signes sensibles ; les accidents peuvent ne se manifester que quelques jours après le coup, et ils seront souvent les seuls indices, à raison de l'immobilité respective des os intéressés. — A l'égard des moyens curatifs, on sent que les saignées, répétées plus ou moins suivant la constitution du malade, le repos de la partie, les embrocations résolutives et un appareil qui contienne fermement les os, sont les secours qu'on peut donner pour prévenir les fâcheux symptômes de cet écartement. On remédie d'ailleurs aux désordres qui surviennent, suivant l'exigence du cas, sans perdre de vue l'objet principal.

Les femmes sont plus sujettes qu'on ne pense aux accidents consécutifs de cette distraction des os, trop souvent méconnue. M. Hermann, jeune médecin, d'un mérite très-distingué par l'étendue et la solidité de ses connaissances, a donné à Leipsick, le 10 avril 1767, pour son doctorat, une savante dissertation sur l'ostéo-stéatome, dans laquelle il rapporte, entre autres observations curieuses et intéressantes, qu'il a vu à Paris, chez M. Levret, où il a fait un cours d'accouchements, le bassin d'une femme dont l'os des îles, à sa jonction avec l'os sacrum, et une grande portion de ce dernier os, avaient été détruits du côté droit par une carie, suite d'un abcès qui s'était formé sourdement dans cette partie (1).

( *Observation*, par M. *de la Malle*, *membre de l'Académie*.) M. de la Malle, membre de l'Académie, a montré, à la séance du 9 janvier 1766, le bassin d'une femme morte depuis quelques jours, six semaines après son premier accouchement, à l'âge de trente-six ans. L'enfant présentait le derrière ; M de la Malle, qui reconnut assez à temps cette disposition contre nature, porta sa main dans la matrice, saisit les pieds de l'enfant, et termina l'accouchement suivant les règles de l'art. Les suites en furent assez heureuses jusqu'au huitième jour, que les urines devinrent louches et d'une odeur fétide, de même que les selles. Le quatorze, au matin, la malade se plaignit d'une douleur dans l'aine gauche, et de l'impossibilité de mouvoir la cuisse du même côté. On ne pouvait essayer des mouvements sans exciter les plus vives douleurs. On fit une saignée du bras ; le sang, couenneux et inflammatoire parut une indication pour la réitérer, et l'on eut à s'en applaudir pendant quelques jours. Le dix-neuf, après un frisson d'une heure, la fièvre s'alluma, la douleur et l'impuissance de mouvoir la cuisse se renouvelèrent ; on eut de nouveau recours à la saignée ; elle fut suivie d'une sueur abondante ; la malade en reçut un soulagement si marqué, qu'elle se crut absolument guérie. Les frissons irréguliers, et les accès d'abord intermittents, d'une fièvre qui devint continue, avec sécheresse à la langue, concentration du pouls et engourdissement de la cuisse, firent mal augurer de l'événement. La malade mourut le quarante-deuxième jour de sa couche, après avoir reçu tous les secours, tant intérieurs qu'extérieurs, que les différents symptômes et accidents parurent exiger. — À l'ouverture du corps, on trouva l'os des îles gauche séparé de l'os sacrum par un écartement de trois lignes; le périoste était décollé à la circonférence; les muscles psoas et iliaques étaient abreuvés d'une humeur sanieuse d'un blanc grisâtre, dont le foyer se trouvait à l'endroit de l'écartement des os. Ce fait se lie parfaitement avec tous ceux qui font le sujet de cette dissertation.

On ne peut méconnaître, dans ce cas, les suites fàcheuses de la disruption de la symphyse de l'os innommé : M. Herr-mann a conservé des faits de pratique où pareil désordre est arrivé par des causes plus légères que celles qui agissent pour procurer l'écartement des os du bassin, pendant l'accouchement. M. Brever, très-habile chirurgien de Leipsick, dans un mouvement trop vif de rotation du tronc, sentit sur-le-champ une douleur à l'épine du dos, qui s'étendait depuis le milieu des vertèbres dorsales jusqu'à celles des lombes. C'était un homme d'un tempérament bilieux, d'une constitution faible, et qui fatiguait beaucoup. Quelques soins qu'il prît de sa santé, cette douleur ne se dissipa point ; il tomba dans la langueur, et marchait courbé. La fièvre lente survint; il passa l'été assez tranquillement. Le mal augmenta au commencement de l'hiver : M. Brever ne put plus se soutenir sur ses jambes ; les douleurs furent continuelles et lancinantes dans l'épine, toujours au même endroit, et il mourut de consomption. A l'ouverture de son corps, on trouva un abcès dans le canal de l'épine, sous le ligament antérieur, et une érosion au corps des vertèbres, depuis la cinquième du dos jusqu'à la première des lombes. — L'auteur rapporte, d'après son illustre maître, M. Ludwig, doyen de la Faculté de Leipsick, qu'un homme de quarante ans, voulant soulever une caisse pleine de livres et fort pesante, sentit une douleur violente à la région de l'os sacrum. On employa différents moyens pour y remédier. Le malade vaqua pendant un an à ses occupations ordinaires, sans boîter, ayant seulement le corps un peu courbé en marchant. Différents émollients furent mis en usage pour tâcher d'adoucir la douleur. Il se forma au-dessus de la fesse une tumeur rénittente ; les fonctions naturelles se dérangèrent. Les médecins, partagés d'avis sur la nature de la tumeur, se réunirent dans le conseil de faire observer une diète exacte, de tenir le ventre libre par des lavements et des minoratifs, de temps à autre ; de faire prendre alternativement du lait, du petit-lait et des bouillons avec des plantes résolutives. Au bout d'un an, les charlatans s'emparèrent de cet homme ; la tumeur augmenta, s'amollit en quelques points, et s'ouvrit d'elle-même; il en sortit une matière grumelée, sans que son volume diminuât. La fièvre lente et la consomption menèrent insensiblement le malade à la mort. On trouva une exostose suppurée, dont le siège était à la connexion de l'os des îles avec l'os sacrum.

---

(1) De *osteosteatomate*, p. 19, not. (i).

Un simple effort peut donc produire dans cette jonction une distension dont les effets consécutifs seront très-dangereux. On aurait pu certainement donner des secours utiles à cet homme, et il y a apparence que le jeune étudiant en droit que M. Bassius a traité en 1728 aurait eu un sort aussi funeste sans ses soins, M. Herrmann a recueilli plusieurs observations sur de pareils désordres, dont l'événement a été fâcheux, à la suite de la distension des ligaments qui unissent les vertèbres entre elles. La question de l'écartement des os innominés dans l'accouchement laborieux, trouve sa solution par les mêmes principes. L'auteur a discuté préliminairement cette question ; il cite d'abord ceux qui ont soutenu la possibilité de la déduction de ces os, d'après leurs connaissances expérimentales : *suo ipsorum*, *uti dicunt*, *usu edocti*. M. Herrmann nomme ensuite à peu près un pareil nombre d'auteurs qui ont soutenu l'opinion contraire ; mais il ne veut point prendre de parti dans cette dispute, principalement parce que M. Hunter n'a trouvé, à l'ouverture des femmes mortes après l'accouchement, qu'un léger relâchement du cartilage de la symphyse ligamenteuse des os pubis, sans aucun relâchement des ligaments extérieurs. La surabondance des faits et des raisons permet-elle d'établir la moindre parité entre l'assertion des auteurs qui ont observé l'écartement des os, et ceux qui ne le croient pas possible, uniquement parce qu'ils ne l'ont pas vu ?—J'ai eu occasion de le dire ailleurs (1), ce n'est pas par le nombre des hommes qui ont soutenu une opinion, qu'elle est plus recommandable : la vérité et la solidité des raisons doivent déterminer. Il s'agit ici d'une question de fait, très-importante dans la pratique, et qui ne peut être regardée comme incertaine et problématique, parce que les témoignages des gens de l'art sont opposés. Chacun abonde aisément dans son sens ; mais les discussions académiques servent à prévenir les écarts qui sont les suites de cette faiblesse de l'humanité. On examine les faits, on en discute les circonstances ; ainsi l'autorité ne prévaut pas contre la rai-

son. C'est le moyen de distinguer ce qu'il y a de positif, dans un cas, d'avec les accessoires que de fausses vues pourraient identifier. Baglivi, au commencement de ce siècle, faisait des vœux pour qu'on établît des académies qui travailleraient aux progrès de l'art de guérir, par la voie de l'expérience et de l'observation : il traça la conduite qu'il fallait tenir pour cultiver la théorie et la pratique avec succès, et il a traité, en différents chapitres, des obstacles qui ont retardé ces progrès ; ce sont : 1° le mépris des anciens : *Derisio veterum* ; il se plaignait que, depuis quarante ans, les auteurs modernes avaient affecté de jeter du ridicule sur les anciens maîtres de l'art. 2° Les fausses préventions : *falsa medicorum idola* ; rien de si pernicieux que les fausses doctrines dont on s'entête. 3° Les analogies trompeuses : *falsum genus analogiarum* ; il est étonnant dans combien d'erreurs on tombe par cette voie, sous l'apparence du savoir dont on fait de fausses applications. 4° Les études mal dirigées : *præpostera librorum lectio* ; l'ordre et la méthode sont les vrais guides, sans lesquels on s'éloigne du but, même en faisant des efforts pour y parvenir. Il faut lire avec discernement ; mais il est un présent de la nature, et elle est avare de ses dons. 5° Enfin, les mauvaises traductions, et la manie des systèmes : *præpostera librorum interpretatio, efficiendorumque systematum cacoëthes*. Ces vérités, établies et solidement prouvées, doivent être le sujet des plus profondes méditations de ceux qui cherchent à acquérir quelque habileté dans notre art, et surtout les chirurgiens qui auront à cœur de mériter le titre d'académicien. Baglivi, dans tout cela, n'a fait qu'appliquer à l'art de guérir les principes que le chancelier Bacon avait donnés en général pour l'avancement des sciences.

L'envie de produire et de se distinguer ne s'est montrée, sur aucun objet, avec moins de retenue que dans l'invention des instruments. Obligée de favoriser les dispositions des auteurs, l'Académie a quelquefois donné son approbation à des machines plus ingénieuses qu'utiles, et dont il fallait avertir que la nécessité n'était pas indispensable. Il est, sans doute, très-convenable de ne pas décourager ceux qui nous font hommage de leurs productions ; mais on ne doit jamais sacrifier la vérité à la bienséance. Si la critique est instructive, si elle éclaire

---

(1) Mémoire contre la légitimité des naissances tardives, dans lequel on concilie les lois civiles avec celles de l'économie animale. Chez Cavelier, 1764, au supplément, p. 7.

ceux dont on refuse les inventions, ils doivent nous en savoir gré. Nous avons remarqué qu'en général, ceux dont l'esprit se porte à donner des nouveautés en ce genre n'étaient pas assez attentifs à la superfluité des moyens; et en cela, le luxe ne mène pas à la pauvreté; il en est bien plus véritablement l'effet et le signe. Ceux qui proposent des instruments nouveaux devraient connaître parfaitement la fin à laquelle ils les destinent, les raisons qui en prescrivent l'usage, la manière de s'en servir, comment ils produiront leur effet suivant les diverses circonstances, les avantages et les inconvénients relatifs à chacune d'elles; savoir ce qu'il manquait à l'art par le défaut de la machine qu'ils ont imaginée, et quelle facilité elle lui prêtera; s'il ne s'agit que d'une perfection ajoutée à un instrument connu, il faut prouver que la réforme était nécessaire, et les changements utiles; pour cela, il serait à propos de prendre la chose dans son origine, de ne pas ignorer les corrections successives dans l'ordre où elles ont été faites, les motifs généraux ou particuliers qui ont conduit les correcteurs, etc., etc., etc. Nous avons nombre d'instruments que l'on a rendus moins utiles, et même très-défectueux par des changements ridicules, présentés à titre de corrections. Ce sont les fausses idées de ces auteurs qu'il serait bien plus essentiel de corriger: ils étendent presque toujours les propriétés de leurs inventions au-delà de l'objet qu'elles doivent remplir; ils craignent d'en diminuer le mérite en les restreignant dans les bornes de la raison, et ils perdent trop facilement de vue les vérités fondamentales que nous avons établies ailleurs; que c'est au jugement du chirurgien à conduire ses instruments, qu'on ne doit point attacher aux moyens mêmes l'intelligence qui doit les diriger, et que les difficultés d'une opération ne peuvent pas être aplanies par l'usage d'un instrument, parce qu'une invention particulière, si parfaite qu'elle soit, ne suppléera jamais aux connaissances théoriques et pratiques, sans lesquelles on se sert toujours mal des meilleurs moyens.

INSTRUMENT APPROUVÉ PAR L'ACADÉMIE.

### Tire-tête à double croix.

M. Baquié, maître-ès arts de l'Université de Paris, et maître en chirurgie à Toulouse, qui s'est fort appliqué à la partie des accouchements dans l'Hôtel-Dieu de Paris, où il a été élève pendant plusieurs années, a présenté à l'Académie un instrument pour faire l'extraction de la tête d'un enfant, séparée du corps, et restée seule dans la matrice. Cet accident est un des plus fâcheux auxquels les femmes puissent être exposées dans un accouchement laborieux; on a imaginé différents moyens pour y remédier, tels que crochets de différentes figures, forceps, coëffes, lacs, etc., et la plupart ont été reconnus pour insuffisants. M. Baquié a vu que les praticiens de nos jours qui ont le plus de lumière et d'expérience adoptaient unanimement les tire-têtes en croix, parmi lesquels celui de M. Levret tient le premier rang. Cet instrument, simple et ingénieux, a paru avoir quelques inconvénients qu'on pouvait réformer, et être susceptible de perfections qui en rendraient l'usage plus sûr, plus facile et d'un succès plus certain.

### Description du nouveau tire-tête.

Sa longueur est de quinze à seize pouces; il est divisé en trois parties: sa tête, son corps et son manche. Sa tête est la partie la plus compliquée, quoique l'effet en soit fort simple: elle est composée de quatre pièces d'acier, de la longueur de deux pouces, sur trois lignes de largeur et une d'épaisseur. Chacune de ces pièces est coupée par le milieu, et réunie par une charnière. Ces quatre branches sont fixées au manche par une charnière particulière, et réunies entre elles par leur autre extrémité, au moyen d'une charnière commune; cette réunion se trouve percée par une languette qui se termine en vis, propre à recevoir un perforatif de quatre à cinq lignes de longueur, lequel a la figure d'une pyramide tranchante. La même vis peut recevoir un bouton de la grosseur d'un gros pois, qui sert, dans le besoin, à rendre l'instrument obtus; on loge ce bouton dans une cavité du manche, ainsi qu'un tournevis propre à monter et à démonter les différentes parties de l'instrument. — Le corps est long de neuf pouces et demi, d'une figure carrée, arrondie, fort lisse et polie; il est composé de deux branches d'acier exactement réunies, lesquelles, présentant une gouttière par leur milieu, forment, dans l'axe de leur réunion, un canal qui longe le corps de la languette dont on a déjà parlé, et dont la pointe s'attache au sommet de la tête de l'instrument, qu'elle a percée. Cette languette carrée est longue de neuf pouces, et d'une ligne de diamètre. Elle glisse dans le canal susdit par le moyen d'une olive, qui, perçant une branche du corps de l'instrument, sort, par une crénelure dans laquelle elle peut couler, de la longueur de deux pouces.

Vers l'extrémité, proche du manche, il se trouve une seconde rainure, occupée par un petit levier à bascule, de deux pouces et demi de long, lequel se trouve constamment abaissé par un ressort posé sous une de ses extrémités. — L'autre est garnie d'une éminence carrée qui, se logeant dans une échancrure de la languette, la maintient fixe. Le manche est de bois d'ébène, long de cinq pouces, à pans, terminé en forme de poire, et creusé, dans un de ses côtés, pour recevoir la pyramide et le bouton auxquels il sert de serre. — Il est garni à son extrémité, qui regarde le corps de l'instrument, d'une traverse d'acier, de deux pouces de longueur, laquelle sert de point d'appui aux doigts de l'opérateur. Ce manche est uni et fixé à l'instrument au moyen d'un écrou d'acier, qui se rencontre dans son intérieur, vers sa partie moyenne, dans lequel entre la queue de l'instrument, terminée en vis.

### Jeu de l'instrument.

Lorsqu'on appuie le pouce sur la bascule du levier latéral, la languette se trouve dégagée, et alors on l'allonge ou raccourcit, par le moyen de l'olive, qui peut aller et venir dans la cannelure. Lorsque la languette s'accourcit, les quatre parties de la tête se ploient et forment une double croix. Lorsqu'au contraire la languette s'allonge, les croix s'effacent et l'instrument reprend sa première forme. — Suivant l'auteur, « cet instru- » ment convient très-bien : 1° dans tous » les cas où la tête de l'enfant se trouve » séparée de son corps, et restée dans la » matrice, quelle que soit sa situation ; » puisque si l'on ne peut pénétrer dans la » tête par le trou occipital, on peut, en » s'armant du perforatif, se pratiquer une » route dans tous les autres os du crâne. » — 2° Quand même il serait resté quel- » ques-unes des vertèbres cervicales, » l'instrument serait encore fort utile, » puisqu'il pourrait s'introduire avec fa- » cilité à travers le canal de l'épine » ( avantage que n'ont point les autres

» tire-têtes). D'ailleurs, si l'on ne pou- » vait pénétrer dans la tête, à travers le » canal, il serait toujours aisé d'entrer à » côté de la première vertèbre du col. » — 3° Cet instrument une fois entré, » présente plus de solidité que les autres, » et fait beaucoup moins d'effort sur les » os ; d'où il suit qu'ils sont moins expo- » sés à se rompre : 1° parce que ses points » de contact sont multipliés ; 2° parce » qu'il appuie sur le plat de ses ailes et » non sur le champ, comme il arrive » dans l'effet du tire-tête à simple croix. » — 4° Enfin, le tire-tête à double croix » peut encore être employé avec succès, » pour tirer un enfant entier, mort dans » le temps que sa tête n'est pas encore » parvenue jusqu'au vagin, pour pouvoir » être saisie avec le forceps. Car dans » ce cas, on peut à la faveur de cet in- » strument se pratiquer une entrée au » travers des os qui se présentent ; et » quand même on serait dans le voisina- » ge de la fontanelle, comme les points » d'appui sont multipliés et solides, il se- » rait encore possible de faire un effort » suffisant pour dégager la tête, et ter- » miner ainsi un accouchement, qui, » sans doute, serait autrement très-diffi- » cile. »

Au premier coup d'œil, cet instrument parut une production heureuse, capable de tirer le plus expert des accoucheurs du plus grand embarras où il puisse se trouver. Les commissaires chargés de faire leur rapport sur ce tire-tête, crurent entrer dans les vues de l'Académie en l'adoptant avec éloges, et avec une sorte d'admiration. Par un examen plus approfondi, cet enthousiasme devait se borner à une approbation simple et restreinte par les principes de l'art. Lorsqu'on agita cette matière dans l'Académie, on rappela l'observation d'une femme, dans la matrice de laquelle la tête de l'enfant était restée, par l'arrachement du corps. Plusieurs chirurgiens, fatigués des tentatives infructueuses qu'ils avaient faites alternativement pour débarrasser cette femme, prirent le parti de se retirer, afin de prendre du repos et de dîner. Pendant qu'ils délibéraient sur les secours qu'on pouvait donner dans ce cas qui leur avait paru si pénible, la nature expulsa la tête de l'enfant avec la plus grande facilité. On peut conclure de ce fait, premièrement, que les tentatives avaient été mal dirigées, ou qu'on avait manqué des moyens capables de seconder la nature. Mais une seconde conséquence bien importante, c'est qu'une tête que les seules forces de la nature ont expulsée, n'a pu se séparer du corps et rester dans la matrice qu'à la suite d'efforts violents et indiscrets, par l'impéritie de celui ou de celle qui, en tirant l'enfant par les pieds, n'a pas su combiner les mouvements qui auraient pu favoriser l'extraction entière de l'enfant. — Dans le cas cité, le tire-tête de M. Baquié sera d'une grande utilité; car on ne peut pas espérer que la nature sera toujours assez puissante pour n'avoir pas besoin du secours de l'art; et il serait trop dangereux, dans cette occurrence, d'abandonner une femme à des ressources incertaines. Mais si la tête est restée dans la matrice, parce que son volume trop considérable n'était pas en proportion avec les voies naturelles, ou parce que l'étroitesse contre nature de ces voies n'a pas permis le passage de la tête, quoique d'un volume ordinaire, dans ces cas, à quoi le tire-tête sera-t-il bon? M. Péan, membre de l'Académie, a distingué avec précision la diversité des causes qui peuvent donner lieu à cet accident, la variété des circonstances qui l'accompagnent, les secours efficaces que l'art peut y apporter. Ce travail très-important sera le sujet d'un Mémoire utile dans un autre volume.

---

### LISTE DE L'ACADÉMIE ROYALE DE CHIRURGIE.

PRÉSIDENT : M. Germain de la Martinière, écuyer, conseiller, premier chirurgien du roi, chevalier de l'ordre de Saint-Michel, chef de la chirurgie du royaume, et membre de l'Académie royale des sciences de Stockholm.

VICE-PRÉSIDENT : M. Andouillé, écuyer, conseiller, premier chirurgien du roi *en survivance*, associé libre de l'Académie royale des sciences.

DIRECTEUR : M. Ruffel, professeur royal de pathologie.

VICE-DIRECTEUR : M. Pibrac, écuyer, chevalier de l'ordre de Saint-Michel, chirurgien-major de l'École royale militaire, et ancien directeur de l'Académie.

SECRÉTAIRE PERPÉTUEL : M. Louis, professeur royal de physiologie, censeur royal, ancien chirurgien-major de la charité, chirurgien-consultant des armées du roi, membre des Académies des

sciences, belles-lettres et arts de Lyon, Rouen et Metz; associé étranger de la Société royale des sciences de Gottingen et de l'Académie impériale des apathistes de Florence; honoraire de la Société botanique de la même ville, docteur en chirurgie dans la Faculté de médecine en l'université de Hale-de-Magdebourg.

COMMISSAIRE POUR LES EXTRAITS : M***.

COMMISSAIRE POUR LES CORRESPONDANCES: M. Bordenave, professeur royal, membre de l'Académie de Florence.

TRÉSORIER : M. Goursaud, professeur et démonstrateur royal des opérations, lieutenant de M. le premier chirurgien du roi, chirurgien en chef des Petites-Maisons.

SECRÉTAIRES-VÉTÉRANS : M. Quesnay, écuyer, premier médecin ordinaire du roi et médecin-consultant, associé de l'Académie royale des sciences, membre de celles de Lyon et de Londres; Morand, écuyer, seigneur de Flins et autres lieux, chevalier de l'ordre de Saint-Michel, membre de l'Académie royale des sciences, de la Société royale de Londres, et des Académies de Rouen, Pétersbourg, Stockholm, Bologne et Florence; censeur royal, inspecteur-général des hôpitaux militaires, et chirurgien-major de l'Hôtel royal des Invalides.

---

### CONSEILLERS DU COMITÉ PERPÉTUEL.

MM. Benomont; Pibrac, vice-directeur; Morand, secrétaire vétéran et ancien directeur; Houstet, ancien premier chirurgien de feu S. M. le roi de Pologne, duc de Lorraine et de Bar, ancien chirurgien-major des armées du roi, et ancien directeur; M. de la Faye, professeur et démonstrateur royal des opérations, associé des Académies de Rouen et de Madrid, ancien directeur; Chapillon; de Gramond; Talin; Guérin, écuyer, chirurgien-major des mousquetaires noirs; Coutavoz, chirurgien en chef de l'Hôpital-général; Hevin, premier chirurgien de feu Mgr. le dauphin et de madame la dauphine, inspecteur-général des hôpitaux militaires, professeur et démonstrateur royal, membre des Académies de Lyon et de Stockholm; Louis, secrétaire perpétuel; Laffitte; Bordenave, commissaire pour les correspondances; Ruffel, directeur; Dufouar, chirurgien-major des gardes-françaises, et consultant des armées du roi; Mertrud, démonstrateur en anatomie et en chirurgie au Jardin-Royal ; Delamalle ; Sue , premier professeur et démonstrateur royal d'anatomie, chirurgien en chef de l'hôpital de la Charité ; Fabre ; Sabatier, professeur et démonstrateur royal d'anatomie, chirurgien-major de l'hôtel royal des Invalides , en survivance ; de la Porte ; Didier, premier ; Duclos ; Goursaud, trésorier ; Brasd'or, professeur et démonstrateur royal ; Dubertrand, bibliothécaire ; Pipelet, premier ; Try ; Dupouy ; Recolin ; Perron ; Veyret, chirurgien de la cour de Parlement ; Disdier ; Busnel, second ; Sorbier ; premier chirurgien-major de la gendarmerie ; Levacher ; Berdolin et ***.

---

### CONSEILLERS VÉTÉRANS.

M. le Dran, ancien chirurgien-consultant des armées du roi, membre de la Société royale de Londres, ancien directeur.

M. Simon, conseiller, premier chirurgien de S. A. E. de Bavière , honoraire de l'Académie des sciences d'Amiens.

M. Caumont, de l'Académie des sciences, belles-lettres et arts de Lyon, et médecin des Cent-Suisses de la garde du roi.

M. Perchet, écuyer, chevalier de l'ordre de Saint-Michel, conseiller et premier chirurgien de Sa Majesté Catholique.

M. Gervais, ancien professeur et démonstrateur des accouchements.

M. Bagieu, écuyer, chirurgien-major des gendarmes de la garde du roi, et ancien chirurgien-major des armées.

M. Jard, écuyer, ancien accoucheur de madame la dauphine.

M. Barbaut, professeur et démonstrateur des accouchements, ancien conseiller, chirurgien ordinaire du roi au Châtelet de Paris.

M. Moreau, chirurgien en chef de l'Hôtel-Dieu.

M. Levret, accoucheur de feue madame la dauphine.

M. Duplessis, ancien professeur et démonstrateur royal d'anatomie, ancien chirurgien-major des armées du roi.

---

### ADJOINTS AU COMITÉ.

MM. Jallet ; Bourrier ; de Bussac ; Ravenet ; Garre ; Deshayes-Gendron ;

Mertrud ; second démonstrateur adjoint d'anatomie et de chirurgie au Jardin-Royal ; Loustaunau, chirurgien de Mesdames ; Péan ; Majault ; Souque ; Brailliet ; Dupuid, conseiller, chirurgien ordinaire du roi au Châtelet ; Lesne ; Ferrand ; Léger ; Dufouar, second chirurgien-major des gardes-françaises, en survivance ; Valentin ; Sue , second.

---

### ACADÉMICIENS LIBRES.

MM. Perrier ; Garmont ; Loustault ; Coste, premier ; Collignon, démonstrateur en anatomie à Amiens, pensionnaire de l'Académie de la même ville ; de la Haye, premier ; Lamblot ; Duval, premier ; Vermont père ; Deleurye, premier, conseiller, chirurgien ordinaire du roi au Châtelet ; Galin ; Boiscaillaud, chirurgien ordinaire du roi ; Dastes ; Collin ; Allien ; Dumont ; Faget ; Deleurye, second ; Audoux ; le Doux, premier ; Fauchat ; Godefroy ; Lamy ; Lagrave père ; Moureau ; Coursin ; Menjon ; Mery ; Dessoumaignes ; Bourgeois ; Poullet ; Marcel ; Neble ; Fajet, chirurgien-major des gardes-françaises ; Bajet ; Garé ; Tastet ; Caignard ; Bourru ; Planès ; Botentuit ; Calmejane ; Garrigues ; Buisson ; Daunis ; Sorbet, écuyer, chirurgien-major des mousquetaires gris ; Maritel ; de Callenge ; Arrachard ; Resclause ; Bourbelain ; Lespinard ; le Maire ; Boscher ; Labat ; Marlot ; Despuech ; Rousseau ; Lassus, premier ; de la Forest ; de Baig ; de Geilh ; Sauré ; Charrault ; Delahaye fils ; Caixonnet ; Allouel père ; Bouquot ; Baudot ; Dieuzayde ; Morin ; Potron ; Dulattier ; Frogier ; Deluze ; de Villeneuve ; Cassaing ; Pujol ; Daran, écuyer ; Georget ; Bayart ; Léonard , inspecteur-général des hôpitaux militaires ; Clusau ; Duval, second chirurgien ordinaire de feue madame la dauphine ; Brassant ; Lagonnelle ; de la Roche ; Mothereau ; Ami, chirurgien en chef de l'hôpital des Incurables ; Vermond fils ; Pelletan ; Serreis ; Bertrand ; Gabon ; Sorbier, second ; Cadet ; Thévenot ; Tournay ; Bérard ; Ruffel, second ; le Doux fils ; Duvigneau ; Lesne ; Lagrave fils ; Dumont, second ; de Penne ; Osmont ; Cocquerel ; de Lyvernette ; Herardin ; Chaupin, chirurgien ordinaire du roi, servant par quartier ; Bourgarel ; le Bas ; Flambe ; Ballay ; Tenon, de l'Académie royale des sciences, professeur royal de pathologie ; Picqué ; Coste, se-

cond ; Guéret ; Bertholet ; Camus ; la
Taste ; de Leurye fils, conseiller, chi-
rurgien ordinaire du roi au Châtelet ;
Cosson ; Martin ; Dejean ; Beaupréau ;
Piet ; Gilles ; de Cheverry ; Picquet ; de
Balz ; de Truffy ; Sautereau ; Dupont ;
Frigard ; de Bauve ; Cervenon ; Rojare ;
Allouel fils ; Coste, troisième ; d'Estre-
meau ; Capdeville ; Fromont ; de Saint-
Julien ; Arrachard fils ; Desnoues ;
Guyenot ; Burgalière ; David ; Lassus fils ;
Lamblot fils ; Baseilhac ; Lemonier ; Di-
dier fils ; Tallendier de la Bussière ; Ro-
bin ; Courtin ; Dubertrand fils ; Ménager ;
Moreau fils ; Robin de la Voisinière ;
Fargeix ; Coutouly ; Papillon ; Devil-
liers ; Cabany.

---

### Associés étrangers.

M. Schligting, docteur en médecine,
et membre de l'Académie impériale des
Curieux de la nature, à Amsterdam.

M. Grashuis, docteur en médecine,
et membre de l'Académie impériale des
Curieux de la nature, à Amsterdam.

M. Guattani, correspondant de l'Académie royale des sciences de Paris, et
premier chirurgien de Sa Sainteté, à
Rome.

M. Henckel, docteur en médecine et
en chirurgie, ancien chirurgien-major
des gendarmes de la garde du roi de
Prusse, conseiller aulique et médecin de
S. A. R. Mgr. le prince de Prusse, à
Berlin.

M. Guiot, maître en chirurgie, l'un
des chirurgiens en chef de l'hôpital français, à Genève.

M. Charron, conseiller, premier chirurgien de feu LL. MM. le roi et la reine
de Pologne, à Dresde.

M. Acrell, de l'Académie royale des
sciences et de la Société de chirurgie de
Stockholm, à Stockholm.

M. le Grand, conseiller, premier chirurgien de S. A. R. Mgr. le prince
Charles de Lorraine, gouverneur des
Pays-Bas autrichiens, et maître en
chirurgie de Lunéville, à Bruxelles.

M. le baron Van-Swieten, premier
médecin et bibliothécaire de LL. MM.
Impériales, associé de l'Académie royale
des sciences de Paris, de la Société royale
de Londres et de l'Académie de Stockholm, président du Collège de médecine, à Vienne en Autriche.

M. Moscati, professeur en anatomie

et chirurgie, chirurgien en chef du grand
hôpital, à Milan.

M. le baron de Haller, conseiller et
premier médecin du roi d'Angleterre
dans l'électorat d'Hanover, professeur et
doyen de la Faculté de médecine à Gottingue, président de la Société royale
des sciences et du Collège de chirurgie
de la même ville, membre des Académies
des sciences de Paris, des Curieux de la
nature, de Londres, Berlin, Stockholm,
Bologne et Upsal, commissaire royal de
l'église réformée de Gottingue, et amman de la république de Berne, à Berne.

M. Fernandes, maître ès-arts, et licencié en chirurgie, chirurgien-major de
l'Hôpital-Royal de Madrid, examinateur
des chirurgiens d'Espagne, et l'un des
fondateurs du Collège de chirurgie, à
Madrid.

M. Sharp, membre de la Société royale
de Londres, et chirurgien en chef de
l'hôpital de Guy, à Londres.

M. Bianconi, médecin de la cour élec-
torale de Bavière, à Munich.

M. Boëhmer, professeur d'anatomie et
de chirurgie en l'Université de Hale-de-
Magdebourg, membre de l'Académie
des Curieux de la nature, à Hale-de-
Magdebourg.

M. Tronchin, noble patricien de
Parme, premier médecin de feu S. A. R.
l'infant don Philippe, de S. A. R. l'infant don Ferdinand, duc de Parme, de
S. A. S. Mgr. le duc d'Orléans, professeur de médecine et de chirurgie dans
l'Académie de Genève, ancien inspecteur du Collège des médecins d'Amsterdam, agrégé au Collège des professeurs
de médecine de l'Université de Montpellier, membre des Académies royales
de Prusse, d'Angleterre et d'Écosse, à
Paris.

M. Ritsch, docteur en chirurgie, premier chirurgien de S. M. le roi de Pologne, à Varsovie.

M. le comte de Carburi, professeur
royal de médecine-pratique en l'Université de Turin, membre de l'Académie
d'Ella-Crusca, et de celle d'Histoire naturelle de Florence, des Sociétés royales
des sciences d'Angleterre et d'Écosse,
membre du Collège royal des médecins
d'Édimbourg, à Turin.

M. Camper, ancien professeur d'anatomie et de chirurgie d'Amsterdam, professeur de médecine en l'Université de
Groningue, de la Société royale de Londres et de l'Académie de Harlem, à Groningue.

M. le Cat, écuyer, correspondant de l'Académie royale des sciences de Paris, secrétaire de l'Académie des sciences de Rouen, membre de celles de Londres, Madrid et Berlin, professeur en anatomie et chirurgie, et chirurgien en chef de l'Hôtel-Dieu, à Rouen.

M. Boucher, docteur en médecine, correspondant de l'Académie royale des sciences, professeur et démonstrateur pensionnaire en anatomie, à Lille en Flandre.

M. Charrau, chirurgien-major des hôpitaux du roi, à la Rochelle.

M. Goulard, maître en chirurgie, membre de la Société royale des sciences, professeur et démonstrateur royal, à Montpellier.

M. Serres, maître en chirurgie, professeur et démonstrateur royal, à Montpellier.

M. Lamorier, maître en chirurgie, membre de la Société royale des sciences, professeur et démonstrateur royal en chirurgie, à Montpellier.

M. Grassot, de la Société royale de Lyon, maître en chirurgie à Lyon.

M. Bailleron, de l'Académie des sciences et belles-lettres de Bésiers, maître en chirurgie à Bésiers.

M. Hugon fils, de l'Académie des sciences et arts de Lyon, maître en chirurgie, à Arles en Provence.

M. Charmetton, maître en chirurgie, professeur et démonstrateur d'anatomie, à Lyon.

M. Willius, docteur en médecine et en chirurgie en l'Université de Bâle en Suisse, médecin, à Mulhausen en Alsace.

M. Flurant, maître en chirurgie, et chirurgien en chef de l'hôpital général de la Charité, à Lyon.

M. Hoin, maître ès-arts et en chirurgie, pensionnaire de l'Académie des sciences de Dijon, dans la classe de médecine, et chirurgien en chef du grand-hôpital, à Dijon.

M. Caqué, chirurgien en chef de l'Hôtel-Dieu, à Reims.

M. le Blanc, professeur d'anatomie à l'École royale de chirurgie, à Orléans.

M. Buttet, maître ès-arts et en chirurgie, chirurgien de S. A. S. Mgr. le duc d'Orléans, à Étampes.

M. Sarreau, professeur et démonstrateur royal de chirurgie, à Montpellier.

M. Brouillard, chirurgien-major de la marine, à Marseille.

M. Pouteau, ancien chirurgien en chef du grand Hôtel-Dieu de Lyon, membre de l'Académie des sciences et belles-lettres, et docteur en médecine, à Lyon.

---

## MÉMOIRE SUR LA LUXATION DES CÔTES, par M. BUTTET.

L'embarras où je me suis trouvé, dans un cas que je crois très-rare, m'a donné occasion de faire quelques recherches et des réflexions sur la luxation des côtes. C'est le produit et le résultat des unes et des autres que je me propose de donner dans ce Mémoire. J'exposerai d'abord l'opinion des auteurs que j'ai été à portée de consulter sur cette matière. Je discuterai ensuite, autant que j'en suis capable, leur doctrine. Enfin, j'établirai mon sentiment particulier sur la maladie dont il s'agit, en l'étayant d'une observation faite avec la plus grande exactitude. Heureux si, en faveur des efforts que j'ai faits pour réussir, l'Académie veut bien agréer mon travail, et si cette illustre compagnie ne juge pas ces prémices de ma plume tout-à-fait indignes de l'accueil par lequel elle excite l'émulation, fait croître les talents, et contribue si efficacement à perfectionner la chirurgie des provinces!

(I. *Opinion des auteurs sur la luxation des côtes.*) Les auteurs qui ont écrit sur les luxations n'ont pas tous fait mention de celle des côtes. Paré dit que les anciens n'en ont point parlé (1). Dans le grand nombre d'observations que la Motte a données sur les différentes maladies chirurgicales (2), on n'en trouve aucune sur la luxation des côtes. Le célèbre M. Petit a gardé aussi le silence sur cette dislocation dans son excellent Traité des maladies des os. On y lit pourtant (3), à l'occasion de ce que le vulgaire appelle *enfoncure*, que les côtes peuvent s'enfoncer; c'est-à-dire, selon l'auteur, qu'une ou deux côtes

---

(1) Ambr. Paré dans ses Œuvres, liv. xvi, chap. xx.

(2) Guill. Mauquest de la Motte, Traité complet de chirurgie, etc.

(3) Petit, Traité des maladies des os, nouv. édit., t. ii, chap. iv, p. 89.

peuvent être poussées en dedans, et perdre en ce sens le niveau qu'elles avaient avec les côtes voisines. Mais, outre qu'il ajoute qu'elles se rétablissent d'elles-mêmes, et reprennent leur niveau aussitôt qu'elles cessent d'être comprimées, n'est-il pas évident que cette espèce d'enfoncement n'a aucun rapport avec l'idée que donne le terme luxation (1)? Cette dépression des côtes, qu'il faut supposer se faire dans leur partie moyenne, comme l'insinue M. Petit, ne doit-elle pas plutôt être considérée comme un acheminement à la fracture? Aussi notre judicieux auteur a-t-il placé cet article dans le chapitre de la Fracture des côtes. D'où je conclus qu'il n'a point prétendu confondre cette sorte d'enfonçure avec la dislocation proprement dite, et que, par conséquent, il n'a fait dans son ouvrage aucune mention de la luxation des côtes (2).

Ambroise Paré (3), et après lui Barbette (4), Juncker (5), Platner (6) et Heister (7) ont admis trois espèces de luxations des côtes : les deux premières, en haut et en bas, et la troisième en dedans. Platner semble élever du doute sur la possibilité de ces luxations. Les côtes, dit-il, se cassent bien plus fréquemment qu'elles ne se démettent. Elles ne peuvent se luxer en dehors, à cause des apophyses transverses des vertèbres. Elles ne peuvent pas non plus se déplacer facilement en haut et en bas. Aussi, *si*

---

(1) Luxatio est recessus extremi ossis mobilis ex cavo, ex quo naturaliter movetur, cum motus impedimento. ( Boerhaav., aphor., 358.)

M. Petit définit la luxation, le déplacement d'un ou de plusieurs os de l'endroit où ils sont naturellement joints. (Traité des maladies des os, vol. I, p. 2.)

(2) Le silence d'un praticien aussi éclairé et aussi zélé pour les progrès de la chirurgie, ne semble-t-il pas prouver qu'il mettait la maladie dont il s'agit au rang de ces chimères que la spéculation enfante dans le cabinet?

(3) OEuvres d'Ambr. Paré, cité ci-dessus.

(4) OEuvres chirurg. et anatom. de P. Barbette, D. M., etc. Lyon, 1689, in-12, p. 26.

(5) Conspectus chirurgiæ, etc., tab. LXV, art. VI, p. 456.

(6) Institut. chirurg., § 1149, p. 774.

(7) Institut. chirurg., t. I, cap. VI, n° 111, p. 240, édit. 1750.

---

*elles se luxent*, ce ne peut être qu'en dedans. *Costæ, longè frequentiùs fraguntur, quàm è sede suâ moventur...Nec facilè sursùm, vel deorsùm versus promoveri possunt. Igitur si moventur, in interiorem partem propelluntur...* (Jo.Zach. Platn. , Instit. Chir., § 2,149, pag.774.) Juncker (1) dit que le déplacement des côtes se fait ordinairement en haut, en bas, ou en dedans ; mais il ajoute que celui-ci est le plus fréquent, parce que la cause agissant en dehors tend à pousser la côte en dedans.... *E quidem introrsùm plerumque , quia vis , quæ ab extrà applicatur, introrsum tendit.* —Selon le même auteur, on reconnaît les luxations en haut et en bas à un vide qui se rencontre à l'endroit de l'articulation, et à une éminence qui se remarque au-dessus et au-dessous. Dans la luxation en dedans, on sent, ajoute-t-il, une cavité à l'extérieur : il y a douleur à la plèvre ; la respiration est gênée, douloureuse et accompagnée de toux ; enfin, le mouvement de l'épine est empêché, surtout du côté de l'extension. — A l'égard du pronostic, l'auteur fait envisager la réduction de ces luxations comme très-difficile. Mais la plus grande difficulté, selon lui, se rencontre à la luxation en dedans. Du reste, ajoute-t-il, plus les accidents concomitants sont graves, plus il y a de danger, et plus tôt aussi on doit y remédier. — C'est pourquoi, continue Juncker, si la luxation est en haut, le malade étant suspendu par le bras, du côté de la maladie, à une porte ou à une échelle, on fera descendre avec la main la tête de la côte qui était remontée. D'autres, ajoute l'auteur, font coucher, pour la même fin, le malade le ventre sur une table. Si la dislocation est en bas, tandis que le malade se tiendra penché en devant, les mains appuyées sur ses genoux, le chirurgien poussera en haut la côte déplacée.

Mais, lorsque la luxation sera en dedans ( c'est toujours Juncker qui parle), si le déplacement est léger et sans accident fâcheux, on tentera la réduction au moyen d'une emplâtre de poix. Dans un cas grave, ajoute-t-il, plusieurs auteurs pensent que la réduction est impossible: mais d'autres recommandent de faire incliner le malade sur un tonneau, afin de repousser les côtes en arrière, et que le chirurgien, en les comprimant dans le

---

(1) Conspect. chirurg., loco citato.

même sens, puisse en procurer le replacement. Et en cas que ces moyens soient sans effet, ils proposent, dit-il, de faire une incision sur la côte démise. — On trouve dans la chirurgie de Heister (Institut. chirurg., *loco citato*) des additions aux moyens de Juncker, pour la cure de la luxation en dedans. Il dit d'abord, contre le sentiment de plusieurs auteurs, qu'il ne croit pas cette espèce de luxation tout-à-fait incurable. Il passe ensuite aux procédés qui lui paraissent les plus sûrs. Il faut faire pencher le malade sur quelque corps cylindrique, et donner des secousses à la partie antérieure de la côte pour la repousser en arrière. Si cette méthode n'a aucun succès, il ordonne de faire une incision pour relever la côte, soit avec les doigts, soit avec les pinces ou des petits crochets. Au reste, ce n'est que dans des cas très-graves qu'il veut que l'on en vienne à cette extrémité. Car, quand la luxation n'est accompagnée d'aucun symptôme violent, il conseille de s'abstenir de cette pratique cruelle, parce que, ajoute-t-il, on ne manque point d'exemples de côtes légèrement luxées, qui sont restées dans cet état, sans causer presque aucune incommodité.

La luxation en dedans est regardée comme incurable par Ambroise Paré, et Paul Barbette ne propose d'autre secours qu'un emplâtre agglutinatif, qu'il ordonne de tirer avec violence et souvent; ce qui étant fait, dit-il, la côte se trouve quelquefois remise : il ajoute que si ce remède ne réussit pas, c'est un mal mortel; car jamais elle ne retourne à sa place à l'aide des mains. Au reste, pour les autres espèces de luxations des côtes, tous les auteurs indiquent à peu près les mêmes moyens. Il en faut pourtant excepter Heister, qui, dans l'une et dans l'autre de ces luxations, recommande ou de faire incliner le malade sur une table, un oreiller ou un traversin sous la poitrine, ou de le suspendre par le bras, du côté de la dislocation, à une échelle ou à une porte; afin, dit-il, qu'en écartant par cette manœuvre les côtes les unes des autres, on ait la facilité de replacer avec les mains la tête de celles qui sont luxées. — En réfléchissant avec attention sur la manière dont la luxation des côtes est traitée dans les écrits des auteurs cités ci-dessus, on serait tenté de croire qu'aucun d'eux n'a été instruit par l'expérience. Il semblerait même qu'ayant conçu que cette dislocation était possible, ils

ont donné l'essor à leur imagination, afin de compléter leurs ouvrages. Ajoutez qu'il paraît évident qu'ils se sont copiés les uns les autres. — Premièrement, ils ne sont d'accord ni entre eux, ni avec eux-mêmes. Secondement, les signes auxquels ils prétendent que l'on peut reconnaître les différentes espèces de luxation des côtes, ne peuvent être que très-fautifs. Troisièmement, les moyens prescrits par ces écrivains pour la cure de cette maladie, ne me paraissent rien moins que suggérés par la pratique.

1° Paré, Barbette, Juncker et Heister décident que les côtes se luxent en haut et en bas. Au contraire, Platner doute que ces deux espèces de luxations soient possibles...: *Nec facilè sursùm, vel deorsùm versùs promoveri possunt...:* Heister en assujettit la cure à une même méthode, et encore en propose-t-il une dans ces deux cas, qu'il prescrit aussi pour la luxation en dedans; tandis que les autres auteurs indiquent une manœuvre particulière pour chaque espèce de luxation. Paré et plusieurs autres, au rapport d'Heister, regardent la luxation en dedans comme incurable, et Barbette ne connaît d'autre moyen de réduction que l'application d'un emplâtre agglutinatif. Au contraire, Juncker et Heister proposent de recourir à divers procédés qui leur paraissent très-convenables. Juncker ne se contredit-il pas lui-même quand, après avoir admis des luxations en haut et en bas, il ajoute que les causes capables de luxer les côtes tendent à les pousser en dedans.... *Vis, quæ ab extrà applicatur, introrsùm tendit ?*

2° Selon ces auteurs, les signes des luxations en haut et en bas sont une cavité à l'endroit de l'articulation, et une éminence au-dessus ou au-dessous, et l'on reconnaît la luxation en dedans à un creux extérieur, à la douleur qui résulte de la compression de la plèvre, à la difficulté de respirer, accompagnée de douleur et de toux; enfin, à une grande gêne dans le mouvement de l'épine (1).

_____

(1) Les signes que ces auteurs prétendent se manifester à la vue et au toucher, ne pourraient s'apercevoir qu'après que la contusion et le gonflement se seraient entièrement dissipés : mais alors serait-il temps de remédier à la luxation, en supposant que les accidents n'eussent pas fait périr le malade ?

— Les apophyses transverses des vertèbres, les muscles, la graisse et la peau,
qui dérobent aux sens l'articulation des
côtes; le gonflement qui survient à l'é-
norme contusion que doit occasionner
toute cause capable de luxer les côtes;
le peu de déplacement que peut permettre le petit espace qui se trouve entre les bords postérieurs des côtes; ce
qu'ont de commun avec toutes les autres
maladies de la poitrine, la difficulté de
mouvoir l'épine, l'oppression, la douleur et la toux : tout cela ne prouve-t-il
pas que les signes décrits par les auteurs
sont absolument controuvés?

3° Je ne puis me persuader que les
préceptes qu'ils ont donnés pour la cure
de ces luxations, leur aient été suggérés
par l'expérience. En effet, si ces auteurs
ont jamais réduit quelques luxations de
côte, cela a été sans doute de la manière
qu'ils ordonnent de le faire. Cependant,
je ne vois rien dans leurs préceptes que
d'impossible, d'insuffisant ou d'inutile. A
quoi bon, par exemple, cette suspension
et cette inclinaison recommandées dans
les luxations en haut et en bas? La première, selon Heister (1), sert à écarter
les côtes les unes des autres. Mais quel
écartement en peut-il résulter? D'ailleurs
est-il possible d'introduire les doigts entre les côtes pour les appuyer sur l'un
de leurs bords tout près de leur articulation, comme cela serait nécessaire, afin
de donner à l'action des doigts une direction convenable? Quoi de plus inefficace que l'application d'un emplâtre agglutinatif pour retirer du dedans de la
poitrine l'extrémité d'une côte que l'on
suppose sans doute s'y être arrêtée sur
la partie antérieure du corps des vertèbres? Enfin, peut-on concilier, avec les
connaissances anatomiques, la supposition des cas qui exigent, dans de simples
luxations, les incisions et l'usage des pinces et des crochets? — Je ne pousserai
pas plus loin mes réflexions; il n'y a personne qui, en lisant avec attention le
texte même des auteurs, ne voie clairement que leur doctrine sur la luxation
des côtes est purement imaginaire, et
qu'elle n'est nullement prise dans la pratique.

(II. *Discussion de la doctrine établie
sur la luxation des côtes.*) Mais les côtes peuvent-elles être luxées? Se luxent-

elles effectivement? De quelles espèces
de déplacement sont-elles susceptibles?
Quelles sont les causes capables de les
luxer? quels sont les signes et les accidents de ces luxations? Enfin, quels
moyens peut-on employer pour les guérir? Je vais essayer de satisfaire à toutes
ces questions, avec le plus de netteté et
de précision qu'il me sera possible. —
Quoique le détail dans lequel je vais entrer préliminairement ne contienne rien
de nouveau pour les grands maîtres à qui
j'ai l'honneur de parler, je ne saurais
néanmoins me dispenser de m'étendre
sur la conformation et les connexions des
côtes; mais principalement sur leur articulation avec les vertèbres. Ce n'est en
effet que par les recherches les plus exactes, faites dans les meilleurs livres d'a-
natomie, et au moyen des méditations les
plus profondes de la structure, de la situation, de l'arrangement et de l'usage
des parties, considérées sur le squelette
et sur des sujets frais, que je suis parvenu
à établir une suite de principes sur la
matière que je traite. Ainsi, je me crois
absolument obligé de faire entrer dans
ma dissertation la substance de ces recherches et de ces méditations, afin de
donner à ma doctrine le degré d'évidence dont elle m'a paru susceptible. Je me
ferai seulement une loi d'éviter tout ce
qui pourrait paraître minutieux ou superflu.

Les côtes, comme l'a fort bien exprimé
M. Winslow dans son exposition anatomique, au Traité des os secs, sont des ar-
cades osseuses de différentes grandeurs,
situées transversalement et obliquement
de chaque côté de la poitrine. En les examinant d'une manière plus particulière
et relativement à l'objet de ce Mémoire,
on remarquera d'abord qu'elles sont beaucoup plus courbes en arrière qu'en devant, mais que cette courbure n'est pas
égale dans toutes; qu'elle est considérable dans les côtes supérieures, et diminue
dans les suivantes à proportion qu'elles
deviennent plus inférieures : en sorte
que les dernières fausses côtes sont
presque droites. Cette courbure est telle,
que dans plusieurs des côtes supposées
en place, la portion appelée angle se trouve postérieure à l'espèce de tête qui les
termine; que dans quelques-unes elle est
sur la même ligne (transversale (1)); et

---

(1) Et dum sic costæ a se invicem diducuntur....., (loco citato).

(1) Je suppose une ligne transversale
et parallèle aux apophyses transverses,

que dans d'autres elle est antérieure, et cela conformément à la diminution de la courbure. Au reste, dans toutes les côtes, l'articulation de l'extrémité avec le corps des vertèbres est toujours antérieure à celle de la tubérosité avec les apophyses transverses. Ces remarques serviront à fixer l'endroit où il est nécessaire que les côtes soient frappées pour être luxées, et à déterminer celles qui sont plus ou moins exposées à la luxation, ou qui n'en sont point du tout susceptibles. — Tout le monde sait qu'à l'extrémité postérieure des côtes, on voit une facette cartilagineuse oblique, et qui termine leur face externe, de manière qu'en les regardant par leur face interne, on n'aperçoit point cette facette : cette obliquité de la facette suit la courbure des côtes, ce qui fait qu'elle est moindre dans les fausses côtes inférieures. Les facettes cartilagineuses de l'extrémité postérieure des côtes répondent aux facettes cartilagineuses latérales des vertèbres du dos.

Un peu après la tête de l'extrémité, on trouve postérieurement une tubérosité, accompagnée d'une facette articulaire qui se joint aux apophyses transverses des vertèbres. Mais ordinairement cette facette manque dans les deux dernières fausses côtes ; ce qui fait que ces côtes n'ont qu'une seule articulation, savoir celle de leur tête avec la partie latérale du corps des vertèbres.

L'une et l'autre de ces articulations ne se font point au moyen des éminences reçues dans des cavités ; mais, pour ainsi dire, par une simple application ou appui de deux surfaces presque planes. A cette observation, j'en joindrai deux autres : l'une, sur la forme du corps des vertèbres dorsales, qui va en se rétrécissant et en s'allongeant de plus en plus entre les deux côtes, et de derrière en devant, de façon qu'en les regardant antérieurement, il ressemble à une petite pyramide, couchée horizontalement, et dont la base est postérieure ; il en faut pourtant excepter les deux premières vertèbres dont le corps est moins allongé et plus arrondi en devant. Ma seconde remarque a pour objet les apophyses transverses des vertèbres du dos qui

sont courbées en arrière, et dont les extrémités se trouvent par conséquent bien plus reculées que leurs bases. — Peut-être paraîtra-t-il inutile que je décrive ici l'union des côtes avec l'épine du dos, et leur liaison entre elles. Mais cette description prouvera au moins que je n'ai point entrepris mon ouvrage sans m'y être bien préparé par une étude réfléchie de tout ce qui a rapport à l'objet de ce travail, et sans m'être mis par-là en état d'apercevoir et de combiner ce qui peut faciliter ou empêcher la luxation des côtes. Ainsi, je n'hésiterai point à dire que des trousseaux ligamenteux courts, mais très-forts, lient toutes les côtes aux corps des vertèbres ; que ces trousseaux sont attachés d'une part au contour des fossettes latérales de ces corps, et de l'autre au contour de la tête de chaque côté. Les dix côtes supérieures, de chaque côté, sont liées aux apophyses transverses des vertèbres par des ligaments articulaires courts et forts, qui s'attachent à leurs tubérosités et autour des fossettes des apophyses transverses. Ces deux sortes d'articulations ont chacune un ligament capsulaire. La onzième et la douzième fausses côtes ne sont point articulées avec les apophyses transverses de la dernière vertèbre du dos et de la première des lombes, mais elles y sont attachées par des ligaments. Outre ces liaisons des côtes, elles en ont encore entre elles par le moyen de quelques ligaments particuliers. Elles sont aussi assujetties et liées les unes aux autres par les muscles intercostaux qui remplissent leurs intervalles par les sur-costaux, les sous-costaux et plusieurs autres muscles dont quelques-uns les recouvrent et dont la plupart affermissent leur articulation postérieure.

Cette double articulation, comme l'a très-bien remarqué M. Winslow, dans l'ouvrage déjà cité, forme une espèce de ginglyme. C'est pourquoi les côtes sont bornées à deux mouvements : l'un d'élévation, et l'autre d'abaissement. — Toutes les vraies côtes ont un appui fixe sur le sternum. Les trois supérieures des fausses sont jointes ensemble par leurs cartilages. Le cartilage de la première de ces côtes est uni à celui de la dernière des vraies. Les deux dernières des fausses n'ont que des connexions fort lâches, et qui les rendent comme vacillantes. — On sait que les muscles du bas-ventre à l'exception des pyramidaux, ont toutes

___

qui traverse le corps des vertèbres par le centre de leurs facettes latérales. J'appelle postérieur tout ce qui est au-delà de cette ligne, antérieur ce qui est en-deçà, et direct ce qui y répond.

leurs attaches aux côtes, mais que les muscles droits en particulier sont attachés au sternum aux trois dernières des vraies côtes et à la première fausse, et que leur usage propre, suivant l'observation de M. Winslow, est de soutenir le tronc quand on le penche en arrière, et de le fléchir pour le ramener en devant, ou pour se lever quand on est couché.

Quoiqu'on puisse se représenter l'assemblage des os qui composent la poitrine, comme une espèce de coffre formé de diverses pièces solides, tellement disposées et liées entre elles, qu'elles semblent se soutenir mutuellement comme celles d'une voûte; quoiqu'il soit bon de considérer encore que leur multiplicité et la mécanique de leur connexion contribuent à la sûreté et à la solidité de leur assemblage, cependant il faut convenir que postérieurement les côtes en général sont appuyées sur le corps des vertèbres, de manière que leur tête peut glisser aisément sur ce même corps vers le dedans de la poitrine, si les ligaments qui les y attachent, ainsi qu'aux apophyses transverses, viennent à être rompus par une cause extérieure. — Après ce qui vient d'être dit, on conçoit sans doute que les côtes se peuvent luxer. Nous pensons cependant qu'elles ne sont pas toutes également susceptibles de luxation. Il y en a même quelques-unes qui nous en paraissent exemptes. Les premières des vraies côtes en sont en quelque sorte garanties par les omoplates qui leur servent de bouclier; et les dernières des fausses semblent ne devoir se luxer que très-difficilement, parce qu'elles sont flottantes. Ainsi il n'y a guère que les quatre ou cinq inférieures des vraies côtes, et les deux ou trois premières des fausses qui puissent être déplacées. Encore est-il vrai de dire que celles-là le doivent être plus aisément que celles-ci, à cause de l'appui qu'elles ont sur le sternum. Tâchons de rendre nos pensées plus sensibles. — Plus les côtes sont longues, ainsi que leurs cartilages, plus elles sont courbées en arrière et solidement appuyées antérieurement, plus aussi elles sont faciles à luxer. Au contraire, si, quoique fort courbées postérieurement et appuyées en devant, elles sont très-courtes de même que leurs cartilages, alors elles se déplacent plus difficilement; mais leur luxation semble être impossible, quand elles sont en même temps courtes, peu

courbées et sans appui en devant. Dans le premier cas, leur longueur, leur courbure et leur appui concourent avec l'effort de la cause à les courber davantage pour pousser leur extrémité postérieure vers le dedans de la poitrine, et c'est ce qui doit arriver aux côtes moyennes. Dans le second, qui est celui des côtes supérieures, outre que l'assiette de leur tête sur la partie latérale du corps des vertèbres est moins oblique, c'est-à-dire plus directe à la ligne transversale (1), ces côtes étant déjà très-courbées et d'ailleurs fort courtes, la cause trouve plus de résistance à augmenter leur courbure pour les enfoncer. Enfin, dans le troisième, où se trouvent les dernières fausses côtes, le défaut de courbure en arrière et d'appui en devant fait que l'effort extérieur se réduit à porter en dedans l'extrémité antérieure de la côte. Il suit de ces principes que de toutes les côtes, les vraies inférieures sont les plus aisées à luxer, et que par conséquent elles se doivent déplacer plus facilement que les fausses supérieures.

Quoi qu'il en soit, on doit sentir que pour produire un tel déplacement, il faut une cause particulière très-puissante et qui agisse sur une partie déterminée de la côte. En effet, il est nécessaire que le corps sur lequel on tombe, ou dont on est frappé, ait peu de surface, afin que l'effort soit borné à une seule ou à quelques côtes au plus; car s'il s'étendait à la plupart de ces os, il est clair qu'il ne serait pas capable de les luxer, du moins sans causer d'autres désordres infiniment plus graves que la luxation, et auxquels le blessé ne pourrait survivre long-temps. — La cause doit être très-puissante, parce qu'une chute légère, un coup modéré, ne pourraient occasionner qu'une contusion des parties molles. Enfin il faut que cette cause agisse sur une partie déterminée de la côte. Il est démontré que les côtes ne peuvent être atteintes par une cause ex-

---

(1) Je parle de la première et de la seconde de chaque côté, ce qui vient de ce qu'elles sont fort courtes et forment une portion d'un bien plus petit cercle; et de ce que les apophyses transverses des premières vertèbres sont plus longues et plus droites, et leur corps plus étroit de derrière en devant; en sorte que les facettes latérales sont bien plus rapprochées de la base des apophyses.

térieure que dans leur face externe. Mais, pour les luxer, il ne suffit pas qu'elles soient frappées dans cette face ; il faut que ce soit postérieurement, tout près de leur jonction avec les vertèbres, et au moins sur leur angle ; car si elles l'étaient dans leur partie moyenne, ou il en résulterait ce que le célèbre auteur du Traité des maladies des os appelle *enfoncure*, ou il se ferait une fracture désignée dans ce Traité sous le nom de fracture en dedans. — Il ne doit plus rester de doutes sur l'impossibilité des luxations en haut et en bas, puisqu'il est évident que, par un coup ou dans une chute, les côtes ne peuvent être frappées sur l'un ni sur l'autre de leurs bords, à l'endroit déterminé pour produire la dislocation. Ainsi les côtes ne se peuvent déplacer que d'une seule manière, je veux dire en dedans (1). Encore n'est-il pas possible qu'elles s'enfoncent au point d'exiger, pour être réduites, que l'on emploie les incisions, les crochets, etc.

Il suffit, pour se convaincre de cette dernière vérité, de faire attention à la forme du corps des vertèbres, à la courbure de l'extrémité postérieure des côtes, et que, toutes les fois qu'elles sont poussées en dedans, leur tête doit s'éloigner d'autant plus de la partie latérale du corps des vertèbres, qu'elles sont poussées plus avant. D'ailleurs le ressort de la côte luxée, aidé de l'action des muscles qui y sont attachés, tend à la rapprocher du lieu de son articulation ; et, comme la conformation du corps des vertèbres n'y apporte aucun obstacle, la tête de la côte se trouve effectivement ramenée vers cet endroit, aussitôt que le corps qui la poussait cesse d'y être appliqué. — Cependant, quel que soit ce rapprochement, les liens qui l'attachaient aux vertèbres étant détruits, elle ne peut plus être fixée dans son articulation sans le secours de l'art. C'est pourquoi elle reste mobile et vacillante, et c'est de là que se tirent les signes de cette dislocation. — En effet, soit que l'on repousse en arrière la côte luxée

avec une main placée sur l'extrémité antérieure, tandis que l'autre, posée sur les vertèbres du dos, agit à contre-sens ; soit que le malade, avec le secours des muscles droits, fasse effort pour se lever lorsqu'il est couché, ou pour retenir le tronc en se couchant ; soit enfin qu'il tousse avec force ; la côte fait un mouvement considérable accompagné d'un bruit sensible à l'ouïe. Ce mouvement doit être distingué de celui qu'on ferait faire à la portion antérieure d'une côte cassée, en ce qu'il se fait sentir aux doigts, appuyés sur l'extrémité postérieure de la côte, par une espèce de soubresaut ; et l'on ne peut point confondre le bruit qui l'accompagne avec le cliquetis ou la crépitation, parce qu'il est plus sourd que dans le premier, et plus distinct que dans la dernière. — Quant à la contusion, à la toux, à l'oppression, à la douleur, à la difficulté de remuer le tronc, ce ne sont là que des signes équivoques, quoique produits par des accidents inséparables de la luxation des côtes.

A l'égard du pronostic, il est certain que le déplacement d'une côte est moins dangereux que les accidents qui l'accompagnent. Mais, comme la plupart de ces accidents sont des dépendances de la luxation même, qu'ils pourraient augmenter tant qu'on laisserait subsister le déplacement, et qu'au contraire ils se calment presque aussitôt que la réduction est faite, il est de la prudence de ne pas abandonner cette maladie aux soins de la nature (1). — Ainsi, on doit au plus tôt procéder à la cure, en remplissant les indications que présente cette dislocation, et qui consistent à replacer la côte luxée, à la maintenir réduite et à corriger les accidents. On satisfait pleinement aux deux premières par la seule application d'un appareil, consistant en deux compresses larges de quatre travers de doigt, longues de huit ou dix, et épaisses environ de deux : placées, l'une sur l'articulation antérieure des côtes luxées et de leurs voisines, tant supérieurement qu'inférieurement ; l'autre sur les apophyses transverses des ver-

(1) Je ne parle point de luxation incomplète, c'est-à-dire de la tubérosité seulement, parce que je ne la conçois pas possible. Elle ne pourrait arriver qu'aux côtes flottantes, et l'on sait qu'elles n'ont point d'articulation avec les apophyses transverses.

(1) On verra, par l'observation que je vais donner, le danger qu'il y a de négliger les luxations des côtes, et que l'augmentation des accidents, l'inflammation et la fièvre sont des suites nécessaires de cette négligence.

tèbres du dos, du côté opposé à la luxation, et toutes deux soutenues avec le bandage appelé quadriga. On parvient à faire cesser les accidents, en appliquant sur la contusion des spiritueux et des résolutifs, par la saignée, la diète, le repos, etc. C'est ce que je vais confirmer par un exemple.

(IIIᵉ *Observation, sur la luxation d'une côte, par l'auteur.*) Je fus appelé, le 13 mars au matin, 1753, pour un voiturier, âgé d'environ cinquante-cinq ans, qui avait été atteint la surveille au soir par la roue d'une voiture, au bord supérieur de l'orbite gauche, et renversé avec violence sur la roue d'une autre voiture. On l'avait fait saigner deux fois avant que de recourir à moi. Je le trouvai dans de grandes souffrances, et avec une fièvre, une toux et une oppression très-considérables. L'ayant fait lever et placer commodément, je découvris, entre l'angle inférieur de l'omoplate et l'épine du dos, une contusion dont le centre répondait à l'angle de la sixième des vraies côtes, du côté droit. Le gonflement s'étendait sur toute la partie latérale droite du dos et de la poitrine, mais sans emphysème. Le bras, l'épaule, le tronc même étaient dans une espèce d'impuissance, et ne pouvaient être remués qu'avec beaucoup de douleur. Tous ces accidents inquiétaient le malade et ne lui permettaient pas de s'en tenir à la décision d'un seul chirurgien : c'est pourquoi je fus consulté. — L'embonpoint de ce voiturier, joint à l'engorgement, rendirent inutiles, pendant long-temps, les recherches que je fis pour m'assurer de l'état des côtes. Mais enfin, en comprimant avec la main droite leur extrémité antérieure, tandis que j'appuyais la gauche sur les vertèbres dorsales, la sixième des vraies côtes fit un mouvement qui fut accompagné d'un bruit très-distinct et sensible à l'ouïe. Ce mouvement et ce bruit se répétèrent plusieurs fois au moyen du même procédé. J'avoue ingénument que je décidai sur-le-champ que la côte était cassée, et que je parvins même à le persuader au chirurgien ordinaire, qui en conséquence jugea à propos d'appliquer un appareil, tel à peu près que M. Petit le prescrit pour la fracture en dehors. Cet appareil, bien loin de soulager le malade, porta les accidents à un degré qui obligea le blessé de l'ôter pour adoucir ses souffrances, et d'implorer de nouveau mon secours, le jeudi matin, 15 mars.

— L'effort que le malade fit, à mon arrivée, pour se mettre sur son séant, occasionna le mouvement de la côte, et le bruit qu'elle fit fut entendu des assistants. Lui ayant ordonné de se coucher de nouveau sur le dos, puis de se relever, et ensuite de tousser avec force, le mouvement et le bruit recommencèrent dans chacun de ces cas. Alors, convaincu, par les réflexions que ces phénomènes me donnèrent lieu d'ajouter à celles que j'avais déjà faites, de l'erreur dans laquelle j'étais tombé ci-devant, et ne pouvant plus douter qu'il n'y eût luxation au lieu de fracture, je ne songeai plus qu'à en faire la réduction et à maintenir la côte en place, ce que j'obtins par un seul et même procédé, en la manière suivante :

Après avoir appliqué sur la contusion des compresses imbibées de liqueurs appropriées, je soutins avec le quadriga médiocrement serré, mais descendu fort bas, deux autres compresses, longues de huit à dix travers de doigt, larges environ de quatre, et très-épaisses : posées, l'une en devant sur les bouts de la côte luxée, et de celles qui étaient au-dessus et au-dessous ; l'autre, sur les apophyses transverses des vertèbres dorsales, du côté gauche, à la hauteur de la luxation. — L'application de cet appareil ne fut pas plutôt achevée, que la côte ne fit plus ni mouvement ni bruit, que le malade se sentit soulagé, se remua avec plus de facilité et dormit, ce qu'il n'avait pu faire depuis sa chute ; enfin la fièvre disparut, et les autres accidents diminuèrent à proportion. En sorte que le huitième jour de sa chute, le malade sortit de sa chambre, le treizième il s'habilla lui-même, et le vingtième il se trouva en état de partir pour Avignon, sa patrie, avec son appareil, que je lui conseillai de porter pendant toute la route. — La chute du voiturier dont il est question dans cette observation, avait été des plus violentes. La roue qui l'avait atteint au-dessus de l'orbite gauche lui avait fait une plaie longue et profonde. Cet homme était d'ailleurs fort pesant, tant à cause de son âge que de son embonpoint. En outre, la contusion qui était à la partie latérale droite du dos pénétrait fort avant et était accompagnée d'un gonflement considérable : toutes preuves de la violence de la chute.

Ce malade avait été renversé sur la partie tranchante d'une des jantes de la roue de sa voiture : or cette partie, à raison de sa convexité et de sa forme angulaire, présentait peu de surface. De plus, l'effort de la chute s'était passé sur l'angle de la côte, et par conséquent très-près de l'articulation. J'ajouterai que la sixième des vraies côtes est une de celles qui se luxent le plus aisément. Ainsi toutes les circonstances nécessaires pour la luxer se trouvaient rassemblées. — Il était impossible de s'assurer du déplacement de la côte par la vue, ni par le tact, à l'endroit de l'articulation : l'embonpoint et le gonflement s'y opposaient. Mais le mouvement de la côte et le bruit qui en résultait étaient des signes trop certains de la dislocation pour qu'il fût permis d'en douter. Ce bruit très-distinct et entendu du chirurgien et des assistants ne devait point être confondu, comme je le fis d'abord, avec celui qui caractérise les fractures, et qui n'est sensible qu'aux mains du chirurgien et des aides. Le mouvement qui l'occasionnait n'aurait pas dû non plus nous induire en erreur ; il constatait au contraire l'intégrité de la côte, puisqu'il se faisait sentir également dans toute la longueur de cet os. Je ne dois pas omettre que ce mouvement et ce bruit étaient prouvés se faire à l'extrémité postérieure de la côte et dans le lieu de son articulation : lieu qui était bien sûrement déterminé, et clairement indiqué au malade par la douleur, et à l'oreille même du chirurgien par le bruit.

Les autres symptômes n'étaient que des signes équivoques. Je n'excepte pas même la toux ni l'oppression, attendu que le malade était asthmatique. J'observai seulement que l'une et l'autre avaient acquis quelques degrés d'accroissement par le déplacement de la côte : c'est du moins ce que j'infère de ce qu'ils s'adoucirent aussitôt que la côte fut fixée dans son articulation. — On me demandera peut-être d'où provenait le mouvement et le bruit de la côte. Je réponds que le premier était produit par l'effort de la main appuyée sur l'extrémité antérieure, et par l'action des muscles droits, qui faisaient glisser de devant en arrière la tête de la côte sur la partie latérale du corps des vertèbres, dans le lieu de son articulation ; et le second, par le choc des facettes articulaires de la côte contre les facettes du corps des vertèbres et de l'apophyse transverse. — Mais, ajoutera-t-on, pourquoi la réduction une fois faite, la côte se déplaçait-

elle de nouveau ? La raison en est bien simple. La sûreté de l'articulation postérieure des côtes ne dépend point de la configuration des parties articulées, comme celles des extrémités, etc., puisque les côtes ne sont, pour ainsi dire, qu'appuyées sur les vertèbres. Mais elle consiste dans la force des ligaments, dans la liaison des côtes entre elles, et en ce que leur tête est comme scellée par les différentes parties qui l'environnent. Le mouvement des côtes est borné à deux sens, l'élévation et l'abaissement, qui ne sont sensibles que dans l'extrémité antérieure ; car postérieurement elles n'ont d'ébranlement qu'autant qu'en peut avoir un levier par le bout où est le point d'appui. Si donc une fois les ligaments et tout ce qui peut retenir l'extrémité postérieure des côtes dans sa place naturelle, viennent à être détruits ou relâchés, comme dans le cas présent, la tête de ces os retombera aussitôt qu'on l'aura replacée, à moins qu'on ne la retienne réduite par un appareil convenable. — On ne peut faire, ce me semble, que deux objections de quelque valeur contre mon observation.

Premièrement, que la côte était fracturée et non luxée ; et que si l'appareil appliqué par mon confrère ne fit pas cesser les accidents, c'est qu'il l'avait posé comme dans le cas de la fracture en dehors, tandis qu'elle devait être en dedans, c'est-à-dire qu'il avait placé les compresses longuettes sur le corps même de la côte, au lieu de les mettre sur les deux extrémités, et que la compresse postérieure était appuyée sur la contusion, ce qui devait augmenter les douleurs. — Je crois avoir répondu plus haut à la première partie de cette objection et à tout ce qu'on pourrait alléguer pour la faire valoir, d'une manière assez claire et assez étendue, pour me dispenser d'y satisfaire de nouveau par une répétition inutile. Quant à l'application de l'appareil, je conviens qu'elle n'était pas méthodique. Mais, si je ne m'y opposai pas, c'est que les épreuves réitérées que j'avais été obligé de faire pour convaincre le chirurgien ordinaire de la fracture que j'avais d'abord annoncée, bien loin de m'affermir dans ma première décision, commençaient à m'inspirer quelques doutes, et à me faire soupçonner que le désordre était dans l'articulation. Je me flattai donc que, si cet appareil ne réussissait pas, on ferait une nouvelle consultation, et qu'alors, après de profondes méditations, auxquelles ce délai me donnerait le temps de me livrer, et par de nouvelles recherches que j'aurais la liberté de faire, il me serait facile de réaliser le soupçon qui venait de naître dans mon esprit. Voilà ce qui fit que je n'empêchai point mon confrère d'agir conformément à ma première idée, quoique fausse, d'autant plus que je n'étais pas encore assez certain du contraire.

On m'objectera en second lieu que, s'il n'y avait pas de fracture, il n'y avait pas non plus de luxation, mais un simple relâchement des ligaments de l'article. — On sait que les côtes sont attachées aux vertèbres par des ligaments courts et très-forts, et que leur articulation est très-serrée; on sait encore que le gonflement et l'inflammation qui suivent les contusions sont plus propres à resserrer les jointures qu'à les relâcher. Ainsi cette objection tombe d'elle-même. — J'ai fait voir, autant que mon peu d'érudition me l'a permis, que plusieurs auteurs, en traitant des luxations, n'ont fait aucune mention de celle des côtes; que d'autres en ont parlé d'une manière si vague, si superficielle et si peu instructive, qu'on est porté à croire qu'ils n'ont point écrit d'après l'expérience. En effet, les luxations en haut et en bas, qu'ils ont admises, sont, comme il a déjà été dit, de pures chimères; et les signes qu'ils donnent de la luxation en dedans, ainsi que les procédés qu'ils indiquent pour la cure de cette luxation, paraissent être des fruits de leur imagination. — Cependant les côtes, comme je me suis efforcé de le prouver, peuvent être luxées; mais c'est toujours en dedans que le déplacement se fait, parce que toute cause extérieure ne pouvant être appliquée qu'à leur face externe, elle doit toujours tendre à les pousser en dedans. Au reste, ce déplacement ne peut être considérable, parce que l'élasticité des côtes et l'action des muscles tendent à les ramener vers leur articulation aussitôt que la cause cesse d'agir, ce qui est encore facilité par la forme du corps des vertèbres du dos. — Les signes de cette luxation, suivant ce que l'observation m'en a appris, se réduisent à un mouvement qui se manifeste aux doigts, dans toute la longueur de l'os, et plus sensiblement encore à son extrémité postérieure; il est accompagné d'un bruit, que l'oreille du chirurgien décide clairement se faire dans le lieu même de l'articulation. — Enfin, on a vu, d'après l'expérience, que la cure consiste à réduire et à fixer la côte luxée, ce qui s'exécute par un seul et même procédé, et à calmer les accidents par les remèdes généraux.

---

## NOUVEAU MOYEN DE PRÉVENIR ET DE GUÉRIR LA COURBURE DE L'ÉPINE, PAR M. LE VACHER.

Si la courbure contre-nature des os produit en général du désordre dans la machine humaine, celle de l'épine en particulier donne naissance aux accidents les plus graves, et peut même causer la mort: on n'en sera point surpris si l'on fait attention à l'importance des fonctions qui peuvent être lésées dans cette maladie. La pyramide osseuse qui résulte de l'assemblage de toutes les vertèbres, forme un canal tapissé par les membranes prolongées du cerveau, et qui contient la moelle épinière et la défend contre les corps extérieurs. La colonne de l'épine entre dans la composition de la poitrine: elle sert d'appui aux côtes. Intérieurement, elle soutient plusieurs organes essentiels à la vie, et donne attache au médiastin, qui sépare la poitrine en deux cavités pour loger les poumons. — On conçoit donc qu'il est impossible que la direction naturelle de cette colonne soit changée, sans que la moelle qu'elle renferme ne souffre plus ou moins de ce déjettement. Les nerfs, qui émanent de l'endroit distendu ou comprimé, n'influent plus qu'imparfaitement sur les parties auxquelles ils se distribuent; d'où suivent la maigreur et la faiblesse qu'on remarque aux extrémités inférieures de presque toutes les personnes attaquées de gibbosité. C'est bien pis encore, si l'épine se courbe de manière à diminuer l'étendue de la poitrine: alors le poumon ne trouve plus la place nécessaire à son expansion pour recevoir la quantité d'air nécessaire dans chaque inspiration; la masse du sang, privée des effets salutaires d'une respiration libre, s'appauvrit; et bien loin de fournir à l'accroissement des parties, elle suffit à peine à leur simple nutrition; le cœur même est gêné par la mauvaise conformation de la poitrine; il n'exerce plus toute sa force expulsive; la circulation se ralentit; les sécrétions sont imparfaites; toutes les fonctions languissent.

Non-seulement les organes essentiels, renfermés dans la poitrine, souffrent de ce changement de conformation, mais ses effets mènent quelquefois à la ruine entière de l'économie animale : les plus grands praticiens ont observé les accidents les plus funestes et les plus prompts par cette cause. Souvent la plèvre tiraillée ou comprimée s'enflamme, et contracte avec le poumon des adhérences contre-nature ; ou bien, cette membrane ne résorbant plus le fluide séreux qui sert à la lubréfier, il naît une hydropisie d'autant plus dangereuse, que l'action de la cause qui l'a produite va toujours en augmentant ; d'autrefois le poumon devient squirrheux ou s'abcède, et cause un empyème presque toujours mortel. Glisson, célèbre médecin anglais, rapporte, dans son Traité du rachitis, qu'occupé à faire des recherches sur sa cause et sur ses effets, il a souvent trouvé de semblables ravages dans la poitrine de ceux qui étaient morts de cette maladie. Sans faire mention de l'état dans lequel étaient les parties osseuses, qui font la charpente de la poitrine, il attribue tous ces effets à l'impression directe d'un virus, qu'il appelle rachitique, sur les organes endommagés ; mais on sait combien est fréquent le dérangement dans la conformation de la poitrine des rachitiques : ne pourrait-on donc pas croire, avec plus de fondement, que le désordre observé par Glisson était l'effet du tiraillement de la plèvre, ou de la pression du poumon par les côtes, par le sternum ou par les vertèbres déjetées ? — Le changement de conformation de la poitrine ne produit pas toujours des effets aussi funestes. Il paraît, par la lenteur avec laquelle ce changement se fait, que les organes peuvent s'accoutumer à la gêne ; d'autrefois, la nouvelle forme que prend la poitrine laisse à cette capacité tout autant d'étendue qu'elle en aurait dans l'état naturel ; il n'est donc pas étonnant que plusieurs personnes vivent avec cette incommodité, et même qu'il s'en trouve quelques-unes parmi elles qui jouissent d'une assez bonne santé.

Mais on tomberait dans une erreur grossière si l'on inférait de cette considération que la courbure de l'épine est une maladie qui ne cause jamais la mort. Quelque multipliés que soient les exemples qui prouvent qu'on peut y survivre, ils n'égalent pas le nombre des personnes qu'elle fait périr. — La courbure de l'é-pine reconnaît plusieurs causes : parmi celles qui sont les plus capables de la produire, on doit compter le peu de soin de la part de ceux à qui les enfants ont été confiés, soit qu'ils les aient mal habillés, soit qu'ils leur aient laissé prendre habituellement de mauvaises attitudes. La faiblesse innée ou accidentelle des ligaments et des muscles de l'épine peut aussi donner lieu à cet accident, en ne fortifiant pas assez cette partie ; car alors elle doit s'affaisser et plier sous le poids de la tête et des extrémités supérieures ; l'action des muscles, plus forte ou plus faible d'un côté que de l'autre, est encore une des causes de la courbure de l'épine ; mais on l'a attribuée, par dessus toutes choses, à un vice rachitique. — Tous les auteurs, en convenant que ce vice est la cause la plus ordinaire de la courbure de l'épine, ne sont pas d'accord sur la manière dont il la produirait. Glisson le déduit de l'irrégularité dans la distribution du suc nutritif des os, lequel, plus abondant à une surface qu'à l'autre, ne leur permet pas, en s'étendant, de garder leur figure naturelle. —Feu M. Petit, membre de l'Académie, dans son excellent Traité des maladies des os, dit, d'après Mayou, que les os ne se courbent que lorsqu'ils ont été ramollis auparavant par la dépravation des sucs qui servent à les nourrir ; qu'alors les muscles et les tendons desséchés par le vice rachitique, tirant les os par une action tonique plus fortement d'un côté que de l'autre, ceux-ci sont obligés de se courber, comme le ferait un arc dont on raccourcirait la corde. — Quelque séduisante que paraisse cette explication, il est difficile de décider si les os se courbent, parce que les muscles, en se raccourcissant, les tirent d'un côté plus que de l'autre, ou si les muscles ne se raccourcissent pas plutôt par leur action tonique, lorsque les os, une fois courbés, cessent de contre-balancer cette action qui leur est naturelle. Quoi qu'il en soit, il est une autre cause qui produit la courbure de l'épine d'une manière plus sensible, c'est le poids de la tête et des extrémités supérieures sur cette partie : cette cause n'a point échappé aux lumières de M. Petit ; il l'a fait entrer en concurrence avec les autres. —Ce qui vient d'être dit ne regarde que les enfants, ou du moins les personnes peu avancées en âge ; mais il est des causes qui peuvent altérer la direction naturelle de l'épine, dans tous les temps de la vie. Un travail assidu, qui exige la flexion constante du corps, l'accoutume peu à peu à rester dans cet état ; ceux qui portent de pesants fardeaux sur la tête ou sur les épaules, ceux qui cultivent la terre, ont ordinairement l'épine courbée en devant; presque tous les anciens vignerons sont dans ce cas. La vieillesse, qui débilite l'action des ligaments et des muscles, produit assez souvent cet effet ; mais alors il n'en arrive que peu ou point d'accidents, parce que cette courbure se fait lentement, et que la capacité de la poitrine n'en est point diminuée. Il est des personnes sur lesquelles la courbure de l'épine éloigne cette partie du sternum ; alors la poitrine a plus d'étendue, et une voix forte annonce que les poumons ne souffrent aucune gêne.

Je n'entrerai pas dans un plus long détail sur les causes et sur les effets de la gibbosité : l'objet de ce Mémoire n'étant que de donner un nouveau moyen pour la prévenir, ou pour la guérir lorsqu'elle en est susceptible. La principale indication curative est de s'opposer dès le commencement de la maladie au déjettement ultérieur des parties, et de redresser la colonne de l'épine par une extension permanente et graduée, si elle est déjà courbée. Les moyens proposés jusqu'ici ne peuvent remplir ces vues, et celui que je présente à l'Académie aura toujours son effet lorsqu'il sera mis en usage dans les circonstances convenables, et avec les précautions requises. Pour être persuadé de la vérité de cette assertion, il suffit de faire attention qu'un bâton, quelque menu qu'il soit, peut soutenir, lorsqu'il est droit et vertical, un fardeau assez pesant ; mais s'il perd tant soit peu de sa rectitude, il plie bientôt sous le poids : il en est de même de la colonne vertébrale. Si, par quelque cause que ce soit, sa direction naturelle est altérée, la pesanteur de la tête et des extrémités supérieures ne tarde pas à augmenter cette déviation, surtout dans les enfants dont les parties ne sont pas fermes, et en peu de temps il se manifeste des accidents relatifs à la manière dont se fait la courbure. On objecterait en vain que l'épine dorsale est naturellement courbée en plusieurs endroits, et qu'elle n'en soutient pas moins le poids dont elle est chargée. La nature, en lui donnant ces différentes inflexions relatives à divers usages, l'a prémunie contre les effets de la pesanteur des parties qu'elle soutient; et elle tire cet avantage de la situation des organes qui lui font exécuter ses différents mouvements; mais la position des muscles, qui n'a de rapport qu'aux incurvations naturelles, n'est d'aucune ressource dans les courbures latérales, et dans celles qui se font en dedans. Pour empêcher les progrès du mal, il faut donc ramener les vertèbres dans leur position naturelle, et les y maintenir jusqu'à ce que l'épine ait acquis assez de fermeté pour résister, par elle-même, à une force qui tend à la courber de plus en plus.

De tout temps on a senti la nécessité des secours extérieurs dans ce cas ; et les parents, excités par la seule crainte de la difformité dont les enfants sont menacés, ne manquent pas de consulter les personnes qu'ils jugent les plus éclairées ; mais quelque variés et multipliés que soient les moyens qu'on leur a offerts jusqu'ici, ils se réduisent tous à la compression sur les parties saillantes. Tantôt on propose un corset rendu ferme par la baleine, et garni dans les endroits qui doivent presser ; tantôt c'est une croix de fer; d'autres fois enfin c'est quelque machine compressive ; mais la plus légère réflexion sur la structure des parties, rend raison du peu de succès dont ces tentatives sont suivies. Que peut en effet la compression dans les cas où l'épine rentre en dedans, ou lorsqu'elle est courbée latéralement : surtout si le déjettement est à la partie moyenne ou inférieure? Les machines compressives n'ont alors aucun appui immédiat sur l'épine ; il faut donc se réduire à comprimer les côtes; mais ces arcsboutants posés obliquement ont bien plus de facilité à s'abaisser selon leur mouvement articulaire, qu'à repousser les vertèbres; cette compression, qui gêne beaucoup la respiration, perd encore de son effet sur l'épine, à raison de la figure arquée des côtes et de leur souplesse ; de façon que la portion de cet effort qui agit sur la colonne vertébrale se réduit presque à rien : les vertèbres lombaires ne sont pas plus dans le cas d'être repoussées latéralement, ni de devant en arrière, que les dorsales ; les muscles et la graisse qui entourent cette partie de l'épine, ne résistent pas assez pour rendre aux vertèbres déjetées l'effort qu'elles recevraient de la part des corps compressifs : à ces obstacles se joint encore le poids de la tête et des extrémités supérieures, qu'on ne peut empêcher d'agir sur l'épine, à moins que le malade ne garde continuellement le lit ; ce qui aurait beaucoup d'autres inconvénients.

Le seul cas donc où la compression pourrait avoir quelqu'effet, ce serait lorsque l'épine est courbée de devant en arrière ; alors, en refoulant immédiatement les vertèbres dérangées, on pourrait peut-être les empêcher de se déjeter davantage ; mais quelle gêne et quelles douleurs doit produire une semblable manœuvre ? Les apophyses épineuses, chez ces sortes de malades, sont si saillantes, que pour peu qu'on les comprime, on excite une douleur insupportable ; on a beau matelasser de part et d'autre les corps comprimants et les parties qu'on veut comprimer, les malades ne peuvent rester long-temps exposés à cette pression.—On doit admirer, à ce sujet, la constance et la fermeté de l'illustre malade qui fait le sujet d'une observation qu'on lit dans Lazare Rivière. François Ranchin, chancelier de la Faculté de médecine de Montpellier, qui est l'auteur de cette observation, dit qu'il fut appelé pour madame de Montmorency, à laquelle était survenu un déjettement de l'épine, qu'on appelle *luxation des deux vertèbres par un catarrhe tombé du cerveau sur l'épine*. Ranchin crut pouvoir tenter la réduction de ces deux vertèbres par les procédés ordinaires, comme s'il eût été question d'une véritable luxation faite en un instant, par la violence d'une cause extérieure Ces moyens, comme on l'imagine bien, ayant été inutiles, il se détermina à se servir d'une presse à linge, dans laquelle madame de Montmorency fut mise, de façon qu'une des jumelles appuyait sur les vertèbres déjetées, et l'autre sur le devant de la poitrine ; on avait eu soin de couvrir de linge les parties qui devaient être comprimées ; ensuite on serrait par le moyen des vis. Ce qu'il y a d'assez singulier, c'est qu'on n'ait pas prévu l'inconvénient de ce bizarre moyen avant de le mettre en usage, et qu'il ait fallu le tenter pour savoir qu'il gênait extraordinairement la respiration. Ce défaut de réussite ne déconcerta ni la malade, ni le médecin ; au contraire, celui-ci plus entreprenant proposa de se servir d'un cric, machine destinée à relever les roues des voitures embourbées, et madame de Montmorency eut le courage de s'y soumettre. On garnit l'extrémité de cette machine qui devait pousser les vertèbres ; on appuyait l'autre contre une muraille, on fixait la malade par le moyen de deux hommes robustes, qui la tenaient pas les épaules ; ensuite on allongeait la crémaillère jus-

qu'au point où la malade, ne pouvant soutenir les douleurs, obligeait de lui donner du relâche. On réitéra ces tentatives jusqu'à ce que, dit-on, les vertèbres fussent replacées. Ces différents essais de Ranchin montrent plus le désir qu'il avait de réussir, que sa sagacité dans le choix des moyens. On voit par cette observation, que dans le seul cas où la compression pourrait réussir, la violence qu'elle exige est une raison suffisante pour s'en abstenir.

Glisson, après avoir senti l'insuffisance de tous ces moyens, reconnaît la nécessité des extensions de l'épine pour la redresser ; mais celui qu'il propose pour faire l'extension de cette partie, n'étant point permanent, il ne peut encore suffire ; ce moyen, usité en Angleterre, est ce qu'on nomme l'*escarpolette*. Il consiste à suspendre un enfant par des lacs, disposés de manière que son corps, souvent avec quelque poids ajouté à ses pieds, puisse être soutenu par sa tête et par ses mains. Ainsi suspendu, on l'amuse pour l'engager à souffrir cet exercice le plus long-temps qu'il est possible ; mais quelque plaisir que l'enfant trouve d'abord à se sentir ainsi balancé, la lassitude s'empare bien vite de tous ses membres, et au bout d'un quart-d'heure, au plus, il demande avec instance qu'on le délivre de la gêne qu'il éprouve : or, que peut produire une extension d'aussi peu de durée ? Le poids des parties, pendant le reste du jour, a bientôt détruit tout cet effet. En vain on réitère cet exercice ; l'alternative d'extension et d'affaissement débilite les muscles et les ligaments, et la colonne de l'épine, devenue plus souple, se courbe davantage.

De tout ce qui précède, il suit qu'il n'y a qu'une extension graduée et constante de l'épine qui puisse prévenir ou guérir sa courbure, et qu'aucun des moyens connus jusqu'à ce jour n'a pu produire cet effet. Il suffit donc, pour établir solidement les raisons de préférence en faveur de celui que je vais décrire, de faire voir qu'il remplit exactement cette principale indication ; c'est ce qui me reste à démontrer. — Ce moyen consiste essentiellement en un corset baleiné et une machine assez compliquée, quoique son effet soit des plus simples. — Le corset baleiné ne diffère des corsets ordinaires, que parce qu'il doit être lacé par devant, et s'ajuster sur les deux hanches par deux petits sacs bien moulés à la figure des parties, afin qu'il puisse appuyer dans cet endroit sans gêner. — La machine dont il est question peut-être divisée en trois parties ; la première est une plaque de cuivre longue de trois pouces et demi, large de vingt lignes, épaisse d'une ligne et demie. Elle a la figure d'un rectangle dont on aurait émoussé les angles ; à chacun de ses angles, il y a un trou taraudé d'une ligne de diamètre, pour recevoir chacun une vis à tête plate après qu'elle a passé par un trou correspondant, pratiqué à travers l'épaisseur du corset baleiné. Il y a sur cette plaque deux douilles carrées, dont l'une est rivée près du côté supérieur, et l'autre à deux doigts du bord inférieur ; ces deux douilles sont destinées à loger et à retenir le pied de la deuxième pièce que nous appellerons l'arbre suspensoir, lequel peut glisser dans ces douilles de haut en bas *et vice versâ*. Au dessous de la douille inférieure du côté gauche, on a fixé un cliquet qui tourne autour de la vis même qui l'unit à la plaque. On borne les mouvements de ce cliquet à l'étendue nécessaire pour le dégager des crans de l'arbre suspensoir qu'il soutient : et pour pousser le cliquet dans les crans qu'il doit remplir, il y a un ressort d'acier long d'un pouce et demi, dont la queue pousse continuellement le cliquet, et le presse contre le côté gauche du pied de l'arbre.

La seconde pièce, appelée l'arbre suspensoir, est une tige d'acier bien battue à froid. Son pied et son corps sont d'égale épaisseur ; sa largeur est partout de deux lignes et demie. Le pied et le corps de l'arbre sont droits et continus, et doivent s'étendre depuis la première vertèbre lombaire jusqu'au milieu du cou. A cet endroit la largeur et l'épaisseur se trouvent en sens inverse avec celle du corps: cette partie se recourbe sur la tête, en se moulant à la convexité de cette partie, et vient finir vers le bord supérieur du coronal. A cet endroit, on a creusé sur le bord supérieur cinq à six hoches, à une ligne de distance l'une de l'autre, pour engager un petit anneau dont il sera parlé ci-après. Au pied de l'arbre, du côté gauche, on a pratiqué vingt-quatre crans, semblables à ceux d'une crémaillère ; ces crans, éloignés l'un de l'autre d'une ligne, sont destinés à recevoir le cliquet, qui doit soutenir l'arbre à une hauteur convenable. — La coëffure est la partie la plus compliquée de la machine. La première pièce de cet ap-

pareil est un bonnet fait d'une étoffe mollette ; il doit être assez profond pour que ses bords puissent être relevés, et former un repli de quatre travers de doigt ; il doit y avoir deux boutonnières longues d'un pouce, placées dans le corps du bonnet, aux endroits qui répondent un peu au-dessus des bosses frontales. —La seconde pièce de la coëffure est une bande faite d'une double toile, ouattée avec du coton. Sa largeur est de trois travers de doigt ; la circonférence de la tête détermine sa longueur : chacune de ses extrémités est terminée comme la patte d'un col ordinaire ; on place cette bande de façon que son milieu répond à l'occipital. Ses deux branches ceignent la tête en passant par derrière les oreilles, et les deux extrémités viennent passer par les boutonnières du bonnet. — La troisième pièce est une boucle à deux anses : chacune d'elles est garnie d'un double ardillon ; la longueur de cette boucle est d'un pouce et demi ; sa largeur, aux extrémités, est de quinze lignes. Son corps est plus étroit et n'a que huit lignes ; au milieu il y a un trou d'une ligne de diamètre, dans lequel s'engage la pièce suivante. Les deux anses de cette boucle reçoivent les deux chefs de la bande ci-dessus décrite, et ces deux chefs sont serrés autant qu'il convient pour ne pas échapper, et les fixer au moyen des ardillons.

La quatrième pièce de la coëffure est une bande de cuivre comme la boucle, longue de huit pouces, large d'un dans sa partie antérieure, et d'un demi dans sa partie postérieure. Son épaisseur va en diminuant depuis sa partie antérieure jusqu'à son extrémité opposée; sa plus grande épaisseur est d'une ligne, et sa plus petite est d'un quart de ligne. Cette bande est courbée sur son plat, et la nature de cette courbure est déterminée par la convexité du sommet de la tête. A son extrémité antérieure il y a un petit pivot qui doit entrer dans le trou de la boucle. A la racine de ce pivot commence une fente large d'une ligne et demie, laquelle se continue dans le milieu de cette bande selon sa longueur jusqu'à deux pouces et demi de la racine du pivot. Le long de chaque bord extérieur parallèle à la fente, on a fait huit hoches qui doivent correspondre exactement entre elles. Enfin, l'extrémité de cette bande, qui répond à l'occipital, est percée de plusieurs petits trous pour y fixer, par le moyen d'une aiguille et du fil ordinaire, un bout de ruban de fil d'un doigt de large et de dix pouces de long. — La cinquième pièce est une petite traverse de cuivre, longue de quatorze lignes, large de trois, épaisse d'une seulement. Ses deux extrémités sont arrondies, et elles portent chacune une petite épine qui fait au-dessus de leur surface une ligne et demie de saillie. Au milieu de cette pièce il y a un trou d'une ligne et demie de diamètre; par ce trou on à passé les deux branches d'un bout de fil de laiton, replié de manière qu'il forme un anneau assez grand pour laisser passer l'extrémité supérieure de l'arbre suspensoir. Les deux extrémités du fil de laiton sont renversées sur la face inférieure, de façon qu'elles donnent un soutien à cette traverse. L'anneau doit tourner librement dans son trou.—Pour poser toutes ces choses en place, on commence par mettre le corset baleiné; on ne doit le serrer, en le laçant, qu'autant qu'il est possible de le faire sans causer de gêne. De là on passe à la coëffure, on met le bonnet bien droit, on l'enfonce sur la tête, et on laisse ses bords rabattus sur les yeux et autour de la tête; on place ensuite le bandeau de toile et on l'arrange au-dessous des oreilles, de façon qu'il ne puisse pas blesser : on le fixe par le moyen de la boucle. — La bande de cuivre et la petite traverse doivent être jointes ensemble avant de les unir au reste de la coëffure. Pour cet effet, on passe l'anse de la petite traverse dans la fente de la bande; on engage les deux petites épines dans deux hoches correspondantes; ensuite on passe l'extrémité antérieure de la bande de cuivre par-dessous la boucle, jusqu'à ce que le pivot de la bande entre dans le trou de la boucle. On entoure ensuite la tête, par-dessus le bonnet, d'un ruban de Padou de soie, mollet, lequel doit faire deux fois le tour de la tête, en s'étendant horizontalement depuis les sourcils jusqu'à l'occipital, et revenant sur ses pas par le même chemin : on fixe ce ruban par le moyen d'une épingle. On doit avoir soin, pendant qu'on entoure la tête de ce ruban, d'engager par-dessous le bord de l'autre ruban qui est attaché à l'extrémité de la bande de cuivre. On relève ensuite ce bout de ruban, et on le fixe au bonnet par le moyen d'une épingle. Il faut après cela retrousser les bords du bonnet, en prenant garde de ne pas trop découvrir le front; on fixe ces bords par des épingles, et la coëffure est finie. Alors on place l'arbre suspensoir dans les douil-les de la plaque; on le laisse descendre dans ces douilles, en écartant le cliquet jusqu'à ce qu'il touche le sommet de la tête; de là, on pousse l'extrémité supérieure de l'arbre dans l'anneau de la traverse; on choisit, pour le fixer, la hoche qui met la tête dans une meilleure situation; on lève ensuite l'arbre suspensoir, et par conséquent la tête, jusqu'à ce qu'on juge que l'extension de l'épine est suffisante. Le cliquet, qui s'applique successivement dans plusieurs crans, fait un petit bruit qui annonce de combien de degrés on a élevé la tête. Si l'on veut diminuer l'extension, il suffit d'appuyer latéralement sur la queue du cliquet, aussitôt l'arbre suspensoir retombe de lui-même et la tête descend en proportion.

Le grand nombre de pièces dont cette machine est composée pourrait faire croire qu'il est très-difficile d'en faire usage; cependant, la gouvernante d'un enfant, pour peu qu'elle soit intelligente, au bout de quatre jours sait tout ce qu'il faut savoir pour en diriger convenablement l'usage. — Les avantages de cette machine sont manifestes; par elle on étend l'épine autant et aussi long-temps qu'on le veut; le malade peut marcher; il peut même s'occuper autant qu'il le veut. Elle n'a jamais ôté aux jeunes demoiselles la facilité de toucher du clavecin, de prendre des leçons de danse, de dessin, d'écriture. Il y a plus, beaucoup d'enfants obligés, par leur mauvais état de porter cette machine pendant la nuit, n'en ont pas eu leur sommeil troublé. Ceci n'est point une affaire de pure spéculation; quoique les raisons de préférence que j'ai rapportées me paraissent suffisantes, le bon effet que je retire journellement de l'usage de ce moyen m'engage à faire part à l'Académie du succès qu'ont eu les épreuves multipliées que j'en ai faites jusqu'à ce jour. — Au mois de septembre 1764, une demoiselle, âgée de douze ans, fut attaquée d'une toux violente et continuelle que rien ne pouvait calmer; à cet accident se joignit une fièvre lente, qui la réduisit dans un état de maigreur affreux; les remèdes qu'on lui fit dans un couvent de province, où elle était, n'eurent aucun succès; ses parents la firent revenir à Paris; la médecine lui donna de nouveaux secours, qui n'eurent pas un meilleur effet, et l'on craignit beaucoup pour sa vie. J'apercevais, quoique je ne la visse que dans son lit, qu'elle était toujours repliée, et que son visage portait l'empreinte du rachitis. Je demandai l'examen de la colonne de l'épine : elle était fort courbée latéralement en deux endroits; les cinq vertèbres dorsales supérieures étaient déjetées de gauche à droite, et de derrière en devant; les trois suivantes étaient dans la direction naturelle, mais elles étaient torses; de façon que leur corps, en se portant à droite, diminuait considérablement la cavité gauche de la poitrine; les vertèbres dorsales inférieures et les trois lombaires supérieures étaient déjetées de droite à gauche: quand cette demoiselle était assise, tout son corps se portait sur la hanche gauche. — Je persuadai aux parents que tous les accidents qu'éprouvait leur enfant dépendaient de la gêne des organes contenus dans la poitrine; et j'assurai que, pour la guérir, il était moins question de donner des remèdes intérieurs, que de remettre promptement les parties souffrantes à leur aise. Le peu de succès qu'on pouvait attendre des moyens ordinaires me fit imaginer une machine à peu près semblable à celle qui est décrite ci-dessus. Cette machine, quoique bien grossière alors, et bien moins commode que celle que je mets aujourd'hui en usage, n'a pas laissé de produire un si bon effet, qu'en peu de temps les accidents qui menaçaient la vie étant dissipés, cette demoiselle recouvra son embonpoint ordinaire. La courbure de l'épine s'est effacée, et cette demoiselle a actuellement la taille très-bien faite.

Tel est le premier succès qu'à eu la machine dont il est question. Cette réussite, et les occasions assez fréquentes qui se sont présentées depuis ce temps-là, m'ont fait travailler à perfectionner ce moyen. Voici ce que m'ont appris, sur ce sujet, trois années d'application. — On peut espérer la guérison de tous les enfants dont l'épine sera courbée, pourvu que leur âge ne passe pas douze à treize ans; mais il faut pour cela que les gens à qui on confie ces enfants agissent de bonne foi, et qu'on leur fasse porter constamment la machine. Les enfants guéris à cet âge sont en trop grand nombre pour que je puisse en donner ici l'histoire. Il suffit de dire à ce sujet que plusieurs cures, dans ce cas, ont été faites sous les yeux de quelques membres de l'Académie. M. Louis, secrétaire perpétuel, en a vu un exemple chez une petite fille de sept à huit ans. M. Andouillé, premier chirurgien du roi en survivance, a vu avec M. Didier, membre de

cette Académie, une autre petite demoiselle qui a été redressée en assez peu de temps; elle n'était âgée que de six ans, et la courbure n'était pas encore bien considérable. Le même M. Didier a vu d'autres malades guéries par le même moyen. Une jeune demoiselle, âgée de neuf ans, a été guérie sous les yeux de M. Delamalle, conseiller de l'Académie. M. Ruffel, directeur actuel de l'Académie, a vu guérir une demoiselle âgée de huit ans. J'en traite encore une présentement sous ses yeux, et toutes les apparences montrent qu'elle sera guérie au temps ordinaire. — Quand l'âge trop avancé ne permet plus d'espérer la guérison, parce que l'épine n'a plus assez de souplesse pour obéir à l'action de la machine, alors ce moyen ne peut servir qu'à empêcher les progrès ultérieurs, et l'on doit en faire usage jusqu'à ce que l'âge ait tellement affermi l'épine qu'il n'y ait plus rien à craindre. M. Houstet, ancien directeur de l'Académie, m'a confié une demoiselle, âgée de quatorze ans, dont la taille était dérangée. Cette demoiselle n'a pas été totalement guérie, quoiqu'elle ait porté la machine un an et demi; mais l'incommodité, bien loin d'avoir fait les progrès qu'il y aurait eu sans ce secours, a été diminuée, et il est impossible de rien apercevoir quand cette demoiselle est habillée.

Lorsque la courbure de l'épine a commencé de bonne heure et qu'elle a fait de grands progrès, on ne peut raisonnablement assurer la guérison. Cependant, il n'y a rien de désespéré, surtout si la courbure est sans torsion des vertèbres. — M. Duclos, membre de l'Académie, m'adressa, en 1765, un petit garçon, âgé de neuf ans; il avait l'épine du dos tellement courbée que le menton était appuyé sur la poitrine. Le sternum faisait en devant une saillie considérable : l'extrémité inférieure gauche, plus faible que la droite, avait plié sous le poids du corps, et elle s'était considérablement fléchie en dedans dans l'articulation du fémur avec le tibia. L'enfant ne pouvait se soutenir qu'à peine; il ne dormait point, et faisait pendant la nuit des cris qui inspiraient à ses parents la crainte qu'il allait mourir. Cet enfant n'eut pas porté la machine pendant quinze jours, que sa santé devint meilleure; le sommeil et l'appétit revinrent; l'embonpoint a suivi de près; sa taille est à très-peu de chose près dans l'état naturel; ce qu'il y a de mieux encore, c'est que sa jambe s'est redressée, sans autre secours, au point qu'il n'y a qu'une très-légère flexion, laquelle vraisemblablement s'effacera dans la suite. — La torsion des vertèbres est l'accident qui résiste le plus à l'action de la machine ; c'est aussi à quoi il faut bien prendre garde pour ne pas porter un pronostic inconsidéré. — Dans le cas où l'âge et la gravité de la maladie ne permettent pas qu'on en puisse espérer la guérison, la machine est au moins une ressource assurée pour le rétablissement de la santé. Deux demoiselles, âgées l'une et l'autre de quatorze ans et demi, étaient dans un état de maigreur qui faisait craindre qu'elles ne mourussent en peu de temps : l'épine du dos était si courbée, que leur taille était réduite à moins de la moitié de hauteur qu'elle devait avoir : la poitrine n'avait presque plus rien de sa première conformation. La respiration était courte ; la digestion ne se faisait point ; et les douleurs par tout le corps étaient continuelles, de façon qu'on ne pouvait pas dire que ces enfants vivaient, mais plutôt qu'elles allaient à la mort à pas lents. L'usage de la machine leur a rendu la santé, à l'une et à l'autre ; elles ont repris de l'embonpoint, l'une d'elles est même devenue grasse ; elles peuvent l'une et l'autre monter l'escalier le plus raide sans être essouflées ; leur taille n'est pas revenue dans l'état naturel, mais ce qui reste de difformité peut être caché assez facilement par les habits. — Tel est le procédé simple auquel plusieurs personnes doivent le rétablissement de leur santé et la beauté de leur taille. Mes vœux seraient remplis, si les praticiens, en adoptant cette invention, confirment qu'on peut parvenir à détruire une maladie dont le moindre des effets est de causer une difformité qui dure autant que la vie.

MÉMOIRE SUR LA FRACTURE DU COL DE L'HUMÉRUS ; par M. MOSCATI.

C'est un principe reçu en chirurgie que les fractures, même les plus simples, qui sont voisines d'une articulation, sont plus fâcheuses que quand elles sont au corps de l'os. Lorsque la partie principale d'un os long a été fracturée, dès que les pièces ont été remises par une conformation méthodique dans leur état naturel, il est aisé de les retenir dans cet état par le bandage. Les pièces fracturées étant fixées immobilement par les cir-

convolutions des différentes bandes, les sucs osseux sont exactement contenus ; et il est assez ordinaire que ces sortes de fractures guérissent sans la moindre inégalité apparente dans l'endroit où s'est faite la réunion. Il n'en est pas de même lorsque les fractures sont au voisinage d'une articulation. Celles-ci sont souvent suivies d'ankylose. Cet accident consécutif ne paraît pas venir précisément de l'endurcissement de la synovie, par le défaut de mouvements de la partie ; car le mouvement d'un membre est souvent empêché pendant plus de temps qu'il n'en faut pour la consolidation parfaite d'une fracture, sans qu'il survienne d'ankylose. Il faut un temps bien plus considérable, peut-être même faut-il le concours d'autres causes, pour que l'humeur synoviale s'épaississe au point de souder les têtes des os dans les cavités qui les reçoivent. Il m'a toujours paru que la difficulté de mouvoir les membres, lorsqu'ils ont été tenus long-temps en inaction à l'occasion d'une fracture, ou de quelqu'autre maladie ; que cette difficulté, dis-je, dépendait, au moins en grande partie, de la raideur qu'avaient contractée les parties molles faute d'exercice. Nous voyons même que les médicaments onctueux et relâchants, dont on fait des embrocations extérieures, lesquelles n'agissent qu'en donnant de la souplesse aux parties tendineuses, aponévrotiques et ligamenteuses, suffisent pour procurer en peu de jours le mouvement du membre. Il est donc plus convenable de penser que l'ankylose qui survient à la plupart des fractures voisines d'une articulation, dépend exclusivement de la matière du cal échappée, qui s'étend vers les bords de la capsule et la circonférence de la cavité articulaire ; et que c'est cette matière qui soude les os par son épaississement : cela est fondé sur l'observation. Cette effusion des sucs osseux vient sans doute de la difficulté qu'il y a de conserver les os dans l'état où une réduction exacte a mis. En effet, si le bandage ne comprime pas également toute la circonférence d'une fracture, en embrassant circulairement les deux extrémités qui ont été réduites, ces pièces se dérangeront au moindre mouvement ; et il est certain que toutes les fois que les pièces cesseront d'être affrontées, tous les points de la surface qui portent à faux fourniront des sucs qui se répandront partout où ils ne trouveront point de résistance. On sait que telle est la vraie cause de calus difformes. Si la difformité du cal, dans les fractures au milieu d'un os long, est une suite nécessaire du peu d'attention que l'on a eue à suivre les règles que l'art prescrit pour maintenir convenablement les pièces par les circonvolutions des bandes, il est évident que si cette effusion des sucs a lieu, par quelque cause que ce soit, dans la fracture d'un os, proche d'une articulation, leur induration produira nécessairement une ankylose : il n'y a qu'un bandage bien fait qui puisse prévenir cet accident. Les réflexions que j'ai l'honneur de présenter à l'Académie, dans ce Mémoire, ne tomberont que sur la fracture de la partie supérieure de l'humérus. Je me propose de faire voir que les préceptes que les auteurs nous ont laissés au sujet de cette fracture n'ont pas été portés à la dernière perfection, et que les bandages qu'ils ont décrits ne peuvent maintenir les pièces osseuses dans la parfaite conformation qu'un chirurgien habile leur aura donnée. Après avoir démontré en peu de mots les inconvénients qui m'ont paru résulter de l'usage des moyens qu'ils ont indiqués, je ferai part de ceux auxquels j'ai eu recours dans ce cas, et que j'ai mis en pratique avec succès.

Il suffit de rappeler la situation de l'os du bras, pour voir que le bandage circulaire qui convient pour contenir les fractures de la partie moyenne de cet os, n'est point applicable à la fracture de son col. La cavité de l'aisselle, formée principalement par l'attache des muscles grand pectoral et grand dorsal, ne permet pas qu'on fasse les circulaires sur la fracture. Tous les auteurs ont reconnu l'impossibilité d'employer avec fruit le bandage circulaire dans cette occasion. M. de la Motte propose le spica, et M. Petit, le bandage à dix-huit chefs. Heister, qui a travaillé d'après ces deux auteurs, assure, dans ses Institutions chirurgiques, que la façon ordinaire de faire le bandage n'est d'aucune utilité dans ce cas; il se décide en faveur du spica. M. Poissonnier, et M. Duverney, dont le Traité sur les maladies des os vient de paraître (1), conseillent le bandage à dix-huit chefs. — En examinant avec attention comment ces moyens peuvent agir sur la fracture du col de l'humérus,

on verra qu'ils ne remplissent pas l'objet qu'un chirurgien doit se proposer. Voyons d'abord quel est le principe général pour obtenir une parfaite réunion; car il ne faut point s'écarter de ce principe dans le cas dont il s'agit. Le sentiment des auteurs est unanime sur ce point; tous conviennent, et la raison le fait assez sentir, que *dans toutes sortes de fractures, il faut que les deux pièces soient si bien disposées et conformées qu'elles répondent exactement l'une à l'autre, et qu'elles soient maintenues dans cet état d'une manière ferme et inébranlable.*

Le bandage à dix-huit chefs et le spica ne peuvent absolument remplir cette intention dans la fracture du col de l'humérus, puisqu'il est impossible qu'ils fassent une égale compression sur toute la circonférence des pièces réunies. Comment pourraient-ils retenir les pièces d'os d'une manière ferme et inébranlable, puisque chaque jet de bande ou de chef de bandage est oblique par rapport à la fracture ? Cependant, si les parties divisées ne sont point affermies par un bandage convenable dans l'état de conformation que le chirurgien leur aura donné, la matière du cal se répandra au voisinage, puisque le bandage n'oppose aucun obstacle à cette effusion; l'ankylose est donc fort à craindre. Il sera même bien difficile que les os ne souffrent pas quelque déplacement; l'ankylose arrivera donc presque nécessairement. Ce n'est même que par cette vérité qu'on peut justifier l'axiome généralement admis, que, toutes choses égales d'ailleurs, la fracture qui est voisine d'une articulation est plus fâcheuse que celle qui en est éloignée. *Prope caput fractura pejor,* dit Heister en parlant de l'humérus, *et difficilius curatur.* — Persuadé, par ces réflexions, de l'insuffisance des bandages proposés, je pensai aux moyens qu'on pourrait leur substituer pour retenir les os plus efficacement dans leur niveau. Ce fut à l'occasion du décollement de l'épiphyse supérieure de l'humérus, que je mis la première fois mes idées en exécution. Ce cas fournit les mêmes indications curatives que la fracture du col, et le chirurgien doit les remplir par le même procédé.

( I^re *Observation, par l'auteur.* ) Je fus appelé, au mois de février 1739, pour visiter une demoiselle de condition, pensionnai e dans le couvent de Sainte-Marthe de Milan, âgée de neuf ans, qui,

---

(1) L'auteur a lu ce Mémoire à l'Académie, au mois de juin 1751.

après être tombée de sa hauteur sur la partie supérieure du bras droit, avait perdu immédiatement la puissance de le mouvoir. La personne était maigre ; il n'y avait aucun gonflement à la partie, et la douleur était très-légère. J'eus beaucoup de facilité à examiner l'état des choses : il y avait une dépression sensible à l'humérus, au-dessus du milieu du muscle deltoïde. J'observai très-distinctement que la tête de cet os n'avait point quitté la cavité de l'omoplate. Je pris la partie inférieure de l'humérus, au-dessus des condyles ; et ayant porté mon autre main sous la partie supérieure, je sentis que la partie de l'os où était la mauvaise conformation accidentelle, s'enfonçait lorsque j'élevais la partie inférieure, et que je lui faisais faire tous les mouvements que je voulais ; quoique je n'entendisse aucune crépitation dans ces divers mouvements, je sentais que la portion de l'os que je dérangeais glissait en frottant sur un corps dur. Toutes ces circonstances me firent juger que c'était un décollement de la tête de l'humérus, ou, pour m'exprimer plus correctement, une séparation du corps de l'os d'avec son épiphyse supérieure. Aux signes sensibles et actuels que j'en avais, se joignirent les commémoratifs. Cette jeune demoiselle avait été rachitique jusqu'à l'âge de sept ans ; et avait eu quelques symptômes de scorbut. Le cas me parut assez épineux ; c'était le premier de cette nature que je voyais : je crus devoir prendre le conseil de feu M. Alaino, docteur en chirurgie, mon confrère et mon ancien, homme d'une réputation bien méritée par ses connaissances et par sa longue expérience. Il examina soigneusement la maladie, et fut de même avis que moi sur sa nature. Il était question de déterminer en outre de quels moyens on se servirait pour contenir la partie, après que nous aurions mis les pièces d'os dans leur situation naturelle. Je lui fis part des réflexions que j'avais faites sur l'insuffisance des bandages recommandés en pareil cas, et il convint avec moi que l'art était en défaut sur ce point. Je proposai un moyen que j'avais médité depuis long-temps, et qui devait consister à mettre la partie dans une espèce de moule fabriqué sur elle-même, en construisant, si j'ose m'exprimer ainsi, une boîte qui embrassât l'humérus, et qui s'étendît sur la clavicule et sur l'omoplate, afin d'assujettir tellement la partie, qu'elle ne pût faire aucun mouvement jusqu'à la parfaite consolidation des pièces désunies. M. Alaino, à qui je fis le détail de toutes les pièces de l'appareil projeté, goûta mes raisons, et en approuva l'exécution. Je disposai donc tout ce que je crus nécessaire, et qui est peu embarrassant. Une bande longue de cinq à six aunes, quatre compresses longuettes, assez épaisses, un assez grand nombre de plumasseaux d'étoupes, et deux pièces de linge carrées, assez longues pour faire le tour du bras, et de largeur convenable pour s'étendre depuis la racine du col sur l'épaule, jusqu'au-dessus des condyles de l'humérus. Je fendis obliquement chacune de ces pièces de linge, devant et derrière, à l'endroit qui devait répondre au pli de l'aisselle. Je fis en outre battre beaucoup de blanc-d'œufs, pour y tremper quelques-unes des pièces de cet appareil.

Tout étant ainsi disposé, nous fîmes très-aisément la réduction des parties J'appliquai d'abord une des grandes pièces de linge trempée dans le blanc-d'œuf. Les deux chefs supérieurs furent étendus, l'un extérieurement sur le grand pectoral, et l'autre postérieurement sur l'omoplate. J'en couvris l'épaule, ayant soin de ne faire aucun pli. La partie inférieure de cette pièce de linge servit à entourer exactement le bras. Je couvris le creux de l'aisselle avec une autre pièce de toile simple, trempée aussi dans le blanc-d'œuf. Je posai ensuite, en différents sens, sur toute l'étendue de ces linges, des plumasseaux d'étoupes trempés dans le blanc-d'œuf, et exprimés ; en sorte que la partie en fut recouverte de l'épaisseur d'un doigt. J'appliquai alors les quatre compresses longuettes, après les avoir mouillées comme les plumasseaux. L'une de ces compresses s'étendait depuis la racine du col, entre la clavicule et l'omoplate, sur le milieu du deltoïde, le long de la partie externe du bras, jusqu'à sa partie inférieure. J'en plaçai deux autres, l'une antérieurement, et l'autre postérieurement ; celles-ci se croisaient sur l'épaule et passaient en sautoir sur la première. Enfin, j'appliquai la quatrième longuette intérieurement, elle était aussi longue que les trois autres ; mais j'eus soin de la replier à sa partie supérieure. Les replis formèrent une épaisseur suffisante pour remplir le creux de l'aisselle. Par-dessus, je posai la seconde pièce de linge à sec, et j'assurai le tout par les circonvolutions de la bande, dont je commençai l'application à la partie infé-

rieure du bras. Je montai par des doloi-
res : parvenu à la partie supérieure, je
terminai le bandage par des jets de spica.
afin de contenir l'appareil dans tous ses
points. La malade fut placée horizontalement dans son lit, son bras soutenu sur
des coussins de laine matelassés, incapables d'être enfoncés par le poids du
corps, afin que le bras fût toujours sur un
plan égal. Je restai environ trois heures
auprès de la malade pour lui faire garder exactement le repos jusqu'à l'exsiccation de l'appareil ; laquelle étant une
fois faite, nous rassurait de toute crainte
de dérangement, parce que les pièces de
l'appareil se collent les unes aux autres,
de façon qu'elles fixent immuablement
la partie. Je laissai la malade pendant
trente jours dans cet état : il parut pendant les cinq ou six premiers jours un
gonflement mollet à la main et à l'avant-
bras, marque d'un bandage qui serre au
point convenable. J'appliquai des compresses trempées dans l'eau et l'eau-de-
vie sur ces parties. Le trentième jour, je
levai l'appareil ; il fallut le couper avec
des ciseaux, et détremper les pièces avec
de l'eau tiède pour pouvoir les enlever
sans effort et sans douleur. Je fis faire
au bras quelques légers mouvements, et
je reconnus que la réunion était faite ;
mais pour plus grande sûreté, et afin que
la consolidation se fortifiât, j'appliquai
un nouvel appareil : il fut plus léger que
le premier, en ce que l'étoupade et les
longuettes ne furent pas si épaisses. Je
levai ce second appareil au bout de
douze ou quatorze jours ; et je lui substituai l'emplâtre *oxicroceum*, pendant
sept ou huit jours. Je laissai ensuite le
membre en liberté, me contentant de
l'écharpe, pendant quelques jours, par
précaution. La malade a été parfaitement
guérie ; elle est présentement religieuse
au couvent de Meda, à six lieues de Milan.
L'observation suivante confirmera les
avantages de cet appareil.

(II<sup>e</sup> *Observation, par l'auteur.*) Au
mois de mai de l'année dernière, une religieuse du couvent de la Victoire à Milan,
âgée de quarante-deux ans, tomba d'une
échelle sur le carreau de sa chambre. Le
chirurgien ordinaire de la maison reconnut que l'humérus était fracturé à son
col. La crainte de l'événement pronos-
tiqué par tous les auteurs l'engagea à
me faire appeler en consultation. Après
la réduction de l'os, suivant les règles de
l'art, j'appliquai l'appareil que je viens
de décrire. Il a eu tout le succès que je

pouvais désirer, la malade ayant guéri
sans aucun inconvénient. — Je vais donner à l'Académie la preuve démonstrative de l'utilité du nouveau bandage que
je propose, en lui présentant un homme
sur lequel je l'ai appliqué ce matin. Tout
le monde sera en état de juger qu'il remplit exactement l'indication de maintenir
les pièces fracturées d'une manière ferme
et inébranlable ; ce qu'on ne peut espérer du spica, et encore moins du bandage à dix-huit chefs. Les anciens ont
parlé de l'usage des étoupes pour contenir les fractures ; mais aucun, que je sache, n'en a fait la même application, ni
dans les cas où je l'ai faite.

---

### PRÉCIS D'OBSERVATIONS SUR LA FRACTURE DU COL DE L'HUMÉRUS.

La lecture de ce Mémoire et l'examen
du sujet sur qui l'on avait fait l'application du bandage fournirent à M. le Dran
l'occasion de donner des remarques sur
sa pratique en pareil cas. M. Petit avait
désapprouvé le bandage roulé par la seule
raison que le globe de la bande ne pouvait passer sous l'aisselle, sans faire faire
au bras quelques mouvements en dehors,
ce qui ne peut être que très-nuisible. On
pourrait présumer que le bandage à dix-
huit chefs, proposé par M. Petit, ne lui
paraissait guère qu'un moyen contentif
des médicaments, et qu'il mettait sa
principale confiance dans l'écharpe : elle
sera, dit-il, aussi courte qu'il est possible pour la fracture en travers, afin d'empêcher que le bras ne se meuve sur les
côtés, ce qui causerait un second déplacement. Pour y réussir solidement, M.
le Dran croit qu'il n'y a pas de meilleur
moyen que de faire servir le corps même
du malade de fanon à son bras.

(III<sup>e</sup> *Observation, par M. le Dran.*)
Au mois d'avril 1751, une fille, âgée de
dix ans, se cassa le bras à la partie supérieure par une chute. La réduction
étant faite, M. le Dran se contenta d'entourer la partie, à l'endroit fracturé,
avec une compresse longue d'un pied et
demi et large de quatre pouces, couverte
d'un défensif en forme de bouillie épaisse,
faite avec le bol d'Arménie, le blanc-
d'œuf et le vinaigre. Ayant fait passer la
compresse entre le bras et les côtes, tout
auprès de l'aisselle, il ramena les deux
bouts par-dessus la fracture, où ils furent
croisés de manière qu'ils enveloppaient
la tête de l'os. On mit ensuite entre les

côtes et le bras, le plus haut qu'il fut possible, une espèce de matelas de linge, épais d'un travers de doigt; et avec une bande large de quatre pouces, M. le Dran emmaillotta, pour ainsi dire, le corps avec le bras. Quelques circonvolutions rampantes de cette bande sur l'avant-bras et la main servirent à les maintenir comme dans une écharpe par le jet du reste de la bande porté perpendiculairement en haut. Par ce moyen, le bras ne pouvait être susceptible d'aucun mouvement que de concert avec le corps. Tous les tours de bande de ce maillot furent assujettis les uns aux autres, par le moyen de points d'aiguilles avec du fil, pour plus grande sûreté. — L'appareil fut renouvelé le vingtième jour; et le trente-cinquième, il fut ôté tout-à-fait. M. le Dran ne toucha à la bande que lorsqu'il s'aperçut que le bandage s'était un peu relâché : la personne dont il a ainsi maintenu le bras cassé s'en sert aussi bien que de l'autre, sans nulle différence. — M. Louis a fait observer que cette pratique n'était pas nouvelle : elle est expressément recommandée dans Paul d'Egine, au chapitre de la fracture du bras. *Præstat autem et brachium ad thoracem moderate deligare, ut ne si id commoveatur, figuram evertat* (1). C'est la traduction de *Janus Cornarius*. — M. Dubertrand, qui avait été nommé commissaire pour l'examen du Mémoire de M. Moscati, avait trouvé sa méthode aussi ingénieuse qu'utile : pour soutenir la vérité établie dans le rapport et que la lecture de ce Mémoire justifie, M. Dubertrand fit l'apologie du moyen, dans une dissertation où il combat celui qu'a adopté M. le Dran : nous nous contenterons d'en donner le titre; elle trouvera place ailleurs. *Réflexions pathologiques sur les contusions qui accompagnent les fractures des extrémités; où l'on essaie de démontrer que l'application d'un mélange de blanc-d'œuf, de bol d'Arménie et de vinaigre doit devenir nuisible par la consistance qu'il acquiert, et que dans le cas où il ne pourrait produire aucun mauvais effet, il ne sera jamais à préférer aux moyens qu'on emploie journellement.* — C'est plutôt l'inutilité du bandage roulé que la crainte de l'ankylose qui doit faire préférer le bandage de M. Moscati.

_____

(1) Pauli Æginetæ, de Re Medica, lib. vi, cap. xcix, in Medic. Art. Princip. ab Henr. Stephano, p. 598.

(IVe *Observation, par M. Bailleron.*)
En 1736, M. Bailleron, associé de l'Académie à Beziers, fit part d'une observation sur la fracture du col de l'humérus, à un jeune homme de quinze à seize ans : le bandage fut très-composé; sa description n'est pas nécessaire après ce qui vient d'être dit. Le malade a guéri sans que les mouvements du bras aient été gênés en aucune sorte par les suites de cette fracture. Feu M. Bourgeois observait, dans le rapport qu'il fit à la compagnie sur ce fait de pratique, que la structure de l'articulation de cette partie ne l'expose pas aussi facilement à la maladie qui suit assez ordinairement les fractures voisines des autres articulations, parce que dans celle-ci la tête de l'humérus ne touche la cavité que dans une très-petite surface, et que cette cavité étant supérieure, l'épanchement des sucs ne s'y fait pas aussi aisément, ou du moins ils n'y séjournent pas. — Cette remarque est confirmée par toutes les observations communiquées à l'Académie sur la fracture du col du fémur : lors même qu'elle a été abandonnée à la nature, ou pour avoir été méconnue, ou parce que l'on a jugé que le bandage n'y était d'aucune utilité, on voit que la crainte de l'ankylose est sans fondement, puisqu'il y a très-peu d'exemples que ces fractures se soient réunies par la matière du cal. Le col ne paraît pas propre à en fournir. Il n'en est pas de même du corps de l'os, immédiatement au-dessous de son col. Nous placerons ici, à cette occasion, un exemple singulier de l'effusion irrégulière des sucs osseux, congelés en forme de stalactites. La pièce anatomique est précieuse, et a été fournie par M. Hedou, élève en chirurgie, ci-devant de l'hôpital de la Charité de Paris, et des hôpitaux de l'armée en Hesse.

(Ve *Observation, par M. Hedou.*)
Un soldat, âgé d'environ trente-cinq ans, reçut à la bataille de Crevelt, le 23 juin 1758, un coup de feu à la partie supérieure et postérieure de la cuisse gauche, qui lui fractura obliquement le fémur, immédiatement au-dessus du grand trochanter. Le chirurgien qui le pansa en premier appareil fit les incisions nécessaires, tant pour extraire la balle et quelques autres corps étrangers engagés dans la plaie, tels que des morceaux de la chemise et de la culotte, que pour prévenir l'engorgement, l'inflammation, la fièvre, les abcès, la gangrène, en un mot, tous les accidents fâcheux qui ont

coutume d'arriver après de pareilles blessures. Il fit ensuite tout son possible pour contenir les deux bouts de l'os fracturé, moyennant la bonne situation de la partie, et l'application d'un bandage à dix-huit chefs, le seul convenable en pareil cas. Le régime et les autres secours accessoires ne furent point négligés, la saignée surtout fut répétée autant qu'il fut nécessaire par rapport à la plénitude des vaisseaux et à une fièvre considérable. — On parvint à calmer les premiers accidents; après cinq mois de soins assidus, la fracture n'était point consolidée. La suppuration, qui, dès le commencement, n'avait jamais été bonne, continuait à être de mauvais caractère. — A la fin du mois de novembre de la même année, on fut obligé de transporter l'hôpital de Crevelt à Meurs; le blessé était alors moribond, consumé par une fièvre lente, et attaqué du vice scorbutique, maladie qu'il avait contractée dans l'hôpital, à cause du mauvais air qu'il n'avait cessé d'y respirer; peut-être y avait-il quelque disposition avant son accident; car les soldats, surtout pendant la guerre, étant exposés aux injures du temps et ne vivant que d'aliments grossiers, sont fort sujets à cette affection contre nature. — Le blessé passa entre les mains d'un autre chirurgien, qui essaya de contenir les deux extrémités de la fracture : il était survenu à la plaie des chairs fongueuses, d'où il sortait à chaque pansement du sang en assez grande quantité; elles excitaient de grandes douleurs pour peu qu'on les touchât; on se servit d'onguent Ægyptiac dans l'intention de les réprimer; le malade fit usage intérieurement des anti-scorbutiques; on lui donna quelquefois, suivant le besoin, des potions cordiales et narcotiques, tant pour procurer du repos que pour soutenir et ranimer les forces languissantes. Ce traitement fut continué depuis la fin du mois de novembre de l'année 1758 jusqu'au six mai de la suivante, sans que le malade éprouvât aucune diminution dans ses maux, que le pus changeât de qualité, qu'il se fît la moindre exfoliation et que le cal parût vouloir se former. A cette époque, on évacua ce malade de l'hôpital de Meurs sur celui de Bauchum. — Il y trouva un troisième chirurgien qui, ayant reconnu plusieurs sinus formés aux faces antérieure et latérale interne de la cuisse, jugea à propos de les ouvrir pour prévenir la perte totale du membre et la mort même du sujet qui

paraissait très-prochaine : il résolut de plus d'employer les cathérétiques pour détruire toutes les chairs fongueuses, afin de mettre l'os à découvert. Après plusieurs tentatives, voyant que la fracture était toujours dans le même état, il se détermina à scier plus d'un travers de doigt de la partie supérieure du bout inférieur du fémur, lequel en chevauchant irritait les parties voisines et causait les plus vives douleurs. Le chirurgien espérait par ce moyen parvenir à faire la véritable conformation des bouts de l'os et à les contenir tout le temps nécessaire pour la réunion. Il fut trompé dans son attente, mais du moins il vit avec satisfaction que tous les accidents, qui, depuis près d'un an, n'avaient cessé de menacer la vie de cet homme, se calmaient peu à peu; une bonne suppuration s'établit, il y eut des exfoliations, et le suc nourricier coulait en abondance de l'extrémité des vaisseaux du corps de l'os, pour la formation du cal, qui devint très-solide dans l'espace de deux mois et demi, quoique les bouts de l'os fussent écartés de plus d'un pouce l'un de l'autre, comme il est facile de s'en convaincre, en jetant les yeux sur la pièce qui fait le sujet de l'observation.

On mit tout en usage pour amener les plaies à une vraie cicatrice; on ne put jamais en venir à bout : elles restèrent fistuleuses. Lorsqu'une fois ce soldat fut en état de supporter les fatigues du voyage, on l'envoya à Paris, à l'hôtel royal des Invalides; il continua d'y mener une vie fort languissante, malgré tous les soins qu'on apporta, tant pour rétablir son tempérament, épuisé par l'abondante suppuration que la blessure avait fournie, et qu'elle fournissait continuellement, que par les douleurs excessives qu'il avait essuyées, et par le régime sévère qu'il avait été obligé d'observer pendant un temps aussi long. — Le pus, qui sortait en grande quantité par les fistules, le fit enfin tomber dans le marasme, dont il mourut le 13 avril 1764, après cinq ans, neuf mois et demi et quelques jours de souffrances. Le lendemain, son cadavre fut porté à l'amphithéâtre anatomique de l'hôtel, où M. Hedou faisait alors un cours particulier d'opérations, sous M. Sabatier. La cuisse fracturée était de quatre travers de doigt plus courte que l'autre. Depuis l'accident, cet invalide n'avait pu faire aucun des mouvements dont elle était auparavant susceptible, les muscles destinés à les lui faire exécuter ayant été en partie détruits par la suppuration , à la suite des fortes contusions et des déchirements qu'ils avaient soufferts de la part du corps contondant. — Avant que de faire aucune incision aux téguments, M. Hedou sonda les fistules ; pour éviter quelques fausses routes, il se servit d'un stylet assez gros, dont le bout était olivaire ; en l'introduisant successivement par chacune des fistules, il parvenait toujours dans le même endroit, et il sentait un très-grand vide; ce qui, joint avec le pus sanieux qui en découlait, lui faisait soupçonner que le fémur était carié dans sa plus grande partie; mais, après avoir dépouillé l'os de tout ce qui l'environnait, il fut fort surpris de voir que ce qu'il avait pris pour une carie n'était autre chose qu'une cavité assez vaste formée dans la propre substance du cal, à laquelle aboutissaient toutes les fistules par huit trous fort distincts les uns des autres. — L'intérieur de cette cavité était tapissé d'une espèce de poche membraneuse assez épaisse, de peu de consistance et de couleur blanchâtre, où séjournait une partie du pus qui entretenait les fistules, lequel ayant fusé vers les parties supérieure et latérale externes de la cuisse, altéré le grand trochanter, et n'ayant pu se faire jour extérieurement, avait gagné l'articulation, détruit la capsule, les glandes synoviales, le ligament qui attache la tête du fémur dans le fond de la cavité cotyloïde , et avait carié en partie lesdites tête et cavité. Il s'était même porté le long de la partie supérieure et antérieure de la cuisse jusque sous les téguments du bas-ventre, où s'étaient formées plusieurs petites ouvertures par lesquelles il suintait. — Cette observation offre plusieurs circonstances dont on pourra tirer utilement des inductions, en l'envisageant sous d'autres points de vue que celui qui nous a déterminé à la présenter ici.

---

Mémoire sur la fracture du col du fémur; par M. Sabatier.

Peu de maladies ont été aussi longtemps méconnues que celle dont il est question dans ce Mémoire. La ressemblance de quelques-uns des signes qu'elle présente avec ceux de la luxation de la cuisse, en haut et en dehors, l'a fait confondre avec elle par le plus grand nombre de ceux qui nous ont précédé. Cependant, s'ils eussent fait attention au peu d'épaisseur de la lame de substance compacte qui revêt le tissu cellulaire et spongieux dont le col du fémur est formé, ils auraient aisément compris que, si les violences extérieures sont capables de déplacer la tête de cet os, elles peuvent, dans un grand nombre de circonstances, occasionner la fracture de son col. Des faits multipliés ne permettent plus de douter que cette fracture ne soit fort fréquente. On ne voit pourtant pas que les auteurs s'en soient occupés avec tout le soin qu'elle mérite ; ils ne paraissent pas avoir remarqué le plus grand nombre des signes qui la caractérisent : ils n'ont pas averti qu'elle peut avoir lieu sans que les pièces rompues perdent leur niveau , de sorte qu'alors il n'y a point de déplacement , ou, s'il en survient un , ce n'est que consécutivement , et faute d'avoir pris les précautions nécessaires pour le prévenir : ils n'ont conseillé pour sa curation que des moyens insuffisants ou dangereux, et n'ont rien dit des suites. Mon but, dans ce Mémoire, est de rapporter ce que l'expérience a appris sur tous ces points. Je ne me flatte point de les approfondir autant qu'ils peuvent l'être; cependant, j'espère que mes observations, jointes à celles que l'Académie a recueillies sur cette matière, et qui lui ont été communiquées par plusieurs de ses membres, répandront quelque jour sur le diagnostic et le traitement de cette fâcheuse maladie.—Toute espèce de chute sur la cuisse peut occasionner la fracture du col du fémur. M. Petit a vu un particulier à qui cet accident était arrivé, pour être tombé de haut sur les deux pieds, de manière que le poids du corps avait porté plus d'un côté que de l'autre. Une chute sur le genou pourrait également y donner lieu ; mais elle est si communément la suite de celles qui se font sur le grand trochanter, que c'est déjà une forte présomption pour l'existence de cette fracture, que de savoir que le blessé est tombé sur cette partie. Les accidents qu'il éprouve la font bientôt connaître d'une manière plus positive : il ressent à la partie supérieure de la cuisse, et surtout au pli de l'aine, une douleur très-vive qui l'empêche de mouvoir l'extrémité blessée ; et, lorsque la fracture est avec déplacement, ce qui est le plus ordinaire, l'extrémité diminue plus ou moins de longueur ; le grand trochanter se porte en dehors, et remonte sur la face externe de l'os des îles. On sent une crépitation manifeste, lorsqu'après des extensions convenables on est parvenu à rapprocher les deux pièces fracturées, que la contraction des muscles, destinés à mouvoir la cuisse, avait éloignées l'une de l'autre.

On peut rendre à la cuisse la longueur qu'elle a perdue, en tirant le genou et le pied en bas, pendant qu'on fait retenir le bassin par un aide, qui appuie de ses deux mains sur la face externe de chacun des os des îles ; mais elle se raccourcit de nouveau lorsque les extensions viennent à cesser. M. Louis a aussi observé que la cuisse malade ne peut être écartée de la saine sans occasionner des douleurs fort vives au blessé, ce qui vient de ce que, dans ce mouvement, la partie supérieure du fémur appuie sur les chairs voisines du lieu où elle est remontée, et les froisse par ses aspérités ; au lieu qu'on peut aisément approcher la cuisse rompue de l'autre sans exciter la sensibilité du malade, parce qu'alors les parties molles ne souffrent aucune compression de la part des pièces fracturées. Mais rien n'indique plus sûrement que le col du fémur est cassé, que la position du genou et de la pointe du pied, qui, suivant la remarque de M. Foubert et les observations de tous ceux qui ont eu, depuis lui, occasion de voir cette maladie, sont toujours tournés en dehors pendant que le genou est légèrement fléchi. — Ces derniers signes, si positifs et si constants, n'avaient pas même été entrevus par ceux qui ont écrit sur cette maladie. Quelques-uns ont dit, au contraire, qu'ils avaient trouvé la pointe du pied et le genou en dedans. Paré, le premier qui ait parlé de la fracture du col du fémur comme d'une maladie distincte de celles qui arrivent au reste de la longueur de cet os, est de ce nombre. Il donnait ses soins à une dame dont une jambe était plus courte que l'autre, et dont le grand trochanter, du côté malade, faisait saillie sur l'os des îles ; il crut que la cuisse était luxée, et, après avoir fait des extensions suffisantes pour la réduire, il y appliqua le bandage qu'il jugea convenable. — Deux jours après, il trouva la malade avec de fortes douleurs ; il s'aperçut que la jambe s'était raccourcie de nouveau, et que le pied était tourné en dedans. Les efforts qu'il fit à cette seconde fois pour réduire l'os lui firent sentir de la crépitation et connaître le genre de maladie qu'il avait à traiter. On trouve dans le Traité des maladies des os, de M. Petit, une observation qui présente la même circonstance.

Cet habile praticien, ayant été consulté pour une personne qui avait une fracture au col du fémur, sentit le grand trochanter quatre travers de doigt plus haut qu'il ne devait être, ce qui, joint à ce que la pointe du pied et le genou étaient tournés en dedans, lui fit croire que l'os était luxé en haut et en dehors ; mais ayant pris le pied, il en tourna la pointe en dehors, sans résistance, et reconnut par là qu'il y avait fracture au col du fémur.

On pourrait croire qu'en disant que le pied était tourné en dedans, Paré a entendu que sa pointe était tournée de ce côté ; mais si on se rappelle ce que j'ai dit plus haut, qu'elle est toujours en dehors et que le genou est légèrement fléchi, on verra que le pied malade doit s'éloigner de la jambe saine d'une quantité beaucoup moindre que le genou du même côté ; et c'est vraisemblablement ce que Paré a eu l'intention d'exprimer. Quelle qu'ait été la position du pied de la malade dont il nous a conservé l'histoire, il semble qu'on ne puisse douter que la personne dont parle M. Petit n'ait eu la pointe du pied tournée en dedans, puisque cette position lui fit croire qu'il y avait une luxation de la cuisse en haut et en dehors. Cependant, comme dans tous les cas qui ont été communiqués à l'Académie, et dans ceux dont j'ai été témoin, la position du pied s'est trouvée totalement différente, on peut soupçonner qu'il y a ici une erreur de fait, d'autant plus essentielle à remarquer, qu'elle est échappée à un praticien de la réputation la plus grande et la mieux méritée. Quant à la possibilité de tourner la pointe du pied en dedans et en dehors, qui nous est donnée par les auteurs comme une preuve certaine que le col du fémur est fracturé, il n'est ni facile ni prudent d'en faire l'essai. La plupart de ceux qui sont attaqués de cette maladie éprouvent des douleurs très-vives lorsqu'on cherche à les faire changer de position. J'ai même observé que la tuméfaction, la fièvre et les autres accidents inflammatoires, qui accompagnent presque toujours la fracture du col du fémur, sont plus violents chez ceux auxquels on essaie de tourner la pointe du pied en différents sens, que chez ceux dont les parties n'ont souffert aucun dérangement, parce que les aspérités qui se trouvent aux extrémités de l'os rompu, et qui s'engagent dans les chairs voisines, les contondent, les froissent et les déchirent toutes les fois qu'on leur fait faire des mouvements inconsidérés. Les signes qui viennent d'être exposés se présentent toutes les fois que la fracture du col du fémur est avec déplacement, et que la partie inférieure de cet os est entraînée en haut par l'action des muscles destinés à le mouvoir. Mais il est des cas où ces signes ne peuvent avoir lieu ; ce sont ceux où la cuisse ne diminue presque pas de longueur et ne change pas de position, quoique le col du fémur soit rompu. Ces sortes de fractures sont sans déplacement, et on doit les distinguer des autres ; aucun auteur n'en a fait mention, hors M. du Verney, qui en rapporte un exemple dans son Traité des maladies des os. Mais comme la solution de continuité qu'il rencontra au col des deux fémurs était l'effet d'une cause vénérienne qui avait rongé et détruit cette partie, on ne peut en conclure qu'il ait connu les fractures du col du fémur sans déplacement, et faites par cause externe. Les observations qui suivent donnent la preuve la plus complète de leur réalité, puisque le raccourcissement de la cuisse ne s'est fait que longtemps après l'accident qui l'avait causé ; de sorte qu'on aurait pu prendre ces fractures pour des luxations consécutives du fémur, si la disposition de l'extrémité blessée, toute différente de celle qu'on observe dans ces sortes de luxations, et le raccourcissement journalier qui a succédé à la réduction, n'eussent montré le contraire.

(*I*re *Observation*, par *l'auteur*.) Un particulier, âgé de trente-cinq à trente-six ans, fit une chute, de six pieds de haut, sur le grand trochanter de la cuisse gauche ; la douleur fut si violente, qu'il ne put se relever, et qu'on fut obligé de le porter sur son lit, où il resta deux heures sans secours. Mon premier soin, lorsque je fus près de lui, fut d'examiner la cuisse malade ; je la trouvai déjà fort gonflée à sa partie supérieure, et j'aperçus une ecchymose qui s'étendait aussi loin que la tuméfaction. La cuisse avait conservé la longueur et la rectitude naturelles, et, quoique le blessé souffrît beaucoup lorsqu'on lui faisait faire le moindre mouvement, on pouvait encore la fléchir et l'étendre un peu. Je crus, en conséquence, pouvoir assurer que la cuisse n'était ni rompue ni luxée, et que la douleur et le gonflement étaient les effets de la contusion. Les secours que j'administrai au malade répondirent au jugement que j'en avais porté ; je me contentai de le saigner et de lui prescrire une fomentation

émolliente et résolutive, qu'on appliqua chaudement sur la partie blessée. Comme la fièvre était très-forte, je saignai le blessé six autres fois en trois jours. Ce temps écoulé, je lui conseillai d'appeler une autre personne pour consulter avec moi sur son état. Il jeta les yeux sur feu M. Faget l'aîné, qui, après avoir examiné le malade, fit substituer un cataplasme résolutif aux fomentations dont j'ai parlé, et fut d'avis que je le saignasse encore deux autres fois, eu égard à la douleur, au gonflement et à la fièvre, qui étaient toujours considérables. Du reste, M. Faget ne s'aperçut non plus d'aucun dérangement à la cuisse, et attribua, comme moi, les accidents à la force de la contusion.—Néanmoins, quelques jours après, je vis la cuisse se raccourcir d'une manière sensible pendant le temps où j'essayais encore de faire faire quelques mouvements à cette partie. M. Louis, qui, depuis cette époque, fut prié de voir le blessé, reconnut qu'il y avait une fracture au col du fémur, et engagea le malade à voir M. Foubert, qui confirma ce jugement, et qui voulut bien m'éclairer de ses conseils pour le traitement de cette maladie. Sa cure est une de celles de ce genre où la réussite a été la plus heureuse: le malade a commencé à marcher au bout de trois mois et demi, avec des béquilles ; après en avoir fait usage pendant quelque temps, il les a quittées, et marchait avec presque autant de fermeté qu'avant son accident. La seule incommodité qui lui resta fut une légère claudication, qu'il corrigeait en portant du côté malade un soulier dont le talon était un peu plus élevé que celui du côté opposé.

(*II*e *Observation*, par *l'auteur*.) Un bas-officier invalide, âgé de quatre-vingt-trois ans, se laissa tomber sur le haut de la cuisse droite ; il ressentit sur-le-champ, à l'endroit du coup, et dans toute la partie voisine, une douleur vive qui l'empêcha de se relever. On le transporta aux infirmeries de l'hôtel, où je lui donnai les secours convenables à la contusion dont il ressentait les effets. Quoiqu'il y eût peu de gonflement à la partie supérieure de la cuisse, qu'elle eût conservé la longueur et la direction qui lui sont naturelles, et qu'on pût lui faire faire quelques mouvements de flexion et d'extension, sans qu'il sentît rien d'extraordinaire dans la jointure, l'excès de la douleur, l'impuissance absolue, l'espèce de chute qu'il avait faite, et surtout le souvenir du blessé dont je viens de rapporter l'histoire, me firent soupçonner une fracture sans déplacement au col du fémur, et m'engagèrent à enfermer le membre malade dans les fanons, et à recommander qu'on ne le dérangeât pas de la situation où je l'avais mis. La douleur et la fièvre, qui étaient survenus, se dissipèrent en peu de jours ; mais le blessé ne pouvait faire aucun mouvement. Les choses restèrent en cet état jusqu'au vingt-deuxième jour de son accident, temps auquel un infirmier l'ayant levé sans précaution pour faire son lit, il sentit une douleur violente à la partie supérieure de la cuisse. Dès le jour même, l'extrémité se raccourcit de deux grands travers de doigt; le grand trochanter remonta de la même quantité sur la face externe de l'os des îles, et le genou et la pointe du pied se tournèrent en dehors, ce qui ne me laissa aucun doute sur la nature de la maladie. Le déplacement consécutif du fémur ne tarde pas toujours aussi long-temps à se faire:

(III<sup>e</sup> *Observation, par M. Goursaud, membre de l'Académie.*) M. Goursaud a vu une femme, âgée de soixante-seize ans, à laquelle cet accident arriva dès le lendemain de sa chute, par l'imprudence d'un infirmier, qui l'avait remuée sans précaution. M. Goursaud, qui n'avait aperçu, la veille, aucune diminution de longueur à la cuisse, et qui avait trouvé la jambe et le pied dans leur situation ordinaire, avait cependant pensé que le col du fémur pourrait être cassé, parce que la malade sentait des douleurs très-vives au voisinage de cette partie, et qu'elle n'avait pu se relever. Le raccourcissement de l'extrémité malade, qui était de quatre travers de doigt, et la disposition du pied et du genou, qui étaient tournés en dehors, changèrent ses soupçons en certitude. — Quoique, dans le cas que je viens de rapporter, il n'y eût aucun changement de position et de longueur à la cuisse malade, plusieurs circonstances pouvaient faire croire que le col du fémur était fracturé, au lieu qu'il n'y a quelquefois nulle raison pour le penser, les douleurs que la chute occasionne étant assez médiocres pour que les malades puissent se soutenir et marcher encore après leur accident. M. Charrault a communiqué, en 1738, à l'Académie, une observation qui le prouve.

(IV<sup>e</sup> *Observation, par M. Charrault, chirurgien-major à La Rochelle.*) Un jeune garçon de quinze ans se laissa tomber entre deux pièces de charpente sur lesquelles il marchait; il sentit une légère douleur à la cuisse gauche qui ne l'empêcha pas de regagner à pied, et sans boiter, sa maison, distante d'environ deux portées de fusil. La douleur augmenta considérablement pendant la nuit ; néanmoins il se leva, le lendemain matin, à son ordinaire; mais lorsqu'il voulut marcher, il ne put le faire qu'avec beaucoup de peine et en boitant. Le chirurgien qui fut appelé, l'ayant fait coucher, trouva qu'il avait à la partie supérieure et externe de la cuisse un gonflement, pour lequel il le saigna plusieurs fois, et lui fit appliquer pendant deux mois des cataplasmes de toute espèce; ce fut au bout de ce temps qu'on manda M. Charrault. Il reconnut que la cuisse gauche était plus courte de quatre travers de doigt, que le grand trochanter faisait une saillie considérable sur la face externe de l'os des îles, et que la jambe et le pied se portaient sous la jambe saine. Il fit faire à l'extrémité malade des mouvements de rotation qui s'exécutèrent avec assez de facilité. A ces marques, M. Charrault reconnut qu'il y avait au col du fémur une fracture, dont les pièces ne s'étaient déplacées que quelque temps après la chute qui l'avait causée, et à laquelle il fallait remédier par des extensions convenables et par l'application d'un bandage capable de la contenir. La longueur du temps qui s'était écoulé depuis le commencement de la maladie faisait désespérer du succès. Cependant le malade guérit en trois mois et demi, non pas, il est vrai, d'une manière bien complète; mais il marchait assez bien deux ans et demi après, quoiqu'alors il ne pût faire encore que de petits mouvements avec la cuisse; cette partie avait assez de mobilité pour lui permettre de marcher sans peine. J'ai vu aussi un cas de cette espèce, et même beaucoup plus extraordinaire, en ce que le malade a continué de marcher un mois après l'accident qui lui avait rompu le col du fémur.

(V<sup>e</sup> *Observation, par l'auteur.*) Un soldat invalide, âgé de plus de quatre-vingts ans, tomba sur la cuisse droite; il ne fut pas d'abord incommodé de cette chute ; mais quelques jours après, il sentit, en se remuant dans son lit, un craquement à la partie supérieure de la cuisse blessée, et une douleur assez forte pour ne pouvoir marcher qu'avec peine. Il resta un mois dans cet état, et ne se détermina à venir aux infirmeries que lorsqu'il y fut contraint par l'impuis-

sance absolue de se soutenir. Je m'aperçus alors que l'extrémité malade se rac-
courcissait d'une manière sensible, et
que la pointe du pied et le genou se
tournaient en dehors. Il n'y avait point
encore de gonflement, mais il en survint
un fort considérable deux mois et demi
après la chute. Le malade n'a survécu
que trois semaines après ce nouvel accident. A l'ouverture du cadavre, j'ai
trouvé le grand trochanter remonté sur
la face externe de l'os des îles; le col du
fémur était fracturé, et il y avait au voisinage de l'articulation un épanchement
de sang d'une assez grande étendue.

Les cas où il y a lieu de soupçonner
une fracture au col du fémur, sans déplacement, sont extrêmement embarras-
sants. La douleur qu'éprouve le malade
et l'impossibilité où il est de mouvoir la
cuisse, sont presque les seuls signes qui
l'annoncent : ce serait inutilement qu'on
aurait égard à la longueur et à la direction de la cuisse, qui ne peuvent être
altérées qu'autant que les pièces osseuses cessent de se prêter un appui mutuel.
J'ai pourtant remarqué qu'alors le genou et la pointe du pied sont légèrement
inclinés en dehors, ce qu'il faut attribuer
en cette occasion, comme en celles où il
y a déplacement, à l'action des muscles
quadri-jumeaux et aux autres rotateurs
de la cuisse, laquelle n'est plus contre-
balancée par la résistance que leur oppose la continuité du col et de la tête du
fémur, lorsque celle-ci est retenue dans
sa cavité. La crépitation, qui, dans toutes les fractures, est un signe constant
et d'une évidence reconnue, pourrait
bien avoir lieu ici; mais, pour la sentir,
il faudrait faire faire à la partie malade
des mouvements qui pourraient occasionner le déplacement des pièces osseuses, et ce déplacement est toujours fâcheux : ainsi, il vaut mieux, malgré le
défaut de signes positifs, s'en tenir à
ceux dont je viens de parler, et traiter le
malade comme si l'on était sûr de son
état. Néanmoins, comme il pourrait se
faire qu'il n'y eût que de la contusion
dans l'article, il faut suspendre son jugement jusqu'au temps où les effets qui
ont coutume d'en résulter, devraient être
entièrement dissipés. Si donc, au bout
de vingt-cinq ou trente jours, le malade
cesse de sentir des douleurs et recom-
mence à mouvoir aisément la cuisse, on
lui donnera la liberté de se lever et de
reprendre peu à peu ses exercices ordinaires; mais si, au contraire, la douleur

et l'impuissance continuent fort long-
temps, on peut raisonnablement présumer que le col du fémur a été fracturé,
et diriger la cure en conséquence. Les
secours convenables à la contusion des
parties voisines de l'articulation, et ceux
qu'exige la fracture du col du fémur
dans ses commencements, étant les mêmes, le chirurgien aura l'avantage, en
tenant cette conduite, de procurer aux
malades qui lui seront confiés le soulagement dont ils ont besoin, et de ne leur
faire courir aucun risque par une décision inutile et précipité.

(*Réduction de la fracture du col du
fémur.*) Lorsque la fracture du col du
fémur est avec déplacement, il est fort
facile de la réduire, en appliquant
l'extension au pied du côté malade : la
contre-extension se fera avec un lacs appliqué au pli de la cuisse saine, et dont
on fait retenir les deux chefs au-dessus
de la hanche du même côté, pendant
qu'avec une serviette en quatre doubles
suivant sa longueur, appliquée circulairement autour des os des îles, et retenue
par les deux bouts du côté opposé à la
fracture, on empêche le bassin d'obéir à
l'extension, et de descendre avec l'extrémité sur laquelle cette force agit : les
muscles, qui dans ce procédé ne sont exposés à aucune compression, cèdent à la
force qui tend à les allonger, et permettent au fémur de descendre et de reprendre sa longueur naturelle. Le chirurgien
qui fait la réduction doit en même temps
diriger la cuisse; en l'embrassant à sa
partie supérieure, il l'éloignera un peu
du bassin pour éviter l'impression de
pointes osseuses sur les parties qu'elles
ratisseraient, pour ainsi dire, sans cette
précaution; et par un petit mouvement
de dehors en dedans, il redonnera à toute l'extrémité sa rectitude naturelle. Mais,
lorsque les deux extrémités osseuses sont
rapprochées l'une de l'autre, il n'est pas
facile de les maintenir réduites; l'action
des muscles qui entourent la cuisse tend
continuellement à les déplacer, avec d'autant plus de force que cette action ne
peut être réprimée par l'application d'un
bandage circulaire.

(*Bandage ordinaire désapprouvé.*)
Celui dont le plus grand nombre des auteurs recommande l'usage est le spica,
fait avec une bande de linge assez longue pour que les tours en soient suffisamment multipliés. On enferme ensuite
la jambe et le pied dans des fanons, et
l'on met au-dessus du genou et des mal-

léoles' des lacs assez longs pour pouvoir être fixés à une planche placée au pied du lit. Le lien qui a servi à la contre-extension est aussi fixé au chevet du lit. Par ce moyen, on continue les extensions pendant une partie du traitement, et l'on prévient le raccourcissement de la cuisse qui n'est que trop ordinaire à la suite des fractures du col du fémur. Les accidents qui ont coutume de survenir au malade que l'on traite suivant cette méthode, sont si graves, que je ne puis m'empêcher de la regarder comme très-dangereuse ; la plupart ont la cuisse et le pied prodigieusement gonflés par la compression que les lacs font sur ces parties ; leur peau est excoriée en divers endroits par les circonvolutions de la bande, souvent salie par les urines et par les excréments. On en a vu qui ont eu la fièvre pendant très long-temps, et d'autres qui ont péri après avoir souffert des douleurs inouïes. Ces inconvénients ne sont pas les seuls qui résultent de l'application du bandage dont il s'agit. Il y en a plusieurs autres qui, quoique moins dangereux, méritent qu'on y ait égard, puisqu'ils peuvent rendre la cure plus longue et plus laborieuse. — On fait le spica avec une bande longue de quatre ou cinq aunes roulée à un chef ; le globe passe plusieurs fois sous la cuisse malade pour le faire revenir sur le grand trochanter, et le conduire ensuite autour du corps. On voit qu'il est impossible d'appliquer ce bandage sans soulever le malade, et sans lui écarter les cuisses à chaque circonvolution de la bande ; ce qui doit déranger les pièces osseuses, et leur faire perdre leur niveau. D'ailleurs, le gonflement qu'attire le lacs placé à la partie supérieure de la cuisse, et les excoriations que les tours de bande occasionnent aux parties qu'ils touchent, obligent à changer souvent l'appareil, et conséquemment à faire faire au malade des mouvements qui lui sont fort nuisibles.

(*Bandage proposé par M. Duverney.*) M. Duverney, dans son Traité des maladies des os, propose, pour la fracture du col du fémur, un bandage différent de celui que je viens de décrire. Il consiste à entourer la partie supérieure de la cuisse avec une compresse large de quatre doigts, épaisse d'une pouce, longue d'un pied et demi, et trempée dans un défensif approprié. Le milieu de cette compresse doit être appliqué sur le pli de la cuisse, de manière qu'une de

ses extrémités passe par-dessous la fesse du côté malade, et l'autre par-dessus l'aîne pour venir se croiser sur le grand trochanter. Deux autres compresses fort grandes et d'une épaisseur raisonnable, doivent être mises, l'une à la partie interne et l'autre à la partie externe de la cuisse. La première doit être échancrée, conformément au pli de l'aîne ; et la seconde doit couvrir la face externe de l'os des îles, en même temps que la partie supérieure et externe de la cuisse ; il faut avoir ensuite deux cartons, de même grandeur et figure que les compresses, pour les couvrir, et des rubans de fil pour assujettir le tout. Cela fait, il ne reste plus qu'à enfermer la cuisse, la jambe et le pied dans des fanons plats, qui puissent maintenir le pied dans une situation avantageuse. — Ce bandage n'a pas autant d'inconvénients que le premier, il n'attire pas de gonflement, et ne cause pas d'excoriation à l'extrémité blessée ; mais il ne s'oppose en aucune manière au raccourcissement de la cuisse, et j'ai déjà dit que ce raccourcissement est très-difficile à prévenir.

(*Bandage de M. Bellocq.*) On voit aussi, dans le troisième volume de nos Mémoires, la description d'une machine qu'on dit propre à retenir les fractures obliques du corps du fémur et celles de son col. La construction en est telle qu'un quart de cercle, placé à sa partie supérieure et interne, doit porter sur le pli de la cuisse pour y faire la contre-extension, pendant qu'une espèce de cric, situé à sa partie inférieure, sert à tendre à volonté des lacs, appliqués au-dessus du genou et des malléoles, pour continuer les extensions autant de temps qu'on le juge à propos. M. Bellocq, auteur de cette machine, rapporte un cas où elle lui a réussi pour contenir une fracture du col du fémur, et un autre où il l'a employée avec succès pour une fracture oblique au corps de cet os. Néanmoins il est facile d'apercevoir qu'on ne peut la mettre en usage sans exposer le malade aux accidents qui résultent de l'application des lacs, long-temps continués. D'ailleurs, quand on pourrait les éviter, cette machine est trop embarrassante et d'une construction trop dispendieuse pour pouvoir être d'un usage général et commun.

(*Procédé de M. Foubert.*) Les inconvénients attachés aux différents procédés que je viens de rappeler, en avaient fait imaginer à M. Foubert un autre, dont plusieurs praticiens se servent avec avantage dans le traitement de la fracture oblique du fémur; il paraît fort recommandable par sa simplicité. Lorsqu'on s'est assuré de l'existence de la fracture dont il s'agit, il faut faire disposer le lit du malade de façon qu'il ne soit pas plus élevé à la tête qu'aux pieds. On en ôte aussi le lit de plume; et s'il y a un sommier de crin, on le fait mettre par dessus le matelas. Ces précautions sont essentielles pour prévenir la mauvaise position que le dérangement du lit pourrait faire prendre au malade, et pour éviter que l'extrémité blessée ne remonte ou ne descende : ce qui est également à craindre, puisque, dans le premier cas, les pièces osseuses se déplaceraient avec facilité, et que, dans le second, il pourrait survenir à l'extrémité malade un engorgement œdémateux, ainsi qu'il est arrivé plusieurs fois. Le lit disposé, on y pose des fanons comme pour la fracture ordinaire de la cuisse, on fait porter le malade dessus, et on place dans le pli de la cuisse saine un lacs, dont les extrémités puissent se croiser sur la hanche du même côté. Ce lacs, destiné à faire la contre-extension, est confié à un aide qui le doit tirer en haut, pendant qu'un autre aide soutient les deux bouts d'une serviette, placée circulairement autour des os du bassin; on fait tirer le pied jusqu'à ce que la jambe ait repris la longueur ordinaire, tandis qu'on remet le membre soi-même dans sa situation naturelle, comme il a été dit ci-dessus : on applique sur le haut de la cuisse des compresses trempées dans un médicament approprié à l'état actuel de la partie malade, et l'on arrange les fanons et la semelle, comme il est d'usage. Enfin, on met un cerceau dans le lit pour soutenir le poids des couvertures.

Lorsque la réduction est faite et que l'appareil est appliqué, comme il vient d'être prescrit, les malades se trouvent extrêmement soulagés; mais leur tranquillité n'est pas ordinairement de longue durée, car, comme il est impossible qu'ils restent long-temps dans la même situation, et que rien ne s'oppose au déplacement des extrémités fracturées que le poids de la partie malade, elles se dérangent bientôt; le grand trochanter, entraîné par l'action des muscles, remonte plus ou moins haut sur la face externe de l'os des îles. Quand cela arrive, on ne peut se dispenser de faire de nouvelles extensions en tirant le pied en bas, pendant qu'on fait soutenir le bassin

par un aide qui l'embrasse avec les deux mains. On est quelquefois obligé d'avoir recours au même procédé toutes les douze heures, pendant les premiers jours du traitement; mais passé douze, quinze ou vingt jours, on n'est plus aussi souvent dans cette nécessité, parce que les mouvements spasmodiques excités dans la partie par l'irritation que les deux bouts des os fracturés font sur les chairs qui les avoisinent devenant moins fréquents, ces pièces cessent de s'écarter aussi souvent l'une de l'autre. Il est rare qu'il soit nécessaire d'avoir recours aux extensions au-delà du vingt-cinquième jour; c'est pourquoi il faut laisser le malade en repos et se contenter, pendant soixante autres jours et plus, de resserrer les fanons toutes les fois qu'ils se relâchent, et de remettre chaque jour l'extrémité blessée dans une position droite. Ce n'est qu'au bout de ce temps, c'est-à-dire au bout de trois mois, ou de trois mois et demi, qu'on peut débarrasser la partie des pièces d'appareil dont on l'avait entourée; mais il ne serait pas prudent de permettre au malade de sortir encore de son lit; il faut qu'il y reste quelque temps de plus, afin de donner au cal la facilité de s'endurcir. Ensuite, on commence à le faire marcher avec des béquilles, puis on lui permet de se passer de ce secours et de reprendre peu à peu ses exercices ordinaires. C'est alors que les ligaments de l'articulation reprennent la souplesse que le défaut de mouvement leur a fait perdre.

Il est, sans doute, inutile de dire ici que s'il survient du gonflement et de la fièvre, comme il arrive souvent, il faut tenir le malade à une diète plus ou moins sévère, le saigner une ou plusieurs fois, et appliquer sur la partie tuméfiée des topiques d'abord émollients, puis résolutifs et fortifiants, suivant l'exigence des cas. De même, quoique j'aie dit que le terme ordinaire de la guérison de ces sortes de fractures est de trois ou quatre mois, on sent assez qu'il doit y avoir plus de variétés à cet égard. Personne n'ignore que le temps que la nature emploie pour la réunion des os rompus est différent dans les différents sujets; l'âge, le tempérament, les maladies particulières dont ils seront affectés, peuvent retarder ses opérations ou même y apporter des obstacles insurmontables. C'est ce qui arrive fort fréquemment dans les cas dont il est question. J'ai vu un assez grand nombre de fractures du col du fémur qui n'étaient pas réunies au bout de six, de huit et de dix mois ; les premiers accidents s'étaient dissipés dans le temps ordinaire ; mais les malades n'avaient pas cessé de sentir des douleurs à l'endroit blessé, et ils étaient restés dans l'impuissance absolue de mouvoir la cuisse. Il était survenu, vers les derniers temps, un gonflement œdémateux qui s'était étendu sur les extrémités inférieures, et qui était accompagné de fièvre lente. Il paraît qu'ils ont été enlevés par une sorte de consomption scorbutique très-ordinaire dans les infirmeries de l'hôtel des Invalides. Mais j'ai trouvé la cause prochaine de leur mort dans des infiltrations et des épanchements sanguins ou purulents au voisinage de l'articulation malade. D'ailleurs, les fractures qui y avaient donné lieu n'offraient aucune apparence de réunion. Quelquefois même les extrémités rompues avaient souffert une érosion très-considérable, et dont cependant on n'apercevait pas les restes. J'ai aussi rencontré plusieurs cas où les pièces fracturées étaient dans l'état que je viens d'exprimer, quoiqu'il n'y eût ni épanchement, ni infiltration de pus ou de sang dans les parties circonvoisines, et quoiqu'elles ne parussent altérées en aucune façon, de sorte que la perte des sujets pouvait être aisément attribuée à toute autre cause qu'à la fracture avec laquelle ils étaient morts.

Quoique la méthode que je viens d'exposer soit le fruit des réflexions de M. Foubert, on ne peut disconvenir que la nécessité des extensions, souvent réitérées dans le traitement de la fracture du col du fémur, n'ait été connue d'Ambroise Paré. Voici comment il s'explique à ce sujet au chapitre xx du Traité des fractures : « Il faut que le chirurgien prenne » souvent garde que l'os ne se démette » comme on l'aura réduit, ce qu'il fait » aisément, parce qu'il est seul et que » par la moindre faute du malade l'os se » déplace et les extrémités chevauchent » l'une sur l'autre. Partant, faut à chaque » fois qu'on l'habille avoir égard à la fi- » gure de l'os, et conférer la longueur de » la jambe saine à celle du côté malade, » et auparavant que le calus soit fait, la » tirer et réduire, en sorte que le malade » ne demeure boiteux, et que le malade » se remue aussi le moins qu'il pourra. » — M. Heister recommande aussi de faire de nouvelles extensions toutes les fois que la cuisse vient à se raccourcir, ce qui ne doit pas arriver fréquemment,

lorsqu'on se sert, comme lui, des lacs appliqués au pli de la cuisse et au-dessus du genou et des malléoles, et fixés au chevet et au pied du lit ; Paré ni lui n'entrent dans aucun détail sur le temps pendant lequel ces extensions peuvent être nécessaires, et tous deux veulent qu'on se serve d'un bandage propre à contenir les pièces fracturées, pendant que M. Foubert n'en conseillait aucun et les jugeait tous inutiles et dangereux. Au reste, quand ils se seraient expliqués avec plus d'étendue, on aurait toujours obligation à M. Foubert d'avoir renouvelé l'usage d'une méthode peu connue, et d'en avoir confirmé l'utilité par ses observations.

Il le faut pourtant avouer, malgré les avantages qu'elle présente, elle ne peut empêcher que les personnes qui ont eu le col du fémur fracturé ne boitent plus ou moins, et n'aient le genou et la pointe du pied tournés en dehors ; ce qui vient de l'action constante des muscles fessiers et quadri-jumeaux, qui, tirant le fémur en haut, et lui faisant faire des mouvements de rotation sur son axe de dedans en dehors, ne permettent pas aux pièces fracturées de se réunir dans la direction qui leur est naturelle ; surtout si l'on n'a pas été assez attentif à contenir l'extrémité dans cette direction par le moyen des fanons. M. Lesne a montré à l'Académie le fémur d'une femme, âgée de quatre-vingt-neuf ans, qu'il avait traitée trois ans auparavant d'une fracture de la même espèce, suivant la méthode qui vient d'être recommandée, et elle en avait été parfaitement guérie. La réunion des deux pièces fracturées était très-solide ; cependant, il y avait à leur partie antérieure un écartement assez profond, à travers lequel on apercevait une substance en quelque sorte fibreuse. M. Berdolin avait aussi remarqué la même chose sur le fémur d'un homme de quarante ans, qui avait eu une fracture au col du fémur ; mais ce léger inconvénient, facile à réparer au moyen d'un soulier dont le talon soit plus élevé que celui du pied sain, doit être compté pour rien si l'on se rappelle que la fracture du col du fémur est quelquefois suivie de la mort des blessés, et qu'il y a des cas où elle ne se réunit point, ce que j'ai établi précédemment par des observations faites sur ceux qui sont morts de cette maladie. On remarque alors que la cuisse se raccourcit, malgré les soins qu'on prend pour la contenir et pour la ramener à sa longueur naturelle, et qu'elle tombe dans l'atrophie ainsi que la jambe et le pied. Cela n'empêche cependant pas que les malades ne se traînent avec des béquilles et ne parviennent, avec le temps, à appuyer la pointe du pied à terre, et à marcher même avec quelque fermeté.

( *Observation de M. Louis sur la fracture du col du fémur.* ) La contradiction qui se trouve entre les meilleurs auteurs sur les signes diagnostics de la fracture du col du fémur, d'après les différens faits qu'ils ont observés, a paru mériter une exposition détaillée. M. Louis est entré à ce sujet dans une discussion dont il suffira de donner le précis pour l'utilité des jeunes chirurgiens, qui seront plus attentifs à l'examen des maladies et plus en garde contre les jugemens précipités quand ils sauront comment les plus grands maîtres se sont trompés sur l'espèce de fracture dont il s'agit ici, laquelle a quelquefois été prise pour une luxation de la cuisse. — Ambroise Paré ayant été appelé pour voir une dame dont la jambe était plus courte que l'autre, le grand trochanter faisant éminence extérieurement plus haut que la cavité des os innominés, crut, faute d'attention suffisante, que c'était une luxation, et imagina avoir fait la réduction, lorsqu'il eut rétabli la jambe dans sa longueur naturelle. Deux jours après, l'extrême douleur ayant obligé à un nouvel examen, Paré trouva la jambe courte et le pied *tourné en dedans.* Il défit les bandes et vit le trochanter éminent comme avant : dans les efforts qu'il fit pour réduire la prétendue luxation, il sentit de la crépitation, et qu'il n'y avait point de cavité dans l'articulation : ces signes furent caractéristiques de la fracture, et l'auteur fut détrompé sur l'existence de la luxation.

Une fille de l'hôpital de la Salpétrière, agée d'environ cinquante ans, tomba de sa hauteur sur le grand trochanter ; et n'ayant pu se relever, elle fut portée à l'infirmerie par les personnes qui lui donnèrent assistance à l'instant même de la chute. M. Louis la visita au plus tard une heure après : la personne était grasse, il y avait déjà du gonflement ; l'espèce de chute, l'extrémité raccourcie et sans mauvaise conformation dans toute son étendue, le grand trochanter remonté, la douleur à l'endroit où il appuyait, la facilité de lui faire faire quelques mouvements en l'empoignant d'une main et

soutenant la cuisse de l'autre, ne laissèrent aucun doute sur la fracture du col du fémur. M. Louis fit en même temps deux remarques ; dont l'une a été omise par les auteurs, et l'autre se trouve contraire à ce que quelques-uns ont avancé. La première, c'est qu'en rapprochant la cuisse blessée de l'autre, il n'occasionnait aucune douleur ; ce mouvement semblait même soulager la malade : elle souffrait au contraire des douleurs fort vives, comme si on lui eût piqué les chairs, quand on écartait la cuisse ; parce qu'alors la surface fracturée appuyait contre l'os des îles ; cette observation a tout autant servi que les autres signes au vrai diagnostic ; il était facile de s'apercevoir dans ces mouvements que la tête du fémur ne faisait plus continuité avec le grand trochanter. D'après ces connaissances, on évitera les douleurs d'une extension faite sans précaution ; elles indiquent la manière de diriger méthodiquement les mouvements convenables pour la conformation des pièces fracturées. Il en a été fait mention dans le Mémoire précédent, d'après les réflexions de M. Louis : les secours qu'il a donnés ont été très-efficaces ; la malade a été très-bien guérie. — La seconde observation intéressante, c'est que la pointe du pied était tournée en dehors et le talon en dedans. Cette position est naturelle, et l'effet de l'action des quadri-jumeaux et de l'obturateur interne. M. Louis compara les signes qu'il venait d'observer avec ceux que les auteurs avaient décrits. Ambroise Paré dit positivement qu'à sa seconde visite à la femme dont il a été parlé plus haut, il trouva *le pied tourné en dedans :* l'expérience et la raison déduite des connaissances anatomiques et de l'action des parties prouvent que si le pied change de direction par le déplacement des pièces osseuses, c'est *en dehors* qu'il doit être tourné. La proposition d'Ambroise Paré, qui semble contraire à ce principe, paraît à M. Louis susceptible d'une interprétation favorable, et il la ramène à la constante vérité qui résulte de l'observation des faits. Paré vit le pied tourné en dedans ; mais ceci peut s'entendre de la position du pied plus près de la jambe saine que le genou, dans la situation de la jambe un peu fléchie ; ce qui n'empêcherait pas que le genou et la pointe du pied ne fussent tournés véritablement en dehors. C'est dans cette acception qu'il faut prendre l'expression d'Ambroise Paré. Il serait sans doute à désirer qu'on pût donner de même un sens avantageux à l'assertion de M. Petit : pour l'instruction de ses lecteurs, il n'a pas cru devoir passer sous silence la première méprise d'Ambroise Paré sur la nature de la maladie, et il rapporte un fait tout-à-fait semblable, dont il a été témoin. Un chirurgien l'avait appelé pour avoir son conseil sur un cas de luxation du fémur; dès que l'appareil de la prétendue luxation fût défait, on sentit le grand trochanter quatre doigts plus haut qu'il ne devait être ; ce qui, joint à ce que *la pointe* du pied et le genou étaient tournés *en dedans*, fit croire que l'os était luxé en haut et en dehors ; mais M. Petit ayant pris le pied, il en tourna la pointe en dehors *sans résistance*, et il reconnut par-là qu'il y avait fracture au col du fémur.

Personne n'a plus montré d'attachement à la mémoire de M. Petit que M. Louis ; mais il croit qu'il y a ici une erreur de fait. M. Petit avait certainement l'ouvrage de Paré sous les yeux en rédigeant son observation ; les expressions de l'ancien maître auront fait illusion à l'auteur moderne (1) ; M. Louis a observé qu'en remettant dans la position directe le pied tourné en dehors, il faut prendre quelques précautions en portant la partie supérieure de la cuisse du côté de l'abduction, et qu'on ne tournerait pas, suivant l'idée de M. Petit, le pied de dedans en dehors sans résistance et sans faire beaucoup de mal : enfin, dans la fracture du col du fémur, lorsque le grand trochanter est à quatre doigts plus haut que dans l'état naturel, la connaissance de l'attache et de l'action des muscles apprend que la pointe du pied doit être tournée en dehors, ainsi que le genou ; et ce n'est que dans un sens moins exact qu'on peut dire, comme Ambroise Paré, que le pied est en dedans, c'est-à-dire moins éloigné de la jambe saine que le genou ; car le talon peut toucher à cette jambe, la pointe de ce même pied étant en dehors.

Il y a environ dix ans que M. Sabatier pria M. Louis de voir feu M. Martin, prosecteur d'anatomie à l'amphithéâtre de l'hôpital de la Charité, retenu au lit par l'immobilité de la cuisse, à la suite d'une chute sur le grand trochanter. La seule disposition du genou et de la pointe du pied en dehors fit prononcer au premier coup-d'œil que cela se présentait comme une fracture au col du fémur. L'examen justifia le jugement que M. Louis en avait porté ; et ce fut lui qui conseilla d'appeler M. Foubert, dont l'avis fut confirmatif. Les détails de ce cas font le sujet de la première observation du Mémoire précédent par M. Sabatier. La possibilité de marcher, après les fractures du col du fémur, ne prouve pas toujours la consolidation des pièces fracturées : elles se conforment quelquefois l'une sur l'autre, de manière que l'articulation devient un double genou. M. de la Faye a des observations intéressantes, faites à l'ouverture du corps de personnes qui avaient eu le col du fémur fracturé, où l'on a vu cette conformation. Ses observations sont liées à d'autres faits qui concernent les luxations consécutives du fémur dans un Mémoire destiné pour un autre volume. — On lit, dans le *Traité des maladies des os* de M. Duverney, une très-bonne discussion sur la fracture du col du fémur. M. Louis a rappelé à ce sujet ce qu'il avait déjà dit ailleurs (1) sur le véritable auteur de ce livre. Il est rempli d'observations dont l'époque est postérieure à la mort de l'académicien sous le nom duquel il a été publié. M. Louis a fait voir à M. Duverney, le chirurgien, deux personnes qu'il a soignées à l'hôpital de la Salpetrière, de fractures au col du fémur ; et c'est d'après ces faits que M. Duverney a corrigé, dans ses cahiers pour les leçons sur les maladies des os au Jardin-Royal, l'erreur de la position du pied en dedans : elle avait sa source dans le récit d'Ambroise Paré, qu'on copiait avec plus d'attention au mot qu'à la chose. — Entre Ambroise Paré, qui a reconnu très-distinctement l'existence de la fracture du col du fémur, et les auteurs modernes, les suites de cet accident ont été très-avantageusement observées pour le progrès de l'art, par un habile chirurgien d'Amsterdam dont Ruysch fait mention. Il se nommait Gérard Borst, et était chirurgien en chef d'un hôpital où il y avait des femmes âgées et infirmes ; car Ruysch dit de lui que, dans sa place, il avait des occasions fréquentes d'ouvrir des cadavres de vieilles femmes ; et qu'ayant examiné sur huits sujets la cause de la claudication

----

(1) Peut-être n'y a-t-il eu que faute de copiste.

(1) Discours préliminaire du Traité de M. Petit sur les *maladies des os*.

qui avait subsisté pendant le reste de la vie après des chutes, il avait reconnu que la fracture du col du fémur en avait été la cause, et qu'il n'y avait point eu de luxations. Ruysch a fait graver, dans le huitième de ses trésors anatomiques, la partie supérieure d'un fémur tiré par Gerard Borst du cadavre d'une vieille femme, boiteuse depuis l'accident qui lui avait fracturé le col du fémur : l'on voit avec surprise que ce col a été anéanti et qu'il n'en est resté aucun vestige : le tissu spongieux s'altère, les lames et les filaments cellulaires qui le composent changent de forme, au point que la substance du col de l'os disparaît, et que cette partie semble usée et entièrement détruite. Le tissu membraneux et vasculeux du col du fémur, assez semblable au diploé qui est entre les deux tables du crâne, peut subsister comme dans tous les os qui s'amollissent par la seule destruction de la substance osseuse : suivant le degré d'engorgement et d'inflammation, il y a des modifications variées d'où résulte une nouvelle organisation qui peut représenter au lieu de col, entre le corps de l'os et sa tête, une substance ligamenteuse, attachée aux surfaces intérieures de la tête et du grand trochanter : cette substance intermédiaire, qui devient calleuse par le temps, sert de lien aux parties divisées ; les personnes qui sont dans cet état, doivent nécessairement boiter, parce que le membre est beaucoup plus court ; la tête fait un angle droit avec le grand trochanter, et il y a de la mobilité entre la tête et le corps de l'os, à l'endroit où était le col. On peut voir la disposition ligamenteuse qui a pris la place du col osseux du fémur après une fracture dans le neuvième trésor anatomique de Ruysch. — Ces observations sont de la plus grande importance pour le prognostic. Suivant nos auteurs dogmatiques, il semble qu'on devrait guérir à peu près aussi aisément les fractures du col du fémur que celles des autres parties : les faits comparés montrent, au contraire, qu'il est très-rare d'obtenir la guérison de cet accident, et que la plupart de ceux qui y survivent sont trop heureux d'en être quittes pour une claudication, effet de la destruction totale du col, ou d'un changement dans l'organisation de cette partie, qui se transforme en substance ligamenteuse. Mais ces vices consécutifs sont-ils inévitables ? Il paraît qu'ils n'ont eu lieu que dans les personnes où la fracture a

été méconnue, et par conséquent où les ressources de l'art ont manqué absolument. La réduction du membre, les soins nécessaires pour le maintenir dans la bonne conformation qu'on lui a donnée, ou pour l'y ramener au moindre dérangement ; les saignées faites à propos pour prévenir l'inflammation primitive, les topiques convenables à la résolution des engorgements ; l'usage des remèdes altérants propres à combattre les dispositions scorbutiques, ou d'autre nature ; enfin l'administration raisonnée des différents secours, pour remplir judicieusement les vues de la nature et celles de l'art, rendront certainement les événements fâcheux moins ordinaires, et les succès plus nombreux. — M. Boehmer, associé de l'Académie, membre de celle des Curieux de la nature et professeur d'anatomie en l'Université de Halle-de-Magdebourg, a publié, en 1751, des institutions ostéologiques remplies d'excellentes observations pratiques : il y établit que l'action des muscles dérange continuellement la fracture du col du fémur, qu'il se fait une nouvelle articulation et que les malades boitent par l'obligation où ils sont, en marchant, de se jeter le corps du côté opposé, pour y prendre le point d'appui nécessaire. Le seul défaut de consolidation dans les pièces osseuses ferait boiter de cette manière, quand l'extrémité ne perdrait rien de sa longueur naturelle. — M. Ludwig ayant été nommé, en 1755, successeur de M. Guntz dans la place de professeur d'anatomie et de chirurgie à Leipsick, donna une dissertation savante sur le col du fémur et sur sa fracture : *De collo femoris ejusque fractura.* La structure de cet os et son articulation supérieure, en différents âges, y sont décrites avec des détails intéressants : l'auteur y rappelle, entre autres observations curieuses, celles du second tome des Mémoires de l'Académie royale de chirurgie, où l'on voit comment l'os luxé, et non réduit, se forme une nouvelle cavité qui le rend propre à exécuter plusieurs mouvements. Dans ses Institutions de chirurgie, publiées en 1764, M. Ludwig dit très-positivement que, quoi qu'on fasse, la claudication est un effet de la fracture du col du fémur ; que, chez les jeunes sujets, il arrive souvent destruction de la partie et qu'il y a de plus grands maux à craindre, tels que les abcès et la vraie ankylose. Par des soins méthodiques, il sera possible de prévenir ces accidents : la raison a fait concevoir que les secours de l'art ne doivent pas être inutiles ; et l'expérience a déjà montré qu'on pouvait espérer plus de succès qu'on n'en a eus jusqu'ici, surtout chez les jeunes gens, où, toutes choses égales, la consolidation est beaucoup plus facile, et les sucs nourriciers de meilleure qualité que chez les personnes âgées.

## MÉMOIRE SUR LE TRAITEMENT DES PLAIES D'ARMES A FEU, par M. DE LA MARTINIÈRE.

La chirurgie ne prescrit l'amputation des membres que dans les cas extrêmes où ce sacrifice est indispensable pour la conservation de la vie. M. Bilguer, chirurgien-général des armées du roi de Prusse, pour obtenir le doctorat en la Faculté de Hale, y a présenté une thèse sur l'*abus de l'amputation des membres*, dans laquelle il entreprend de prouver que cette opération est très-rarement indiquée, et qu'il ne faut presque jamais y avoir recours (1). On ne peut qu'applaudir aux motifs qui ont porté cet habile chirurgien à écrire sur une matière aussi importante ; mais les cas d'amputer sont-ils aussi rares que M. Bilguer le prétend? C'est ce que nous ne pensons pas. Les grands maîtres qui ont eu des occasions fréquentes de traiter des plaies d'armes à feu, qui ont vu les désordres irréparables que causent les boulets, les éclats de bombes, les coups de canons chargés à mitraille, etc., peuvent opposer leur expérience aux préventions contraires. Ils s'élèveront néanmoins avec force contre l'abus de l'amputation ; et après avoir prouvé que c'est par principe d'humanité que l'art admet ce secours en beaucoup de circonstances où une nécessité absolue le requiert, ils n'en seront que plus attentifs à recommander la plus grande circonspection dans l'usage de cette opération, dont on peut abuser sans doute, comme on abuse des meilleures choses. La question n'est pas réduite à ces termes : on voit avec peine que l'on cherche non-seulement à décrier par des qualifications injurieuses ce secours essentiel, mais même à le proscrire

(1) De membrorum amputatione rarissime administranda, aut quasi abroganda.

entièrement de la pratique. M. Tissot, traducteur de la thèse de M. Bilguer, en a saisi la doctrine avec une sorte d'enthousiasme, qui ne lui a pas permis de se tenir dans les bornes mêmes que l'auteur avait posées. Il a été jusqu'à pervertir le titre de l'ouvrage, en l'intitulant : *Dissertation sur l'inutilité de l'amputation des membres*. Il ne parle de cette opération que dans les termes les plus propres à la faire tomber dans le plus grand discrédit : ici, il est affligé des *horreurs* qu'elle présente ; là, il exhorte les chirurgiens à abandonner *la cruelle et meurtrière méthode* de l'amputation ; ailleurs, son objet est d'accoutumer les chirurgiens français à *sentir l'humanité*. Ces imputations ne sont point des preuves, et elles ne peuvent suppléer à l'expérience et à la raison, qui ont démontré de concert que par cette opération un grand nombre de sujets ont été conservés à la vie qu'ils auraient perdue infailliblement, et que l'omission de ce secours a peut-être coûté la vie à un plus grand nombre. C'est ce que je me propose de prouver dans ce Mémoire, dicté par l'intérêt de la vérité, pour l'honneur de l'art. J'établirai d'abord la nécessité de l'amputation, en exposant les cas où elle est indispensablement indiquée ; j'examinerai ensuite la méthode regardée comme nouvelle, et qu'on nous donne pour la voie la plus propre à sauver les membres sans amputation : je ne diminuerai rien des avantages de cette méthode, puisqu'à quelques corrections près, que j'indiquerai pour sa plus grande utilité, c'est la même que les meilleurs auteurs ont recommandée, celle que j'ai toujours vu pratiquer par les bons chirurgiens, et que j'ai pratiquée avec succès depuis la guerre de 1733 jusqu'à la dernière. On me permettra de parler le langage de l'expérience acquise par des travaux suivis en Italie, en Bohême, en Allemagne, en Flandre, où j'ai vu un grand nombre de blessés à des siéges, à des batailles, et à des actions tout aussi meurtrières qu'il puisse y en avoir.

( *Nécessité de l'amputation.* — Ier *Cas. Membres totalement emportés.* ) Le premier cas qui se présente en faveur de la nécessité indispensable de l'amputation est celui où le membre même a été emporté entièrement par un boulet de canon. Ici la sensibilité des lecteurs ne peut être émue par des raisonnements pathétiques, par lesquels on chercherait à donner du prix aux plus frivoles espérances de conservation. Mais à qui persuaderait-on qu'on guérira facilement dans ce cas, où la dilacération des muscles, des tendons, des nerfs, des vaisseaux de tout genre, forme une plaie d'une surface très-étendue, irrégulière, faite de lambeaux de parties déchirées, contuses, mâchées, meurtries, susceptibles de tomber prochainement en gangrène, ou qui ne pourraient fournir qu'une suppuration putride plus dangereuse même que la gangrène. L'os qui soutient les chairs est inégalement éclaté; il offre des pointes aiguës, des angles tranchants, capables d'exciter des accidents fâcheux, même sur des chairs qui seraient moins maltraitées et plus sensibles. Quel parti les lumières de la simple raison peuvent-elles dicter dans une plaie semblable? M. Bilguer dira, « qu'ayant vu et soigné un grand nom- » bre de blessés auxquels des boulets » avaient entièrement enlevé quelque » membre, de façon que tous ceux qui, » attachés aux anciennes règles, n'osent » pas s'en écarter, auraient fait une » nouvelle amputation sur les restes de » ces membres emportés; il les guérissait, » autant qu'ils étaient guérissables, sans » ce triste secours. » — Nous nous faisons un mérite de notre attachement à ces anciennes règles qu'on voudrait proscrire, et nous n'abandonnerons pas des blessés de ce genre aux suites funestes de leur état : si l'on en a guéri, ce dont nous ne doutons pas, en attendant presque tout des ressources de la nature, il est sûr que le concours de l'art n'aurait pu qu'augmenter le nombre de ceux qu'on a sauvés. — Qu'on pèse mûrement les circonstances du déplorable état de la plaie, et tout ce que la nature a d'efforts à faire pour la guérison; et l'on connaîtra combien l'art pourrait lui prêter de facilités, en abrégeant le travail pénible de la séparation des chairs qui ne peuvent être conservées, en mettant toutes les parties délabrées de niveau, en sciant le bout de l'os, enfin en changeant l'aspect d'une plaie affreuse en une plaie plus simple, plus égale, d'une moindre étendue, et qui doit rendre l'ouvrage nécessaire de la nature pour la guérison beaucoup moins pénible, et en assurer d'autant plus le succès.

Supposons qu'un boulet ait emporté le pied deux pouces au-dessus des malléoles; le tibia et le péroné présentent nombre de pointes et d'aspérités, les fêlures des os s'étendent ordinairement beaucoup

plus haut. Si l'on ne fait pas la résection de l'extrémité de ce membre, le malade pourra guérir à la vérité, mais la cure sera plus longue; il n'aura pas couru moins de danger que par l'amputation; et ce qu'on aura conservé du membre le rendra moins propre aux fonctions auxquelles il peut servir après la guérison que si on l'eût amputé dans le lieu d'élection. — Dans les cas plus dangereux, si le malade ne guérit point, l'art n'en aura pas moins travaillé utilement en sa faveur d'après des indications positives. On sait que la réussite ne couronne pas toujours la meilleure conduite; mais l'amputation faite à propos ne peut pas être regardée comme une entreprise téméraire, qui ajouterait de nouvelles sources d'accidents à ceux qui tourmentent les blessés, puisqu'on ne fait que substituer une plaie aussi simple qu'il est facile de la procurer dans cette fâcheuse circonstance à une plaie très-compliquée et bien plus formidable. Nous ne voyons rien qui puisse empêcher, après ce secours, la guérison qu'on se serait flatté d'obtenir par les seules ressources de la nature : si les malades périssent quelquefois malgré l'amputation bien indiquée, les observateurs attentifs en ont trouvé la cause dans le désordre irréparable des parties conservées et souvent dans des circonstances étrangères qui ont été inévitables. — Aucun praticien n'ignore les effets terribles de la commotion, tels que la stupeur et l'inertie des solides. Ils se laissent facilement engorger, parce qu'ils ne réagissent plus sur les fluides; la coagulation des liqueurs de toute espèce, le trouble dans les esprits animaux, l'engourdissement de l'action vitale, rendent cette plaie plus fâcheuse que tout le désordre apparent de la solution de continuité des parties molles, et même que le fracas des os. On a cru que l'amputation, quoique nécessaire, ne remédiait pas à ces accidents, que l'œil du vulgaire n'aperçoit point : je pense qu'il ne faut pas faire un principe absolu de cette proposition; car, si l'on ne perd pas de vue la nécessité d'un dégorgement salutaire, l'amputation, indiquée d'ailleurs par le délabrement des parties dont la conservation serait impossible, sera faite dans un lieu où l'action vitale, moins stupéfiée, sera plus facilement excitée à faire des oscillations vivifiantes; et le chirurgien pourra, par la plaie même, procurer un dégorgement utile, non-seulement en laissant couler prudemment une cer-

taine quantité de sang relative à la surabondance de forces dont il aurait à craindre les effets, mais même en exprimant,
pour ainsi dire, par un contact bien dirigé, les sucs stagnants dans les plus petits vaisseaux et dans les cellules du tissu
adipeux. Il y a un vice de calcul de mettre sur le compte de l'opération la mort
de ceux qu'elle n'a pu sauver, et de ne
faire aucune mention de ceux qui sont
morts et que l'amputation aurait pu conserver. Ce double défaut d'exactitude
dans la supputation ne peut être trop
relevé pour le bien de l'humanité. — Les
choses accessoires ont souvent déterminé
les mauvais succès ; et au nombre de ces
choses, nous mettrons le délai forcé qui
a été tout aussi souvent préjudiciable que
la précipitation, que nous n'avons garde
d'approuver. Un blessé à qui une amputation faite sur-le-champ aurait sauvé
la vie n'a pu être pansé qu'au bout de
vingt-quatre heures, et quelquefois plus
tard : privé de tout secours, exposé à l'injure du temps, essuyant, après la chaleur excessive du jour, une nuit froide
ou pluvieuse, sans abri, n'ayant que la
terre pour lit, voilà les malheurs que la
guerre entraîne, et contre lesquels l'art
le mieux dirigé ne peut rien. Les différentes marches des armées forcent souvent à transporter les malades les mieux
secourus d'une manière fort préjudiciable à la nature de leurs blessures ; on est
obligé d'établir des hôpitaux dans des
lieux où l'on manque des choses les plus
utiles ; toutes les misères se réunissent
pour donner aux blessés qui en sont susceptibles un chagrin qui les met quelquefois en plus grand danger que leurs
blessures mêmes. D'après toutes ces considérations, on voit combien il est injuste d'attribuer les non-succès à une
opération nécessaire, dans les cas où
d'autres causes bien connues l'ont empêché d'êtree utile.

(II<sup>e</sup> Cas. *Grands désordres des parties blessées.*) Quand le membre n'est
pas entièrement emporté, le désordre
des parties est quelquefois si considérable que la conservation n'en pourrait
être tentée sans danger. Un chirurgien
expérimenté voit d'un coup-d'œil la perte
assurée du blessé qu'on confierait à des
espérances sans fondement, et qui ont
été si souvent funestes. Quelques exemples de réussite, dans des cas rares, ne
détruisent pas le principe favorable à
l'amputation. Qu'un jeune homme vigoureux, d'un excellent tempérament,

soit blessé par un boulet, ou par un
éclat de bombe qui lui fracture le genou,
les condyles du fémur et l'extrémité supérieure des os de la jambe sont fracassés, la capsule articulaire est ouverte,
les ligaments déchirés, les tendons et les
muscles sont contus et meurtris. Quelque effrayant que soit un pareil désordre,
il est possible qu'il y ait d'autant moins
de commotion et de stupeur aux parties
circonvoisines que le délabrement est
plus considérable. Pour éviter l'amputation dans ces cas, on conseille de grandes et profondes incisions, et le débridement de toutes les parties par des sections
transversales faites sans ménagement.
Par ce moyen on fait librement l'extraction des corps étrangers, et par des soins
méthodiques et des attentions suivies, on
pourra guérir le malade, qui ne sera pas
privé de son membre. Tout cela est vrai,
et l'on ne doit pas imaginer que des faits
de cette nature ne se soient présentés
plus d'une fois dans le cours d'une longue pratique. Mais pourquoi supprimer
l'énumération des accidents qui surviennent et les dangers que courent les malades dans une pareille circonstance ?
Combien y en a-t-il qui auront la force
de résister à la longueur du traitement
nécessaire, qu'on a souvent vu durer
six, huit ou dix mois ; qui laisse communément des fistules, des caries, avec les
douleurs et les autres inconvénients
qu'elles entraînent ? et pour un qui
échappe avec une ankylose, avec la difformité du membre et la plus grande difficulté à marcher même par le moyen des
béquilles, les autres regrettent le temps
qu'on a donné à de fausses espérances de
guérison, et l'on en voit qui périssent
des suites tardives de leurs blessures,
lorsqu'ils n'ont pas le courage de demander à temps une amputation, encore nécessaire après plusieurs années. On a des
exemples assez multipliés de ces sortes
de cas. Encore une fois, qu'on considère
avec attention l'état d'une plaie avec
grand déchirement et destruction des
parties molles et un fracas d'os considérable, surtout dans une articulation, et
qu'on la compare à la plaie d'une amputation bien faite ; qu'on estime, par la
connaissance qu'on a de la manière d'a-
gir de la nature, la différence de son
travail dans l'un et dans l'autre cas pour
la guérison du blessé, et je pense qu'il
n'y aura pas même le moindre prétexte
d'établir un doute raisonnable sur les
avantages de l'amputation.

Il y a donc des cas où cette opération est indispensablement nécessaire ; et l'Académie royale de chirurgie a pu poser cette assertion générale comme un principe, en demandant pour le prix de l'année 1754 : *En quel cas il fallait faire l'amputation sur-le-champ, et en quels cas il fallait la différer.* M. Tissot n'a pas bien saisi le sens de la proposition, s'il a cru que l'Académie admettait l'amputation comme absolument nécessaire dans toutes les plaies d'armes à feu, compliquées de fracas des os : le point précis de la question était de déterminer, dans les cas de nécessité absolue, les avantages ou les inconvénients qu'il y aurait à faire l'opération sans délai, ou à la différer. Cette proposition, dictée dans des vues très-louables et très-utiles, ne méritait pas, de la part même de ceux qui n'admettraient aucun cas de nécessité, la remarque injuste et déplacée, qu'on ne laissait d'autre alternative aux infortunés blessés que celle de perdre le membre sur-le-champ, ou seulement *quelques heures plus tard.* — Le Mémoire que l'Académie a jugé digne du prix donne des préjugés très-légitimes contre l'amputation faite dans les premiers moments ; et l'on y voit en même temps que le danger qui l'accompagne n'empêche pas que l'on ne soit malheureusement forcé d'y avoir recours lorsque le membre est tronqué, ou que le fracas est énorme et causé par un boulet, ou quand les principaux vaisseaux qui doivent servir à la nourriture du membre sont absolument détruits. L'amputation est-elle plus redoutable que ces grandes incisions, très-longues et très-nombreuses, par lesquelles on couperait hardiment en travers, tendons, muscles et ligaments, que ces extirpations de parties gangrenées dont on dépouille jusqu'au périoste un os qu'il faut ensuite scier ? N'est-ce pas faire très-douloureusement une amputation, en déclamant contre son utilité ? L'opération faite méthodiquement, suivant les préceptes de l'art, doit avoir plus de succès que ces dissections qui n'ont d'autres règles que la gangrène, qu'on est obligé d'enlever parce qu'on l'a attendue, et que l'amputation prévient lorsqu'elle est faite à propos. Ce sont néanmoins ces incisions qu'on dit être moins cruelles que la plaie de l'amputation, qu'on ne manque jamais de nommer avec l'épithète d'*horrible.*

Le peu de succès des amputations fai-tes sur-le-champ peut être attribué en général à la surabondance des forces des blessés, aux dispositions inflammatoires, à l'irritation du genre nerveux. On a remarqué, en effet, que lorsque l'on peut n'y procéder que tardivement, après que la fougue des accidents primitifs a été apaisée par les saignées, les boissons délayantes, le régime, etc., lorsque les esprits ne sont plus irrités, que les forces vitales sont au degré convenable, et quand le calme est rétabli dans toute l'économie animale, l'amputation réussit presque toujours. M. Tissot a dû voir dans la dissertation couronnée par l'Académie, en faveur des amputations faites tardivement, qu'on a donné à dix blessés des soins méthodiques pour tâcher de leur conserver les membres. On a cependant été obligé de les mutiler ensuite, non pas après quelques heures, comme il plaît à M. Tissot de le dire, mais le plus tôt au bout de vingt-neuf jours, et le plus tard quarante-sept jours après la blessure. Qu'on tâche donc d'infirmer les principes du traitement qui a précédé le temps où l'opération a paru consécutivement indispensable, en prouvant qu'il n'a pas été méthodique ; ou qu'on nous dise comment on aurait pu conserver ces membres sans avoir recours à l'opération qui a sauvé très-manifestement la vie à ces blessés ? Je choisis ces exemples consignés dans des ouvrages dignes d'estime, et, après les avoir opposés à des assertions vagues, dépourvues de tout fondement, et trop manifestement injurieuses à la chirurgie française, je passe à l'exposition sommaire de la pratique sur le traitement des plaies d'armes à feu.

(*Principes généraux sur le traitement des plaies d'armes à feu.*) La nature de ces plaies est assez connue ; elles sont l'effet d'un corps orbe qui a divisé les parties, en brisant les vaisseaux qui en font la texture, et y produisant la plus forte contusion qu'on puisse imaginer. Les extrémités des fibres divisées, sont repliées et refoulées sur elles-mêmes dans tout le trajet de la balle : c'est ce qu'on nomme l'*eschare*, par laquelle le dégorgement des fluides, qui couleraient naturellement des vaisseaux divisés dans une plaie de tout autre genre, est empêché. — Considérons d'abord cette plaie dans l'état le plus simple, traversant une partie charnue, sans complication de corps étrangers et de fracture, ou de lésion des vaisseaux principaux. La première indication du chirurgien méthodique est de changer la nature de cette plaie et de la convertir, autant qu'il est possible, en plaie saignante. Elle doit suppurer dans toute son étendue ; mais il est utile de procurer d'abord le dégorgement des sucs, que l'extrémité des vaisseaux refoulés retiendrait. On ne peut y réussir que par des incisions et des débridements convenables. Par ce secours, on sera le maître du succès ; on préviendra les accidents fâcheux, tels que le gonflement, les dépôts, les fusées de suppuration qui dilacèrent les parties, et qui obligent à multiplier les contre-ouvertures : il est essentiel que les premières incisions soient bien dirigées.

On s'abuserait assez grossièrement en croyant qu'on a rempli l'indication de débrider, lorsqu'on a fait à l'entrée et à la sortie de la balle de très-grandes incisions. Celles-ci, au contraire, sont fort dangereuses lorsqu'elles sont faites sans principes : en fendant beaucoup de peau, on ouvre une issue aux muscles qui font hernie par ces incisions indiscrètes, et elles ne remédient pas au gonflement ; les inflammations font du progrès, la fièvre, le délire les accompagnent ; l'étranglement produit souvent la gangrène et le sphacèle, à moins que des dépôts salutaires dans cette occurrence malheureuse ne rétablissent le calme. Pour débrider la plaie avec méthode, le jeune chirurgien, pour qui j'entre dans ce détail intéressant, doit introduire son doigt dans la plaie pour suivre le trajet de la balle ; c'est ce trajet même qui doit le diriger dans la pratique des incisions. Sans retirer le doigt, qui sera le guide de l'instrument tranchant, il étendra supérieurement et inférieurement l'entrée et la sortie de la balle, depuis l'intérieur jusqu'à l'extérieur, en allongeant en dehors, autant qu'il le jugera nécessaire suivant les circonstances : ce ne sera pas la peau seule qui sera comprise dans cette incision, au moyen de quoi les muscles sains ne seront pas exposés à faire une saillie, dont les suites ont été quelquefois fâcheuses. Dans l'intérieur, le trajet sera scarifié autant que les parties le permettront. Il s'agit d'opérer, par des saignées locales, le dégorgement des sucs retenus par l'eschare dans les vaisseaux divisés ; s'il y a des brides, elles seront coupées sur le doigt, qui en sera le juge : c'est le seul moyen de prévenir les étranglements intérieurs auxquels de grandes incisions faites à l'extérieur, sans prin-

cipes, ne remédient pas. — Lorsque les muscles sont recouverts d'aponévroses, il faut toujours denteler celles-ci en différents sens, par des scarifications qui préviennent tous les désordres de l'étranglement des parties subjacentes, lorsqu'elles viennent consécutivement à se tuméfier.

Quand une plaie est bien débridée à l'entrée et à la sortie, de manière que les doigts introduits par les deux orifices passent librement et se rencontrent sans trouver aucune gêne, elle devient pour ainsi dire une plaie simple, qui guérira facilement par les soins ordinaires. Cela ne peut pas toujours s'exécuter ainsi ; le volume de la partie s'y oppose quelquefois, ainsi que le voisinage des principaux vaisseaux, ou de quelques cordons nerveux. C'est ici que le chirurgien conduit par les lumières de l'anatomie exécutera avec fruit ce qu'un autre ne pourrait faire sans témérité et sans danger. Les étranglements aux environs des principaux vaisseaux ont des suites funestes bien promptes, puisqu'ils interceptent immédiatement la circulation du sang. Un praticien éclairé, maître de lui-même dans ces circonstances délicates, saura éloigner avec le doigt une artère considérable, et la mettre à l'abri de l'instrument qui doit couper une bride mortelle dans son voisinage. — Dans ces cas, et même presque dans tous les autres, je conseille l'usage d'une bande effilée, assez large pour ne pas faire la corde. Ce séton entretient une communication libre de l'entrée à la sortie, procure l'issue des matières purulentes, comme un siphon ; et, quoique plusieurs chirurgiens aient blâmé cette pratique, regardant le séton comme un corps étranger, il m'a toujours paru d'une utilité singulière : par son moyen, on a obtenu sans peine la sortie de portions de vêtements que la balle avait poussées dans la plaie, et qui, par un plus long séjour, auraient attiré des abcès, toujours accompagnés de fièvre et d'autres accidents fort préjudiciables. J'ai même vu plus d'une fois des chirurgiens, moins persuadés qu'ils n'auraient dû l'être de l'utilité des sétons, et trop pressés de les supprimer, dans l'obligation de les rétablir pour faire cesser les accidents qui avaient résulté de cette soustraction.

Les incisions convenables ayant été faites, dans le cas simple que nous prenons ici pour exemple, le premier appareil consistera en charpie sèche, dont on remplit fort mollement l'intérieur de la plaie ; on la recouvre de compresses qu'on contient avec une bande, dont les circonvolutions ne doivent pas être trop serrées. Un régime convenable et deux ou trois saignées, suivant les forces du blessé, le mettront à l'abri de tout accident. Le sang et la lymphe, auxquels on a ouvert une issue par les incisions et scarifications recommandées, produisent les premiers jours un dégorgement séreux et sanguinolent; la suppuration s'établit insensiblement, les sucs ne sont pas retenus, les malades ne souffrent que très-peu : l'on doit à ces incisions bien dirigées le calme dont jouissent les blessés, et qui les met à l'abri des abcès et de tous les symptômes dangereux qu'entraîne une conduite moins méthodique. — Les incisions, ainsi ménagées, sont donc utiles pour la plaie même, considérée comme une division contuse : mais on en sent encore plus les avantages pour la recherche des corps étrangers ; c'est un objet dont le chirurgien doit s'occuper sérieusement : la négligence à cet égard a eu souvent des suites funestes. On nous dispensera de rapporter sur ce point des exemples dont nous avons été les témoins oculaires; ils ne serviraient qu'à flétrir la réputation des chirurgiens qui n'ont pas suivi ces règles, et à renouveler les regrets des familles, qui ne seraient pas encore consolées des pertes qu'elles ont faites à cette occasion. — Si la balle a rencontré un grand os dans son passage, et qu'il soit fracturé avec éclat, c'est ici qu'il faut étendre, comme le dit M. Bilguer, les incisions haut et bas au-delà des bornes de la fracture; car ce n'est pas ce que le chirurgien coupe avec prudence et raison qui est difficile à guérir, c'est bien plus souvent ce qu'il ménage mal à propos qui fait obstacle à la cure : la plupart des accidents sont des suites de ce ménagement mal entendu. Il doit donc, dans le cas supposé, examiner d'abord l'entrée et la sortie de la plaie qu'il sera obligé d'agrandir, comme on vient de le dire ; mais il doit porter son attention plus loin, et considérer si la disposition des orifices de la plaie est telle qu'elle puisse permettre un libre écoulement aux matières que la suppuration fournira par la suite. Un vrai chirurgien ne se contente pas de remédier aux accidents présents, il faut que son intelligence lui fasse apercevoir les événements avant qu'ils arrivent.

L'expérience a appris qu'on pouvait prévoir dès la première inspection le besoin d'une contre-ouverture, pour suppléer dans l'intention susdite aux ouvertures de la plaie, moins avantageusement situées. On ne doit rien négliger pour le succès dans le traitement d'un cas aussi grave. Il faudra donc ouvrir d'abord en haut et en bas sur les voies que la balle a faites; et, si on le juge nécessaire, s'en préparer de nouvelles dans la partie la plus déclive, afin d'éviter le croupissement des matières et de favoriser la sortie des fragments dont l'extraction n'aura pas été possible dans le premier pansement.

Toutes ces incisions doivent pénétrer jusque sur les os fracturés ; il convient même de les étendre au-delà du fracas, jusqu'à la partie saine des os : ce n'est que par ce moyen qu'on peut juger sainement des esquilles qui peuvent être maintenues sur le corps de l'os, avec espérance d'en obtenir le recollement; celles qui ne permettraient pas cette réunion seront séparées des adhérences qui les retiendraient, et regardées comme corps étrangers capables de nuire.— Les plaies nettoyées des caillots de sang, et débarrassées de tous corps étrangers ou devenus tels, seront garnies mollement de charpie sèche, de façon qu'il n'y reste point de vide : des compresses et un bandage approprié, tel que celui à dix-huit chefs, contiendront suffisamment la partie, laquelle sera mise en situation convenable dans une boîte, ou dans les fanons et faux-fanons, si le membre le permet. — La conduite du chirurgien, dans le cas même de la fracture du fémur avec fracas, par un coup de feu, doit être réglée par ces mêmes principes; si ce n'est que les incisions, relativement au volume de la partie, doivent être beaucoup plus étendues : car le point essentiel est de pouvoir, en quelque sorte, considérer l'ouvrage de la nature dans le plus profond de la plaie. De plus, les masses charnues doivent être éloignées de l'os par l'interposition de la charpie, jusqu'au temps du moins que le dégorgement de la première suppuration soit fait, et qu'on ait pu ôter de la plaie toutes les parcelles osseuses qui ne pourront se consolider à la pièce principale. La charpie, qui remplit mollement le vide d'une plaie, empêche les chairs d'être irritées par les pointes des os ; elle absorbe les sucs qui exsudent de la plaie, et sert à les conduire au dehors. Sans cette attention dans les pansements, les matières, en séjournant, produiraient de nouveaux dépôts, des sinus, la fièvre et tous les autres désordres qui font quelquefois périr les malades, à l'instant même que, par la cessation des grands accidents primitifs, on comptait le plus sur l'espérance de les sauver.

Je conviendrai que cette méthode, que je crois fondée en bonne théorie et en saine pratique, n'est pas toujours exempte des plus funestes accidents, et même de la mort, parce qu'il n'y a aucun art qui puisse toujours en garantir. Mais j'ai vu souvent que la pratique opposée aux grandes et profondes incisions, dans les cas dont il est question, avait presque toujours été suivie de gangrène et d'une mort assez prompte. La nécessité fait quelquefois revenir aux secours qu'on a négligés; mais lorsque les miasmes de la pourriture ont passé de la plaie dans le sang, ces secours sont ordinairement superflus; et pour un blessé qu'on est assez heureux de tirer des bras de la mort, il en périt cent. — Souvent appelé dans ces cas désespérés, j'ai eu le bonheur de réussir quelquefois, par un procédé curatif semblable à celui que l'on tient en médecine dans le traitement des fièvres putrides de cause interne. L'application des vésicatoires à la jambe opposée à la blessure, quelquefois entre les épaules; l'usage des tisanes aiguisées de tartre stibié, pour procurer des évacuations constantes par les selles; des cordiaux donnés à propos pour soutenir les forces vitales; les absorbants dans le cas où la faiblesse et l'atonie n'étaient pas extrêmes : par tous ces secours et avec l'aide de la nature, j'ai vu des malades revenir, pour ainsi dire, de la mort à la vie. On pourrait même établir une cure prophylactique et avoir recours à ces moyens avant que le danger fût aussi marqué. On s'aperçoit d'avance par un malaise précurseur, par la suppuration dont la qualité et la quantité s'altèrent, par l'anxiété des blessés et par quelques mouvements fébriles, que le bon état des choses va changer. Pourquoi n'irait-on pas utilement au-devant des accidents? Il est certain qu'on préviendrait avec avantage les funestes effets des miasmes délétères, par la conduite qui y remédie quelquefois lorsqu'ils ont fait leur impression.

Les précautions peuvent même être prises de plus loin : une longue expérience m'a appris, et tous ceux qui auront voulu y donner la plus légère at-

tention le savent comme moi, que le danger des plaies d'armes à feu, même des plus graves et des plus compliquées, dépend souvent moins du désordre local que de la dépravation consécutive des humeurs, par laquelle toute l'économie animale est troublée dans ses fonctions. La plupart des soldats, et même les officiers, surtout à la fin des campagnes, sont, par les fatigues inséparables de leur état, dans une disposition très-prochaine à maladie. Souvent, à l'instant qu'ils sont blessés, ils ont le ventre farci d'aliments de mauvaise qualité : aussi voit-on qu'à peine on a calmé les premiers accidents, les matières qui se putréfient dans les intestins sont le germe d'une fièvre secondaire qui peut avoir les plus mauvaises suites. — On sait que toutes les fois qu'il y a des matières viciées dans les premières voies, de quelque nature que soient ces ordures, la fièvre s'ensuit nécessairement : les fièvres vermineuses, celles qui ont la crapule ou la bile surabondante pour cause matérielle, ne cèdent qu'aux vomitifs ou aux purgatifs. C'est aussi ce qui nous a indiqué la nécessité absolue d'avoir recours aux évacuants dans le cas de plaie d'armes à feu, et de soutenir même leur effet pendant un temps assez considérable pour empêcher les progrès du mal conjoint, qui mettait les blessés dans le plus grand péril. Il est donc permis de conclure que les moyens qui ont réussi à guérir pourraient à plus forte raison prévenir les symptômes; et c'est à quoi l'on a réussi plusieurs fois en faisant vomir ces blessés dès les premiers jours de leur accident.

L'usage du quinquina, dont nous avons éprouvé les plus grands effets pour donner du ton aux solides, pour fortifier l'estomac, absorber les mauvais levains et corriger le germe fébrile, et qui rétablit si puissamment la suppuration, qu'il rend plus louable, ne nous a paru manquer aux espérances qu'on en avait conçues que lorsqu'on avait négligé d'évacuer les malades avant que de s'en servir.

Enfin, lorsque le mal local a reçu tous les secours possibles, que les plaies sont bien débridées, qu'il n'y a aucun corps étranger dont la présence soit une cause d'irritation, qu'on a saigné suffisamment le malade, qu'on soutient ses forces par un peu de vin, qu'on l'a évacué à propos, qu'on ne lui fait pas observer sans raison une diète trop austère, qu'on s'oppose à la putridité par l'usage du quinquina et des acides, et que l'on calme suivant l'indication le système nerveux irrité, on peut tout espérer si le tempérament du malade n'est pas trop faible. Dans le cas de l'irritation du genre nerveux, j'ai donné avec bien du succès des gouttes d'Hoffmann, du sirop de Karabé et autres calmants; et de tous les purgatifs, celui dont j'ai vu les meilleurs effets est le tartre émétique mis dans la boisson du blessé en très-petite dose et continuée.

A l'égard des topiques, il n'y en a point à mon avis de préférable, surtout pendant les premiers jours, à l'eau marinée; elle résout le sang coagulé, dissipe les ecchymoses, et prévient les accidents des grandes contusions qui se terminent quelquefois en gangrène. Ce remède si simple, et qu'on trouve partout, est d'une grande ressource dans les contusions les plus étendues. Ce n'est cependant pas le seul auquel on puisse avoir recours: quand les solides sont en tension, qu'il y a de l'éréthisme et de la crispation, les fomentations émollientes et résolutives, et les cataplasmes de même vertu, ont opéré des changements salutaires: le traitement extérieur du membre est soumis à des indications raisonnées, qui doivent se tirer de l'état des choses; souvent on substitue aux émollients des cataplasmes aromatiques et anti-putrides, on anime les décoctions avec du sel ammoniac et de l'eau-de-vie camphrée, selon le besoin. Les médicaments mêmes qu'on introduit dans la plaie doivent être employés avec connaissance de cause. La naissance des chairs fongueuses qui se laissent abreuver de sucs mal élaborés, susceptibles d'une dépravation plus vicieuse par le croupissement, peut être l'effet de l'usage inconsidéré des médicaments gras et pourrissants. Je l'ai observé dans les hôpitaux où les blessés étaient abandonnés à des élèves qui ne manquaient ni de zèle ni de bonne volonté, mais qu'on négligeait trop imprudemment de diriger par des conseils utiles.

Je n'ai pas parlé d'un genre de blessure que j'ai eu occasion d'observer plusieurs fois; la partie qui a été frappée est sans division apparente, et même sans changement de couleur à la peau, mais les muscles sont lacérés et réduits en bouillie; les chairs et les sucs qu'elles contenaient à l'instant de la percussion, avec les fluides de tout genre que les lois de la circulation y font épancher,

forment, dans la cavité de cette plaie intérieure, un dépôt dont la matière est semblable à de la lie de vin. La tumeur est circonscrite, molle dans le centre et rénitente dans la circonférence. Ces signes ne seront point équivoques pour un chirurgien expérimenté; par eux j'ai prononcé avec assurance qu'il fallait promptement procéder à l'ouverture pour évacuer les matières épanchées; et l'on a trouvé quelquefois l'os dépouillé de son périoste dans le fond de ces meurtrissures subcutanées. Il est certain qu'on perdrait un temps précieux à attendre la dissipation de cette tumeur par tous les moyens capables de procurer la résolution, puisqu'elle n'en est pas susceptible; mais il faut être attentif aux signes pathognomoniques que je viens d'indiquer. Par leur absence, j'ai empêché qu'on ne fît des incisions inutiles sur des tumeurs qui ont été guéries heureusement en peu de jours, par le seul usage de l'eau marinée et de quelques saignées. — Telles sont les réflexions générales que la pratique des plaies d'armes à feu m'a suggérées; et je crois avoir prouvé solidement que l'amputation des membres était une opération indispensable en plusieurs cas.

L'hôtel royal des Invalides renferme un grand nombre de braves soldats qui ont risqué généreusement leur vie pour la patrie, et qui sont redevables de leur conservation au glaive salutaire de la chirurgie; il est possible qu'on y ait eu quelquefois recours trop légèrement; mais ce n'est point la faute de l'art, qui ne prescrit jamais que des opérations nécessaires. D'ailleurs, quelques exemples de personnes qui ont résisté aux conseils éclairés des plus grands maîtres, et qui n'ont pas laissé de guérir, ne prouvent rien contre l'opération en général. Car il reste à savoir si la prudence permettrait qu'on s'exposât à un pareil hasard, dont le succès est très-incertain. Au reste, je ne prétends ici que transmettre les préceptes que j'ai reçus des grands hommes qui ont fait la gloire de l'Académie royale de chirurgie et de nos écoles; leurs savantes instructions m'ont servi de guide dans la pratique, et je dois à la reconnaissance et à la vérité, pour détruire toutes préventions contraires, l'aveu public du fruit que j'en ai tiré; et de l'avantage dont elles ont été aux blessés confiés à nos soins.

MÉMOIRE SUR QUELQUES PARTICULARITÉS CONCERNANT LES PLAIES FAITES PAR ARMES A FEU, par M. LE VACHER.

Il n'est pas rare de trouver, sur un champ de bataille, des cadavres auxquels on n'aperçoit aucune marque qui désigne l'endroit où ils ont été frappés. Et parmi les blessés qu'on conduit dans les hôpitaux militaires, il y en a beaucoup qui périssent, quoiqu'à la première inspection on n'ait trouvé aucune trace de l'instrument qui les a touchés. — Ces effets malheureux ne sont ignorés d'aucun chirurgien qui a suivi les armées. On les a attribués jusqu'à ce jour à l'impression de l'air ébranlé par le boulet de canon qui a passé dans le voisinage. On a dit « que la commotion générale qui » accompagne les blessures par le canon » était un effet de cette cause, et que l'air » comprimé, condensé et poussé très- » promptement par un boulet mu avec » une grande vitesse, agissait sur le » corps avec plus de force et y produi- » sait une contusion plus forte que ne le » pouvait faire aucun corps contondant, » même des plus pesants. » — Cette erreur, que je me propose de détruire, a été adoptée par tous les auteurs qui ont écrit sur les plaies d'armes à feu, sans en excepter les plus modernes. — On la préconise surtout dans un ouvrage publié vers la fin de la dernière guerre (1). Elle ne mériterait pas d'être relevée, si elle était de pure spéculation, mais elle jette dans la pratique des incertitudes fort préjudiciables. L'occasion que j'ai eue de voir plusieurs blessures par le canon et mes réflexions sur cet objet m'ont porté à croire qu'il était possible de détruire le préjugé où l'on est que l'air ébranlé par le boulet peut blesser. Je tâcherai de prouver que les contusions sans marques extérieures sont faites par le boulet même, et qu'elles dépendent de la manière dont ce corps contondant se présente aux parties qu'il frappe. Ces nouvelles notions influeront nécessairement sur la pratique : détruire une erreur ne peut être une chose indifférente. L'attention fixée sur ce genre de blessure empêchera l'inaction des praticiens, et hâtera des secours efficaces, ordinai-

rement trop différés, parce que la maladie en imposait sous l'apparence trompeuse de l'intégrité des parties. — Le désordre causé dans les contusions dont il s'agit fournit une première preuve contre le préjugé vulgaire.

Sous une portion de peau qui n'est nullement endommagée dans le premier temps de la blessure, on trouve communément une quantité plus ou moins grande de sang épanché; les masses charnues sont écrasées et réduites en bouillie; les os les plus forts, tels que le fémur, sont souvent à nu, dépouillés même du périoste, quelquefois ils sont fracturés; or, comment admettre une relation de cause et d'effet entre un tel désordre et la masse d'air à laquelle on l'attribue. On sait, en physique, qu'un corps solide mu dans un fluide n'agit que sur une colonne de ce fluide dont la base est égale à la surface que le corps solide présente. Un boulet de canon, en parcourant un espace égal à son diamètre, ne peut déplacer qu'une portion d'air égale à son volume. La colonne obligée de céder le passage au corps mis en mouvement se divise en tout sens, en haut, en bas, à droite, à gauche; or, de toutes les parties de la colonne divisée, il n'y a que celle qui est jetée du côté du membre qui pourrait le blesser : on peut donc, sans crainte d'erreur préjudiciable à cette preuve, assurer que le volume d'air qu'on suppose capable de blesser est quatre fois plus petit que celui du boulet. La vitesse avec laquelle cette portion d'air frappe est aisée à déterminer; elle ne peut être plus grande que celle du boulet même : jamais un corps solide qui divise un fluide ne peut donner à ce fluide une vitesse plus grande que la sienne; il ne s'agit donc plus, pour déterminer l'intensité du choc relativement à celui qui se ferait par le boulet, que d'avoir égard aux densités respectives de ces deux corps. Le boulet, composé d'atomes de fer, est au moins douze cents fois plus dense que l'air; donc, suivant la loi invariable des chocs, la masse d'air frapperait avec une force quatre mille huit cents fois plus petite que celle avec laquelle le boulet frapperait. Comment donc serait-il possible qu'un choc aussi léger produisit d'aussi grands désordres que ceux qu'on observe dans les contusions dont il s'agit?

On se persuadera bien plus aisément que la chose est impossible si l'on fait attention que cette masse d'air qui heur-

---

(1) Dissertation de M. Bilguet, déjà réfutée sur son objet principal, dans le mémoire précédent.

terait le membre, n'ayant aucune dureté, n'offrirait pas assez de résistance pour exercer une pression remarquable; et cependant, sans une pression très-forte, les muscles ne peuvent pas être réduits à cet état de froissement et d'attrition dans lequel on les trouve. Il est encore moins possible que les os soient fracturés. —Il est certain que les corps mis en mouvement agissent en raison des résistances qu'ils rencontrent : or, l'air libre qu'un boulet traverse ne lui en oppose aucune sensible; comment donc, avec toute la liberté qu'il trouve à son passage par ce défaut de résistance, l'air pourrait-il être comprimé au point de devenir une masse contondante capable d'agir violemment sur nos parties? Personne n'ignore les effets formidables que produit la poudre allumée dans une mine bien fermée; les voûtes souterraines en sont agitées, les tours et les remparts sautent en l'air, tout ce qui résiste à cette explosion est détruit et renversé : mais si la mine est éventée, tout l'effet est perdu; il suffit qu'il y ait une issue libre par où la vapeur enflammée puisse s'exhaler. Après cet exemple si connu, on doit juger que le boulet qui parcourt un espace quelconque dans un air libre, avec quelque vitesse qu'il soit mu, ne peut en aucune façon comprimer une portion de cet air, pour qu'il soit capable de faire le moindre choc contre nos parties.

Sans emprunter de la physique les preuves pour se convaincre que l'air agité par le boulet ne produit aucune contusion, il suffit de faire attention à des effets très-ordinaires et connus de tout le monde. Un cavalier a sa jambe emportée par un boulet; il est frappé dans l'endroit où cette jambe touchait son cheval, cependant le cheval n'est pas blessé. Un soldat, serré dans son rang, a un bras emporté; son camarade, qui le touchait, n'est point blessé, et n'a pas même éprouvé la moindre secousse ni le plus léger ébranlement. Un boulet passe entre les deux cuisses d'un soldat : la droite est écrasée; la culotte du blessé est déchirée sur la cuisse gauche dans l'endroit correspondant, et cette cuisse gauche n'a souffert aucune lésion. J'ai vu un soldat auquel un boulet de canon avait emporté la basque de son habit; sa culotte était déchirée sur le côté extérieur de la cuisse; une cuillère de bois qu'il avait dans la poche de cette culotte fut écrasée, et il n'était nullement blessé. Je me contente de rapporter ces faits généraux, dont la possibilité ne peut être contestée de personne. Si l'air agité par le boulet pouvait blesser, il est certain que dans tous ces cas il y aurait eu une contusion plus ou moins forte aux parties ; le corps qui ébranlait ce fluide ne pouvait en passer plus près sans toucher.

D'après ces considérations, quel jugement doit-on porter sur une note de M. Tissot, médecin? Dans le nouvel ouvrage sur *les plaies d'armes à feu* dont il est le traducteur, il a renchéri sur tous ceux qui ont parlé de ces prétendus effets de l'air. Pour donner une idée de l'action que ce fluide ébranlé par un boulet peut produire, il a fait, en faveur, comme il dit, de ceux qui aiment à tout réduire en calcul, il a fait, dis-je, une règle de trois, dans laquelle les termes qu'il met en comparaison sont, d'une part, la vitesse avec laquelle un homme tombe sur un plancher et la densité de ce plancher, et de l'autre, la vitesse et la densité d'une colonne d'air qu'un boulet pousserait contre le même homme; il croit que les effets seront les mêmes, si les vitesses des contondants sont en raison inverse des densités. La fluidité de l'air et la dureté du plancher ne paraissent pas à M. Tissot pouvoir jeter d'erreur dans ce calcul, comme si les corps fluides produisaient par leur choc les mêmes effets que produisent les corps solides. M. Tissot va plus loin, et il présume que si la vitesse d'une colonne d'air, parvenue à un certain degré, croissait encore, les effets ne suivraient plus la raison simple des accroissements, mais qu'ils devraient être exprimés par quelqu'une de leurs puissances, c'est-à-dire que l'effet d'une vitesse de 150 degrés serait à l'effet d'une vitesse de 125, non pas comme 150 : 125, mais comme le carré, ou peut-être une autre puissance de 150, au carré ou à la puissance correspondante de 125. La lassitude qu'éprouve une armée qui marche contre un grand vent, il la regarde comme une meurtrissure générale, et il pense qu'on pourrait attribuer à la même cause quelques effets de la foudre. L'exposition d'un pareil système nous paraît emporter avec soi sa réfutation.—On aurait pu opposer, avec un peu moins d'invraisemblance, en faveur du choc de l'air, l'exemple des canonniers, qui éprouvent une hémorrhagie par les oreilles, et qui quelquefois perdent l'usage de cet organe, pour avoir été trop souvent ou trop long-temps exposés près d'une batterie;

mais ils n'en auraient pas été moins mal-traités quand le canon n'aurait pas été chargé à boulet. Ces accidents ne sont que l'effet du mouvement de l'air et des ondulations propres à former le bruit : ce mouvement particulier dans l'air produit sur les fibres plus ou moins vibratiles du corps humain des oscillations capables de déranger son organisation d'une ma-nière invisible ; mais jamais un boulet de canon, quelque grande que soit la ra-pidité de son cours, ne pourra commu-niquer à l'air un mouvement capable de blesser nos organes comme le ferait un corps contondant.

Si l'on doutait encore que l'air fût in-capable de produire ces contusions sin-gulières, dans lesquelles on a souvent remarqué que la peau n'était pas sensi-blement endommagée ; et si ce doute était fondé sur la difficulté de rendre rai-son de ces effets sans le secours de l'air, la facilité avec laquelle on en déduit l'ex-plication du choc incomplet par le bou-let achèvera de porter la conviction dans les esprits qui seraient trop préve-nus sur cette matière. — Examinons la figure d'un boulet : elle est assez régu-lièrement sphérique, et le petit trajet qu'il parcourt dans l'instant qu'il frappe nos parties peut être regardé, sans er-reur sensible, comme une ligne droite, malgré la courbe parabolique qui naît de son poids. Si ce corps sphérique ne se présentait jamais obliquement aux parties qu'il frappe, et s'il les touchait toujours par l'extrémité antérieure de son diamè-tre dans le sens de sa direction, alors les parties les plus fortes seraient emportées, et le boulet, sans changer de direction, continuerait de se mouvoir avec ce qu'il lui resterait de mouvement ; mais les choses ne se passent pas toujours ainsi ; le boulet arrive souvent aux parties qu'il blesse suivant une direction qui leur est oblique, et il ne peut les frapper que par une moitié, par un tiers, par un quart de son épaisseur ; l'effet alors est bien moindre, et les parties frappées peuvent quelquefois supporter la pression que ce corps exerce sur elles sans être dé-truites ; elles peuvent même lui résister assez quand l'obliquité est grande, pour changer sa direction, malgré l'extrême vitesse de sa progression. Or, pour ap-précier quel peut être le résultat d'un pareil choc, supposons, par exemple, qu'un boulet frappe par un segment qui serait le tiers de sa surface, une cuisse à sa partie antérieure ; dans ce cas, si tou-

tes les parties qui composent la cuisse étaient raides et inflexibles, le membre resterait entier ; il serait poussé d'un côté, et le corps choquant serait repous-sé du côté opposé, proportionnellement à la résistance qu'il aurait éprouvée ; mais la seule partie de la cuisse qui soit capable d'une résistance notable, c'est le fémur, lequel est recouvert de toutes parts de parties molles et souples ; ces masses doivent donc s'affaisser, s'aplatir sous le corps qui les comprime, et céder à son action avec d'autant plus de facilité qu'elles y sont sollicitées par un effort gradué ; je veux dire que le segment de la surface du boulet qui presse ces par-ties forme, en se présentant à elles, un plan incliné, de façon que les premiers points qui compriment n'exercent qu'une faible pression, ceux qui suivent com-priment davantage, et ainsi de suite en augmentant, jusqu'à ce que le boulet, venant à passer par son équateur, la compression soit à son dernier degré. Dès que le corps comprimant a cessé d'agir, les parties qui ont été déprimées se relèvent et la peau reprend commu-nément son niveau. Par ce rétablisse-ment qui en impose, on tomberait sou-vent dans une erreur dangereuse, si l'on jugeait, par l'état de la peau, de celui des parties qu'elle recouvre. Il ne faut pas oublier que la peau est souple et ex-tensible, que pendant le choc, elle a été protégée à l'extérieur par les vêtements, et que sa face interne a été refoulée con-tre des corps mous, qui ont fait à son égard l'office de coussinet ; mais ces masses molles, pressées contre le fémur, n'ont pas trouvé sur cet os un point d'ap-pui aussi favorable ; au contraire, la ré-sistance qu'elles ont éprouvée de cette part a dû les charger de tout le poids du coup. On a familièrement sous les yeux des exemples en assez grand nombre qui peuvent servir à prouver la vérité que je me propose d'établir : si sur un plan so-lide on place plusieurs corps les uns sur les autres, et qu'on vienne à frapper celui qui est supérieur, c'est ordinaire-ment celui qui touche immédiatement le plan résistant qu'on trouve brisé. On pose une noix sur une table ; on la cou-vre du pouce ; en frappant avec l'autre main, la noix se trouve écrasée sans au-cune douleur sensible dans le pouce. La roue d'une charrette passe sur la cuisse d'un homme ; les muscles sont froissés et écrasés ; le fémur est fracturé, et sou-vent il ne se trouve à la peau aucune trace de la roue qui a fait le désordre.

C'est donc sur les masses charnues, et non sur la peau qui les recouvre, que le boulet doit dans ces circonstances exercer son ravage. Ces parties, violemment pressées contre les os, sont froissées, triturées et dilacérées; les vaisseaux qui serpentent dans leur texture sont meurtris et écrasés : après cela, doit-on être étonné de trouver parmi les blessures par le canon de ces dépôts énormes de sang, cachés sous une peau pour ainsi dire dans son état naturel? blessures qu'on a faussement attribuées à la percussion de l'air manifestement incapable de produire un tel désordre.

La peau n'est pas la seule partie susceptible de se prêter, sans beaucoup de danger, à la pression latérale d'un corps contondant, et d'en transmettre l'effet aux parties situées plus profondément. Les côtes ont singulièrement cette propriété : si un boulet vient à les frapper incomplètement, leur élasticité, leur position oblique, relativement à l'axe de la poitrine, et plus que cela, leur articulation mobile avec le corps des vertèbres, permettront qu'elles soient abaissées, en cédant à la force compressive, et alors le poumon, comprimé par elles, recevra toute la violence du choc; il n'y aura de désordre qu'aux parties intérieures, les vaisseaux seront rompus dans la substance du poumon, et la mort, plus ou moins prompte, suivant l'étendue du désordre, en sera la suite. De ce qu'on aura ouvert plusieurs blessés, tués sur-le-champ par un boulet de canon, et à qui on a trouvé, pour toute cause de mort, le foie comme froissé, peut-on en conclure que les parties extérieures n'ont point été touchées? Il n'y avait aucune marque extérieure à la vérité, mais cela n'exclut point une impression réelle du boulet sur les parties contenantes : je pense que ceux qu'on a crus avoir été suffoqués par le passage d'un boulet de canon devant la bouche ont été frappés violemment à la poitrine, et que, faute de symptômes au-dehors, on n'a pas pensé qu'il pût y avoir de désordre dans l'intérieur. Le boulet passe avec tant de rapidité qu'on ne peut attribuer la mort à la suspension de la respiration, pendant un temps si court. — Mais en supposant que le blessé survécût, tant que l'exclusion des marques extérieures ne fera soupçonner que l'effet de l'air ébranlé par le boulet, la chirurgie n'aura d'autres secours à offrir que ceux qu'elle oppose

en général à toute commotion : ces secours ne donneront pas issue à une quantité de sang épanché dans la poitrine, dans le bas-ventre ou dans l'interstice des parties : au lieu que si le chirurgien, éclairé par une meilleure théorie, dirigeait ses vues curatives du côté d'un épanchement, qu'il a tout lieu de soupçonner, et que la nature des symptômes lui indiquera, lorsque de fausses notions sur la cause du mal ne les déroberont point à son intelligence, on pourrait encore espérer le salut des blessés par les secours utiles qui leur seraient administrés.

Le préjugé où l'on est, que l'air ébranlé par le boulet peut blesser comme masse contondante, est donc réellement contraire aux progrès de l'art et au bien de l'humanité, puisqu'il obscurcit le diagnostic des contusions par le boulet, et qu'il prive les blessés des secours capables de leur conserver la vie. M. de la Martinière, à qui une grande expérience a fait connaître l'espèce de contusion dont je viens de parler, a sauvé la vie à plusieurs blessés, qu'il a secourus très-promptement par des incisions nécessaires. Sous une autre direction, les accidents auraient fait des progrès fâcheux, en attendant, par une fausse confiance, de l'usage des moyens capables d'opérer la résolution le soulagement à un mal qui n'est pas susceptible de cette heureuse terminaison. — Les balles produisent en petit, lorsqu'elles frappent obliquement, le même effet qu'on a vu être la suite du choc incomplet du boulet. On voit très-fréquemment des contusions sur la peau, faites par une balle qui n'a pu l'entamer : on croit communément dans ces cas que la balle a manqué de force, ou pour avoir été lancée de trop loin, ou pour avoir déjà rencontré quelque obstacle dans son chemin. Cependant, quelque grande que fût sa force, une balle ne percerait pas la peau si elle la rencontrait selon une direction qui fût assez oblique à sa surface. On tomberait donc encore dans une erreur préjudiciable aux blessés, si l'on n'examinait pas avec attention ces sortes de contusions, surtout lorsqu'elles sont à la tête; car, dans un cas pareil, quoique la peau ne soit que légèrement contuse, le péricrâne peut être froissé, séparé de l'os; le crâne peut être fracturé. Lorsque la balle surmonte la résistance que lui oppose la peau, et qu'elle pénètre dans l'épaisseur des parties, il peut arriver qu'elle éprouve plus de résistance d'un côté que de l'autre : alors la direction primitive de la balle sera changée, et s'il se trouve constamment une suite de points plus résistants du même côté, l'ouverture que fera ce corps en sortant se trouvera bien éloignée de la direction qu'il suivait en entrant. La persuasion où l'on serait que la balle chemine toujours droit, en traversant les cavités ou l'épaisseur des membres, pourrait en imposer et faire croire que de certaines parties, situées intérieurement ou profondément, auraient été blessées, tandis qu'elles sont dans une intégrité parfaite : un exemple servira de preuve à ce que j'avance ici.

(I^re *Observation, par l'auteur.*) Au mois de décembre 1757, un soldat hanôvrien, blessé d'un coup de fusil, fut apporté dans un hôpital, à Brunswick. L'entrée de la balle était à la partie antérieure et moyenne de la cuisse, et sa sortie à la partie postérieure diamétralement opposée. Il était difficile de ne pas croire que le fémur fût fracturé ; cependant l'examen m'apprit qu'il ne l'était pas. Le malade fut traité selon l'art ; mais, au bout de quinze jours, il mourut de la contagion qui régnait et qui faisait périr beaucoup de malades dans nos hôpitaux. La dissection de la cuisse me fit voir que la partie antérieure du trajet de la balle menait droit à l'axe du fémur ; que cette balle avait contourné l'os, et passé entre lui et le muscle vaste externe, après avoir froissé et détruit toutes les fibres du crural qu'elle avait touchées ; la balle ensuite avait regagné la partie postérieure de la cuisse, pour sortir, à travers les triceps, dans la direction correspondante à celle qu'elle avait en entrant. — Pour peu qu'on réfléchisse sur ce fait, on voit que si la balle, détournée par la rencontre du fémur, avait suivi la nouvelle direction que lui donnait cet os, sa sortie aurait été à la partie externe de la cuisse ; il a donc fallu que la résistance du vaste externe, soutenu par l'aponévrose du fascia-lata, l'ait pour ainsi dire repoussée vers la partie postérieure de la cuisse. Il est donc vrai, quoiqu'en disent les auteurs qui ont écrit sur les plaies d'armes à feu, que les os ne sont pas les seules parties capables de changer la direction d'une balle, et que, dans certaines circonstances, les parties molles, pressées latéralement par ce corps, peuvent, malgré son extrême vitesse, lui résister assez pour produire cet effet : voici un exemple qui prouvera manifes-

tement que la résistance de la peau a suffi pour détourner une balle.

(II^e *Observation, par l'auteur.*) Pendant le siége du fort Saint-Philippe, dans l'île Minorque, un soldat reçut un coup de fusil à la partie moyenne et interne de la jambe gauche : le tibia ne fut point fracturé, et la balle resta dans la partie. Au premier pansement, qui fut fait peu de temps après la blessure, j'introduisis la sonde dans le trajet ; elle coula obliquement de haut en bas ; mais elle ne fut pas assez longue pour atteindre le corps étranger. En touchant à travers la peau, je sentis la balle logée derrière la malléole externe. A la faveur d'une contr'ouverture, elle fut tirée, et le malade guérit en très-peu de temps. — On voit par ce fait que lorsque la balle eut passé sur la face antérieure du tibia, elle faisait un effort pour sortir par tous les points de la peau qu'elle touchait successivement ; mais la résistance de ce tégument, supérieure à l'effort, a courbé la direction de la balle, jusqu'à ce que, parvenue derrière la malléole externe, elle ait perdu tout son mouvement. — En recherchant les balles restées dans l'épaisseur des membres, on serait donc exposé à faire des tentatives infructueuses et souvent préjudiciables aux blessés, si l'on prétendait toujours trouver le corps étranger dans le lieu diamétralement opposé à son entrée : l'absence des os dans le trajet, n'est pas une raison suffisante pour faire croire que la balle a cheminé droit ; et l'on voit combien on s'abuserait dans une contr'ouverture dont le lieu serait déterminé par cette fausse idée. — Le danger de cette erreur serait bien plus grand s'il s'agissait de la recherche d'une balle perdue dans le voisinage des grandes cavités. La nécessité de prévenir les accidents que doit entraîner après soi la présence d'un corps étranger, qu'on croirait resté dans ces mêmes cavités, pourrait déterminer à faire des contr'ouvertures pénétrantes, dont le moindre inconvénient serait leur inutilité. S'il était question d'une balle qu'on imaginerait avoir pénétré dans la poitrine, on pourrait encore faire un assez grand nombre de saignées inutiles, dangereuses même en certaines circonstances, et cela dans la vue de prévenir un engorgement inflammatoire du poumon ou de quelque autre partie renfermée dans cette cavité. Je serais tombé dans cette faute, à l'égard du blessé qui fait le sujet de l'observation suivante, si je n'avais été persuadé que les balles, que leur direction semble conduire dans la poitrine, n'y pénètrent pas toujours.

(III<sup>e</sup> *Observation, par l'auteur.*) Vers la fin de la campagne, en 1758, un grenadier-royaux fut blessé à la poitrine par une balle qui perça la peau au-dessous de la mamelle droite; il n'y avait point de sortie. Le malade ne fut pansé que deux jours après sa blessure, parce qu'il était resté dans le village voisin du lieu où s'était passée l'action. Je portai la sonde dans la plaie, bien résolu de ne pas pousser trop loin mes recherches au cas que la plaie fût pénétrante : la sonde fit assez de chemin entre la septième des vraies côtes et la première des fausses. Il me fut aisé de reconnaître que dans tout ce trajet la poitrine n'était point ouverte; mais rien ne m'assurait que la balle n'avait pas pénétré dans cette cavité par un autre point de son trajet : je tâchai de découvrir où était le corps étranger, en tâtant la peau dans une grande étendue de l'extérieur de la poitrine; mes recherches furent inutiles. Cependant, comme le malade ne crachait point de sang, et que sa respiration ne souffrait qu'une gêne assez légère, je fus réservé sur le nombre des saignées. Au bout de six jours, il se plaignit d'une douleur assez vive vers le milieu du dos, à côté de l'épine. Il y avait une tumeur, laquelle n'était que très-peu enflammée : je jugeai qu'elle était formée par la balle. En effet, à l'aide d'une incision, je la tirai sans peine. Il se forma, pendant ce traitement, plusieurs dépôts le long du trajet de la balle; ils exigèrent autant de contre-ouvertures. Elles contribuèrent à la guérison du malade, et m'apprirent en même temps que la balle avait exactement suivi le sillon que formaient les deux côtes, excepté vers la partie postérieure de la poitrine où elle avait coulé entre les muscles et la peau. — Si la balle eût pénétré dans la poitrine, selon la direction qu'elle avait dans le cas dont il est question, il est manifeste que les côtes et les muscles intercostaux auraient présenté autant de résistance qu'en a présenté la peau; alors la balle aurait pu couler entre la plèvre et le poumon, sans entamer ce viscère, et s'arrêter contre le corps d'une vertèbre dorsale. D'après cette supposition, qu'on est en droit de faire, l'observation dans laquelle M. Faudacq rapporte qu'une balle fit intérieurement le tour de la poitrine sans entamer les poumons, n'aura plus rien d'aussi incroyable. Dans un cas semblable, le désordre pourrait n'être pas fort grand dans l'intérieur de la poitrine, et l'on serait en droit de concevoir le plus grand espoir de guérison si des signes manifestaient le lieu qu'occupe le corps étranger, d'une manière assez positive pour qu'on en pût faire l'extraction par une contre-ouverture. — Une balle détournée par la résistance des parties molles peut encore conserver assez de force pour aller dans un autre endroit briser un os qu'elle rencontre, selon une direction plus approchante de la ligne perpendiculaire à sa surface.

(IV<sup>e</sup> *Observation, par l'auteur.*) Un capitaine au régiment d'Enghien fut blessé d'un coup de fusil à la bataille d'Hastembeck. La balle pénétra dans le ventre, par un trajet très-oblique du côté gauche, deux pouces à côté de la ligne blanche, et environ six travers de doigt au-dessus de l'arcade du pubis; il n'y avait aucune sortie. On mit tout en usage, dans le premier temps de la blessure, pour trouver ce corps étranger, afin d'en faire l'extraction. On fit le long du trajet plusieurs contre-ouvertures pénétrantes dans le ventre, desquelles on ne retira que l'avantage de faciliter l'écoulement de la suppuration. Rien n'indiqua dans les premiers temps la lésion des intestins. Le malade passa successivement entre les mains de plusieurs chirurgiens, et resta pendant huit mois exposé à tous les accidents que peuvent produire la présence d'un corps étranger dans les parties et le mauvais régime auquel il s'abandonna par désespoir. Les matières stercorales coulèrent par la plaie, et s'arrêtèrent à plusieurs reprises : lorsqu'elles cessaient de passer par la plaie, elles reprenaient leur route naturelle. Des adhérences heureuses, formées par l'inflammation, empêchèrent sans doute un épanchement, qui sans elles eût été mortel.

Vers la fin du mois de février 1757, je vis le blessé : il était dans le marasme; la fièvre était continuelle; les matières stercorales ne passaient plus par la plaie; la fesse droite et le haut de la cuisse étaient fort gonflés et œdématiés; le reste du membre était atrophié; le malade ne pouvait rester couché que sur le côté gauche. En pressant le haut de la cuisse droite, on faisait sur-le-champ sortir le pus par la plaie du ventre, et le malade se plaignait alors d'une douleur dans le centre de la fesse, qu'il comparait à une piqûre. Je soupçonnai dès-lors que la balle pouvait bien avoir pénétré jusqu'à la cavité iliaque et percé l'os des îles, que l'on sait être fort mince en cet endroit ; je proposai, en conséquence, une contre-ouverture sur l'os des îles, au lieu indiqué par la douleur et par le foyer du pus. Le malade était si ennuyé de son état, qu'il reçut ma proposition avec joie. L'incision fut faite en présence de M. Chavignat, chirurgien aide-major de l'armée, aujourd'hui premier chirurgien de la reine. J'ôtai d'abord deux esquilles fort angulaires ; la balle était engagée sous un faisceau de fibres charnues du moyen fessier : je coupai ce faisceau, et je la tirai. En portant le doigt pour reconnaître s'il ne restait plus d'esquilles, je pénétrai dans la cavité du bassin à travers l'os des îles ; le trou était assez régulièrement rond ; la circonférence de ce trou ne présentait aucune aspérité, elle était déjà recouverte de chairs. Les injections que je fis dans la suite des pansements entraient par la plaie antérieure et sortaient par la contre-ouverture. Le blessé se trouva mieux en peu de temps ; l'incision que j'avais faite fut bientôt guérie ; mais la plaie du ventre paraissait toujours enflammée et ne se cicatrisait pas. J'agrandis son orifice par une légère incision qui facilita la sortie de morceaux de vêtements que la balle avait enfoncés avec elle. Ces morceaux avaient conservé leur couleur et leur situation respective. Peu de temps après, M. le chevalier de la More, parfaitement guéri, rejoignit le quartier-général, et de là son régiment.

Cette observation, qui pourrait être intéressante à d'autres égards, n'est rapportée ici que pour prouver que la résistance des parties molles suffit pour changer la direction des balles, et qu'étant ainsi détournées, elles peuvent conserver encore assez de force pour briser les parties dures qu'elles rencontrent avec moins d'obliquité. En effet, on voit dans le cas dont il s'agit, que les muscles du bas-ventre ont empêché la balle de continuer sa route suivant la ligne directe vers le point diamétralement opposé, et qu'ils l'ont en quelque sorte rejetée vers le centre de l'os des îles qui a cédé, aussi bien que le muscle iliaque. Mais ce muscle détruit et l'os percé, parce qu'il ne présentait pas à la balle un plan assez incliné, le reste du mouvement a été trop faible pour achever de percer les muscles fessiers et la peau. — Com-

ment les auteurs qui ont écrit sur les plaies d'armes à feu ont-ils pu avancer avec tant d'assurance que les parties molles n'offrent pas assez de résistance pour changer la direction des balles ? Comment n'ont-ils pas fait attention à ce qui arrive quand une balle passe obliquement de l'air dans l'eau ? La seule différence dans la résistance de ces milieux change la direction de ce corps aussitôt qu'il touche la surface de l'eau. Quand l'obliquité est grande, la balle, au lieu de pénétrer dans l'eau, se relève bien au-dessus de sa surface ; et, au lieu d'une réfraction continuée, la balle est réfléchie : c'est une suite des lois du mouvement des corps.

Qu'une balle, lancée du point L, frappe obliquement la cuisse en T, et qu'elle y perce la peau, la résistance que présente ce tégument, à cause de l'obliquité, changera la direction, comme il arrive dans le passage oblique de l'air dans l'eau : cette balle, au lieu d'aller au point Z, qui est dans sa direction primitive, ira au point A, et fera effort pour percer la peau dans ce point. Mais la peau résiste latéralement ; et si la résistance est supérieure à l'effort, la balle ne sortira pas dans cet endroit, elle ira au point B : dans ce point, même résistance, même résultat, et la balle ira au point C. Si ce point résiste de même, la balle ira au point D ; et ainsi de suite jusqu'à ce qu'elle ait perdu tout son mouvement, ou que la peau se soit présentée à elle de manière qu'elle puisse agir avec toute sa force ; et, dans ce cas, l'effort étant supérieur à la résistance, le corps fera division et sortira par cet endroit. Si l'on voulait rechercher plus loin les preuves de ce que j'avance ici, la décomposition qui se fait du mouvement dans le cas du choc oblique, les fournirait. — Ces connaissances seraient stériles, si elles n'influaient pas sur la conduite que le chirurgien doit tenir dans le traitement des plaies d'armes à feu. On en peut tirer des inductions utiles, principalement lorsqu'il s'agit de la recherche des balles restées dans l'épaisseur des membres, ou dans le voisinage des grandes cavités, comme on a pu le voir dans mes observations. La perquisition des corps étrangers et leur extraction sont une partie de la chirurgie assez intéressante pour que tout ce qui peut jeter quelque lumière sur cette matière soit regardé comme utile : j'espère qu'en faveur de ce motif, on nous passera les détails de théorie physique dans lesquels il a paru indispensable d'entrer.

---

### NOUVELLES OBSERVATIONS SUR LA RÉTRACTION DES MUSCLES APRÈS L'AMPUTATION DE LA CUISSE ET SUR LES MOYENS DE LA PRÉVENIR ; par M. LOUIS.

La matière que je me propose de traiter a déjà été le sujet de mes réflexions. Une dissertation sur la saillie de l'os après l'amputation des membres, dans le second tome des Mémoires de l'Académie royale de chirurgie, expose spécialement les causes de cet inconvénient, et ce qu'on peut faire pour y remédier. Je me suis occupé ensuite des moyens de le prévenir : ils font la base d'un second Mémoire, inséré dans le même volume, et dans lequel j'ai tâché de prouver que la méthode de pratiquer l'amputation était susceptible de variations raisonnées, eu égard à la disposition des muscles dans chaque membre que l'on doit amputer. Il a paru que, pour éviter la saillie de l'os, les procédés opératoires pouvaient être diversifiés avec succès, dans les différents points d'un même membre, relativement à la direction particulière et aux usages des muscles que l'instrument tranchant doit diviser. Ce que j'ai avancé pour éclaircir des questions aussi intéressantes a changé la face de la chirurgie, sur une opération que je croyais avoir été trop négligemment soumise à des préceptes généraux. Les preuves de détail données sur chaque amputation, les arguments tirés de la raison et de l'expérience, mon attention à m'étayer des connaissances anatomiques, et à rapporter des faits de pratique relatifs aux points discutés, ne me privèrent pas des réflexions que mon sentiment suggéra à des adversaires utiles. Le jugement favorable que des hommes d'un mérite distingué ont porté sur mon travail, l'adoption que des chirurgiens célèbres en ont faite dans l'exercice de l'art, la préférence que des auteurs de réputation ont donnée dans leurs ouvrages à la doctrine que j'ai établie, et l'accueil que des juges éclairés et impartiaux ont fait à ce que j'ai été forcé d'opposer aux critiques qu'ont essuyées mes remarques sur les amputations, ne m'empêchent pas de ne voir aujourd'hui, dans mes premières recherches, qu'un essai que des observations multipliées devaient perfectionner. Les campagnes que j'ai faites dans la dernière guerre, en qualité de chirurgien consultant de l'armée du roi en Allemagne, m'ont fourni plusieurs occasions d'apprécier les diverses opinions, d'acquérir de nouvelles connaissances sur les points contestés, et de chercher dans la pratique de l'amputation de la cuisse la manière la moins désavantageuse à ceux qui auront le malheur d'être exposés à souffrir cette opération.

L'amputation la plus parfaite est, sans contredit, celle dans laquelle les chairs qui forment l'extrémité du moignon conservent assez de longueur pour se maintenir au niveau du bout de l'os. C'est un avantage qui n'est point ordinaire, surtout à la cuisse. On coupe circulairement la peau et les chairs, avec un couteau courbe, sur un plan égal : pour la facilité de l'opération, les parties molles doivent être assujetties par une bande suffisamment serrée ; mais si, sans aucune précaution relative à la rétraction des muscles, on scie l'os sur le même plan que les chairs, l'on ne doit pas être surpris que la plaie du moignon, au lieu de présenter une surface plate, ne forme par la suite un cône plus ou moins saillant. Cette disposition accidentelle de la plaie a les plus grands inconvénients. On sent d'abord que l'augmentation de sa surface rendra nécessairement la cure plus longue et plus difficile : ce n'est même que chez les sujets les plus robustes qu'une telle plaie pourra être considérée comme simple, et pour la guérison de laquelle il ne faudrait que de la patience et du temps. Les personnes délicates par tempérament, celles qui sont épuisées par des maladies internes, manifestées à l'occasion de l'accident qui a exigé l'amputation, celles dont les humeurs sont attaquées de quelques vices, soit primitifs, soit acquis par le long séjour dans l'air infecté d'un hôpital, tous ces sujets perdent journellement, par la grande surface de la plaie, les sucs nourriciers qui devraient les réparer. Les chairs restées sur la surface de l'os saillant deviennent molles et fongueuses ; les malades dépérissent peu à peu ; la fièvre lente s'en empare ; le reflux de la suppuration leur donne un cours de ventre colliquatif, et ils meurent dans le marasme. J'ai vu quelques malades qui ont péri par les accidents de la putréfaction des substances réticulaire et spongieuse de l'os, altéré jusque dans sa partie supérieure. On conçoit que cette carie interne a été la

34,

suite de l'inflammation et de la suppuration de la membrane médullaire et de la dépravation des sucs, et qu'elles peuvent avoir pour cause immédiate le dérangement de la circulation dans le canal osseux, causé par la rétraction des muscles et par la saillie de l'os, dépouillé de la plus grande partie des chairs dont il était entouré dans l'état naturel. Chez les personnes même le mieux constituées, la nature fait souvent en vain tout ce qu'elle peut pour consolider les chairs, de la circonférence au centre de la plaie. Ce centre est trop éloigné ; les liqueurs y sont portées par une action trop faible ; leur retour est encore plus difficile ; les chairs sont bientôt de mauvaise qualité ; les fluides qui y séjournent deviennent vicieux ; et l'on ne prévient des accidents qui n'en sont pas moins dangereux pour être tardifs et lents, qu'en resciant à propos la portion de l'os qui déborde la masse des chairs, retirées plus ou moins haut. Cette partie saillante restant couverte du périoste, du tissu cellulaire et de quelques portions charnues, s'exfolierait très-difficilement. On a observé d'ailleurs qu'on ne gagnerait rien à la dépouiller des grains charnus qui végètent sur sa surface. J'ai essayé d'intercepter, par une ligature fortement serrée, le cours des liqueurs nourricières sur la partie de l'os à rescier. Les chairs se sont flétries, la surface de l'os s'est desséchée, et l'on n'en pouvait espérer qu'une exfoliation superficielle, qui aurait laissé l'os diminué de volume, mais toujours trop excédant le niveau de la masse des chairs. Cela ne remplit pas le but de l'art, qui exige une exfoliation complète, c'est-à-dire la chute du cylindre de l'os dans toute l'étendue qui fait saillie. Par ménagement pour l'esprit des malades, qu'intimidait la proposition de l'usage de la scie pour la résection du bout de l'os, j'ai conseillé de se servir du cautère actuel. Nous savons, par le témoignage d'Ambroise Paré, que les blessés le souffrent, non-seulement sans peine, mais qu'il leur procure une sorte de volupté. J'ai fait construire pour cette cautérisation une espèce de cizoires, dont les lames sont mousses et échancrées en forme de croissant, afin d'embrasser le corps de l'os, directement à l'endroit où l'on veut en obtenir la séparation. Ce moyen abrège les difficultés, et dispense de l'application réitérée des cautères plats, par lesquels on voudrait brûler toute la portion saillante, en l'attaquant inutilement par son extrémité.

On ne peut pas douter que la rétraction des muscles ne soit la cause de la saillie de l'os. Ceux qui en admettant le fait, qui est incontestable, ont imaginé que cet accident dépendait de la fonte du tissu cellulaire par une suppuration abondante, ne se sont pas aperçu qu'ils faisaient de vains efforts de raisonnement, en se dissimulant la cause formelle de cette saillie, et prenant pour elle ce qui ne pouvait être regardé que comme une cause occasionnelle et déterminante dans quelques cas seulement. Comment peut-on se représenter le tissu cellulaire comme un lien capable de fixer les muscles et d'empêcher leur rétraction, sans renoncer aux connaissances les plus certaines qu'on a du jeu des parties ? Les muscles sont les organes du mouvement : dans l'état naturel, ils se contractent aux ordres de la volonté, et le tissu cellulaire ne met, ni ne peut mettre aucun obstacle à cette contraction. S'il y a des cas d'exception dans l'état contre-nature, il aurait fallu les désigner. On ne conçoit pas comment le tissu cellulaire, dans l'état ordinaire des choses, empêcherait les muscles coupés dans une amputation de se retirer vers leur principe ; mais la simple expression de cette vérité ne suffit pas pour répondre à des objections plus graves qu'on tire de l'exposition de plusieurs faits de pratique, par lesquels on a prétendu infirmer en même temps et ma théorie sur la cause de la saillie de l'os et la méthode que j'ai conseillée pour prévenir cet accident. — La plupart des chirurgiens qui avaient opéré les blessés que j'ai vus avec une plaie fort allongée en cône, se laissaient très-difficilement persuader que la méthode d'amputer eût pu prévenir cet inconvénient. Il n'avait, disaient-ils, eu lieu que tardivement. Pendant les premiers jours, les chairs et l'os étaient de niveau, et la plaie avait les meilleures dispositions. La suppuration avait relâché peu à peu les parties, et les muscles s'étaient retirés au point de laisser entre le bord de la plaie et le bout de l'os un talus de huit pouces. Voilà la rétraction des muscles bien avérée. Quoiqu'elle n'ait été qu'un effet consécutif de la suppuration, en est-elle moins la cause formelle de la saillie de l'os, qui peut produire les accidents les plus fâcheux ? et s'ensuit-il que la méthode d'opérer, en conservant plus de longueur relative aux chairs, par la plus haute résection de l'os, n'aura pas sur la manière ordinaire l'avantage de prévenir l'inconvénient de la saillie de l'os, ou d'en borner les effets en la rendant moindre qu'elle n'aurait été, sans l'usage des précautions prescrites ? Avant que de donner de nouvelles vues sur ce point essentiel, je dirai que la manière de panser les blessés après l'amputation peut contribuer plus qu'on ne le pense à la saillie de l'os. Il faudrait d'abord bannir les pièces d'appareil qui repoussent l'extrémité des muscles coupés vers leur principe : telle est la croix de Malte, que M. Monro a désapprouvée il y a long-temps. ( Voyez *les Essais de la Société d'Edimbourg.* ) Les compresses longuettes produisent encore un plus mauvais effet par la façon dont on a coutume de les appliquer. Avec un peu d'attention dans la manière de s'en servir, elles pourraient devenir aussi utiles qu'elles ont paru nuisibles à des praticiens attentifs et accoutumés à se rendre raison de tout, même dans les choses qui sont abusivement estimées de la moindre importance.

J'ai observé, dans l'examen des moignons, une circonstance remarquable, et dont on n'a fait jusqu'ici aucune mention : c'est l'inégalité de la rétraction des parties. La plaie a constamment plus d'étendue à la partie interne et à la partie postérieure de la cuisse ; la peau et les muscles découvrent une moindre surface à la partie antérieure du membre ; et il y a encore moins de rétraction à la partie latérale externe. Dans chaque cas particulier, j'ai vu ou j'ai appris que l'opérateur avait eu la précaution de faire une incision circulaire bien exacte ; et il était visible qu'on n'aurait pu faire maladroitement une coupe dans une obliquité aussi grande que celle qui résultait de la rétraction des parties, par laquelle le moignon était conique. On conçoit assez comment les muscles, qui forment le gros de la cuisse intérieurement et postérieurement, ont la liberté de se raccourcir plus que ceux qui couvrent les parties antérieure et latérale externe du fémur. Le muscle crural et les vastes sont attachés à l'os dans toute leur longueur, et la plupart des autres n'ont d'attaches que par leurs extrémités, et ne les ont pas même au fémur. Ils ne sont contenus le long de cet os que par le tissu cellulaire, qui est ordinairement épais et fort lâche. L'aponévrose du fascia-lata, tendue sur la partie externe de la cuisse, et l'adhérence du vaste externe, fournissent la raison de la moindre ré-

traction des muscles de ce côté. Mais ce qui mérite attention, c'est que la peau, qui par sa nature n'a aucune contractilité, suit le sort des muscles qu'elle recouvre : tous ceux dont la position est oblique tendent au parallélisme par leur rétraction ; et la peau devient plus ou moins lâche au-dessus de la circonférence de la plaie, sans déborder les portions musculeuses que la rétraction a le plus éloignées du point de l'os auquel elles répondaient, lorsqu'on en a fait la section. La fonte des graisses, qui favorise le raccourcissement consécutif des muscles, produit une union plus étroite de la peau à ces organes du mouvement, et procure sa rétrocession simultanée. Les vaisseaux même qui forment le cordon principal se retirent par la même cause. J'ai coupé, au bout de six semaines de l'amputation, des ligatures devenues inutiles, et qui étaient à six et huit travers de doigt plus haut que le bout de l'os ; les chirurgiens qui avaient fait les opérations m'assuraient qu'ils avaient lié l'extrémité du vaisseau au niveau du bout de l'os, au milieu des chairs qui le surpassaient alors par leur longueur ; qu'ils s'étaient flattés pendant plusieurs jours que la plaie resterait dans un état favorable à une prompte guérison ; mais que la rétraction des parties molles s'était faite consécutivement, sans qu'il leur ait été possible de l'éviter. L'appareil et les bandages répulsifs avaient pu y contribuer, et peut-être avait-on perdu par leur usage ce qu'on aurait pu gagner par les longuettes garnies à leur extrémité d'emplâtre agglutinatif. Elles empêchent l'éloignement de la peau, et peuvent la ramener vers le centre du moignon. Et comme la peau a été remontée par la rétraction des muscles, il est naturel de juger qu'en ramenant la peau, les muscles reviendront jusqu'à un certain point, surtout lorsque les causes qui excitent la contraction seront passées, et qu'il n'y aura plus d'éréthisme, de tension, ni aucun principe de convulsion dans la partie. Je puis assurer avoir vu diminuer en quatre jours les dimensions excessives de plusieurs plaies de cuisses amputées, par la seule attention de faire le bandage en commençant les circulaires, depuis le haut du membre jusqu'au bord de la plaie, et d'engager ensuite sous un second rang de circonvolutions, faites dans le même sens, un chef de chacune des deux longuettes. J'en appliquais une le long de la partie latérale interne, et l'autre le long de la partie postérieure ; lorsqu'elles étaient fixées par quelques tours de bande, je les ramenais, en les croisant sur le bout de l'os par le centre du moignon, à la partie opposée, où elles étaient assujetties par le reste des circonvolutions de la bande. Cette manière de panser tendait à rapprocher efficacement les parties les plus éloignées vers le point dont il aurait été à désirer qu'elles ne se fussent point écartées.

Une autre inattention dans la pratique des pansements produit aussi ce fâcheux éloignement des parties musculeuses. On ne prend pas assez garde à la situation du moignon dans le temps qu'on renouvelle les appareils. On fait fléchir la cuisse pour élever le bout du moignon et se mettre plus à portée de panser commodément la plaie. Plus on avance dans la cure, moins on prend de mesures à cet égard ; et j'ai vu beaucoup de blessés qui, se croyant hors de danger, auraient été bien fâchés de se priver de la satisfaction de faire faire à la cuisse un angle droit avec le corps, en la portant perpendiculairement en haut. Dans cette flexion, le bout de l'os semble sortir du moignon, et il s'élève effectivement au-dessus du niveau des chairs. C'est un mouvement déraisonnable, qu'on doit absolument interdire. Le chirurgien, au lieu de faire fléchir la cuisse, se procurera la plus grande facilité de panser le malade, en le faisant soulever des deux côtés avec une alèze, et en plaçant sous les reins et les fesses un petit matelas ferme et assez épais, ou un coussin de maroquin fait de crin bien serré. Le blessé ne courra aucun risque dans le mouvement qu'on fera pour le soulever ainsi. Il n'y aurait que le danger de l'hémorrhagie qui pourrait le faire craindre : mais la flexion de la cuisse l'occasionnerait bien plutôt que la manière d'élever le bassin du malade, comme je le recommande. — Cette attention dans le pansement fera plaisir au blessé ; car nous savons que la situation permanente qu'on est obligé de garder échauffe les reins et procure un grand tourment. Ambroise Paré nous assure, dans la relation instructive qu'il nous a laissée de la fracture compliquée de la jambe, dont il a éprouvé les accidents formidables, que la chaleur et la douleur des parties sur lesquelles le corps est appuyé sont ce qui fatigue le plus les personnes obligées de garder le lit. Aussi ce grand maître, traitant en particulier de la fracture de la jambe, a cru devoir faire un chapitre exprès sur la nécessité de soulager les parties comprimées par la situation du malade : il en avait déjà donné le précepte, en parlant des fractures en général, au chapitre où il prescrit l'attention que le chirurgien doit avoir de corriger les accidents. Il a même fait et tiré du latin un mot français pour exprimer le renouvellement de l'air, et par son moyen le rafraîchissement du lieu échauffé par le séjour constant des parties dans une même position. La *flabellation*, dit-il, se fera en changeant la partie de place, et en la soulevant quelquefois, afin qu'elle n'acquière inflammation. Tel précepte, ajoute-t-il, n'est seulement à noter pour les fractures, mais aussi pour toutes parties blessées.

Personne ne disconviendra qu'on ne puisse apporter quelques réformes utiles dans les pansements : mais ce que je viens de proposer, soit pour éviter la rétraction des muscles, en mettant le blessé dans une situation qui ne lui soit point désavantageuse, soit pour ramener les parties retirées vers le centre du moignon, par l'application méthodique des bandages, ne résout pas les plus grandes difficultés qu'on m'a faites. M. Pouteau, célèbre chirurgien de Lyon, rapporte dans un ouvrage de sa composition, intitulé : *Mélanges de chirurgie*, que de trois amputations de cuisse, deux faites selon mes principes avaient été suivies de la saillie de l'os, et que la troisième en avait été exempte, quoiqu'on n'eût eu aucun égard aux préceptes que j'ai donnés pour éviter cet inconvénient. — Plusieurs personnes m'ont objecté aussi que la rétraction des parties musculeuses n'arrivait point à toutes les amputations de la cuisse : on en concluait que la méthode ancienne d'opérer ne favorisait point cette rétraction ; et par une seconde conséquence, il s'ensuivait assez naturellement que les précautions que j'avais indiquées étaient inutiles contre un accident qui n'avait pas toujours lieu, quoiqu'on négligeât les moyens que j'avais prescrits pour le prévenir. Les faits que M. Pouteau déduit à ce sujet méritent quelque discussion. M. Merlin (1), maître en chirurgie à Lyon, fit, à l'hôpital de la Charité de cette ville, l'amputation de la cuisse à une fille de vingt-cinq ans. Il suivit l'ancienne méthode ;

---

(1) *Mélanges de chirurgie*, p. 373.

il n'ôta pas même, avant que de scier l'os, la ligature qui sert à contenir et à affermir les chairs au-dessus de l'incision. Loin de ramener ensuite les chairs vers l'extrémité de l'os scié, l'on fit ce qu'il fallait pour les en éloigner; car M. Merlin s'étant servi d'agaric pour arrêter l'hémorrhagie sans le secours de la ligature, il posa pendant trois jours et trois nuits des aides qui se relevaient alternativement pour presser avec la main contre la surface du moignon : cependant la guérison a été parfaite, sans aucune saillie de l'os. M. Pouteau, qui a vu la malade pendant le traitement et après sa guérison, assure qu'il n'y a rien à désirer du côté de la cicatrice, ni sur la figure du moignon.

Si le récit de ce fait pouvait passer pour une observation, j'objecterais avec quelque raison qu'un cas particulier est insuffisant pour fonder une règle générale, contre des principes établis d'une manière démonstrative. Il est prouvé premièrement que la saillie de l'os est un inconvénient très-ordinaire après les amputations de la cuisse. Secondement, les autres faits cités par M. Pouteau, et que nous examinerons dans un moment, prouvent que cet accident est arrivé après des opérations où l'on avait fait tout ce qu'on avait cru convenable pour l'éviter. Il fallait donc de deux choses l'une, ou que M. Pouteau prouvât que les précautions que j'ai indiquées, loin de prévenir la saillie de l'os, étaient capables de la procurer, et il aurait été en contradiction avec lui-même, puisqu'il finit par approuver ces précautions; ou qu'il se donnât la peine de chercher les raisons qui ont fait que, dans le cas particulier qu'il a rapporté, il n'y a eu aucune saillie, quoiqu'on n'eût pris aucune des mesures qui pouvaient s'y opposer. Voilà ce qui aurait rendu l'observation intéressante et utile : or, un simple récit où l'on a négligé d'exposer tout ce qui caractérise un examen attentif et raisonné, ne peut être qualifié du nom d'observation. Je parlerai d'après l'expérience en déduisant ce que j'ai observé avec la plus grande exactitude, afin de déterminer pourquoi la rétraction des muscles n'était pas toujours un accident primitif de l'amputation, et par quelles raisons il pouvait arriver que la cure ne fût en aucune façon troublée par cet accident, ce qui est néanmoins extrêmement rare. Nous trouverons la solution de ces difficultés dans l'examen de diverses circonstances dépendantes du tempérament du malade, de la nature de la maladie, et des accidents qui la compliquent; de sa durée, étant plus ou moins ancienne ou très-récente; de l'état sain ou malade de la partie sur laquelle on opère, etc., etc. Quelques exemples généraux suffiront pour jeter du jour sur cette question. — On ampute la cuisse à un homme pour un fracas considérable de la partie supérieure de la jambe, causé par un boulet de canon. La stupeur du membre, suite de la violente commotion qu'il a éprouvée, prive les muscles de leur action organique. Voilà une cause qui empêchera leur rétraction primitive; il peut arriver qu'ils ne recouvrent pas leur contractilité pendant la cure; ainsi la rétraction consécutive n'aura pas même lieu dans ce premier cas.

Un fracas d'os par une cause qui agit moins violemment n'aura paru exiger l'amputation que quelques jours après la blessure. La partie qu'on doit couper sera déjà dans un état de tension et d'engorgement, qui unit plus étroitement les muscles par le moyen du tissu cellulaire, lequel exerce alors sur eux une espèce d'action rétentive. Le tourniquet et les bandes, destinés à contenir et à affermir les chairs, empêcheront encore la rétraction primitive. A ces causes, qui gênent l'action des muscles, succède l'application d'un appareil qui exige un certain degré de compression. L'engorgement augmente par des causes mécaniques, et produit un nouvel obstacle à la vertu contractile. Ce ne sera, dans ce second cas, qu'après le dégorgement que la suppuration opère, que les muscles rentrant dans leurs fonctions pourront se retirer vers leur origine, et produire la saillie de l'os. — Les amputations de cuisses fracturées que l'on a eu pendant quelque temps l'espoir de conserver offrent une particularité remarquable. J'ai fait et fait faire quelques opérations dans cette circonstance. Les pièces fracturées n'avaient pas été mises, ou n'avaient pu être contenues de niveau. Le membre était devenu plus court, parce que les bouts de l'os avaient chevauché l'un sur l'autre; ou la perte d'une portion de la substance de l'os avait occasionné ce raccourcissement du membre. La rétraction des muscles ayant été portée aussi loin qu'elle pouvait l'être avant l'amputation, il est possible de scier le bout de l'os au niveau de la partie supérieure de la dilacération des chairs, et de les conserver d'une longueur suffisante qui le mette à l'abri de la moindre saillie. Il y a quelques exemples de cures des plus heureuses en ce genre. — J'ai eu le même succès sur de jeunes personnes atrophiées par la longueur et les accidents de la maladie, et notamment par des caries scrofuleuses dans l'articulation du genou. Les muscles depuis long-temps sans action, et le tissu cellulaire dépourvu de l'humeur graisseuse qui le rend lâche et extensible, ne faisaient, pour ainsi dire, qu'une même continuité avec la peau aride qui les recouvrait et l'os qui leur servait de point d'appui. L'opération faite au-dessus de la maladie, dans une partie qu'on ne peut appeler saine que comparativement, attire une inflammation nécessaire qui unit encore plus intimement les parties molles. La suppuration est médiocre, le dégorgement ne peut pas redonner aux muscles l'action qu'ils avaient perdue primitivement. Est-il étonnant que la rétraction n'ait pas lieu dans des cas pareils? et quelle conséquence en tirera-t-on contre ceux qui se présentent le plus ordinairement, et qui ont fait regarder la rétraction des muscles et la saillie de l'os qui en est la suite comme un accident ordinaire et très-fréquent?

Il reste à examiner les faits qu'on a allégués, pour prouver que des amputations faites suivant ma méthode n'ont pas eu les avantages qu'on s'en était promis. M. Pouteau rapporte deux cas qui lui paraissent peu favorables aux principes que j'ai posés. Je me servirai de ses propres termes : « Je coupai, dit-» il, à l'Hôtel-Dieu, la cuisse d'un hom-» me de quarante ans, ouvrier en soie. » Aussitôt que l'incision des téguments » et des chairs fut faite, j'ôtai la ligature » qui les avait affermis pendant l'inci-» sion. Je dénudai l'os à la hauteur de » deux doigts, de telle façon que, lorsque » l'os fut scié, les chairs outrepassaient » de deux travers de doigt. Je fis la liga-» ture des vaisseaux : après quinze jours » de pansements, je vis avec surprise » que l'os commençait à déborder les » chairs, ce qui augmenta encore pen-» dant huit jours. La cicatrice a cepen-» dant recouvert cet os, mais le moignon » est pointu (1). » D'après ce simple ré-cit, n'est-il pas clair qu'en supposant, comme je le crois (1), qu'on n'ait commis aucune faute dans les pansements, les choses eussent été moins bien, sans l'a-vantage qui, du propre aveu de l'auteur, est résulté de la manière dont il a opéré. L'os a été scié deux travers de doigt plus haut que dans la méthode ordinaire, et les chairs en outrepassaient l'extrémité de la même étendue; le malade a gagné par là d'avoir une saillie moins considé-rable, ce qui lui a évité des accidents fâcheux : pourquoi méconnaître le fruit qu'on a tiré du procédé qu'on a suivi? M. Pouteau, qui m'a communiqué, six ans avant l'impression de son livre, les mê-mes faits qu'il y a publiés, me permettra de suppléer, d'après sa lettre du 9 décem-bre 1754, quelques circonstances qu'il est utile de faire connaître. Voici ce que M. Pouteau me fit l'honneur de m'écri-re : « La première amputation suivant » votre méthode a été faite à un homme » de trente-cinq ans, extrêmement affai-» bli par les douleurs et par les remèdes » qu'on lui avait donnés depuis trois ans, » pour une ankylose au genou, laquelle » avait entièrement rongé l'extrémité in-» férieure du fémur et la partie supé-» rieure du tibia et du péroné. Après l'o-» pération, les chairs surpassaient l'os de » trois travers de doigt pour le moins. » Malgré cela, l'os a fait une légère sail-» lie, sur laquelle néanmoins il s'est fait » une cicatrice assez solide. » — On trouve dans ce second récit la nature de la maladie qui a exigé l'opération; les avantages de la méthode d'opérer y sont un peu plus relevés que dans l'autre, et les inconvénients y sont diminués. Cet homme avait les liqueurs viciées, et cet-te amputation, en s'en tenant même au premier récit, ne présente rien de con-cluant contre la méthode par laquelle on l'a faite. L'auteur n'a pas jugé à pro-pos d'insérer dans ses Mélanges de chi-rurgie l'histoire abrégée d'une seconde amputation faite suivant la même métho-de, par M. Puy, son successeur à l'Hôtel-

---

(1) Mélanges de chirurgie, p. 374.

(1) Il serait permis de ne le pas croire, puisque l'auteur rejette comme inutiles les soins qu'on se donne pour ramener les chairs et la peau vers l'extrémité de la partie coupée. (Ibid., p. 367.) Il ne re-commande ces précautions que dans les amputations à lambeaux, et c'est assu-rément le cas où l'on a le moins à crain-dre les effets fâcheux de la rétraction des chairs.

Dieu de Lyon. C'était à un jeune garçon de douze ans, malade d'un pédarthrocacé ulcéré au genou. L'os n'a point fait de saillie : voilà un second cas très-favorable exprimé dans la même lettre du 9 décembre 1754. J'apprends aussi des particularités sur une troisième amputation ; mais il faut en faire préliminairement l'exposé, d'après l'ouvrage imprimé de M. Pouteau.

Quelques mois après, M. Puy, qui lui a succédé dans la place de chirurgien-major de l'Hôtel-Dieu, fit l'amputation de la cuisse à un homme de quarante ans. Il suivit tous les préceptes recommandés pour la dénudation de l'os ; le fémur parut très-enfoncé lorsque l'amputation fut achevée. Cependant, après un mois de pansements, M. Puy fut obligé de recouper l'os au niveau des chairs ; la saillie augmenta encore après cette seconde opération, et on aurait été obligé de scier une troisième fois si le malade n'était pas mort (1). — Que de choses un récit aussi abrégé ne laisse-t-il pas à désirer pour l'instruction des lecteurs sur les causes de ces saillies récidivées ? Je ne répéterai point ici ce que j'ai dit dans mon premier Mémoire sur les accidents d'une seconde résection de l'os. Le jugement est porté, sur un cas pareil dans le cinquième tome des Mémoires de l'Académie ; et je n'ai pas négligé de montrer le moyen bien simple de garantir le blessé de nouveaux dangers dans une seconde opération, qui ne devrait jamais en causer. Mais la lettre de M. Pouteau fournit des éclaircissements qui manquent dans son livre, sur le cas de cet homme. Il était attaqué d'une ankylose ulcérée avec carie au genou, accompagnée d'une suppuration séreuse, laquelle s'étendait jusqu'à la partie moyenne de la cuisse. La saillie a été si considérable qu'on a été obligé de rescier l'os excédant. Cette opération n'a été faite que quelques jours avant que l'auteur m'écrivît. Tous les muscles de la cuisse étaient, dit-il, comme disséqués par une suppuration très-abondante, qui n'avait laissé entre ces muscles que quelques brides, qu'on fut obligé de couper pour détruire les sinus et les clapiers qu'elles formaient. Le moignon, quoique sans engorgement, était d'une grosseur très-considérable comparé à la même partie de la cuisse opposée. Cette augmentation de volume ne peut avoir d'autre cause, dit M. Pouteau, que la rétrogression de tous ces muscles. J'en conviens, et j'ajouterai que, dans les cas susceptibles de guérison, le seul bandage appliqué méthodiquement ramène ces muscles et la peau presque au niveau qu'ils avaient perdu. La suppuration avait détruit entièrement le tissu cellulaire qui lie les muscles les uns avec les autres ; rien ne les contenait, la saillie devait être considérable. Comment ce fait infirmerait-il la méthode d'opérer, qui ne peut être véritablement efficace que dans les cas où toutes les circonstances conspirerent à son succès ? On ne croit pas que M. Pouteau puisse conclure de cette observation que les inconvénients auraient été moindres, ou qu'on aurait pu se promettre plus de réussite, en négligeant toutes les précautions qu'on a prises et que la raison dicte, pour prévenir, autant qu'il est possible, la rétraction excessive des chairs, dont la saillie de l'os est un effet.

J'ai fait, à Gottingue, le 26 septembre 1761, l'amputation de la cuisse à un officier de marque, qui avait été blessé le 14 du même mois par un coup de canon chargé à cartouche. Deux chirurgiens, qui avaient porté le doigt dans la plaie, située postérieurement à la partie tout-à-fait inférieure de la cuisse, n'avaient pas trouvé le corps étranger. Au chemin que le blessé avait fait à pied pour rejoindre son cheval et monter dessus sans secours, on jugea que l'os n'était point fracturé. La cuisse avait sa longueur naturelle. La situation de la plaie sur l'artère crurale ne permettait pas de recherches indiscrètes : les saignées furent faites en assez grand nombre ; les cataplasmes convenables furent appliqués pour prévenir les accidents, qui nous parurent pouvoir être très-graves ; car dès le second jour nous reconnûmes, M. Duplessis (1) et moi, qu'il sortait de la synovie par la plaie. Il se forma des dépôts purulents à la partie antérieure de la cuisse, à chaque côté de la rotule, sous les vastes. Le pus coulait abondamment par la plaie, lorsqu'on pressait les endroits tuméfiés par l'abcès. Avant que de procéder à l'ouverture de ces tumeurs, je crus qu'il était convenable, malgré des avis

(1) Mélanges de chirurgie, p. 374.

(1) Chirurgien-major de l'armée, et membre de l'Académie.

dictés par une fausse prudence, de faire des recherches par la plaie même. Je trouvai au bout de mon doigt le condyle interne du fémur droit, brisé en plusieurs pièces assez considérables que le tendon aponévrotique des extenseurs de la jambe avait contenues en situation, et une grosse balle de fer, connue sous le nom de grappe de raisin, logée dans le tissu spongieux du condyle. Je déterminai le malade à l'amputation, qui fut faite sans délai le jour même. Le tourniquet fut placé entre la partie supérieure et la partie moyenne de la cuisse, que je coupai un peu au-dessus de la partie moyenne. J'eus l'attention de ne scier l'os qu'après avoir abandonné les chairs à leur ressort et à leur action organique, et avoir coupé avec le scalpel celles qui entourent l'os immédiatement au-dessus même du niveau des muscles qui ont la liberté de se retirer. Il y avait une fusée de suppuration le long du muscle crural, laquelle s'étendait quelques travers de doigt plus haut que la section. Dès le lendemain de l'opération, je levai l'appareil, avec les précautions convenables, vis-à-vis la fusée seulement, pour n'y pas laisser croupir le pus pendant plusieurs jours. La dilacération des muscles par la purulence contribua beaucoup à rendre le moignon un peu conique, mais d'une façon qui n'aurait pas allongé de beaucoup la cure, si le blessé n'était pas mort au bout d'un mois par un abcès formé sourdement dans l'articulation de la cuisse, et qui me parut l'effet d'un contre-coup que la résistance de la continuité du fémur à l'endroit frappé par la balle avait causé dans la cavité articulaire.

La dilacération qui désunit les muscles peut donc contribuer à la saillie de l'os, quelque attention qu'on ait donnée aux moyens de la prévenir. Mais le fait que je viens de rapporter ne me laissa pas sans quelques doutes sur les avantages des moyens proposés, et je connus qu'on pouvait beaucoup les étendre. Je regardai le tourniquet, placé à la partie supérieure moyenne de la cuisse, comme un obstacle à la rétraction primitive des muscles dans le temps même de l'opération, et comme une cause qui m'avait gêné dans ce cas, en m'empêchant de scier l'os plus haut que je ne l'avais fait. Pour se procurer cette facilité, il suffirait de comprimer uniquement l'artère, et exclusivement à toute autre partie. L'occasion de mettre cette idée en pratique

se présenta à Wolffenbutel, où je fus envoyé par M. le maréchal duc de Broglie, au commencement du mois de novembre 1761, pour quelques officiers qui étaient restés dans cette ville avec des blessures fort graves. J'y trouvai M. de Saint-Maclou, lieutenant du régiment de Vastan, abandonné entre les mains d'un vieux chirurgien du pays, qui espérait le guérir d'une fracture à la cuisse, faite par un coup de fusil devant Brunswick, près d'un mois auparavant. Le mauvais état de la jambe, les fusées de pus que la compression de la partie supérieure de la cuisse faisait sortir par les incisions qui avaient agrandi l'entrée et la sortie de la balle à la partie moyenne de la cuisse, extérieurement et intérieurement, et la fièvre continue l'avaient mis dans un état absolument désespéré, sous la conduite d'un chirurgien qui lui permettait de manger et de boire comme s'il eût joui de la meilleure santé. C'est la méthode allemande que l'on peut admettre jusqu'à un certain point dans beaucoup de circonstances : de plus grands détails sur le régime trouveront place ailleurs. La nature s'était défendue contre le mal avec assez de force pour me faire concevoir quelque espérance de sauver la vie à ce blessé par l'amputation de la cuisse. Je lui en démontrai la nécessité ; il se détermina sur-le-champ, et il aurait désiré qu'elle fût faite à l'instant même. Il fallut faire venir de Brunswick des instruments. M. Dougnon, premier chirurgien de la cour et de l'hôpital militaire de cette ville, vint à Wolffenbutel le lendemain, et assista à l'opération. La tuméfaction de la cuisse remplie de pus jusqu'à sa partie supérieure, et les réflexions sur ce que j'avais éprouvé de la gêne du tourniquet pour l'amputation de la cuisse, dont j'ai parlé dans l'observation précédente, me déterminèrent à me passer de ce moyen. Je chargeai M. Dougnon d'appuyer avec les doigts d'une main sur une compresse placée au pli de l'aine, à la naissance de l'artère crurale. L'opération fut faite sans aucune difficulté. Je sciai l'os assez haut entre les muscles dilacérés ; l'artère fut liée par M. Girardeau, chirurgien aide-major de l'armée, très-instruit et fort intelligent [1]. Je confiai de ce jour le malade à ses soins ; et malgré les fau-

---

[1] Aujourd'hui chirurgien-major du régiment de Piémont, infanterie.

tes que celui-ci a commises dans le régime, en suivant les principes de son ancien chirurgien, il a été parfaitement guéri. Je l'ai visité à Cassel, à son passage pour revenir en France, au mois de janvier 1762. Le moignon n'était pas conique ; il offrait au contraire une grosse masse charnue, dans le centre de laquelle le bout de l'os est fort enfoncé.

Ce n'est pas la première amputation de cuisse où je me suis passé de tourniquet, en me fiant à la compression faite par un chirurgien attentif et sur lequel on peut compter. Il y a environ six ans qu'on apporta à l'hôpital de la Charité un jeune garçon de quatorze à quinze ans, qui avait eu la cuisse fracturée avec plaie, à la campagne, à plusieurs lieues de Paris. Les abcès qui s'étaient formés à la partie blessée avaient détruit tout le tissu cellulaire ; et, par le peu de soin qu'on avait pris de ce pauvre enfant, la peau était exulcérée dans toute l'étendue de la cuisse, jusqu'au pli de l'aine. La jambe était presque sans vie, fort engorgée, et la pourriture de la partie inférieure de la cuisse menaçait le malade d'une mort prochaine. L'amputation pouvait retarder une fin aussi fâcheuse, et sans avoir d'inconvénients, malgré le triste état du sujet, parce que la cuisse ne tenait qu'à très-peu de chairs et à une petite bande de peau, du côté interne sur le trajet des vaisseaux cruraux. Il fallait cependant me rendre maître du sang. L'application du tourniquet, à la partie supérieure de la cuisse, aurait causé des douleurs aiguës au malade, à raison de l'ulcération de la peau. Je priai M. Bordenave de suppléer à l'usage de ce moyen par l'application de ses doigts sur une compresse placée au-dessous de l'arcade crurale. Je coupai les chairs ; M. Bordenave cessa de comprimer lorsque je lui dis de le faire ; le jet du sang me fit reconnaître alors l'orifice de l'artère crurale. Il appuya un peu plus ferme et le sang s'arrêta. Je fis la ligature avant que de scier le bout de l'os ; parce que dans les amputations faites sur le lieu même des fractures, on se débarrasse du membre par la seule section des parties molles. Le malade fut pansé, et a survécu quelques jours à une opération qui ne pouvait que lui être favorable. La facilité que j'eus de scier l'os fort au-dessus du niveau des chairs n'aurait pas permis qu'il fît la moindre saillie.

Je pense donc que c'est une perfection à proposer dans la méthode de faire l'amputation de la cuisse, d'ajouter aux préceptes qui ont été donnés sur ce point celui de ne comprimer l'artère crurale que dans le pli de l'aine, de façon que les muscles ne soient gênés que par la bande qui doit les affermir pendant la première section circulaire. Cette bande supprimée, la rétraction des muscles sera libre ; l'opérateur pourra donner tous ses soins à couper les chairs qui sont autour de l'os, et assez haut, à l'endroit où il sera possible de le scier avantageusement, pour conserver la masse des chairs dans la plus grande longueur relative. On appliquera ensuite un appareil méthodique, et l'on observera dans les pansements les nouvelles règles que j'ai données dans ce Mémoire. Comme dans l'opération on n'a pas toujours des aides intelligents auxquels on puisse confier la compression de l'artère, j'ai prié M. Pipelet le jeune de me construire un tourniquet qui pût servir à cette intention. Il a la forme d'un brayer pour la hernie crurale. La plaque porte dans son milieu une vis qui agit sur une pelotte placée à la partie antérieure et supérieure de la cuisse, sur l'origine de l'artère crurale. M. Petit avait imaginé pour cette compression un bandage plus compliqué, parce qu'il avait d'autres objets à remplir dans la cure de l'amputation de la cuisse, faite en 1731 à un seigneur qui n'est mort que depuis peu, plus de trente ans après cette opération. On ne peut faire mention de ce cas, sans rappeler avec respect, pour la mémoire de ce grand chirurgien, que c'est une des guérisons qui ont fait de nos jours le plus d'honneur à la chirurgie française (1).

---

REMARQUES SUR LE TRAITEMENT DES PLAIES AVEC PERTE DE SUBSTANCE ; par M. PIBRAC.

Dans un premier Mémoire imprimé parmi ceux de l'Académie, j'ai exposé l'abus des moyens que la pratique vulgaire avait adoptés pour maintenir les lèvres des plaies susceptibles d'une prompte réunion dans le rapprochement mutuel qui en favorise la consolidation.

---

(1) Voyez l'éloge de M. Petit, t. IV des Mémoires de l'Académie.

L'usage de ces moyens n'a pas lieu dans les plaies avec déperdition de substance. L'examen des états par où celles-ci passent successivement les a fait considérer sous cinq temps ou périodes différentes, qui sont celles de l'inflammation, de la suppuration, de la détersion, de l'incarnation et de la cicatrisation. Les auteurs ont rangé les médicaments qu'ils ont crus convenables au traitement de ces plaies, en autant de classes distinctes, et ils leur ont reconnu ou attribué des vertus capables de remplir les diverses indications que chaque temps leur paraissait exiger. Les émollients et les anodins ont été admis pour remédier à la tension des solides, laquelle est un effet de l'inflammation qui caractérise la première période; ils préparent le dégorgement des sucs qui embarrassent les vaisseaux de la partie enflammée. Les suppuratifs procurent ce dégorgement dans le second temps. On a recours aux détersifs pour mondifier et nettoyer les plaies. On a fait une classe de médicaments épulotiques ou sarcotiques, dont on use dans l'intention de procurer la régénération des bonnes chairs, sur lesquelles l'action des dessicatifs forme enfin une cicatrice ferme et durable. Toutes ces distinctions, faites avec tant d'ordre, et adoptées par les scholastiques, ont pu faire croire que pour l'efficacité du traitement des plaies avec perte de substance on devait être rigoureusement assujetti à l'usage de ces différents remèdes; mais l'expérience la moins éclairée montre tous les jours qu'une plaie parcourt tous ses temps, et qu'elle peut être conduite à une parfaite guérison avec un seul et unique médicament proposé quelquefois par l'empirisme, ou employé empiriquement, et qui, suivant les idées générales, serait assez mal approprié à une seule indication. La nature se suffit donc principalement à elle-même dans ces cas. Le chirurgien intelligent doit savoir quelles sont les limites de son art, c'est le moyen d'en connaître toutes les ressources, et il ne les emploiera jamais méthodiquement que quand il saura bien positivement ce que la nature, abandonnée à ses propres forces, est capable de faire pour elle-même. Les peuples non policés se guérissent de plaies très-considérables par l'application des remèdes les plus simples. Les animaux n'usent d'aucun médicament, et n'en guérissent pas moins solidement. Lorsqu'un chien peut lécher sa plaie, il enlève continuellement avec la langue les sucs purulents qui en découlent, et il guérit, malgré cette action répétée fort fréquemment, et qui semble détruire le précepte reçu, de panser les plaies le plus rarement qu'il est possible. La voie de l'analogie serait ici bien trompeuse, car l'expérience a appris que les pansements fréquents étaient fort à charge à la nature; que l'impression de l'air, l'action des médicaments et le renouvellement des appareils, quoique faits avec toute la dextérité possible, causaient toujours des irritations capables de troubler la nature et de déranger son travail. C'est essentiellement, et peut-être exclusivement par ce travail, que s'opère la guérison des plaies. L'action des vaisseaux expulse par la suppuration les sucs qui engorgent la partie. Cette action, et la chaleur naturelle qui en est l'effet inséparable, préparent, cuisent, digèrent, mûrissent, forment et appliquent les sucs nourriciers qui doivent consolider les bouches des vaisseaux ouvertes dans l'étendue de la plaie : la cicatrice, qui tient lieu du tégument naturel, est l'effet de cette conglutination. La nature fait tout, et l'art ne doit consister qu'à la favoriser et à éloigner les obstacles qui pourraient l'empêcher d'agir utilement. Ces principes ont été établis par Celse, par Galien, et admis par Paracelse, qui parle sur cette matière avec une éloquence très-persuasive. L'oubli de ces préceptes, et l'abandon de la pratique qu'ils prescrivent, sont l'objet des réflexions judicieuses de Magatus dans son excellent ouvrage sur la méthode de panser rarement les plaies (1). J'ai reconnu par expérience la solidité des raisons qu'il donne sur ce point, et contre l'usage des médicaments, souvent plus nuisibles que profitables en plusieurs cas où l'on croit communément retirer beaucoup de fruit de leur application. Je vais rapporter en peu de mots comment j'ai été éclairé d'abord sur cet objet, et je donnerai la suite des observations qui m'ont confirmé dans cette doctrine.

(I*re* *Observation*, par l'auteur.) Il y a trois ans que j'eus l'occasion de faire l'amputation du bras au fils du jardinier de M. Doublet de Breuilpont, âgé de quatorze à quinze ans, pour une carie scrofuleuse à la partie moyenne supérieure des os de l'avant-bras, avec engorgement qui s'étendait jusqu'à l'articulation du

_____

(1) De rara vulnerum medicatione.

bras. L'appareil ne fut levé complètement que le sixième jour, lorsque le pus eut détaché la charpie sèche qui couvrait la plaie. Elle était dans le meilleur état possible ; sa circonférence ne me parut pas plus étendue qu'à l'instant même de l'opération, et j'augurais avantageusement de ces heureuses dispositions. Je posai sur les chairs, suivant l'usage, un plumasseau couvert d'onguent digestif. Ce second appareil fut levé au bout de vingt-quatre heures. En d'autres temps la plaie m'aurait encore paru très-bien, et la suppuration de la qualité requise ; mais l'attention que j'avais donnée la veille à l'état des choses m'empêcha d'en juger ainsi. La suppuration me parut moins bien conditionnée que le jour précédent, et moins abondante qu'elle n'aurait dû l'être ; les chairs étaient un peu boursouflées, je les trouvai trop animées ; la plaie avait certainement plus d'étendue, et le moignon une plus grande circonférence, ce qui prouve que le tissu cellulaire s'était engorgé. Qui pourrait méconnaître à cet aspect le mauvais effet de l'application des onguents ? Il n'y avait cependant rien dans cet évènement que je n'eusse toujours remarqué en semblable cas ; mais je n'en avais pas été frappé comme en cet instant. Il semble que dans les choses ordinaires, l'habitude éloigne l'usage de la réflexion, et que la vue de l'esprit soit moins perçante à proportion de la facilité que les yeux ont d'être frappés des objets avec lesquels on est le plus familiarisé. Je pris sur-le-champ la résolution de panser la plaie à sec et mollement, avec de la charpie fine disposée en gâteau, afin d'absorber les sucs que les chairs fourniraient. J'enveloppai le moignon, même assez haut, de compresses trempées dans une décoction émolliente et résolutive, pour remédier à l'engorgement. Le lendemain j'eus la satisfaction de voir dans la plaie le changement heureux que cette conduite avait procuré. Je continuai de panser de la même manière ; et au cinquième pansement, pour la levée du quatrième appareil, je ne renouvelai que les compresses et laissai la charpie pendant deux-fois vingt-quatre heures. Le succès de ce délai fut visible, il m'indiqua de ne lever la charpie aux pansements suivants qu'après trois jours, et ensuite seulement tous les quatre jours. La plaie a été consolidée en moins de cinq semaines, sans accident, sans exfoliation, ce que je n'aurais certainement pas obtenu si j'avais usé de médicaments et fatigué journellement la plaie par des pansements toujours plus ou moins à charge dès lors qu'ils sont inutiles.

( IIe *Observation, par l'auteur*. ) Le succès de cette première tentative a été confirmé quelque temps après sur un homme à qui je fus obligé d'amputer, dans l'articulation, le doigt annulaire qu'il avait eu écrasé par une pierre : le désordre irréparable ne me permit pas d'en tenter la conservation. Par le seul usage des pansements avec la charpie sèche, il a été promptement guéri sans le moindre accident.

(IIIe *Observation, par l'auteur.*) Dans un autre cas, j'ai scié la seconde phalange du doigt du milieu au-dessus de sa partie moyenne, et le même procédé m'a donné la même réussite.

(IVe *Observation, par l'auteur.*) J'ai eu depuis un homme qui avait eu le doigt annulaire absolument écrasé, je me suis contenté de couper d'un seul coup, avec des ciseaux, toutes les inégalités osseuses au niveau des chairs restantes. D'après les faits précédents, sans avoir égard à la prétendue indication de faire suppurer les chairs par des médicaments, j'ai cru devoir plus compter sur les ressources de la nature pour cette opération, et j'ai pansé à sec. La partie supérieure était garnie de compresses trempées dans la simple eau de guimauve à froid. La cure a été très-prompte, sans exfoliation apparente, non plus que dans aucun des traitements dont je viens de faire mention. — Il est visible que dans tous ces cas la nature a été le principal agent de la cure. Les remèdes gras qui relâchent mal-à-propos, les résineux et les balsamiques qu'on y a joints pour former les digestifs, ont une vertu agaçante dont les chairs sont nécessairement irritées, il n'est donc pas surprenant que la suppression de ces remèdes ait des effets si favorables. Tous les praticiens conviennent que leur indiscrète continuation produit des chairs fongueuses qui empêchent la cicatrice de se former. On ne parvient souvent à détruire ces mauvaises chairs que par l'action douloureuse de la pierre infernale ou d'autres cathérétiques, lesquels enflamment nécessairement la plaie. Lorsqu'on a obtenu, par la cautérisation, le bon état qu'on aurait procuré par des pansements plus conformes à la nature, de quelle application retire-t-on plus de fruit que de la charpie sèche ? Cette considération doit décider en sa faveur pendant toute la cure.—J'ai pansé à froid, parce que je suis persuadé que les fomentations chaudes, en raréfiant les liqueurs, ne contribuent pas peu aux gonflements primitifs qui surviennent aux plaies, malgré toutes les attentions des saignées, de la bonne situation de la partie, du régime, enfin de tous les moyens qu'on emploie pour calmer ces gonflements et en empêcher les progrès. Il serait sans doute plus avantageux de les prévenir absolument, et c'est ce que je puis dire avoir obtenu par la méthode que je viens d'exposer. Ce serait outrer les conséquences que de prononcer, d'après ces faits, la proscription des onguents digestifs dans toutes les plaies avec déperdition de substance. Je n'ai entendu parler que de celles qui sont faites en parties saines, ou réputées telles; il y a des raisons suffisantes pour s'en servir, par exemple, dans les premiers temps de l'ouverture d'un abcès, parce que l'évacuation de la matière contenue dans son foyer laisse presque toujours subsister le besoin du dégorgement des parties environnantes abreuvées de pus, ou des fluides qui doivent se convertir en pus par une coction et une digestion qu'il faut favoriser, tant par les onguents digestifs appliqués sur les chairs découvertes, que par la continuation extérieure des maturatifs appropriés à l'état des parties. Mais, lorsque cette indication n'a pas lieu, lorsque la simple déperdition de substance est la cause formelle de la maladie, l'action des vaisseaux suffira pour former le pus, qui n'est alors, à proprement parler, que l'exsudation des sucs nourriciers de la partie : il n'y a aucune raison d'appliquer des médicaments pourrissants et balsamiques, que leur combinaison rend, à la vérité, moins dangereux qu'ils ne le seraient séparément, mais qui n'en sont pas moins capables de causer des irritations qu'il est très-convenable d'éviter. L'extirpation de deux cancers à la mamelle m'a fourni deux nouvelles occasions de me confirmer dans les idées que j'avais conçues de la bienfaisance de cette pratique.

(V<sup>e</sup> et VI<sup>e</sup> *Observations, par l'auteur.*) La première personne sur qui j'ai employé les seuls pansements avec la charpie sèche pendant toute la cure, était âgée de cinquante ans, l'autre en avait environ trente-deux. J'ai attendu, comme dans les autres cas cités, que la première suppuration eût bien imbibé l'appareil, de façon qu'il pût être enlevé sans douleur. À chaque pansement je posais promptement le plumasseau sur la plaie, sans l'essuyer; en sorte que le pus qui en couvrait la surface servait pour ainsi dire de médicament. Cette précaution, dont je n'avais pas encore parlé, prévient l'objection de ceux qui craindraient l'irritation des chairs vives par l'application de la charpie sèche : car ils voient que dans cette méthode de panser, la charpie se trouve humectée des sucs que la nature répand sur la surface de la plaie. Je ne me permets d'essuyer le pus de la circonférence que lorsqu'elle est couverte du plumasseau. Par ce moyen, j'évite le contact de l'air, que les praticiens de tous les temps ont regardé comme très-nuisible aux plaies. La rareté des pansements, que je ne renouvelais que tous les trois jours, concourait encore à la prompte guérison. Il sera permis de croire que cette méthode est aussi fort avantageuse par l'exemption des douleurs que cause l'application des médicaments : beaucoup de personnes craignent et redoutent le moment du pansement, à cause des douleurs vives qui se soutiennent plus ou moins long-temps après chaque levée d'appareil; elles ne cessent que lorsqu'une certaine quantité de matière est interposée entre la surface de la plaie et le médicament, dont elles émoussent l'action. La preuve de cette vérité se tire du précepte suivi des grands praticiens, qui se gardent bien d'essuyer les plaies et d'enlever les sucs capables de garantir les chairs de l'irritation. Entre leurs mains, et à cause de cette attention, les pansements sont moins douloureux. J'ai vu souvent, dans la conduite opposée, qu'ils étaient suivis de convulsions.

(VII<sup>e</sup> *Observation, par M. Louis.*) L'utilité des pansements avec la charpie sèche, suivant les règles qui viennent d'être proposées, a été reconnue et confirmée depuis peu par M. Louis. Il a fait à une femme de quarante ans l'extirpation d'une mamelle carcinomateuse, au commencement du mois de novembre 1765. Le quatrième jour, à la chute complète du premier appareil, qu'un dégorgement très-abondant avait détaché, il ne mit qu'un gâteau de charpie mollette; la plaie a été pansée de cette manière une fois par jour jusqu'au quinzième; puis de deux jours l'un, et, par la suite, de trois, puis de quatre en quatre jours. La cure a été radicale à peu près dans le terme ordinaire que la nature exige pour la consolidation d'une plaie avec une aussi grande surface; mais les pansements n'ont point été douloureux; il n'y a pas eu de chairs fongueuses, et la suppuration a été aussi abondante qu'elle a pu l'être pendant toute la cure. M. Louis croit avoir aperçu que le séjour du pus louable, retenu par les pansements trop éloignés dans les derniers temps, rendait les chairs un peu lisses. Il a usé de charpie râpée, et a pansé deux ou trois fois de deux jours l'un; les choses se sont très-bien rétablies, et la cicatrice a fait des progrès sensibles. Il faut se conduire suivant les diverses habitudes des malades, remplir les indications que l'abondance du pus et la nature des chairs prescrivent, ce qu'un chirurgien éclairé sait toujours saisir à propos.

La rétraction des chairs qui cause la saillie de l'os après les amputations, peut bien être déterminée en partie par l'action irritante des médicaments qui agacent la surface très-sensible d'une plaie récente. Les étranglements, les fusées, les abcès éloignés, peuvent venir de cette cause, à laquelle on n'a pas assez pris garde. C'est un étrange aveuglement que celui d'absorber scrupuleusement les matières purulentes, et de regarder comme un excrément nuisible une humeur que la nature prépare et répand pour sa propre conservation. Il me paraît démontré par l'expérience et par la raison, que dans les cas simples de plaies avec perte de substance, tels que j'en ai cités dans ce Mémoire, la méthode de panser rarement et de s'abstenir de tout médicament sur la surface découverte, mérite des préférences. — Cette pratique, comme je l'ai dit plus haut, n'est pas applicable à toutes les solutions de continuité par cause externe. Dans les plaies avec déchirement et meurtrissure, dans la morsure des animaux et autres cas semblables, il y a gonflement primitif; il se forme nécessairement une inflammation à laquelle succède une suppuration qui procure la chute des petits lambeaux dont les parois de la plaie contuse sont formées. Les premières matières que fournissent ces sortes de plaies sont des sucs croupissants, mal élaborés et à demi putrides, que la charpie sèche pourrait retenir avec quelque inconvénient; mais, dans ce cas-là même, il convient beaucoup d'avoir égard à la nature particulière de la plaie et à l'étendue précise des parties qui ont souffert la meurtrissure et la contusion.

Le déchirement doit être soigneusement distingué de la meurtrissure; car les parties sont susceptibles d'une très-exacte réunion dans toute l'étendue de la plaie où il n'y a eu que déchirement. Il n'y a point de praticien qui n'ait eu des exemples du rapprochement efficace des plaies à lambeau.

( VIIIᵉ *Observation, par l'auteur.* ) J'ai été appelé depuis peu pour une personne de considération, qui, en se lavant les pieds dans une cuvette de faïence oblongue, connue sous le nom de bidet, appuya si fort qu'elle en cassa le fond; une jambe passa au travers, et il se fit une plaie à lambeau pyramidal, à la partie externe de cette jambe. La base de ce lambeau avait au moins quatre travers de doigt de largeur à la partie moyenne de la jambe, et la pointe était à deux travers de doigt de la malléole. C'est à cette pointe seulement que la plaie était contuse, c'est là que s'était faite l'impression du corps qui avait divisé les parties: la peau y était fort mince et assez dénuée du tissu cellulaire, pour ôter l'espérance de pouvoir être conservée. Mon premier soin fut de réappliquer le lambeau dans toute son étendue et de le contenir avec des compresses, soutenues par des tours de bande, dont les circonvolutions ont été dirigées de haut en bas, afin que le bandage fût unissant. La saignée fut réitérée, et je fis fomenter l'appareil de décoctions émollientes pour détendre et relâcher, afin de modérer autant qu'il fut possible l'inflammation qui est inévitable. La douleur qui survint n'était pas considérable, elle avait été prévue; elle ne me fit pas changer de méthode: seulement je crus qu'il fallait employer des onctueux sur les lèvres de la plaie à sa partie inférieure. Je n'eus pas recours aux onguents ordinaires, composés de vieilles huiles, de graisses anciennes et rancies, que je crois fort irritantes. Un jaune d'œuf frais battu me servit à enduire le plumasseau que j'appliquais à chaque pansement: je n'employai pas d'autre digestif. La suppuration, qui est l'ouvrage de la nature, se fit à merveille avec ce simple médicament; et lorsque toutes les parties qui avaient souffert la meurtrissure ont été expulsées, lorsque la surface de la plaie a été vive et vermeille, j'ai pansé rarement et à sec, suivant les principes établis dans le corps de ce Mémoire; et le succès a répondu à mon attente.

MÉMOIRE OU L'ON PROUVE QU'IL NE SE FAIT POINT DE RÉGÉNÉRATION DE CHAIRS DANS LES PLAIES ET LES ULCÈRES AVEC PERTE DE SUBSTANCE ; par M. FABRE.

I. (*Sentiments des auteurs sur la régénération des chairs.*) Tous les auteurs ont pensé que la guérison des plaies et des ulcères avec perte de substance s'opérait par une régénération de chairs, pour réparer en quelque manière la substance détruite, et fournir la matière de la cicatrice. — Les principales opinions sur le mécanisme de cette régénération peuvent se réduire à deux. Les uns ont cru que le suc nourricier, qui, selon eux, répare la perte journalière de nos solides par la voie de la nutrition, réparait également la déperdition de substance dans les plaies. On a supposé qu'une petite goutte de ce suc, étant parvenue à l'extrémité de chaque fibre divisée, s'arrêtait à un des points de sa circonférence, et qu'en se durcissant, elle devenait *chair*; que la petite goutte qui la suivait se mettait à côté d'elle pour s'y unir; et que successivement ces gouttes s'arrangeaient à côté les unes des autres, jusqu'à ce que la circonférence de la fibre ou du tuyau fût augmentée d'un anneau de nouvelle chair. « Quelques ouvriers, » a-t-on dit (1), nous donnent une idée » sensible de ce mécanisme; car, lorsque » les maçons veulent élever la maçonne- » rie d'un puits, ils posent dans sa cir- » conférence plusieurs rangs de pierres » les unes sur les autres, jusqu'à ce que » l'édifice soit parvenu à la hauteur dé- » terminée : de même, lorsque l'an- » neau de nouvelle chair est exacte- » ment formé, les gouttes du suc nour- » ricier qui suivent recommencent un » nouvel anneau sur ce premier; et par » ce moyen chaque fibre ou tuyau » s'allonge peu à peu pour remplir le » vide de la solution de continuité. » — Cette opinion a paru peu conforme aux lois de la nature, on a jugé que la portion des vaisseaux coupés, ne pouvait être réparée par le suc nourricier que peuvent fournir ces vaisseaux. « Car, » dit M. Quesnay (2), il est certain que » les molécules de ce suc qui s'appli- » queraient les unes aux autres, ne forme-

(1) M. de Garengeot, Traité des opérations, etc.
(2) Traité de la suppuration.

» raient, en allongeant les parties cou- » pées, qu'une concrétion ou un massif » informe, au lieu d'un tissu organisé, » tel que paraît être la substance carni- » forme qui s'élève sur les plaies et les » ulcères. » On a donc rejeté ce senti- ment, et l'on a pensé que la régénération des chairs ne consistait que dans la dila- tation des plus petits vaisseaux, ou dans l'extension d'un tissu flexible et délié, qui croît par l'impulsion seule des fluides, et qui se change ensuite en une substance blanche, uniforme et plus ou moins solide. — Telles sont les principales opinions qu'on a adoptées sur la manière dont les plaies et les ulcères avec perte de sub- stance parviennent à se cicatriser. Je ne m'arrêterai point ici à examiner ce qu'il y a de vrai ou de faux dans chacune de ces opinions ; je dirai seulement qu'on a abusé de l'expérience, en fondant l'i- dée de la régénération des chairs sur les phénomènes qu'on remarque dans les plaies ; car, lorsqu'on observe la nature sans prévention, on reconnaît que cette régénération, ou ce qu'on appelle incar- nation dans les plaies, n'est qu'un vain fantôme qui peut faire illusion, mais qui s'évanouit lorsqu'on l'examine de près.

II. (*Observations qui démontrent que la nature suit une voie opposée à celle qu'on lui fait tenir dans la guérison des plaies et des ulcères avec perte de sub- stance.*) L'expérience et la raison démon- trent que la nature suit une voie oppo- sée à celle qu'on lui fait tenir dans la guérison des plaies et des ulcères avec perte de substance. Un objet qui mérite d'abord toute notre attention, et auquel tout raisonnement doit être subordonné, c'est le mécanisme par lequel les dimen- sions des plaies et des ulcères diminuent; mais ce n'est point par la voie des hypo- thèses qu'on peut parvenir à connaître ce mécanisme, c'est par l'observation la plus réfléchie.

1° Je suppose la plaie qui reste après l'amputation de la cuisse : le diamètre de cette plaie diminue insensiblement jus- qu'à ce que la cicatrice soit parfaite. Pendant la cure, on ne voit pas que les parties coupées acquièrent le moindre accroissement en longueur; on observe seulement que leur épaisseur diminue peu à peu, et qu'au terme de la guéri- son, toutes les parties molles, c'est-à- dire le tissu graisseux, les muscles, les gros vaisseaux, etc., sont presqu'entière- ment effacées à leur extrémité coupée; la peau s'est rapprochée de l'os, à mesure que le volume de ces parties diminuait, et la cicatrice formée par l'obturation des vaisseaux parvient à se coller immédiatement à l'os.

2° Soit une plaie formant une cavité à la partie antérieure de la cuisse, avec perte de substance jusqu'à l'os, et dont les parois ne peuvent point se toucher pour se réunir par agglutination : il arrive ici aux parties molles le même changement qu'elles ont subi dans le cas précédent, c'est-à-dire que l'épaisseur du tissu graisseux et celle des muscles s'effacent entièrement; ce qui permet à la peau de se rapprocher du centre de la division et à la cicatrice de se coller immédiatement à l'os. On observe encore dans ce cas que la cicatrice conserve pendant quelque temps le niveau avec les parties qui l'environnent, parce que ces mêmes parties ne se sont point encore relevées de l'affaissement qu'elles ont subi pendant la cure; mais, lorsque dans la suite elles acquièrent plus d'épaisseur par le retour de l'embonpoint, la cicatrice, qui, dans son centre, reste toujours adhérente à l'os, forme un enfoncement proportionné à ce qu'il y a eu de déperdition de substance.

3° A l'ouverture d'un abcès phlegmoneux, borné dans le tissu cellulaire qui est sous la peau, on trouve quelquefois un vide spacieux : la grandeur de cette cavité dépend plutôt de la dilacération et de l'écartement de ce même tissu que de la destruction réelle d'une portion proportionnée de la substance; mais ce qui est encore plus positif, c'est que la profondeur de l'ulcère ne dépend presque que de l'engorgement de la partie, qui a acquis un volume extraordinaire, par la présence des fluides arrêtés qui ont formé la tumeur. Or, l'on observe qu'à mesure que cet engorgement se dissipe par la suppuration, et en partie par la résolution, les bords de l'ulcère s'abaissent, sa cavité s'efface, et il ne reste point d'enfoncement à la cicatrice. — Dans les exemples que je viens de citer, on ne voit donc pas que la nature tende à réparer la substance détruite; il est évident, au contraire, que les parties divisées s'affaissent, et que c'est par cet affaissement seul que les dimensions des plaies diminuent; car il est important d'observer que le même mécanisme, qui diminue le diamètre de la première plaie, en rapprochant tous les points de sa surface vers le centre, efface également la cavité des deux autres, en diminuant

par degré la hauteur de leurs parois, jusqu'à ce que les bords soient parvenus au niveau du fond. — Mais, je dis plus, il est démontré par la structure de nos solides que, si la régénération des chairs par la dilatation et l'extension des vaisseaux avait lieu, elle serait un obstacle à la cicatrisation des solutions de continuité, dont je viens de parler. Nos solides, en effet, ne sont qu'un composé de vaisseaux; leur surface et leur volume augmentent ou diminuent, suivant que ces vaisseaux se dilatent ou s'affaissent; le tissu cellulaire, les muscles, etc., acquièrent beaucoup d'épaisseur par l'embonpoint, ou par un engorgement contre nature; mais nous observons aussi que ces mêmes parties peuvent être réduites à un très-petit volume, lorsque les vaisseaux, qui forment leur tissu, s'affaissent; car dans le marasme, le tissu graisseux est tellement effacé qu'à peine peut-on le distinguer dans les endroits mêmes où dans un autre temps il a plusieurs pouces d'épaisseur, et la masse charnue des muscles les plus gros est réduite à très-peu de chose. Or, d'après cette disposition et l'effet qui en résulte, il est évident que si la dilatation des vaisseaux faisait des progrès, par le principe de régénération qu'on a supposé dans les plaies et les ulcères avec perte de substance, les dimensions des solutions de continuité, que nous avons rapportées pour exemple, augmenteraient plutôt que de diminuer, puisque les parties divisées acquerraient nécessairement plus de volume et plus d'épaisseur par cette dilatation.

III. (*Explication du mécanisme par lequel les plaies et les ulcères avec perte de substance parviennent à se cicatriser.*) Les observations précédentes excluent donc toute idée de régénération des chairs dans les cas supposés; on voit seulement que les parties divisées, dont les vaisseaux s'affaissent par l'épuisement des fluides qu'ils contiennent, se rapprochent du centre de la division : la nature fournit ensuite un suc nourricier, qui, en s'épaississant et devenant solide avec le temps, colle ensemble toutes ces parties; et enfin le desséchement de la surface des chairs ulcérées forme la cicatrice. Examinons plus en détail cette marche de la nature.

(*Causes de l'affaissement des parties dans les solutions de continuité avec perte de substance.*) Nous reconnaissons deux causes capables d'affaisser nos parties dans les plaies et les ulcères avec perte de substance, savoir: l'amaigrissement et la suppuration. L'amaigrissement produit par la diète ou par les évacuations est une cause réelle de l'affaissement de nos solides dans les plaies. Il est certain que, par l'amaigrissement seul, le volume de la cuisse malade, après l'amputation, diminue pendant la cure de plus de moitié (1). Cette diminution est prise non-seulement sur le tissu graisseux qui s'efface entièrement, mais encore sur les muscles qui s'affaissent beaucoup : diminution par conséquent qui suppose nécessairement celle du diamètre de la plaie, puisque ce diamètre est le même que celui des parties coupées. On peut donc juger par là comment le défaut de régime peut devenir un obstacle à la cicatrisation d'une solution de continuité: nous voyons en effet, dans bien des cas, que lorsque les blessés s'abandonnent à leur appétit, les progrès de la guérison sont comme suspendus, et que souvent la plaie, qui était prête à se fermer, se rouvre subitement; ce qui vient de ce que les vaisseaux, qui avaient d'abord été affaissés, se dilatent de nouveau par la grande quantité de sucs qu'ils reçoivent, et obligent par là les bords de la solution de continuité de s'écarter du centre de la division. — Mais outre cet effet local que l'amaigrissement produit dans une plaie, il en est un autre plus général qui mérite beaucoup d'attention. L'amaigrissement permet principalement à la peau de s'approcher du centre d'une plaie, à proportion que cette cause diminue le volume de toutes les parties du corps susceptibles de cette diminution. Cet effet est très-remarquable dans les grandes plaies des téguments du bas-ventre, surtout lorsque les personnes ont beaucoup d'embonpoint ; car à mesure que le malade maigrit, le volume diminue; et la peau, décrivant alors un cercle plus petit, se rapproche du centre de la plaie : il n'est donc pas surprenant de voir des plaies du bas-ventre, avec une perte considérable de peau, laisser après elles des cicatrices fort petites. Mais il n'en est pas de même des plaies des environs de la poitrine : comme cette cavité a des parties osseuses qui empêchent que sa ca-

pacité ne diminue de diamètre, la peau qui la couvre peut moins s'approcher vers le centre de la division; elle se prête néanmoins un peu, c'est-à-dire à proportion que les muscles et le tissu graisseux qui entourent le thorax peuvent s'affaisser. Enfin la même raison doit être appliquée aux plaies des téguments de la tête ; la boîte osseuse qui forme le crâne n'étant pas susceptible de diminuer de volume par l'amaigrissement, la peau, toutes choses égales d'ailleurs, a moins de liberté de s'avancer vers le centre de la solution de continuité. — La suppuration est la seconde cause de l'affaissement de nos solides dans les plaies ; par elle l'épaisseur des parties diminue, non-seulement parce que l'engorgement contre nature se dissipe, mais encore en réduisant le tissu de ces mêmes parties presqu'à rien par l'affaissement des vaisseaux. — Lorsque la perte de substance n'est point réelle, c'est-à-dire lorsque l'étendue où la profondeur d'une solution de continuité ne dépend que de l'engorgement de la partie, comme dans les abcès, dès qu'ils sont ouverts, les progrès de l'affaissement par la suppuration sont beaucoup plus rapides que lorsque, par exemple, une portion musculeuse est réellement détruite : dans le premier cas, pour que la cavité de l'ulcère disparaisse, il suffit que la partie soit réduite à son volume naturel par le dégorgement des vaisseaux ou des cellules graisseuses qu'une suppuration louable et abondante procure en peu de temps ; au lieu que dans le second cas, il faut que la suppuration affaisse le tissu du muscle divisé, jusqu'à ce que son épaisseur naturelle soit presqu'entièrement effacée à son extrémité coupée. — L'affaissement que la suppuration opère est sensible non-seulement dans les parties molles, mais encore dans les os qui sont dépouillés de leur périoste et qui suppurent. Ces parties sont composées de plusieurs lames arrangées les unes sur les autres, entre lesquelles rampe une infinité de vaisseaux de tout genre : quoique ces lames soient très-solides et friables, les liens qui les unissent deviennent dans certains cas assez flexibles pour leur permettre de s'écarter les unes des autres, et ensuite de se rapprocher mutuellement. Nous observons ces phénomènes dans le gonflement des os, dans les exostoses, où les lames osseuses, dont l'écartement forme la tumeur, se remettent dans leur position

---

(1) On suppose ici une personne qui n'est point réduite à une maigreur considérable par son tempérament, ou par une maladie qui a précédé l'opération.

naturelle lorsque la maladie se termine par résolution ; or, suivant cette structure, il arrive que tous les vaisseaux qui entrent dans la composition d'un os, étant affaissés par la déplétion que la suppuration produit, les lames osseuses se rapprochent plus intimement les unes des autres, le tissu de l'os devient plus serré, plus solide, et il s'affaisse plus ou moins, suivant qu'il est plus ou moins compacte. Nous avons un exemple très-sensible de cet affaissement dans les os du crâne qui ont été trépanés : comme le diploé est un tissu spongieux et fourni de beaucoup de vaisseaux, la suppuration qui l'affaisse jusqu'à une certaine distance pendant la cure, permet aux deux tables de se rapprocher l'une de l'autre, et rend l'os extrêmement mince à la circonférence du trou.

(*Formation de la cicatrice.*) La formation de la cicatrice est une suite de l'affaissement des chairs ulcérées, c'est-à-dire qu'elle consiste dans le desséchement de l'extrémité des vaisseaux qui ont été affaissés par la suppuration. Mais cette cicatrice ne peut se consolider que par un suc qui colle ensemble les parties affaissées, et qui acquiert avec le temps assez de solidité pour résister aux plus grands efforts qui pourraient tendre à séparer ce qu'il a réuni : ce suc est celui qu'on nomme nourricier ; il se trouve dans toutes nos parties ; le sang paraît le fournir immédiatement dans les plaies récentes, pour réunir leurs parois lorsqu'elles peuvent se toucher constamment ; mais dans les autres cas ce même suc, ou ce *gluten*, succède toujours à l'écoulement du pus pour souder les parties qui ont suppuré. — La cicatrice n'est d'abord qu'une pellicule déliée qui couvre la surface des chairs, et qui cède au moindre effort qui tend à la déchirer ; mais ensuite elle acquiert une consistance plus forte et plus épaisse, à mesure que le suc qui colle les vaisseaux devient plus solide, et que le desséchement à la surface des chairs devient plus complet et plus profond par l'évaporation de l'humidité, laquelle ne cesse point de transpirer à travers la cicatrice même. — Ses progrès tendent ordinairement de la circonférence au centre, parce que les bords de la plaie sont les points de sa surface où il y a le moins d'humidité, et par conséquent où le desséchement est plus tôt fait : c'est comme une surface de terre qui serait couverte d'eau également ; elle se dessèche insen-

siblement par les bords où le liquide confine, jusqu'à ce que le desséchement soit parvenu par degré au centre de l'espace que l'eau occupait. Cependant on observe dans les plaies superficielles et étendues, comme après les grandes brûlures qui n'intéressent que la superficie de la peau, on observe, dis-je, qu'il se forme en divers endroits plusieurs points séparés de cicatrice, lesquels s'étendent et se réunissent ensuite pour en former une totale ; mais ce phénomène ne contredit point notre comparaison, car ces différents endroits où la cicatrice se forme sont ceux qui sont le plus superficiels, et où le desséchement est plus tôt fait ; et la même chose arriverait à la surface de la terre dont je viens de parler, si elle était couverte d'eau inégalement, c'est-à-dire s'il y en avait moins en certains endroits du centre qu'en d'autres de la circonférence.

Enfin, il arrive à la cicatrice des changements qui méritent d'être observés. Si l'on considère l'enfoncement d'une cicatrice quelque temps après la cure, on le trouvera le plus souvent proportionné à la déperdition réelle de la substance de nos solides ; mais cet enfoncement peut diminuer, et même s'effacer entièrement dans la suite des temps, surtout s'il y a sous la cicatrice des parties qui puissent s'étendre et augmenter de volume par la nutrition ou par l'accroissement. En supposant, par exemple, une portion de muscle détruite, la cicatrice qui s'y forme est enfoncée ; mais s'il y a sous ce muscle beaucoup de tissu graisseux, le retour de l'embonpoint relèvera insensiblement cette cicatrice, et, avec le temps, il en effacera l'enfoncement. Celle qui se forme sur un os qui s'est exfolié reste, pendant un certain temps, mince, dure, informe ; mais dans l'espace de plusieurs années, surtout si le sujet est encore susceptible d'accroissement, il se fait un développement de vaisseaux sous la cicatrice, ils forment un tissu organisé plus ou moins épais qui n'existait point dans cet endroit immédiatement après la cure. Enfin, la cicatrice, formée par le tissu de nos parties qui s'est desséché, devient ordinairement, par la suite des temps, si mince, si déliée, comme un véritable épiderme, que les vaisseaux qui se sont développés sous elle la colorent comme les autres parties, et qu'on ne saurait la piquer, dans quelque endroit que ce soit, sans exciter la douleur et sans ouvrir quelque vaisseau qui répand du sang.

35.

IV. ( *Explication de quelques phéno-mènes qui concernent la cicatrisation des plaies et ulcères avec perte de sub-stance.* ) Il y a peu d'opinions qui aient été plus discutées dans l'Académie que celle que je viens d'exposer. On lui a op-posé une infinité d'objections qui ont oc-cupé plusieurs séances dans le cours de cinq années (1). Ces objections ont roulé principalement sur les tubercules char-nus qui s'élèvent sur la surface des chairs ulcérées, et qui acquièrent quelquefois un volume considérable; on a opposé des cas où la cavité d'un ulcère s'efface sans que ses bords s'affaissent, et diverses ob-servations sur des parties qu'on a cru s'être régénérées, sur des ulcères dont la cavité s'est remplie par l'extension du tissu des parties divisées, sur l'épaissis-sement que certaines membranes contrac-tent et conservent lorsqu'elles ont suppu-ré, sur la réparation des os dans certaines circonstances, etc. Dans mes réponses à ces objections, j'ai concilié sans peine ces phénomènes avec l'idée que j'avais don-née de la manière dont les plaies et les ulcères avec perte de substance parvien-nent à se cicatriser; c'est le précis de cette discussion que je donne ici pour dissiper tous les doutes qu'on pourrait former sur mon sentiment.

( *Remarques sur la nature des tu-bercules charnus qui s'élèvent sur la surface des chairs ulcérées.* ) Dans une plaie récente, la section des vaisseaux et l'irritation des fibres nerveuses sont sui-vies d'un engorgement plus ou moins étendu; immédiatement après, l'inflam-mation succède, et la suppuration abon-dante qui en est la suite dégorge en peu de temps une grande partie des vaisseaux coupés. Au commencement, l'inflamma-tion qui produit cette suppuration est mar-quée par tous les symptômes qui la ca-ractérisent; le gonflement de la partie, la rougeur, la douleur, la pulsation, la chaleur et la fièvre sont sensibles; mais ensuite ces symptômes se calment peu à peu, la plupart disparaissent même tout-à-fait, et c'est dans ce temps-là que la surface des chairs ulcérées paraît grenue, c'est-à-dire parsemée de petites éléva-tions coniques ou de tubercules rouges et vermeils, qui croissent quelquefois ex-traordinairement, jusqu'à surmonter les bords de la solution de continuité. — Mais ces tubercules sont-ils le produit

d'un principe de régénération? On a vu que l'expérience prouve le contraire, car il est démontré, par les exemples que j'ai rapportés, que les parties qui donnent naissance à ces tubercules, loin d'aug-menter de volume et d'acquérir aucun accroissement, s'affaissent considérable-ment. Le fait prouve donc que les tuber-cules dont il est question ne doivent point être regardés comme les bourgeons d'une nouvelle substance qui se régénère. Voyons si le raisonnement peut encore servir à appuyer notre sentiment. — En considérant ce qui se passe dans les so-lutions de continuité, on observe cons-tamment que les qualités du pus répon-dent toujours à l'état des chairs ulcérées. Le pus n'est louable que lorsque les tu-bercules charnus sont fermes et vermeils, et que leur volume n'excède pas certai-nes bornes; la suppuration, au contraire, est vicieuse lorsque les chairs se gonflent extraordinairement et qu'elles devien-nent molles, spongieuses, blafardes ou li-vides, etc. Or, ne peut-on pas conclure de là que les différents états des chairs désignent les différentes dispositions qui produisent une suppuration bonne ou mauvaise? c'est-à-dire que la rougeur et la fermeté des chairs marquent la dispo-sition phlegmoneuse qui produit un pus bien conditionné, et que leur mollesse, leur gonflement et leur pâleur désignent le caractère œdémateux qui produit un pus séreux et abondant, etc. Qu'on se dépouille, pour un moment, de tout pré-jugé, et l'on verra combien cette opinion est conforme à l'expérience, et jusqu'à quel point elle peut se concilier avec les observations mêmes sur lesquelles M. Quesnai a fondé l'idée d'une régénéra-tion de chairs (1).

1° Dans les premiers temps d'une plaie, l'engorgement occupe tous les vais-seaux qui viennent aboutir à sa surface. Alors on ne distingue aucune de ces élé-vations coniques qui se font remarquer dans la suite, parce que la tuméfaction occupe également toute l'étendue de la plaie; mais, après que la suppuration a dégorgé les vaisseaux coupés, et que l'en-gorgement n'est plus général, les vaisseaux qui sont entiers s'étendent et se dilatent pour former ces petits tubercules que nous regardons avec raison comme autant de foyers particuliers où se forme la matière de la suppuration. — 2° M. Quesnai a

(1) L'auteur a fait la première lecture de son Mémoire, le 13 avril 1752.

(1) Voyez son Traité de la suppuration, p. 259 et suiv.

regardé la suppuration, dans la circonstance dont nous parlons, comme une humorrhagie, c'est-à-dire comme un simple écoulement d'une humeur naturelle, lubrifiante, différente du pus, et qui a été travaillée et expulsée au dehors par l'action des vaisseaux. Ce qui a fait prendre le change à cet égard, c'est que cette matière se forme sans une inflammation apparente; mais nous pouvons dire que cette inflammation n'en est pas moins réelle. La physique nous apprend que la chaleur, dans le corps humain, dépend, comme toute autre chaleur, de la présence des particules ignées, développées et agitées par quelque cause que ce soit. Cette science nous enseigne encore que, pour que ces particules de feu agissent et qu'elles produisent des effets sensibles, il faut qu'elles soient rassemblées et agitées dans un endroit déterminé; et que cet endroit ou ce foyer communique d'autant plus de chaleur aux corps qui sont dans la sphère de son activité, qu'il renferme lui-même une plus grande quantité d'atomes ignés mis en action : par conséquent, plus ces foyers sont grands et plus ils contiendront de feu, plus ils produiront des effets sensibles, *et vice versâ*. Or, la grande quantité d'atomes ignés rassemblés dans le centre d'un phlegmon, qui en est le foyer, produit, lorsque la tumeur tend à suppurer, des symptômes très-marqués, c'est-à-dire que la chaleur y est très-vive, et que la tension, la rougeur, la douleur, la pulsation et la fièvre sont considérables; tandis que les pustules et une infinité d'autres tubercules qui s'élèvent sur la peau suppurent sans que le malade sente ni chaleur, ni douleur, ni pulsation; mais l'inflammation, qui a produit le pus dans ces tubercules, n'est pas moins réelle; elle ne s'est manifestée que par la rougeur, la tension et la circonscription, parce que le peu d'atomes ignés qui étaient rassemblés dans un si petit espace n'étaient pas capables d'augmenter la chaleur au point de la rendre sensible au malade, et de produire tous les autres symptômes qui en dépendent. Dans les plaies on voit encore plus sensiblement cette proportion entre les symptômes de l'inflammation et la grandeur des foyers où le feu est rassemblé; au commencement d'une plaie récente, les vaisseaux coupés, qui sont engorgés dans toute l'étendue de la solution de continuité, donnent lieu à une inflammation qui est le plus souvent marquée par tous les symptômes qui la caractérisent, comme nous l'avons déjà dit; parce qu'il se forme dans ces plaies des foyers assez grands pour produire une augmentation de chaleur capable de la rendre sensible; mais, lorsque les vaisseaux coupés ont été dégorgés par une suppuration abondante, les foyers diminuent de grandeur à proportion que les fluides arrêtés sont accumulés en moindre quantité, et la chaleur, par conséquent, et la plupart des autres symptômes de l'inflammation deviennent moins sensibles. Enfin, par les progrès du dégorgement des lèvres de la plaie, les foyers diminuent au point qu'ils ne forment plus sur les chairs ulcérées que ces petits tubercules dont il est question, et qui donnent tous les signes de l'inflammation que leur petitesse peut permettre; ils ont de la tension; ils sont vermeils, circonscrits; au lieu de douleur, ils excitent très-souvent un sentiment de démangeaison; et si la chaleur n'y est point sensible, c'est parce que les atomes ignés n'y sont pas rassemblés en assez grande quantité pour produire cet effet (1).

3° On sait que les parties les plus blanches de notre corps deviennent d'un rouge éclatant lorsqu'elles sont atteintes d'inflammation, comme on l'observe dans l'ophthalmie : cela dépend de ce que les vaisseaux qui n'admettaient que des sucs blancs ont été assez dilatés pour recevoir les globules rouges du sang, ou peut-être de ce que les vaisseaux sanguins, en se dilatant extraordinairement, sont parvenus à effacer ou à couvrir les vaisseaux blancs qui les dominaient dans l'état naturel. Ainsi, quoique dans une plaie les parties divisées diffèrent naturellement entre elles par leur couleur et leur structure, le principe d'inflammation dont elles sont atteintes lorsqu'elles suppurent les rend uniformes, et les fait paraître aux yeux comme une même substance d'une couleur vermeille, à laquelle on a donné le nom de chairs.—

4° Les chairs d'une plaie ou d'un ulcère ne sont donc que le tissu même des parties, dont les vaisseaux ont subi un certain changement par le principe d'inflammation qui produit la suppuration. On doit juger, par conséquent, que ces chairs jouissent à peu près de la même

---

(1) Je traiterai plus au long ce point de doctrine dans un Mémoire sur l'inflammation et la suppuration.

organisation qu'elles avaient auparavant, et même que l'action de leurs vaisseaux doit être augmentée pour convertir en pus les fluides qu'ils contiennent, ce qui caractérise dans ces chairs l'état phlegmoneux où elles doivent être pour produire une suppuration louable. — 5° Mais cet état phlegmoneux des chairs peut être changé par plusieurs causes, ce qui n'arrive jamais sans que la suppuration ne perde ses bonnes qualités, et sans que les progrès de la guérison ne soient traversés. Souvent les chairs se gonflent extraordinairement; elles deviennent en même temps molles, pâles, spongieuses, et la suppuration est séreuse et abondante; état qui répond, comme je l'ai déjà dit, au caractère œdémateux que nos parties contractent par l'inertie et le relâchement des vaisseaux. Les chairs deviennent aussi squirrheuses, et forment ce que nous appelons callosités dans les ulcères. Enfin, les petites tumeurs, qui fournissent la suppuration des plaies, se terminent quelquefois par délitescence : c'est ce que l'on nomme reflux des matières purulentes ; alors les chairs deviennent pâles, elles s'affaissent, et la suppuration est supprimée. — 6° L'action des médicaments est encore une preuve que les chairs n'ont les qualités requises qu'en conservant ce principe d'inflammation qui les rend fermes et vermeilles, et qui produit un pus bien conditionné; car la pratique nous apprend que, si l'on ne supprime pas de bonne heure, dans le traitement des plaies, l'usage des digestifs relâchants, ce principe d'inflammation s'éteint, la suppuration devient séreuse, les chairs se gonflent, deviennent pâles, spongieuses; et que si, dans cette circonstance, on a recours aux remèdes irritants et aux cathérétiques, on réprime le gonflement extraordinaire des chairs, et on y rappelle le degré d'inflammation qui doit rétablir la suppuration dans ses bonnes qualités.—7° On a toujours été frappé de voir que les os, les cartilages, les tendons découverts dans les ulcères, etc., se couvrent d'une substance carniforme analogue aux chairs des autres parties. Tout ce qu'on peut inférer de là, c'est que ces parties ont des vaisseaux de tout genre, capables de se dilater au-delà de leurs bornes ordinaires ; mais tout concourt à prouver d'ailleurs que l'extension de ces vaisseaux est produite par le même principe d'inflammation qui agit dans les chairs ulcérées. Les os qui sont dénués

de leur périoste s'exfolient le plus souvent ; cette exfoliation est quelquefois l'ouvrage de la nature, l'art emploie souvent différents moyens pour la déterminer on l'accélérer. La portion altérée de l'os ne jouit déjà plus de la vie avant de se séparer, et l'on peut comparer l'état de cette portion à une gangrène sèche des parties molles : l'on sait que ce qui est mort dans ces parties se sépare par la suppuration si c'est une eschare ; si c'est une partie ou tout un membre gangrené, il survient une inflammation à l'endroit où la gangrène est bornée, et la suppuration qui succède procure la chute de la partie qui est morte. Il en est de même de l'exfoliation des os : les vaisseaux sains, qui confinent à la pièce d'os altérée, s'étendent et se dilatent par le même principe d'inflammation, et, après avoir chassé cette pièce, ils se montrent sous la forme d'une chair qui suppure, qui s'affaisse ensuite, et qui se dessèche enfin pour former la cicatrice. Tel est le mécanisme de l'exfoliation des os, que la nature exécute quelquefois sans aucun secours, comme je l'ai dit ; mais, le plus souvent, l'art est obligé de la seconder, et les moyens dont on se sert alors prouvent bien évidemment ce que je viens d'avancer ; car non-seulement on emploie les remèdes âcres et stimulants pour exciter cette inflammation salutaire qui doit séparer la pièce d'os altérée, mais encore on se sert des caustiques les plus puissants, comme la dissolution mercurielle et le feu même, et l'on pratique encore plusieurs opérations pour favoriser l'action de ces topiques : on pénètre, avec le trépan perforatif, jusqu'à la partie saine de l'os ; on enlève, avec la rugine, le trépan, le ciseau ou la scie, le plus que l'on peut de ce qui a perdu la vie, afin que les médicaments opèrent un effet plus immédiat et plus prompt sur la partie de l'os qui est susceptible d'être irritée, de s'enflammer et de suppurer. — 8° Il s'élève quelquefois, avec assez de promptitude, des excroissances charnues qui acquièrent un volume considérable. Elles croissent le plus souvent sur des parties d'un tissu fort serré, comme les os, le périoste, les membranes, les tendons, etc. Mais, bien loin qu'on doive les regarder comme une substance destinée à réparer celle qui a été détruite, l'expérience nous apprend qu'elles sont toujours produites par un principe de maladie locale, comme l'inertie et le relâchement des vaisseaux, ou par quelque vice intérieur, tel que le virus cancéreux, le virus scorbutique, le vénérien, l'écrouelleux, etc. Et l'on sait aussi qu'au lieu de contribuer à la guérison d'une solution de continuité, elles y opposent un obstacle que l'art doit nécessairement détruire, en corrigeant le vice des humeurs, en réprimant l'extension énorme des vaisseaux, et en rétablissant dans les chairs la constitution vive et animée qui produit une suppuration locale.—9° Enfin ( pourrais-je trop le répéter ), il est évident, par les exemples que j'ai cités, que les parties qui donnent naissance aux tubercules dont nous parlons s'affaissent, s'anéantissent, pour ainsi dire, et que c'est par cet affaissement seul que les dimensions des plaies diminuent, et qu'elles parviennent à se cicatriser. On ne saurait donc attribuer l'extension des vaisseaux dans ces parties à un principe de régénération ; et tout ne concourt-il pas, au contraire, à prouver qu'elle est produite par cette inflammation salutaire qui précède la formation du pus ?

( *Cas où les solutions de continuité avec perte de substance, formant une cavité, se réunissent par l'approximation et l'agglutination de leurs parois.* ) Lorsque les parois d'un ulcère peuvent se toucher constamment, quelque perte de substance que la partie malade ait soufferte, elles se réunissent par agglutination ; cela arrive particulièrement dans les abcès vastes et profonds qui surviennent aux environs du rectum, aux lombes, au foie, etc. ; car, à mesure que la suppuration dégorge la partie, la cavité de l'ulcère s'efface par l'approche mutuelle de ses parois, et la réunion de celles-ci se fait en peu de temps par le suc nourricier qui les colle ensemble.— Le même mécanisme a lieu dans les plaies avec perte de substance qui traversent un membre. Relativement à cette dernière circonstance, l'on m'a proposé un problème qu'on a cru difficile à résoudre suivant les principes que j'ai établis : *Une plaie d'arme à feu étant supposée percer à jour une épaisseur de fibres charnues, comment ce trajet ou canal peut-il disparaître ou s'effacer ?* On prétendait que, suivant mon sentiment, loin que le trou formé par la balle pût jamais disparaître ou se fermer, il s'agrandirait nécessairement, et qu'après la cicatrisation il représenterait un canal ovalaire. On ajoutait que la guérison de cette plaie, ou l'oblitération, si l'on peut dire, du canal, étant démon-

trée par le fait, il était pareillement que les fibres charnues qui ont été coupées se sont allongées les unes vers les autres, ont végété ; en un mot, qu'elles n'ont formé ou rempli le vide que par une vraie régénération des chairs. — Je répondis à cette objection que les solutions de continuité pareilles à la plaie supposée se réunissent par l'approximation et le collement de leurs parois, parce que les fibres coupées, en s'affaissant, permettent à celles qui sont entières, et qui bornent latéralement le trajet de la balle, de s'approcher et de se réunir mutuellement vers l'axe de ce trajet. Supposons, en effet, le corps charnu du biceps percé à jour par une balle de mousquet, il est évident que si les fibres coupées de ce muscle diminuent d'épaisseur, et s'affaissent, comme cela arrive lorsque le muscle est totalement coupé dans l'amputation ; il est évident, dis-je, que le trajet de la balle doit devenir d'abord elliptique, et qu'ensuite, à mesure que ces mêmes fibres continueront de s'affaisser, le diamètre de cette ellipse doit se rétrécir par les côtés, de sorte qu'à la fin, ses parois parviendront à se réunir par une ligne où toutes les fibres divisées viendront aboutir par autant de rayons.

( *Observations sur des parties qu'on a cru régénérées.* ) Dans les Essais de la Société d'Edimbourg (1), on lit une observation de M. Jamieson sur un gland qu'il crut s'être régénéré. Un jeune homme, âgé de dix-neuf à vingt ans, qui depuis six ou sept semaines prenait des remèdes pour une gonorrhée, vint lui demander conseil. En examinant les parties affectées, il trouva que le prépuce et le gland étaient gangrénés, que toute la verge était attaquée d'inflammation et si enflée qu'elle paraissait se gangréner de même. A la vue de ces accidents, M. Jamieson prit le parti de faire des scarifications ; mais quelques jours après, voyant qu'elles ne suffisaient pas, il se détermina, dit-il, à couper le prépuce, le gland et l'extrémité des corps caverneux. Je ne parlerai point des remèdes qui furent mis en usage pour détruire la cause du mal, je dirai seulement que, le sixième jour de l'opération, M. Jamieson, en ôtant l'appareil, et trouvant la suppuration abondante et bien conditionnée, aper-

_____

(1) Tom. v, art. xxxvi, édition française.

çut une éminence charnue qui avait beaucoup crû, et qu'il prit pour un champignon. Il voulut s'opposer à son élévation par l'application réitérée de la pierre infernale et du précipité rouge; mais sa tentative ne réussit pas, car les douleurs aiguës que ces remèdes causèrent au malade excitèrent une fièvre très-vive. Il fut donc obligé de les abandonner et de s'en tenir à la charpie sèche. Cependant le prétendu champignon croissait toujours en devant et en droite ligne. Enfin, environ le seizième jour, l'auteur aperçut une peau fine qui s'avança peu à peu sur cette éminence jusqu'à ce que celle-ci se trouva tout-à-fait recouverte et prit la figure d'un gland bien formé et bien proportionné, avec cette seule différence que l'orifice de l'urètre resta un peu plus large. — Cette observation serait-elle capable de faire illusion? Lorsqu'on réfléchit sur la structure de la partie et sur quelques circonstances de la maladie, on a lieu de présumer que ce que l'auteur a pris pour une excroissance ou un champignon n'était autre chose que le gland qui avait été confondu dans la tuméfaction de la verge, et qui a reparu ensuite au centre, à mesure que le gonflement de la partie se dissipait par la suppuration. — Ma conjecture sur ce fait n'est point hasardée; elle est fondée sur une observation à peu près semblable. Un homme avait un chancre qui occupait tout le gland. Lorsque je le vis la première fois, on lui avait déjà fait l'opération du phymosis; la peau de la verge était extrêmement gonflée, représentant un chou-fleur, large et aplati. Au premier aspect on aurait pu croire, par la difformité de la partie, que le gland avait été entièrement détruit par le chancre. Je fus obligé d'emporter quelques portions de chair pourrie, et je me hâtai d'administrer au malade les remèdes qui convenaient à son état et qui arrêtèrent bientôt les progrès du mal : l'engorgement et la tension diminuèrent insensiblement, et je remarquai, avec autant de surprise que de satisfaction, qu'à mesure que le gonflement de la partie se dissipait par une suppuration louable et abondante, le gland, que j'avais cru entièrement détruit, et qui n'était, pour ainsi dire, qu'absorbé par le gonflement de la verge, reparaissait peu à peu sous sa forme, en conséquence de l'affaissement des parties. On le vit enfin dans son état naturel à quelques enfoncements près qui

subsistèrent après la cure aux endroits des ulcérations cicatrisées.

L'expérience fournit d'autres exemples de parties qui paraissent tronquées ou entièrement détruites, mais dont la forme est seulement changée par un gonflement extraordinaire. Lorsqu'une mamelle est engorgée et tendue, le mamelon qui est au centre est entièrement effacé, et il semble se régénérer ensuite lorsque le gonflement de la partie se dissipe. Riolan (1) rapporte, d'après Horstius, l'histoire d'un enfant de sept ans, dont la langue, ulcérée par plusieurs pustules de la petite vérole, était retirée jusqu'au voile du palais; toute la partie qui occupe la cavité antérieure de la bouche paraissait détruite, et l'on crut ensuite qu'elle s'était régénérée lorsqu'elle eut recouvré, à peu de chose près, son étendue naturelle. Mais, après les exemples que je viens de citer, il est bien permis de penser que, dans ce cas, la perte de substance de la langue n'était point réelle, et que cette partie ne paraissait tronquée que parce que le gonflement de sa base l'avait entraînée jusqu'au voile du palais; de sorte que, pour reprendre la forme et la longueur qu'elle avait perdues, il a suffi que la suppuration ait dégorgé ses vaisseaux et relâché son tissu. Lorsque la peau est divisée, elle se retire toujours sur elle-même, et découvre une étendue plus ou moins considérable des parties qui sont sous elle, sans que la moindre portion de sa substance soit détruite: cela arrive surtout lorsqu'on fait une simple incision cruciale aux téguments de la tête; le gonflement du tissu de la peau éloigne les angles de la plaie du centre de la division; mais ensuite, lorsque la suppuration dégorge les vaisseaux et relâche la partie, ces mêmes angles se rapprochent insensiblement du point d'où ils s'étaient éloignés, et viennent souvent se réunir ensemble. — Dans une observation communiquée à Fabricius Hildanus (2), il est question d'un scrotum détruit par la gangrène, et qu'on pourrait croire avoir été régénéré. On voit manifestement par le récit que la plus grande partie avait été entraînée vers les côtés par le gonflement de son tissu; car, lorsque la suppuration eut dissipé ce gonflement, la peau s'étendit en quatre jours et recouvrit les testicules; et l'on dit que cette

_____

(1) Lib. iv, cap. viii.
(2) Obs. 76, cent. 5.

portion allongée était couverte de poils comme auparavant, ce qui prouve qu'elle n'avait point été détruite.

(*Observation par M. Quirot, maître en chirurgie à Gien.*) On portera sans doute le même jugement sur un fait dont M. Quirot, maître en chirurgie à Gien, a envoyé l'observation à l'Académie. Un homme avait un gonflement inflammatoire à la verge, au scrotum, aux testicules et aux cordons des vaisseaux spermatiques : la gangrène survint et se communiqua depuis la symphyse du pubis jusqu'au périnée. Outre les remèdes tant internes qu'externes que M. Quirot employa, il fit des scarifications sur le corps de la verge et sur le scrotum, et il dit que quatre jours après, la peau qui couvrait la verge se détacha d'elle-même, depuis la racine de cette partie jusqu'au prépuce ; il ajoute que le lendemain il emporta le scrotum qui s'était détaché dans toute sa circonférence ; que la cure de cette maladie s'est terminée par la régénération d'un nouveau scrotum qui a recouvert les testicules, et d'une nouvelle peau qui a recouvert la verge, en se prolongeant jusqu'au prépuce. En approuvant les soins efficaces de M. Quirot, dans une maladie de cette conséquence, nous n'admettons ni la régénération du scrotum, ni celle de la peau de la verge : il est trop évident que ce fait rentre dans la classe de ceux dont je viens de faire mention, et que la difficulté qui paraîtrait en résulter contre nos principes est détruite par l'examen de l'observation précédente, avec laquelle elle a le rapport le plus intime.

V. (*Observations sur quelques cas particuliers où il se fait une sorte de réparation de substance.*) Il y a cependant des cas particuliers où il se fait véritablement une sorte de réparation de substance, qui remplit le vide d'une solution de continuité, ou qui supplée au défaut d'une portion de nos solides qui a été détruite ; mais ces cas doivent être distingués de tous ceux dont je viens de parler ; l'espèce de réparation qui s'y fait dépend de plusieurs circonstances qui n'influent point sur le mécanisme que j'ai décrit, par lequel les plaies et les ulcères avec perte de substance parviennent à se cicatriser ; par conséquent, on ne peut tirer de ces faits particuliers aucune conséquence favorable à la régénération des chairs, ou à ce qu'on nomme incarnation dans les plaies et les ulcères.

(*Observation sur des ulcères dont la cavité s'est remplie par le retour de l'embonpoint et par l'accroissement.*) A l'hôpital de la Charité de Paris, un homme eut un abcès à la partie externe de la jambe, entre le tibia et le péroné. Pour découvrir le foyer de la matière qui était sous les fléchisseurs du pied, M. Andouillé, alors chirurgien en chef de cet hôpital, fendit la peau par une simple incision longitudinale. La cure de cet ulcère devint longue et difficile, parce que le tibia était carié proche l'attache du ligament inter-osseux. Dans le cours d'un traitement aussi long, les bourdonnets dont on garnissait la cavité de l'ulcère, et la maigreur extrême du malade, avaient tellement écarté les muscles divisés d'un côté et d'autre, vers les deux os où ils sont attachés, qu'ils laissaient entre eux un vide profond d'environ un pouce de diamètre. Suivant la structure de la partie, je voyais qu'il n'était pas possible que cette cavité s'effaçât par l'affaissement de ses bords, parce que le tibia et le péroné, qui en formaient les parois, s'opposaient à cet affaissement. Le sort de cette solution de continuité, dont je suivais le traitement, fixait donc mon attention, lorsque je vis que le retour de l'embonpoint fut l'unique moyen que la nature employa pour la réunir. J'observai qu'à mesure que toutes les parties du corps se réparaient par une nourriture plus abondante et plus solide, l'ulcère se rétrécissait par ses côtés ; et il fut enfin rempli lorsque les muscles divisés eurent recouvert le volume qu'ils avaient perdu par l'amaigrissement.

Dans la réunion de cette solution de continuité, on voit donc un procédé de la nature différent de celui que j'ai décrit. Mais on peut juger que cette différence dépend de la disposition mécanique des parties divisées. Lorsque les muscles sont coupés en travers, comme dans la plaie avec perte de substance de la partie antérieure de la cuisse, l'affaissement de ces muscles et du tissu graisseux conduit à la guérison ; mais il n'en est pas de même lorsque les muscles sont divisés suivant la rectitude de leurs fibres, et qu'ils sont attachés dans plus ou moins de points de leur longueur, à des parties immobiles, comme dans la circonstance dont je viens de parler. Dans le premier cas, la cavité de l'ulcère s'efface par l'amaigrissement et la suppuration, qui diminuent l'épaisseur des parties divisées ; dans le second, au contraire, l'amaigrissement et l'affaissement des fibres éloignent les parois de la solution de continuité du centre de la division. Dans le premier cas, l'embonpoint serait un obstacle à la réunion, parce que, les muscles augmentant d'épaisseur, l'élévation des parois de la plaie augmenterait aussi ; dans le second, le retour de l'embonpoint a réuni l'ulcère, parce que les muscles augmentant de volume ont rempli sa cavité. Enfin, dans le premier cas, la plaie se cicatrise dans le dernier terme de l'affaissement des parties divisées, et le retour de l'embonpoint ne doit avoir lieu qu'après que la cicatrice est parfaite et solide ; dans le second, suivant la disposition des parties divisées, la réunion n'a pu se faire par l'amaigrissement, le retour de l'embonpoint était absolument nécessaire pour l'opérer. — Outre la cause dont je viens de parler, qui remplit le vide d'une solution de continuité dans certains cas, l'accroissement des parties peut aussi produire le même effet. Nous voyons des enfants qui ont des fistules qui traversent les muscles et les os, et qui subsistent pendant plusieurs années. Quelquefois ce n'est pas le vice des humeurs ni l'altération des solides qui les empêchent de se fermer, mais la disposition mécanique de l'ulcère, dont les parois ne peuvent point se rapprocher et se toucher : or l'accroissement, dans ces cas, opère insensiblement la réunion de la solution de continuité, parce que les parties qui l'environnent, augmentent de volume, en effacent la cavité. — Enfin, je rapporterai à ce genre de réparation l'extension des vaisseaux qui se fait sous les cicatrices long-temps après la guérison, et dont j'ai déjà parlé. Comme le tissu de nos parties, qui forme ces cicatrices, n'a plus le même ressort qu'il avait avant le changement qu'il a subi par la suppuration, il cède facilement à l'impulsion des fluides, qui tendent toujours à dilater et à étendre les vaisseaux sains du côté où ils trouvent moins de résistance. Ainsi il n'y a pas lieu de se prévenir en faveur du système de la régénération des chairs, si l'on observe que, plusieurs années après la guérison d'une solution de continuité, les vaisseaux qui sont sous la cicatrice se sont développés et étendus au point d'effacer un enfoncement considérable et de remplir une cavité. C'est ce qui paraît être arrivé dans un tibia qu'une balle de mousquet avait traversé à sa partie supérieure sans le fracturer.

(*Observation par M. Bordenave, membre de l'Académie.*) M. Bordenave, ayant eu occasion d'examiner cet os après la mort de la personne, arrivée sept ans après la guérison de la blessure, trouva extérieurement une cicatrice enfoncée à chaque extrémité du trajet de la balle ; et, après avoir scié l'os perpendiculairement, il trouva encore que presque tout ce trajet était rempli d'une substance carniforme, qui jouissait à peu près de la même organisation que les autres parties. Or, l'on peut penser que dans ce cas, la solidité de l'os ayant empêché le trajet de la balle de se réunir par l'approximation de ses parois, comme cela arrive dans les parties molles, ainsi que je l'ai expliqué ci-devant ; on peut penser, dis-je, que les vaisseaux extensibles, qui confinaient à la surface de ce trajet, se sont insensiblement étendus du côté où ils trouvaient moins de résistance, et sont parvenus, après un long espace de temps, à remplir le vide de la solution de continuité ; comme on le voit arriver également sous la cicatrice d'un os qui s'est exfolié, où il se fait un développement de vaisseaux qui forment un tissu organisé plus ou moins épais.

(*Remarques sur une espèce de réparation que l'art peut procurer, mais qui est contre nature, et qui ne peut pas subsister.*) Pour prouver la régénération des chairs dans les plaies et les ulcères, et pour démontrer combien l'art peut aider à cette régénération, M. Bordenave a cité dans un Mémoire une expérience faite par M. Duhamel sur un arbre. « Si » l'on fait, dit M. Bordenave, d'après cet » auteur, une entaille dans un arbre, si » on emporte une portion de son écorce, » la déperdition de substance ne se répare point ; les parties s'affaissent, et il » reste à l'endroit de la déperdition un » enfoncement qui subsiste pendant long-» temps. Les choses doivent arriver ainsi, » parce que l'air dessèche les extrémités » des vaisseaux, parce qu'il y fixe les sucs » dans la même proportion qu'ils se pré-» sentent, et qu'ainsi les tissus cellu-» laires de l'arbre ne peuvent point la » réparer. Mais il n'en est pas de même » quand on défend la plaie de l'arbre des » injures de l'air : il se fait alors une » espèce de réparation quand on prend » les précautions convenables. M. Duhamel a éclairci cette vérité d'une fa-» çon incontestable : cet académicien a » observé que si une branche d'arbre,

» naturellement courbée, et coupée dans
» la partie concave de sa courbure, est
» maintenue droite dans le dessein de lui
» donner cette direction, on voit l'écarte-
» ment qui arrive nécessairement réparé
» par le gonflement vésiculaire. Pour faire
» cette observation, il prit les précau-
» tions suivantes : il passa la branche
» d'arbre dans un cylindre de verre,
» dont les deux extrémités étaient jointes
» avec la branche, de façon que l'air ne
» pouvait y pénétrer ; il eut soin de ga-
» rantir cette branche de l'impression
» trop vive des rayons du soleil ; et par
» ce moyen il eut la satisfaction de voir
» sensiblement le gonflement du tissu
» vésiculaire de l'arbre que réparait l'é-
» cartement, et rétablissait la continuité
» de la branche. »

On pourrait d'abord nier la parité entre les solutions de continuité des substances animales et des végétales ; mais
en l'admettant il est très-facile de réfuter
l'objection. Il est vrai que dans l'expérience de M. Duhamel il s'est formé une
nouvelle substance qui a rempli le vide
résultant des parties divisées de cet arbre ; mais il a fallu pour cela garantir la
plaie de l'impression trop vive des rayons
du soleil, et lui interdire l'accès de l'air
extérieur, sans quoi la déperdition de
substance n'aurait point été réparée ; les
parties se seraient affaissées, et il serait resté à l'endroit de la déperdition, ou de
l'écartement des lèvres de la plaie, un enfoncement proportionné, comme cela arrive toutes les fois que la plaie d'un
arbre est accessible à l'air et aux rayons
du soleil, et comme M. Bordenave lui-
même en convient. M. Duhamel a donc
changé le cours ordinaire des choses
dans cette expérience ; il a empêché que
les sucs qui abordaient à l'extrémité des
tuyaux coupés ne fussent dissipés par
l'air et le soleil, et il s'est opposé par là
à l'affaissement des parties divisées, c'est-
à-dire au moyen naturel par lequel les
plaies des arbres se guérissent.

( Observation par M. Daviel, oculiste du roi. ) Je comparerai le procédé
de cet académicien à celui de feu M. Daviel, dans le traitement d'une plaie à
la paupière supérieure. Cette partie était
tellement raccourcie chez un jeune homme par une ancienne cicatrice, qu'elle
ne pouvait plus recouvrir le globe de
l'œil. M. Daviel se proposa de guérir
cette incommodité en faisant une incision à la peau, capable de permettre à la
paupière de descendre autant qu'il était

nécessaire ; il crut qu'en tenant les lèvres
de la plaie constamment écartées, la nature fournirait une substance qui en
remplirait le vide et qui augmenterait
par là la longueur de la partie. Lorsque
nous vîmes le malade à l'Académie, le
vide de la solution de continuité était
en effet rempli ; il s'y était formé une
substance particulière qui allongeait assez la paupière pour lui permettre de
couvrir l'œil ; mais on observa que cette
substance n'était qu'une callosité contre
nature, dont la superficie était nouvellement desséchée, et l'on convint que
cette callosité ne pouvait point subsister,
comme cela arrive ordinairement, et
que la paupière reviendrait pour le
moins aussi courte qu'elle était auparavant. Je reviens à M. Duhamel : ne peut-
on pas présumer que, dans son expérience, le remplissage de la plaie de
l'arbre n'était autre chose qu'une callosité, ou une concrétion de sucs qui auraient dû être dissipés par l'air et le soleil ; que cette même concrétion n'a
peut-être plus existé quelque temps
après que cette partie de l'arbre a été
soumise à l'action de ces agents extérieurs, et que la branche a repris insensiblement son ancienne courbure.

( Observations sur les plaies du cerveau, sur les membranes qui ont suppuré, et sur la régénération des os.)
Dans les solutions de continuité du cerveau avec perte de substance, il se fait
une espèce de réparation ou de remplissage qui dépend de la constitution particulière de ce viscère. Sa substance
molle et pulpeuse le rend extrêmement
susceptible de se gonfler par l'impulsion seule des fluides : dans l'état sain,
le crâne et la dure-mère s'opposent à ce
gonflement ; mais, lorsque ces barrières
ont été détruites, le cerveau ne résiste
point à la force qui tend sans cesse à le
dilater ; et dans certaines circonstances,
on voit que sa substance se gonflerait au
point de surmonter les bords de l'ouverture du crâne, si l'art ne s'y opposait :
c'est donc par cette disposition naturelle
du cerveau que, lorsqu'une portion de ce
viscère a été détruite, le vide qu'elle a
laissé se remplit insensiblement. — Il
arrive un changement considérable à
plusieurs membranes, lorsqu'elles ont
souffert solution de continuité, ou qu'elles sont seulement à découvert. Après
l'opération du trépan, la dure-mère, qui
est découverte et qui suppure, devient
très-épaisse, et elle acquiert quelquefois

une consistance cartilagineuse et même osseuse. Lorsque le cerveau est découvert, sans que la pie-mère soit détruite, cette membrane s'épaissit également; le principe d'inflammation dont elle est atteinte la fait paraître sous la forme d'une chair vermeille, et, lorsque la cicatrice est formée, cette membrane conserve assez d'épaisseur et de solidité pour garantir le cerveau, du moins de l'impression de l'air extérieur et des autres corps légers. Lorsque les sinus frontaux, les maxillaires et autres sont ouverts avec perte de substance des os qui les forment, si la membrane qui les tapisse est conservée, elle se gonfle, elle s'ossifie quelquefois, et elle bouche exactement les ouvertures contre nature de ces cavités. Après l'extirpation d'un œil, la membrane qui tapisse l'orbite acquiert une épaisseur telle qu'elle remplit en partie cette cavité. Dans les plaies de poitrine, si la plèvre, qui revêt sa cavité, est simplement découverte, elle acquiert, comme la dure-mère, une épaisseur assez considérable, et elle sert de base à la cicatrice; mais, en supposant qu'avec elle une portion de côte et de tégument soit détruite et que le poumon reste à découvert, alors c'est la membrane extérieure de ce viscère qui, de même que la pie-mère, s'épaissit, et sur laquelle il se forme une cicatrice solide. Dans les plaies et les abcès du bas-ventre, non-seulement le péritoine qui tapisse sa cavité, mais encore celui qui forme le mésentère, et qui fournit une enveloppe aux intestins et aux autres viscères renfermés dans l'abdomen, acquiert dans les mêmes circonstances une épaisseur considérable, qui contribue souvent à remplir les vides des solutions de continuité qui arrivent à ces parties.

Enfin, on a souvent observé qu'une grande pièce d'os, ayant été séparée de son tout et enlevée, a été remplacée par une nouvelle substance qui a acquis la même solidité que l'os, et qui a servi de soutien aux autres parties. Les sentiments sont partagés sur la nature de cette production : les uns croient que c'est le périoste qui, ayant été conservé, se gonfle, s'ossifie, et répare ainsi la portion d'os qui a été détruite; et les autres pensent que cette nouvelle substance osseuse n'est produite que par un suc qui s'est épanché, et qui a acquis la consistance et la solidité des os. L'Académie a beaucoup d'observations cu-

rieuses sur cette matière, qui pourront la mettre à portée de prononcer là-dessus : il nous suffit de faire observer que ces sortes de reproductions sont étrangères à la régénération des chairs.

## MÉMOIRE SUR LA CONSOLIDATION DES PLAIES AVEC PERTE DE SUBSTANCE; par M. LOUIS.

Il n'y a point d'opération de la nature où elle se montre plus à découvert que dans la guérison des plaies avec perte de substance : son mécanisme est sensible, et par le plus léger examen on est bientôt convaincu qu'il ne se fait aucune reproduction des substances détruites. L'opinion contraire a été une source d'erreurs dans la théorie et dans la pratique; le traitement des plaies présentait de fausses indications qu'on a suivies aveuglément contre le vœu de la nature. Lorsqu'on a voulu en faire connaître les lois, si simples et si faciles à saisir, il a fallu de longues discussions, et peut-être même la prévention n'a-t-elle pas entièrement cédé : il est ordinaire qu'elle contrebalance long-temps les meilleures raisons. La certitude et l'évidence de la chirurgie me paraissent compromises par la diversité des sentiments sur cet objet. M. Fabre a prouvé que la déperdition de substance de nos parties ne pouvait être réparée; quoique mon principal objet soit de tirer de ce principe les conséquences pratiques qui en résultent, l'importance de la matière me fera insister de nouveau sur les preuves : il faut en employer de tous les genres, quand il s'agit de détruire une opinion aussi généralement adoptée, parce que rien ne s'oppose plus aux vérités qui surviennent que les opinions contraires dont on est préoccupé, et que, par la disposition variée de l'esprit humain dans les différentes personnes, il y en a que les preuves les plus convaincantes frappent moins que de plus légères, qui affectent au point de leur tenir lieu de démonstration. — Les anciens ont connu les plaies avec perte de substance. Hippocrate enseigne formellement qu'il ne s'y fait aucune réparation. Ses aphorismes, clairs et décisifs sur ce point, ont été un sujet de contradiction dès les premiers temps, ce que nous apprenons par les commentaires de Galien. Après avoir médité sur ce qui avait pu donner lieu à cette contrariété d'opinions, je crois avoir reconnu qu'il en était dès-lors comme aujourd'hui : les difficultés naissaient des idées différentes qu'on attache aux mots ; l'on trancherait souvent le nœud de ces difficultés par la simple recherche de la signification des termes qu'on emploie trop indistinctement. Si l'on doit entendre par réunion l'opération de chirurgie par laquelle on rapproche les parties divisées, il est certain que les plaies avec perte de substance n'en sont pas susceptibles ; on se sert donc très-improprement du terme de réunion, pour exprimer la consolidation qui opère leur guérison. Ces deux mots sont souvent employés comme synonymes ; c'est de la confusion dans les termes que naît celle qu'on trouve dans les choses. On réunit les plaies simples, et c'est le suc nourricier qui en agglutine les parois ; on réunit les os fracturés, et c'est la matière du cal qui en soude les extrémités divisées. La perte de substance est un obstacle à la réunion (1), et n'en apporte aucun à la guérison. Chaque terme donnera ainsi une idée nette et précise de ce qu'on veut exprimer. C'est d'après ces observations préliminaires, prises dans la question même, que nous allons examiner d'abord la doctrine d'Hippocrate, sur laquelle les diverses gloses des commentateurs n'ont souvent servi qu'à faire moins bien entendre les choses qu'ils se proposaient de rendre plus intelligibles.

*Quand un os, un cartilage, un nerf, une petite portion de la joue, ou le prépuce, a été coupé entièrement, il ne peut croître ni se réunir.* (Hippocrate, Aphorism. xix, sect. 6.)

*Quum os perfectum fuerit, aut cartilago, aut nervus, aut tenuis genæ particula, aut præputium, neque augescit, neque coalescit.* C'est la traduction de Chartier.

Il n'y a pas de doute qu'il ne s'agisse ici des plaies avec perte de substance, quoique Hippocrate se soit servi du terme *écopé*, qui signifie plus ordinairement une solution de continuité perpendiculaire ; car, s'il n'était question que d'une division complète ou profon-

de, il ne serait pas fait mention, dans cet aphorisme, d'une petite portion de la joue. Il s'est répété à l'aphorisme xxviii de la septième section, en employant le terme *apocopé*, qui signifie certainement *abscission*, ou plaie dans laquelle une portion de la substance de la partie a été emportée. Or, suivant Hippocrate, la partie ainsi mutilée ne peut croître ni être réunie. Galien admet l'impossibilité de la réunion, à raison de la distance qu'il y a entre les lèvres de la plaie ; mais il ne convient pas qu'il ne se fasse aucun accroissement : tout ce qui est ulcéré par érosion l'exige, et je n'ai jamais vu personne dans ce cas, dit-il, à qui la chair ne se soit régénérée. Il entend par accroissement la procréation d'une substance parfaitement semblable, telle qu'on la voit se former dans la cavité des ulcères.

Le sentiment de Galien est encore exposé sans la moindre équivoque au livre de la Constitution de l'Art (1). Rien de plus judicieux que les observations de l'auteur sur la nécessité de connaître les pouvoirs respectifs de la nature et de l'art. « La nature ne peut pas remettre » les os brisés en situation ; elle ne peut » pas rétablir en sa place un os luxé, ce » qui est au pouvoir du médecin ; mais » celui-ci ne peut pas remplir de chair la » cavité d'un ulcère : la nature le fera, » encore aura-t-elle besoin du secours » de l'art pour l'application des remèdes » convenables ; la nature ne peut cepen- » dant pas régénérer ce qu'elle a une fois » fait, comme une veine, une artère, » un ligament, un nerf, et autres choses » de cette nature. » On voit par ce texte que, dans l'idée même de Galien, les parties détruites ne se réparent pas, et que ce qu'il appelle *régénération* se borne à la substance vive et vermeille qu'on voit se former au fond des plaies et des ulcères dont les dimensions diminuent insensiblement pour parvenir à la consolidation.

Hippocrate s'est expliqué plus amplement contre la reproduction des parties, dans ses Pronostics. Il y dit expressément que la peau ne se répare point, et il donne le prépuce pour exemple. Le savant Duret entre à ce sujet dans un détail très-instructif. Ses commentaires sur les prénotions établissent l'impossibilité de

___

(1) On parle ici en général : on sait qu'aux lèvres et en quelques autres parties fort extensibles, l'art peut tenir rapprochées les parois d'une plaie, malgré la perte de substance.

(1) *De constitutione artis medic.*, cap. xii. Charter, t. ii, p. 183.

la régénération de toutes les parties que les anciens appelaient spermatiques. Dans les enfants mêmes, dont toutes les parties sont susceptibles d'accroissement, la nature, dès qu'elle a formé une partie, ne peut, dit-il, réparer ce qui en a été emporté ou détruit, ne fût-il pas plus grand que l'ongle. *Nec illa promotio editur, ne in pueris quidem atque infantibus, qui tantum habent caloris quantum postea nunquam, si pars aliqua latum unguem suo loco excesserit* (1). Ce qui subsiste peut bien se développer par le mécanisme naturel de l'accroissement, mais il n'y a aucune puissance dans la nature qui puisse reproduire ou réparer ce qui a été détruit. — Il est à propos de soumettre ici au jugement des partisans de la régénération ce qu'on doit penser de la division que les anciens ont faite des parties, en spermatiques et en sanguines. Tous se sont copiés pour convenir que les parties spermatiques ne pouvaient pas se régénérer ; ils les considéraient comme le produit de l'action génératrice dans l'emploi de la matière spermatique pour la formation de la trame organique des différentes parties du corps. Qu'on nous dise donc aujourd'hui quelles sont les parties sanguines qu'ils croyaient formées par le sang et les seules qu'ils aient imaginé susceptibles d'être reproduites ou régénérées, lorsque, par quelque accident, la substance en avait été détruite ? C'est un principe incontestable que les vaisseaux sensibles, les nerfs remarquables, les tendons, lorsqu'ils ont souffert une déperdition de substance, ne se réparent point : on ne trouve jamais aucune de ces parties dans le corps des cicatrices. Les parties qui ont été enlevées ou détruites manquent toujours ; les fibres charnues, ou la chair qui forme les muscles, ne se réparent pas non plus : je m'en suis convaincu par la dissection des cicatrices formées à la suite des plaies aux muscles, avec déperdition. Non-seulement la substance des cicatrices n'est point musculaire, mais on voit que chaque extrémité du muscle se resserre et se rabat vers les bords de la division ; et que la consolidation étant faite, il reste à l'endroit où était la plaie un enfoncement proportionné à la perte de substance du muscle. Les cicatrices qu'on voit

aux membres qui ont reçu des blessures fort profondes par les armes à feu montrent bien clairement la vérité des faits que j'avance.

L'idée de la régénération s'est tellement emparé des esprits, qu'on a admis ce prétendu mécanisme dans les cas même où il n'y a aucune déperdition de substance, et par conséquent où il n'y a rien à réparer. Voyons à ce sujet ce qui se passe dans le traitement d'une plaie faite pour l'ouverture d'un abcès considérable, qui cependant ne pénètre pas dans l'interstice des muscles. L'opération consiste à fendre la peau pour l'évacuation du pus, contenu dans une cavité formée par l'écartement des feuillets du tissu cellulaire (*abscessus*). Un jeune chirurgien, à qui l'on aurait recommandé d'être fort attentif à l'étendue de l'incision, afin de préparer, pour le pansement suivant, un plumasseau proportionné à cette ouverture, le fera trop grand d'un tiers au moins, si le coup d'œil lui a donné la longueur juste de la plaie. Le vide qu'on croyait si considérable se trouvera singulièrement diminué, malgré l'attention qu'on aura eue, peut-être, de bien garnir et de le bourrer, pour ainsi dire, de charpie brute et de morceaux de linges déchirés. Le troisième jour, à la levée du second appareil, qu'on aura appliqué mollement, la plaie sera superficielle en comparaison du grand vide que l'abcès formait. Jusqu'ici on ne peut point dire qu'il y ait eu reproduction des chairs : il est manifeste que ce n'est pas le fond de cette plaie qui s'est élevé au niveau de la surface, ce sont les bords qui se sont affaissés et déprimés et qui continueront de le faire à mesure que la suppuration opérera le dégorgement du fond et des parois de la plaie. Il faut que les parties désunies par la dilacération se rapprochent et se recollent ; les dimensions diminuent à mesure que ce rapprochement se fait ; enfin la cicatrice se forme dans l'intervalle des lèvres de la peau divisée, lorsque le rapprochement n'a plus lieu : et c'est l'affaisement et l'exsiccation des parties solides dans cet intervalle qui produisent la cicatrice, laquelle tient lieu de peau. Quelque temps qu'on choisisse pendant le cours du traitement pour supposer une végétation des chairs, ou l'allongement des tuyaux, par des anneaux qui ajouteraient à la continuité des parties, on concevra que le travail de la nature en serait dérangé, que la plaie prendrait de plus grandes dimen-

---

(1) Duret. in Coacas, De vulnerib. et fistulis, p. 403.

sions, et que jamais on n'obtiendrait la cicatrice.

Un exemple, tiré de l'opération faite pour inoculer la petite vérole, achèvera de faire connaître l'illusion commune sur la végétation des chairs dans le fond d'une plaie. Les petites incisions pratiquées pour l'insertion du virus variolique paraissent fermées le troisième et le quatrième jour ; mais le cinquième, la plaie forme une ligne blanchâtre environnée d'une petite rougeur ; dès le sixième jour, les plaies s'ouvrent, leurs bords deviennent blancs, durs et élevés, avec une rougeur inflammatoire ou érysipélateuse plus ou moins étendue dans la circonférence. A mesure que la maladie fait des progrès, les lèvres de la plaie s'écartent davantage, l'inflammation et la suppuration avancent d'un pas égal avec l'inflammation et la suppuration des pustules ; de sorte que ces petites plaies, qui n'étaient dans leur origine qu'une ligne sur la peau, semblable à une égratignure, forment ensuite des ulcères pénétrants dans le corps graisseux, et quelquefois larges d'un demi-pouce (1). Voilà donc une plaie si légère dans son origine, qu'elle en mérite à peine le nom ; voilà une singulière égratignure, laquelle, par l'engorgement des parties circonvoisines, se montre sous les apparences d'une plaie large et profonde, qui fournit une suppuration abondante. Dira-t-on que pour parvenir à la consolidation de cette plaie, il faudra une régénération de chairs pour remplir le vide qu'on aperçoit ? Il n'y a aucune perte de substance ; il n'y a rien à réparer ; l'affaissement des bords, par le dégorgement suppuratoire, rapproche les lèvres de cette plaie de son fond ; tout se rétablit insensiblement dans l'ordre naturel ; la légère égratignure se dessèche, à peine en reste-t-il un vestige. Le mécanisme de la nature doit être le même dans les plaies avec déperdition de substance que dans les deux cas que je viens d'exposer. Pourquoi agirait-elle par des lois différentes en des parties qui ont la même structure, la même organisation, et à l'action desquelles la forme ou la figure de la plaie ne peut apporter aucun changement essentiel ? Les procédés de la nature, pour la consolidation, sont nécessairement uniformes dans tous les cas.

_____

(1) Voyez la dissertation de M. Guyot, associé de l'Académie, à Genève, dans le tome VI de nos Mémoires, p. 283.

Suivons-en la marche dans une plaie profonde avec destruction des parties ; supposons un grand ulcère à la partie antérieure de la cuisse, où il y ait déperdition de la substance des muscles, et dans lequel l'os soit découvert et altéré: il est certain que cette plaie resterait fistuleuse, si le fond ne devenait pas vif et vermeil pour donner une base solide à la cicatrice ; l'os doit se recouvrir d'une substance semblable à celle qu'on aperçoit dans le fond des ulcérations en parties molles ; c'est ce qu'on a appelé des grains ou bourgeons charnus, dont nous examinerons la nature dans un moment. Lorsque l'ulcère de l'os est mondifié et bien détergé, ainsi que les parois des solutions de continuité des parties molles, la cure se fait promptement, et s'achève solidement par une bonne cicatrice. Dans le progrès de la cure, on remarque un affaissement constant des parties molles ; la peau s'enfonce insensiblement dans toute la circonférence, en s'approchant du centre de la division ; la cicatrice commencera à se former par un cercle d'exsiccation du tissu cellulaire, au bord de la peau dont elle deviendra une continuité ; et cela n'a lieu que dans le temps où les parties subjacentes ont procuré à peu près partout l'affaissement dont elles étaient susceptibles, la plus grande extension de la peau, relative à cet affaissement. La peau est élémentairement formée de l'union des lames du tissu cellulaire : c'est le nombre plus ou moins multiplié des feuillets de la membrane adipeuse, qui fait que le tissu de la peau est plus ou moins épais dans certains endroits du corps que dans d'autres : l'exsiccation du tissu cellulaire, la réunion des lames au niveau de la peau, dans les plaies et dans les ulcères, produit la cicatrice par une continuité de substance ; l'exsiccation faisant du progrès de la circonférence au centre, dans le cas donné, la cicatrice parvient enfin à l'os où elle se colle immédiatement, et avec lequel elle se confond. Telle est la marche simple et naturelle de la nature ; rien n'y fait voir la réparation ou la reproduction de la substance détruite ; il reste un creux, un vide proportionné à la déperdition que la partie a soufferte ; et s'il y avait eu la moindre réparation, la pellicule de la cicatrice ne serait pas intimement adhérente à l'os, dont elle devient, pour ainsi dire, une partie, et auquel elle sert de périoste, en formant en cet endroit le tégument commun du corps et la continuité de la peau. Il ne faut pas chercher un mécanisme plus merveilleux pour expliquer la consolidation des plaies avec perte de substance. Qu'on examine les choses sans prévention, on verra que la cavité ne s'efface pas parce qu'elle se remplit d'une nouvelle substance, mais parce que ses bords s'affaissent insensiblement jusqu'à ce qu'ils soient parvenus au niveau du fond. Ceci est une affaire d'observation intuitive : l'autorité des auteurs modernes qui ont écrit le contraire ne fait rien pour la décision de ce point de doctrine. Pour se convaincre, il n'est pas nécessaire de faire des expériences délicates et difficiles, il ne s'agit que d'examiner avec une médiocre attention ce qui se passe dans le traitement d'une plaie, de considérer ce qu'on y remarque par une simple vue, sans raisonner, ni chercher dans les différents systèmes ce qui peut en favoriser un plutôt que l'autre ; et je pense qu'il ne restera bientôt aucun doute sur le mécanisme de la consolidation des plaies. L'expérience est faite pour abréger des contestations que les raisonnements hypothétiques peuvent rendre infinies. Quand les auteurs qui ont soutenu spéculativement la fausse doctrine de la régénération ont parlé le langage de l'expérience, ils se sont trouvés, sans y penser, en contradiction avec leurs principes.

Boerhaave comptait au nombre des choses nécessaires pour la curation des plaies de suppléer à ce qui a été perdu, en en procurant la régénération. *Supplere perdita nova regeneratione ablati* (1). Il semble que cela soit au pouvoir de l'art. Un peu plus bas, il dit que quand la plaie est mondifiée, si quelque partie du corps a été emportée, il faut la remplacer par la régénération d'une matière semblable à celle qui a été perdue. *Si ablatum quid fuerit de corpore, id repleri debet, generata iterum materia simili perditæ* (2). L'examen anatomique et physiologique du fond et des parois d'une plaie avec perte de substance y fait-il découvrir autre chose que des vaisseaux dans lesquels la circulation des fluides se fait par les lois générales, qui ne peuvent absolument rien reproduire dans la partie blessée? Les explications

qu'on donne à ce sujet portent sensiblement à faux, parce que la chose n'existe pas dans la nature. Dans l'exposition des phénomènes qui accompagnent une plaie faite à un corps sain, Boerhaave dit que la cavité de la plaie se remplit. Ses dimensions diminuent, c'est une vérité incontestable ; mais elle ne se remplit pas, comme le dit l'auteur, du fond en haut, par une matière nouvelle, rouge, vive, et qu'on appelle chair (1). Ce n'est point une matière nouvelle, ce sont les vaisseaux naturels de la partie qui représentent cette substance vive et vermeille. La diminution des dimensions de la plaie vient, comme nous l'avons prouvé, de l'affaissement des bords vers le centre, et non d'une substance nouvelle qui s'engendrerait dans la plaie pour la remplir du fond en haut, comme l'a avancé Boerhaave sans le moindre fondement. M. Van Swieten, quoique attaché à la doctrine de son illustre maître, dit positivement, dans ses Commentaires sur l'Aphorisme 158, que la matière vive et vermeille qui remplit la cavité des plaies, ce que les chirurgiens appellent incarnation, n'est pas de la chair proprement dite et musculeuse, quoique l'usage lui ait donné le nom de chair ; que c'est un assemblage de vaisseaux qui croissent du fond et des parois par une nouvelle matière, laquelle répare la perte de substance par un ouvrage merveilleux de la nature, *mirabili naturæ artificio*. Il admire la sagesse infinie du Créateur dans la prétendue génération de cette substance reproductrice. Et, quelques lignes plus bas, en parlant de la consolidation, il n'oublie pas de dire, qu'après l'extirpation des tumeurs considérables, telles que sont les mamelles cancéreuses, la cicatrice est enfoncée, immobile et adhérente aux parties subjacentes : cette vérité ne prouve pas la réparation de la substance détruite. *Hoc imprimis patet dum post mammæ vel majoris steatomatis extirpationem, magna portione cutis sic abscissa, cicatrix nascitur, tunc enim vulneris consolidati superficies, polita, splendens, immobilis et accreta partibus subjectis apparet.* On voit dans cet exposé le flambeau de l'expérience qui éclaire une des faces de l'objet, pendant que l'autre reste couverte du voile de la prévention.

---

(1) Aphorisme 185, De vulnere in genere.

(2) Aphorisme 189.

(1) Cavum vulneris a fundo sursum... crescente nova, rubra, viva, materie, carne dicta. Aphorisme 158.

Cette substance que Galien voyait comme nous dans les plaies, ces bourgeons vifs et vermeils qui paraissent dans une plaie dont les bords se sont rapprochés par l'affaissement, que l'on a pris pour une végétation, pour une nouvelle substance et le produit d'une régénération, ne sont, comme nous l'avons dit et comme nous serons peut-être obligés de le répéter, que les vaisseaux naturels et la substance préexistante de la partie. Une production quelconque nuirait à la guérison, et ferait écarter les parois de la plaie, qui ne peut guérir que par l'affaissement constant et la consolidation successive des lames du tissu cellulaire, de la circonférence vers le centre. M. Van Swieten l'a très-bien remarqué. Si dans l'extirpation d'une mamelle on a été obligé de découvrir par une dissection exacte une partie du grand pectoral, et même de l'entamer en quelques points, comme cela arrive quelquefois, la cicatrice sera intimement adhérente au muscle, et confondue avec sa substance dans les endroits qui auront été entamés ou entièrement privés du tissu cellulaire. Des vaisseaux nouvellement formés qui s'allongeraient et se rencontreraient avec leurs voisins, et qui reproduiraient enfin, comme on le dit, une matière semblable à celle qui a été détruite, ne permettraient pas cette adhérence intime de la cicatrice dans le seul point du muscle qui aura été entamé.

J'ai cru comme un autre, et j'ai enseigné sur la foi de l'autorité, la régénération des substances détruites ; mais depuis que cette matière a été mise en question, j'ai bien observé la nature, et j'ai été à portée de le faire dans les hôpitaux, tant à Paris qu'aux armées ; j'y ai donné la plus sérieuse attention, et j'ai vu que rien ne serait si opposé à ses vues et à son opération pour la consolidation des plaies que l'accroissement d'une nouvelle substance. Si les chairs (ou ce qu'on appelle de ce nom) se formaient par reproduction dans le vide d'une plaie, les bords ne s'avanceraient pas de la circonférence au fond de la division. Si l'on veut que les parties se rapprochent par l'extension des vaisseaux, à la bonne heure : mais cette extension sera une extension locale, produite par l'affaissement ; ce n'est point une régénération. Tout ce qui a été emporté ou détruit manque nécessairement, et n'est remplacé par quoi que ce soit. La peau et les parties qui la soutiennent s'allongent par l'affaissement ; de même qu'un habit trop étroit qu'on ne pouvait boutonner, devient large et peut se croiser si l'homme vient à maigrir. Le dégorgement procure dans les plaies cet allongement, sans lequel il n'y a point de consolidation à espérer. Les auteurs ont été trompés par leurs sens, lorsqu'ils ont dit qu'une nouvelle chair s'engendrait dans la cavité d'une plaie et qu'elle la remplissait : cette cavité s'efface ; mais c'est par un mécanisme simple, et qu'on n'a aucune difficulté à concevoir, puisqu'on l'aperçoit sensiblement. Je n'ai pas adopté l'idée de l'affaissement et de la non-régénération sans examen. La première objection qui s'est présentée à mon esprit contre ce sentiment, c'est la consolidation d'une plaie à la tête, avec perte des téguments qui laisserait une assez grande portion du crâne à découvert. On voit dans un cas de cette nature ce qu'on appelle les chairs bourgeonner de toute la circonférence des téguments, et gagner insensiblement sur une surface convexe incapable de dépression. Mais j'ai bientôt reconnu l'erreur de mes sens. Les bourgeons attribués à une chair vive et vermeille, ne sont pas une nouvelle substance qui croît sur la surface de l'os ; c'est l'exfoliation de la lame extérieure de l'os, si mince qu'on voudra la supposer, qui met à nu la substance vasculeuse par laquelle l'os est organisé et au nombre des parties vivantes. Ce réseau se tuméfie un peu, parce qu'il n'est plus contenu par la lame osseuse dont il était recouvert avant l'exfoliation de cette lame. Cette tuméfaction légère et superficielle n'est qu'accidentelle et passagère : car la cicatrice qui avance successivement de la circonférence au centre, ne peut se faire et ne se fait effectivement que par l'affaissement et la consolidation successive de ces bourgeons vasculeux tuméfiés. Si ces bourgeons ne s'affaissaient pas, la cicatrice n'avancerait point. Il est manifeste qu'ils se dépriment ; la cicatrice bien faite est toujours plus basse que le niveau des bourgeons tuméfiés. Elle recouvre l'os immédiatement, et y a les adhérences les plus intimes, sans aucune partie intermédiaire, dont la formation est chimérique. Cela ne peut pas être autrement ; puisque cette cicatrice n'est elle-même que le tissu cellulaire vasculeux, dont les lames se sont collées pour former un tégument qui supplée au défaut de la partie détruite. En déposant toute préoccupation, et en consultant les faits avec une raison éclairée, on verra que l'idée de l'incarnation des plaies par une nouvelle substance n'est pas soutenable. Nous avons jusqu'ici donné assez de preuves de cette vérité ; un plus grand nombre d'exemples ne la fera pas mieux recevoir, de ceux qui ne se rendent pas même à ce qu'ils sentent et qu'ils voient (1).

Dans le temps que l'Académie était le plus occupée de cette question, nous fûmes invités, M. Pibrac et moi, le 8 février 1756, à aller voir le lendemain un homme à qui l'on avait fait l'opération d'un carcinome fort considérable à la lèvre inférieure. La déperdition de substance avait été si grande, qu'il n'avait pas été possible de tenter la réunion des parties divisées ; on avait même été obligé d'appliquer le feu pour détruire les racines du mal. Le malade était guéri ; l'on nous assurait que la lèvre était revenue, que nous serions dans la plus haute admiration de cet ouvrage de la nature, et qu'un pareil phénomène ne pouvait s'expliquer. Je n'exagère point le ton d'enthousiasme avec lequel cette cure était annoncée, comme une merveille de la nature dans la reproduction des substances détruites. Nous avons visité le malade, et nous n'avons vu qu'une chose très-simple. Il avait été très-bien opéré d'une tumeur dont l'extirpation au premier instant devait paraître avoir détruit toute la lèvre, jusqu'à la base du menton. Mais on sait qu'on peut ôter beaucoup dans l'état de tuméfaction contre nature des parties, sans qu'il en résulte une grande déperdition pour l'état naturel : c'est précisément ce qui est arrivé ici. Par le dégorgement que la suppuration a procuré, les parties circonvoisines se sont rapprochées autant qu'elles l'ont pu. Le bord de la lèvre manque absolument ; on voyait à travers la brèche des parties molles les dents et la gencive de la mâchoire inférieure : la déperdition de la substance naturelle n'a point du tout été réparée. Une cicatrice perpendiculaire prouvait que la partie inférieure de la plaie avait été réunie par le rapprochement de la peau du menton, divisée près de la commissure des lèvres ; la maladie était du côté droit. Le malade est mouillé de ce côté, il bave continuellement faute d'une portion de lèvre ; et la peau du menton, qu'on a prise pour une substance réparée ou régénérée, est couverte de barbe, comme le reste des endroits barbus du visage. Rien de tout ceci ne porte contre l'opération, qui était très-nécessaire, et par laquelle on a sauvé la vie au malade ; ni contre la cure, qui est aussi parfaite qu'elle pouvait l'être : il s'agit de la régénération des parties détruites, que rien ne prouve dans ce fait, qu'on nous avait annoncé comme décisif. La grande brèche produite par l'opération a été recouverte en grande partie ; mais la moindre particule de la substance détruite n'a pas été réparée. Voilà comment on s'est toujours égaré dans le jugement des faits. M. Fabre a apprécié sur ces sortes de régénérations illusoires l'observation de M. Jamieson, chirurgien écossais ; et celle de M. Quirot, maître en chirurgie à Gien. Barthollin fait mention d'un cas absolument semblable à ce dernier, qu'il a adopté comme on le lui avait fourni, sous le faux aspect d'une reproduction de la substance détruite. Il suffit de donner le titre de l'observation : *Scrotum putridum ablatum et restitutum* (1). Je ne craindrai pas de le dire : Boerhaave, en écrivant que la plaie se remplissait du fond en haut par une nouvelle matière, et tous ceux qui, sur le point que nous discutons, ne seront pas en garde contre l'erreur des sens, ressembleront à ces personnes assises dans une barque, qui croient en regardant le rivage qu'il s'éloigne d'elles : les dimensions d'une plaie diminuent, elle devient moindre de jour en jour ; c'est l'effet de l'affaissement des bords sur le fond, et l'on a cru que c'était le fond qui se remplissait pour venir gagner le niveau des bords ; ce qui est une erreur fort nuisible dans la pratique.

Les hommes familiarisés avec une certaine façon de penser sur certains objets, se déterminent difficilement à changer d'avis ; parce qu'en se dépouillant de l'erreur où l'on est, il semble qu'on perde de ses connaissances réelles. L'amour-propre répugne à ce sacrifice, en ce qu'il prouve qu'on était mal instruit ; et l'on n'aime point assez à faire cet aveu, même à soi-même : c'est un des

---

(1) Hippocrates de flatibus. In fine tractas.

(1) Thom. Bartholini, Histor., cent. VI, hist. LXIX.

plus grands obstacles au progrès des sciences. On a objecté à nos principes l'exemple d'une plaie d'arme à feu, qui aurait traversé la cuisse dans le gros des parties charnues, sans toucher l'os ni avoir blessé les vaisseaux principaux. Tous les préceptes de l'art ont été remplis méthodiquement : par des incisions bien dirigées, l'on a agrandi l'entrée et la sortie de la balle ; le trajet par lequel elles se communiquent ne contient aucun corps étranger ; une suppuration louable précède et amène une consolidation parfaite, et il ne reste qu'un léger enfoncement aux cicatrices extérieures, lequel marque le lieu de l'entrée et de la sortie de la balle. Les parties ne se réuniraient point ainsi, a-t-on dit, si la consolidation était l'effet de l'affaissement ; car les vaisseaux en se rabattant successivement les uns sur les autres à chaque orifice de la plaie, des bords vers le fond, il devrait rester un trou : mais le trajet s'oblitère ; cela ne peut donc arriver que par la régénération des chairs qui remplissent ce trajet. Voilà l'objection dans tout son jour. M. Fabre a répondu à cette difficulté (1), et j'ose dire qu'elle en mérite à peine le nom. Le trajet de la plaie s'efface, cela est incontestable ; mais où est la preuve qu'il est rempli ? il ne faut là ni régénération, ni extension de vaisseaux. Lorsque le dégorgement de l'intérieur est fait complètement, et que la continuité du trajet est en bon état, si l'on n'y passe point de bandelette effilée pour entretenir la communication, les parties extérieures qui composent le pont entre les deux orifices de la plaie, se rapprocheront de la circonférence du membre vers son axe en moins de temps qu'il n'en faut pour qu'on aperçoive les premiers cercles de l'affaissement au bord des orifices, c'est-à-dire le commencement de la cicatrice extérieure. Les parties divisées se touchent dans tout le trajet, et de ce contact il suit une agglutination, comme à la plaie récente faite par un instrument tranchant, que l'on réunit avec le plus grand succès. Ne procure-t-on pas souvent la guérison d'un foyer éloigné de l'ouverture d'un ulcère par l'usage d'une compression méthodique extérieure ? C'est le cas du bandage expulsif, qu'un chirurgien intelligent sait varier suivant les diverses occasions qui l'exigent. Pour guérir un séton, faut-il autre chose que de supprimer la bandelette ou la mèche qui traverse la partie où il est placé ? L'affaissement naturel de toutes les parties les unes sur les autres vers l'axe du membre est démontré par des effets connus, auxquels on ne prête pas peut-être assez d'attention. Il ne se borne pas au voisinage de la plaie : c'est la cohésion des cellules du tissu adipeux, causée par cet affaissement, beaucoup plus étendu qu'on ne le pense, qui produit l'amaigrissement consécutif et l'atrophie permanente, qui n'est que trop souvent la suite des grandes suppurations, dans les cas mêmes où il n'y a point de perte des solides ; et dans ceux où la déperdition est manifeste, ce n'est pas seulement à cet endroit que le membre est atrophié. L'amaigrissement est général, et dans les points qui n'ont pas participé à l'affaissement local, sans lequel il ne pourrait point y avoir de consolidation.

L'objection qui vient d'être réfutée, était fondée sur la manière dont on imaginait que la nature devrait opérer, si l'affaissement avait lieu des bords de la plaie vers le fond, sans qu'il se fît de régénération. Voudrait-on contester les cas où les choses en effet se passent ainsi ? La nature abandonnée à elle-même, ne peut que cela pour la guérison de la lèvre divisée. Les plaies qui pénètrent dans les cavités, qui ouvrent quelque réservoir ou un conduit excréteur, sont sujettes à pareil inconvénient. Les exemples en sont assez multipliés. Ceux qui ont un anus contre nature à la suite d'une hernie avec gangrène, ne guérissent que par une consolidation annulaire, effet de l'affaissement de la circonférence de la plaie extérieure, sur le contour de son orifice interne. L'expérience a fait connaître cette voie de guérison dans les plaies de l'estomac. Schenckius (1) donne l'histoire d'un paysan de Bohême, qui fut blessé à la chasse par un coup de gros épieu (venabulum) qu'on lui enfonça dans l'estomac. Jamais cette plaie ne put être consolidée ; les bords se sont rabattus, et il a eu besoin d'un obturateur. Mathieu Cornax donne, sur la vérité de ce fait, le témoignage même de l'empereur qui a vu l'homme. Il a vécu plusieurs années depuis son accident ; il

---

(1) Voyez le mémoire précédent.

(1) Obs. médic., lib. III, de vuln, ventric., obs. CXXI.

se lavait et nettoyait l'estomac, en procurant à volonté, par l'ouverture de l'épigastre qu'il cessait de boucher, la sortie des boissons et des aliments qu'il avait pris par la bouche. Feu M. Foubert conservait dans son cabinet l'estomac d'un homme qui mourut à l'Hôtel-Dieu d'Orléans, lorsqu'il y était élève en chirurgie sous M. Noel. Par une ouverture qui communiquait à l'extérieur, cet homme injectait dans le ventricule des aliments liquides qu'il digérait parfaitement. Il portait cette incommodité depuis plusieurs années : on ne dit pas à quelle occasion elle lui était survenue. Covillard, célèbre chirurgien à Montélimar, rapporte, dans ses observations *jatrochirurgiques* (1), qu'il fut prié de voir un soldat (en 1637) qui lui raconta avoir reçu « une mousquetade en la partie su-
» périeure et latérale de l'épigastre, la-
» quelle pénétra fort avant dans le corps,
» lui causa des étranges symptômes,
» étant dans des perpétuelles pâmoisons,
» sans pouvoir être fortifié dans ses fai-
» blesses, d'autant qu'à mesure qu'il ava-
» lait du bouillon, il sortait par la plaie.
» Il est vrai qu'après que les chirurgiens
» lui eurent donné le moyen de retenir
» les aliments par l'application des ten-
» tes il reprit quelque vigueur, et par
» succession de temps il s'était remis en
» bon état; mais on n'avait jamais trouvé
» le moyen de fermer et de cicatriser la
» plaie, ce qui l'obligeait à retenir sa
» nourriture avec une tente d'argent. —
» Alors il nous montra un ulcère calleux
» et fistuleux ; en tirant sa tente d'argent,
» il sortit environ une écuellée de sub-
» stance chyleuse à demi-cuite, ce qu'il
» arrêta en réappliquant ladite tente.....
» Je l'ai fait voir à MM. les médecins,
» lesquels ont été remplis d'étonnement
» qu'il se portât d'ailleurs si bien, ayant
» le visage et habitude du corps d'un
» homme jouissant d'une entière santé.
» Cependant ayant bu un verre de vin,
» eux présents, après avoir tiré sa tente,
» il l'a rendu par sa fistule. »

J'aurais pu me contenter d'indiquer ce dernier cas relativement à l'objet qui a amené la mention que j'en ai faite : mais les circonstances m'en ont paru assez intéressantes pour autoriser un peu plus de détail. Il résulte de cette observation, et de celles avec lesquelles elle est liée, que la guérison par l'affaissement conti-

---

(1) Observ. XLI.

nué de la circonférence d'une plaie qui a deux orifices, a réellement lieu en quelques circonstances. L'interposition d'un corps étranger, et le passage continuel des fluides ou des matières, pourraient être regardés comme causes déterminantes de la conservation des trajets ; mais il est certain par tout ce qui a été dit jusqu'ici qu'il n'y a point de régénération. L'exemple d'un bec-de-lièvre accidentel dont on ne procurerait pas la réunion, le prouve sans réplique ; car les deux lèvres de la division se consolideraient à part, et l'on n'y verrait aucun allongement de vaisseaux, ni ces jetées imaginaires qu'on suppose fournies de part et d'autre pour réparer la perte de substance. — Au lieu d'observer attentivement les lois que suit la nature, on en a imaginées pour expliquer un phénomène qui n'existe point. Les parties détruites ne se réparent pas ; mais dès qu'on a été persuadé qu'elles se régénéraient, on aurait cru manquer, en n'expliquant point par quel mécanisme se faisait cette prétendue régénération. Il faudrait nommer presque tous les ouvrages modernes, si l'on voulait faire l'énumération de ceux qui ont établi que le pus louable était le suc nourricier ; que tout ce qui en était fourni par la suppuration n'était pas perdu, parce que la portion qui mouille les embouchures des vaisseaux s'y épaissit et y devient chair, en forme de petit mamelon. A mesure qu'un mamelon charnu se forme et qu'il s'allonge, s'il vient à rencontrer et à toucher quelque mamelon voisin, il s'y unit de la même manière que le font les lèvres d'une plaie récente, et que l'on a approchées avec attention. Ainsi le vide se remplit successivement, et la cicatrice se forme.

Une spéculation aussi mal fondée se détruit d'elle-même ; c'est en d'autres termes la doctrine que M. Quesnay a rendue ridicule par la plus juste improbation. Une petite goutte de suc nourricier, disait-on, étant parvenue à l'extrémité de chaque fibre divisée, s'arrête à un des points de sa circonférence ; c'est là que, s'endurcissant davantage, *elle devient chair.* La petite goutte qui la suit se met à côté d'elle pour s'y unir, et ainsi successivement, jusqu'à ce que la circonférence de la fibre ou du tuyau se soit augmentée d'un *anneau de nouvelle chair;* mécanisme très-merveilleux, ajoute-t-on, et dont quelques ouvriers nous donnent une idée fort sensible. Ici on rappelle l'exemple des maçons qui construisent un puits ; l'on veut que le suc nourricier reproduise des chairs, de la même manière qu'on voit croître le tuyau d'une cheminée, lorsque le maçon arrange les unes sur les autres les briques ou autres matériaux avec lesquels il bâtit.

On a substitué à cette explication trop sensiblement défectueuse l'idée d'un développement et d'une extension de vaisseaux ; mais dès que les parties ne se régénèrent pas, toutes les hypothèses qui expliquent la régénération portent à faux. Le principe fondamental de ce second système se tire de la nutrition et de l'accroissement naturel des parties, dont on applique le mécanisme aux plaies avec perte de substance. Il me semble qu'il y a une erreur radicale sur ce point : c'est que la nutrition et l'accroissement sont des fonctions qui se font par des lois générales et uniformes dans les parties saines et entières. La perte de substance ne peut point être réparée par ce mécanisme ; il n'a pas lieu sur ce qui n'existe plus. Les plaies des adultes seraient nécessairement incurables dans cette supposition ; quand le corps a passé le période où les fibres ont pris tout l'accroissement dont elles étaient susceptibles, il n'y a plus de développement à espérer. L'expérience m'a montré néanmoins que chez les vieillards, les plaies se guérissent aussi bien, et j'oserais dire plus promptement, lorsqu'ils sont bien constitués d'ailleurs, que chez les jeunes gens. Les fibres de leurs vaisseaux sont racornies, il n'y a plus de développement à attendre ; ce ne sont plus que des filaments durs, qui ne peuvent plus s'allonger ; par conséquent, il n'y aura ni végétation, ni régénération de chairs : cependant ils guérissent fort bien, et nous n'en sommes point surpris. Chez les jeunes gens, au contraire, il faut toujours être attentif à réprimer les chairs que l'abondance des sucs tuméfie contre l'intention de la nature, laquelle ne peut consolider les parties que par leur affaissement. La régénération des chairs serait donc extrêmement contraire au but de la nature et de l'art : il ne pourrait pas en effet se présenter un plus grand obstacle à la cicatrisation. Les chairs en croissant feraient bâiller les lèvres de la plaie, et augmenteraient ses dimensions. Jamais l'extension des vaisseaux et la reproduction des chairs ne mèneraient au resserrement qui est de l'essence de la cicatrice ; puisque sans cet affaissement il est de toute impossibilité qu'il se fasse

une consolidation. Ne voyons-nous pas tous les jours que par l'usage indiscret des remèdes relâchants et huileux dans les plaies, le tissu de ce que nous continuons à nommer chairs, pour parler le langage commun, s'amollit, et qu'elles deviennent pâles et fongueuses ? Le fond et les parois de la plaie sont alors dans un état d'œdématie, et il faut les réprimer avec des détersifs plus ou moins actifs ; c'est le seul moyen de les faire affaisser, et de leur donner de la consistance, par le rapprochement des feuillets membraneux du tissu cellulaire ; car c'est la surface découverte de ce tissu, à laquelle on donne dans tous ces cas et fort improprement le nom de chairs. A-t-on détruit les chairs excédantes du fond d'une plaie, les lèvres s'affaissent, et la cicatrice fait des progrès. Mais que l'affaissement cesse, la cicatrice en reste là. Qu'arriverait-il si les chairs se reproduisaient ? Nous le voyons tous les jours chez les sujets le mieux constitués, qui sur la fin de leur guérison se livrent à leur appétit, et forment plus de sucs qu'il ne faut par une nourriture trop abondante : s'ils commencent à reprendre de l'embonpoint avant que la cicatrisation soit assez avancée, la formation de la cicatrice en est sensiblement retardée. Le gonflement des vaisseaux, ou des cellules du tissu adipeux, rompt une cicatrice tendre et mal affermie, parce qu'il détruit manifestement l'ouvrage de l'affaissement : aussi est-on obligé, pour guérir certaines plaies, de faire observer un régime exact : on tire quelquefois un grand fruit des purgatifs donnés à propos. Aux personnes d'un tempérament pituiteux, qui ont les chairs molles, on a recours avec succès, pour obtenir la consolidation des plaies, aux absorbants, aux dessicatifs intérieurs ; on fait boire de l'eau d'esquine ; et, quand tous ces secours ne réussissent pas, une diète très-rigoureuse offre encore une ressource presque assurée. Le retranchement de toute nourriture est le moyen le plus efficace pour dessécher toute l'habitude du corps. *Corporibus humidas carnes habentibus famem inducere oportet : fames enim corpora exsiccat.* (Hippoc., Aphor. LIX, sect. VII.)

La grande maigreur et l'épuisement des malades peuvent être un obstacle à la consolidation des parties. Ceux qui voient avec les yeux de l'intelligence ne se méprennent pas sur ces cas : ils n'arrivent que par la destruction du tissu cellulaire qui est entre des muscles voisins, ou lorsque par leur position respective ils cessent d'être contigus, à raison de l'affaissement général que cause l'amaigrissement. On observe souvent cet effet au périnée, par la fonte des graisses qui sont entre les muscles érecteur et accélérateur. Si l'on nourrit les malades avec des aliments de bonne digestion, si la masse du sang est refournie de sucs nourriciers, et que les parties reprennent leur volume naturel, les vides se remplissent et donnent des points d'appui pour la consolidation. On ne l'obtiendra jamais tant que les sujets seront exténués; il faut donc les engraisser préalablement, si j'ose me servir de l'expression, afin de procurer le rapprochement nécessaire et la continuité des parties qui forment le fond de la plaie. A mesure que la nourriture leur profite, les plaies, de pâles et sèches, redeviennent vives, vermeilles et fournissent du pus; mais cette augmentation a des bornes, au-delà desquelles elle deviendrait nuisible à l'affaissement qu'exige la formation de la cicatrice. C'est à la prudence et au discernement du chirurgien à aider la nature, et à en diriger les opérations suivant la différence des circonstances. Doit-on confondre le rétablissement de l'embonpoint nécessaire, jusqu'à un certain point, en quelques cas particuliers, si faciles à connaître d'après ce qui vient d'être dit, avec la prolongation végétative des vaisseaux, avec ce développement ou cette régénération d'une nouvelle substance qu'on croit pouvoir réparer celle qui est perdue?

Pourquoi supposerait-on chez les hommes un allongement des tuyaux à leur extrémité coupée, lorsque cette régénération ne se fait pas, même dans les plantes, où il semble que la vertu végétative devrait faire admettre cette propriété de reproduction? Nous voyons en effet, dans les végétaux, que les fibres herbeuses ou ligneuses d'une branche ou d'un tronc totalement coupé ne croissent ni ne poussent: au contraire, la surface de ces fibres coupées se dessèche et se resserre; le passage des sucs y est fermé pour jamais, et toute végétation cesse à l'endroit de cette cicatrice. Sur les fruits mêmes dont la substance pulpeuse augmente tous les jours, les gerçures et les cicatrices subsistent; elles ne s'effacent point malgré l'abondance des sucs qui produit l'accroissement. La perte de substance est irréparable. Dans les arbres, les sucs se jettent sur les côtés d'une branche coupée; ils trouvent dans le tendre tissu de l'écorce des parties plus délicates et plus minces qu'ils étendent et poussent au-dehors, pour former des bourgeons qui produisent de nouvelles branches: mais cela n'a pas lieu dans le corps humain; rien ne pousse à côté de l'extrémité des vaisseaux cicatrisés. On s'est cependant servi de l'exemple des végétaux, pour expliquer comment il se fait dans le tissu de nos parties un développement et une extension de vaisseaux, capables de remplir le vide des plaies, et pour réparer les pertes de substance; mais il aurait fallu s'assurer du fait, avant que d'en chercher l'explication.

Les fausses théories ont été multipliées sur la nature du pus. M. Medalon, dans le Mémoire qui lui a mérité le premier prix de l'Académie, en 1733, a reconnu deux sortes de suppuration dans les plaies: une suppuration primitive et abondante qui opère le dégorgement de la partie, et dont l'affaissement est un effet sensible; il l'a appelée suppuration *préparante*, pour la distinguer d'une suppuration secondaire, qu'il nomme *régénérante*; parce que c'est quand elle a lieu qu'on croit voir les bourgeons d'une nouvelle chair se développer, pour remplir le vide que l'affaissement seul fait disparaître. Le pus est une humeur blanchâtre, d'une consistance liée, égale, un peu épaisse, sans odeur et sans acrimonie remarquable. On a regardé cette humeur comme une liqueur particulière, très-utile pour la consolidation des plaies; on a recherché avec soin comment la nature pouvait produire cette liqueur; et ce soin a fait trouver des difficultés où il n'y en avait pas. Pourquoi regarder le pus comme la cause de la reproduction des chairs? Son excrétion n'est-elle pas un effet tout simple et tout naturel de la solution de continuité avec perte de substance? car une plaie simple qu'on a négligé de réunir, ou dont les parois n'ont pu s'agglutiner, quelle qu'en soit la cause, produit une suppuration proportionnée aux surfaces divisées; et il n'y a rien là à réparer. M. Quesnay a donc eu raison de regarder la suppuration louable comme une simple *humorrhagie* produite par l'action des vaisseaux: cet écoulement est proportionné à la quantité des cellules graisseuses qui répondent à la surface de la plaie. Ce n'est pas une sécrétion nouvelle dans la partie, comme on l'a imaginé; c'est l'excrétion des sucs, lesquels, sans la solution de continuité, seraient déposés dans les cellules de la membrane adipeuse, et y seraient modifiés différemment.

Dans la préoccupation du sentiment de la régénération, c'est aux nouvelles chairs qu'on attribue la formation du pus, et l'on en donne la raison; c'est qu'on ne connaît dans nos humeurs aucun suc qui soit de la nature du pus. Mais connaissons-nous plus dans la masse de nos humeurs la plupart des liqueurs qui se filtrent dans différents couloirs? Y reconnaissons-nous la salive, la mucosité du nez, le suc pancréatique, la synovie, l'humeur spermatique, etc.? Nous ne connaissons ces humeurs qu'après qu'elles ont été formées et séparées dans les couloirs que la nature a destinés à en faire la sécrétion. Le fond d'une plaie formerait-il un nouveau genre d'organe sécrétoire? Qu'on fasse attention qu'il n'y a jamais que les tissus cellulaires qui suppurent, que la membrane adipeuse est le foyer de tous les abcès. L'exfoliation de la plus petite portion de la gaîne d'un tendon est toujours l'effet de la suppuration du tissu cellulaire qui unit cette membrane au corps même du tendon. Le pus, le vrai pus ne coule jamais que de la membrane cellulaire, et sa quantité est relative au nombre et à la capacité des cellules affectées. Dans l'état naturel, il se dépose une liqueur dans toutes les cellules. Si celles de la membrane adipeuse sont à découvert par une plaie ou par un ulcère, la liqueur doit être abondante dans les premiers temps, suivant la quantité de matière qui a formé l'engorgement phlegmoneux, qui s'est terminé par suppuration. Quand les parties se sont rapprochées par le dégorgement de l'amas primitif, la liqueur ne vient plus que des cellules les plus voisines de la surface de la plaie; ce sont les sucs naturels que les vaisseaux sains laisseront transuder dans la membrane celluleuse, lorsque la solution de continuité sera consolidée. Des sucs huileux mêlés intimement à une humeur séreuse qui lui sert de véhicule, et avec des sucs muqueux et autres, dont on ne peut savoir la proportion, ce mélange, dis-je, est bien capable de paraître à nos yeux sous la forme que nous connaissons au pus. Il ne faut pas, ce me semble, chercher plus loin l'origine et la matière

de la suppuration louable. La dépravation de ces sucs, ou leur altération quelconque en changera la nature : mais leur bonne ou leur mauvaise qualité n'en change pas la source. Le pus est fourni par l'action organique des vaisseaux, cela est vrai, mais c'est par l'action organique des vaisseaux naturels de la partie *sains et entiers*. On suppose une reproduction de chairs qui n'existe pas, pour expliquer la formation du pus : l'action des vaisseaux qui le produit augmente en force et en vitesse, relativement aux résistances que l'engorgement leur oppose : c'est l'origine de la fièvre dans la formation du pus par où se termine un phlegmon; ensuite, c'est une humeur naturelle qui s'échappe sans effort de la part de l'action des vaisseaux, qui n'augmente de vélocité que quand il se fait quelque nouvel engorgement capable de faire de la résistance à l'exsudation du pus. La matière dont il est formé se filtrerait de même si les parties avaient leur continuité. On a dit que cette humeur était faite exprès pour satisfaire au besoin de la régénération des chairs; mais, outre qu'on hasarde toujours en déterminant les causes finales, je demande si le pus qui se forme dans un phlegmon, si la suppuration par laquelle la tumeur se termine en abcès est produite dans son foyer pour les besoins de la régénération? Ce pus écarte et dilacère les cellules du tissu adipeux; et certainement rien n'est si opposé aux idées de régénération que l'action d'une cause actuellement destructive. On a aussi prêté au pus l'usage de relâcher les chairs et de les disposer à la végétation, pour remplir le vide des parties et en réparer les pertes. C'est ainsi qu'une idée fausse entraîne des explications contraires et toutes défectueuses. Le relâchement qu'on suppose ici serait fort nuisible et opposé à l'indication toujours permanente de la guérison des plaies, qui consiste, comme nous allons le voir, à les dessécher constamment. Le pus, je le répète, est un effet nécessaire de la solution de continuité subsistante. Les parties divisées doivent laisser échapper les humeurs qui se séparent naturellement dans les cellules de la membrane adipeuse : cet écoulement ne doit cesser et ne cesse effectivement que lorsque par les progrès de l'affaissement il n'y a plus de solution de continuité, c'est-à-dire quand la plaie est parfaitement cicatrisée. Le fond et les parois d'une plaie sont formés des vaisseaux préexistants de la partie ; si le sang s'y porte dans la proportion convenable, la plaie sera vive, vermeille, susceptible de saigner à la moindre irritation ; et cela paraît tenir un peu de l'engorgement inflammatoire. Si les chairs sont relâchées et abreuvées de sucs blancs, elles deviennent blafardes et molles ; jamais dans cet état la cicatrice ne fera des progrès ; et si ces chairs ne sont que légèrement tuméfiées, et qu'elles se cicatrisent, comme cela arrive quelquefois, c'est une consolidation trompeuse. Les lames du tissu cellulaire, affaissées et réunies pour suppléer au tégument, ne résisteront pas à la première impulsion des fluides ; de là la rupture de ces sortes de cicatrices, par un léger gonflement, qu'un seul repas trop copieux est capable de causer. C'est dans les hôpitaux qu'on a des occasions fréquentes de faire cette observation, et surtout dans ceux où les pauvres s'imaginent être le mieux traités, parce que les personnes charitables qui leur distribuent les aliments ne refusent presque jamais rien à leur appétit. La direction du régime est un point très-important dans la cure des maladies chirurgicales, comme dans celles qui sont du ressort de la médecine interne ; et l'on peut dire en général que l'étude des règles diététiques est trop négligée.

Je terminerai ce Mémoire, peut-être déjà trop long, par donner une idée succincte du traitement des plaies, suivant les indications qu'elles présentent, afin de faire voir l'accord de la théorie avec la pratique. L'ouverture d'un abcès ne donne d'abord issue qu'au pus ramassé dans le foyer de la tumeur ; les tissus cellulaires restent abreuvés et remplis de matière purulente. De là, on a inféré que le premier temps demandait des remèdes qui procurassent le dégorgement des chairs abreuvées : les suppuratifs ont été employés pour remplir cette intention ; la continuation de leur usage à l'extérieur est même indiquée dans les abcès qu'on est obligé d'ouvrir prématurément, et dans tous les cas où il y a engorgement à la circonférence du foyer : l'intérieur de la plaie exige des remèdes gras et onctueux, parce qu'il faut assouplir et relâcher les solides, afin de diminuer les résistances dans le foyer, et que l'action des vaisseaux sains puisse y déterminer les matières qui abreuvent les chairs.

L'usage de ces remèdes ne doit pas être trop long-temps continué. Paul d'Égine recommande expressément de s'abstenir de tout suppuratif après le troisième jour. Celse et Galien disent qu'on doit s'en servir jusqu'à ce que l'inflammation soit passée, et que le pus soit fait et formé. Que si passé ce temps-là on voulait encore continuer l'usage des maturatifs, on rendrait, suivant Fabrice d'Aquapendente, la plaie sordide, ainsi que font les barbiers ignorants, qui se servent desdits remèdes pendant tout le temps de la cure. Marc-Aurèle Séverin (1) trace en peu de mots la conduite que le chirurgien doit tenir dans le traitement d'un abcès après son ouverture. Ses préceptes font un contraste singulier avec la routine de nos jours, qui mérite le reproche d'Aquapendente, par l'usage des onguents digestifs dont on ne cesse de charger la plaie, depuis le premier jour jusqu'au dernier. L'ulcère sera pansé, dit Marc-Aurèle Séverin, avec de la charpie. « Quelques-uns se servent dans » les premiers jours d'un jaune d'œuf » avec un peu d'alun ; d'autres joignent » au jaune d'œuf un peu d'huile rosat. » Puis on met en usage le miel ou le si- » rop rosat, ou le mondificatif d'ache ; et » dans les plus opiniâtres, on emploie » l'onguent des apôtres ou l'Égyptiac : » lorsque l'ulcère est détergé, le miel » rosat, la térébenthine, l'encens, de la myrrhe et de l'aloès en pe- » tite quantité ; enfin, on procure la ci- » catrice. » Il n'y a rien là pour faire végéter les chairs, tout tend à les réprimer. — Dans notre pratique vulgaire, et chaque nation la sienne, nous n'employons jamais dans l'intérieur d'un abcès ouvert les médicaments simplement gras et huileux : on y joint des substances balsamiques et anti-putrides. La propriété pourrissante des graisses est modérée par le mélange de la térébenthine, par la gomme élemi, qui entre dans la composition du baume d'arcæus, par l'onguent de styrax ; car ce sont ces trois ingrédients avec l'onguent basilicum, dont nous faisons nos digestifs ordinaires ; lesquels, comme on voit, ne sont rien moins que relâchants : malgré cela, on doit être fort circonspect sur la continuation de leur usage. Lorsque le dégorgement est avancé, la suppuration commence à diminuer, les matières de-

---

(1) Synopseos chirurg., lib. I, p. 28 et 29.

viennent louables ; c'est-à-dire blanches, égales, coulantes et sans mauvaise odeur. Ces signes annoncent qu'il faut donner aux chairs plus d'astriction encore qu'elles n'en peuvent recevoir de l'action des digestifs : l'effet ordinaire de la continuation indiscrète de ces remèdes, surtout si les plumasseaux en sont couverts d'une couche épaisse, est de produire des chairs fongueuses : leur boursouflement s'oppose à la formation de la cicatrice, comme le ferait un corps étranger. L'affaissement progressif des solides est empêché par cette tuméfaction : les chairs mollasses ayant fort peu d'action, et le plus souvent même n'en ayant aucune sur l'humeur à laquelle elles donnent passage, elle séjourne dans les cellules du tissu adipeux. Si l'humeur s'épaissit, les bords deviennent durs et calleux ; l'inflammation des chairs abreuvées dessèche l'ulcère, produit le reflux des matières purulentes, ou excite au voisinage de nouveaux dépôts, des fusées, etc. On éviterait tous ces désordres en pansant à sec suivant la méthode de M. Pibrac. (*Voyez* plus haut ses Remarques sur le traitement des plaies avec perte de substance.)

Quand un ulcère est bien mondifié et détergé, il ne reste rien à faire que de le dessécher. Les anciens proposaient, après l'usage des détersifs, celui des sarcotiques ou incarnatifs, qu'ils disaient avoir la vertu de faire croître la chair. Mais en consultant ces auteurs, en lisant leurs ouvrages avec réflexion, on voit dans les chapitres où ils traitent de la régénération des chairs, que leur pratique n'a pas été conforme au langage qu'ils ont tenu dans la théorie : partout il n'est question que de dessécher ; et les médicaments qu'ils conseillent pour faire croître les chairs sont de puissants dessicatifs. Ils se seraient bientôt aperçus combien une végétation quelconque se serait opposée au vœu de la nature, et à son opération dans la consolidation des plaies. Pour l'obtenir, il faut constamment dessécher : la cicatrice n'est que la réunion des lames du tissu cellulaire pour former, de la substance de la partie même, une pellicule qui tienne lieu de la peau qui a été détruite. Marc-Aurèle Séverin s'explique à ce sujet d'une manière simple et vraie, parce qu'il a bien vu la marche de la nature (1).

Faisons l'application de toute cette doctrine à la plaie d'une amputation de cuisse ; c'est la plus grande plaie avec perte de substance qu'on puisse concevoir. Le sang qui arrive toujours dans la partie par les troncs des vaisseaux dont les ramifications se distribuaient dans toute l'extrémité, doit produire d'abord l'engorgement du moignon. Mais cet engorgement serait excessif, et suffoquerait le principe vital, s'il ne s'établissait pas une circulation par les vaisseaux collatéraux, telle qu'elle doit subsister après la guérison. Les plus petits vaisseaux longitudinaux, qui ont été divisés transversalement sur le plan de la section du membre, s'oblitèrent comme les gros vaisseaux auxquels on aurait fait la ligature : l'engorgement du moignon est relatif à la pléthore du sujet et à la disposition particulière des solides dans la partie. Il se fait une inflammation phlegmoneuse dont les tissus cellulaires sont le foyer, comme dans une partie non mutilée. Par la suppuration, les fluides qui ont formé l'engorgement sont poussés à la surface de la plaie, et c'est l'action organique des vaisseaux sains qui produit cet effet. La vertu contractive des muscles s'oppose à leur allongement local; mais, quand on panse avec méthode, on rapproche toujours ces parties vers l'extrémité du moignon; son volume diminue par le dégorgement suppuratoire ; la peau a moins de surface à recouvrir; il est donc nécessaire qu'elle s'étende et se rapproche du centre de la division, à mesure que le tissu cellulaire se déprime; il s'efface presque entièrement. Mais cette extension de toutes les parties a des bornes dont on ne s'aperçoit que trop dans les cas où l'os est excédant. La peau qui a été coupée circulairement forme un cercle irrégulier, et suit le sort de la rétraction des muscles. Dans les cas les plus favorables, la cicatrice ne commence que lorsque l'extension de la peau est portée aussi avant qu'il est possible, et cette cicatrice se forme, comme nous

(1) Plenum vulnus cicatrice obducitur, quæ non aliter quam caro, opus est naturæ adjutæ a medico, dum non solum affluentes humiditates, sed etiam humorem in carne contentum consumit, et aliquid cuti simile inducit medicamentis epuloticis : quæ siccant, astringunt, et ita cogunt, ut callum tenuem, cuti similem inducant. (Loco citato, p. 93.)

l'avons expliqué plus haut, par l'affaissement du tissu cellulaire, dont les lames se collent les unes aux autres, de la circonférence au centre du moignon. C'est un nouveau derme, une vraie peau, qui n'a cependant pas l'organisation de la première. Les houpes nerveuses y manquent; il n'y a point de sucs muqueux, point de tissu réticulaire. Elle est longtemps à se former, parce que l'agglutination des cellules extérieures ne peut se faire solidement tant qu'il y aura des sucs stagnants dans les cellules supérieures. La cicatrice est d'abord violette, brune et rouge; elle devient ensuite plus blanche que la peau même, lorsqu'elle a pris beaucoup de consistance, moins par un plus grand nombre de feuillets réunis que par une agglutination plus compacte. La cicatrice est arrosée de vaisseaux; elle est organisée, parce qu'elle est faite de la substance préexistante de la partie; elle peut devenir fort épaisse comme l'épiderme, par accumulation de sucs muqueux desséchés. Dans toute amputation, il est manifeste que la peau ne peut s'étendre jusqu'à l'os, et qu'elle ne se régénère pas. C'est la cicatrice qui en tient lieu. Du cercle où la peau finit, jusqu'à la pointe du moignon, s'il est conique,

ou jusqu'à son centre, si l'os est enfoncé dans la masse des chairs, il se forme une calotte membraneuse, laquelle, dans un moignon de la cuisse principalement, forme des sillons assez considérables, disposés en rayons dans toute la circonférence, comme une bourse fermée par des cordons. Ces sillons, ce n'est pas la peau qui les forme; c'est le tissu graisseux dont les cellules se sont affaissées qui fait l'obturation de la plaie par une pellicule fort mince; c'est donc ce tissu membraneux qui, en s'affaissant dans l'intervalle des extrémités musculaires, marque ces brides ou sillons qui font ressembler le bout du moignon à l'entrée d'une bourse froncée qu'd'un sac étranglé. Il est certain que dans la cicatrisation de la plaie d'une amputation, il ne se fait aucune reproduction de chairs, et que le mécanisme de la consolidation dans toutes les plaies avec perte de substance s'opère par le seul affaissement des parties divisées. J'avoue ici bien volontiers que depuis mes observations et mes méditations sur cette matière, j'ai traité des plaies et des ulcères dont la cure prompte et solide m'aurait étonné, si les principes raisonnés que j'ai suivis ne m'avaient promis d'avance ce succès.

FIN DU SECOND VOLUME DES MÉMOIRES DE L'ACADÉMIE DE CHIRURGIE.

# TABLE DES MATIÈRES

CONTENUES

# DANS CE VOLUME.

FIN DE LA TABLE DU TOME SECOND.

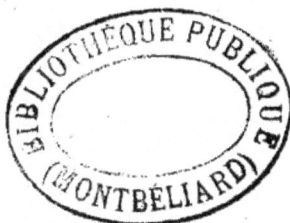

www.ingramcontent.com/pod-product-compliance
Lightning Source LLC
Chambersburg PA
CBHW031735210326
41599CB00018B/2591